国家卫生健康委员会“十四五”规划教材
全国高等学校药学类专业第九轮规划教材
供药学类专业用

# 药物分析

第9版

主　　编　杭太俊

副主编　李　清　洪战英

编委名单（以姓氏笔画为序）

王　巧　河北医科大学
王嗣岑　西安交通大学药学院
石玉杰　北京大学药学院
李　清　沈阳药科大学
吴　红　中国人民解放军空军军医大学
吴　虹　安徽中医药大学
余露山　浙江大学药学院
宋　敏　中国药科大学
张振中　郑州大学药学院
范　琦　重庆医科大学
杭太俊　中国药科大学
洪战英　中国人民解放军海军军医大学
姚美村　中山大学药学院
钱广生　四川大学华西药学院
高晓霞　广东药科大学
梁建英　复旦大学药学院

人民卫生出版社
·北　京·

图书在版编目（CIP）数据

药物分析 / 杭太俊主编 . —9 版 . —北京：人民卫生出版社，2022.11（2025.10重印）
ISBN 978–7–117–33913–1

Ⅰ. ①药… Ⅱ. ①杭… Ⅲ. ①药物分析－医学院校－教材 Ⅳ. ①R917

中国版本图书馆 CIP 数据核字（2022）第 201738 号



药 物 分 析
Yaowu Fenxi
第 9 版

主　　编：杭太俊
出版发行：人民卫生出版社（中继线 010-59780011）
地　　址：北京市朝阳区潘家园南里 19 号
邮　　编：100021
E - mail：pmph @ pmph.com
购书热线：010-59787592　010-59787584　010-65264830
印　　刷：人卫印务（北京）有限公司
经　　销：新华书店
开　　本：850 × 1168　1/16　　印张：40
字　　数：1156 千字
版　　次：1980 年 6 月第 1 版　　2022 年 11 月第 9 版
印　　次：2025 年 10 月第 4 次印刷
标准书号：ISBN 978-7-117-33913-1
定　　价：108.00 元

# 出 版 说 明

全国高等学校药学类专业规划教材是我国历史最悠久、影响力最广、发行量最大的药学类专业高等教育教材。本套教材于 1979 年出版第 1 版，至今已有 43 年的历史，历经八轮修订，通过几代药学专家的辛勤劳动和智慧创新，得以不断传承和发展，为我国药学类专业的人才培养作出了重要贡献。

目前，高等药学教育正面临着新的要求和任务。一方面，随着我国高等教育改革的不断深入，课程思政建设工作的不断推进，药学类专业的办学形式、专业种类、教学方式呈多样化发展，我国高等药学教育进入了一个新的时期。另一方面，在全面实施健康中国战略的背景下，药学领域正由仿制药为主向原创新药为主转变，药学服务模式正由“以药品为中心”向“以患者为中心”转变。这对新形势下的高等药学教育提出了新的挑战。

为助力高等药学教育高质量发展，推动“新医科”背景下“新药科”建设，适应新形势下高等学校药学类专业教育教学、学科建设和人才培养的需要，进一步做好药学类专业本科教材的组织规划和质量保障工作，人民卫生出版社经广泛、深入的调研和论证，全面启动了全国高等学校药学类专业第九轮规划教材的修订编写工作。

本次修订出版的全国高等学校药学类专业第九轮规划教材共 35 种，其中在第八轮规划教材的基础上修订 33 种，为满足生物制药专业的教学需求新编教材 2 种，分别为《生物药物分析》和《生物技术药物学》。全套教材均为国家卫生健康委员会“十四五”规划教材。

本轮教材具有如下特点：

**1. 坚持传承创新，体现时代特色** 本轮教材继承和巩固了前八轮教材建设的工作成果，根据近几年新出台的国家政策法规、《中华人民共和国药典》(2020 年版）等进行更新，同时删减老旧内容，以保证教材内容的先进性。继续坚持“三基”“五性”“三特定”的原则，做到前后知识衔接有序，避免不同课程之间内容的交叉重复。

**2. 深化思政教育，坚定理想信念** 本轮教材以习近平新时代中国特色社会主义思想为指导，将“立德树人”放在突出地位，使教材体现的教育思想和理念、人才培养的目标和内容，服务于中国特色社会主义事业。各门教材根据自身特点，融入思想政治教育，激发学生的爱国主义情怀以及敢于创新、勇攀高峰的科学精神。

**3. 完善教材体系，优化编写模式** 根据高等药学教育改革与发展趋势，本轮教材以主干教材为主体，辅以配套教材与数字化资源。同时，强化“案例教学”的编写方式，并多配图表，让知识更加形象直观，便于教师讲授与学生理解。

**4. 注重技能培养，对接岗位需求** 本轮教材紧密联系药物研发、生产、质控、应用及药学服务等方面的工作实际，在做到理论知识深入浅出、难度适宜的基础上，注重理论与实践的结合。部分实操性强的课程配有实验指导类配套教材，强化实践技能的培养，提升学生的实践能力。

**5. 顺应“互联网 + 教育”，推进纸数融合** 本次修订在完善纸质教材内容的同时，同步建设了以纸质教材内容为核心的多样化的数字化教学资源，通过在纸质教材中添加二维码的方式，“无缝隙”地链接视频、动画、图片、PPT、音频、文档等富媒体资源，将“线上”“线下”教学有机融合，以满足学生个性化、自主性的学习要求。

众多学术水平一流和教学经验丰富的专家教授以高度负责、严谨认真的态度参与了本套教材的编写工作，付出了诸多心血，各参编院校对编写工作的顺利开展给予了大力支持，在此对相关单位和各位专家表示诚挚的感谢！教材出版后，各位教师、学生在使用过程中，如发现问题请反馈给我们（renweiyaoxue@163.com），以便及时更正和修订完善。

人民卫生出版社

2022 年 3 月

# 主编简介

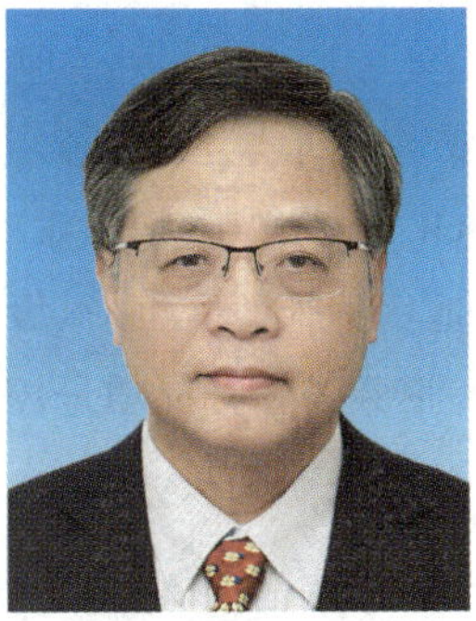

杭太俊

中国药科大学药物分析学教授、博士生导师；长期从事药物分析研究和教学；在药品质量与安全性评价方面，获得多项国家自然科学基金资助，完成丰富的产学研合作研究项目；是药物分析国家双语示范课程和江苏省高校省级外国留学生英文授课精品课程负责人。兼任 *J Pharm Biomed Anal*、《药物分析杂志》等期刊的编委。主编高等学校药学类专业规划教材《药物分析》。在《药学学报》、*J Pharm Biomed Anal* 等国内外药学期刊发表研究论文 200 多篇。

# 副主编简介

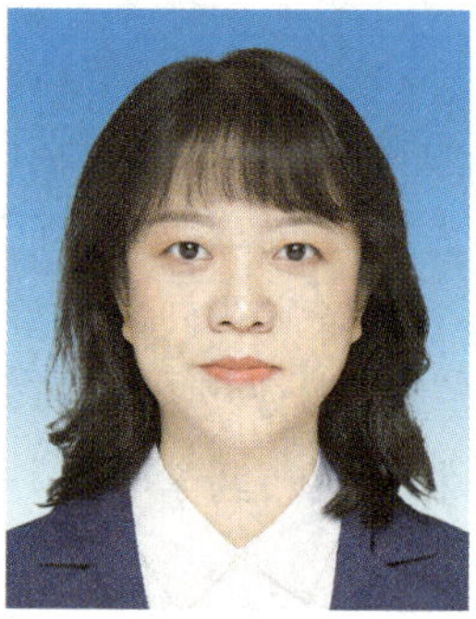

## 李　清

沈阳药科大学教授、博士生导师。辽宁省教学名师，主要讲授药物分析和体内药物分析课程，是药物分析中国大学精品资源共享课、MOOC 主讲教师；以主编、副主编或编者身份参编教材 7 部；辽宁省药学实践教育基地负责人、药学国家级一流本科专业建设点骨干成员；获省级教学成果奖 3 项。长期致力于药品质量控制方法和中药国际质量标准的研究，兼任美国药典委草药东亚专家委员会委员、国家药典委员会委员、辽宁省药学会药物分析专委会副主任委员等；辽宁特聘教授、辽宁省"百千万人才工程"百人层次入选者、辽宁省高等学校创新团队负责人、沈阳市领军人才；主持国家和省部级项目近 20 项、横向课题 20 余项，获省市级科技奖励 9 项。

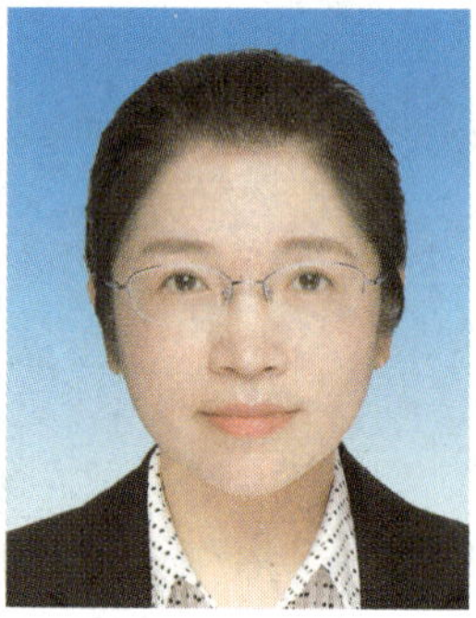

## 洪战英

中国人民解放军海军军医大学药学院教授、博士生导师。长期从事本科主干课程分析化学、药物分析和研究生课程的教学工作，获学校 A 级教员、优秀本科生导师和优秀研究生授课教员等称号，主编、副主编、参编教材及专著 11 部。主要研究领域为生物体内药物分析新方法、中药跨膜转运研究、基于微流控芯片的药物活性分析等。主持多项国家自然科学基金课题，国家重点研发计划子课题以及科技部重大专项子课题等，发表学术论文百余篇。现任中国药学会药物分析专业委员会委员，中国药理学会分析药理学专业委员会委员，中国药学会医药生物分析专业委员会委员，上海市法医学会理事，上海市司法鉴定专家委员会委员，《药物分析杂志》编委等。

# 前　言

药物分析是研究与发展药品全面质量分析与控制的科学。通过学习药物分析课程的理论与实践，学生可具备强烈的药品全面质量控制的观念、研究探索药品质量的基本知识和技能，使学生能够胜任药品研发、生产、供应和临床使用过程中的药物质量分析与研究工作。因此，药物分析课程的教学内容包括药物质量分析控制的法典规范、基本方法与技术要求和常用代表性药物的分析规律三个方面。

随着我国医药事业的不断发展，国内外药典标准的修订、药品注册审批与生产管理相关政策法规的不断完善和监督管理水平的不断提高，药物的质量和安全保障得到了不断的改善。为了适应医药事业发展对药学类专业人才的要求，对药物分析教学内容适时进行调整和修订显得十分必要。

《药物分析》(第 9 版)在上一版的基础上，结合药学科学和医药产业的发展进行了修订和完善。首先明确了药物质量分析研究的系统性(第一章至第九章)：药品质量控制的指导原则、药品标准与术语、国内外药典最新动态、药物原料与制剂的重点分析项目、药物的稳定性试验与分析、药物的分析方法与验证以及体内药物的分析评价内容；常用代表性药物的分析规律(第十章至第二十四章)的内容：按照药理活性类别的不同，选择了质量分析控制具有代表性的典型药物进行分别论述，结合国内外最新药典的更新，注重不同药品质量控制方法和技术手段的比较，以培养学生进行药品质量探索研究的意识，增强药品质量控制的专业素养；并通过药品注册通用技术文件和最新药物分析技术发展等的概要介绍(第二十五章、第二十六章)，使学生了解学科发展，紧跟技术进步。

深切缅怀本教材第 1 版至第 3 版主编安登魁先生，他在药物分析教材建设和学科发展方面所作出的开拓性和创新性贡献，为本教材编写和修订奠定了坚实的基础。诚挚感谢本教材第 4 版至第 6 版主编刘文英教授，是她的热情帮助、大力支持和系统的建议，促进了本版教材的高质量修订出版。同时感谢本教材既往各版的各位编委，他们智慧的结晶是本次教材修订的源泉。

《药物分析》(第 9 版)的各位编委均具有为国家建设潜心进行药学研究和努力培养药学专业人才的高度觉悟和担当，竭力高质量地完成编写任务。《药物分析》(第 9 版)的修订出版同时获得了“江苏省 2020 年高等学校重点教材立项建设”和“江苏省 2020 年国家优秀教材培育项目”的支持。

感谢人民卫生出版社和各编委所在单位对本版教材编写和修订的关心和支持，感谢中国药科大学吴春勇和宋瑞承担了本教材的编写秘书工作。本版教材的修订出版力争达到满足药物分析学和药学类相关专业人才培养的需要。由于编者专业水平、能力和经验所限，教材中的错误或疏漏之处敬请使用本教材的师生批评指正！

编者

2022 年 4 月

# 目　录

# 第一章

# 药物分析概要

## 学习目标

1. **掌握** 药品的定义和特殊性、药物分析的性质和任务。
2. **熟悉** 药品的质量管理规范对于药品质量保障的意义。
3. **了解** 现代药品生产质量和风险管理体系与质量源于设计的关系。

0101

第一章
教学课件

**药物(drug/medicine/pharmaceutical substance)**是指用于预防、治疗、诊断人的疾病,有目的地调节人的生理功能并规定有适应证或者功能主治、用法和用量的物质。

**辅料(excipient)**是指生产药品和调配处方时所用的**功能性辅助材料**,包括赋形剂和附加剂等。

**药品(drug product/medical product)**是指由药物和辅料经一定的处方和工艺制备而成的、可供临床使用的商品。包括中药、化学药和生物制品等。

因此,**药物**通常比**药品**覆盖了更广的内涵。

## 第一节　药物分析的主要任务

药品是用于治病救人、保护健康的特殊商品。药品的特殊性,使得药物的研究、开发、生产和使用,均必须以确保药物的安全、有效和质量可控为出发点,以保障用药者的生命安全、获得用药效益为最终目标。所以,各国政府均对药品实施严格的监督管理。药品管理应当以人民健康为中心,坚持风险管理、全程管控、社会共治的原则,建立科学、严格的监督管理制度,全面提升药品质量,保障药品的安全、有效、可及。

因此,**药物分析(pharmaceutical analysis)**是利用分析测定手段,发展药物的分析方法,研究药物的质量规律,对药物进行全面分析、检测与控制的科学。

**主要任务包括以下几个方面。**

(1) **药物研究与开发**(research and development)中的分析和监测。

(2) **药物**质量源于设计(quality by design,QbD)的**生产工艺过程(关键工艺过程、关键工艺参数**和**关键质量属性)**的全面分析**控制**。

(3) 基于药物全面药学研究工作基础上的**药品质量标准**的研究与制定。

(4) 保障药品安全有效质量可控的**分析检验与监督管理**(quality by test,QbT)。

所以,药物分析的**主要任务**是研究药品质量,制定药品标准,并围绕动态药品生产管理规范(current Good Manufacture Practice,cGMP)的生产全过程,实施分析、检测和控制,保障产品/药品的质量符合目标要求,使药物生产企业基于 QbD 进行生产,并在研究开发、生产和供应之中不断提升产品质量水平,并与药品监督管理部门保障药品安全有效和质量可靠的 QbT 目标密切配合形成合力,保障持续、稳定、均一地生产质量合格的药品。

总之,安全、有效和质量可靠的药品是基于全面的研究和生产过程的有效控制(QbD),制造产出(quality by process,QbP),并依靠分析检验(QbT)获得保障。

## 第二节 药品质量与管理规范

1. 药品质量 由于药品直接关系到使用者的健康和生命安全，确保药品的质量合格尤为重要。为保证药品质量，须针对药品的安全性、有效性和质量可控制性，建立可靠的生产工艺，设置适宜的检验方法以及质量指标等，并做出明确的技术规定；这种技术性规定称为药品标准。

《中华人民共和国药品管理法》（简称《药品管理法》）规定"**药品应当符合国家药品标准**"。国家药品标准是保证药品质量的**法定依据**。国务院药品监督管理部门颁布的《中华人民共和国药典》（简称《中国药典》）和药品标准为**国家药品标准**。

《中国药典》凡例规定：**药品标准**（即**药品质量标准**）系根据药物自身的理化与生物学特性，按照批准的处方来源、生产工艺、贮藏运输条件等所制定的、用以检测药品质量是否达到用药要求并衡量其质量是否稳定均一的技术规定。

《中国药典》（2020年版）收载国家药品标准。

示例1-1 《中国药典》（2020年版）对乙酰氨基酚药品标准

### 对乙酰氨基酚

Duiyixian'anjifen

**Paracetamol**

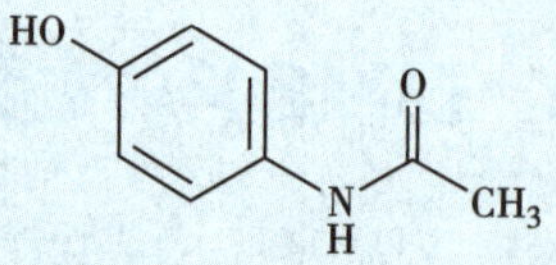

$C_8H_9NO_2$ 151.16

本品为4'-羟基乙酰苯胺。按干燥品计算，含$C_8H_9NO_2$应为98.0%~102.0%。

**【性状】** 本品为白色结晶或结晶性粉末；无臭。

本品在热水或乙醇中易溶，在丙酮中溶解，在水中略溶。

**熔点** 本品的熔点（通则0612）为168~172℃。

**【鉴别】**

（1）本品的水溶液加三氯化铁试液，即显蓝紫色。

（2）取本品约0.1g，加稀盐酸5ml，置水浴中加热40分钟，放冷；取0.5ml滴加亚硝酸钠试液5滴，摇匀，用水3ml稀释后，加碱性$\beta$-萘酚试液2ml振摇，即显红色。

（3）本品的红外光吸收图谱（通则0402）应与对照的图谱（光谱集131图）一致。

**【检查】** **酸度** 取本品0.10g，加水10ml使溶解，依法测定（通则0631），pH值应为5.5~6.5。

**乙醇溶液的澄清度与颜色** 取本品1.0g，加乙醇10ml溶解后，溶液应澄清无色；如显浑浊，与1号浊度标准液（通则0902第一法）比较，不得更浓；如显色，与棕红色2号或橙红色2号标准比色液（通则0901第一法）比较，不得更深。

**氯化物** 取本品2.0g，加水100ml，加热溶解后，冷却，滤过，取滤液25ml，依法检查（通则0801），与标准氯化钠溶液5.0ml制成的对照液比较，不得更浓（0.01%）。

**硫酸盐** 取氯化物项下剩余的滤液25ml，依法检查（通则0802），与标准硫酸钾溶液1.0ml制成的对照液比较，不得更浓（0.02%）。

**有关物质** 照高效液相色谱法（通则0512）测定。临用新制。

**溶剂** 甲醇-水（4∶6）。

**供试品溶液** 取本品适量，精密称定，加溶剂溶解并定量稀释制成每1ml中约含20mg的溶液。

**对照品溶液**　取对氨基酚对照品适量，精密称定，加溶剂溶解并定量稀释制成每1ml中约含0.1mg的溶液。

**对照溶液**　精密量取对照品溶液与供试品溶液各1ml，置同一100ml量瓶中，用溶剂稀释至刻度，摇匀。

**色谱条件**　用辛基硅烷键合硅胶为填充剂；以磷酸盐缓冲液（取磷酸氢二钠8.95g，磷酸二氢钠3.9g，加水溶解至1 000ml，加10%四丁基氢氧化铵溶液12ml）-甲醇（90∶10）为流动相；检测波长为245nm；柱温为40℃；进样体积20μl。

**系统适用性要求**　理论板数按对乙酰氨基酚峰计算不低于2 000。对氨基酚峰与对乙酰氨基酚峰之间的分离度应符合要求。

**测定法**　精密量取供试品溶液与对照溶液，分别注入液相色谱仪，记录色谱图至主峰保留时间的4倍。

**限度**　供试品溶液色谱图中如有与对氨基酚保留时间一致的色谱峰，按外标法以峰面积计算，含对氨基酚不得过0.005%，其他单个杂质峰面积不得大于对照溶液中对乙酰氨基酚峰面积的0.1倍（0.1%），其他各杂质峰面积的和不得大于对照溶液中对乙酰氨基酚峰面积的0.5倍（0.5%）。

**对氯苯乙酰胺**　照高效液相色谱法（通则0512）测定。临用新制。

**溶剂与供试品溶液**　见有关物质项下。

**对照品溶液**　取对氯苯乙酰胺对照品与对乙酰氨基酚对照品各适量，精密称定，加溶剂溶解并定量稀释制成每1ml中约含对氯苯乙酰胺1μg与对乙酰氨基酚20μg的混合溶液。

**色谱条件**　用辛基硅烷键合硅胶为填充剂；以磷酸盐缓冲液（取磷酸氢二钠8.95g，磷酸二氢钠3.9g，加水溶解至1 000ml，加10%四丁基氢氧化铵溶液12ml）-甲醇（60∶40）为流动相；检测波长为245nm；柱温为40℃；进样体积20μl。

**系统适用性要求**　理论板数按对乙酰氨基酚峰计算不低于2 000。对氯苯乙酰胺峰与对乙酰氨基酚峰之间的分离度应符合要求。

**测定法**　精密量取供试品溶液与对照品溶液，分别注入液相色谱仪，记录色谱图。

**限度**　按外标法以峰面积计算，含对氯苯乙酰胺不得过0.005%。

**干燥失重**　取本品，在105℃干燥至恒重，减失重量不得过0.5%（通则0831）。

**炽灼残渣**　不得过0.1%（通则0841）。

**重金属**　取本品1.0g，加水20ml，置水浴中加热使溶解，放冷，滤过，取滤液加醋酸盐缓冲液（pH 3.5）2ml与水适量使成25ml，依法检查（通则0821第一法），含重金属不得过百万分之十。

**【含量测定】**　照紫外-可见分光光度法（通则0401）测定。

**供试品溶液**　取本品约40mg，精密称定，置250ml量瓶中，加0.4%氢氧化钠溶液50ml溶解后，用水稀释至刻度，摇匀，精密量取5ml，置100ml量瓶中，加0.4%氢氧化钠溶液10ml，用水稀释至刻度，摇匀。

**测定法**　取供试品溶液，在257nm的波长处测定吸光度，按对乙酰氨基酚（$C_8H_9NO_2$）的吸收系数（$E_{1cm}^{1\%}$）为715计算。

**【类别】**　解热镇痛、非甾体抗炎药。

**【贮藏】**　密封保存。

**【制剂】**　①对乙酰氨基酚片；②对乙酰氨基酚咀嚼片；③对乙酰氨基酚泡腾片；④对乙酰氨基酚注射液；⑤对乙酰氨基酚栓；⑥对乙酰氨基酚胶囊；⑦对乙酰氨基酚颗粒；⑧对乙酰氨基酚滴剂；⑨对乙酰氨基酚凝胶。

对乙酰氨基酚的IR标准图谱如图1-1a、在甲醇中（10μg/ml）的UV吸收曲线和$\lambda_{max}$（nm）如图1-1b、有关物质HPLC检查的代表性色谱图如图1-2。

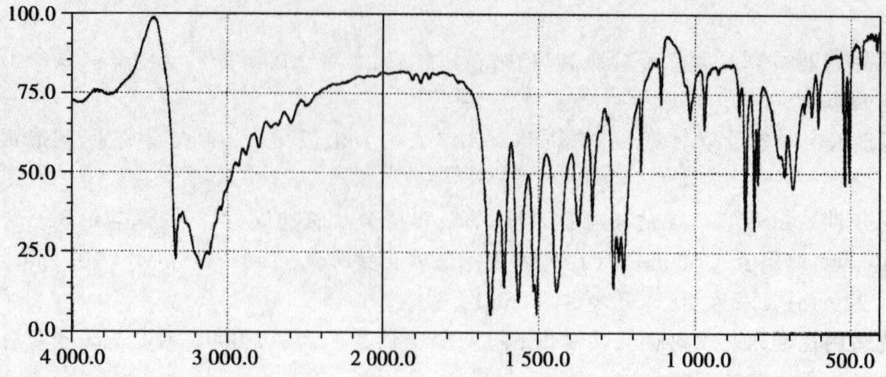


图 1-1a　对乙酰氨基酚的 IR 标准图谱

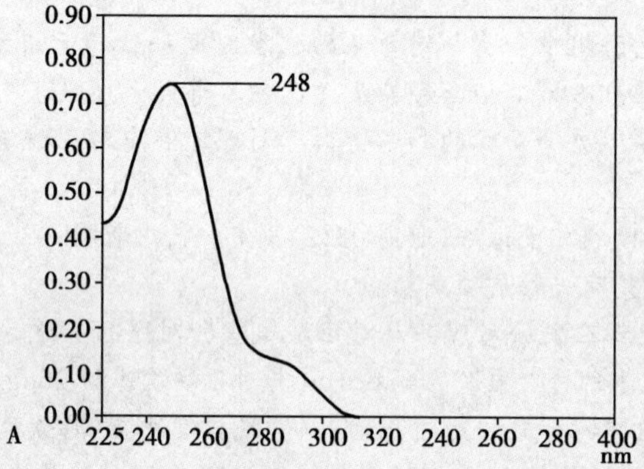


图 1-1b　对乙酰氨基酚 UV 吸收图谱

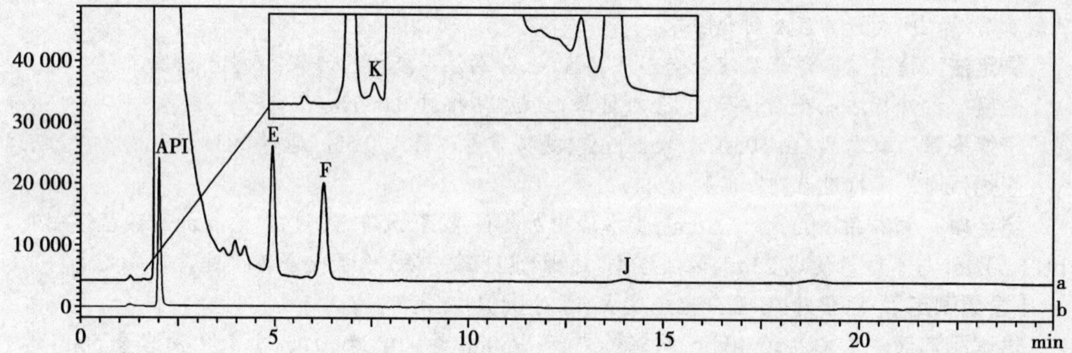


图 1-2　对乙酰氨基酚有关物质 HPLC 检查的代表性色谱图

a. 对乙酰氨基酚供试品(20mg/ml);b. 0.01% 自身对照(2μg/ml);API. 对乙酰氨基酚;E. 4-乙酰基酚;F. 4-硝基酚;J. 对氯苯乙酰胺;K. 4-氨基酚。

**示例分析:**药品质量标准的主要内容有性状、鉴别、检查、含量测定等,包括安全性、有效性和质量可控性的指标项目和限度规定。

示例 1-2 《中国药典》(2020 年版)对乙酰氨基酚片药品标准

## 对乙酰氨基酚片

Duiyixian'anjifen Pian

**Paracetamol tablets**

本品含对乙酰氨基酚($C_8H_9NO_2$)应为标示量的 95.0%~105.0%。

**【性状】** 本品为白色片、薄膜衣或明胶包衣片，除去包衣后显白色。

**【鉴别】** (1) 取本品的细粉适量(约相当于对乙酰氨基酚 0.5g)，用乙醇 20ml 分次研磨使对乙酰氨基酚溶解，滤过，合并滤液，蒸干，残渣照对乙酰氨基酚项下的鉴别(1)(2)项试验，显相同的反应。

(2) 取本品细粉适量(约相当于对乙酰氨基酚 100mg)，加丙酮 10ml，研磨溶解，滤过，滤液水浴蒸干，残渣经减压干燥，依法测定。本品的红外光吸收图谱应与对照的图谱(光谱集 131 图)一致。

**【检查】** **对氨基酚** 照高效液相色谱法(通则 0512)测定。临用新制。

**供试品溶液** 取本品细粉适量(约相当于对乙酰氨基酚 0.2g)，精密称定，置 10ml 量瓶中，加溶剂适量，振摇使对乙酰氨基酚溶解，加溶剂稀释至刻度，摇匀，滤过，取续滤液。

**对照品溶液** 取对氨基酚对照品与对乙酰氨基酚对照品各适量，精密称定，加溶剂溶解并定量稀释制成每 1ml 中各约含 20μg 的混合溶液。

**溶剂、色谱条件与系统适用性要求** 见对乙酰氨基酚有关物质项下。

**测定法** 精密量取供试品溶液与对照品溶液，分别注入液相色谱仪，记录色谱图。

**限度** 供试品溶液色谱图中如有与对照品溶液中对氨基酚保留时间一致的色谱峰，按外标法以峰面积计算，含对氨基酚不得过对乙酰氨基酚标示量的 0.1%。

**溶出度** 照溶出度与释放度测定法(通则 0931 第一法)测定。

**溶出条件** 以稀盐酸 24ml 加水至 1 000ml 为溶出介质，转速为 100r/min，依法操作，经 30 分钟时取样。

**测定法** 取溶出液适量，滤过，精密量取续滤液适量，用 0.04% 氢氧化钠溶液定量稀释成每 1ml 中含对乙酰氨基酚 5~10μg 的溶液。照紫外-可见分光光度法(通则 0401)，在 257nm 的波长处测定吸光度，按对乙酰氨基酚($C_8H_9NO_2$)的吸收系数($E_{1cm}^{1\%}$)为 715 计算每片的溶出量。

**限度** 标示量的 80%，应符合规定。

**其他** 应符合片剂项下有关的各项规定(通则 0101)。

**【含量测定】** 照紫外-可见分光光度法(通则 0401)测定。

**供试品溶液** 取本品 20 片，精密称定，研细，精密称取适量(约相当于对乙酰氨基酚 40mg)，置 250ml 量瓶中，加 0.4% 氢氧化钠溶液 50ml 与水 50ml，振摇 15 分钟，用水稀释至刻度，摇匀，滤过，精密量取续滤液 5ml，置 100ml 量瓶中，加 0.4% 氢氧化钠溶液 10ml，用水稀释至刻度，摇匀。

**测定法** 见对乙酰氨基酚含量测定项下。

**【类别】** 同对乙酰氨基酚。

**【规格】** ①0.1g；②0.3g；③0.5g。

**【贮藏】** 密封保存。

**示例分析：** 制剂与原料药质量控制的侧重点有所不同。制剂的含量限度表示方法不同(百分标示量)、制剂重点检查项目中有制剂通则规定的质量要求，还有制剂有效性的溶出度检查等要求。

**药品标准的内涵**包括**真伪鉴别**、**质量检查**和**含量要求**三个方面。药品在这三方面的综合表现决定了药品的安全性、有效性和质量可控性。

药品作为商品，只有合格品与不合格品的区分。不合格品低于质量标准项目指标规定的要求，可能降低甚至失去药品的作用，不得使用。

药品的质量控制和安全保障不应仅仅局限于对药品进行静态的药物分析检验和监督。药品生产企业是药品质量和安全的第一责任人。只有对药品的研制、生产、经营和使用各个环节进行全面的动态的药物分析研究、监测控制和质量保障，才能够实现药品使用的安全、有效和合理的目的。

国务院药品监督管理部门(国家药品监督管理局，National Medical Products Administration，NMPA)

主管全国药品监督管理工作。国务院有关部门在各自的职责范围内负责与药品有关的监督管理工作。省、自治区、直辖市人民政府药品监督管理部门负责本行政区域内的药品监督管理工作。药品监督管理部门设置或者确定的药品检验机构，承担依法实施药品审批和药品质量监督检查所需的药品检验工作。

所以，**药品标准**和**药物分析**是按照批准的处方来源、生产工艺、贮藏运输条件等，实施质量稳定均一的药品生产的技术保障。

**2. 管理规范** 依据科学的方法、稳定的技术路线、先进的生产设备条件和科学规范的生产管理，才能够稳定地生产出质量合格的药品。

欧盟、美国和日本三方的药品注册管理当局和制药企业协会（管理机构）于 1990 年成立了“人用药品注册技术要求国际协调理事会”（International Council for Harmonisation of Technical Requirements for Pharmaceuticals for Human Use，ICH），遵循一切为了保护公众健康的利益，以科学、有效和经济的方式开发优质、安全和有效新药的原则。通过协调一致，三方在药品注册技术要求上取得共识；为药品研发、审批和上市制定统一的国际性技术指导原则；以便更好地利用资源、避免重复、减少浪费，加快新药在世界范围内的开发使用；以使新药及改进的产品尽快用于患者。我国已于 2017 年成为 ICH 会员单位。

ICH 技术要求的制定，经过专家工作组起草（草案）、指导委员会审核、药品注册管理当局协商修订、指导委员会确认和建议实施（最终文件）5 个阶段。经协调统一达成共识，制定出了有关药品的质量、安全性、有效性和综合四类技术要求，共四十多种，并在多方的药品注册审评中得到实施。世界卫生组织（World Health Organization，WHO）建议各国在药品注册中采用 ICH 的技术要求。

ICH 有关**药品质量**的技术要求（quality，以代码 Q 标识）现有 14 种指南（见表 1-1），包括稳定性试验、分析方法验证、杂质研究、药典方法、生物技术产品质量和安全、质量标准、原料药 GMP、药品研发、质量风险管理和药品质量体系等。

表 1-1 ICH 有关药品质量（Q）的技术指南

| 技术要求代码和名称 | 类型 | 发布日期（月/年） |
|---|---|---|
| Q1A（R2）新药原料和制剂的稳定性试验（Stability Testing of New Drug Substances and Products） | 最终文件 | 02/2003 |
| Q1B 新药原料和制剂的光稳定性试验（Photostability Testing of New Drug Substances and Products） | 最终文件 | 11/1996 |
| Q1C 新剂型的稳定性试验（Stability Testing for New Dosage Forms） | 最终文件 | 11/1996 |
| Q1D 新药原料和制剂的稳定性试验的括号设计和矩阵设计（Bracketing and Matrixing Designs for Stability Testing of New Drug Substances and Products） | 最终文件 | 2/2002 |
| Q1E 稳定性数据评价（Evaluation of Stability Data） | 最终文件 | 02/2003 |
| Q2（R1）分析方法验证-报告和方法（Validation of Analytical Procedures：Text and Methodology） | 最终文件 | 11/2005 |
| Q3A（R2）新药原料中的杂质（Impurities in New Drug Substances） | 最终文件 | 10/2006 |
| Q3B（R2）新制剂中的杂质（Impurities in New Drug Products） | 最终文件 | 06/2006 |
| Q3C（R8）残留溶剂杂质（Impurities：Residual Solvents）溶剂类型和限度表（Tables and List） | 最终文件 | 03/2020 |
| Q3D（R1）元素杂质（Elemental Impurities） | 最终文件 | 03/2019 |

续表

| 技术要求代码和名称 | 类型 | 发布日期（月/年） |
| --- | --- | --- |
| Q4B 药典方法指南（Evaluation and Recommendation of Pharmacopoeial Texts for Use in the ICH Regions） | 最终文件 | 11/2007 |
| Q5A（R1）人源和动物源细胞生物技术产品的病毒安全性评价（Viral Safety Evaluation of Biotechnology Products Derived From Cell Lines of Human or Animal Origin） | 最终文件 | 09/1999 |
| Q5B 生物技术产品的质量——重组 DNA 蛋白制品中的细胞表达构建分析（Quality of Biotechnological Products：Analysis of the Expression Construct in Cells Used for Production of r-DNA Derived Protein Products） | 最终文件 | 11/1995 |
| Q5C 生物技术产品的质量——生物技术产品/生物制品的稳定性试验（Quality of Biotechnological Products：Stability Testing of Biotechnological/Biological Products） | 最终文件 | 11/1995 |
| Q5D 生物技术产品/生物制品的质量——生物制品生产用细胞底物的来源和鉴定（Quality of Biotechnological/Biological Products：Derivation and Characterization of Cell Substrates Used for Production of Biotechnological/Biological Products） | 最终文件 | 07/1997 |
| Q5E 生物技术产品/生物制品生产工艺变更后产品的可比性（Comparability of Biotechnological/Biological Products Subject to Changes in Their Manufacturing Process） | 最终文件 | 11/2004 |
| Q6A 质量标准——化学药物新药原料和制剂的检验方法与限度标准（Specifications：Test Procedures and Acceptance Criteria for New Drug Substances and New Drug Products：Chemical Substances） | 最终文件 | 10/1999 |
| Q6B 质量标准——生物技术产品/生物制品的检验方法与限度标准（Specifications：Test Procedures and Acceptance Criteria for Biotechnological/Biological Products） | 最终文件 | 03/1999 |
| Q7 原料药的 GMP（Good Manufacturing Practice Guide for Active Pharmaceutical Ingredients） | 最终文件 | 11/2000 |
| Q8（R2）药品研发（Pharmaceutical Development） | 最终文件 | 08/2009 |
| Q9 质量风险管理（Quality Risk Management） | 最终文件 | 11/2005 |
| Q10 药品质量体系（Pharmaceutical Quality System） | 最终文件 | 06/2008 |
| Q11 原料药的研发和生产（Development and Manufacture of Drug Substances） | 最终文件 | 05/2012 |
| Q12 终身管理——基于技术和监督目标的药品终生管理（Technical and Regulatory Considerations for Pharmaceutical Product Lifecycle Management） | 最终文件 | 11/2019 |
| Q13 药物原料和制剂的连续生产（Continuous Manufacturing of Drug Substances and Drug Products） | 草案 | 07/2021 |
| Q14 分析步骤开发指南（Analytical Procedure Development Guideline） | 草案 | 03/2022 |

ICH 有关药品**安全性**的技术要求（safety，以代码 S 标识）现有 12 种指南，包括药物的致癌性试验、遗传毒性试验、毒代和药代动力学试验、长期毒性试验、生殖毒性试验、生物制品的临床前安全性试验、安全性药理试验、免疫毒性试验、抗癌药物的非临床试验、药物的光安全性试验、儿科药物的临床前安全性试验和基因治疗产品非临床生物体内分布评价等。

ICH 有关药品**有效性**的技术要求（efficacy，以代码 E 标识）现有 20 种指南，主要涉及临床试验的设计、实施、安全和报告等，包括临床安全性的评价、数据管理、安全警戒，临床试验研究的设计、剂量和药效、种族影响因素数据分析、特殊人群试验、注意事项、数据统计、报告要求和《药物临床试验质量管理规范》(Good Clinical Practice，GCP)，药物基因组学研究，生物标记物与采样方法，适应性临床试验等。

ICH有关药品的**综合技术**要求(multidisciplinary，以代码M标识)现有15种指南，包括仿制药品注册申请技术资料(电子)的通用格式要求(通用技术资料，common technical document，CTD)、药物非临床安全性试验、药物词典的内容和格式要求、基因毒性杂质的分析与控制、基于生物药剂学分类的临床生物等效性试验豁免、生物分析方法验证、药物相互作用研究、口服速释制剂的生物等效性试验等。

为加强药品监督管理、保证药品质量、保障人体用药安全、维护人民身体健康和用药的合法权益，我国政府特制定了《中华人民共和国药品管理法》。它是专门规范药品研制、生产、经营、使用和监督管理的法律。

国务院药品监督管理部门依据《药品管理法》，制定了相关的管理规范，如《药物非临床研究质量管理规范》(Good Laboratory Practice，GLP)、《药物临床试验质量管理规范》(Good Clinical Practice，GCP)、《药品生产质量管理规范》(Good Manufacture Practices ，GMP)、《药品经营质量管理规范》(Good Supply Practice，GSP)和《中药材生产质量管理规范》(Good Agricultural Practice for Chinese Crude Drugs，GAP)等，并实行药品的审批注册与认证制度，严格控制药品研究、生产、经营的准入条件，提高了对质量的要求。使药品质量控制和保证要求从质量设计(quality by design，QbD)、过程控制(quality by process，QbP)和终端检验(quality by test，QbT)三方面来实施，保障人体用药安全。

ICH在药品注册管理和生产领域具有重要的影响。我国药品监督管理部门制定和推行的药品质量管理规范大多数是根据我国药品生产和监督管理的发展状态并参考ICH的技术要求而制定，促进了我国药物的创新研究发展和药品生产技术水平的不断提高。

## 第三节 质量源于设计

任何品质有保障的产品都是依据严格的工艺规范生产制得，即QbP，质量源于生产。

基于现代药物生产的科学监管和促进发展的要求，只有充分运用先进的技术手段，针对生产工艺过程进行优化完善、质量管理和风险控制，才能够保障生产工艺路线持续稳定可靠，制得低风险和高品质的产品。即QbD，质量源于设计。

结合科学的药品质量监督保障产品合格，即QbT，终端检验。

所以，药物分析的检验评价是保障药品质量的手段，质量源于设计的生产过程、质量管理和风险控制措施，才是保障药品质量的关键。

**1. 质量源于设计的理念** 美国食品药品管理局(Food and Drug Administration，FDA)自2002年启动“基于风险管理的21世纪新版cGMP”起，即开始推行QbD的质量管理理念。要求在全面掌握产品质量与制备过程关系的情况下，针对制造过程，采用实时过程分析技术(process analytical technology，PAT)实施关键质量属性(critical quality attribute，CQA)的实时测量与生产过程关键工艺参数(critical process parameter，CPP)的控制，进行风险管理，保障产品的高质量。

ICH于2004年在Q8中明确定义QbD为：具有明确预期目标(**质量指标**)，充分掌握产品质量属性与生产工艺过程和关键工艺参数控制(**设计空间**，design space)的相关性，在生产过程的科学控制和质量风险管理的基础上，进行药品开发和质量控制的系统措施。

根据QbD的理念(ICH指南Q8、Q9和Q10)，为了研究开发和生产制得高质量的药品，研发过程中必须对可能影响药品质量的各种因素进行全面系统的探究和生产过程控制(PAT)，只有这样，最终制得的产品质量才有充分保障。

### 2. QbD 主要控制因素的确立

(1) **原料药因素**：质量源于设计，对于原料药，需要研究其理化和生物学特征，确定影响药物生产可行性和药效的关键质量属性。原料药需要考察的关键质量属性包括溶解性、水分含量、粒度分布、晶型特征、生物活性和渗透性等，以及这些属性之间可能存在的相关性。以便确定原料药适宜的成盐形式、晶型状态或粒度要求等。

原料药的质量特征还需要进一步结合制剂进行研究，必要时可制定满足特定制剂要求的针对性的原料质量指标（如低溶解低渗透药物的微粉化与粒度控制要求、注射用原料药的安全性指标等），并考察原料与辅料的相容性、各辅料之间的相容性，甚至同时存在的多个药物成分间的相容性。

(2) **辅料因素**：制剂处方工艺中所选用的全部辅料的功能和作用应该进行充分的论证。考察的因素包括辅料的种类、性质、处方比例等，以及它们对成品效能（如稳定性、生物利用度等）或生产可行性的影响。即，须对制剂工艺过程中使用的所有物质进行考察研究，不管它们是否在成品中最终出现(如工艺助剂)。并研究各辅料间的相容性，例如双保护剂系统中的保护剂组合的相容性。

辅料的目标效能（如抗氧剂、渗透促进剂、崩解剂、控释剂等）及其发挥程度的考察，应涵盖在药品预期的整个有效期限中。辅料效能的比较与分析，也是制剂处方工艺中，辅料的选择以及制剂质量标准制定的依据。必要时，还需要提供辅料的安全性数据。

(3) **制剂因素**：质量源于设计在制剂产品开发中，需要考虑的主要因素涉及满足预期用途的剂型和处方选择、产品开发设计过程和生产制备工艺参数。

具体内容包括对制剂产品质量至关重要的原料药、辅料、包装密封系统以及生产制备工艺参数，均应明确并有控制策略。对制剂成品质量有影响的关键处方属性和生产工艺参数，可以通过相应参数在一定范围的变化建立**设计空间**，确定它们对产品质量的影响程度。

处方工艺开发研究应该与目标产品的效用和给药途径相适宜，体现处方工艺的优化完善过程。包括物料选择（如原料、辅料、包装贮存系统、给药装置等）、工艺流程与控制、类似产品的成功开发经验。

为确保产品质量，常常需要通过试验设计和研究，确定影响成品质量的关键工艺参数，以及不同工艺参数之间的相互作用（**设计空间**）。确定产品的关键质量指标，如辅料量的允许变化幅度范围等。

制剂处方工艺研究应该针对关键的临床研究（安全性和有效性试验，以及任何生物利用度或生物等效性试验）用处方、主要稳定性研究用处方，以及最终制剂产品处方，进行归纳比较，明确组成的任何改变及处方变更的合理性。

口服制剂体外溶出行为的设计、分析和比较，与适宜溶出限度的制定，既是处方设计的重要内容，又是口服制剂体内-体外相关性研究的重点，并有可能为工艺变更后的生物等效性试验豁免提供依据。

制剂产品的任何专属特征设计（如片剂刻痕、过量装填、影响成品的防伪措施）均须明确说明其合理性。

**3. QbD 设计空间的作用**　ICH Q8 指出，产品的质量不是通过检验注入，而是通过设计赋予的。要获得良好的设计，必须加强对产品的认知和对生产的全过程控制。实施 QbD 是将过程分析技术与风险管理综合应用于药品工艺开发过程，目的不是消灭生产过程中的偏差，而是建立可以在一定范围内调节偏差，并保证产品质量稳定的生产工艺。

通过 QbD 可以建立**设计空间**（design space），ICH Q8 定义**设计空间**为“已被证明能够保障质量稳定的物料变量和工艺参数的多维组合和相互作用”。设计空间允许企业在研究的基础上确定一个可以保证产品质量的操作空间。在此设计空间内的各种参数或条件的变化，均为允许波动，可减少药品生产的质量风险;且无须进行进一步的注册审批,减少上市后的变更申报,降低生产成本,缩短投资回报时间,此点赋予了注册审批灵活而科学的管理方式。

所以,设计空间的建立和注册办法的简化是实施 QbD 的最终目的。

4. QbD 实施流程　实施 QbD 的药品开发与传统的方法显著不同(表 1-2),须注重生产设计、工艺理解(针对工艺的全面认识与控制)、设计空间、工艺改进和工艺异常。

表 1-2　药物制造的传统策略与 QbD 策略对比

| 研发内容 | 传统策略 | QbD 策略 |
|---|---|---|
| 整体开发 | • 主要依据经验研发<br>• 通常采用单变量试验 | • 对制剂产品 CQA 及其相关的原材料属性和工艺参数,进行系统的相关性研究分析<br>• 为认识产品特性与工艺过程的关系,进行多变量试验<br>• 建立设计空间<br>• 使用过程分析工具(PAT) |
| 生产工艺 | • 固定<br>• 工艺验证主要依据初始放大规模批次进行<br>• 偏重于工艺的优化和重现性 | • 在设计空间内参数可调<br>• 全周期工艺验证,理想状态下可持续进行工艺确认<br>• 侧重于控制策略和工艺耐用性<br>• 采用统计工艺控制方法 |
| 工艺控制 | • 过程检验主要用于工艺进程进行与否的决策<br>• 离线分析 | • 使用 PAT 工具实施前馈和反馈测控<br>• 工艺操作有追踪和趋势分析,可支持审批后的工艺持续改进 |
| 产品的质量标准 | • 主要控制方式<br>• 依据注册批数据制定 | • 整体质量控制策略的组成部分<br>• 依据目标产品的性能和相关支持性数据制定 |
| 控制策略 | • 成品的质量主要通过工艺中间体和终产品检验控制 | • 成品的质量,在充分认识产品属性和工艺参数的基础上,通过风险控制策略保障<br>• 质量控制提前至上游,可以实现实时放行检验或减少终产品检验 |
| 生命周期内的管理 | • 应急响应式(即解决问题并采取改正措施) | • 预防性措施<br>• 施行质量的持续改进 |

QbD 实施流程至少包括以下 5 方面的基本工作。

(1) 根据目标给药途径和剂型,确定与药品质量、安全性和有效性相关的目标产品质量状态(quality target product profile,QTPP)。

(2) 确定产品潜在的关键质量属性(critical quality attribute,CQA),确保影响产品质量属性(包括理化性质、生物学特性及其他与质量相关的性质)的指标均得到充分的研究和控制。

(3) 研究测定原料、辅料等的关键质量属性,选取满足目标产品质量要求的辅料类型和辅料用量;并对处方组成和生产工艺进行全面研究和优化调整。

(4) 选取适宜的生产制备工艺;深入理解产品质量与工艺的相关性;利用风险分析(示例 1-3),确定关键工艺参数(critical process parameter,CPP)、起始物料属性与产品 CQA 之间的关系[生产工艺的设计空间(design space)]。

(5) 确定生产工艺控制策略(control strategy),形成控制空间(control space);放大生产后,对生产过程进行实时检测和控制,持续改进工艺,保证产品质量的稳定。

基于 QbD 的片剂生产质量风险因素控制树(流程)见示例 1-3(图 1-3)。

示例 1-3　基于 QbD 的片剂生产质量风险因素控制树

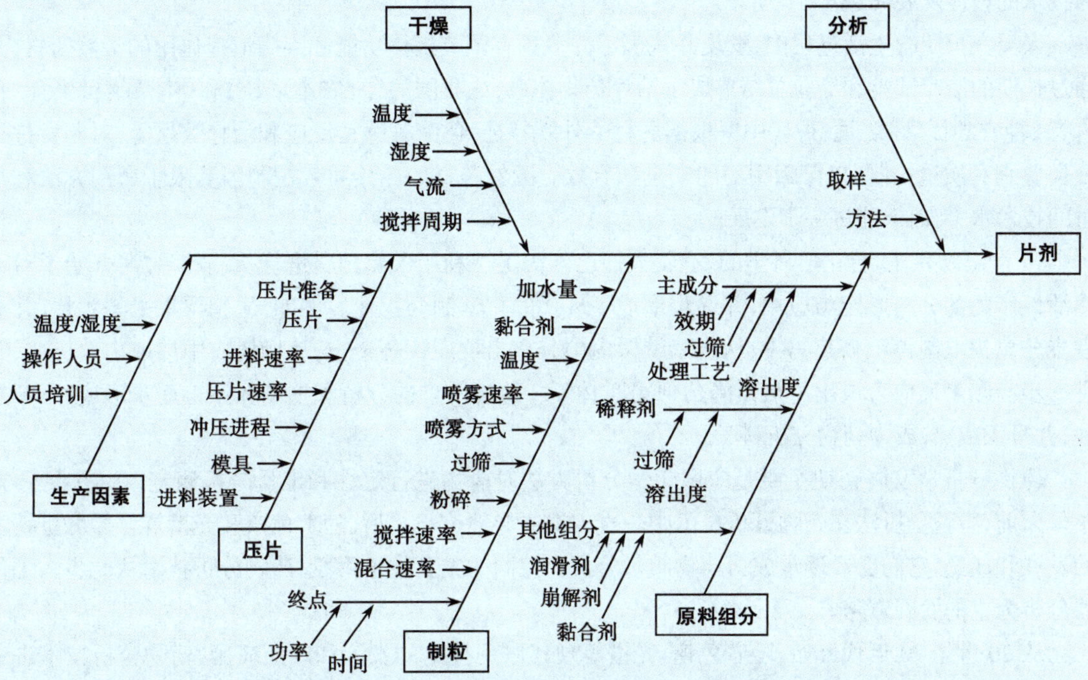


图 1-3　基于 QbD 的片剂生产质量风险因素控制树

**示例分析**：片剂生产的关键工艺步骤有原辅料质量和特征控制、制粒工艺、压片工艺、干燥工艺等。相应的关键质量属性有 API 的含量限度、含量均匀度、崩解性、释放度、有关物质等。

## 第四节　药品质量控制的目的和意义

品质有保障的药品都是依据严格的工艺规范生产制得的。质量源于设计的生产质量管理和风险控制措施，可以显著提高生产工艺路线的持续稳定和质量稳定可靠药品的持续生产。

由于药品的质量优劣直接关系到用药者的健康和生命安危。所以，世界各国均对药品的生产、销售和使用实施严格的监管，确保患者用药的安全有效质量合格。

药品生产企业是药品质量控制的责任主体。企业应提供科学、规范、可行的生产工艺、质量标准和说明书，各环节严格执行相应规范。即事前控制是保障质量的核心。

药品监督管理和检验部门，依法监督各责任主体落实其职责，确保生产企业提供的生产工艺、质量标准和说明书的科学性、规范性和可行性，保证规范的落实。即监督管理、事后控制（QbT）是保障质量的外部促进措施。

对药品进行分析检验、质量控制、监督管理的目的：既是保障用药者生命安全的重要措施，又是维护药品生产和使用正常秩序、打击假冒伪劣的重要手段。

对于质量不合格的药品（劣药、假药）坚决实行“三不”政策：不出厂、不销售、不使用。意义在于保障药品安全、有效、质量可靠，保障用药者的健康和生命安全。

## 第五节　药物分析的发展概略

药物分析是研究药物的质量规律、发展药物的分析与控制的科学。因此，药物分析学的发展史，既是一部药物分析技术和应用的发展史，也是一部药物质量控制方法和水平的发展提高史，其随着医药技术的整体发展而进步。

人类在长期的生活过程中，发现并认识了许多具有调节机体功能和疾病治疗作用的天然药材，并通过长期的治疗试验和经验总结形成了治疗药物体系，如我国的《神农本草经》和《本草纲目》等。自古有"神农尝百草"之说，古代中医根据药材的外观特征、色味等感官反应和治疗效果等，对药材进行分类鉴别和质量控制，以保障用药的安全和有效。天然药材的原始质量控制因受限于所用方法和当时的技术水平，而未能进一步发展。

19 世纪以后，随着化学科学的发展，人们已不满足于利用天然药材进行疾病的治疗，开始了对天然活性产物的分离鉴定与应用，并逐步形成了现代的化学制药工业。例如，从罂粟果采集鸦片，并进一步分离提取制得镇痛药吗啡；从金鸡纳树皮中分离出抗疟疾药奎宁；从柳树皮中提取出水杨酸，并进一步与醋酐反应合成出解热镇痛药阿司匹林等。药物质量的分析和控制体系也逐步形成、不断发展，并日臻成熟，成为药物分析科学。

药物分析学发展初期主要是应用化学分析方法对药物进行定性和定量分析测定，在 20 世纪 70 年代以前，容量分析法在药物分析技术中一直占据主导地位。之后，随着色谱和光谱等仪器分析技术的发展和成熟，它们已经逐步成为药物质量分析和控制的主要技术手段，药物分析技术从此步入了仪器分析为主的发展道路。

从 20 世纪 90 年代开始，随着色谱-光谱等现代联用技术的发展和广泛应用，药物分析技术进一步向自动化和智能化、高灵敏和高通量方向发展，使药物微量有关物质甚至毒性杂质（基因毒性杂质和金属元素毒性杂质）的分析鉴定和检查、药物体内过程的测定和代谢研究、药物复杂体系的全面分析和控制、假冒伪劣产品的检查和打击等，得以有效和顺利地实施，药物质量的分析和控制水平得到了全面的提高。

药品质量的优劣直接影响药品的安全性和有效性。现代药物史上著名的"反应停"事件，以及"欣弗"和"人用药物中亚硝胺残留"等危害用药者健康与生命安危的事件，都与药品质量控制中出现的问题密切相关。

随着医药技术的发展，人们对用药安全性和有效性的要求日益提高，这将不断促进药物分析技术的发展和进步。

## 第六节 药物分析课程的学习

药物分析课程是在化学、生物学和药学基础上开设的药学类专业课程。

药物分析课程的教学目标是培养学生具备强烈的药品质量全面控制的观念，使学生掌握药物分析研究的方法和技能，从而能胜任药品研究、生产、供应、临床使用及监督管理过程中的分析检验工作，并具备创新研究和解决药品质量问题的思维和能力。

所以，药物分析课程的教学包括药品质量控制的法典和规范、药物分析的基本方法和技术、代表性药物的分析规律等三方面的内容。通过药物分析理论教学和实践锻炼，学生可具备药品质量全面控制的专业素养。

## 本章小结

1. 药物是指用于预防、治疗、诊断人的疾病，有目的地调节人的生理功能并规定有适应证或者功能主治、用法和用量的物质。药品是具有特殊属性的特殊商品。

2. 药物分析是利用分析测定手段，发展药物的分析方法，研究药物的质量规律，对药物的生产进行全面分析、检测与控制的科学。

3. 药物分析的主要任务是研究药品质量，制定药品标准，并围绕药物 cGMP 的生产全过程，实施分析、检测和控制，保障产品/药品的质量符合目标要求。

4. 药品标准的内涵包括真伪鉴别、质量检查和含量要求三个方面。药品在这三方面的综合表现决定了药品的安全性、有效性和质量可控性。

5. 国家药品标准是保证药品质量的法定依据。国务院药品监督管理部门颁布的《中国药典》和药品标准为国家药品标准。

6. 药品生产质量控制与管理规范对于药品质量保障的意义：依据科学的方法、稳定的技术路线、先进的生产设备条件和科学规范的生产管理，才能够稳定地生产出质量合格的药品（QbP）。

7. ICH（人用药品注册技术要求国际协调理事会）为药品研发、审批和上市制定统一的国际性技术指导原则；以便更好地利用资源、避免重复、减少浪费，加快新药在世界范围内的开发使用；以使新药及改进的产品尽快用于患者。我国已于 2017 年成为 ICH 会员单位。

8. 药物分析的检验评价是保障药品质量的手段（QbT），质量源于设计的生产过程、质量管理和风险控制措施（QbD），才是保障药品质量的关键。

（杭太俊）

## 思考题

1. 药物、药品、辅料的定义分别是什么？
2. 药物分析的内涵是什么？主要任务有哪些？
3. ICH 指导原则有哪些？

## 参考文献


[1] 国家药典委员会 . 中华人民共和国药典：2020 年版 . 北京：中国医药科技出版社，2020.

[2] AHUJA S，SCYPINSKI S. Handbook of modern pharmaceutical analysis.2$^{nd}$ ed. San Diego：Academic Press，2010.

[3] 杭太俊 . 药物分析 . 8 版 . 北京：人民卫生出版社，2016.


第一章
目标测试

# 第二章

# 药品标准与药典

第二章
教学课件

**学习目标**

1. **掌握** 药品标准的类型、内容和术语。
2. **熟悉** 国内外主要药典的内容和进展。
3. **了解** 药品标准制定的原则和药品监督检验的基本程序。

**药品标准**(standard of medicinal product)系根据药物自身的理化与生物学特性,按照批准的处方来源、生产工艺、贮藏运输条件等所制定的,用以检测药品质量是否达到用药要求,并衡量其质量是否稳定均一的技术规定(**示例 1-1 和示例 1-2**)。

药品标准正文的项目内容(项目与指标,monograph specifications of medicinal product),主要包括真伪鉴别、质量检查和含量要求三个方面,药品在这三个方面的综合表现决定了药品的安全性、有效性和质量可控性。

国务院药品监督管理部门颁布的《中国药典》和药品标准为**国家药品标准**。国家药品标准是药品研制、生产(进口)、经营、使用和监督管理等相关单位均应遵循的法定技术标准。

制定并执行统一的国家药品标准,首先为保障药品质量、维护人民健康服务;同时对我国医药科技发展、生产管理、经济和社会效益都将产生良好的影响与促进作用;作好药品标准工作,有利于促进药品国际技术交流和推动药品进出口贸易的发展。

供分析检验的药品样品称为供试品。

药物质量研究一般需采用试制的多批样品进行,其工艺和质量应稳定。临床前的质量研究工作可采用有一定规模制备的样品(至少三批)进行。

临床研究期间,应对中试或工业化生产规模的多批样品进行质量研究工作,进一步考察所拟定质量标准的可行性。

工业化生产规模产品与临床前研究样品和临床研究用样品必须具有质量的一致性,必要时在保证药品安全有效的前提下,亦可根据工艺中试研究或工业化生产规模产品质量的变化情况,对质量标准中的项目或限度进行适当的调整。

## 第一节 药品质量研究的目的

药品的质量首先取决于药物自身的疗效和毒副作用等生物学特性,药物的生物学特性反映的是药物的内在质量,即药物的有效性和安全性。如果药物的疗效差,达不到防病治病的目的,就没有开发和临床应用价值,故然就没有任何质量可言。即使药物的疗效很好,但如果其毒副作用很大、治疗窗狭窄、临床使用风险高,通常也不适宜用于临床。为了保障药品的安全和有效,要求药物在治疗剂量范围内,疗效肯定,不良反应小。

药物的疗效和毒副作用等生物学特性虽然是药理学研究的主要内容,有时也与药物的制剂特性和有关物质控制水平密切相关。所以,药物的有效性和安全性一直都是药物质量控制的核心内容。

药品的质量通常更取决于药物的纯度状态，及其与目标功能特性和含量要求的符合程度等外在质量。药品生产企业的生产工艺、技术水平、设备条件和贮藏运输状态的差异，尤其是生产管理水平和人员素质，都将影响药品的外在质量。

药品质量研究的目的是针对药品的质量进行全面研究，制定适宜的质量控制项目和指标要求（药品标准），保障药品质量稳定均一可控，达到用药安全、有效和合理的目标。

## 第二节　《中国药典》的内容与进展

《中华人民共和国药典》简称《中国药典》，依据《中华人民共和国药品管理法》组织制定和颁布实施。《中国药典》一经颁布实施，其所载同品种或相关内容的上版药典标准或原国家药品标准即停止使用。

《中国药典》的英文名称为 Pharmacopoeia of the Peoples's Republic of China，简称为 Chinese Pharmacopoeia，缩写为 **ChP**。

《中国药典》通过建立严谨的标准，以提升药品质量、保障用药安全、服务药品监管、保障和改善公众的健康为宗旨。

### 一、《中国药典》的内容

《中国药典》(2020 年版)（**ChP2020**）为中华人民共和国第 11 版药典，经过第十一届国家药典委员会执行委员会审议通过，经 NMPA 批准颁布，自 2020 年 12 月 30 日起施行。

《中国药典》收载**国家药品标准**，主要由凡例、通用技术要求和品种正文构成。

《中国药典》(2020 年版)由一部、二部、三部、四部及其增补本组成。一部收载中药，二部收载化学药品，三部收载生物制品及相关通用技术要求，四部收载通用技术要求和药用辅料。

**国家药品标准**由**品种正文**及其引用的**凡例**、**通用技术要求**共同构成。药典收载的凡例、通则、总论的要求对未载入药典的其他药品国家标准具有同等效力。药品的生产必须符合 GMP 要求。任何违反 GMP 或有未经批准添加物质所生产的产品，即使符合《中国药典》或按照《中国药典》未检出其添加物质或相关杂质，亦不能认为其符合规定。

1. 品种正文　药典收载的各品种项下的内容为**品种正文（monograph）**，就是各品种药品标准的具体内容（**示例 1-1 和示例 1-2**）。

《中国药典》(2020 年版)收载品种 5 911 种（**中药 2 711 种，化学药 2 712 种，生物制品 153 种，辅料 335 种**），新增 319 种，修订 3 177 种，不再收载 10 种，因品种合并减少 6 种。

一部收载中药材和饮片、植物油脂和提取物、成方制剂和单味制剂等 **2 711 种**，其中新增 117 种、修订 452 种。

二部收载化学药品、抗生素、生化药品以及放射性药品等 **2 712 种**，其中新增 117 种、修订 2 387 种。

三部收载的生物制品 **153 种**，其中新增 20 种、修订 126 种；新增生物制品通则 2 个、总论 4 个。

四部收载的药用辅料 **335 种**，其中新增 65 种、修订 212 种。

**品种正文**中引用的药品系指本版药典收载的品种，其质量应符合相应的规定。如《中国药典》中收载的“阿司匹林肠溶片”标准中，引用的“阿司匹林”，系指符合阿司匹林药品标准中各项规定的阿司匹林原料药。

各部药典收载的正文品种的排列各有特点。品种正文按药品中文名称笔画顺序排列，同笔画数的字按起笔笔形“一丨丿”的顺序排列；单方制剂排在其原料药后面；放射性药品集中编排。

2. 凡例　**凡例（general notice）**是为正确使用《中国药典》，对品种正文、通用技术要求以及药品质量检验和检定中有关共性问题的统一规定和基本要求(**见第三节**)。

3. 通用技术要求 四部收载的**通用技术要求(通则,general chapter)361** 个,主要包括**制剂通则**、**通用检测方法**、**指导原则**等。其中,制剂通则 **38** 个(修订 35 个)、检测方法及其他通则 **281** 个(新增 35 个、修订 51 个)、指导原则 **42** 个(新增 12 个、修订 12 个)。按分类编码排列。

药典通则系为规范药典执行的法定技术参考依据。也是对药品的安全性、有效性和质量可控性进行分析研究与评价,指导药品标准制定和修订,提高药品质量控制水平所规定的技术要求。

在药品标准中,用括号加注的通则,即为所用方法的依据。例如,在对乙酰氨基酚药品标准中(**示例 1-1**)引用了"高效液相色谱法(通则 0512)、酸度检查法(通则 0631)、干燥失重测定法(通则 0831)、炽灼残渣检查法(通则 0841)、重金属检查法(通则 0821 第一法)"等。

各类通则项下,大都包括多项通则内容。

"**0100 制剂通则**"项下,包括片剂、注射剂、胶囊剂、气雾剂等,共 38 种剂型通则。

"**0200 其他通则**"项下,包括药材和饮片检定、药用辅料、国家药品标准物质等,共 6 种通则。

"**0301 一般鉴别试验**"项下,包括有机氟化物、托烷生物碱类、芳香第一胺类等,共 34 种类别药物的鉴别方法。

"**0400 光谱法**"项下,包括紫外-可见分光光度法、红外分光光度法等,共 12 种光谱分析法。

"**0500 色谱法**"项下,包括薄层色谱法、高效液相色谱法、离子色谱法、毛细管电泳法等,共 11 种色谱分析法。

"**0600 物理常数测定法**"项下,包括熔点测定法、旋光度测定法、pH 测定法、热分析法等,共 12 种物理常数测定法。

"**0700 其他测定法**"项下,包括非水溶液滴定法、氧瓶燃烧法、维生素 A 测定法等,共 10 种分析测定法。

"**0800 限量检查法**"项下,包括氯化物、重金属、砷盐、水分、炽灼残渣等,共 18 种针对"**一般杂质**"的检查方法。

"**0900 特性检查法**"项下,包括溶液颜色、溶出度与释放度、含量均匀度、结晶性等,共 18 种针对"**药品特征性**"的检查法。

"**1100 生物检查法**"项下,包括无菌、热原、异常毒性、细菌内毒素、非无菌产品微生物限度等,共 14 种针对"**药品安全性**"的检查法。

"**1200 生物活性测定法**"项下,包括抗生素微生物检定法、胰岛素生物测定法、放射性药品检定法、灭菌法等,共 20 种测定法。

"**2000 中药其他方法**"项下,包括显微鉴别法、挥发油测定法等,共 16 种测定法。

"**3000 生物制品相关检查方法**"项下,包括人血白蛋白多聚体测定法、外源性 DNA 残留量测定法等,共 120 种测定法。

"**4000 药包材检测方法**"项下,包括药包材细胞毒性检查法、拉伸性能测定法等,共 16 种测定法。

"**8000 试剂与标准物质**"项下,包括试药、试液、滴定液、对照品等,共 8 种规定。

"**9000 指导原则**"项下,包括原料药物和制剂稳定性试验、分析方法验证、药品杂质分析、注射剂安全性检查法应用、国家药品标准物质制备等,共 42 种指导原则。系为规范药典执行,指导药品标准制定和修订,提高药品质量控制水平所规定的非强制性、推荐性技术要求。

4. 索引 为方便使用和检索,《中国药典》均附有索引。《中国药典》除了品种正文品名目次是按中文笔画及起笔笔形顺序排列外,书末分列有中文索引和英文索引。中文索引按汉语拼音顺序排列,英文索引按英文名称首字母顺序排列。索引可供方便快速地查阅药典中的有关内容。

综上可见,药典中**凡例**、**正文**和**通则**三部分的内容紧密相扣,共同构成了药品标准的法定技术基础,缺一不可。

## 二、《中国药典》的进展

1949—2020 年，《中国药典》已经先后颁布 11 版，分别为 1953 年版、1963 年版、1977 年版、1985 年版、1990 年版、1995 年版、2000 年版、2005 年版、2010 年版、2015 年版和 2020 年版。

《中国药典》自 1985 年起每 5 年修订发行 1 次印刷版。《中国药典》(2020 年版)持续完善了以凡例为基本要求、通则为总体规定、指导原则为技术引导、品种正文为具体要求的药典架构，不断健全以《中国药典》为核心的国家药品标准体系。贯彻药品全生命周期的管理理念，强化药品研发、生产、流通、使用等全过程质量控制。紧跟国际先进标准发展的趋势，密切结合我国药品生产实际，不断提升保证药品安全性和有效性的检测技术要求，充分发挥药典对促进药品质量提升、指导药品研发和推动产业高质量发展的导向作用。

# 第三节　药品标准术语

《药品管理法》规定：从事药品生产活动，应当经所在地省、自治区、直辖市人民政府药品监督管理部门批准，取得"**药品生产许可证**"。无"药品生产许可证"的，不得生产药品。

从事药品生产活动，应当遵守药品生产质量管理规范，建立健全**药品生产质量管理体系**，保证药品生产全过程持续符合法定要求。

药品应当按照国家药品标准和经药品监督管理部门核准的生产工艺进行生产。生产、检验记录应当完整准确，不得编造。生产药品所需的原料、辅料，应当符合药用要求、药品生产质量管理规范的有关要求。

为保证药品质量，保障药品使用的安全、有效和合理，需要对药物的结构、理化性质、杂质与纯度及其内在的稳定性特性进行系统的研究和分析；需要对影响药品质量的生产工艺过程、贮藏运输条件等进行全面的研究和考察；同时还需要充分了解药物的生物学特性(药理、毒理和药代动力学)；从而制定出有关药品的质量、安全性和有效性的合理指标与限度。所以，药品标准制定的基础就是对药物的研制、开发和生产进行全面分析研究的结果。

药品标准(**示例 1-1 和示例 1-2**)也是对药品的质量(限度)、规格及检验方法所作的技术规定。一般包括药品的性状、鉴别、检查和含量测定等内容，用以检测药品质量是否达到用药要求，并衡量药品质量是否稳定均一。

## 一、药品标准的分类

药品质量研究与标准的制定，是药物研发的重要基础内容。建立在系统药学研究基础之上的药品标准，以保证药品的生产质量可控，药品的使用以安全、有效、经济、合理为目的。药品标准一经制定和批准，即具有法律效力。

药品从研发到成功生产与使用，是一个动态过程，主要包括临床前研究(非临床研究)、临床试验和生产上市三个阶段。与之相应，药品标准的制定也经过了研究起草、复核和注册的过程。

药品标准分为国家药品标准和企业药品标准两种类型。

1. 国家药品标准　为加强药品监督管理，保证药品质量，保障人体用药安全，维护人民身体健康和用药的合法权益，我国制定了《中华人民共和国药品管理法》(1984 年 9 月 20 日通过，2019 年 12 月 1 日第二次修正施行)，并明确规定"药品应当符合国家药品标准"，即法定药品标准。

国务院药品监督管理部门颁布的《中国药典》和药品标准为**国家药品标准**。国家药品监督管理部门组织药典委员会，负责国家药品标准的制定和修订。国家药品监督管理部门设置或者指定的药品检验机构负责标定国家药品标准品、对照品。

**2. 药品注册标准** NMPA 于 2020 年 7 月 1 日起施行的《药品注册管理办法》进一步明确，药品应当符合国家药品标准和经国家药品监督管理局核准的药品质量标准。

所以，经国家药品监督管理局核准的药品质量标准，为**药品注册标准**。也是国家药品标准。

药品注册标准应当符合《中国药典》通用技术要求，不得低于《中国药典》的规定。申报注册品种的检测项目或者指标不适用《中国药典》的，申请人应当提供充分的支持性数据。

**药品注册检验**包括标准复核和样品检验。**标准复核**是指对申请人申报药品标准中设定项目的科学性、检验方法的可行性、质控指标的合理性等进行的实验室评估。**样品检验**是指按照申请人申报或者药品审评中心核定的药品质量标准对样品进行的实验室检验。

中国食品药品检定研究院（简称中检院）或者经国家药品监督管理局指定的药品检验机构承担以下药品注册检验。

（一）创新药。
（二）改良型新药（中药除外）。
（三）生物制品、放射性药品和按照药品管理的体外诊断试剂。
（四）国家药品监督管理局规定的其他药品。
境外生产药品的药品注册检验由中检院组织口岸药品检验机构实施。
其他药品的注册检验，由申请人或者生产企业所在地省级药品检验机构承担。

**3. 临床试验药物标准** 根据《药品管理法》和《药品注册管理办法》的规定，药物**临床试验用药品**的管理应当符合《药物临床试验质量管理规范》的相关要求。试验药物的制备应当符合临床试验用药品生产质量管理相关要求。试验药物的使用应当符合试验方案。

试验用药品指用于临床试验的试验药物、对照药品。

对照药品指临床试验中用于与试验药物参比对照的其他研究药物、已上市药品或者安慰剂。

所以，临床试验药物仍然处于试验研究阶段，**临床试验药物标准**由药物开发研究机构根据管理规范进行研究和起草，仅仅适用于临床试验药物的质量控制。

**4. 企业药品标准** 由药品生产企业研究制定并用于其药品质量控制的标准，称为“企业药品标准”或“企业内部标准”。它仅在本企业的药品生产质量管理中发挥作用，属于非法定标准。

企业药品标准必须高于法定标准的要求，否则其产品的安全性、有效性和质量可控性不能得到有效的保障，不得销售和使用。

国内外很多医药企业在药品的生产和管理中均制定并实施企业药品标准，并对外保密。企业药品标准在提高产品的质量、增加产品竞争力、优质产品自身保护，以及严防假冒等方面均可发挥特殊作用。

## 二、制定药品标准的原则

药品标准的制定必须坚持“科学性、先进性、规范性和权威性”的原则。

**1. 科学性** 国家药品标准是衡量药品质量是否稳定均一，保障药品安全、有效、质量可控，具有法律效力的技术规定。所以，药品标准制定的首要原则是确保药品标准的科学性。

应充分考虑来源、生产、流通及使用等各个环节影响药品质量的因素。强化药品生产源头以及全过程、全生命周期的质量管理。建立原料药物、药用辅料、药包材和药物制剂产品的完整标准体系，实现药品生产的全程质量控制。设置科学的检测项目，建立可靠的检测方法，规定合理的判断标准/限度。在确保安全、有效和质量可控的前提下，同时倡导简单实用、经济环保、符合国情。还应随着科学技术的发展、认识的进步，及时修订和提高。

**2. 先进性** 药品标准应充分反映现阶段国内外药品质量控制的先进水平。标准的制定应在科学合理的基础上坚持就高不就低的标准先进性原则。坚持标准发展的国际化原则，不断扩大成熟检测技术在药品质量控制中的推广和应用，不断推进与各国药典标准的协调，推进 ICH 相关指导原则在药品标准中的转化实施。

**3. 规范性** 药品标准制定时，应按照国家药品监督管理部门颁布的法律、规范和指导原则的要求，做到药品标准的体例格式、文字术语、计量单位、数字符号以及通用检测方法等的统一规范。

**4. 权威性** 国家药品标准具有法律效力。应充分体现科学监管的理念，支持国家药品监督管理的科学发展需要。保护药品的正常生产、流通和使用，打击假冒伪劣，促进我国医药事业的健康发展。国家药品标准在药品监管理念、质量控制要求、检测技术应用、工艺过程控制、产品研发指导等方面的不断加强，可对药品质量控制发挥导向性作用。

总之，药品标准的研究与制定，应着力解决制约药品质量与安全的突出问题，促进药品质量的提高；着力提高药品质量控制的水平，充分借鉴国际先进技术和经验，客观反映我国医药工业、临床用药及检验技术的水平；充分发挥保障药品质量与用药安全、维护人民健康的法律作用。

## 三、药品标准的术语

**凡例（general notice）**是正确使用《中国药典》，对品种正文、通用技术要求以及药品质量检验和检定中有关共性问题的统一规定和基本要求。这些统一规定和要求即为**药品标准的术语**，主要术语如下（除非特别说明，均为化学药品质量研究相关术语）。

### （一）品种正文

药典收载的各品种项下的内容为**品种正文（monograph）**，就是各品种药品标准的具体内容。药品标准的内容根据品种和剂型的不同，按顺序可分别列有：①品名（包括中文名、汉语拼音名与英文名）；②有机药物的结构式；③分子式与分子量；④来源或有机药物的化学名称；⑤含量或效价规定；⑥处方；⑦制法；⑧性状；⑨鉴别；⑩检查；⑪含量或效价测定；⑫类别；⑬规格；⑭贮藏；⑮制剂；⑯标注；⑰杂质信息等。

### （二）通用技术要求

药典**通用技术要求**（简称**通则**，**general chapter**）包括《中国药典》收载的通则、指导原则以及生物制品通则和相关总论等。

**通则**主要包括**制剂通则**、**其他通则**、**通用检测方法**。

**制剂通则**系为按照药物剂型分类，针对剂型特点所规定的基本技术要求。

**通用检测方法**系为各品种进行相同项目检验时所应采用的统一规定的设备、程序、方法及限度等。

**指导原则**系为规范药典执行，指导药品标准制定和修订，提高药品质量控制水平所规定的非强制性、推荐性技术要求。

**生物制品通则**是对生物制品生产和质量控制的基本要求，总论是对某一类生物制品生产和质量控制的相关技术要求。

### （三）药品名称

药品中文名称通常按照《中国药品通用名称》（China Approved Drug Names，CADN）收载的名称及其命名原则命名。《中国药典》收载的药品中文名称均为法定名称；药品英文名称除另有规定外，均采用国际非专利药名（international nonproprietary names，INN）。列入国家药品标准的药品名称为**药品通用名称**，该名称不得作为药品商标使用。

有机药物的化学名称系根据中国化学会编撰的《有机化学命名原则》命名，母体的选定与国际纯粹与应用化学联合会（International Union of Pure and Applied Chemistry，IUPAC）的命名系统一致。

药品化学结构式按照世界卫生组织（World Health Organization，WHO）推荐的“药品化学结构式书写指南”书写。

### （四）制法

**制法**主要记载药品的重要工艺要求和质量管理要求。

所有药品的生产工艺应经验证，并经国家药品监督管理部门批准，生产过程均应符合《药品生产质量管理规范》的要求。

来源于动物组织提取的药品，均应有明确的病毒灭活工艺要求以及质量管理要求。其所用动物种属要明确，所用脏器均应来自经检疫的健康动物，涉及牛源的应取无牛海绵状脑病地区的健康牛群；来源于人尿提取的药品，均应取自健康人群。

直接用于生产的菌种、毒种、来自人和动物的细胞、DNA重组工程菌及工程细胞，来源途径应经国务院药品监督管理部门批准并应符合国家有关的管理规范。

**制剂**生产中使用的原料药和辅料，均应符合ChP的规定；ChP未收载者，必须制定符合药用要求的标准，并需经国家药品监督管理部门批准。同一原料药用于不同制剂（特别是给药途径不同的制剂）时，须根据临床用药要求制定相应的质量控制项目。

**医疗机构配制制剂**应当经所在地省级药品监督管理部门批准，取得“医疗机构制剂许可证”。无“医疗机构制剂许可证”的，不得配制制剂。医院制剂凭医师处方在本单位使用，不得在市场销售。

### （五）性状

**性状（character）**是对药品的外观、臭、味、溶解度以及物理常数等的规定。性状通常反映药品特有的物理性质，在一定程度上反映药品的质量特性。

**外观性状**是对药品的色泽和外表感观的规定。当药物的晶型、细度或溶液的颜色等必须进行严格控制时，在其质量标准的检查项下应另作具体的规定。

**溶解度**是药物的一种物理性质。各品种项下选用的部分溶剂及其在该溶剂中的溶解性能，可供精制或制备溶液时参考；对在特定溶剂中的溶解性能需作质量控制时，在该品种检查项下另作具体规定。

药物的近似溶解度以下列名词术语表示。

| | |
|---|---|
| 极易溶解 | 系指溶质1g(ml)能在溶剂不到1ml中溶解。 |
| 易溶 | 系指溶质1g(ml)能在溶剂1~<10ml中溶解。 |
| 溶解 | 系指溶质1g(ml)能在溶剂10~<30ml中溶解。 |
| 略溶 | 系指溶质1g(ml)能在溶剂30~<100ml中溶解。 |
| 微溶 | 系指溶质1g(ml)能在溶剂100~<1 000ml中溶解。 |
| 极微溶解 | 系指溶质1g(ml)能在溶剂1 000~<10 000ml中溶解。 |
| 几乎不溶或不溶 | 系指溶质1g(ml)在溶剂10 000ml中不能完全溶解。 |

溶解度试验法：除另有规定外，称取研成细粉的供试品或量取液体供试品，于25℃±2℃一定容量的溶剂中，每隔5分钟强力振摇30秒；观察30分钟内的溶解情况，如无目视可见的溶质颗粒或液滴时，即视为完全溶解。

**物理常数**包括相对密度、馏程、熔点、凝点、比旋度、折光率、黏度、吸收系数、碘值、皂化值和酸值等；其测定结果不仅对药品具有鉴别意义，也可反映药品的纯度，是评价药品质量的主要指标之一。

### （六）鉴别

**鉴别（identification）**是根据药物的某些物理、化学或生物学等特性所进行的试验，以判定药品的真伪。包括区分药物类别的一般鉴别试验和证实具体药物的专属鉴别试验两种类型。不能完全代表对药物化学结构的确证。对于原料药，还应结合性状项下的外观和物理常数进行确认。

### (七) 检查

**检查**(test)是对药品的安全性、有效性、均一性和纯度四个方面的状态所进行的试验分析。包括反映药品安全性和有效性的试验方法与限度、反映药品制备工艺的均一性和纯度等要求的内容。

药品标准中规定的各种杂质检查项目,系指该药品在按既定工艺进行生产和正常贮藏过程中可能含有或产生并需要控制的杂质(如残留溶剂、有关物质等);改变生产工艺时需另考虑增订或修订有关项目。

对于生产过程中引入的有机溶剂,应在后续的生产环节予以有效去除。除标准正文中已明确列有“残留溶剂”检查的品种必须对生产过程中引入的有机溶剂依法进行该项检查外,其他未在“残留溶剂”项下明确列出的有机溶剂或未在正文中列有此项检查的各品种,如生产过程中引入或产品中残留有机溶剂,均应按通则“残留溶剂测定法”检查并应符合相应溶剂的限度规定。

供直接分装成注射用无菌粉末的原料药,应按照注射剂项下相应的要求进行检查,并应符合规定。

各类制剂,除另有规定外,均应符合各制剂通则项下有关的各项规定。

### (八) 含量测定

**含量测定**(assay)是指采用药品标准中规定的试验方法,对药品(原料及制剂)中有效成分(active pharmaceutical ingredient,API)的含量进行测定。一般可采用化学、仪器或生物测定方法。

### (九) 类别

**类别**按药物的主要作用与主要用途或学科的归属划分,不排除在临床实践的基础上作其他类别药物使用。

### (十) 制剂的规格

**制剂**(preparation)的规格系指每一支、片或其他每一个单位制剂中含有主药的质量(或效价)或含量(%)或装量。即制剂的**标示量**(dose/labeled amount)。

注射液项下,如为“1ml∶10mg”,系指 1ml 中含有主药 10mg;对于列有处方或标有浓度的制剂,也可同时规定装量规格。

### (十一) 贮藏

药品的质量和有效期限直接受其贮藏与保管的环境和条件的影响。

**贮藏**(storage)项下的规定,系为避免污染和降解而对药品贮存与保管的基本要求。以下列名词术语表示。

| | |
|---|---|
| 遮光 | 系指用不透光的容器包装,例如棕色容器或适宜黑色材料包裹的无色透明、半透明容器。 |
| 避光 | 系指避免日光直射。 |
| 密闭 | 系指将容器密闭,以防止尘土及异物进入。 |
| 密封 | 系指将容器密封以防止风化、吸潮、挥发或异物进入。 |
| 熔封或严封 | 系指将容器熔封或用适宜的材料严封,以防止空气与水分的侵入并防止污染。 |
| 阴凉处 | 系指不超过 20℃。 |
| 凉暗处 | 系指避光并不超过 20℃。 |
| 冷处 | 系指 2~10℃。 |
| 常温(室温) | 系指 10~30℃。 |

除另有规定外,贮藏项下未规定贮藏温度的一般系指常温。

### （十二）检验方法和限度

**检验方法**：药品均应按其标准规定的方法进行检验。检验时，应对方法的适用性进行确认。如采用其他方法，应进行方法学验证，并与规定的方法比对，根据试验结果选择使用，但应以现行版药典规定的方法为准。

**限度**：标准中规定的各种纯度和限度数值以及制剂的重（装）量差异，系包括上限和下限两个数值本身及中间数值。规定的这些数值不论是百分数还是绝对数字，其最后一位数字都是有效位。试验结果在运算过程中，可比规定的有效数字多保留一位数，而后根据有效数字的修约规则进舍至规定有效位。计算所得的最后数值或测定读数值均可按修约规则进舍至规定的有效位，取此数值与标准中规定的限度数值比较，以判断是否符合规定的限度。

**原料药的含量（%）**，除另有注明者外，均**按重量计**。如规定上限为 100% 以上时，系指用现行版药典规定的分析方法测定时可能达到的数值，它为药典规定的限度或允许偏差，并非真实含有量；若未规定上限时，系指不超过 101.0%。如对乙酰氨基酚的含量限度规定为“按干燥品计算，含 $C_8H_9NO_2$ 应为 98.0%~102.0%。”

**制剂的含量限度**系根据主药含量的多少、测定方法误差、生产过程不可避免偏差和贮存期间可能产生降解的可接受程度而制定的**主成分的含量范围**（通常用**标示量的百分含量，即百分标示量表示**）；生产中应按标示量 100% 投料。如已知某一成分在生产或贮存期间含量会降低，在保障质量和安全的前提下，生产时可适当增加投料量，以保证在有效期内含量能符合规定。例如，对乙酰氨基酚片的含量限度规定为“本品含对乙酰氨基酚（$C_8H_9NO_2$）应为标示量的 95.0%~105.0%。”

### （十三）标准物质

**标准物质**（reference substance）系指供药品检验（鉴别、检查、含量或效价测定）中使用的，具有确定特性或量值，用于校准设备、评价测量方法、给供试药品赋值或鉴别用的物质。

国家药品标准物质共有标准品、对照品、对照药材、对照提取物、参考品五类，均应按其标签或使用说明书上的规定使用和贮藏。

**标准品**系指用于生物检定、抗生素或生化药品中效价、毒性或含量测定的标准物质。其特性量值（生物学活性）一般按效价单位计[国际单位 IU、单位 U 或质量单位（g，mg，μg）]。以国际标准物质进行标定。

**对照品**系指采用理化方法进行鉴别、检查或含量测定等检验及仪器校准时所用的标准物质，其特性量值一般按含量（%）计。

**对照药材**系指基源明确、药用部位准确的优质中药材经适当处理后，用于中药材（含饮片）、提取物、中成药等鉴别用的标准物质。

**对照提取物**系指经特定提取工艺制备的含有多种主要有效成分或指标性成分，用于中药材（含饮片）、提取物、中成药等鉴别或含量测定用的标准物质。

**参考品**系指用于定性鉴定微生物（或其产物）或定量检测某些制品生物效价和生物活性的标准物质，其效价以特定活性单位表示；或指由生物试剂、生物材料或特异性抗血清制备的用于疾病诊断的参考物质。

**标准物质**由国家药品监督管理部门设置或者指定的药品检验机构负责制备、标定和供应。均应附有使用说明书，标明批号、特性量值、用途、使用方法、贮藏条件和装量等。标准物质的建立或变更批号，应与国际标准物质或原批号标准品或对照品进行对比并经过协作标定和技术审定。

**工作标准物质**（working reference）既可参考国家标准物质标定，也可根据质量平衡法标定；仅适用于药物质量研究时**自用**。

### （十四）计量

计算**分子量**以及**换算因子**等使用的原子量均按最新国际原子量表推荐的原子量。试验用的计量仪器均应符合国家质量技术监督管理部门的规定。

ChP 中采用的计量单位如下。

(1) **法定计量单位名称和单位符号**

| | |
|---|---|
| 长度 | 米(m)、分米(dm)、厘米(cm)、毫米(mm)、微米(μm)、纳米(nm)。 |
| 体积 | 升(L)、毫升(ml)、微升(μl)。 |
| 质量 | 千克(kg)、克(g)、毫克(mg)、微克(μg)、纳克(ng)、皮克(pg)。 |
| 物质的量 | 摩尔(mol)、毫摩尔(mmol)。 |
| 压力 | 兆帕(MPa)、千帕(kPa)、帕(Pa)。 |
| 动力黏度 | 帕秒(Pa·s)、毫帕秒(mPa·s)。 |
| 运动黏度 | 平方米每秒($m^2/s$)、平方毫米每秒($mm^2/s$)。 |
| 波数 | 厘米的倒数($cm^{-1}$)。 |
| 密度 | 千克每立方米($kg/m^3$)、克每立方厘米($g/cm^3$)。 |
| 放射性活度 | 吉贝可(GBq)、兆贝可(MBq)、千贝可(kBq)、贝可(Bq)。 |

(2) **滴定液和试液的浓度:**以 mol/L(摩尔/升)表示者,其浓度要求精密标定的滴定液用“XXX 滴定液(YYYmol/L)”表示;作其他用途不需精密标定其浓度时,用“YYYmol/L XXX 溶液”表示,以示区别。

(3) **温度:**通常以摄氏度(℃)表示,必要时也可采用绝对温度(K)表示。

有关的温度描述,一般用以下列名词术语表示。

| | |
|---|---|
| 水浴温度 | 除另有规定外,均指 98~100℃。 |
| 热水 | 系指 70~80℃。 |
| 微温或温水 | 系指 40~50℃。 |
| 室温(常温) | 系指 10~30℃。 |
| 冷水 | 系指 2~10℃。 |
| 冰浴 | 系指约 0℃。 |
| 放冷 | 系指放冷至室温。 |

(4) **常用比例符号:**符号“%”表示百分比,系指质量的比例;但溶液的百分比,除另有规定外,系指溶液 100ml 中含有溶质若干克;乙醇的百分比,系指在 20℃时容量的比例。此外,根据需要可采用下列符号表示。

| | |
|---|---|
| %(g/g) | 表示溶液 100g 中含有溶质若干克。 |
| %(ml/ml) | 表示溶液 100ml 中含有溶质若干毫升。 |
| %(ml/g) | 表示溶液 100g 中含有溶质若干毫升。 |
| %(g/ml) | 表示溶液 100ml 中含有溶质若干克。 |

缩写“ppm”和“ppb”分别表示百万分比和十亿分比,系指质量或体积的比例。

溶液后标示的“(1 → 10)”等符号,系指固体溶质 1.0g 或液体溶质 1.0ml 加溶剂使成 10ml 的溶液;未指明用何种溶剂时,均系指水溶液;两种或两种以上液体的混合物,名称间用半字线“-”隔开,其后括号内所示的“:”符号,系指各液体混合时的体积(质量)比例。

(5) **液体的滴:**系在 20℃时,以 1.0ml 水为 20 滴进行换算。

(6) **药筛:**药品标准中所用药筛,选用国家标准的 R40/3 系列,分等如下。

| 筛号 | 筛孔内径(平均值) | 目号 |
|---|---|---|
| 一号筛 | 2 000μm±70μm | 10 目 |
| 二号筛 | 850μm±29μm | 24 目 |
| 三号筛 | 355μm±13μm | 50 目 |
| 四号筛 | 250μm±9.9μm | 65 目 |
| 五号筛 | 180μm±7.6μm | 80 目 |
| 六号筛 | 150μm±6.6μm | 100 目 |
| 七号筛 | 125μm±5.8μm | 120 目 |
| 八号筛 | 90μm±4.6μm | 150 目 |
| 九号筛 | 75μm±4.1μm | 200 目 |

粉末分等如下。

| | |
|---|---|
| 最粗粉 | 指能全部通过一号筛,但混有能通过三号筛不超过 20% 的粉末。 |
| 粗粉 | 指能全部通过二号筛,但混有能通过四号筛不超过 40% 的粉末。 |
| 中粉 | 指能全部通过四号筛,但混有能通过五号筛不超过 60% 的粉末。 |
| 细粉 | 指能全部通过五号筛,并含能通过六号筛不少于 95% 的粉末。 |
| 最细粉 | 指能全部通过六号筛,并含能通过七号筛不少于 95% 的粉末。 |
| 极细粉 | 指能全部通过八号筛,并含能通过九号筛不少于 95% 的粉末。 |

(7) **乙醇:**乙醇未指明浓度时,均系指 95%(ml/ml)的乙醇。

### (十五) 精确度

药品检验中**取样量**的**准确度**和**试验**的**精密度**必须符合现行版药典的规定。

(1) **称重与量取:**试验中供试品与试药等"**称重**"或"**量取**"的量,均以阿拉伯数表示,其精确度可根据数值的有效数位来确定。

例如,称取"0.1g",系指称取质量可为 0.06~0.14g;称取"2g",系指称取质量可为 1.5~2.5g;称取"2.0g",系指称取质量可为 1.95~2.05g;称取"2.00g",系指称取质量可为 1.995~2.005g。即遵循"**四舍六入五成双**"的原则。

| | |
|---|---|
| "精密称定" | 系指称取质量应准确至所取质量的千分之一。 |
| "称定" | 系指称取质量应准确至所取质量的百分之一。 |
| "精密量取" | 系指量取体积的准确度应符合国家标准中对该体积移液管的精度要求。 |
| "量取" | 系指可用量筒或按照量取体积的有效数位选用量具。 |
| "约" | 取用量为"约"若干时,系指取用量不得超过规定量的 ±10%。 |

(2) **恒重:**恒重(除另有规定外)系指供试品连续两次干燥或炽灼后称重的差异在 0.3mg 以下的质量;干燥至恒重的第二次及以后各次称重均应在规定条件下继续干燥 1 小时后进行;炽灼至恒重的第二次称重应在继续炽灼 30 分钟后进行。

(3) **按干燥品(或无水物,或无溶剂)计算:**试验中规定"**按干燥品(或无水物,或无溶剂)计算**"时,除另有规定外,应取未经干燥(或未去水,或未去溶剂)的供试品进行试验,并将计算中的取用量按检查项下测得的干燥失重(或水分,或溶剂)扣除。

(4) **空白试验:**试验中的**空白试验**系指在不加供试品或以等量溶剂替代供试液的情况下,按同法操作所得的结果;含量测定中的"并将滴定的结果用空白试验校正",系指按供试品所耗滴定液的量(ml)与空白试验中所耗滴定液的量(ml)之差进行计算。

（5）**试验温度：**试验时的温度，未注明者，系指在室温下进行；温度高低对试验结果有显著影响者，除另有规定外，应以 25℃ ±2℃为准。

### （十六）试药、试液、指示剂

**试药**系指供各项试验用的**试剂**，但不包括各种色谱用的吸附剂、载体与填充剂。除生化试剂与指示剂外，一般常用化学试剂分为基准试剂、优级纯、分析纯与化学纯四个等级。

试验用的**试药**，除另有规定外，均应根据现行版药典通则试药项下的规定，选用不同等级并符合国家标准或国家有关行政主管部门规定的试剂标准。

选用**试剂**的原则如下。

（1）标定滴定液用基准试剂。

（2）制备滴定液可采用分析纯或化学纯试剂，但不经标定直接按称重计算浓度者，则应采用基准试剂。

（3）制备杂质限度检查用的标准溶液，采用优级纯或分析纯试剂。

（4）制备试液与缓冲液等可采用分析纯或化学纯试剂。

试液、缓冲液、指示剂与指示液、滴定液等，均应符合现行版药典通则的规定或按照现行版药典通则的规定制备。

试验用水，除另有规定外，均系指纯化水。酸碱度检查所用的水，均系指新沸并放冷至室温的水。

酸碱性试验时，如未指明用何种指示剂，均系指石蕊试纸。

### （十七）动物试验

动物试验所使用的动物应为健康动物，其管理应按国务院有关行政主管部门颁布的规定执行。动物品系、年龄、性别、体重等应符合药品检定要求。

随着药品纯度的提高，凡是有准确的化学和物理方法或细胞学方法能取代动物试验进行药品质量检测的，应尽量采用，以减少动物试验。

### （十八）说明书、包装、标签

国家食品药品监督管理部门为规范药品说明书和标签的管理，根据《药品管理法》制定了《药品说明书和标签管理规定》。药品说明书、标签和包装均必须符合该规定的要求。

（1）**药品说明书：**药品说明书是以应用文体的方式对药品进行相对详细的表述，使人了解和认识所介绍的药品，用以指导安全、合理使用药品。

药品说明书应当包含药品安全性、有效性的重要科学数据、结论和信息，是指导医师与患者合理用药的重要依据，具有一定的法律效力。

药品说明书对疾病名称、药学专业名词、药品名称、临床检验名称和结果的表述，应当采用国家统一颁布或规范的专用词汇，度量衡单位应当符合国家标准的规定。

药品说明书应当列出全部活性成分或者组方中的全部中药药味。注射剂和非处方药还应当列出所用的全部辅料名称。

药品处方中含有可能引起严重不良反应的成分或者辅料的，应当予以说明。

药品说明书应当充分包含药品不良反应信息，详细注明药品不良反应。

药品生产企业未根据药品上市后的安全性、有效性情况及时修改说明书或者未将药品不良反应在说明书中充分说明的，由此引起的不良后果由该生产企业承担。

（2）**药品标签：**药品标签是指药品包装上印有或者贴有的内容，分为内标签和外标签。

药品标签应当以说明书为依据，其内容不得超出说明书的范围，不得印有暗示疗效、误导使用和不适当宣传产品的文字和标识。

药品外标签应当注明药品通用名称、成分、性状、适应证或者功能主治、规格、用法用量、不良反应、禁忌、注意事项、贮藏、生产日期、产品批号、有效期、批准文号、生产企业等内容。适应证或者功能主治、用法用量、不良反应、禁忌、注意事项不能全部注明的，应当标出主要内容并注明“详见说明书”字样。

药品内标签指直接接触药品的包装的标签，外标签指内标签以外的其他包装的标签。

药品标签应当尽可能多地包含药品信息。药品的内标签至少应当标注药品通用名称、规格、产品批号、有效期等内容。

对贮藏有特殊要求的药品，应当在标签的醒目位置注明。

（3）**药品包装**：药品包装必须适合药品质量的要求，方便储存、运输和医疗使用。药品包装必须按照规定印有或者贴有标签并附有说明书。

药包材即直接与药品接触的包装材料和容器，系指药品生产企业生产的药品和医疗机构配制的制剂所使用的直接与药品接触的包装材料和容器。作为药品的一部分，药包材本身的质量、安全性、使用性能以及药包材与药物之间的相容性对药品质量有着十分重要的影响。

药包材是由一种或多种材料制成的包装组件组合而成，应具有良好的安全性、适应性、稳定性、功能性、保护性和便利性，在药品的包装、贮藏、运输和使用过程中起到保护药品质量、安全、有效、实现给药目的（如气雾剂）的作用。

直接接触药品的包装材料和容器应符合国家药品监督管理部门的有关规定，均应无毒、洁净，应不与内容药品发生化学反应，并不得影响内容药品的质量。

（4）**特殊标识**：麻醉药品、精神药品、医疗用毒性药品、放射性药品、外用药品、非处方药品和通过一致性评价药品的说明书和包装标签，必须印有**规定的标识**。

## 第四节 国外主要药典简介

世界上已有数十个国家和地区编制出版药典。除我国药典一部外，世界各国药典有关化学药物药品标准的主要内容基本相似。对我国药品的生产和质量管理具有参考价值的国外主要药典有《美国药典》（USP-NF）、《欧洲药典》（EP）、《英国药典》（BP）、《日本药局方》（JP）和《国际药典》（Ph.Int.）。

不同国家或地区药典的内容基本相似，大都由凡例（general notice）、正文（monograph）、通则（general chapter）和索引（index）所组成。

### 一、《美国药典》

《美国药典》（*United States Pharmacopoeia*，USP）由美国药典委员会（United States Pharmacopieial Convention）编制出版，现和《美国国家处方集》（*National Formulary*，NF）合并出版，缩写为 USP-NF。

USP-NF 施行的宗旨是：通过标准的设立和相关的监督管理，保障药品和食品的质量、安全与有效，为全球人类的健康服务。

#### （一）《美国药典》的进展

《美国药典》于 1820 年 12 月 15 日出版第 1 版。随着时代的发展，《美国药典》从用药处方汇编，逐渐转变成药品标准及其配套标准物质的法典，以便通过含量测定、质量分析和纯度检查等检测工作，确保药品的品质。

1888 年美国药学会（American Pharmaceutical Association）编著出版了首部收载药用辅料等的标准《美国国家非法定处方集》，自 1906 年第 4 版起更改为《美国国家处方集》。

USP 和 NF 中所收载的标准为美国食品药品管理局（FDA）授权的符合《联邦食品、药品和化妆品法案》（Food，Drug，and Cosmetic Act）的法定标准（1906 年获得法定地位，1938 年再次确认）。

由于 USP 和 NF 在内容上经常需要交叉引用，为了减少重复，方便使用，1975 年 USP 将 NF 兼并，由美国药典委员会统一编制出版。USP-NF 已经成为基于先进的分析方法和测定技术的、为相关产品提供不断发展进步的质量和安全保障的产品标准。

USP 从 1820 年到 1942 年，每 10 年修订出版 1 次；从 1942 年到 2000 年，每 5 年修订出版 1 次；从 2002 年到 2020 年，每年修订出版 1 次。

自 2020 年 USP43-NF38(于 2020 年 11 月 1 日施行)之后，不再发行印刷和 USB 版。自 USP43-NF38 第一增补版(2020 年 2 月 1 日出版)起，USP-NF 只发行网络在线版，修订内容将每月更新。

USP-NF 自 2021 起，每年修订出版施行 3 次(5 月 1 日、8 月 1 日、12 月 1 日)。

### (二)《美国药典》的内容

《美国药典》由**凡例(general notice)**、**正文(monograph)**、**通则(general chapter)**和**索引(index)**等组成。

USP 分类收载了药物原料、药物制剂和复方制剂的标准；独立成篇的膳食补充剂(营养保健品)及其组分的标准；辅料标准则收载在 NF 中。

USP43-NF38 版，收载了 4 900 多种品种的标准正文。标准正文的典型项目包括品名(name and definition)、包装(packaging)、贮藏(storage)、标签要求(labeling)和质量指标限度(specification)[包括鉴别(identity)、含量限度(strength)、质量检查(quality)、纯度检查(purity)]等。

收载了 350 多种通则要求，为药品检验中的含量测定、质量检查和操作过程，提供了表述清晰、步骤详尽的指南。增列了有毒药品的处置通则〈**800**〉。

试剂、指示剂和试液，增加了帮助性描述，并制作了参考表，便于使用。

### (三)《美国药典》配套产品

为了配合《美国药典》的应用与实施，美国药典委员会提供多种配套产品。

**1. USP 对照品**　美国药典提供 3 500 多种高质量的对照品(USP reference standard)，包括药物、辅料、食品组分、杂质、降解产物、膳食补充剂、标准试剂和效能校准剂，以满足依据 USP-NF 标准进行的各种产品检验。

**2. USP 色谱数据库**　USP 色谱数据库(USP chromatographic database)，可以免费在线检索。其提供了自 1980 年以来 USP-NF 标准规定的气相或液相色谱试验所需色谱柱的详细信息，包括方法出处、色谱柱填料类型与代码、相应色谱检验类型、替代色谱柱类型、色谱柱品牌名称、色谱柱制造商信息。利用这些信息，分析人员在色谱分析检验时可以显著节省准备时间。

**3. 药剂师配方指南**　USP-NF 虽然包含了对药剂师配方十分有用的许多标准正文和相关信息，但是，主要适用于规范药品和膳食补充剂的检验。为了更好地满足药剂师在配方调剂时的需要，USP 专门编著了药剂师配方指南(USP Compounding Compendium)，为他们提供配方相关的简明 USP-NF 标准和法定信息。

**4. USP 词典**　药物的化学系统名称或其他科学名称通常比较复杂，不便日常交流使用。“**药品通用名称**”科学和简明地对药物进行命名，以方便使用。

USP 词典收载了药品的美国药品通用名称(United States adopted names of drugs，USAN，是 USP-NF 法定药品名称)、国际非专利药品名称、药品商品名称、化学名称、结构式、分子式和分子量、CAS 登记号和编码、药品生产商信息，以及药理和治疗类别。

USP 词典可确保药品的标签，药品的报告、论文和答复，药品的 FDA 注册申报，以及药品包装说明等药品相关工作中的药品命名准确无误。该词典现每年 1 月修订发行 1 次，是 FDA 确定的药品命名的法定技术参考资料。

**5. USP 草药典**　USP 为保障所有类型药品的质量，还在线出版草药典(Herbal Medicines Compendium，HMC)收载草药中有效成分相关组分的质量标准，明确其关键质量属性，以保障药品质量。

由于 USP-NF 标准建立过程的公开性、公正性、科学性，使用技术的先进性，USP-NF 标准已具备广泛的权威性，在许多国家和地区被直接用作法定的药品标准。目前，USP-NF 同时出版英语版和西班牙语版。

## 二、《欧洲药典》

《欧洲药典》(*European Pharmacopoeia*, EP) 是由欧洲药品质量管理局 (European Directorate for the Quality of Medicines, EDQM) 起草和出版、在欧盟 39 个成员国范围内，用于药品全生命周期中质量控制唯一具有法律效力的科学依据。

EP 的宗旨是：通过编制药品及其组分公认和统一的质量标准，保障公众健康，确保患者使用的市售药品安全有效，促进药品在欧盟及更广区域的自由贸易。编制《欧洲药典》和相关法规，以满足药品生产、质量控制和监督管理的要求。

EP 第 1 版于 1964 年发行。从 2002 年 EP 第 4 版开始，固定为每三年修订一版，并每年出版 3 期增补本 (EP n.0~EP n.8)。

现行 EP 第 11 版 (EP11.0) 于 2022 年 7 月出版，有英文和法文版本，所有标准均在出版后约 6 个月生效施行 (EP11.0 自 2023 年 1 月 1 日起施行)，有网络在线电子版和 3 卷印刷版。

EP11.0 收载了 2 400 多种药品标准，386 种通则规定，2 800 多条试剂说明等。

EP 收载的原料药标准，不仅数量多，覆盖面广，而且标准的技术水平也比较高。例如，对于有关物质的检查，除广泛采用 TLC 法、HPLC 法和杂质对照品外，与 BP 相同对有些原料药也附有可能产生的杂质名称和化学结构式。在鉴别试验项下，规定首选和次选项目，既保障了鉴别的可靠性，又可以避免鉴别项目设置过多，而造成的浪费。这些规定在其他国家药典中均少见。

EP 的权威性和影响力正在不断扩大。除 39 欧洲药典委员会成员国参与制定和执行《欧洲药典》外，另有 WHO 和包括澳大利亚、巴西、中国、日本等在内的近 30 个国家与地区，已经成为欧洲药典委员会的观察员，这增强了 EP 药品标准在欧盟之外的辐射和影响。

## 三、《英国药典》

《英国药典》(*British Pharmacopoeia*, BP) 由英国药品与医疗保健产品监管局 (Medicines and Healthcare products Regulatory Agency, MHRA) 英国药典委员会 (British Pharmacopoeia Commission) 编制出版。收载英国药物原料和药品的质量标准，以保障公众健康。

BP 自 1864 年起，通过通用的权威的药品标准的设立，在全球药品质量管理方面影响广泛，并获得许多国家 (尤其是英联邦国家) 的法定认可。

目前，BP 由英国药典委员会和欧洲药典委员会协作完成，每年 8 月修订出版，次年 1 月起实施。有网络在线电子版和印刷版。

BP2022 收载了约 4 000 个药品标准，同时纳入了 EP10 中全部的药品标准，共 6 卷。

| | |
|---|---|
| Ⅰ+Ⅱ | 原料药及辅料标准 (1 829 种) |
| Ⅲ | 制剂通则 (40 种)；制剂标准 (1 428 种) |
| Ⅳ | 植物药品 (417 种)、诱导 (顺势) 治疗用品 (58 种)、血液制品 (33 种)、免疫制品 (76 种)、放射性药品 (87 种)、以及手术材料 (7 种) 的标准 |
| Ⅴ | 标准 IR 图谱；附录通则 (appendices)；辅助性指导原则 (supplementary chapters)；索引 |
| Ⅵ | BP 兽药典 (Veterinary) 2022 |

所以，BP 和 EP 药品标准的制定与编撰，彼此发挥了重要的支撑作用。BP 历史悠久，更新快，在

世界各国的药物研发、生产、监督检验和临床使用中，仍然发挥着重要的参考作用。

统一的“凡例”内容，编排在各卷收载内容之前，以方便查阅和参考。凡例分3部分，第1部分说明BP中所收录EP及ICH协调的药品标准的标记；第2部分为BP的凡例规定；第3部分为转录的EP凡例规定。

BP凡例中，对法定标准、温度、称量和量取、恒重、浓度表示、水浴、试剂、指示剂、注意事项、药品名称标题、化学结构式、制法、灭菌方法、辅料、性状、鉴别、测定与检查、贮藏、标签、作用与用途等做了明确的规定。

BP标准正文中，原料药标准的格式包括药品英文名称、结构式、分子式和分子量、CAS登记号、作用和用途、制剂、化学名称和含量限度（definition）、性状（characteristic）、鉴别、检查、含量测定、贮藏，并包含可能的有关物质的结构式和名称等内容。制剂标准的格式包括药品英文名称、作用和用途、性状规定和含量限度、鉴别、检查、含量测定、贮藏、标签等内容。

BP附录通则（appendices），相当于ChP和USP的通则（general chapter），按方法共分为25类。例如，第1类为试剂、标准溶液、缓冲溶液、标准物质和多晶型；第2类为光谱分析法（IR、UV-Vis、NMR、MS、Raman等）；第3类为色谱法（TLC、GC、LC、SFC、CE等）；第4类为溶液的澄清度与颜色；第5类为物理常数测定法（熔点、沸点、旋光和比旋度、pH、热分析等）；第6类为定性反应与检查（如生物碱、氯化物、钠盐的鉴别反应）；第7类为一般杂质检查（如氯化物、砷盐、重金属等）；第8类为容量和滴定分析法（非水滴定、氧瓶燃烧法、残留溶剂测定法等）；第9—11类为纯度相关检查（如水分、灰分、干燥失重、过氧化值、总固体物、农药残留等）；第12—13类为制剂有效性测定法（溶出度、含量均匀度等）；第14—16类为生物安全性检查法（细菌内毒素、降压物质、微生物等）；第17类为颗粒特性检查法（粒度、流动性、结晶性等）。第18—25类为有关灭菌、包装及其材料、病毒安全性的规定等。

BP辅助性指导原则（supplementary chapter）的内容包括有关物质控制、多晶型研究、细菌内毒素检查、抗生素的生物检定法、天然和半合成药品的结构与命名、药品标准起草指南、容量滴定分析与计算、生物类似药物等。

英国药典委员会为配套药典使用还出版了《英国药品通用名称》（*British Approved Names*，BAN）收录了INN名称。目前，每5年修订出版1次，每年有增补。

## 四、《日本药局方》

《日本药局方》（*Japanese Pharmacopoeia*，JP）由日本药典委员会（Committee on JP）编制，日本厚生劳动省颁布实施。

JP第1版于1886年6月出版，1887年7月实施，每5年修订出版1次。JP18改正版于2021年修订出版，当年6月7日起实施，收载了约2 000个药品标准。

《日本药局方》编制遵循5项宗旨：尽量收载所有对维护健康和临床治疗有重要价值药品的标准；及时吸纳最新分析检验技术提升药品标准水平；积极促进药品市场全球化的交流与合作；对药品标准实施即时更新，保障监督管理和ICH协调的有效实施；药典修订和颁布公开透明便于使用。

JP18收载内容包括凡例，原料通则，制剂通则，通用试验方法、步骤和仪器，以及药品标准正文等。

## 五、《国际药典》

《国际药典》（*International Pharmacopoeia*，Ph.Int.）是世界卫生组织（WHO）与成员国药品监督管理部门协调，由WHO药典专家委员会编撰出版。

Ph.Int.收载药物原料（API）、药用辅料和药物制剂的分析检验方法和质量指标要求。其宗旨是：实现所收载药物原料、药用辅料以及药物制剂质量标准的全球协调统一；对药品进行全面的质量控制和保障，确保药品安全和有效。主要目的是：满足WHO成员国尤其是发展中国家在实施药品监管时的参考和选用的需要。经成员国法律明确规定执行时，Ph.Int. 才具有法定效力。

为了统一药物术语和明确规范药物制剂与组成的目的，《国际药典》的编纂工作于 1874 年发起，1902 年才在比利时政府的倡导下于布鲁塞尔举行首次会议，形成的共同文件于 1906 年由 19 个参与国签署。

经过反复多次协调落实，第 1 版 Ph.Int. 于 1951 年用英语、法语和西班牙语出版了第 1 卷，1955 年出版第 2 卷，1959 年出版其增补版；同时翻译为德语版和日语版。

Ph.Int. 第 2 版、第 3 版和第 4 版分别于 1967 年、1979 年和 2006 年出版。2015—2019 年间，每年修订出版 1 次，同时发行网络版和 USB 版。

自 1975 年起，Ph.Int. 所收载的药品主要为全球广泛使用、疗效确切、并符合 WHO 健康计划与"基本药物目录（List of Essential Medicine）"要求的药物标准；近年来更注重收载与公众健康密切相关的急需药品（如抗疟疾、抗肺结核、抗病毒和治疗热带疾病的药物，以及儿童用药）的标准。

现行 Ph.Int. 第 10 版于 2020 年出版。收载内容包括凡例、正文和通则等，品种包括约 500 种药物原料和制剂的药品标准。

## 第五节　药品检验与监督

药品检验工作的根本目的就是保证人们用药的安全和有效（**QbT**）。药品分析检验工作者必须具备扎实的药物分析专业理论知识、正确而熟练的实践操作技能、一丝不苟的工作态度、严谨求实又不断进取的科学作风，才能确保药品检验数据及检验结论准确、公正。

### 一、检验机构

根据我国《药品管理法》规定，国务院药品监督管理部门主管全国药品监督管理工作。国务院有关部门在各自职责范围内负责与药品有关的监督管理工作。国务院药品监督管理部门配合国务院有关部门，执行国家药品行业发展规划和产业政策。

省、自治区、直辖市人民政府药品监督管理部门负责本行政区域内的药品监督管理工作。设区的市级、县级人民政府承担药品监督管理职责的部门（以下称药品监督管理部门）负责本行政区域内的药品监督管理工作。

县级以上地方人民政府有关部门在各自职责范围内负责与药品有关的监督管理工作。县级以上地方人民政府对本行政区域内的药品监督管理工作负责，统一领导、组织、协调本行政区域内的药品监督管理工作以及药品安全突发事件应对工作，建立健全药品监督管理工作机制和信息共享机制。县级以上人民政府应当将药品安全工作纳入本级国民经济和社会发展规划，将药品安全工作经费列入本级政府预算，加强药品监督管理能力建设，为药品安全工作提供保障。

**药品监督管理部门设置或者指定的药品专业技术机构，承担依法实施药品监督管理所需的审评、检验、核查、监测与评价等工作**。所以，通过实验室质量管理体系认证的任何检验机构（或者第三方检验机构），在获得相应的许可后，均可以从事药品检验工作。但是，下列药品检验任务仍然由药品监督管理部门的检验机构进行。

1. 国务院药品监督管理部门设置或者指定的**药品检验机构**负责标定国家药品标准品、对照品。

2. 国务院药品监督管理部门对下列药品在销售前或者进口时，应当**指定药品检验机构**进行检验；未经检验或者检验不合格的，不得销售或者进口。

（1）首次在中国境内销售的药品。

（2）国务院药品监督管理部门规定的生物制品。

（3）国务院规定的其他药品。

3.《药品注册管理办法》规定，中国食品药品检定研究院（简称**中检院**）或者经国家药品监督管理局**指定的药品检验机构**承担以下**药品注册检验**。

(1) 创新药。

(2) 改良型新药(中药除外)。

(3) 生物制品、放射性药品和按照药品管理的体外诊断试剂。

(4) 国家药品监督管理局规定的其他药品。

境外生产药品的药品注册检验由**中检院组织口岸药品检验机构**实施。

其他药品的注册检验,由申请人或者生产企业所在地**省级药品检验机构**承担。

## 二、检验要求与程序

《中华人民共和国产品质量法》第十九条:产品质量检验机构必须具备相应的检测条件和能力,经省级以上人民政府产品质量监督部门或者其授权的部门考核合格后,方可承担产品质量检验工作。

《中华人民共和国标准化法实施条例》第二十九条:县级以上人民政府标准化行政主管部门,可以根据需要设置检验机构,或者授权其他单位的检验机构,对产品是否符合标准进行检验和承担其他标准实施的监督检验任务。检验机构的设置应当合理布局,充分利用现有力量。国家检验机构由国务院标准化行政主管部门会同国务院有关行政部门规划、审查。

所以,药品生产企业须依照 cGMP 的要求、依照批准的工艺进行药品生产,依照认定的药品质量标准进行产品检验。合格的药品才能上市销售,不符合格的产品不得出厂。

药品监督管理部门根据监督管理的需要,可以对药品质量进行抽查检验(**QbT**),定期公告药品质量抽查检验结果。

为实现药品检验的标准化、规范化和管理科学化,确保药品检验数据及检验结论的准确、公正,国家药品监督管理局制定了《药品检验所实验室质量管理规范(试行)》,检验检测机构均应制定实验室管理制度,建立质量保证体系,实验室条件应满足工作任务的要求,有完善的实验设施和仪器设备条件,制定各项检验的明确详细标准操作规程(standard operating procedure,SOP)。

药品检验工作的基本程序一般包括取样(检品收检)、检验、留样、报告。

### 1. 取样(检品收检)

药品检验的首项工作就是取样。

从大量的药品中取出少量的样品进行分析时,取样必须具有科学性、真实性和代表性,不然就失去了检验的意义。所以,取样的基本原则应该是均匀、合理。收检的样品必须检验目的明确,包装完整,标签批号清楚,来源确切。

**常规检品**收检数量为一次全项检验用量的 3 倍,数量不够不予收检。特殊管理的药品(毒性药品、麻醉药品、精神药品、放射性药品等)、贵重药品,应由委托单位加封或当面核对名称、批号、数量等后方可收检。

**委托检验**必须持有委托单位证明,检验目的明确、资料齐全方可收检。

**复核检品**应附原检验单位的检验报告书。仲裁检验应有提出仲裁的双方的检验报告书和加封样品方可收检。

### 2. 检验

(1) **检验要求**:常规检验以国家药品标准或者注册标准为检验依据。按照质量标准及其方法和有关 SOP 进行检验,并按要求记录。

检品应由具备相应专业技术的人员检验。见习期人员、外来进修或实习人员,不得独立出具检验报告书。

检验结果不合格的项目或结果处于边缘的项目,除另有规定以一次检验结果为准不得复检外,一般应予复检。必要时,可指定他人进行复检。

检验分析时，除另有规定（溶出度、含量均匀度等）外，对每一批供试品，定性分析检验一般取 1 份样品进行试验，定量分析检验一般取 2 份样品进行平行试验。采用精密度较差的测定法进行分析时，应适当增加平行测定的次数。例如，旋光度测定时，对每份供试品溶液，应连续读取 3 次测定结果，取平均值。费休氏法水分测定时，应平行试验 3 份。

（2）**检验记录**：检验记录是出具检验报告书的依据，是进行科学研究和技术总结的原始资料。为保证药品检验工作的科学性和规范化，检验记录必须做到：记录原始、真实，内容完整、齐全，书写清晰、整洁。

原始检验记录应采用统一格式，并用蓝黑墨水或碳素笔书写。电子数据与图谱，应照相关规范，记录完整信息、规范存档、打印粘贴于记录的适宜位置，并有操作者签名；必要时应当拍照或者摄像记录。

检验过程中，检验人员应按原始记录要求及时如实记录，严禁事先记录、补记或转抄，并逐项填写检验项目，根据检验结果书写检验报告书。

原始检验记录应按页编号，按规定归档保存，内容不得私自泄露。

（3）**检验过程**：检验操作过程的基本要求如下。

1）**检验准备**：应注意检品标签与检验要求内容是否相符，逐一查对检品的编号、品名、规格、批号和效期、生产单位或产地，检验目的和收检日期，以及样品的数量和封装情况等。并将样品的编号与品名记录于检验记录纸上。

2）**检验依据**：检验记录中，应先写明检验的依据。凡按国家药品标准或国外药典检验者，应列出标准名称、版本和页数；凡按送验者所附检验资料或有关文献检验者，应先检查其是否符合要求，并将前述有关资料的影印件附于检验记录中，或标明归档编码。

3）**检验操作**：可按检验顺序依次记录各检验项目。内容包括项目名称、检验日期、操作方法（按检验依据，扼要叙述；如有修改，则应全部记录）、实验条件（如实验温度、仪器名称型号和校正情况等）、观察到的现象（记录检验过程中观察到实际情况；遇有异常的现象，则应详细记录，并鲜明标出，以便进一步研究）、实验数据、计算（注意有效数字和数值的修约及其运算）和结果判断等。

如发现记录有误，可用单线划去并保持原有的字迹可辨，不得擦抹涂改；并应在修改处签名或盖章，以示负责。

检验或试验结果，无论成败（包括必要的复试），均应详细记录（包括拍照或者摄像）、保存。对废弃的数据或失败的实验，应及时分析其可能的原因，并在原始记录上注明。

4）**标准物质**：检验中使用的标准物质，应记录其来源、批号和使用前的处理；用于含量（或效价）测定的，应注明其含量（或效价）和干燥失重（或水分）。

5）**检验项目与结果**：每个检验项目，均应写明标准中规定的限度或范围、检验项目的结果、根据检验结果作出单项结论（符合规定或不符合规定），并签署检验者的姓名。

6）**检验结果审核**：在整个检验工作完成之后，应将检验记录逐页顺序编号，根据各项检验结果认真填写检验登记，并对检品作出明确的结论。检验人员签名后，经复核人对所依照标准检验的规范性、试验内容的完整性、计算结果准确性和判断结论的合理性等进行校核并签名；再由负责人审核。

**3. 留样** 接收检品检验必须留样，留样数量不得少于一次全项检验用量。

剩余检品由检验人员填写留样记录，注明数量和留样日期，清点登记、签封后，入库保存。留样室的设备设施应符合样品规定的贮存条件。

放射性药品、医疗用毒性药品、麻醉药品、精神药品的剩余检品，其保管、调用、销毁均应按国家特殊药品管理规定办理。易腐败、霉变、挥发及开封后无保留价值的检品，注明情况后可不留样。

留样检品保存 1 年，进口检品保存 2 年，中药材保存半年，医院制剂保存 3 个月。

**4. 检验报告** 药品检验报告书是对药品质量作出的技术鉴定，是具有法律效力的技术文件。药检人员完成全部项目检验后，应本着严肃负责的态度，根据检验记录，认真填写各项检验结果，得出明确的结论。

药品检验通常只有两种结论：全面检验后，各项指标均符合药品标准规定；全面检验后，不符合规定，并明确不符合规定的具体项目。经逐级审核后，签发药品检验报告书。

检验报告书应按全国统一的规范格式书写打印。要求做到：依据准确，数据无误，结论明确，文字简洁，书写清晰，格式规范。每一张药品检验报告书只针对一个批号。

药品检验报告书的样式如下所示。

×××药品检验机构　药品检验报告书

检品编号：　　受理编号：　　报告书编号：　　第1页/共 *n* 页

| | | | |
|---|---|---|---|
| 检品名称 | | 规 格 | |
| 批 号 | | 包 装 | |
| 生产单位或产地 | | 有/失效期 | |
| 供样单位 | | 检品数量 | |
| 检验目的 | | 留样数量 | |
| 检验项目 | 全检 | 收检日期 | |
| 检验依据 | 质量标准 | 报告日期 | |

检验结论

| 检验项目 | 标准规定 | 检验数据 | 检验结论 | 检验者 |
|---|---|---|---|---|
| 【性状】 | | | | |
| 溶解度 | | | | |
| 比旋度 | | | | |
| 【鉴别】 | | | | |
| (1) 化学反应 | | | | |
| (2) 高效液相色谱 | | | | |
| (3) 红外光谱 | | | | |
| 【检查】 | | | | |
| 酸度 | | | | |
| 溶液的澄清度与颜色 | | | | |
| 对映异构体 | | | | |
| 甲醛 | | | | |
| 干燥失重 | | | | |
| 炽灼残渣 | | | | |
| 重金属 | | | | |
| 有关物质 | | | | |
| 残留溶剂 | | | | |
| 【含量测定】 | | | | |

备注：

检验结论：

检验者：__________　　检验校对者：__________　　室主任：__________

审核者：__________　　机构负责人：__________　　打印者：__________

打印校对者：__________　　发　　送：__________

委托检验的检品在检验中发现问题，经与委托单位联系 30 天内未获答复时，视为自行放弃检验，检品不予保管。

对检验结果有异议时，应在药品检验报告书报告日期起 30 天内向检验单位提出，逾期即视为认可。

委托检验的检验结果只对检验样品负责。

检验人员完成药品检验，并写出书面报告后，还可对不符合规定的药品提出处理意见，以便供有关部门参考。

剩余检品、原始记录、检验报告书，均应经核对人员逐项核对，负责人审核。

## 三、法律责任

根据《药品管理法》规定，药品监督管理部门及其设置或者指定的药品专业技术机构不得参与药品生产经营活动，不得以其名义推荐或者监制、监销药品。

药品监督管理部门及其设置或者指定的药品专业技术机构的工作人员不得参与药品生产经营活动。

药品监督管理部门应当依照法律、法规的规定对药品研制、生产、经营和药品使用单位使用药品等活动进行监督检查，必要时可以对为药品研制、生产、经营、使用提供产品或者服务的单位和个人进行延伸检查，有关单位和个人应当予以配合，不得拒绝和隐瞒。

药品监督管理部门应当对高风险的药品实施重点监督检查。对有证据证明可能存在安全隐患的，药品监督管理部门根据监督检查情况，应当采取告诫、约谈、限期整改以及暂停生产、销售、使用、进口等措施，并及时公布检查处理结果。

药品监督管理部门进行监督检查时，应当出示证明文件，应当对监督检查中知悉的商业秘密保密。

药品监督管理部门根据监督管理的需要，可以对药品质量进行抽查检验。抽查检验应当按照规定抽样，并不得收取任何费用；抽样应当购买样品。所需费用按照国务院规定列支。

对有证据证明可能危害人体健康的药品及其有关材料，药品监督管理部门可以查封、扣押，并在七日内作出行政处理决定；药品需要检验的，应当自检验报告书发出之日起十五日内作出行政处理决定。

国务院和省、自治区、直辖市人民政府的药品监督管理部门应当定期公告药品质量抽查检验结果；公告不当的，应当在原公告范围内予以更正。

当事人对药品检验结果有异议的，可以自收到药品检验结果之日起七日内向原药品检验机构或者上一级药品监督管理部门设置或者指定的药品检验机构申请复验，也可以直接向国务院药品监督管理部门设置或者指定的药品检验机构申请复验。受理复验的药品检验机构应当在国务院药品监督管理部门规定的时间内作出复验结论。

药品监督管理部门或者其设置、指定的药品检验机构在药品监督检验中违法收取检验费用的，由政府有关部门责令退还，对直接负责的主管人员和其他直接责任人员依法给予处分；情节严重的，撤销其检验资格。

药品检验机构出具虚假检验报告的，责令改正，给予警告，对单位并处二十万元以上一百万元以下的罚款；对直接负责的主管人员和其他直接责任人员依法给予降级、撤职、开除处分，没收违法所得，并处五万元以下的罚款；情节严重的，撤销其检验资格。药品检验机构出具的检验结果不实，造成损失的，应当承担相应的赔偿责任。

药品监督管理部门或者其设置、指定的药品检验机构在药品监督检验中违法收取检验费用的，由政府有关部门责令退还，对直接负责的主管人员和其他直接责任人员依法给予处分；情节严重的，撤销其检验资格。

## 四、严禁生产、销售假冒伪劣药品

依照《药品管理法》，从事药品生产活动，应当经所在地省、自治区、直辖市人民政府药品监督管理部门批准，取得"药品生产许可证"。无"药品生产许可证"的，不得生产药品。

从事药品生产活动，应当遵守药品生产质量管理规范，建立健全药品生产质量管理体系，保证药品生产全过程持续符合法定要求。药品生产企业的法定代表人、主要负责人对本企业的药品生产活动全面负责。

药品应当按照国家药品标准和经药品监督管理部门核准的生产工艺进行生产。生产、检验记录应当完整准确，不得编造。生产药品所需的原料、辅料，应当符合药用要求、药品生产质量管理规范的有关要求。生产药品，应当按照规定对供应原料、辅料等的供应商进行审核，保证购进、使用的原料、辅料等符合前款规定要求。直接接触药品的包装材料和容器，应当符合药用要求，符合保障人体健康、安全的标准。

禁止未取得药品批准证明文件生产、进口药品；禁止使用未按照规定审评、审批的原料药、包装材料和容器生产药品。

下列行为，均属于违反《药品管理法》的犯罪行为。

1. 未取得药品批准证明文件生产、进口药品。
2. 使用采取欺骗手段取得的药品批准证明文件生产、进口药品。
3. 使用未经审评审批的原料药生产药品。
4. 应当检验而未经检验即销售药品。
5. 生产、销售国务院药品监督管理部门禁止使用的药品。
6. 编造生产、检验记录。
7. 未经批准在药品生产过程中进行重大变更。

禁止生产（包括配制，下同）、销售、使用假药、劣药。

有下列情形之一的，为**假药**。

1. 药品所含成分与国家药品标准规定的成分不符。
2. 以非药品冒充药品或者以他种药品冒充此种药品。
3. 变质的药品。
4. 药品所标明的适应证或者功能主治超出规定范围。

有下列情形之一的药品，为**劣药**。

1. 药品成分的含量不符合国家药品标准。
2. 被污染的药品。
3. 未标明或者更改有效期的药品。
4. 未注明或者更改产品批号的药品。
5. 超过有效期的药品。
6. 擅自添加防腐剂、辅料的药品。
7. 其他不符合药品标准的药品。

对假药、劣药的处罚决定，应当依法载明药品检验机构的质量检验结论。

《药品管理法》同时明确了涉嫌"假冒伪劣药品"生产、销售和使用相关的如下的**法律责任**。

未取得"药品生产许可证""药品经营许可证"或者"医疗机构制剂许可证"生产、销售药品的，责令关闭，没收违法生产、销售的药品和违法所得，并处违法生产、销售的药品（包括已售出和未售出的药品，下同）货值金额十五倍以上三十倍以下的罚款；货值金额不足十万元的，按十万元计算。

生产、销售假药的，没收违法生产、销售的药品和违法所得，责令停产停业整顿，吊销药品批准证明文件，并处违法生产、销售的药品货值金额十五倍以上三十倍以下的罚款；货值金额不足十万元的，按十万元计算；情节严重的，吊销“药品生产许可证”“药品经营许可证”或者“医疗机构制剂许可证”，十年内不受理其相应申请；药品上市许可持有人为境外企业的，十年内禁止其药品进口。

生产、销售劣药的，没收违法生产、销售的药品和违法所得，并处违法生产、销售的药品货值金额十倍以上二十倍以下的罚款；违法生产、批发的药品货值金额不足十万元的，按十万元计算，违法零售的药品货值金额不足一万元的，按一万元计算；情节严重的，责令停产停业整顿直至吊销药品批准证明文件、“药品生产许可证”、“药品经营许可证”或者“医疗机构制剂许可证”。

对生产者专门用于生产假药、劣药的原料、辅料、包装材料、生产设备予以没收。

药品使用单位使用假药、劣药的，按照销售假药、零售劣药的规定处罚；情节严重的，法定代表人、主要负责人、直接负责的主管人员和其他责任人员有“医疗卫生人员执业证书”的，还应当吊销执业证书。

**示例 2-1**　国家药品监督管理局对食品/药品中违法添加“盐酸西布曲明”和“酚酞”的违法行为多次发布安全风险警示

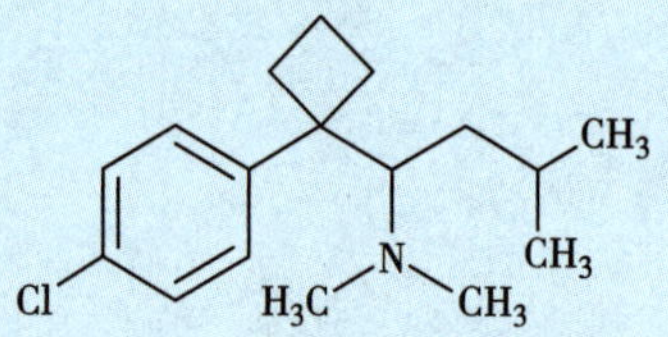


盐酸西布曲明（sibutramine hydrochloride）

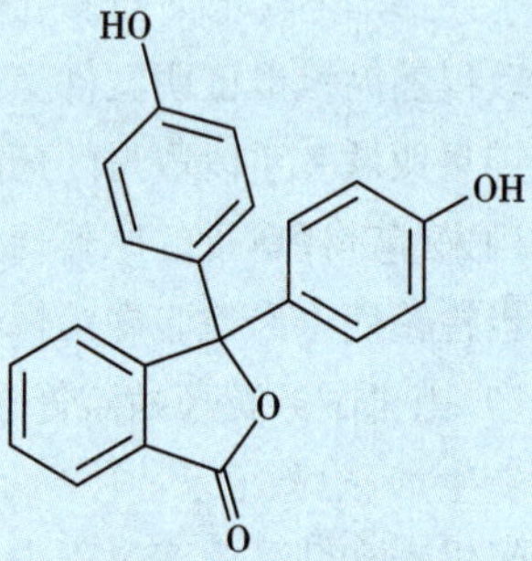


酚酞（phenolphthalein）

(1) **盐酸西布曲明曾为处方药，但目前已在全球大多数国家停止使用：**盐酸西布曲明（sibutramine hydrochloride）是一种中枢神经抑制药物，曾于 1997 年经 FDA 批准上市用于肥胖症的治疗。随后在欧盟、日本等多地获得批准上市，2000 年在我国上市。

2009 年 12 月，欧洲药品管理局（European Medicines Agency，EMA）发布研究报告显示，与安慰剂对照组相比，服用盐酸西布曲明的患者发生严重、非致死性心血管事件的风险增加。欧盟、中国等国家和地区先后停止使用盐酸西布曲明类药品。我国经安全性评估，也认为其减肥治疗的风险大于效益，于 2010 年 10 月停止西布曲明制剂及原料药的生产销售使用许可。

(2) **酚酞是化学品和临床处方药，有严格的适应证，须在医师指导下应用，若长期过量服用可能引发严重的副作用：**酚酞在制药上作为医药原料，药品有酚酞片（phenolphthalein tablet），主要用于治疗习惯性、顽固性便秘。过量或长期滥用，可造成人体电解质代谢紊乱，严重时甚至可诱发心律失常。婴儿和哺乳期妇女禁用，幼儿和孕妇慎用。

(3) **我国相关法律明确规定，禁止在食品（含保健食品）中添加盐酸西布曲明和酚酞：**我国现行的《中华人民共和国食品安全法》第三十八条明确规定“生产经营的食品中不得添加药品，但是可以添加按照传统既是食品又是中药材的物质”。

盐酸西布曲明和酚酞不属于既是食品又是中药材的物质，禁止在食品（含保健食品）中添加使用。监管部门将其作为抽检监测和日常监管重点，一旦发现食品（含保健食品）中添加了盐酸西布曲明或酚酞成分，将给予严厉处罚，涉嫌犯罪的，还将移送公安机关。

因此，专家建议，一是生产企业要严格遵守国家的法律法规，落实食品安全主体责任，绝不能在食品（含保健食品）中违法添加药品。建议在保健食品说明书上注明保健功能相关释义，以引导消费者正确认识保健食品的功能。二是在食品(含保健食品)中添加盐酸西布曲明和酚酞属于严重的违法行为,监管部门应加大对食品中添加药品这种违法行为的日常监督和抽检,一经发现,严厉打击,严格处罚,严肃处理。三是消费者要理性服用减肥类保健食品。严格按照批准的说明书服用,不能代替正常饮食。

(4) **警方2018年破获生产销售有毒有害食品重大案件**:2018年江苏警方侦破生产销售非法添加了大量盐酸西布曲明、酚酞等化学物质的有毒有害食品"左旋肉碱咖啡王"案。警方将这起案件中的生产、加工、出售、网上平台销售等4大环节的利益链条层层挖出,共计缴获8吨"左旋肉碱咖啡王"害人产品。

**示例分析**:易被假冒的药品主要有高附加值的药物,如肿瘤化疗药物;慢性疾病治疗药物,如降血糖药物;保健药物,如抗皱纹、瘦身药物等。主要贩卖渠道有网络销售、传销、代购等。

## 本章小结

1. 药品标准(standard of medicinal product)系根据药物自身的理化与生物学特性,按照批准的处方来源、生产工艺、贮藏运输条件等所制定的、用以检测药品质量是否达到用药要求并衡量其质量是否稳定均一的技术规定。

2. 药品标准正文的项目内容(项目与指标,monograph specifications of medicinal product)主要包括真伪鉴别、质量检查和含量要求三个方面,药品在这三个方面的综合表现决定了药品的安全性、有效性和质量可控性。

3.《中国药典》收载**国家药品标准**,主要由凡例、通用技术要求和品种正文构成。《中国药典》(2020年版)由一部、二部、三部、四部及其增补本组成。一部收载中药,二部收载化学药品,三部收载生物制品及相关通用技术要求,四部收载通用技术要求和药用辅料。

4. 国家药品标准由品种正文及其引用的凡例、通用技术要求共同构成。凡例(**general notice**)是为正确使用《中国药典》,对品种正文、通用技术要求以及药品质量检验和检定中有关共性问题的统一规定和基本要求。这些统一规定和要求即为药品标准的术语。

5. 药品标准分为国家药品标准和企业药品标准两种类型。药品质量研究与标准的制定,是药物研发的重要基础内容。建立在系统药学研究基础之上的药品标准,以保证药品的生产质量可控,药品的使用以安全有效和合理为目的。药品标准一经制定和批准,即具有法律效力。

6. 根据《药品管理法》规定,国务院药品监督管理部门主管全国药品监督管理工作。国务院有关部门在各自职责范围内负责与药品有关的监督管理工作。国务院药品监督管理部门配合国务院有关部门,执行国家药品行业发展规划和产业政策。

7. 药品监督管理部门设置或者指定的药品专业技术机构,承担依法实施药品监督管理所需的审评、检验、核查、监测与评价等工作。

8. 药品监督管理部门根据监督管理的需要,可以对药品质量进行抽查检验(**QbT**),定期公告药品质量抽查检验结果。

9. 药品检验工作的基本程序一般包括取样(检品收检)、检验、留样、报告。

10. 依照《药品管理法》,从事药品生产活动,应当经所在地省、自治区、直辖市人民政府药品监督管理部门批准,取得"药品生产许可证"。无"药品生产许可证"的,不得生产药品。

11. 对我国药品的生产和质量管理具有参考价值的主要国外药典有《美国药典》(USP-NF)、《欧洲药典》(EP)、《英国药典》(BP)、《日本药局方》(JP)和《国际药典》(Ph.Int.)。

(杭太俊)

## 思考题

1. 药品标准是什么？主要有哪些类型？
2. 药品标准的主要内容有哪些？
3. 什么部门在我国实施药品的监督管理？

## 参考文献

[1] 国家药典委员会. 中华人民共和国药典：2020年版. 北京：中国医药科技出版社，2020.
[2] 杭太俊. 药物分析. 8版. 北京：人民卫生出版社，2016.

第二章
目标测试

# 第三章

# 药物的鉴别试验

**学习目标**

1. **掌握** 鉴别试验的定义、目的和方法选择。
2. **熟悉** 鉴别试验的影响因素与注意事项。
3. **了解** 鉴别试验方法的验证。

0301

第三章
教学课件

药物的鉴别试验(identification)是根据药物的分子结构、理化性质,采用物理、化学或生物学方法来判断药物的真伪。它是药品质量检验工作中的首项任务,只有在药物鉴别无误的情况下,进行药物的杂质检查、含量测定等分析才有意义。

ChP 和主要国外药典所收载的药品项下的鉴别试验方法,均为用来证实贮藏在有标签容器中的药物是否为其所标示的药物,而不是对未知物质进行定性分析。这些试验方法虽有一定的专属性,但不足以确证其结构,因此不能赖以鉴别未知物。如 ChP 凡例中对药物鉴别的定义为:鉴别项下规定的试验方法,系根据反映该药品某些物理、化学或生物学等特性所进行的药物鉴别试验,不完全代表对该药品化学结构的确证。而化学药物的结构确证不同于上述的药物鉴别试验,其主要任务是确认所制备原料药的结构是否正确,适用于未知化合物的鉴别或目标对象的结构确认。

## 第一节 鉴别试验的项目

鉴别项下规定的试验方法,仅适用于鉴别药物的真伪;对于原料药,还应结合性状项下的外观和物理常数进行确认。

### 一、性状

药物的性状(character)反映了药物特有的物理性质,一般包括外观、臭、味、溶解度和物理常数等。

#### (一) 外观

外观(appearance)是对指药品的色泽和外表感观的规定,包括药品的聚集状态、晶型、色泽以及臭、味等性质。

示例 3-1 ChP 中盐酸氯丙嗪的性状描述:本品为白色或乳白色结晶性粉末;有微臭,味极苦;有引湿性;遇光渐变色;水溶液显酸性反应。盐酸氯丙嗪片的性状描述:本品为糖衣片,除去包衣后显白色。盐酸氯丙嗪注射液的性状描述:本品为无色或几乎无色的澄明液体。

#### (二) 溶解度

溶解度(solubility)是药品的一种物理性质,在一定程度上反映了药品的纯度、晶型或粒度,也可供精制或制备溶液时参考。药品的溶解度检查不合格,提示其纯度、晶型或粒度可能存在问题。一个药物的表观溶解度是其组成的各个成分的溶解度的加权和。尽管其含量测定可能是合格的,但溶解度的不合格提示了其中的一个或几个相关杂质比较大地影响其表观溶解行为。另外，溶解度不合格，也可能是由药品的晶型和粒度的差异造成的。

药品在不同溶剂中的近似溶解度在 ChP 中以“极易溶解、易溶、溶解、略溶、微溶、极微溶解、几乎不溶或不溶”表示。通常考察药品在水及常用溶剂（与该药品溶解特性密切相关的、配制制剂、制备溶液或精制操作所需用的溶剂等）中的溶解度。

测定法：除另有规定外，称取研成细粉的供试品或量取液体供试品，于 25℃ ±2℃一定容量的溶剂中，每隔 5 分钟强力振摇 30 秒；观察 30 分钟内的溶解情况，如无目视可见的溶质颗粒或液滴时，即视为完全溶解。

示例 3-2 尼群地平的溶解度：在丙酮或三氯甲烷中易溶，在甲醇或乙醇中略溶，在水中几乎不溶。

### （三）物理常数

物理常数是评价药品质量的主要指标之一，其测定结果不仅对药品具有鉴别意义，也可反映该药品的纯度。ChP 收载的物理常数包括相对密度、馏程、熔点、凝点、比旋度、折光率、黏度、吸收系数、碘值、皂化值和酸值等。

**1. 熔点** 系指一种物质按规定方法测定，由固体熔化成液体的温度、熔融同时分解的温度或在熔化时自初熔至全熔的一段温度，是多数固体有机药物的重要物理常数。ChP 四部收载三种测定方法，其中最常用的方法为测定易粉碎固体药品的第一法，此外还有少数品种采用的第二法和第三法，一般未注明者均指第一法。第一法又分为传温液加热法和电热块空气加热法，测定时，若供试品熔融且不分解，待温度上升至较规定的熔点低限约低 10℃时，调节升温速度为 1.0~1.5℃/min，若供试品熔融同时分解，则升温速度为 2.5~3.0℃/min。要求报告“初熔”（供试品在毛细管内开始局部液化出现明显液滴时的温度）和“全熔”（供试品全部液化时的温度）。对于不易粉碎的固体样品和类似凡士林的物质则分别采用第二法和第三法。对熔点难以判断或熔融同时分解的品种应同时采用热分析方法进行比较研究。

示例 3-3 己烯雌酚的熔点：本品的熔点为 169~172℃。硝酸益康唑的熔点：本品的熔点为 163~167℃，熔融时同时分解。

**2. 比旋度** 在一定波长与温度下，偏振光透过长 1dm 且每 1ml 中含有旋光性物质 1g 的溶液时测得的旋光度称为比旋度。它是反映手性药物特性及其纯度的主要指标，可用以区别药品、检查纯度或测定制剂的含量。旋光度测定最常用的光源是采用钠灯的 D 线（589.3nm），也可采用其他光源，例如汞灯。

示例 3-4 维生素 $D_2$ 的比旋度测定：取本品，精密称定，加无水乙醇溶解并定量稀释使成每 1ml 中约含 40mg 的溶液，依法测定（通则 0621），比旋度为 +102.5°~+107.5°。

**3. 吸收系数** 在给定的波长、溶剂和温度等条件下，吸光物质在单位浓度、单位液层厚度时的吸收度称为吸收系数。有摩尔吸收系数和百分吸收系数两种表示方式。ChP 中常用百分吸收系数（$E_{1cm}^{1\%}$）作为原料药或制剂的紫外分光光度法鉴别或者含量测定的依据。该测定法不需使用对照品；但是应按 ChP 中规定的方法进行，并注意仪器的校正和检定。

**示例3-5**　盐酸溴己新的吸收系数测定：取本品适量，精密称定，加乙醇溶解并定量稀释制成每1ml中约含20μg的溶液，照紫外-可见分光光度法（通则0401），在249nm的波长处测定吸光度，吸收系数（$E_{1cm}^{1\%}$）为262~278。

## 二、一般鉴别试验

一般鉴别试验是依据某一类药物的化学结构或理化性质的特征，通过化学反应来鉴别药物的真伪。对无机药物是根据其组成的阴离子和阳离子的特殊反应；对有机药物则大都采用典型的官能团反应。因此，一般鉴别试验只能证实是某一类药物，而不能证实是哪一种药物。

一般鉴别试验通常仅供确认药物质量标准中单一的化学药物，若为数种化学药物的混合物或有干扰物质存在，除另有规定外，一般是不适用的。ChP四部通则的一般鉴别试验所包括的项目有丙二酰脲类、托烷生物碱类、芳香第一胺类、有机氟化物、有机酸盐（水杨酸盐、枸橼酸盐、乳酸盐、苯甲酸盐、酒石酸盐）、无机金属盐类（钠盐、钾盐、锂盐、铵盐、镁盐、钙盐、钡盐、铁盐、亚铁盐、铝盐、锌盐、铜盐、银盐、汞盐、亚汞盐、铋盐、锑盐、亚锡盐）、无机酸盐（亚硫酸盐或亚硫酸氢盐、硫酸盐、硝酸盐、硼酸盐、碳酸盐与碳酸氢盐、醋酸盐、磷酸盐、氯化物、溴化物、碘化物）。现以几个典型的无机离子及有机物官能团为例来阐明鉴别试验原理。

### （一）有机氟化物

**【鉴别方法】**　取供试品约7mg，照氧瓶燃烧法进行有机破坏，用水20ml与0.01mol/L氢氧化钠溶液6.5ml为吸收液，使燃烧完全后，充分振摇，取吸收液2ml，加茜素氟蓝试液0.5ml，再加12%醋酸钠的稀醋酸溶液0.2ml，用水稀释至4ml，加硝酸亚铈试液0.5ml，即显蓝紫色，同时作空白对照试验。

**【反应原理】**　有机氟化物经氧瓶燃烧法破坏，被碱性溶液吸收成为无机氟化物，与茜素氟蓝、硝酸亚铈在pH 4.3溶液中形成蓝紫色络合物，反应式如下。

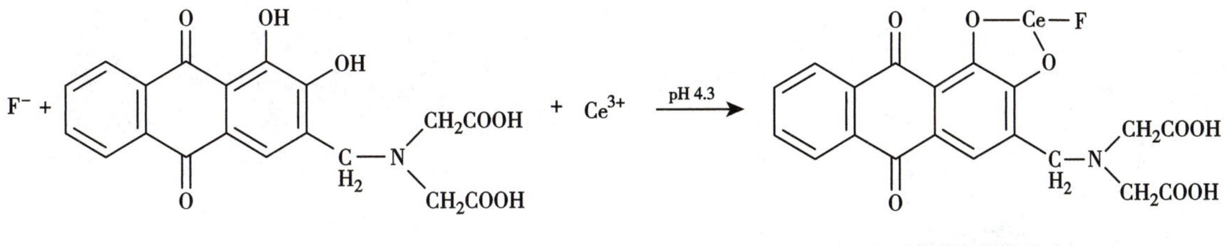


（茜素氟蓝）　　　　（蓝紫色络合物）

### （二）有机酸盐

#### 1. 水杨酸盐

**【鉴别方法一】**　取供试品的稀溶液，加三氯化铁试液1滴，即显紫色。

**【反应原理一】**　本品在中性或弱酸性条件下，与三氯化铁试液生成配位化合物，在中性时呈红色，弱酸性时呈紫色，反应式如下。

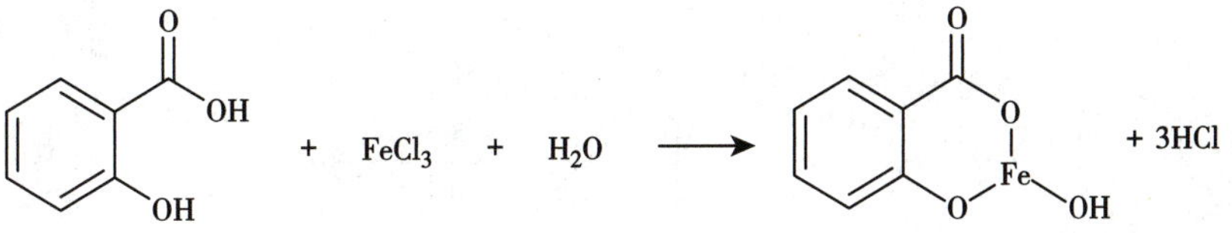


**【鉴别方法二】**　取供试品溶液，加稀盐酸，即析出白色水杨酸沉淀；分离，沉淀在醋酸铵试液中溶解。

**【反应原理二】**　水杨酸不溶于水，因此向本品溶液中加酸可析出游离水杨酸，产生白色沉淀；水杨酸酸性大于醋酸,因此水杨酸能与醋酸铵作用释放出醋酸,而本身形成铵盐溶解。

### 2. 酒石酸盐

【鉴别方法】 取供试品的中性溶液,置洁净的试管中,加氨制硝酸银试液数滴,置水浴中加热,银即游离并附在试管的内壁成银镜。

【反应原理】 本品与氨制硝酸银反应还原生成金属银附着在试管内壁,即银镜反应,反应式如下。

$$\begin{matrix} HO-\overset{H}{\underset{|}{C}}-COOH \\ HO-\underset{|}{\overset{|}{C}}-COOH \\ H \end{matrix} + 2Ag(NH_3)_2OH \xrightarrow{\triangle} 2Ag + \begin{matrix} HO-C-COONH_4 \\ \| \\ HO-C-COONH_4 \end{matrix} + 2NH_3 + 2H_2O$$

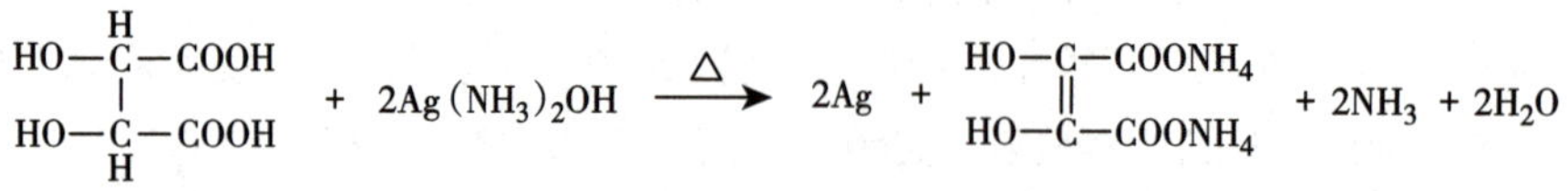

### (三) 芳香第一胺类

【鉴别方法】 取供试品约 50mg,加稀盐酸 1ml,必要时缓缓煮沸使溶解,加 0.1mol/L 亚硝酸钠溶液数滴,加与 0.1mol/L 亚硝酸钠溶液等体积的 1mol/L 脲溶液,振摇 1 分钟,滴加碱性 $\beta$-萘酚试液数滴,视供试品不同,生成由粉红到猩红色沉淀。

【反应原理】 芳香族第一胺类物质与亚硝酸反应转变为芳香族重氮盐,称为重氮化反应。芳香重氮盐与 $\beta$-萘酚反应,可生成有明显颜色的沉淀。反应式如下。

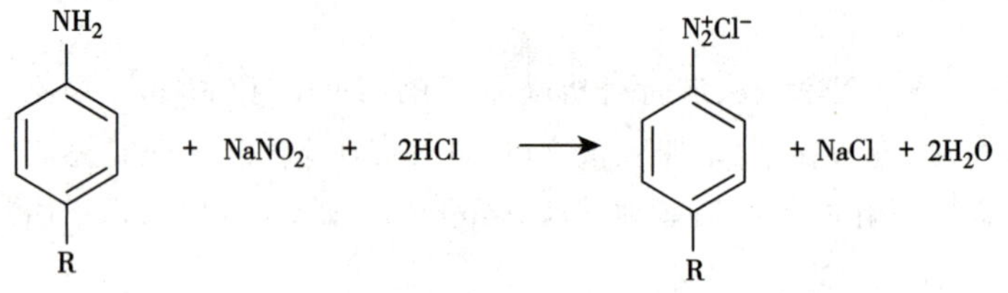

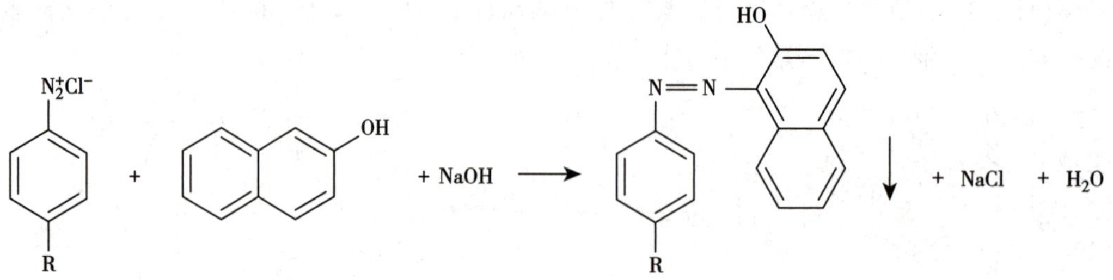

### (四) 托烷生物碱类

【鉴别方法】 取供试品约 10mg,加发烟硝酸 5 滴,置水浴上蒸干,得黄色的残渣,放冷,加乙醇 2~3 滴湿润,加一小粒固体氢氧化钾,即显深紫色。

【反应原理】 托烷生物碱类均具有莨菪酸结构,可发生 Vitali 反应(反应式如下),水解后生成莨菪酸,经发烟硝酸加热处理,转变为三硝基衍生物,再与氢氧化钾醇溶液作用,转变成醌型产物而显深紫色。后马托品水解产物没有莨菪酸,不能发生此反应,可以此作为区别。

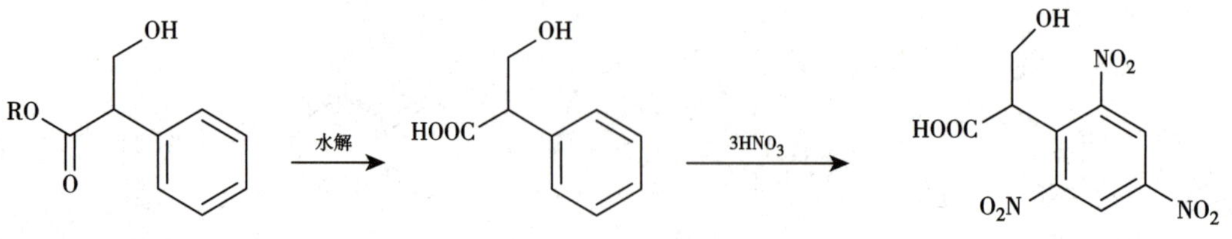

| 托烷类 | 莨菪酸 | 三硝基衍生物 |

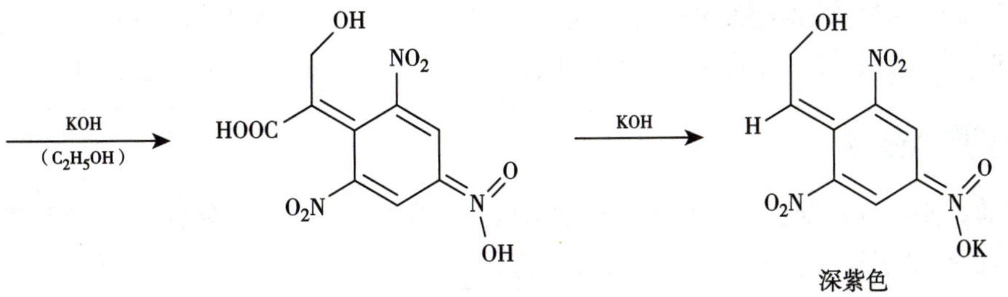


## (五) 无机金属盐

### 1. 钠盐、钾盐、钙盐、钡盐的焰色反应

**【鉴别方法】** 取铂丝,用盐酸湿润后,蘸取供试品,在无色火焰中燃烧,火焰即显各离子的特征颜色。钠离子火焰显鲜黄色;钾离子火焰显紫色;钙离子火焰显砖红色;钡离子火焰显黄绿色,自绿色玻璃中透视,火焰显蓝色。

**【反应原理】** 钠的火焰光谱的主要谱线有 589.0nm、589.6nm,显黄色。钾的火焰光谱的主要谱线有 766.49nm、769.90nm 等,由于人眼在此波长附近敏感度较差,故显紫色。如有钠盐混存,因钠焰灵敏度很高,遮盖了钾焰的紫色,需透过蓝色钴玻璃将钠焰的黄色滤去,此时火焰显粉红色。钙的火焰光谱的主要谱线有 622nm、554nm、442.67nm 与 602nm,其中 622nm 的谱线最强,显砖红色。钡的火焰光谱在可见光区有 533.56nm、513nm、488nm 这几条主要谱线,其中以 533.56nm 波长的谱线最强。

### 2. 铵盐

**【鉴别方法】** 取供试品,加过量的氢氧化钠试液后,加热,即分解,发生氨臭;遇用水湿润的红色石蕊试纸,能使之变蓝色,并能使硝酸亚汞试液湿润的滤纸显黑色。

**【反应原理】** 铵盐与过量氢氧化钠在加热条件下分解生成氨气,能使湿润的红色石蕊试纸变蓝,遇硝酸亚汞湿润的滤纸可反应生成黑色汞单质,反应式如下。

$$NH_4^+ + OH^- \longrightarrow NH_3\uparrow + H_2O$$

$$2HgNO_3 + 2NH_3 \longrightarrow Hg\,(\text{黑色}) + Hg(NH_2)NO_3 + NH_4NO_3$$

## (六) 无机酸根

无机酸根均采用各自的特征化学反应进行一般鉴别试验。

### 1. 氯化物

**【鉴别方法一】** 取供试品溶液,加稀硝酸使成酸性后,滴加硝酸银试液,即生成白色凝乳状沉淀;分离,沉淀加氨试液即溶解,再加稀硝酸酸化后,沉淀复生成。如供试品为生物碱或其他有机碱的盐酸盐,须先加氨试液使成碱性,将析出的沉淀滤过除去,取滤液进行试验。

**【鉴别方法二】** 取供试品少量,置试管中,加等量的二氧化锰,混匀,加硫酸湿润,缓缓加热,即产生氯气,能使用水湿润的碘化钾淀粉试纸显蓝色。

### 2. 硫酸盐

**【鉴别方法一】** 取供试品溶液,滴加氯化钡试液,即生成白色沉淀;分离,沉淀在盐酸或硝酸中均不溶解。

**【鉴别方法二】** 取供试品溶液,滴加醋酸铅试液,即生成白色沉淀;分离,沉淀在醋酸铵试液或氢氧化钠试液中溶解。

**【鉴别方法三】** 取供试品溶液,加盐酸,不生成白色沉淀(与硫代硫酸盐区别)。

### 3. 硝酸盐

**【鉴别方法一】** 取供试品溶液,置试管中,加等量的硫酸,小心混合,冷却后,沿管壁加硫酸亚铁试液,使成两液层,接界面显棕色。

【鉴别方法二】 取供试品溶液，加硫酸与铜丝（或铜屑），加热，即发生红棕色的蒸气。

【鉴别方法三】 取供试品溶液，滴加高锰酸钾试液，紫色不应褪去（与亚硝酸盐区别）。

## 三、专属鉴别试验

药物的专属鉴别试验是根据每一种药物化学结构的差异及其物理化学特性不同，选用某些特有的灵敏的定性反应，证实被鉴别物是某一种药物，以鉴别药物的真伪。

例如，吩噻嗪类药物含有硫氮杂蒽母核，主要区别在于母核上的 2 位和 10 位取代基不同：盐酸氯丙嗪含有二甲氨基，奋乃静含有哌嗪环，盐酸硫利哒嗪含有哌啶环和硫。可根据这些取代基的性质，采用相应的专属反应进行鉴别。

又如，甾体激素类药物含有环戊烷并多氢菲母核，主要的结构差别在 A 环和 D 环的取代基不同，可利用这些结构特征进行鉴别确证。以上详细内容可见本书有关章节。

综上所述，一般鉴别试验是以某些类别药物的共同化学结构为依据，根据其相同的物理化学性质进行药物真伪的鉴别，以区别不同类别的药物。

而专属鉴别试验，则是在一般鉴别试验的基础上，利用各种药物的化学结构差异，来鉴别药物，以区别同类药物或具有相同化学结构部分的各个药物单体，达到最终确证药物真伪的目的。

# 第二节 鉴 别 方 法

药物的鉴别方法要求专属性强，耐用性好，灵敏度高，操作简便、快速等。对于化学药物，常用的鉴别方法有化学法、光谱法、色谱法和生物学法；对于中药材及其提取物和制剂，还有显微鉴别法和特征图谱或指纹图谱鉴别法。

原料药的鉴别试验常用的方法有化学法、色谱法和光谱法等。对一些特殊品种，如果用以上三类方法尚不能鉴别，可采用其他方法，如用粉末 X 射线衍射方法鉴别矿物药的不同晶型等。

制剂的鉴别试验，其方法要求同原料药，通常尽可能采用与原料药相同的方法，但需注意：①由于多数制剂中均加有辅料，应排除制剂中辅料的干扰；②有些制剂的主药含量甚微，必须采用灵敏度高、专属性强、操作较简便的方法，如色谱法等。

## 一、化学鉴别法

化学鉴别法必须具有反应迅速、现象明显的特点才有实用价值，至于反应是否完全则不是主要的。化学鉴别试验应明确反应原理，特别是在研究结构相似的系列药物时，应注意与可能存在的结构相似的化合物的区别，并要进行试验验证。化学鉴别法包括测定生成物的熔点，在适当条件下产生颜色、荧光或使试剂褪色，发生沉淀反应或产生气体。

### （一）呈色反应鉴别法

系指供试品溶液中加入适当的试剂溶液，在一定条件下进行反应，生成易于观测的有色产物。如酚羟基的三氯化铁呈色反应；芳香第一胺的重氮化-偶合反应；托烷生物碱类的 Vitali 反应；肾上腺皮质激素类的四氮唑反应；含羰基结构的苯肼反应；氨基酸及氨基糖苷类的茚三酮反应；氨基醇结构的双缩脲反应等。

### （二）沉淀生成反应鉴别法

系指供试品溶液中加入适当的试剂溶液，在一定条件下进行反应，生成不同颜色的沉淀，有的具有特殊的沉淀形状。如氯化物的银盐沉淀反应；还原性基团的银镜反应（如异烟肼）、生成氧化亚铜红色沉淀反应（如肾上腺皮质激素类、葡萄糖）；苯甲酸盐类的三氯化铁反应；与重金属离子的沉淀反应（如利多卡因）；含氮杂环类的生物碱沉淀剂（碘化铋钾、硅钨酸等）反应；磺胺类药物的铜盐反应等。

### (三) 荧光反应鉴别法

在适当的溶剂中药物本身可在可见光下发射荧光，如硫酸奎宁的稀硫酸溶液显蓝色荧光；药物与适当试剂反应后发射出荧光，如氯普噻吨加硝酸后用水稀释，在紫外灯下显绿色荧光；维生素 $B_1$ 的硫色素反应等。

### (四) 气体生成反应鉴别法

大多数的胺(铵)类药物、酰脲类药物以及某些酰胺类药物可经强碱处理后加热产生氨(胺)气(巴比妥类药物)；化学结构中含硫的药物可经强酸处理后加热产生硫化氢气体(如盐酸雷尼替丁)；含碘有机药物经直火加热可生成紫色碘蒸气(如碘苷)；含乙酸酯和乙酰胺类药物，经硫酸水解后，加乙醇可产生乙酸乙酯的香味(如对乙酰氨基酚)。

### (五) 使试剂褪色的鉴别法

如维生素 C 的二氯靛酚反应；氧烯洛尔的高锰酸钾反应；盐酸异丙肾上腺素的碘试液反应。

### (六) 测定生成物的熔点

该法操作烦琐、费时，应用较少。

## 二、光谱鉴别法

### (一) 紫外光谱鉴别法

多数有机药物分子中含有能吸收紫外可见光的基团而显示特征吸收光谱，可作为鉴别的依据，但因吸收光谱较为简单，曲线形状变化不大，用作鉴别的专属性远不如红外光谱。因此，宜采用在指定溶剂中测定 2~3 个特定波长处的吸光度比值(峰值与峰值比或峰值与峰谷值比)，以提高专属性。如能在文字叙述中明确测定的波长范围，则更为严谨。

当一个药物多个吸收峰的峰值相差较大时，采用单一浓度不易观察到全部吸收峰，此时可采用两种浓度的供试液分别测定其最大吸收波长。

常用的方法有：①测定最大吸收波长，或同时测定最小吸收波长；②规定一定浓度的供试液在最大吸收波长处的吸光度；③规定吸收波长和吸收系数法；④规定吸收波长和吸光度比值法；⑤经化学处理后，测定其反应产物的吸收光谱特性。以上方法可以单个应用，也可几个结合起来使用，以提高方法的专属性。

**示例 3-6**　盐酸布比卡因的 UV 鉴别：取本品适量，精密称定，按干燥品计算，加 0.01mol/L 盐酸溶液溶解并定量稀释，制成每 1ml 中约含 0.40mg 的溶液，在 263nm 与 271nm 的波长处有最大吸收；其吸光度分别为 0.53~0.58 与 0.43~0.48(图 3-1)。

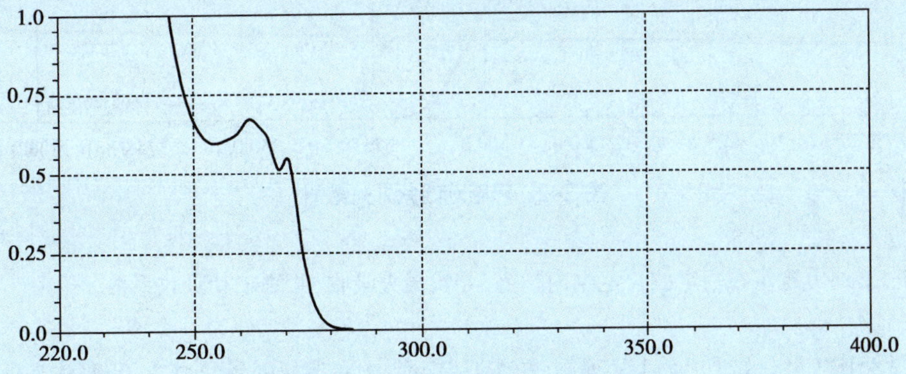


图 3-1　盐酸布比卡因水合物紫外光谱图(0.50mg/ml)

示例 3-7 地蒽酚的 UV 鉴别：取含量测定项下的溶液，于 240~400nm 的波长范围内测定吸光度，在 257nm、289nm 与 356nm 的波长处有最大吸收。在 257nm 与 289nm 处的吸光度比值应为 1.06~1.10；在 356nm 与 289nm 处的吸光度比值应为 0.90~0.94。

示例 3-8 五肽胃泌素的 UV 鉴别：取含量测定项下的溶液，在 230~350nm 的波长范围内测定吸光度，在 280nm 与 288nm 的波长处有最大吸收，在 275nm 的波长处有转折点。

**示例分析**：上述示例中，示例 3-7 最严谨，不仅规定了测定波长范围，同时还规定了两个波长处的吸光度比值，因为是同一溶液两个波长处的吸光度比值，故测定液的浓度不必严格要求。示例 3-6 中虽然规定了用干燥品计算，但其测定液浓度没有严格规定数值范围，且以吸光度计而非吸收比计，因此，取样量稍有变化就会使吸光度偏离，该例的供试液制备中“制成每 1ml 中约含 0.40mg 的溶液”较难掌握。示例 3-8 中仅仅规定了某处有最大吸收，没有吸光值的规定，故浓度没有严格规定，其专属性较差，其他药物也有可能在这几个波长处有最大吸收。

USP 采用对照品法，将样品与对照品按同法处理，在 200~400nm 波长范围内扫描两种溶液，要求在相同的波长处有最大吸收、最小吸收和相同的吸收系数，或吸收比在规定的限度内。

示例 3-9 USP 中琥珀酸美托洛尔的 UV 鉴别：本品 20μg/ml 甲醇溶液显示的紫外光谱图与同样条件下测得的 USP 琥珀酸美托洛尔对照品的紫外光谱图一致。

示例 3-10 USP 中螺内酯的 UV 鉴别：本品 10μg/ml 的甲醇溶液，在 238nm 处的吸收系数，按干燥品计，与 USP 螺内酯对照品的吸收系数相差不得超过 3.0%。

JP 与 ChP 利用 UV 进行药物鉴别的方法相似，大部分品种均采用与标准图谱特征比对的方法进行。

示例 3-11 JP 中氟胞嘧啶的 UV 鉴别：取本品的 0.1mol/L 盐酸溶液（1 → 125 000），照紫外分光光度法测定，所得光谱与标准光谱比较，在相同的波长处应有一致的吸收（图 3-2）。

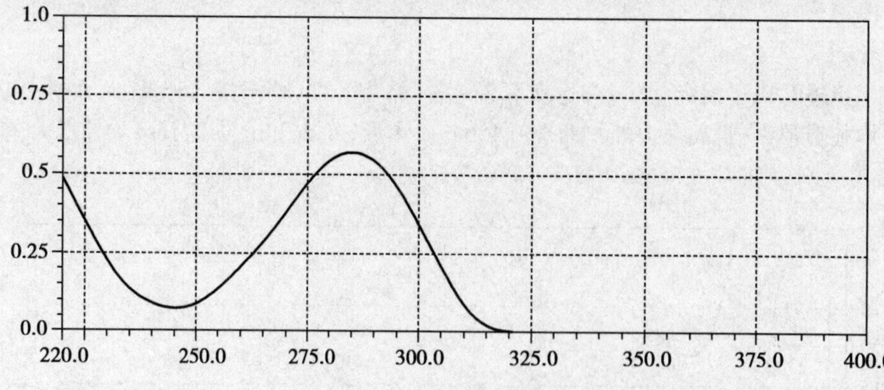


图 3-2 氟胞嘧啶紫外光谱图

BP 和 EP 通常规定在一定波长范围内扫描，寻找最大吸收，并测定其吸收系数。

示例 3-12 BP 中盐酸吗啡的 UV 鉴别：取本品 25mg，加水溶解并稀释成 25.0ml，作为供试品溶液 A。

**鉴别一：**取供试品溶液 A 10.0ml，加水稀释成 100.0ml 的溶液，作为供试品溶液 1，于 250~350nm 波长范围内测定，溶液显示在 285nm 处有一最大吸收峰，其吸收系数应为 37~43。

**鉴别二：**取供试品溶液 A 10.0ml，加 0.1mol/L 氢氧化钠溶液稀释成 100.0ml 的溶液，作为供试品溶液 2，在 250~350nm 波长范围内测定，溶液显示在 298nm 处有一最大吸收峰，其吸收系数应为 64~72。

在 BP 和 EP 中也有采用比较不同最大吸收的吸光度比值的方法。

示例 3-13　EP 中阿替洛尔的 UV 鉴别：取本品 0.100g 用甲醇溶解并稀释至 100ml，取上述溶液 10.0ml 用甲醇稀释至 100ml。在 230~350nm 波长范围内测定，溶液显示在 275nm 和 282nm 处有最大吸收峰，其吸光度比值为 1.15~1.20（图 3-3）。

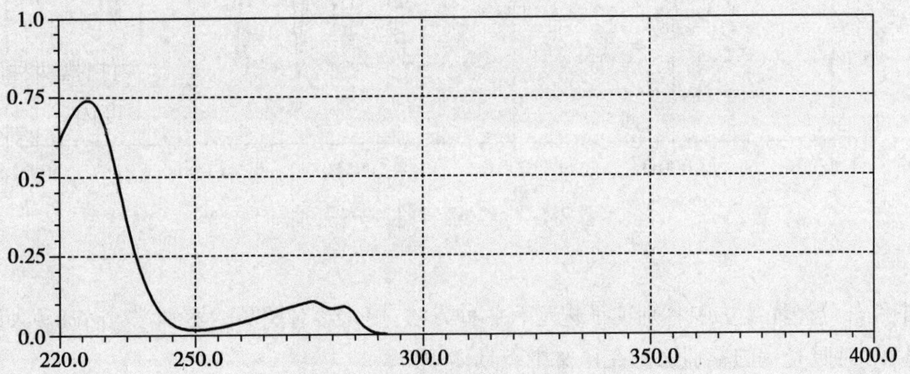


图 3-3　阿替洛尔紫外光谱图

### （二）红外光谱鉴别法

红外光谱法是一种专属性很强、应用较广（固体、液体、气体样品）的鉴别方法。主要用于组分单一、结构明确的原料药，特别适合于用其他方法不易区分的同类药物，如磺胺类、甾体激素类和半合成抗生素类药品。

在用红外光谱进行鉴别试验时，ChP 采用标准图谱对照法，USP 则采用对照品法。

示例 3-14　USP 中阿莫西林的 IR 鉴别：取本品，经干燥后用溴化钾压片法测定，所得图谱与 USP 阿莫西林对照品的图谱一致（图 3-4）。

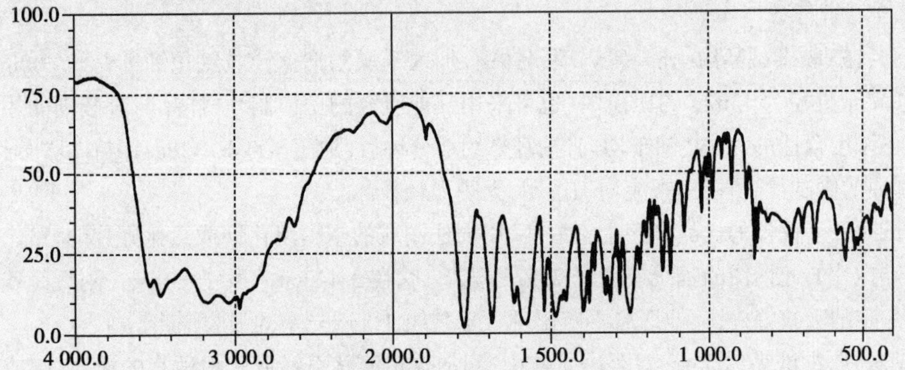


图 3-4　阿莫西林水合物红外光谱图

JP 将红外光谱鉴别分为 3 种：用对照品的鉴别法、用对照光谱的鉴别法、用吸收波数的鉴别法。正文规定方法有的可选择，如地塞米松的红外光谱鉴别为用溴化钾压片法，可与对照光谱比对，也可与对照品同法测定比对，如有差异，样品与对照品用丙酮重结晶，干燥后再测定。

**示例 3-15**　JP 中劳拉西泮的 IR 鉴别：取本品，经干燥后用溴化钾压片法测定，其红外光吸收图谱与标准谱图比较在相同波数处应有相似吸收度（图 3-5）。

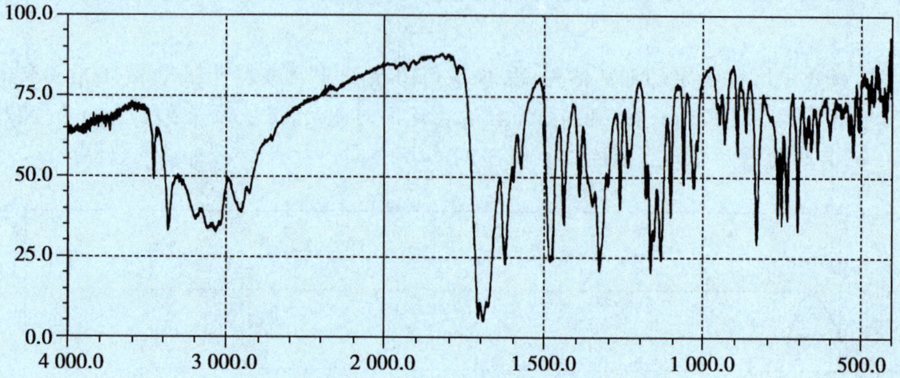


图 3-5　劳拉西泮红外光谱图

BP 中红外分光光度法中鉴别项下规定有 3 种方法：用化学对照品的鉴别法、用 EP 对照光谱的鉴别法和用 BP 对照光谱的鉴别法。在正文中有具体规定。

**示例 3-16**　BP 中喷他佐辛的 IR 鉴别：原料药的红外光谱应与 EP 中喷他佐辛（A 型）的标准光谱一致。

**示例 3-17**　BP 中西咪替丁的 IR 鉴别：供试品的红外光谱与西咪替丁对照品制得的光谱比较，应一致；若有差异，将供试品与对照品分别溶于异丙醇，干燥后重新测定红外光谱进行比较。

ChP 收载的光谱图，系用分辨率为 $2cm^{-1}$ 条件绘制，基线一般控制在 90% 透光率以上，供试品取样量一般控制在使其最强吸收峰在 10% 透光率以下。ChP 收载的药品红外光谱图的波数范围为 4 000~$400cm^{-1}$，而 BP 收载的光谱图绝大部分标准图谱为 2 000~$400cm^{-1}$ 波数范围。

### 1. 试样制备方法

（1）**压片法**：取供试品约 1mg，置玛瑙研钵中，加入干燥的溴化钾或氯化钾细粉约 200mg，充分研磨混匀，移置于直径为 13mm 的压模中（也可采用其他直径的压模制片，样品与分散剂的用量可相应调整以制得浓度合适的片），使铺布均匀，抽真空约 2 分钟后，加压至 0.8~1GPa，保持 2~5 分钟，除去真空，取出制成的供试片，目视检查应均匀透明，无明显颗粒。

将供试片置于仪器的样品光路中，并扣除用同法制成的空白溴化钾或氯化钾片的背景，绘制光谱图。要求空白片的光谱图的基线应大于 75% 透光率；除在 3 $440cm^{-1}$ 及 1 $630cm^{-1}$ 附近因残留或附着水而呈现一定的吸收峰外，其他区域不应出现大于基线 3% 透光率的吸收谱带。

（2）**糊法**：取供试品约 5mg，置玛瑙研钵中，滴加少量液状石蜡或其他适宜的液体，制成均匀的糊状物，取适量（重约 150mg）夹于两个溴化钾片之间，作为供试片；以约 300mg 的溴化钾制成空白片作为背景补偿，绘制光谱图。亦可用其他适宜的盐片夹持糊状物。

（3）**膜法**：参照上述糊法所述的方法，将液体供试品铺展于溴化钾片或其他适宜的盐片中，或将供试品置于适宜的液体池内，进行光谱测定。若供试品为高分子聚合物，可先制成适宜厚度的薄膜，然后置于样品光路中测定。

(4) **溶液法**：将供试品溶于适宜的溶剂内，制成 1%~10% 浓度的溶液，置于 0.1~0.5mm 厚度的液体池中绘制光谱图，并以相同厚度装有同一溶剂的液体池作为背景补偿。

**2. 原料药鉴别**　除另有规定外，应按照中国药典委员会编订的《药品红外光谱集》各卷收载的各光谱图所规定的方法制备样品。具体操作技术参见《药品红外光谱集》的说明。

采用固体制样技术时，最常碰到的问题是多晶现象，固体样品的晶型不同，其红外光谱往往也会产生差异。

当供试品的实测光谱与《药品红外光谱集》所收载的标准光谱不一致时，在排除各种可能影响光谱的外在或人为因素后，应按该药品光谱图中备注的方法或各品种正文中规定的方法进行预处理，再绘制光谱，进行比对。

如未规定该品供药用的晶型或预处理方法，则可使用对照品，并采用适当的溶剂对供试品与对照品在相同的条件下同时进行重结晶，然后依法绘制光谱，比对。

如已规定特定的药用晶型，则应采用相应晶型的对照品依法比对。当采用固体制样技术不能满足鉴别需要时，可改用溶液法测定光谱后进行比对。

**3. 制剂的鉴别**　USP、BP 已广泛采用 IR 法鉴别制剂，ChP 也收载了制剂的 IR 鉴别法。与原料药相比，制剂的 IR 鉴别一般需采取提取分离，经适当干燥后再压片绘制图谱。提取时应选择适宜的溶剂，以尽可能减少辅料的干扰，并力求避免可能导致的晶型转变。

制剂 IR 鉴别存在如下四种可能：①辅料无干扰，待测成分的晶型不变化，此时可直接与原料药的标准光谱进行比对。②辅料无干扰，但待测成分的晶型有变化，此种情况可用对照品经同法处理后的光谱比对。③待测成分的晶型不变化，而辅料存在不同程度的干扰，此时可参照原料药的标准光谱，在指纹区内选择 3~5 个不受辅料干扰的待测成分的特征谱带，以这些谱带的位置（波数值）作为鉴别的依据。鉴别时，实测谱带的波数误差应小于规定值的 0.5%。④若待测成分的晶型有变化，辅料也存在干扰，此种情况一般不宜采用红外鉴别。

常见的制剂中采用红外光谱鉴别方法总结如下。

(1) 直接用有机溶剂提取主成分，去除辅料干扰后作红外图谱与对照图谱比较。目前 ChP 二部有红外光谱鉴别的制剂品种多采用此种方法，如萘普生片（甲醇提取）、甲苯磺丁脲片（丙酮提取）、环磷酰胺片（乙醚提取）、氯氮平片（三氯甲烷提取）、盐酸四环素片（热乙醇提取）、螺内酯片剂（三氯甲烷提取）、螺内酯胶囊（三氯甲烷提取）、硫酸特布他林气雾剂（三氯甲烷提取）。

**示例 3-18**　ChP 中萘普生片的 IR 鉴别：采用甲醇提取主成分萘普生，经减压干燥后制备红外光谱图，与萘普生的标准红外光谱图进行比较鉴别（图 3-6）。

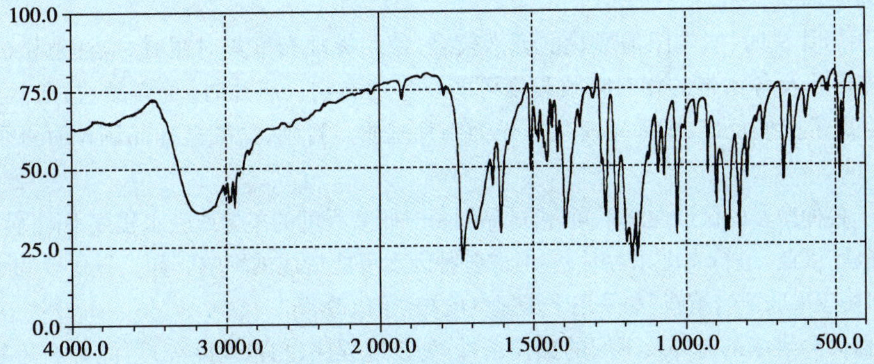


图 3-6　萘普生红外光谱图

(2) 对于有机酸的碱盐或有机碱的酸盐，可以相应加酸液或碱液来使有机酸或碱游离沉淀，直接取沉淀干燥或采用有机溶剂提取有机酸或碱并干燥后制作红外图谱与相应的有机酸或碱对照图谱比较。

**示例 3-19**　ChP 中氨茶碱及其注射液、片剂、缓释片的 IR 鉴别：均采用氨茶碱经盐酸处理即析出茶碱，然后制备红外光谱图与茶碱的标准红外光谱进行鉴别比较，不仅避免了各类辅料的干扰，操作也简便易行。

**示例 3-20**　ChP 中磷酸伯氨喹片的 IR 鉴别：采用先加水溶解，加碱（氨试液）使伯氨喹游离，用二氯甲烷提取干燥并制作红外图谱与同法处理的磷酸伯氨喹的对照图谱比较来鉴别。

如果不便于直接和有机碱盐酸盐的标准图谱比较，可对有机碱进行有效提取后，采用盐酸甲醇溶液（如 0.01mol/L）进行重结晶，又形成有机碱盐酸盐后，再和相应对照图谱比较，如 ChP 中盐酸左布比卡因注射液便采用该方法进行鉴别。

(3) 对于主成分为有机酸的品种，可先加碱使主成分溶解，再加过量的酸使主成分游离并沉淀，干燥后作红外图谱与对照图谱比较。

**示例 3-21**　ChP 中吉非罗齐胶囊的 IR 鉴别：采用先加碱液使吉非罗齐溶解，滤过，滤液加酸酸化，主成分沉淀，干燥后制作红外图谱与对照图谱比较。

(4) 对于未加辅料或辅料干扰较小的制剂，可直接取样品制作红外图谱与对照图谱比较。如氨甲环酸胶囊为直接取内容物制作红外光谱图。

(5) 其他方法

**示例 3-22**　棕榈氯霉素（B 型）颗粒的 IR 鉴别：利用棕榈氯霉素不溶于水的性质，加水使主成分沉淀，取沉淀制作红外光谱和对照图谱比较。

**示例 3-23**　BP 中沙丁胺醇气雾剂的 IR 鉴别：喷出适量（相当于沙丁胺醇 2mg），加 0.1g KBr 研匀，另加 0.2g KBr 粉末混合均匀后制作红外图谱，与对照图谱在 1 650~400cm$^{-1}$ 范围比较来进行鉴别。

又如 USP 中盐酸安非他酮缓释片的 IR 鉴别：取 1 片研磨，制备样品含量约为 1%（*w/w*）的 KBr 片，制作供试品图谱与对照品图谱比较，应在 1 690cm$^{-1}$、1 560cm$^{-1}$ 和 1 240cm$^{-1}$ 具强吸收峰和 740cm$^{-1}$ 具弱吸收峰。

### 4. 注意事项

(1) 采用压片法时，影响图谱形状的因素较多，使用标准光谱集对照时，应注意供试片的制备条件对图谱形状及各谱带的相对吸收强度可能产生的影响。压片时，若样品（盐酸盐）与溴化钾之间不发生离子交换反应，则采用溴化钾作为制片基质。否则，盐酸盐样品制片时必须使用氯化钾基质。

(2) 由于各种型号的仪器性能不同、供试品制备时研磨程度的差异或吸水程度不同等原因均会影响光谱的形状，因此，进行光谱比对时，应考虑各种因素可能造成的影响。如二氧化碳和水等的大气干扰，必要时，应采取适当措施（如采用干燥氮气吹扫）予以改善。

(3) 仪器间分辨率的差异及不同的操作条件（如狭缝程序、扫描速度等）可能影响药品光谱图的判断。为便于光谱的比对，光谱集收载了聚苯乙烯薄膜的光谱图。在比对所测药品的光谱图与光谱集所收载的药品的光谱图时，宜首先在测定药品所用的仪器上录制聚苯乙烯薄膜的光谱图，并与光谱集收载的聚苯乙烯薄膜的光谱图加以比较，进行仪器校正。

(4) 本法对于存在多晶现象而又无可重复转晶方法的药物不适用。多组分原料药鉴别，不能采用全光谱比对，有时可选择主要成分的若干个特征谱带进行比对，用于组成相对稳定的多组分原料药的鉴别。

(5) 在 ChP 中各品种项下规定“应与对照的图谱（光谱集 ×× 图）一致”，系指《药品红外光谱集》第一卷(1995 年版)、第二卷(2000 年版)、第三卷(2005 年版)、第四卷(2010 年版)、第五卷(2015 年版)和第六卷(2020 年版)的图谱。同一化合物的图谱若在不同卷上均有收载时，则以后卷所收的图谱为准。

### (三) 近红外光谱法

近红外光谱法(near-infrared spectrophotometry，NIR)系通过测定被测物质在近红外谱区 780~2 500nm (12 800~4 000cm$^{-1}$) 的特征光谱并利用适宜的化学计量学方法提取相关信息后，对被测物质进行定性、定量分析的一种分析技术。

应用近红外光谱法对药物进行定性分析首先要建立参考谱库，然后进行数据预处理和数据评估，最后对数据库的专属性和耐用性进行验证。通常按以下程序进行：选择适宜的代表性样品建立定性分析模型；采用数学方法进行谱图预处理和降维处理；将样品的性质与光谱的变化相关联，采用模式识别的方法建立定性分析模型；使用一些与谱库中的物质在化学结构上相近的化合物，对模型进行专属性验证，另外需对方法的重现性进行验证。

近红外光谱法具有快速、准确、对样品无破坏的检测特性，不仅可用于“离线”供试品的检验，还能直接对“在线”样品进行检测。已逐渐应用于药品的理化分析以及中药材的真伪鉴别。秦斌等在不破坏药品包装的情况下，利用近红外光谱快速鉴别桂利嗪片的真伪。黄雷等应用近红外光谱快速鉴别左炔诺孕酮片的真伪。聂黎行等采用近红外光谱技术结合模式识别建立天然牛黄、体外培育牛黄和人工牛黄的快速无损鉴别方法，通过采集相应的近红外漫反射光谱，比较其光谱差异，利用主成分分析法观察不同样品主成分空间分布，进一步优化光谱预处理方式，采用判别分析法建立定性鉴别模型，该模型预测准确率为 100%，为天然牛黄、体外培育牛黄和人工牛黄的鉴别提供一种新的参考方法。

### (四) 原子吸收法

原子吸收法(atomic absorption，AAS)是利用原子蒸气可以吸收由该元素作为阴极的空心阴极灯发出的特征谱线的特性，根据供试溶液在特征谱线处的最大吸收和特征谱线的强度减弱程度可以进行定性、定量分析。

USP 对微量元素注射液(trace elements injection)的鉴别即采用原子吸收法。微量元素注射液是由下列两种或多种元素组成的注射用灭菌水溶液：氯化锌或硫酸锌，氯化铜或硫酸铜，氯化铬，氯化锰或硫酸锰，硒酸，碘化钠和钼酸铵。按各元素含量测定项下方法测定，在特定波长处有最大吸收。例如 USP 中氯化锌注射液的鉴别：按氯化锌注射液含量测定项下方法配制对照液和供试液，以水为空白进行原子吸收测定，在锌的发射波长 213.8nm 处应有最大吸收。

**示例 3-24** USP 中碳酸锂片的鉴别：按碳酸锂片含量测定项下方法配制对照液和供试液，以水为空白进行原子吸收测定，在锂的发射波长 671nm 处应有最大吸收。

### (五) 核磁共振法

核磁共振法(nuclear magnetic resonance，NMR)是利用原子核的物理性质，采用当代先进的电子和计算机技术，用于各种分子物理和化学结构的研究。NMR 仪在灵敏度、分辨率、动态范围等方面不断提高，NMR 分析法在药学中的应用范围日益广泛。

NMR 可检测的原子有很多，如 $^{1}H$、$^{13}C$、$^{15}N$、$^{19}F$、$^{23}Na$、$^{31}P$ 等。但由于大多数药物都含有质子，因此，最常用的是 $^{1}H$-NMR，其光谱中的化学位移 δ、峰面积、偶合常数、弛豫时间均是鉴定化合物结构的重要参数，而峰面积或峰高也可直接用于被测组分定量。

基于超导强磁场的多脉冲 FT-NMR 技术，尤其是二维 NMR（2D-NMR）技术的开发应用，显著地提高了检测灵敏度，使得 $^{1}H$-NMR 谱与 $^{13}C$-NMR 谱互相关联，建立了不依赖任何经验规则预测的方法，可获得关于分子骨架、构型及构象等直接信息。NMR 技术已在 BP 和 USP 中用于药物的鉴别。

示例 3-25　USP 中，肝素钠用重水作溶剂，采用 $^{1}H$-NMR 光谱，用标准品对照法进行鉴别；依诺肝素钠采用 $^{13}C$-NMR 谱进行鉴别。

示例 3-26　BP 中促性腺激素释放激素类似物布舍瑞林和戈舍瑞林，以及养殖三文鱼油（图 3-7）均采用了 NMR 方法鉴别。

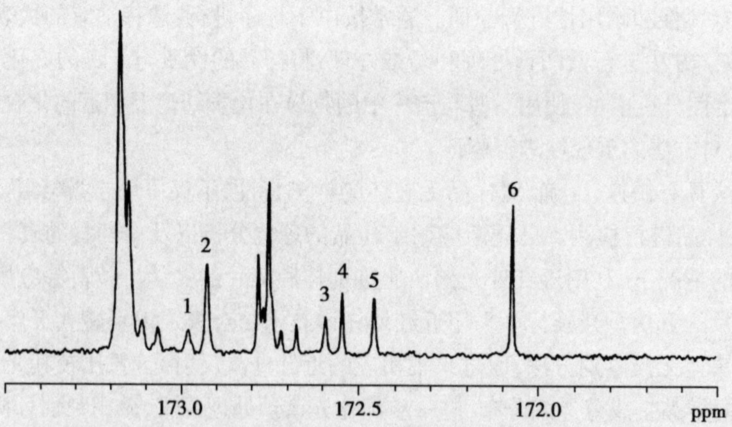


CDCl$_3$ 为溶剂和化学位移内标，反门控去偶 30° 脉冲测定（显示范围 δ 171.5~173.5）
1. α-SDA；2. α-EPA；3. β-SDA；4. β-EPA；5. α-DHA；6. β-DHA。

图 3-7　养殖三文鱼油的 β(2)-酰基脂肪酸组成和含量比例 BP2022 以 $^{13}C$-NMR 谱鉴别和测定

ChP2015 四部通则也列入该方法，在新药的研制中，如药物结构确证，更是重要的定性分析方法之一，必要时也可用于定量分析。有关 NMR 分析法的基本原理及结构解析方法参见有关有机光谱分析教材。

示例 3-27　USP 中亚硝酸戊酯采用 NMR 法鉴别：亚硝酸戊酯是 3-甲基-1-丁醇和 2-甲基-1-丁醇的亚硝酸酯的混合物。

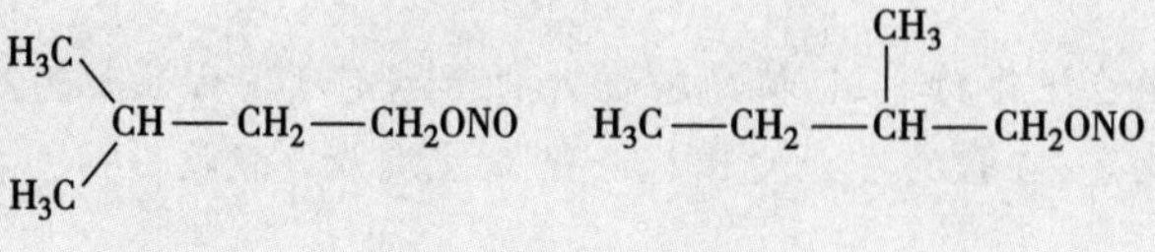


按照含量测定项下的 NMR 定量测定法记录 NMR 谱，以四甲基硅烷的单峰化学位移值(δ)为 0，在 δ 约为 1 处应显示甲基质子的双重峰；在 δ 约为 4.8 应显示亚硝基 α 位的亚甲基质子的多重峰。

### （六）质谱鉴别法

质谱法（mass spectrometry，MS）是将被测物质离子化后，在高真空状态下按离子的质荷比（*m*/*z*）大小分离，而实现物质成分和结构分析的方法。质谱图通过离子谱峰及相互关系，提供与分子结构有关的信息。质谱信息是物质的固有特性之一，不同的物质除一些异构体外，均有不同的质谱信息，因此，利用这一性质可进行定性分析。如果一个中性分子丢失或得到一个电子，则分子离子的质荷比与该分子质量数相同，使用高分辨率质谱可得到离子的精确质量数，然后计算出该化合物的分子式。分子离子的各种化学键发生断裂后形成碎片离子，由此可推断其裂解方式，得到相应的结构信息。

质谱广泛应用于药物的定性鉴别和定量测定。ChP、USP、BP、EP 均收载了质谱法。USP 已将该方法应用于大分子多肽或蛋白类药物的鉴别。

质谱法常用的鉴别方式为：用准分子离子峰确认化合物，进行二级质谱扫描，推断结构化合物断裂机制，确定碎片离子的合理性，并结合其他相关信息，推测化合物分子结构。

**示例 3-28**　USP 中重组人白蛋白（recombinant albumin human，rHA）的 MS 鉴别

rHA（$C_{2936}H_{4624}N_{786}O_{889}S_{41}$，66 438D）是通过重组 DNA 在啤酒酵母中表达产生。其结构与人血清白蛋白在一级结构、二级结构、三级结构上相当，由 3 个片段 585 个氨基酸组成，结构中含有 1 个色氨酸（Trp214）、1 个游离巯基（Cys34）和 17 个二硫键。质谱鉴别方法如下。

溶液的配制：①溶液 A，取三氟醋酸 200μl 溶于 200ml 水中；②溶液 B，乙腈-水-三氟醋酸（140ml∶60ml∶180μl）；③溶液 C，乙腈-水（50∶50）；④溶液 D，取 5ml 溶液 C，加 10μl 甲酸。

供试品溶液：取样品用水稀释制成 10mg/ml 的溶液。

脱盐的供试品溶液：照质谱系统项下方法制备。

系统适用性溶液：精密称取 2mg 马心肌红蛋白，加 589μl 注射用水，取上述溶液 25μl 用溶液 D 475μl 稀释。

液-质系统：LC/MS 采用电喷雾接口，鞘气辅助雾化，正离子模式，流速可以适当调节。其中 HPLC 系统的紫外检测器波长为 280nm，采用 Perkin Elmer（2.1mm × 3cm）$C_8$ 脱盐柱。照下表进行线性梯度洗脱，流速为 0.2ml/min，用溶液 C 平衡毛细管，取 20μl 供试品溶液进样，记录色谱图。收集单一的蛋白质峰洗脱液，即得脱盐的供试品溶液。

| 时间/min | 溶液 A/% | 溶液 B/% |
|---|---|---|
| 0 | 95 | 5 |
| 5 | 95 | 5 |
| 10 | 0 | 100 |
| 15 | 0 | 100 |

系统适用性：取系统适用性溶液 50μl 进样，获得质谱图，在 *m*/*z* 16 949~16 953D 范围内应有一单峰。

测定与规定：取脱盐供试品溶液 50μl 注入质谱仪，测得质量与理论质量的偏差不得过 20D。

**示例 3-29**　USP 中醋酸去氨加压素的 MS 鉴别（图 3-8）

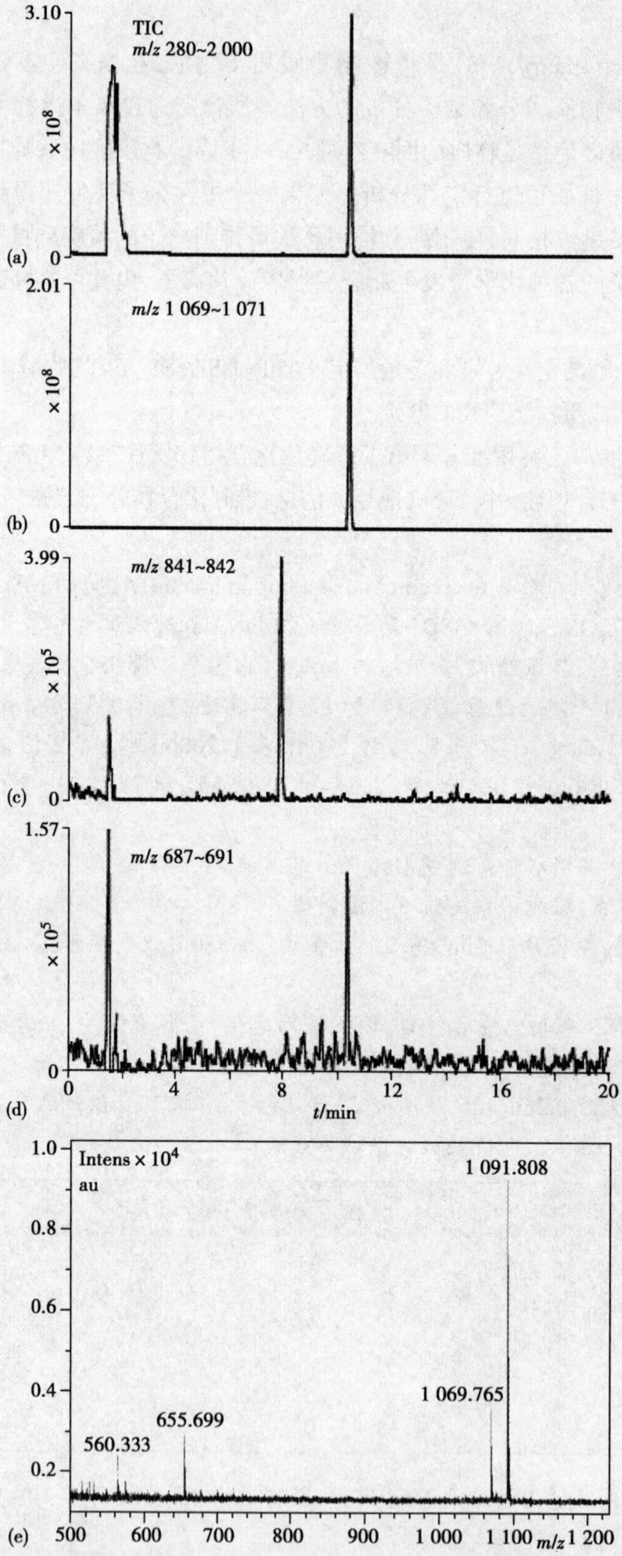


图 3-8　醋酸去氨加压素经 1% 谷胱甘肽温孵化 3 小时样品的 LC-ESI-MS 分析

色谱条件：$C_{18}$(125mm×2mm，3μm)柱，0.1% TFA(A)-CAN(B)线性梯度洗脱[0min(91∶9)→22min(39∶61)]，流速 0.2ml/min，柱温 40℃，进样量 10μl。

(a) MS 全扫描；(b) 去氨加压素的[M+H]$^+$ 离子 SIM(*m/z* 1 069~1 071) $t_R$ 10.41min；(c) 结合物 3 母离子的双电荷离子 SIM(*m/z* 841.72，841~842) $t_R$ 7.98min；(d) 结合物 1 和 2 的双电荷离子 SIM(*m/z* 687.5，687~691) $t_R$ 10.36min；(e) Maldi-TOF/MS 直接测定结果(结合物 3 的三电荷离子 *m/z* 560.333，结合物 1 和 2 脱硫的双电荷离子 *m/z* 655.59，去氨加压素的[M+H]$^+$ 离子 *m/z* 1 069.765 和[M+Na]$^+$ 离子 *m/z* 1 091.80)。

醋酸去氨加压素是合成的八肽激素类抗尿剂，其分子式为 $C_{48}H_{68}N_{14}O_{14}S_2$（无水物）或 $C_{48}H_{68}N_{14}O_{14}S_2 \cdot 3H_2O$，分子量分别为 1 129.27 和 1 183.31。质谱鉴别方法如下。

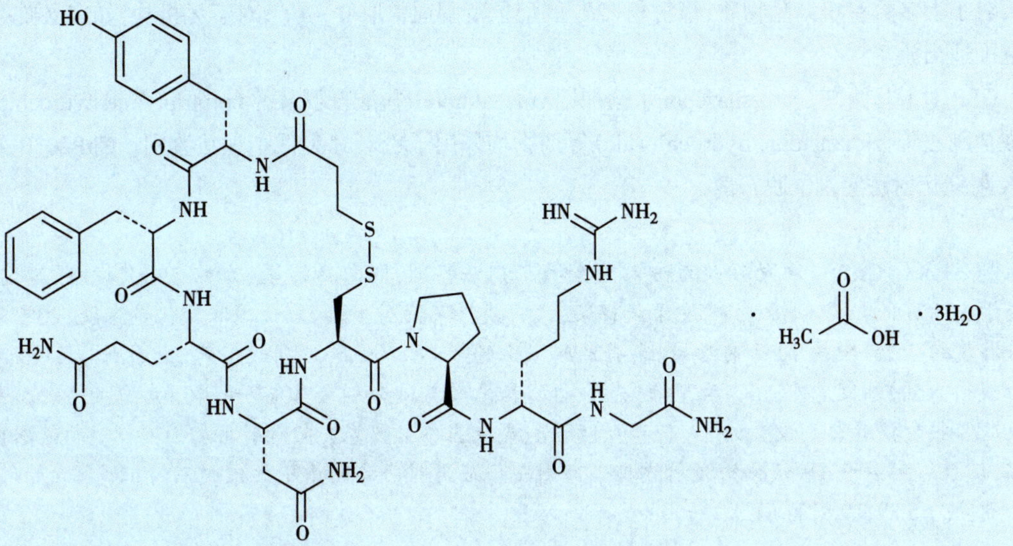

稀释剂：水-甲醇（1 : 1）。

标准溶液：精密称取醋酸去氨加压素对照品，用稀释剂溶解并稀释制成 5μg/ml 的溶液。

供试品溶液：精密称取醋酸去氨加压素，用稀释剂溶解并稀释制成 5μg/ml 的溶液（浓度可依据质谱的灵敏度适当调节）。

液-质系统：LC-MS/MS 采用电喷雾接口，鞘气辅助雾化，正离子模式。

测定与规定：分别将标准溶液和供试品溶液以 5μl/min 速度注入质谱仪，获得质荷比为 1 069 的离子的一级质谱和二级质谱的谱图。在一级质谱图中应能观察到质荷比为 1 069 的主峰，并且在二级质谱中应有其质荷比为 641、742 和 995 的碎片离子。

### （七）粉末 X 射线衍射法

X 射线是伦琴在 1895 年发现的，曾称为伦琴射线，是波长为 0.01~1nm 的电磁波。作为波，X 射线可以产生衍射，即绕过障碍物边缘向前传播的现象。一束准直的单色 X 射线照射旋转单晶或粉末晶体时，便发生衍射现象（图 3-9），发生衍射的条件应符合布拉格方程。

$$2d_{hkl}\sin\theta=n\lambda \quad (n=1,2,3,\cdots)$$

式中，$d_{hkl}$ 为面间距；$hkl$ 为晶面指数，即晶面与晶轴截距的倒数之比，也叫密勒指数；$\theta$ 为掠射角。

化合物的晶体无论是单晶还是多晶，都有其特定的 X 射线衍射图。衍射极大点（或线）间的距离及其相对强度可用以进行结晶物质的定性或定量分析。其中粉末 X 射线衍射（X-ray powder diffraction）用于结晶物质鉴别和纯度检查，单晶 X 射线衍射（X-ray single-crystal diffraction）主要用于分子量和晶体结构的测定。

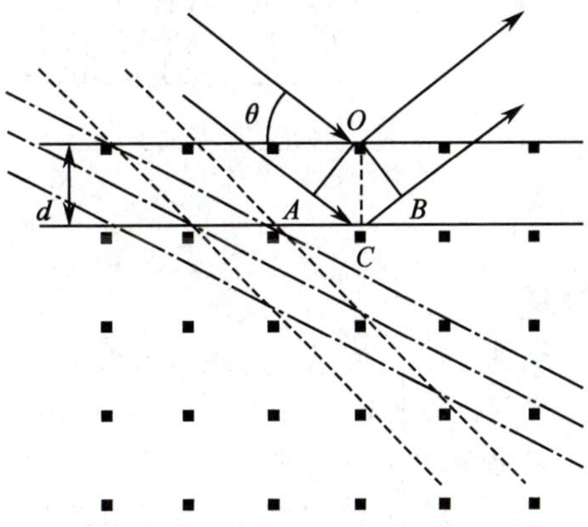


图 3-9　X 射线衍射图示意图

结晶物质的鉴别可通过比较供试品与已知物质的粉末 X 射线衍射图来完成。各衍射线的衍射角（2θ）、相对强度和面间距是进行鉴别的依据。供试品与参照品的衍射角偏差应在衍射仪的允差范围内，但衍射线的相对强度偏差有时可达 20%。

影响衍射强度的因素除药物本身的特性外，还包括入射 X 射线的波长及其强度，供试品的结晶度、密度和体积，实验温度，记录强度数据的实验装置等。另外还要注意研磨供试品的压力，以免造成晶型转变而导致衍射图变化。

对于大多数有机结晶物质，衍射角（2$\theta$）的记录范围通常取 0°~40°；对于无机盐，如有必要可把记录范围适当放宽。

USP 对卡马西平（carbamazepine）、镁加铝（magaldrate）、盐酸普罗替林（protriptyline hydrochloride）、盐酸金刚乙胺（rimantadine hydrochloride）等药物均采用了粉末 X 射线衍射法鉴别。ChP2020 采用粉末 X 射线衍射法鉴别蒙脱石散。

示例 3-30 ChP 中蒙脱石散的粉末 X 射线衍射法鉴别：取本品约 4g，加水 50ml，搅拌，滤过，滤渣于 105℃干燥，取细粉适量，置于载样架上，将载样架放入干燥器（含饱和氯化钠溶液，20℃时相对湿度约 75%）中约 12 小时后取出，将载样架上的样品压平，照 X 射线衍射法（通则 0451 粉末 X 射线衍射法）测定，以 CuK$_\alpha$ 为光源，光管电压和光管电流分别为 40kV 和 40mA，发射狭缝、散射狭缝和接受狭缝分别设置为 1°、1°和 0.15mm（或相当参数要求），在衍射角（2$\theta$）2°~80°的范围内扫描，记录衍射图谱。供试品的 X 射线粉末衍射图谱应与对照品图谱中的蒙脱石特征峰[衍射角（2$\theta$）分别约为 5.8°、19.8°和 61.9°]一致。

示例 3-31 USP 中氨苄西林的粉末 X 射线衍射图谱鉴别：氨苄西林具有四种不同的固相晶型状态（图 3-10）。

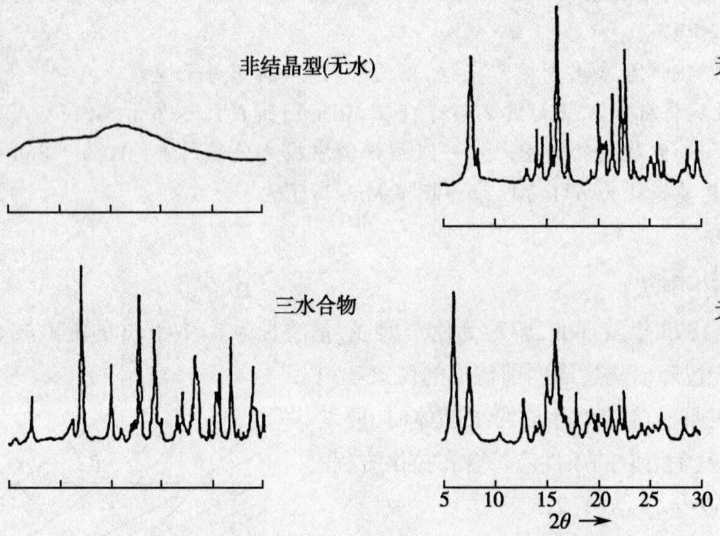


图 3-10 氨苄西林四种晶型的粉末 X 射线衍射图谱

示例 3-32 呋塞米多晶型的 X 射线衍射鉴别：呋塞米是一种循环利尿药，以 3 种多晶型，即 2 种溶剂化合物和 1 种无定形形式存在。对于多晶型药物而言，其不同的固态形式表现出不同的物理化学性质，如溶解度、熔点、密度、硬度、颗粒形态、化学反应性和稳定性；其晶型的转变会强烈影响药物的生物利用度、疗效以及副作用，选择合适的药物晶型对于提高多晶型药物的产品质量和药效有着重要意义。因此，有必要建立其晶型鉴别方法。采用粉末 X 射线衍射法对呋塞米的多晶型进行定性鉴别，以 CuK$_\alpha$ 为光源，光管电压和光管电流分别为 40kV 和 40mA，在衍射角（2$\theta$）3°~40°的范围内扫描，记录晶型Ⅰ、晶型Ⅱ和晶型Ⅲ的衍射图谱，见图 3-11；呋塞米原料药的衍射图谱见图 3-12，与晶型Ⅰ的图谱基本一致；而呋塞米片剂的衍射图谱中特征峰与晶型Ⅰ基本一致，表明制剂工艺中 API 的晶型未发生改变。

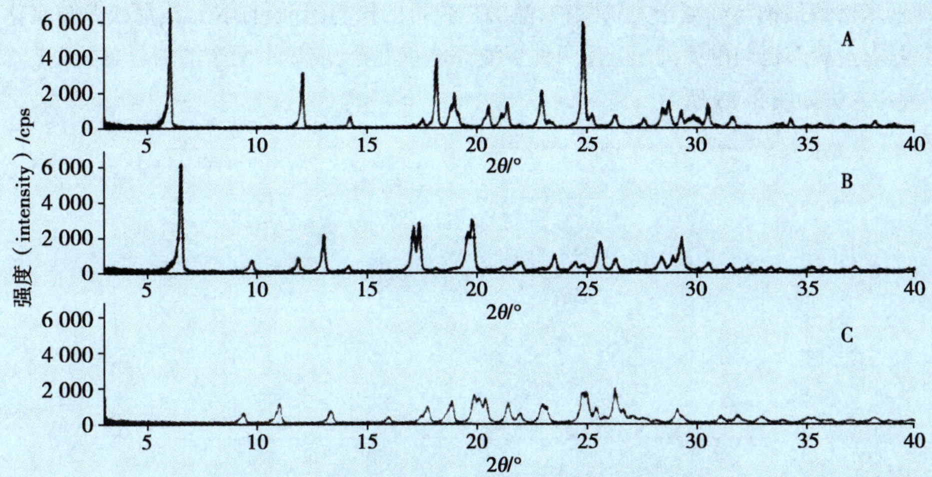


图 3-11　呋塞米 3 种晶型的 X 射线衍射图谱

A. 晶型Ⅰ；B. 晶型Ⅱ；C. 晶型Ⅲ。

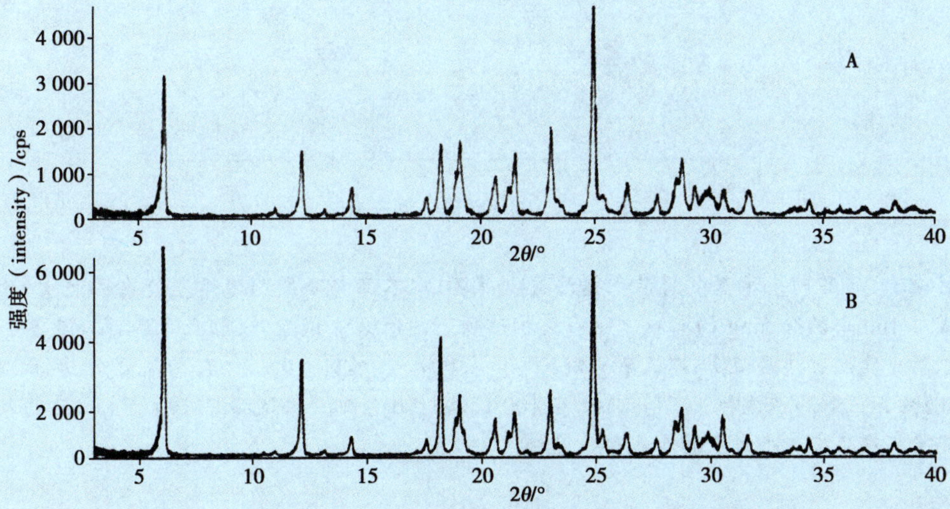


图 3-12　呋塞米原料药（A）及晶型Ⅰ（B）的 X 射线衍射图谱

## 三、色谱鉴别法

色谱鉴别法（chromatography）是利用不同物质在不同色谱条件下，产生各自的特征色谱行为（$R_f$值或保留时间）进行的鉴别试验。采用与对照品（或经确证的已知药品）在相同的条件下进行色谱分离，并进行比较，根据两者保留行为和检测结果是否一致来验证药品的真伪。此法操作较费时，一般在检查或含量测定项下已采用色谱法的情况下，采用此法鉴别。

### （一）薄层色谱鉴别法

在 ChP2020 中，对薄层色谱（thin-layer chromatography，TLC）鉴别法在斑点的颜色、位置与斑点大小方面作出了明确要求。

1. 供试品溶液和对照标准溶液，在同一薄层板上点样、展开与检视，供试品色谱图中所显斑点的位置和颜色（或荧光）应与标准物质色谱图的斑点一致。

2. 必要时化学药品可采用供试品溶液与标准溶液混合点样、展开，与标准物质相应斑点应为单一、紧密斑点。

3. 选用与供试品化学结构相似药物对照品或杂质对照品，两者的比移值应不同（例如芬布芬与酮洛芬，地塞米松磷酸钠与泼尼松龙磷酸钠，醋酸氢化可的松与醋酸可的松，泼尼松龙与氢化可的松，甲睾酮与睾酮，左旋多巴与酪氨酸）；上述两种溶液等体积混合，应显示两个清晰分离的斑点。

以上测定方法如图 3-13 所示。

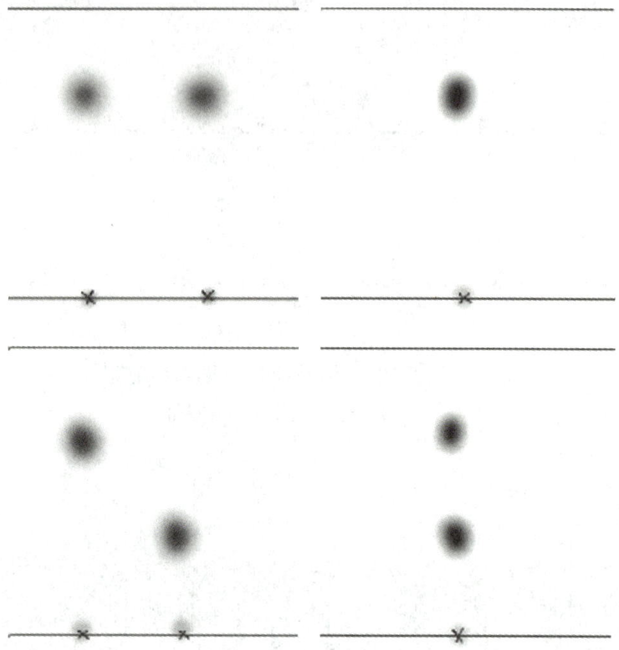

图 3-13 薄层色谱鉴别示意图

**示例 3-33** 硫酸阿米卡星的薄层色谱法鉴别试验：取本品与硫酸阿米卡星标准品适量，分别加水制成每 1ml 中约含 5mg 的溶液。照有关物质项下的色谱法试验，吸取上述两种溶液各 2μl，分别点于同一硅胶 H 薄层板上，以三氯甲烷-甲醇-浓氨溶液-水（1∶4∶2∶1）为展开剂，展开，晾干，喷以 0.2% 茚三酮的水饱和正丁醇溶液，在 100℃加热 10 分钟。供试品溶液所显主斑点的颜色和位置应与标准品溶液主斑点的颜色和位置相同。

注意事项：由于受到薄层板质量、边缘效应等因素的影响，实际操作中有时会遇到同一物质在同一块薄层板上的 $R_f$ 值不一的情况，操作中可增加将供试品溶液与对照品溶液等量混合，点样后出现单一斑点作为鉴别依据。

单独使用 TLC 鉴别时，需要进行色谱系统适应性试验内容，对斑点的比移值（$R_f$）和分离效能进行考察。必要时进行灵敏度考察。

$$R_f=\frac{\text{基线至展开斑点中心的距离}}{\text{基线至展开剂前沿的距离}}$$

分离效能：在对照品与结构相似药物的对照品制成混合对照溶液的色谱图中，应显示两个清晰分离的斑点。

TLC 法除色谱行为外，还可将斑点颜色作为鉴别依据，由以上两个因素把握供试品与对照品的同一性，简便易行，为很好的鉴别方法。

### （二）高效液相色谱和气相色谱鉴别法

一般规定按供试品含量测定项下的色谱条件进行试验。要求供试品和对照品色谱峰的保留时间应一致，例如维生素 E 的 GC 鉴别和复方磺胺甲噁唑片中两种主成分的 HPLC 鉴别。含量测定方法为内标法时，也可要求供试品溶液和对照品溶液色谱图中药物峰的保留时间与内标物峰的保留时间比值应相一致。

采用上述方法进行鉴别时应注意，色谱系统的稳定性要好，同一物质不同时间进样的保留时间重现性必须有保证。这就要求流动相与固定相相匹配，例如疏水性固定相 $C_{18}$ 链在水相环境中易卷曲，故在常规 $C_{18}$ 柱的反相色谱系统中，流动相有机溶剂比例通常不应低于 5%，否则将造成色谱保留行为不稳定，不利于鉴别。

在实际操作中，由于条件不明原因的微小变化，有时存在同一物质在表面完全相同的色谱系统中保留时间不一致的情况，尤其梯度洗脱时此种现象更为常见。

而 ChP2020 对保留时间的一致性未予具体规定，此时可增加将供试品溶液与对照品溶液等量混合，进样后出现单一色谱峰作为鉴别依据。

## 四、显微鉴别法

显微鉴别（microscopic identification）主要用于中药及其制剂的鉴别，通常采用显微镜对药材的（饮片）切片、粉末、解离组织或表面制片，以及含饮片粉末的制剂中饮片的组织、细胞或内含物等特征进行鉴别的一种方法。鉴别时选择有代表性的供试品，根据各品种鉴别项的规定制片。制剂根据不同剂型适当处理后制片。

**示例 3-34** ChP2020 中何首乌的显微鉴别（图 3-14）

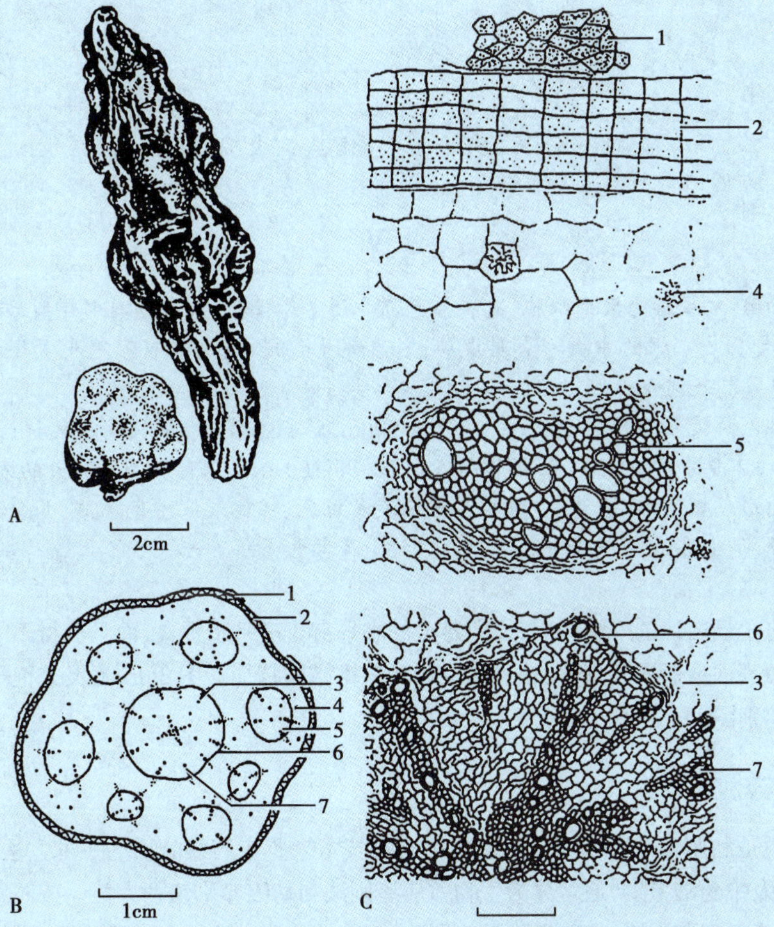

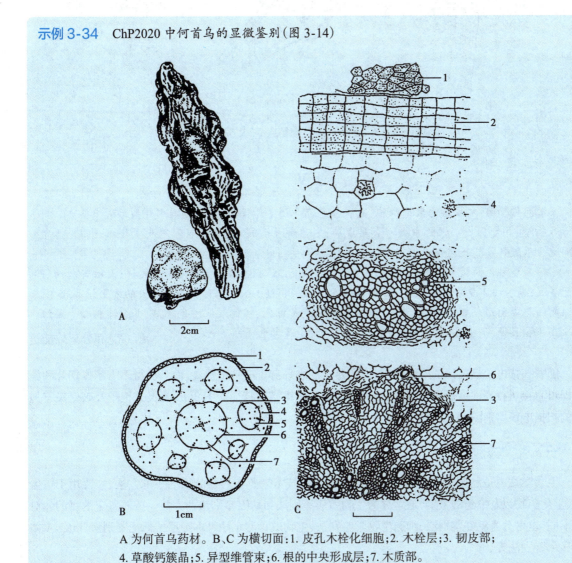

A 为何首乌药材。B、C 为横切面：1. 皮孔木栓化细胞；2. 木栓层；3. 韧皮部；4. 草酸钙簇晶；5. 异型维管束；6. 根的中央形成层；7. 木质部。

图 3-14 何首乌显微鉴别图

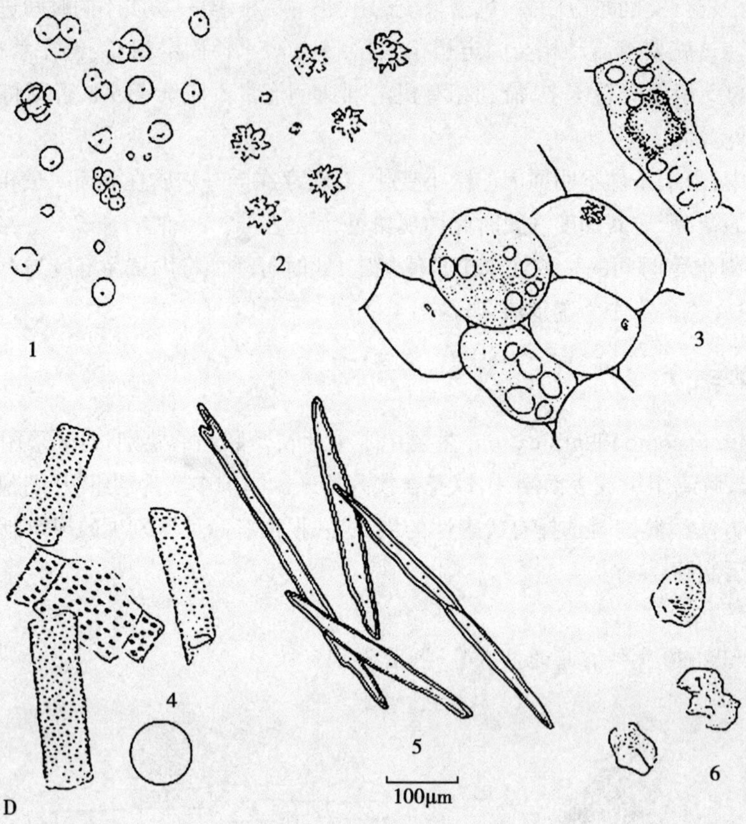


D 为粉末显微特征图：1. 淀粉粒；2. 草酸钙簇晶；3. 棕色细胞；4. 具缘纹孔导管；5. 木纤维；6. 棕色块。

图 3-14（续）

本品横切面：木栓层为数列细胞，充满棕色物。韧皮部较宽，散有类圆形异型维管束 4~11 个，为外韧型，导管稀少。根的中央形成层成环；木质部导管较少，周围有管胞及少数木纤维。薄壁细胞含草酸钙簇晶及淀粉粒。

粉末黄棕色。淀粉粒单粒类圆形，直径 4~50μm，脐点人字形、星状或三叉状，大粒者隐约可见层纹；复粒由 2~9 分粒组成。草酸钙簇晶直径 10~80(160)μm，偶见簇晶与较大的方形结晶合生。棕色细胞类圆形或椭圆形，壁稍厚，胞腔内充满淡黄棕色、棕色或红棕色物质，并含淀粉粒。具缘纹孔导管直径 17~178μm。棕色块散在，形状、大小及颜色深浅不一。

随着扫描电子显微镜的广泛应用，显微鉴定的水平有了进一步提高，而且药材不需制作切片和染色即可直接进行表面或断面的观察，获得更细微的三维结构特征。图 3-15 为灵芝孢子及破壁灵芝孢子的扫描电镜鉴别图。

## 五、生物学法

生物学法就是利用药效学和分子生物学等有关技术来鉴定药物品质的一种方法，主要用于抗生素、生化药物以及中药的鉴别，通常分为生物效应鉴别法和基因鉴别法两大类。按照鉴定的目的和对象不同，也可分为免疫鉴别法、细胞生物学鉴别法、生物效价测定法、DNA 遗传标记鉴别法、mRNA 差异显示鉴别法等。

生物学法往往用于效价测定的同时亦可用于定性鉴别。

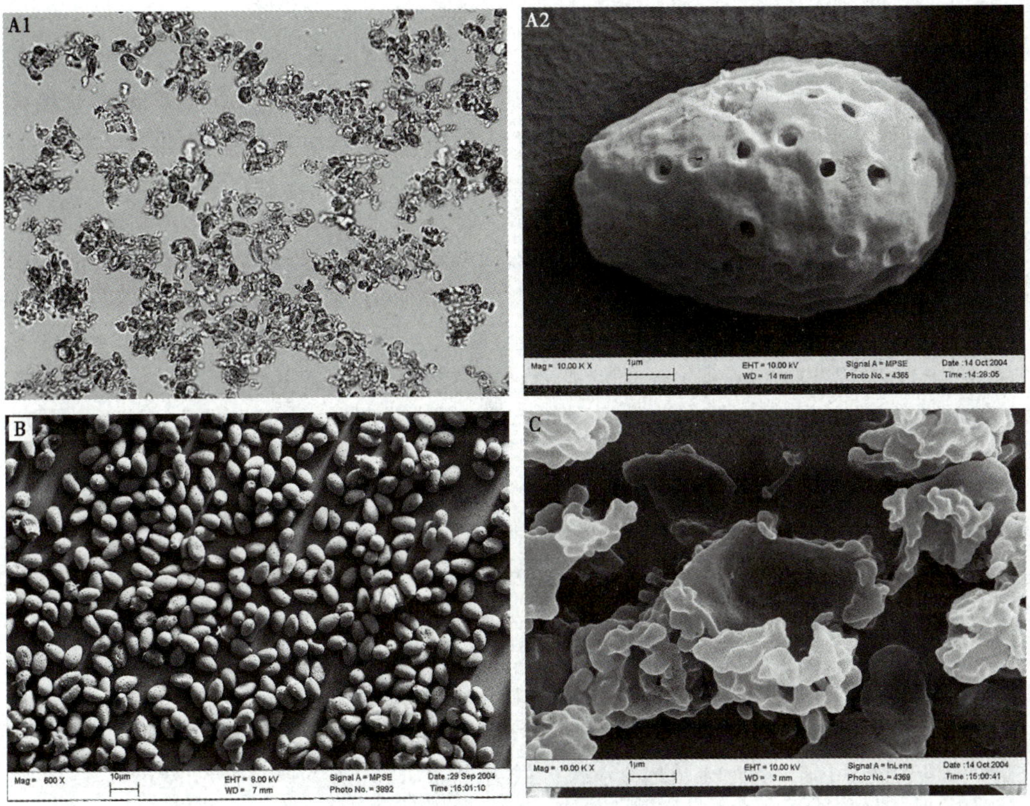


图 3-15　灵芝孢子的显微鉴别

A. 灵芝孢子的电镜扫描照片；B. 灵芝破壁孢子的电镜扫描照片；C. 灵芝破壁孢子的显微照片。

**示例 3-35**　ChP 和 USP 中缩宫素的鉴别：均采用缩宫素生物测定法（ChP 通则 1210）进行鉴别，规定应有子宫收缩反应。

**示例 3-36**　尿促性素的鉴别照其效价测定项下卵泡刺激素生物测定法（ChP 通则 1216）和黄体生成素生物测定法（ChP 通则 1217）的方法试验，测定结果应能使未成年雌性大鼠卵巢增大，使未成年雄性大鼠的精囊和前列腺增重。

生物免疫鉴别技术主要是利用不同种动物药都含有各自的特异性蛋白质，具有免疫特异性来进行分析。本法可用于亲缘关系比较接近的动物药之间的鉴别与分析。例如，采用对流免疫电泳法及琼脂免疫扩散法可准确地对虎、豹、猞猁、猫、牛和猪等骨骼进行检测，又如采用斑点酶联免疫分析技术，对牡蛎制剂中牡蛎精粉进行鉴别。

随着分子生物技术的迅速发展，DNA 分子标记技术已越来越多地应用于中药材的鉴别研究，并且具有准确性高、重复性好的特点。它是指通过比较药材间 DNA 分子遗传多样性差异来鉴别药材基源、确定学名的方法。适用于采用性状、显微、理化以及色谱鉴别等方法难以鉴定的样品的鉴别，如同属多基源物种、动物药等的鉴别。一般方法如下。

（1）DNA 提取、纯化方法的考察：通过多种方法的优化，建立切实可行的 DNA 提取、纯化方法，确定最佳条件，获取高质量的药材总 DNA，并提供研究数据。

（2）DNA 分子标记方法的确定：通过多种方法对多样品的比较，确定适于目的物鉴别的分子标记方法，优化各种条件、参数，并提供研究数据。

（3）PCR 反应条件的确定：通过实验，优化 PCR 反应条件、参数，并提供研究数据。

（4）电泳检查：通过实验，优化琼脂糖凝胶电泳条件、参数，并提供研究数据。

**示例 3-37** ChP 中川贝母的 PCR 鉴别，采用聚合酶链式反应法。

模板 DNA 提取：取本品 0.1g，依次用 75% 乙醇 1ml、灭菌超纯水 1ml 清洗，吸干表面水分，置乳钵中研磨成极细粉。取 20mg，置 1.5ml 离心管中，用新型广谱植物基因组 DNA 快速提取试剂盒提取 DNA [加入缓冲液 AP1 400μl 和 RNA 酶溶液(10mg/ml)4μl，涡漩振荡，65℃水浴加热 10 分钟，加入缓冲液 AP2 130μl，充分混匀，冰浴冷却 5 分钟，离心(转速为 14 000r/min)10 分钟；吸取上清液转移入另一离心管中，加入 1.5 倍体积的缓冲液 AP3/E，混匀，加到吸附柱上，离心(转速为 13 000r/min)1 分钟，弃去过滤液，加入漂洗液 700μl，离心(转速为 12 000r/min)30 秒，弃去过滤液；再加入漂洗液 500μl，离心(转速为 12 000r/min)30 秒，弃去过滤液；再离心(转速为 13 000r/min)2 分钟，取出吸附柱，放入另一离心管中，加入 50μl 洗脱缓冲液，室温放置 3~5 分钟，离心(转速为 12 000r/min)1 分钟，将洗脱液再加入吸附柱中，室温放置 2 分钟，离心(转速为 12 000r/min)1 分钟]，取洗脱液，作为供试品溶液，置 4℃冰箱中备用。另取川贝母对照药材 0.1g，同法制成对照药材模板 DNA 溶液。

PCR-RFLP 反应：鉴别引物为 5′CGTAACAAGGTTT-CCGTAGGTGAA3′ 和 5′GCTACGTTCTTCATCGAT3′。PCR 反应体系如下。在 200μl 离心管中进行，反应总体积为 30μl，反应体系包括 10×PCR 缓冲液 3μl，二氯化镁(25mmol/L)2.4μl，dNTP(10mmol/L)0.6μl，鉴别引物(30μmol/L)各 0.5μl，高保真 Taq DAN 聚合酶(5U/μl)0.2μl，模板 1μl，无菌超纯水 21.8μl。将离心管置 PCR 仪，PCR 反应参数：95℃预变性 4 分钟，循环反应 30 次(95℃ 30 秒，55~58℃ 30 秒，72℃ 30 秒)，72℃延伸 5 分钟。取 PCR 反应液，置 500μl 离心管中，进行酶切反应，反应总体积为 20μl，反应体系包括 10× 酶切缓冲液 2μl，PCR 反应液 6μl，Sma Ⅰ(10U/μl)0.5μl，无菌超纯水 11.5μl，酶切反应在 30℃水浴反应 2 小时。另取无菌超纯水，同法上述 PCR-RFLP 反应操作，作为空白对照。

电泳检测：照琼脂糖凝胶电泳法(通则 0541)，胶浓度为 1.5%，胶中加入核酸凝胶染色剂 GelRed；供试品与对照药材酶切反应溶液的上样量分别为 8μl，DNA 分子量标记上样量为 1μl(0.5μg/μl)。电泳结束后，取凝胶片在凝胶成像仪上或紫外透射仪上检视。供试品凝胶电泳图谱中，在与对照药材凝胶电泳图谱相应的位置上，在 100~250bp 应有两条 DNA 条带，空白对照无条带。

## 六、指纹图谱与特征图谱鉴别法

建立中药指纹图谱(Chinese medicine fingerprint)的目的是通过对所得到的能够体现中药整体特性的图谱识别，提供一种能够比较全面地控制中药质量的方法，从化学物质基础的角度保证中药制剂的稳定和可靠。其具体实践是采用指纹图谱模式，将中药内在物质特性转化为常规数据信息，用于中药鉴别和质量评价。

指纹图谱有其实际意义，但不能适应全部中药自身的特点。人的指纹是终身不变的，而中药尤其是复方制剂，成分复杂，绝大部分中药材成分就更复杂，如果要求中药成分分析图谱也始终不变是不合逻辑的，此外，不同制药企业对同种药材工艺不能保证一致，若要求同一个品种用同一个指纹图谱来进行质量控制几乎是做不到的。

特征图谱通常是指主要有效成分的特征峰谱图，而指纹图谱除了主要有效成分的特征峰外，还包括更多内容，更具有专一性。

中药指纹图谱建立的内容包括中药指纹图谱分析方法的建立、指纹图谱方法认证、方法验证、数据处理和分析。中药指纹图谱按照测试样品来源可以分为中药材、饮片、提取物或中间体、成方制剂指纹图谱。其中，中药材、饮片及中间体指纹图谱主要是用于生产的内部控制、质量调整以及质量相关性考察。中药指纹图谱按照获取方式可以分为色谱、光谱及其他分析手段，其中，色谱方法是中药指纹图谱建立的首选和主要方法。例如，ChP 对新增中药材品种裸花紫珠制定了指纹图谱，对三七伤药颗粒、双黄连胶囊、复方丹参丸(浓缩丸)、益母草片、灯盏花素片、刺五加颗粒、复方丹参滴丸、天舒胶囊、注射用双黄连、桂枝茯苓胶囊、诺迪康胶囊、腰痛宁胶囊等中药制剂也制定了指纹图谱。植物油脂和提取物：三七三醇皂苷、三七总皂苷、丹参水提物（丹参总酚酸提取物）、丹参酮提取物、莪术油、积雪草总苷、薄荷素油、银杏叶提取物共八个品种的指纹图谱收载在 ChP2020 中。

人参茎叶总皂苷、人参总皂苷、山楂叶提取物、连翘提取物、刺五加浸膏、肿节风浸膏、茵陈提取物、满山红油、颠茄流浸膏、颠茄浸膏等品种则采用特征图谱鉴别，在质控的内容和具体方法等方面，也接近指纹图谱。

示例 3-38　人参总皂苷特征图谱鉴别

色谱条件与系统适用性试验以十八烷基硅烷键合硅胶为填充剂（柱长 25cm，内径 4.6mm，粒径 5μm，载碳量 11%）；以乙腈为流动相 A，以 0.1% 磷酸溶液为流动相 B，照下表进行线性梯度洗脱；柱温为 30℃；检测波长为 203nm；流速为 1.3ml/min。理论板数按人参皂苷 Re 峰计算应不低于 6 000，按人参皂苷 Rd 峰计算应不低于 200 000。

| 时间/min | 流动相 A/% | 流动相 B/% |
|---|---|---|
| 0 | 19 | 81 |
| 30 | 19 | 81 |
| 35 | 24 | 76 |
| 60 | 40 | 60 |

参照物溶液的制备：取人参皂苷 $Rg_1$ 对照品、人参皂苷 Re 对照品和人参皂苷 Rd 对照品适量，精密称定，分别加甲醇制成每 1ml 含人参皂苷 $Rg_1$ 0.3mg、人参皂苷 Re 0.5mg 和人参皂苷 Rd 0.2mg 的溶液，即得。

供试品溶液的制备：取本品 30mg，精密称定，置 10ml 量瓶中，加甲醇超声处理使溶解并稀释至刻度，摇匀，滤过，取滤液，即得。

测定法：精密吸取供试品溶液及参照物溶液各 10μl，分别注入液相色谱仪，测定，即得。供试品特征图谱中应呈现 7 个特征峰，其中 3 个峰应分别与相应的参照物峰保留时间相同；与人参皂苷 Rd 参照物峰相应的峰为 S 峰，计算特征峰 3~7 的相对保留时间，其相对保留时间应在规定值的 ±5% 之内，规定值为：0.84（峰 3）、0.91（峰 4）、0.93（峰 5）、0.95（峰 6）、1.00（峰 7）（图 3-16）。

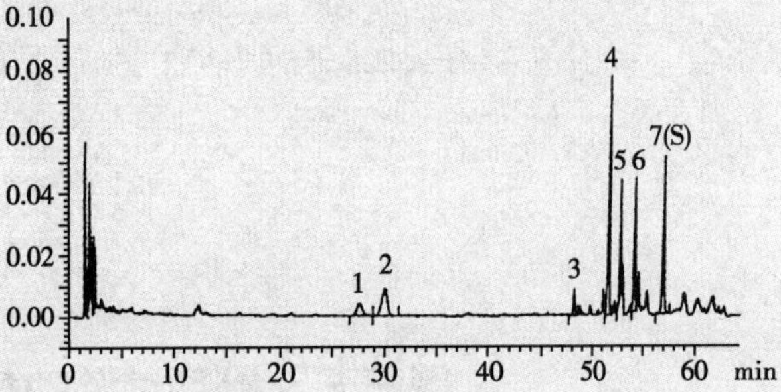


峰 1. 人参皂苷 $Rg_1$；峰 2（S1）. 人参皂苷 Re；峰 3. 人参皂苷 Rf；峰 4. 人参皂苷 $Rb_1$；峰 5. 人参皂苷 Rc；峰 6. 人参皂苷 $Rb_2$；峰 7（S）. 人参皂苷 Rd。

图 3-16　人参总皂苷特征图谱

在 EP 及 BP 中，很多植物药及其提取物也采用了特征图谱鉴别的方法。

示例 3-39　BP 茴香油的特征图谱鉴别：采用气相色谱法。

供试液的制备：取本品 200μl 至 1.0ml 正己烷中。

参比溶液的制备：取芫荽醇（linalol）20μl、草蒿脑（estragole）20μl、香油脑（α-terpineol）20μl、茴香脑（anethole）60μl 和茴香醛（anisaldehyde）30μl 至 1.0ml 正己烷中（上述试剂均应符合 BP 要求）。

色谱条件：熔融石英毛细管柱，30m×0.25mm，聚乙二醇 20000 固定液，液膜厚度 0.25μm，载气为氦气，流速 1.0ml/min；汽化室 200℃，分流比 1∶100；火焰离子化检测器 220℃，进样 0.2μl。采用温度程序：60℃（5min）—2℃/min—210℃（5min）。

供试品溶液与参比溶液同法测试，记录各组分的色谱保留时间。

系统适用性试验：参比溶液中草蒿脑（estragole）与 α-松油醇（α-terpineol）的分离度不得低于 1.5。

供试品溶液与参比溶液所得色谱峰相对应（除去溶剂峰），反式茴香脑（*trans*-anethole）和伪异丁子香基 2-甲基丁酸酯（pseudoisoeugenyl 2-methylbutyrate）的色谱峰保留时间也应一致。按归一化法计算含量，下列化合物含量分别如下。芫荽醇：不少于 1.5%；草蒿脑：0.5%~5.0%；α-松油醇：不少于 1.2%；顺式茴香脑 0.1%~0.4%；反式茴香脑：87%~94%；茴香醛：0.1%~1.4%；伪异丁子香基 2-甲基丁酸酯：0.3%~2.0%。茴香油的特征图谱见图 3-17。

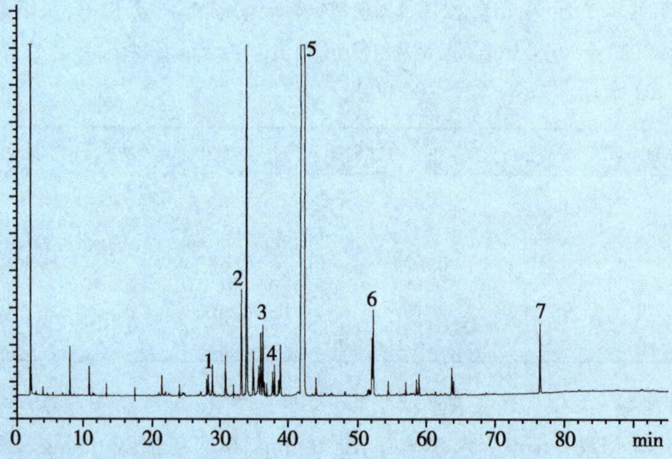


1. 芫荽醇（linalol）；2. 草蒿脑（estragole）；3. α-松油醇（α-terpineol）；4. 顺式茴香脑（*cis*-anethole）；5. 反式茴香脑（*trans*-anethole）；6. 茴香醛（anisaldehyde）；7. 伪异丁子香基 2-甲基丁酸酯（pseudoisoeugenyl 2-methylbutyrate）。

图 3-17　茴香油的特征气相色谱图（BP）

## 第三节　鉴别试验的条件及方法验证

鉴别试验的目的是判断药物的真伪，它以所采用的化学反应或物理特性产生的明显的易于觉察的特征变化为依据，因此，鉴别试验必须在规定条件下完成，否则将会影响结果的判断。

### 一、影响鉴别试验的因素

影响鉴别反应的因素主要有溶液的浓度、溶液的温度、溶液的酸碱度、试验时间等。

**1. 溶液的浓度**　在鉴别试验中加入的各种试剂一般是过量的，溶液的浓度主要是指被鉴别药物的浓度。鉴别试验多采用观察沉淀、颜色或测定各种光学参数（$\lambda_{max}$、$\lambda_{min}$、$A$、$E_{1cm}^{1\%}$）的变化来判定结果，药物的浓度直接影响上述参数的变化，必须严格规定。

**2. 溶液的温度**　温度对化学反应的影响很大，一般温度每升高 10℃，可使反应速度增加 2~4 倍。但温度的升高也可使某些生成物分解，导致颜色变浅，甚至观察不到阳性结果。

**3. 溶液的酸碱度**　许多鉴别反应都需要在一定酸碱度的条件下才能进行。溶液酸碱度的作用，在于能使各反应物有足够的浓度处于反应活化状态，使反应生成物处于稳定和易于观测的状态。

**4. 试验时间**　有机化合物的化学反应和无机化合物不同，一般反应速度较慢，达到预期试验结果需要较长的时间。这是因为有机化合物是以共价键相结合，化学反应能否进行，依赖于共价键的断裂和新价键形成的难易，这些价键的更替需要一定的反应时间和条件。同时，在化学反应过程中有时存在着许多中间阶段，甚至须加入催化剂才能启动反应。因此，使鉴别反应完成需要一定时间。

**示例 3-40　ChP 钠盐鉴别（2）法的影响因素与实验结果研究**

ChP 通则 0301 一般鉴别试验中，钠盐鉴别（2）法采用焦锑酸钠沉淀法。其实验原理为焦锑酸钾在碱性环境下与溶液中的钠离子进行置换反应，生成难溶的白色致密的焦锑酸钠沉淀。

$$2Na^{+} + K_2H_2Sb_2O_7 \longrightarrow 2K^{+} + Na_2H_2Sb_2O_7\downarrow$$

钠盐鉴别（2）法：取供试品约 100mg，置 10ml 试管中，加水 2ml 溶解，加 15% 碳酸钾溶液 2ml，加热至沸，不得有沉淀生成；加焦锑酸钾试液 4ml，加热至沸；置冰水中冷却，必要时，用玻璃棒摩擦试管内壁，应有致密的沉淀生成。

**品种 1：丹参酮 ⅡA 磺酸钠注射液**

实验现象：取该注射液 2ml，加 15% 碳酸钾溶液 2ml，**加热至沸**，溶液无沉淀生成。加入焦锑酸钾试液 4ml，**加热至沸**，溶液无沉淀生成。将上述溶液置冰水浴中冷却，**即生成棕红色沉淀**，用玻璃棒摩擦试管内壁，无白色致密沉淀生成。

现象分析：本品加 15% 碳酸钾溶液加热至沸后，无沉淀生成，将该溶液稍放冷，即生成棕红色沉淀，随着溶液温度降低，棕红色沉淀逐渐增加。取实验现象中第一步加热至沸的溶液，在不放冷的情况下，直接加入焦锑酸钾试液加热至沸，溶液中无沉淀生成。将上述溶液置冰水中冷却，即生成棕红色沉淀，最终判定本实验最终生成的棕红色沉淀非焦锑酸钠。

讨论：文献表明，丹参酮ⅡA 在高温下易降解，丹参酮ⅡA 磺酸钠的结构与之相似，推测其热稳定性差，实验中生成的棕红色沉淀可能为丹参酮ⅡA 磺酸钠的降解产物，其溶解度随着温度降低而下降，并在冰浴中大量生成。根据 ChP 方法的描述，第一步加热至沸后的溶液无沉淀生成是进行下一步实验的必要条件，故 ChP 钠盐鉴别（2）法不适用于本品。

提示：一些热不稳定性药物的鉴别应充分考虑**溶液温度**的影响。

**品种 2：碳酸氢钠滴耳液**

实验现象：取该滴耳液 2ml，加 15% 碳酸钾溶液 2ml，加热至沸，溶液无沉淀生成。加入焦锑酸钾试液 4ml，加热至沸后，置冰水浴中冷却，并用玻璃棒摩擦试管内壁，无白色致密沉淀生成。

现象分析：碳酸氢钠滴耳液中处方比例为碳酸氢钠 5g∶甘油 30ml∶水 70ml，其中碳酸氢钠的浓度为 5%。根据该处方比例，分别配制含 30% 甘油和不含甘油的 5% 碳酸氢钠溶液以及 3.5% 氯化钠溶液（溶液中钠离子浓度均为 1.4%），分别进行钠盐鉴别（2）法的试验。结果，当处方中含有 30% 甘油时，无论钠离子来源为碳酸氢钠还是氯化钠，溶液 pH 值为中性还是碱性，其钠盐鉴别（2）最终均无法生成沉淀。

讨论：碳酸氢钠滴耳液处方中的甘油能够溶解焦锑酸钠白色致密沉淀，导致该产品钠盐鉴别（2）不呈正反应。

提示：当药品处方中含有含甘油或其他能够溶解焦锑酸钠的溶剂时，应考虑**溶剂**的影响。

## 二、鉴别方法的验证

鉴别的目的在于判定被分析物是目标化合物，而非其他物质，因此用于鉴别的分析方法要求具有较强的专属性。鉴别试验一般需要对方法的专属性和耐用性进行验证。

1. 专属性　指其他成分（其他药物成分、杂质、降解产物、辅料等）存在的情况下，采用的鉴别方法能否正确地鉴别出被测物质的特性。专属性试验要求证明能与可能共存的物质或结构相似化合物区分，需确证含被分析物的供试品呈正反应，而不含被测成分的阴性对照呈负反应，结构相似或组分中的有关化合物也应呈负反应。如果方法不够专属，需要补充其他方法。由于每种鉴别方法都存在一定的局限性，因此鉴别试验一般至少采用两种以上不同类型的方法，如化学法和 HPLC 法等。对异构体药物应有专属性更强的鉴别试验，例如色谱法。

**2. 耐用性** 是指测定条件发生小的变动时，测定结果受到的影响程度。只有当测定条件有小的变动时不影响测定结果才行。或者是定标准的时候限定相应的条件，如色谱柱的型号、pH 等。

在鉴别试验中，如果药物结构中的其他部分或药物制剂中的其他组分也可发生反应，则会干扰鉴别试验现象的观察，难以作出正确的判断。这时，必须选择专属性更高的鉴别方法或将其分离后再进行试验。

**示例 3-41** 复方吡拉西坦片剂中维生素 $B_2$ 鉴别方法的建立

复方吡拉西坦片剂由吡拉西坦、脑蛋白水解物、谷氨酸、硫酸软骨素、维生素 $B_1$、维生素 $B_2$、维生素 $B_6$ 和维生素 E 此 8 种药物加适量辅料制成，处方中既有结构明确的化学药，又有成分复杂的生物制品药。如何鉴别该片剂中的各个药物？如何排除干扰？怎样考察鉴别方法的专属性？这是在建立复方制剂鉴别方法时必须考虑的问题。在设计复方制剂鉴别方法时，首先应了解各组分的理化性质、各原料药物及单方制剂的鉴别方法，经分析比较不同鉴别试验的专属性，选取其中一种方法进行预试，同时进行阳性对照和空白试验。

通常取被测组分的原料药或纯品作为阳性对照，取缺被测物的空白复方制剂作空白试验，与复方制剂同法操作，比较试验结果。现以复方吡拉西坦片剂中维生素 $B_2$ 的鉴别为例，说明鉴别方法的建立过程。

**方法设计：**参考 ChP 收载的维生素 $B_2$ 的鉴别试验(1)项下方法，以维生素 $B_2$ 原料药为阳性对照，另取处方中其他药物和辅料作为阴性对照(空白试验)，同法试验。

**方法：**取本品 10 片，置研钵中，加水 50ml，充分研磨，滤过，滤液作为供试液；另取维生素 $B_2$ 原料适量，加水溶解，作为对照液。取对照液和供试液各 6ml，观察颜色与荧光，两者均显淡黄绿色，并有强烈的黄绿色荧光；各分成 3 份，一份加稀硫酸溶液，一份加氢氧化钠试液，另一份加连二亚硫酸钠结晶少许，摇匀后观察现象。结果在连二亚硫酸钠溶液中维生素 $B_2$ 对照液和本品滤液均黄色消退，荧光亦消失。在氢氧化钠溶液中，两者荧光均消失。但在酸性溶液中，两者出现了不同结果，维生素 $B_2$ 对照液黄绿色荧光消失，但本品滤液却出现蓝色荧光，与原料药的鉴别结果不一致，表明片剂中其他成分在酸性条件下有荧光干扰。为证明本品滤液加酸后出现蓝色荧光的原因，对处方中各个组分进行了逐一比较。取各组分适量，分别按上述方法进行鉴别试验，结果脑蛋白水解物的水溶液显蓝色荧光，而其他成分均无此现象。

**示例分析：**本品滤液的水溶液因有维生素 $B_2$ 而显强黄绿色荧光，掩盖了脑蛋白水解物的蓝色荧光，当加酸后，维生素 $B_2$ 的荧光消失，就显现出蓝色荧光。比较 ChP 对维生素 $B_2$ 的鉴别试验(1)的描述："取本品约 1mg，加水 100ml 溶解后，溶液在透射光下显淡黄绿色并有强烈的黄绿色荧光；分成两份：一份中加无机酸或碱溶液，荧光即消失；另一份中加连二亚硫酸钠结晶少许，摇匀后，黄色即消退，荧光亦消失"。显然维生素 $B_2$ 供试液在碱性或酸性条件下产生的结果是一致的，但本实验结果表明碱性条件下专属性差，不能区别制剂中维生素 $B_2$ 和脑蛋白水解物。本实验采用同时观察酸性和碱性条件下的荧光变化，发现了脑蛋白水解物对维生素 $B_2$ 鉴别的干扰。经对维生素 $B_2$ 的药典鉴别方法稍作改进，即同时考察酸性和碱性条件下结果，可用来同时鉴别维生素 $B_2$ 和脑蛋白水解物。以加酸后出现蓝色荧光来鉴别脑蛋白水解物；加碱后荧光消失，以及加连二亚硫酸钠后溶液的黄色和荧光均消失来鉴别维生素 $B_2$。

## 本章小结

1. 药物的鉴别试验是根据药物的分子结构、理化性质，采用物理、化学或生物学方法来判断药物的真伪。它是药品质量检验工作中的首项任务，只有在药物鉴别无误的情况下，进行药物的杂质检查、含量测定等分析才有意义。

2. 药物鉴别的试验项目包括性状、一般鉴别试验和专属鉴别试验。

3. 对于化学药物，常用的鉴别方法有化学法、光谱法、色谱法和生物学法；对于中药材及其提取物和制剂，还有显微鉴别法和特征图谱或指纹图谱鉴别法。

4. 影响鉴别反应的因素主要有溶液的浓度、溶液的温度、溶液的酸碱度、试验时间等。

5. 鉴别试验一般需要对方法的专属性和耐用性进行验证。

（洪战英）

## 思 考 题

1. 简述药物鉴别试验的内涵及其在药品质量控制中的意义。
2. 药物的一般鉴别试验和专属鉴别试验有何不同？
3. 如何进行药物鉴别试验的方法验证？

## 参 考 文 献

[1] 国家药典委员会 . 国家药品标准工作手册 .4 版 . 北京：中国医药科技出版社，2013.
[2] 国家药典委员会 . 中华人民共和国药典：2020 年版 . 北京：中国医药科技出版社，2020.
[3] 杭太俊 . 药物分析 . 8 版 . 北京：人民卫生出版社，2016.
[4] 国家药典委员会 . 药品红外光谱集（第六卷）. 北京：中国医药科技出版社，2020.
[5] 秦斌，闫研，殷果，等 . 近红外光谱法在桂利嗪片快速分析中的应用 . 药学研究，2018，37（2）：90-92.
[6] 黄雷，闵祺，郝志民，等 . 近红外光谱快速鉴别左炔诺孕酮片的真伪 . 中国医药指南，2013，11（32）：58-59.
[7] 聂黎行，张烨，胡晓茹，等 . 近红外光谱法结合模式识别技术快速无损鉴别天然牛黄、体外培育牛黄和人工牛黄 . 药物分析杂志，2017，37（10）：1897-1903.
[8] 黄蓉，叶晓霞，陆丹，等 . 呋塞米多晶型研究 . 药物分析杂志，2018，38（8）：1448-1456.
[9] 赵达文 . 中华人民共和国药典中药材外形粉末组织图解 . 北京：中国医药科技出版社，1998.
[10] 刘宇文，熊耀康 . 动物药质量控制方法的研究述评 . 中华中医药学刊，2007，25（1）：130-133.
[11] 彭茗，厉延春，徐健萍，等 . 对两个制剂品种钠盐鉴别试验的建议 . 中国药品标准，2020，21（1）：13-15.

0302
第三章
目标测试

# 第四章

# 药物质量控制的检查项目

第四章
教学课件

**学习目标**

1. **掌握** 药物杂质的来源、分类和限度制定。
2. **熟悉** 药物中杂质的检查方法。
3. **了解** 有关物质的鉴定策略和毒性杂质控制的要求。

药品的质量通过关键制备工艺条件和相应参数确定，以及关键质量属性指标的建立与检查进行控制。

## 第一节 检查项目类型

### 一、检查的目的与作用

药品在生产或贮藏过程中，除药物自身和处方工艺规定的辅料之外，均会引入无治疗作用，影响药物的纯度、稳定性或疗效，甚至影响患者健康的其他物质，就是杂质。

杂质的存在不仅影响药物纯度，还会影响药物的安全性和有效性。例如，$\beta$-内酰胺类抗生素药物中，既存在较多的有关物质，还易引入“聚合物”杂质，它们是引起过敏反应的主要物质，可导致过敏性休克，甚至造成心力衰竭死亡；左氧氟沙星的右旋异构体无抗菌作用，相同剂量下盐酸左氧氟沙星的活性约是消旋体的 2 倍。因此，必须对药品中的杂质进行研究、检查和限度控制，以保障药品质量稳定、均一、安全和有效。

### 二、检查项目

药品标准的项目（specifications of medicinal product）主要包括真伪鉴别、质量检查和含量要求三个方面，药品在这三方面的综合表现决定了药品的安全性、有效性和质量可控性。

药品的质量检查项目，既覆盖了影响药物的纯度、稳定性或疗效，甚至影响患者健康的其他物质，即杂质检查；还包括了与药品的不同适应证、不同功效、不同治疗目的相应要求设置的，具有不同针对性的安全性、有效性、均匀性等检查项目。

不同的药品有不同的适应证、不同的功效、不同的治疗目的与要求。所以，在药品质量标准的检查项下，除**纯度检查**外，还常常设置有不同针对性的**安全性**、**有效性**、**均匀性**等方面的质量控制指标（示例 4-1 和示例 4-5）。

安全性是针对影响药品安全的物质进行的检查控制。如注射剂的异常毒性、热原、降压物质、无菌等。

有效性是针对药品的药效特性进行的检查控制。如复方氢氧化铝片的制酸力、药用炭的吸着力、缓控释制剂的释放度、脂质体制剂的包封率等。

均匀性是针对药品中主要活性成分与辅料混合均匀程度等的检查控制。如片剂的含量均匀度、注射剂的装量等。

示例 4-1 ChP 头孢地尼药品标准

## 头孢地尼

Toubaodini

**Cefdinir**

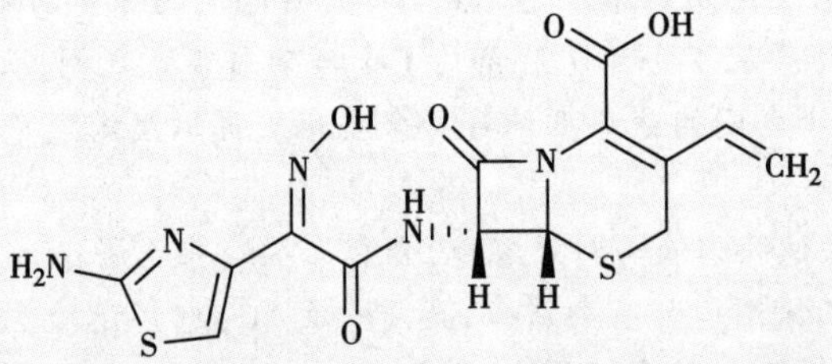

$C_{14}H_{13}N_5O_5S_2$ 395.42

本品为(6*R*,7*R*)-7-[[(2-氨基-4-噻唑基)-(肟基)乙酰基]氨基]-3-乙烯基-8-氧代-5-硫杂-1-氮杂双环[4,2,0]辛-2-烯-2-羧酸。按无水物计算,含头孢地尼($C_{14}H_{13}N_5O_5S_2$)不得少于94.0%。

**【性状】** 本品为微黄色至黄色结晶性粉末;有微臭。

本品在水、乙醇或乙醚中不溶,在0.1mol/L磷酸盐缓冲液[0.1mol/L磷酸氢二钠溶液-0.1mol/L磷酸二氢钾溶液(2∶1)]中略溶。

**比旋度** 取本品,精密称定,加上述0.1mol/L磷酸盐缓冲液溶解并定量稀释制成每1ml中约含10mg的溶液,依法测定(通则0621),比旋度为−58°~−66°。

**吸收系数** 取本品,精密称定,加上述0.1mol/L磷酸盐缓冲液溶解并定量稀释制成每1ml中约含10μg的溶液,照紫外-可见分光光度法(通则0401),在287nm波长处测定吸光度,吸收系数($E_{1cm}^{1\%}$)为570~610。

**【鉴别】**

(1) 在含量测定项下记录的色谱图中,供试品溶液主峰的保留时间应与对照品溶液主峰的保留时间一致。

(2) 本品的红外光吸收图谱应与对照的图谱(光谱集1122图)一致。

**【检查】** **结晶性** 取本品少许,依法检查(通则0981),应符合规定。

**酸度** 取本品约0.20g,加水20ml,使成均匀混悬液,依法测定(通则0631),pH应为2.5~4.5。

**有关物质** 照高效液相色谱法(通则0512)测定。避光操作。

**供试品溶液** 取本品约37.5mg,精密称定,置25ml棕色量瓶中,加上述0.1mol/L磷酸盐缓冲液4ml溶解后,用流动相A稀释至刻度,摇匀。

**对照溶液** 精密量取供试品溶液1ml,置100ml量瓶中,用流动相A稀释至刻度,摇匀。

**系统适用性溶液** 取头孢地尼对照品约37.5mg,置25ml棕色量瓶中,加上述0.1mol/L磷酸盐缓冲液4ml溶解后,用流动相A稀释至刻度,摇匀,在水浴中加热约35分钟,放冷,制得每1ml中约含1.5mg的头孢地尼与其降解杂质的混合溶液(其中杂质**I**、杂质**J**、杂质**K**、杂质**L**的量各约2%)。

**灵敏度溶液** 精密量取对照溶液适量,用流动相A定量稀释制成每1ml中约含0.75μg的溶液。

**色谱条件** 用十八烷基硅烷键合硅胶为填充剂;流动相A为0.25%四甲基氢氧化铵溶液(用磷酸调节pH至5.5)1 000ml,加入0.1mol/L乙二胺四醋酸二钠溶液0.4ml,流动相B为0.25%四甲基氢氧化铵溶液(用磷酸调节pH至5.5)-乙腈-甲醇(500∶300∶200),每1 000ml中加入0.1mol/L乙二胺四醋酸二钠溶液0.4ml,按下表进行线性梯度洗脱;柱温为40℃;检测波长为

254nm；进样体积 20μl。

| 时间/min | 流动相A/% | 流动相B/% | 时间/min | 流动相A/% | 流动相B/% |
|---|---|---|---|---|---|
| 0 | 95 | 5 | 42 | 50 | 50 |
| 2 | 95 | 5 | 43 | 95 | 5 |
| 25 | 75 | 25 | 60 | 95 | 5 |

**系统适用性要求** 系统适用性溶液色谱图中，头孢地尼的保留时间约为 22 分钟，头孢地尼峰与杂质 **J** 峰之间的分离度应不小于 1.2，杂质 **I** 峰与杂质 **J** 峰之间、头孢地尼峰与杂质 **K** 峰之间及杂质 **K** 峰与杂质 **L** 峰之间的分离度均应符合要求。灵敏度溶液色谱图中，主成分峰高的信噪比应大于 10。

**测定法** 精密量取供试品溶液与对照溶液，分别注入液相色谱仪，记录色谱图。

**限度** 供试品溶液色谱图中如有杂质峰，杂质峰面积与对照溶液主峰面积比较，均应不得过下表中的限度值，各杂质峰面积的和不得大于对照溶液主峰面积的 3 倍(3.0%)，小于灵敏度溶液主峰面积的峰忽略不计。

| 杂质名称 | RRT | 限度/% | 杂质名称 | RRT | 限度/% |
|---|---|---|---|---|---|
| **A** | 0.14 | 0.5 | **L** | 1.14 | **Σ IJKL** 0.7 |
| **B** | 0.29 | 0.2 | **M/N** | 1.19 | **Σ MN** 0.7 |
| **C** | 0.37 | 0.2 | **O** | 1.31 | 0.2 |
| **D** | 0.45 | 0.2 | **P** | 1.51 | 0.5 |
| **E** | 0.57 | 0.5 | **Q** | 1.59 | 0.5 |
| **F** | 0.71 | 0.5 | **R** | 1.65 | 0.5 |
| **G/H** | 0.74 | **Σ GH** 0.7 | **S** | 1.70 | 0.5 |
| **I** | 0.86 | | **T** | 1.75 | 0.5 |
| **J** | 0.95 | | **U** | 1.83 | 0.5 |
| **K** | 1.10 | | 单个未知 | | 0.2 |

**水分** 取本品，加甲酰胺与甲醇的混合溶液(2∶1)使溶解，照水分测定法(通则 0832 第一法 1)测定，含水分不得过 2.0%。

**炽灼残渣** 取本品 1.0g，依法检查(通则 0841)，遗留残渣不得过 0.2%。

**重金属** 取炽灼残渣项下遗留的残渣，依法检查(通则 0821 第二法)，含重金属不得过百万分之十。

**【含量测定】** 照高效液相色谱法(通则 0512)测定。

**供试品溶液** 取本品约 20mg，精密称定，置 100ml 棕色量瓶中，加上述 0.1mol/L 磷酸盐缓冲液 2ml 溶解后，用流动相稀释至刻度，摇匀。

**对照品溶液** 取头孢地尼对照品约 20mg，精密称定，置 100ml 棕色量瓶中，加上述 0.1mol/L 磷酸盐缓冲液 2ml 溶解后，用流动相稀释至刻度，摇匀。

**系统适用性溶液** 取头孢地尼对照品约 20mg，置 100ml 棕色量瓶中，加上述 0.1mol/L 磷酸盐缓冲液 2ml 溶解后，用流动相稀释至刻度，摇匀，在水浴中加热约 35 分钟，放冷，得每 1ml 中约含 0.2mg 头孢地尼与其降解杂质的混合溶液(其中相对主峰保留时间 0.9 与 1.2 处杂质的量各约为 2%)。

**色谱条件** 用十八烷基硅烷键合硅胶为填充剂；以 0.25% 四甲基氢氧化铵溶液(用磷酸调节 pH 值至 5.5)-乙腈-甲醇(900∶60∶40)，每 1 000ml 中加入 0.1mol/L 乙二胺四醋酸二钠溶液

0.4ml 为流动相；检测波长为 254nm；进样体积 20μl。

**系统适用性要求**　系统适用性溶液色谱图中，头孢地尼峰保留时间约为 8 分钟，*E*-异构体（杂质 **R**）的保留时间约为头孢地尼峰保留时间的 3.5 倍，头孢地尼峰与其相对保留时间 0.9 和 1.2 处杂质峰之间的分离度均应不小于 1.2。

**测定法**　精密量取供试品溶液与对照品溶液，分别注入液相色谱仪，记录色谱图。按外标法以峰面积计算。

**【类别】** *β*-内酰胺类抗生素，头孢菌素类。

**【贮藏】** 遮光，密封，在阴凉处保存。

**【制剂】** 头孢地尼胶囊。

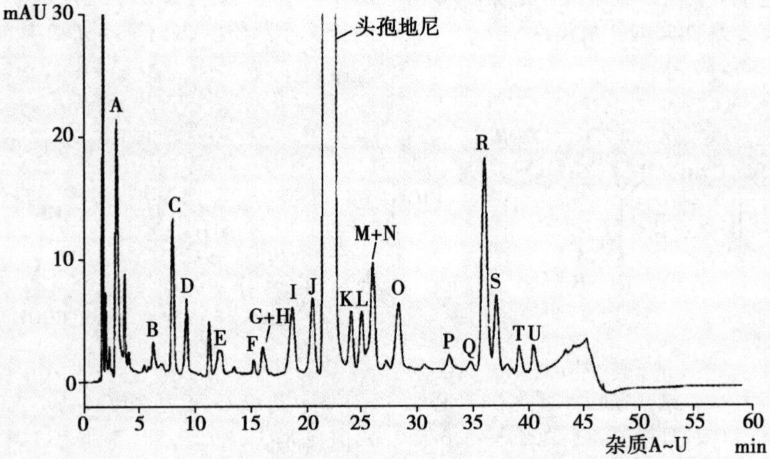


图 4-1　头孢地尼有关物质的 HPLC 检查参考色谱图及结构

| | |
|---|---|
| **头孢地尼**<br>**cefdinir**<br>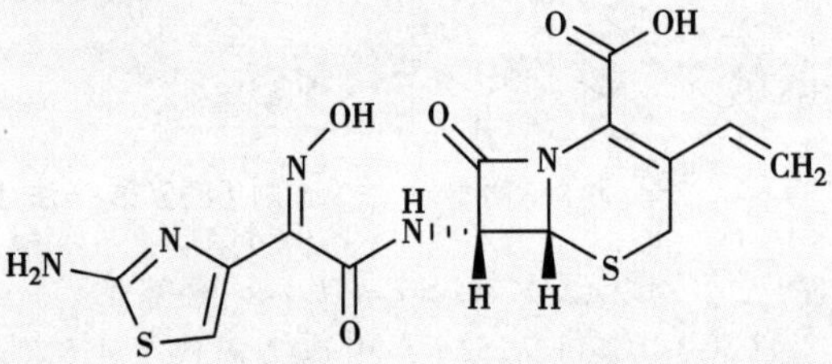<br>$C_{14}H_{13}N_5O_5S_2$　395.42<br>(6*R*,7*R*)-7-[[(2-氨基-4-噻唑基)-(肟基)乙酰基]氨基]-3-乙烯基-8-氧代-5-硫杂-1-氮杂双环[4.2.0]辛-2-烯-2-羧酸 | **杂质 B**<br>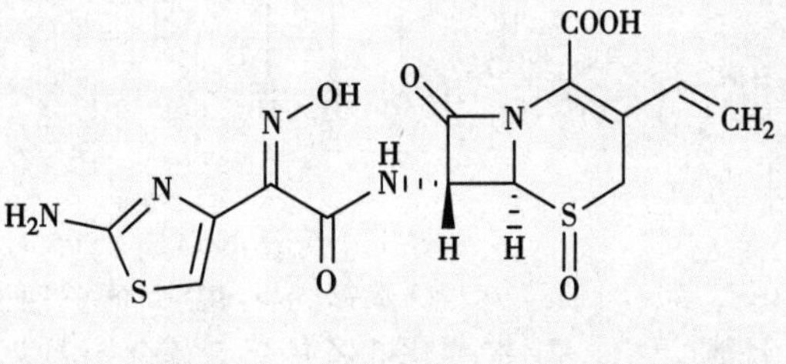<br>$C_{14}H_{13}N_5O_6S_2$　411.41<br>(6*S*,7*R*)-7-[(*Z*)-2-(2-氨基噻唑-4-基)-2-(羟基亚氨基)乙酰氨基]-8-氧代-3-乙烯基-5-硫杂-1-氮杂双环[4.2.0]辛-2-烯-2-羧酸 5-氧化物 |
| **杂质 A**<br>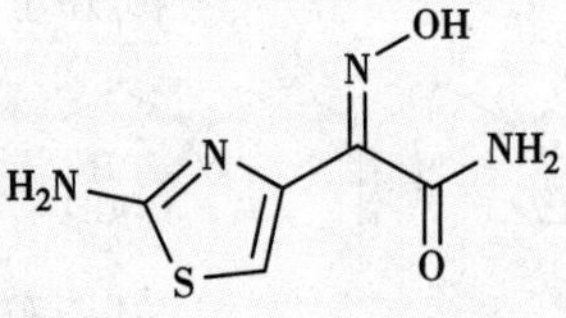<br>$C_5H_6N_4O_2S$　186.20<br>(*Z*)-2-(2-氨基噻唑-4-基)-2-(羟基亚氨基)乙酰胺 | **杂质 C**<br>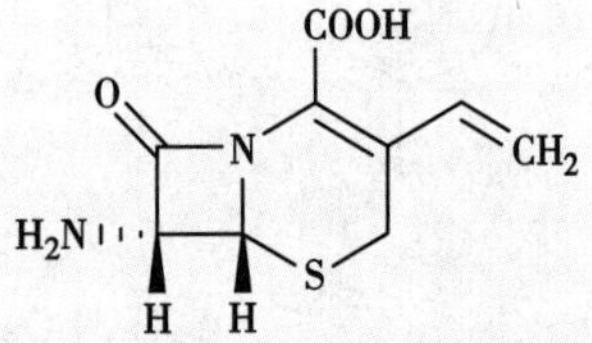<br>$C_9H_{10}N_2O_3S$　226.25<br>(6*R*,7*R*)-7-氨基-8-氧代-3-乙烯基-5-硫杂-1-氮杂双环[4.2.0]辛-2-烯-2-羧酸(7-AVCA) |

续表

| | |
|---|---|
| **杂质 D**<br>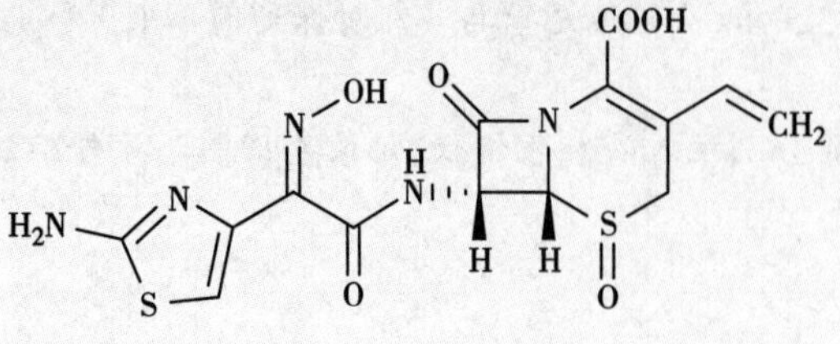<br>$C_{14}H_{13}N_5O_6S_2$ 411.41<br>(6*R*,7*R*)-7-[(*Z*)-2-(2-氨基噻唑-4-基)-2-(羟基亚氨基)乙酰氨基]-8-氧代-3-乙烯基-5-硫杂-1-氮杂双环[4.2.0]辛-2-烯-2-羧酸 5-氧化物 | **杂质 H**<br>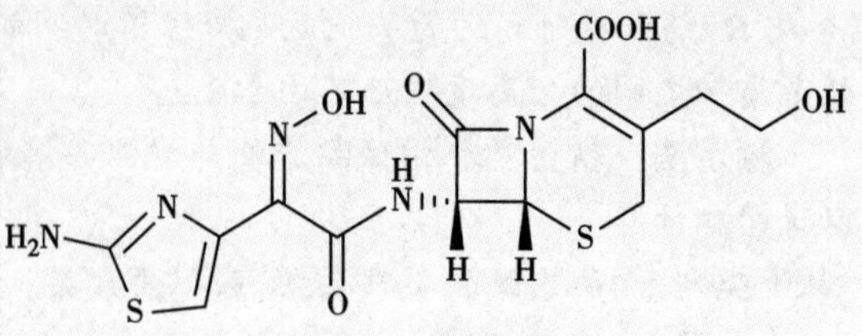<br>$C_{14}H_{15}N_5O_6S_2$ 413.43<br>(6*R*,7*R*)-7-[(*Z*)-2-(2-氨基噻唑-4-基)-2-(羟基亚氨基)乙酰氨基]-3-(2-羟基乙基)-8-氧代-5-硫杂-1-氮杂双环[4.2.0]辛-2-烯-2-羧酸 |
| **杂质 E**<br>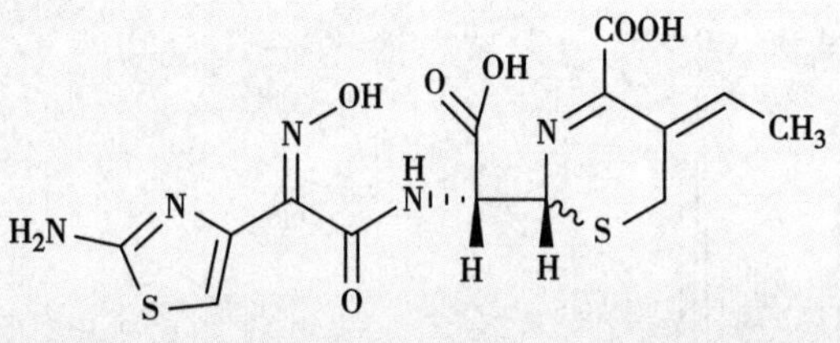<br>$C_{14}H_{15}N_5O_6S_2$ 413.43<br>(*Z*)-2-[(*R*)-[(*Z*)-2-(2-氨基噻唑-4-基)-2-(羟基亚氨基)乙酰氨基](羧基)甲基]-5-亚乙基-5,6-二氢-2*H*-1,3-噻嗪-4-羧酸 | **杂质 I**<br>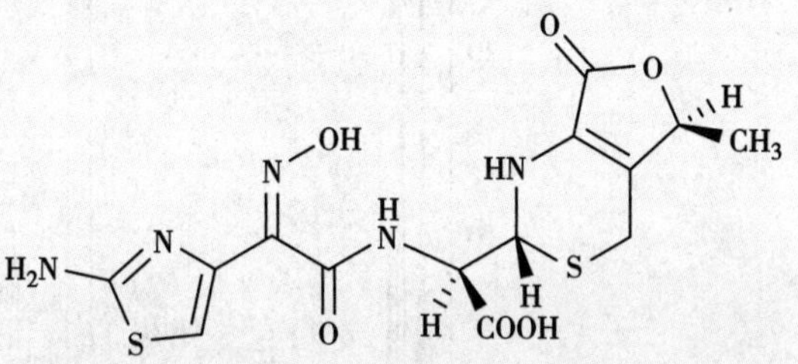<br>$C_{14}H_{15}N_5O_6S_2$ 413.43<br>(*R*)-2-[(*Z*)-2-(2-氨基噻唑-4-基)-2-(羟基亚氨基)乙酰氨基]-2-[(2*R*,5*S*)-5-甲基-7-氧代-2,4,5,7-四氢-1*H*-呋喃并[3,4-*d*][1,3]噻嗪-2-基]乙酸 |
| **杂质 F**<br>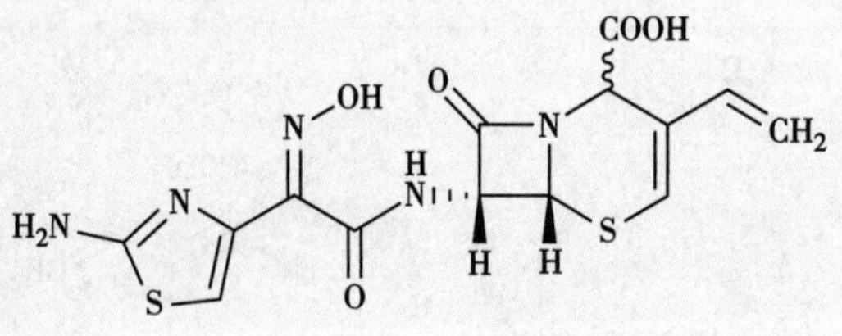<br>$C_{14}H_{13}N_5O_5S_2$ 395.41<br>(6*R*,7*R*)-7-[(*Z*)-2-(2-氨基噻唑-4-基)-2-(羟基亚氨基)乙酰氨基]-8-氧代-3-乙烯基-5-硫杂-1-氮杂双环[4.2.0]辛-3-烯-2-羧酸 | **杂质 J**<br>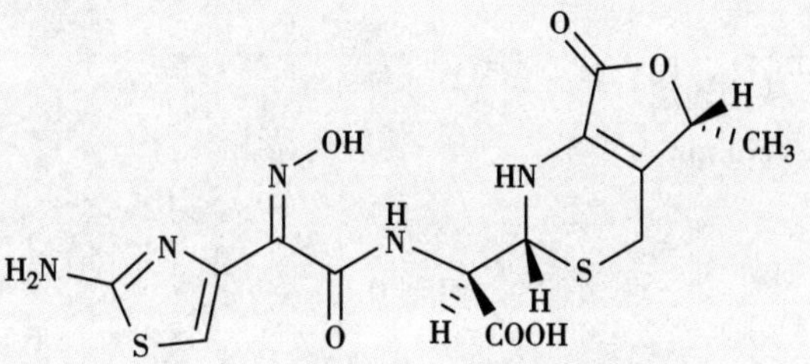<br>$C_{14}H_{15}N_5O_6S_2$ 413.43<br>(*R*)-2-[(*Z*)-2-(2-氨基噻唑-4-基)-2-(羟基亚氨基)乙酰氨基]-2-[(2*R*,5*R*)-5-甲基-7-氧代-2,4,5,7-四氢-1*H*-呋喃并[3,4-*d*][1,3]噻嗪-2-基]乙酸 |
| **杂质 G**<br>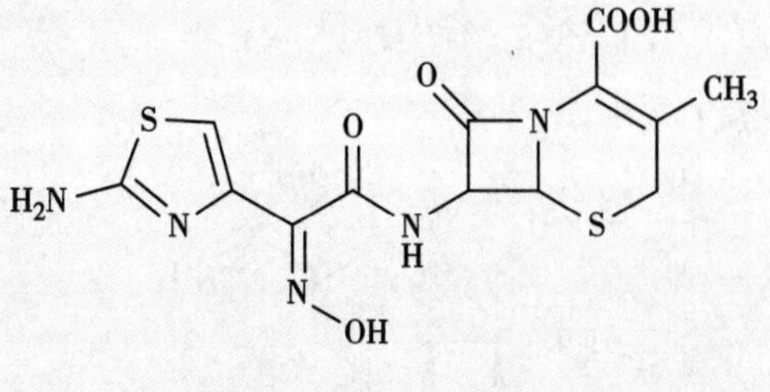<br>$C_{13}H_{13}N_5O_5S_2$ 383.40<br>(*Z*)-7-[2-(2-氨基噻唑-4-基)-2-(羟基亚氨基)乙酰氨基]-3-甲基-8-氧代 5-硫杂-1-氮杂双环[4.2.0]辛-2-烯-2-羧酸(3-甲基-头孢地尼) | **杂质 K**<br>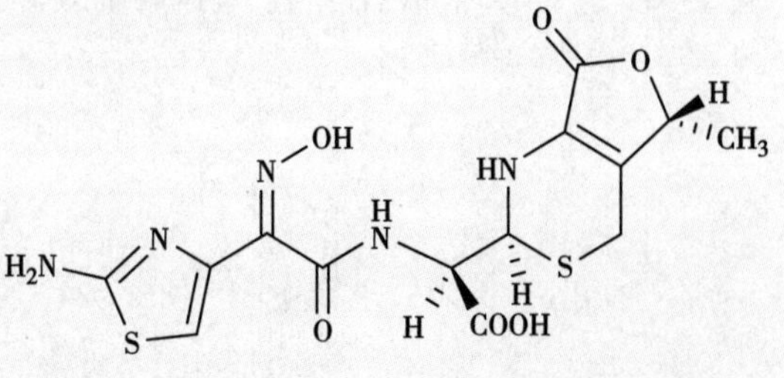<br>$C_{14}H_{15}N_5O_6S_2$ 413.43<br>(*R*)-2-[(*Z*)-2-(2-氨基噻唑-4-基)-2-(羟基亚氨基)乙酰氨基]-2-[(2*S*,5*R*)-5-甲基-7-氧代-2,4,5,7-四氢-1*H*-呋喃并[3,4-*d*][1,3]噻嗪-2-基]乙酸 |

续表

| | |
|---|---|
| **杂质 L**<br>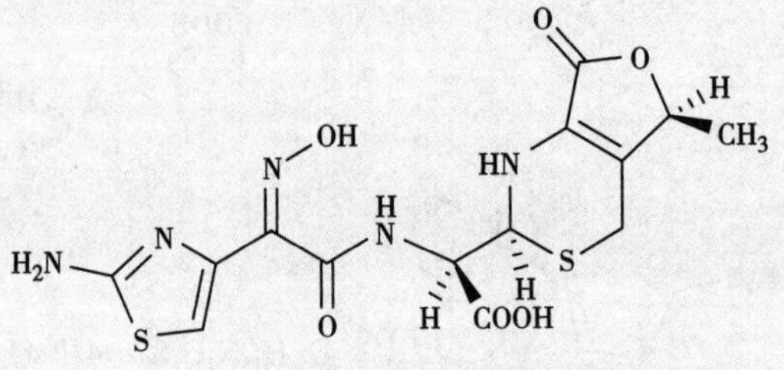<br>$C_{14}H_{15}N_5O_6S_2$　413.43<br>(*R*)-2-[(*Z*)-2-(2-氨基噻唑-4-基)-2-(羟基亚氨基)乙酰氨基]-2-[(2*S*,5*S*)-5-甲基-7-氧代-2,4,5,7-四氢-1*H*-呋喃并[3,4-*d*][1,3]噻嗪-2-基]乙酸 | **杂质 P**<br>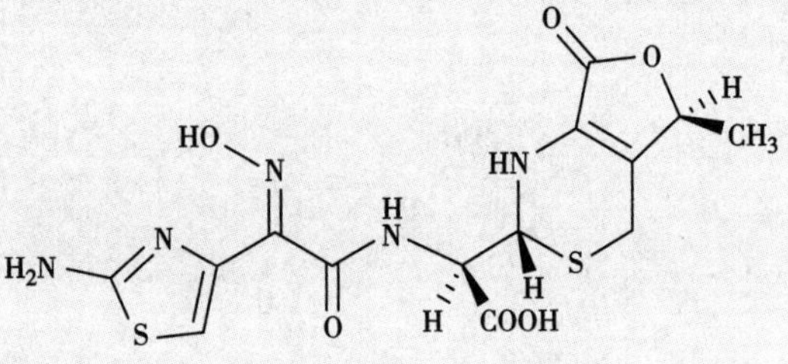<br>$C_{14}H_{15}N_5O_6S_2$　413.43<br>(*R*)-2-[(*E*)-2-(2-氨基噻唑-4-基)-2-(羟基亚氨基)乙酰氨基]-2-[(2*R*,5*S*)-5-甲基-7-氧代-2,4,5,7-四氢-1*H*-呋喃并[3,4-*d*][1,3]噻嗪-2-基]乙酸 |
| **杂质 M**<br>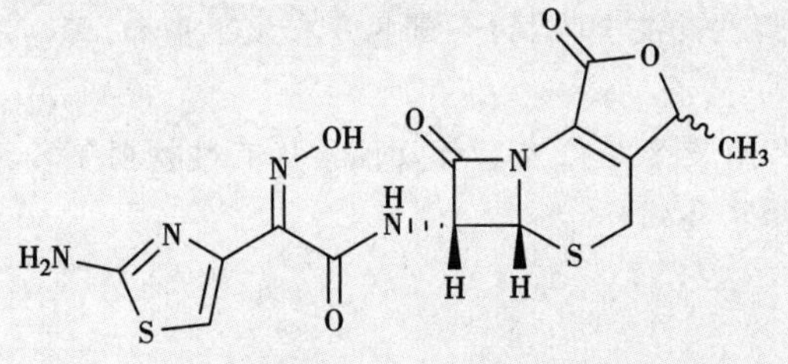<br>$C_{14}H_{13}N_5O_5S_2$　395.41<br>(*Z*)-2-(2-氨基噻唑-4-基)-2-(羟基亚氨基)-N-[(5*aR*,6*R*)-3-甲基-1,7-二氧代-1,3,4,5*a*,6,7-六氢氮杂环丁二烯并[2,1-*b*]呋喃并[3,4-*d*][1,3]噻嗪-6-基]乙酰胺 | **杂质 Q**<br>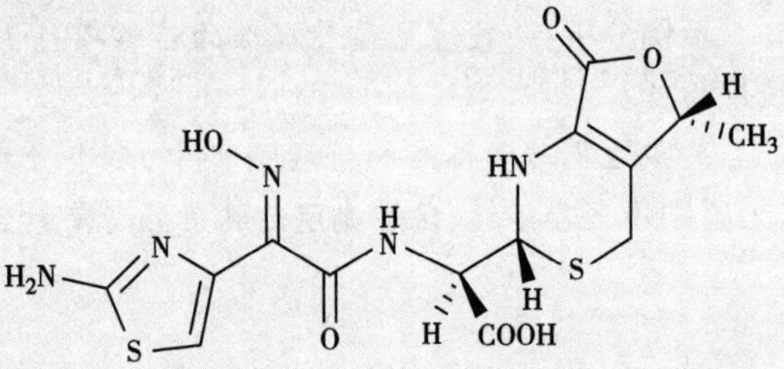<br>$C_{14}H_{15}N_5O_6S_2$　413.43<br>(*R*)-2-[(*E*)-2-(2-氨基噻唑-4-基)-2-(羟基亚氨基)乙酰氨基]-2-[(2*R*,5*R*)-5-甲基-7-氧代-2,4,5,7-四氢-1*H*-呋喃并[3,4-*d*][1,3]噻嗪-2-基]乙酸 |
| **杂质 N**<br>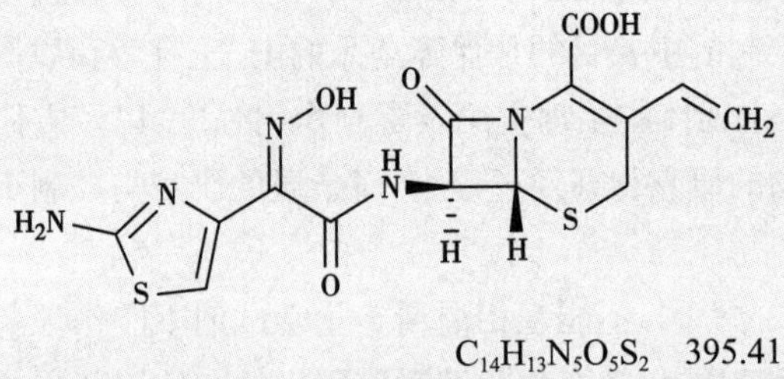<br>$C_{14}H_{13}N_5O_5S_2$　395.41<br>(6*R*,7*S*)-7-[(*Z*)-2-(2-氨基噻唑-4-基)-2-(羟基亚氨基)乙酰氨基]-8-氧代-3-乙烯基-5-硫杂-1-氮杂双环[4.2.0]辛-2-烯-2-羧酸(7*S*-头孢地尼) | **杂质 R**<br>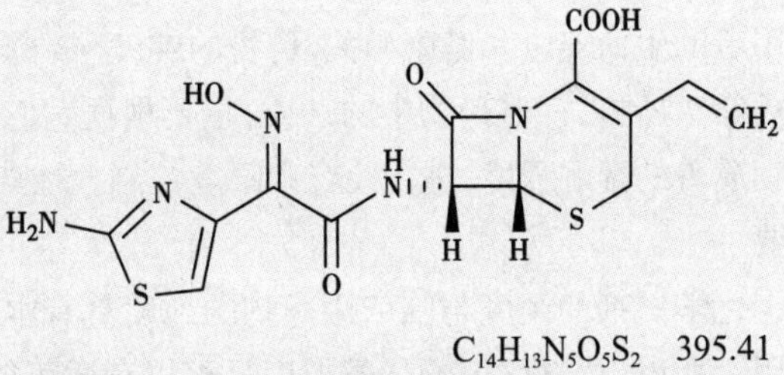<br>$C_{14}H_{13}N_5O_5S_2$　395.41<br>(6*R*,7*R*)-7-[(*E*)-2-(2-氨基噻唑-4-基)-2-(羟基亚氨基)乙酰氨基]-8-氧代-3-乙烯基-5-硫杂-1-氮杂双环[4.2.0]辛-2-烯-2-羧酸 |
| **杂质 O**<br>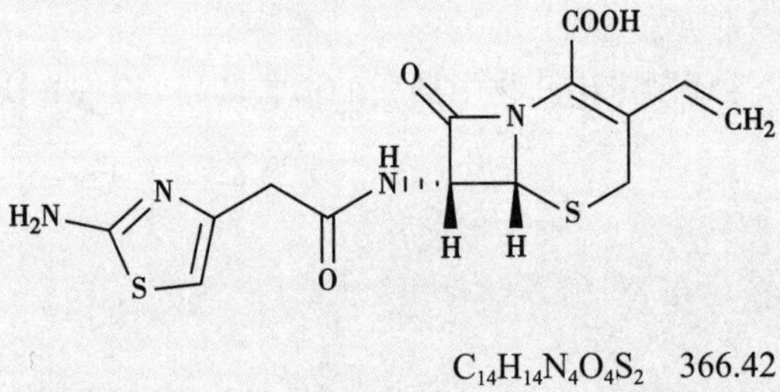<br>$C_{14}H_{14}N_4O_4S_2$　366.42<br>(6*R*,7*R*)-7-[2-(2-氨基噻唑-4-基)乙酰氨基]-8-氧代-3-乙烯基-5-硫杂-1-氮杂双环[4.2.0]辛-2-烯-2-羧酸 | **杂质 S**<br>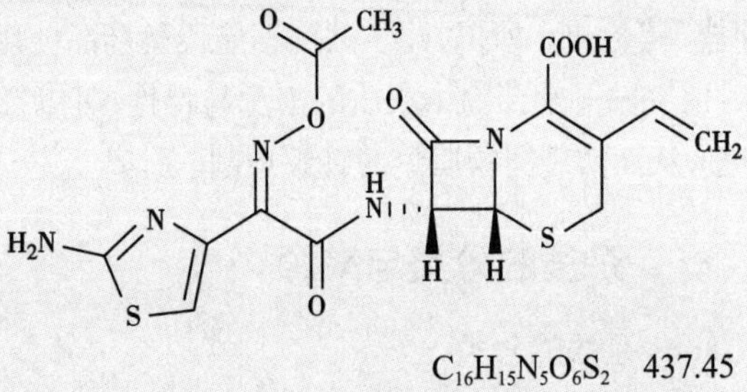<br>$C_{16}H_{15}N_5O_6S_2$　437.45<br>(6*R*,7*R*)-7-[(*E*)-2-(乙酰氧基亚氨基)-2-(2-氨基噻唑-4-基)乙酰氨基]-8-氧代-3-乙烯基-5-硫杂-1-氮杂双环[4.2.0]辛-2-烯-2-羧酸(*N*-乙酰氧基头孢地尼) |

续表

| 杂质 T | 杂质 U |
|---|---|
| 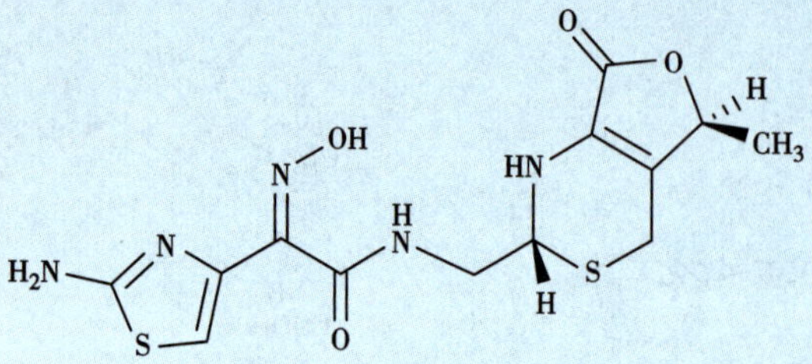<br>$C_{13}H_{15}N_5O_4S_2$　369.42<br>(*Z*)-2-(2-氨基噻唑-4-基)-2-(羟基亚氨基)-*N*-[(2*R*,5*S*)-5-甲基-7-氧代-2,4,5,7-四氢-1*H*-呋喃并[3,4-*d*][1,3]噻嗪-2-基甲基]乙酰胺 | 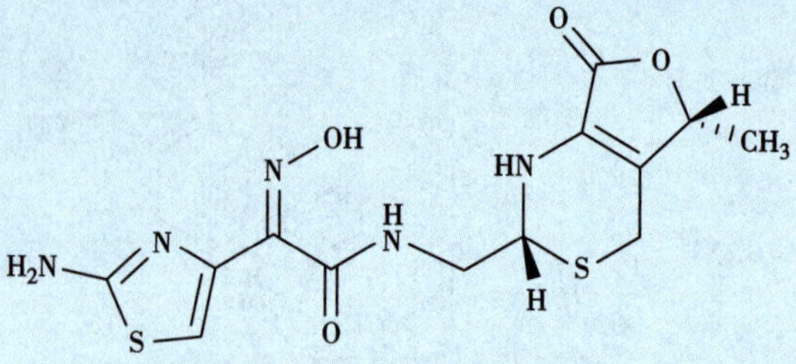<br>$C_{13}H_{15}N_5O_4S_2$　369.42<br>(*Z*)-2-(2-氨基噻唑-4-基)-2-(羟基亚氨基)-*N*-[(2*R*,5*R*)-5-甲基-7-氧代-2,4,5,7-四氢-1*H*-呋喃并[3,4-*d*][1,3]噻嗪-2-基甲基]乙酰胺 |

**示例分析：**头孢地尼质量标准的检验项目中，哪些是安全性指标，哪些是有效性指标，哪些是纯度指标？

头孢地尼质量标准的检验项目中，安全性指标有重金属检查。有效性指标有**性状**项下各指标、**鉴别**项下各指标、**含量测定**。纯度指标有**检查**项下各指标。

## 第二节　杂质与限度

药物的质量需要从药物的外观性状、理化常数、杂质检查和含量测定等各方面进行综合评定。

药物中的杂质系指按规定的工艺和规定的原辅料生产的药品中，由其生产工艺或原辅料带入的杂质，或在贮存过程中产生的杂质。药物中的杂质是影响药物纯度的主要因素。药物的质量直接与使用者的生命安全和健康相关，药物的纯度与杂质控制的主要目的是保障药品的安全、有效和质量稳定可靠。所以，针对药物中的杂质，主要根据它们对生物体的生理作用及毒副作用强度，以及它们对药物质量的影响程度，进行检查和限度控制。在药物的研究与开发过程中，对杂质的研究与控制至关重要。

化学试剂的纯度与临床用药物的纯度具有本质的不同，不能互相混淆。化学试剂不能作为药品使用。所以，化学试剂的杂质限度是根据杂质可能引起的化学变化及其对使用目的和使用范围的影响程度加以限定。不必考虑其中的杂质对生物体的生理作用及毒副作用。例如，化学试剂规格的硫酸钡（$BaSO_4$）不一定具有针对"可溶性钡盐"的检查项目；药用规格的硫酸钡如果存在"可（酸）溶性钡盐"，则会导致"钡盐中毒"的医疗事故。因此，药用规格的硫酸钡要进行"酸溶性钡盐""重金属""砷盐"等检查。所以，化学试剂不能代替药品使用。

研究并了解药物中杂质的来源与特性，可以针对性地制定出药物中杂质的检查项目（检查方法和限度），从而实现药物质量的有效控制。

### 一、杂质的分类与来源

#### （一）杂质的分类

药物中的杂质种类多样，其分类方法也有多种。按**来源**，可分为**一般杂质**和**特殊杂质**。按**化学类别和特性**，可分为**无机杂质**、**有机杂质**及**有机挥发性杂质（残留溶剂）**。按**毒性**，可分为**毒性杂质**和**信号杂质**。

**一般杂质**是指在自然界中分布较广泛，在多种药物的生产和贮藏过程中容易引入的杂质。如水分、氯化物、硫酸盐等。ChP 通则 0800 规定了常见"**一般杂质**"的限度检查法，包括氯化物、硫酸盐、硫化物、硒、氟、氰化物、铁盐、铵盐、重金属、砷盐以及干燥失重、水分、炽灼残渣、易炭化物和有机溶剂残留量等项目的检查方法。

**特殊杂质**是指在特定药物的生产和贮藏过程中引入的杂质。这类杂质随着药物合成工艺路线和结构的不同而不同，即**有关物质（related substance/compound）**。如阿司匹林在生产和贮存过程中会引入水杨酸；硝苯地平中的亚硝基吡啶杂质等。按照来源的不同还可将**特殊杂质**分为**工艺杂质**（包括合成中未反应完全的反应物及试剂、中间体、副产物等）、**降解杂质**、从反应物及试剂中混入的其他**外来杂质**等。

**无机杂质**大都属于**一般杂质**，主要来源于生产过程中涉及的无机物质。如反应试剂、配位体、催化剂、重金属、其他残留的金属、无机盐、助滤剂、活性炭等，它们均是已知的物质。无机杂质含量的高低既可反映药物的纯度并可能影响药物的稳定性，又与生产工艺水平或问题密切相关，所以也常称为**信号杂质**。研究并检查药物中**一般杂质**的情况，对评价药品生产工艺的状况有重要意义。

**有机杂质**主要是化学药物合成中未反应完全的原料、中间体、副产物、降解产物等，亦即**有关物质**。有机杂质又分为**特定杂质（specified impurity）**和**非特定杂质（unspecified impurity）**。**特定杂质**是指在质量标准中分别规定了明确的限度，并单独进行控制的杂质；特定杂质包括结构已知的杂质和结构未知的杂质。如阿司匹林中检查的"游离水杨酸"和"有关物质"，均属于特定杂质。**非特定杂质**是指在质量标准中未单独列出，而仅采用一个通用的限度进行控制的一系列杂质，其在药品中出现的种类与概率并不固定。如阿司匹林中检查的"易炭化物"属于非特定杂质。

**毒性杂质**包括一般杂质中的重金属和砷盐、金属催化剂中的钯，以及基因毒性杂质（如亚硝基胺类、甲磺酸酯和苯磺酸酯类）等。

### （二）杂质的来源

药物中的杂质主要通过生产过程、贮藏过程或其他情况引入。

**1. 生产过程中引入的杂质**　原料药在合成或半合成过程中，未完全反应的起始原料、反应的中间体、反应副产物和分降解产物，以及参与反应的试剂溶剂和催化剂等，如果经过精制仍然未能从目标原料药产品中除去，则它们均为生产过程中引入的杂质。

例如，山梨醇是以淀粉或蔗糖为原料，先水解为葡萄糖，再经氢化制得所以最终产品中或多或少会含有糖类杂质。

药物在制剂处方工艺加工的过程中，也能产生新的杂质。制剂生产过程中引入的杂质，则主要来源于原料药及辅料中自身含有的杂质、原料药的分降解杂质，以及在制剂生产工艺过程中原料药与辅料相互作用（因原辅料相容性的因素）而产生的杂质。

例如，肾上腺素在配制注射液时，常加入抗氧剂焦亚硫酸钠和稳定剂 EDTA-2Na，在亚硫酸根的存在下，肾上腺素会生成无生理活性、无光学活性的肾上腺素磺酸。肾上腺素磺酸和 *d*-异构体的含量均随贮存期的延长而升高，其生理活性成分肾上腺素则相应降低。所以，应明确规定其贮存条件和有效期限。

在药物生产过程中，所用的试剂、溶剂、催化剂等可能会残留在产品中而成为杂质。例如，在华法林钠的制备中，最后一步需要在异丙醇中结晶，所以其原料药需要检查异丙醇；地塞米松磷酸钠在生产过程中使用大量甲醇和丙酮，有可能残留在成品中；胆影酸的生产工艺中用铁还原硝基而有可能引入铁盐；扑米酮和卡托普利在合成的最后一步用锌粉和盐酸进行还原而引入锌盐，其药品标准中列入了相应的"锌盐"检查项目。

必须重视异构体和多晶型对药物有效性和安全性的影响。例如，在维生素 $K_1$ 合成中往往会产生一些无生理活性的顺式异构体；驱虫药双羟萘酸噻嘧啶顺式体的药效仅为反式体的 1/60；棕榈氯霉素存在多晶型现象，其中 B 晶型易被酯酶水解而吸收，为有效晶型，而 A 晶型则不易被酯酶水解，活性很低；驱虫药甲苯咪唑有A、B、C三种晶型，其中C晶型的驱虫率约为90%，B晶型为40%~60%，A晶型的驱虫率小于20%。控制药物中低效、无效以及具有毒性的异构体和多晶型，在药物纯度研究中日益受到重视。

另外，生产过程中，由于使用的金属器皿、装置以及其他不耐酸、碱的金属工具，都可能使产品中引入砷盐，以及铅、铁、铜等重金属杂质。

2. 贮藏过程中引入的杂质　药物在贮藏过程中，受环境相关因素的影响（在温度、湿度、光照、空气等外界条件影响下，或因微生物的作用），引起药物发生水解、氧化、分解、异构化、晶型转变、聚合、潮解和发霉等变化，这些变化均使药物中的有关物质增加。并导致药物的外观性状发生改变，更重要的是降低了药物的稳定性和质量，甚至失去疗效或对人体产生毒害。

例如，利血平在贮存过程中，光照和有氧存在下均易氧化变质，产生无降血压作用的光氧化产物；阿司匹林分子结构中有乙酰酯键，遇水分、碱或酸，均易分解；维生素C在贮存期间易被氧化而导致杂质含量增大，外观色泽改变，其颜色随着贮藏时间的延长而逐渐变黄。

有的杂质既可能由生产引入，也会因贮存而增加。例如，抗甲状腺药卡比马唑，其合成过程如下。

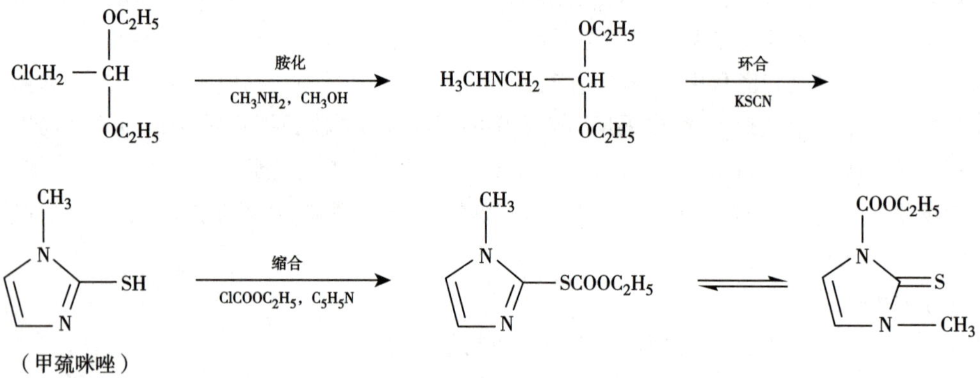


甲巯咪唑既是卡比马唑合成工艺过程中环合的中间体，又是贮存过程中分解的产物。

3. 其他情况引入的杂质　药品质量标准中规定必须进行检查的杂质，不包括变更工艺或变更原辅料进行生产，而产生的新杂质；也不包括掺入或污染的外来物质。

药物的生产如果需要变更工艺或原辅料，均有可能引入新的杂质，故均须重新进行药学研究，并对原有药品标准进行相应的修订，依法向药品监督管理部门申报批准。

药品中不得掺入或污染药品或其组分以外的外来物质。对于假劣药品，必要时应根据各具体情况，可采用非法定分析方法予以检测鉴定。

## 二、杂质限度与表示

药物的纯度是相对的，绝对纯净的药物不可能存在。药物中所存在的杂质，在不影响药物的疗效和不影响药物使用安全的前提下，也没有必要完全除去；药物中的杂质通常也不可能完全除去。所以，在保证药物的质量可控和使用安全的前提下，综合考虑药物生产的可行性与产品的稳定性，通常允许药物中含有一定量的杂质。但是，必须对药物中潜在的杂质进行检查和控制。

药物中所含杂质的最大允许量，叫作**杂质限度**。通常用百分之几或百万分之几（parts per million，ppm）来表示。

$$杂质限度=\frac{杂质最大允许量}{供试品量}\times100\%$$

药物中杂质限度的控制方法一般分两种：一种为**限度检查法**（limit test），另一种是**定量测定法**。**定量测定法**通常采用专属灵敏的色谱方法，针对特定杂质进行对照品对照测定。

**限度检查法**通常不要求测定其准确含量，只须检查杂质是否超过限度规定。进行限度检查时，多数采用**对照法**，此外还可采用**灵敏度法**和**比较法**。

**对照法**系指取一定量的被检杂质标准溶液和一定量供试品溶液，在相同条件下处理，比较反应结果，以确定杂质含量是否超过限度。由于供试品（$S$）中所含杂质的最大允许量可以通过杂质标准溶液的浓度（$C$）和体积（$V$）的乘积表达，杂质限度（$L$）的计算如下。

$$杂质限度=\frac{标准溶液的浓度\times体积}{供试品量}\times100\%$$

或

$$L=\frac{C\times V}{S}\times100\%$$

**示例 4-2 ChP 茶苯海明中氯化物的检查**

取本品 0.30g 置 200ml 量瓶中，加水 50ml、氨试液 3ml 与 10% 硝酸铵溶液 6ml，置水浴上加热 5 分钟，加硝酸银试液 25ml，摇匀，再置水浴上加热 15 分钟，并时时振摇，放冷，用水稀释至刻度，摇匀，放置 15 分钟，滤过，取续滤液 25ml，置 50ml 纳氏比色管中，加稀硝酸 10ml，用水稀释成 50ml，摇匀，在暗处放置 5 分钟，依法检查（通则 0801），与标准氯化钠溶液（每 1ml 相当于 10μg 的 Cl）1.5ml 制成的对照液比较，不得更浓。

**示例分析：**

1. ChP 茶苯海明中氯化物的检查采用哪种方法，该方法有何注意事项？

ChP 茶苯海明中氯化物的检查采用对照法。使用该方法，须注意**平行操作原则**。即：应在完全相同的条件（如加入的试剂、反应的温度、放置的时间等）下，进行供试品溶液和标准溶液的操作。只有这样，检查的结果才有可比性。

2. 茶苯海明中氯化物的限度为多少？

$$L=\frac{CV}{S}\times100\%=\frac{10\times10^{-6}\times1.5}{0.30\times\frac{25}{200}}\times100\%=0.04\%$$

**灵敏度法**系指在供试品溶液中加入一定量的试剂，在一定反应条件下，不得有正反应出现，从而判断供试品中所含杂质是否符合限度规定。该法无须用杂质对照品溶液对比。

如 ChP 乳酸中枸橼酸、草酸、磷酸或酒石酸的检查：取本品 0.5g，加水适量使成 5ml，混匀，用氨试液调至微碱性，加氯化钙试液 1ml，置水浴中加热 5 分钟，不得产生浑浊。

**比较法**系指取供试品一定量依法检查，测定特定待检杂质的参数（如吸光度等）与规定的限度比较，不得更大。

如 ChP 维生素 $B_2$ 中感光黄素的检查：利用维生素 $B_2$ 几乎不溶于三氯甲烷，而感光黄素溶于三氯甲烷的性质，用无乙醇三氯甲烷提取供试品中的感光黄素，在 440nm 波长处测定三氯甲烷液的吸光度，不得超过 0.016。

**示例 4-3 ChP 肾上腺素中酮体的检查**

取本品，加盐酸溶液（9→2 000）制成每 1ml 中含 2.0mg 的溶液，照紫外-可见分光光度法（通则 0401），在 310nm 的波长处测定，吸光度不得超过 0.05。

**示例分析：**

1. ChP 肾上腺素中酮体的检查采用哪种方法？

ChP 肾上腺素中酮体的检查采用限度比较法，测定肾上腺素供试品溶液中待测酮体在 310nm

处的吸光度，不得超过规定的限度(0.05)。

2. 已知酮体的 $E_{1cm}^{1\%}$ 为 435，酮体的限度为多少？

$$C_{酮体}=\frac{A}{E_{1cm}^{1\%}}\times\frac{1}{100}=\frac{0.05}{435}\times\frac{1}{100}=1.15\times10^{-6}(g/ml)$$

$$C_{样品}=\frac{0.2}{100}=2.0\times10^{-3}(g/ml)$$

$$L=\frac{C_{酮体}}{C_{样品}}\times100\%=\frac{1.15\times10^{-6}}{2.0\times10^{-3}}\times100\%=0.06\%$$

**示例 4-4 ChP 卡比马唑片(规格:5mg)中甲巯咪唑的检查**

取本品 20 片，研细，加三氯甲烷适量，研磨使卡比马唑溶解，滤过，用三氯甲烷洗涤滤器，合并滤液与洗液，置 10ml 量瓶中，用三氯甲烷稀释至刻度，摇匀，作为供试品溶液；另取甲巯咪唑对照品适量，精密称定，加三氯甲烷溶解并定量稀释制成每 1ml 中含 100μg 的溶液，作为对照品溶液；分别吸取上述两溶液各 10μl，分别点于同一硅胶 G 薄层板上，以三氯甲烷-丙酮(4∶1)为展开剂，展开后，晾干，喷以稀碘化铋钾试液使显色。供试品溶液如显与对照品相应的杂质斑点，其颜色与对照品主斑点比较，不得更深。

**示例分析：**卡比马唑片(规格:5mg)中甲巯咪唑的限度为多少？

$$L=\frac{C_{杂质}}{C_{样品}}\times100\%=\frac{100}{\frac{5\times20\times1\,000}{10}}\times100\%=1.0\%$$

## 三、杂质检查项目的表示方法与命名

由于杂质的分类方法甚多，所以，药品质量标准中检查项下杂质的项目名称，应根据 ChP 要求进行规范。化学合成药物中有机杂质检查出项目名称选用的原则如下。

1. 检查对象明确为某一物质时，就以该杂质的化学名作为项目名称。如阿司匹林中的“游离水杨酸”，磷酸可待因中的“吗啡”，氯贝丁酯中的“对氯酚”，盐酸苯海索中的“哌啶苯丙酮”，盐酸林可霉素中的“林可霉素 B”以及胰蛋白酶中的“糜蛋白酶”等。

如果该杂质的化学名太长，又无通用的简称，可选用化学特征所指明确无误相宜的项目名称，并在质量标准起草说明中写明已明确杂质的结构式。如螺内酯中的“巯基化合物”、肾上腺素中的“酮体”、秋水仙碱中的“去甲秋水仙碱”等。如果杂质亦无相应的简称或习称，则可使用“杂质 A”“杂质 B”或“杂质Ⅰ”“杂质Ⅱ”等作为特定检查的项目名称。

2. 检查对象不能明确为某一种单一物质，而又仅知为某一类物质时，则其项目名称可采用种类名称。例如，与药物合成工艺路线相应的“残留溶剂”“重金属”“炽灼残渣”，与药物主成分结构特征直接相关的“有关物质”，*β*-内酰胺类抗生素药物中的“聚合物”，氨基酸药物中的“其他氨基酸”，甘露醇中的“还原糖”等。

3. 未知杂质，则大都根据检测方法选用项目名称。如“杂质吸光度”“易氧化物”“易炭化物”“不挥发物”“挥发性杂质”等。

# 第三节 杂质常用检查方法与检查原则

药物中实际存在的杂质和潜在的杂质，应按国家药品监督管理局(NMPA)的要求或参考 ICH 相应的指南 Q3A（原料药中的杂质）和 Q3B（制剂中的杂质）进行研究，采用有效的分离分析方法进行检测，必要时对杂质或降解产物进行安全性评价。并依据杂质研究结论，在药品标准中设置合理的杂质检查项目与限度。

## 一、检查项目的确定

药品标准中的杂质检查项目要有针对性，应包括药物质量研究和稳定性考察中检出的、并在批量生产中出现的杂质。所以，原料药和制剂中的杂质检查项目，均应根据其起始原料、生产工艺及稳定性情况分析研究后，合理确定。尤其是降解产物和毒性杂质，通常均作为必须检查的项目。

除降解产物和毒性杂质外，在原料中已经控制的杂质，在制剂中一般不再控制。单一对映体药物，其可能共存的其他对映体应作为杂质检查，并设比旋度项目。消旋体药物，当已有其单一对映体药物的法定质量标准时，应在该消旋体药物的质量标准中设置旋光度检查项目，如硫酸阿托品。

药物中出现的表观含量在 0.1% 及其以上的杂质，以及表观含量在 0.1% 以下的具强烈生物作用的杂质或毒性杂质，均应予以定性或确证其结构。结构已知和未知的这类杂质属于特定杂质。原料药和制剂中的无机杂质，应根据其生产工艺、起始原料情况确定检查项目，但对于毒性无机杂质，应在质量标准中规定其检查项。

共存的异构体和抗生素的多组分，一般不作为杂质检查项目。作为共存物质，必要时在质量标准中规定其比例，以保证产品的一致性。但当共存物质为毒性杂质时，该物质就不再被认为是共存物质，应作为毒性杂质进行检查。

当固体药物存在多晶型现象，且不同晶型状态对药品的有效性、安全性或质量可产生影响时，应对原料药物、固体制剂、半固体制剂、混悬剂等中的药用晶型物质状态进行定性或定量控制。

药品中多晶型杂质应参照 ChP 药品晶型研究及晶型质量控制指导原则（指导原则 9015），确定检查项目。

基因毒性杂质应参照 ICH 评估和控制药品中 DNA 反应性（致突变）杂质，以降低潜在致癌风险指导原则（M7）进行研究，并确定检查项目。

残留溶剂应参考 ICH 指南（Q3C 残留溶剂）和 ChP 残留溶剂测定法（通则 0861），根据生产工艺中所用有机溶剂及其残留情况，确定检查项目。对残留的毒性溶剂，应规定其检查项目。

## 二、检查方法与验证

根据杂质的控制要求，可以进行限度检查，也可以对杂质进行定量测定。

药物中微量杂质的检查，应选用**专属、灵敏的方法**，使杂质检测不受干扰。所以药物中的杂质主要依据药物与杂质在物理或化学性质上的差异来进行检查。药物与杂质在物理性质上的差异，主要指药物与杂质在外观性状、分配或吸附，以及对光的吸收等性质上的差别；在化学性质上的差异，主要指药物与杂质对某一化学反应的差别，通常是杂质与试剂反应，而药物不发生反应。

药物中杂质的检查方法包括化学法、光谱法、色谱法等。

因药物与杂质结构和性质的不同，有机杂质（有关物质）的检查，应尽量采用现代分离分析的色谱技术进行检查，如薄层色谱法（ChP 通则 0502）和高效液相色谱法（ChP 通则 0512）等，主成分与杂质和降解产物均应有效分离。无机杂质（一般杂质）通常均采用其特征的定量化学反应产物的量进行检查。

杂质检查的检测限应满足限度检查的要求；对于须作定量检查的杂质，方法的定量限应满足相应要求。

杂质检查分析方法的建立，可按 ChP 的分析方法验证指导原则（ChP 指导原则 9101）和 ICH 指导原则（Q2）进行**方法验证**。在方法开发时，应采用几种不同的分离分析方法或不同测试条件，进行比对研究，以便选择较佳的方法作为列入质量标准的检查方法。杂质检查分析方法的建立，应考虑所用仪器和试验材料的普适性和易得性。对于特殊试验材料，应在质量标准中写明。

在杂质的色谱检查分析方法开发研究阶段，为保障建立的检查方法的专属性，应使用可能存在的全部杂质：起始物料、中间体、副产物、粗品、加速稳定性试验样品、强制降解产物等，分别进行分离和检测试验，确定适宜的分离和检测方法与条件，建立**系统适用性要求**，保证方法专属、灵敏。

杂质研究中，应针对供试品中存在的特定杂质，进行分离纯化制备或合成制备，以供进行安全性评价和质量控制研究。对确实无法获得的杂质和降解产物，研制部门在药物质量研究资料和药物质量标准起草说明中应写明理由。

在采用现代色谱技术对杂质进行分离分析的情况下，对特定杂质中的已知杂质和毒性杂质，应使用杂质对照品进行定位；如无法获得该对照品时，可用相对保留值进行定位；特定杂质中的未知杂质可用相对保留值进行定位。

对映异构体杂质的检测一般采用手性色谱法或其他立体选择性方法，其中手性高效液相色谱法应用最为广泛。建立的对映异构体杂质检查方法在进行验证时，立体选择性是考察重点。色谱分离过程中，当对映异构体杂质在母体药物之前出峰，有利于两者的分离和提高灵敏度。但手性色谱法无法直接反映手性药物的光学活性，需要与旋光度或比旋度测定相互补充，从而有效控制手性药物的质量。消旋体药物的质量标准中必要时亦可设定旋光度检查项目。

## 三、杂质限度的制定

杂质限度的制定要合理。通常根据 ICH 的通用指导原则[药物每日剂量与杂质控制限度要求(表 4-1)]，并在确保用药安全有效的前提下，结合生产的可行性、批次的一致性和药品的稳定性等影响因素进行制定。有机杂质的限度规定应包括每一个已知杂质、未知杂质及总杂质。如果所制定的杂质限度超过通用指导原则的一般要求，就必须提供所订杂质限度的合理性依据。

表 4-1 原料药与制剂的杂质限度

| 药物 | 最大日剂量 | 报告限度[a] | 鉴定限度[b] | 质控限度[c] |
|---|---|---|---|---|
| 原料药 | ≤2g | 0.05% | 0.10% 或 1.0mg | 0.15% 或 1.0mg |
| | >2g | 0.03% | 0.05% | 0.05% |
| 制剂 | ≤1g | 0.1% | | |
| | >1g | 0.05% | | |
| | <1mg | | 1.0% 或 5μg | |
| | 1~10mg | | 0.5% 或 20μg | |
| | >10mg~2g | | 0.2% 或 2mg | |
| | >2g | | 0.10% | |
| | <10mg | | | 1.0% 或 50μg |
| | 10~100mg | | | 0.5% 或 200μg |
| | >100mg~2g | | | 0.2% 或 3mg |
| | >2g | | | 0.15% |

注：a. 报告限度(reporting threshold)超此限度的杂质均应报告具体含量；b. 鉴定限度(identification threshold)超此限度的杂质均应定性鉴定结构；c. 质控限度(qualification threshold)质量标准中应有相应的检查和允许限度，并提供充分依据。

杂质限度的制定应考虑的主要因素：杂质及含一定限度杂质药品的毒理学研究结果；给药途径；每日剂量；治疗周期；给药人群；杂质药理学可能的研究结果；原料药的来源；在保证安全有效的前提

下，药品的生产成本，以及使用者对药品价格的承受力。毒性杂质和毒性残留有机溶剂应参考 ChP 和 ICH 的有关指南，严格规定限度。

创新药物中的杂质，主要依据生产工艺确定的成品质量，并经临床前安全性评价确证为安全的供试品中杂质的水平，综合分析确定各杂质的限度；同时要求后续临床试验或生产销售的药品中，杂质的含量不得超过临床前安全性评价研究用供试品中杂质的含量。

对于仿制药品的杂质限度，还应与已上市原研产品进行比对研究，杂质含量不得更高。

## 第四节　一般杂质的检查

在原料药及其制剂的生产过程中，常用到酸、碱、反应试剂、催化剂等，从而引入无机杂质，通常称为一般杂质。这些杂质含量的高低主要与生产工艺过程的控制水平有关，是体现工艺水平的**信号杂质**，并直接影响药品的稳定性。所以，针对这些一般杂质（无机杂质）的检查，对于控制生产工艺、评价药品质量，具有重要意义。

以 ChP 中葡萄糖的质量标准为例，一般杂质检查包括有氯化物、重金属、砷盐、炽灼残渣等等，这些一般杂质检查方法的特点是均有药典通则方法，大都采用化学比较试验法检查杂质是否符合限度规定。

**示例 4-5　ChP 葡萄糖质量标准**

### 葡　萄　糖

Putaotang

**Glucose**

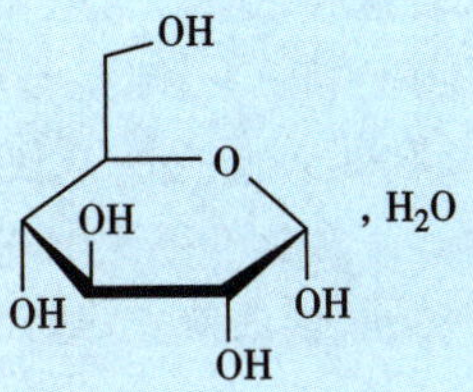


$C_6H_{12}O_6 \cdot H_2O$　198.17

本品为 D-(+)-吡喃葡萄糖一水合物。

**【性状】** 本品为无色结晶或白色结晶性或颗粒性粉末；无臭，味甜。

本品在水中易溶，在乙醇中微溶。

**比旋度**　取本品约 10g，精密称定，置 100ml 量瓶中，加水适量与氨试液 0.2ml 溶解后，用水稀释至刻度，摇匀，放置 10 分钟，在 25℃时，依法测定（通则 0621），比旋度为 +52.6°~+53.2°。

**【鉴别】**

(1) 取本品约 0.2g，加水 5ml 溶解后，缓缓滴入微温的碱性酒石酸铜试液中，即生成氧化亚铜的红色沉淀。

(2) 取干燥失重项下的本品适量，依法测定，本品的红外光吸收图谱应与对照的图谱（光谱集 702 图）一致。

**【检查】** **酸度**　取本品 2.0g，加水 20ml 溶解后，加酚酞指示液 3 滴与氢氧化钠滴定液（0.02mol/L）0.20ml，应显粉红色。

**溶液的澄清度与颜色**　取本品 5.0g，加热水溶解后，放冷，用水稀释至 10ml，溶液应澄清无色；如显浑浊，与 1 号浊度标准液（通则 0902 第一法）比较，不得更浓；如显色，与对照液（取比色用氯化钴液 3.0ml、比色用重铬酸钾液 3.0ml 与比色用硫酸铜液 6.0ml，加水稀释成 50ml）1.0ml 加水稀释至10ml比较，不得更深。

**乙醇溶液的澄清度**　取本品1.0g，加乙醇20ml，置水浴上加热回流约40分钟，溶液应澄清。

**氯化物**　取本品0.60g，依法检查（通则0801），与标准氯化钠溶液6.0ml制成的对照液比较，不得更浓（0.01%）。

**硫酸盐**　取本品2.0g，依法检查（通则0802），与标准硫酸钾溶液2.0ml制成的对照液比较，不得更浓（0.01%）。

**亚硫酸盐与可溶性淀粉**　取本品1.0g，加水10ml溶解后，加碘试液1滴，应即显黄色。

**干燥失重**　取本品，在105℃干燥至恒重，减失重量为7.5%~9.5%（通则0831）。

**炽灼残渣**　不得过0.1%（通则0841）。

**蛋白质**　取本品1.0g，加水10ml溶解后，加磺基水杨酸溶液（1 → 5）3ml，不得发生沉淀。

**钡盐**　取本品2.0g，加水20ml溶解后，溶液分成两等份，一份中加稀硫酸1ml，另一份中加水1ml，摇匀，放置15分钟，两液均应澄清。

**钙盐**　取本品1.0g，加水10ml溶解后，加氨试液1ml与草酸铵试液5ml，摇匀，放置1小时，如发生浑浊，与标准钙溶液[精密称取碳酸钙0.125 0g，置500ml量瓶中，加水5ml与盐酸0.5ml使溶解，用水稀释至刻度，摇匀。每1ml相当于0.1mg的钙（Ca）]1.0ml制成的对照液比较，不得更浓（0.01%）。

**铁盐**　取本品2.0g，加水20ml溶解后，加硝酸3滴，缓慢煮沸5分钟，放冷，用水稀释制成45ml，加硫氰酸铵溶液（30→100）3.0ml，摇匀，如显色，与标准铁溶液2.0ml用同一方法制成的对照液比较，不得更深（0.001%）。

**重金属**　取本品4.0g，加水23ml溶解后，加醋酸盐缓冲液（pH 3.5）2ml，依法检查（通则0821第一法），含重金属不得过百万分之五。

**砷盐**　取本品2.0g，加水5ml溶解后，加稀硫酸5ml与溴化钾溴试液0.5ml，置水浴上加热约20分钟，使保持稍过量的溴存在，必要时，再补加溴化钾溴试液适量，并随时补充蒸散的水分，放冷，加盐酸5ml与水适量使成28ml，依法检查（通则0822第一法），应符合规定（0.000 1%）。

**微生物限度**　取本品10g，用pH 7.0无菌氯化钠-蛋白胨缓冲液制成1：10的供试液。

**需氧菌总数、霉菌和酵母菌总数**　取供试液1ml，依法检查（通则1105平皿法），1g供试品中需氧菌总数不得过1 000cfu，霉菌和酵母菌总数不得过100cfu。

**大肠埃希菌**　取1：10的供试液10ml，依法检查（通则1106），1g供试品中不得检出。

**【类别】**　营养药。

**【贮藏】**　密封保存。

**【制剂】**　①葡萄糖注射液；②葡萄糖粉剂；③葡萄糖氯化钠注射液；④复方乳酸钠葡萄糖注射液。

## 一、氯化物检查法

1. 原理　药物中的微量氯化物（chloride）在硝酸酸性条件下与硝酸银反应，生成氯化银胶体微粒而显白色浑浊，与一定量的标准氯化钠溶液在相同条件下产生的氯化银浑浊程度进行比浊，可以判定供试品中氯化物的含量是否符合限度规定。

$$Cl^- + Ag^+ \longrightarrow AgCl\downarrow(\text{白})$$

2. 检查法　除另有规定外，取各品种项下规定量的供试品，加水溶解使成25ml（溶液如显碱性，可滴加硝酸使成中性），再加稀硝酸10ml；溶液如不澄清，应滤过；置50ml纳氏比色管中，加水使成约40ml，摇匀，即得供试品溶液。另取各药品项下规定量的标准氯化钠溶液，置50ml纳氏比色管中，加稀硝酸10ml，加水使成40ml，摇匀，即得对照溶液。于供试品溶液与对照溶液中，分别加入硝酸银试液1.0ml，用水稀释至50ml，摇匀，在暗处放置5分钟，同置黑色背景上，从比色管上方向下观察，比较，即得。

3. 注意事项

(1) 标准氯化钠溶液（10μg Cl/ml）为氯化钠水溶液。氯化物浓度以 50ml 中含 Cl 在 50~80μg 范围为宜，此范围内氯化物所显浑浊梯度明显，便于比较。

(2) 加硝酸可避免弱酸银盐沉淀的干扰，如碳酸银、磷酸银及氧化银，且可加速氯化银沉淀的生成，并产生较好的乳浊。酸度以 50ml 供试品溶液中含稀硝酸 10ml 为宜。

(3) 供试品溶液如果不澄清，用滤纸预先滤过，滤纸中如含有氯化物，将干扰检查。所以，滤纸应预先用稀硝酸稀释水溶液（1→5）洗净后使用。

(4) 供试品溶液如带颜色，可采用**内消色法**消除干扰：除另有规定外，可取供试品溶液两份，分别置 50ml 纳氏比色管中，一份中加硝酸银试液 1.0ml，摇匀，放置 10 分钟，如显浑浊，可反复滤过，至滤液完全澄清，再加入规定量的标准氯化钠溶液与水适量使成 50ml，摇匀，在暗处放置 5 分钟，作为对照溶液；另一份中加硝酸银试液 1.0ml 与水适量使成 50ml 溶液，摇匀，在暗处放置 5 分钟，按上述方法与对照溶液比较，即得。

示例 4-6 ChP 葡萄糖中氯化物的检查：取本品 0.60g，依法检查（通则 0801），与标准氯化钠溶液 6.0ml 制成的对照液比较，不得更浓（0.01%）。

## 二、硫酸盐检查法

1. 原理 药物中微量的硫酸盐（sulfate）在稀盐酸酸性条件下与氯化钡反应，生成硫酸钡微粒显白色浑浊，与一定量标准硫酸钾溶液在相同条件下产生的硫酸钡浑浊程度进行比浊，可以判定供试品中硫酸盐的含量是否符合限度规定。

$$SO_4^{2-} + Ba^{2+} \longrightarrow BaSO_4\downarrow(白)$$

2. 检查法 除另有规定外，取各品种项下规定量的供试品，加水溶解成约 40ml（溶液如显碱性，可滴加盐酸使成中性）；溶液如不澄清，应滤过；置 50ml 纳氏比色管中，加稀盐酸 2ml，摇匀，即得供试品溶液。另取该药品项下规定量的标准硫酸钾溶液，置 50ml 纳氏比色管中，加水使成约 40ml，加稀盐酸 2ml，摇匀，即得对照溶液。于供试品溶液与对照溶液中，分别加入 25% 氯化钡溶液 5ml，用水稀释至 50ml，充分摇匀，放置 10 分钟，同置黑色背景上，从比色管上方向下观察，比较，即得。

3. 注意事项

(1) 标准硫酸钾溶液（100μg $SO_4$/ml）为硫酸钾的水溶液。

(2) 溶液制备过程中须添加稀盐酸，目的是防止比浊过程中，弱酸形成的钡盐沉淀对比浊的干扰，如碳酸钡或磷酸钡等。但酸度过大可使硫酸钡溶解，降低检查灵敏度；以 50ml 溶液中含稀盐酸 2ml 为宜。

(3) 供试品溶液如带颜色，可采用**内消色法**消除干扰：除另有规定外，可取供试品溶液两份，分别置 50ml 纳氏比色管中，一份中加 25% 氯化钡溶液 5ml，摇匀，放置 10 分钟，如显浑浊，可反复滤过，至滤液完全澄清，再加入规定量的标准硫酸钾溶液与水适量使成 50ml，摇匀，放置 10 分钟，作为对照溶液；另一份中加 25% 氯化钡溶液 5ml 与水适量使成 50ml，摇匀，再放置 10 分钟，按上述方法与对照溶液比较，即得。

(4) 如果药物在水中不易溶解，可加入适量的与水互溶的有机溶剂将药物溶解，使被包裹的待检查杂质释放后，再依法检查。

**示例 4-7** ChP 硫酸普拉睾酮钠中硫酸盐的检查：取本品 0.50g，置 50ml 纳氏比色管中，加丙酮-水（1∶1）40ml 溶解后，加稀盐酸 2ml，摇匀，加 25% 氯化钡溶液 5ml，用水稀释至刻度，摇匀，置 30~40℃水浴中放置 10 分钟，依法检查（通则 0802），与标准硫酸钾溶液 1.5ml 制成的对照液比较，不得更浓（0.03%）。

## 三、铁盐检查法

微量铁盐（iron）的存在可能会加速药物的氧化和降解，因而要控制铁盐的限度。ChP 和 USP 均采用硫氰酸盐法，BP 采用巯基乙酸（thioglycollic acid）法检查，两个方法相比较，后者的灵敏度较高，但试剂臭味浓重，易环境污染。硫氰酸盐法如下。

**1. 原理** 铁盐在盐酸酸性溶液中，与硫氰酸盐作用，生成红色可溶性的硫氰酸铁配离子，与一定量标准铁溶液用同法处理后进行比色。

$$Fe^{3+} + 6SCN^- \longrightarrow [Fe(SCN)_6]^{3-}$$

**2. 检查法** 除另有规定外，取各品种项下规定量的供试品，加水溶解使成 25ml，置于 50ml 纳氏比色管中，加稀盐酸 4ml 与过硫酸铵 50mg，用水稀释使成 35ml 后，加 30% 硫氰酸铵溶液 3ml，再加水适量稀释成 50ml，摇匀；如显色，立即与标准铁溶液一定量制成的对照溶液（取该品种项下规定量的标准铁溶液，置 50ml 纳氏比色管中，加水使成 25ml，加稀盐酸 4ml 与过硫酸铵 50mg，用水稀释使成 35ml，加 30% 硫氰酸铵溶液 3ml，再加水适量稀释成 50ml，摇匀）比较，即得。

**3. 注意事项**

（1）标准铁溶液（10μg Fe/ml）：用硫酸铁铵[$FeNH_4(SO_4)_2 \cdot 12H_2O$]配制标准铁溶液，并加入硫酸防止铁盐水解，便于保存。称取硫酸铁铵[$FeNH_4(SO_4)_2 \cdot 12H_2O$]0.863g，置 1 000ml 量瓶中，加水溶解后，加硫酸 2.5ml，用水稀释至刻度，摇匀，作为贮备液。临用前，精密量取贮备液 10ml，置 100ml 量瓶中，加水稀释至刻度，摇匀，即得。

（2）当 50ml 溶液中含 $Fe^{3+}$ 为 5~90μg 时，溶液的吸光度与浓度呈良好线性关系。目视比色时，50ml 溶液中含 $Fe^{3+}$ 应在 10~50μg 范围，此范围内溶液的色泽梯度明显，易于区别。

（3）在盐酸酸性条件下反应，可防止 $Fe^{3+}$ 的水解。经试验，以 50ml 溶液中含稀盐酸 4ml 为宜。

（4）加入过硫酸铵氧化剂既可氧化供试品中 $Fe^{2+}$ 成 $Fe^{3+}$，同时可防止由于光线使硫氰酸铁还原或分解褪色。

$$2Fe^{2+} + (NH_4)_2S_2O_8 \longrightarrow 2Fe^{3+} + (NH_4)_2SO_4 + SO_4^{2-}$$

（5）某些药物（如葡萄糖、糊精和硫酸镁等）在检查过程中需加硝酸处理，硝酸也可将 $Fe^{2+}$ 氧化成 $Fe^{3+}$。因硝酸中可能含亚硝酸，它能与硫氰酸根离子作用，生成红色亚硝酰硫氰化物，影响比色，所以剩余的硝酸必须加热煮沸除去。

$$HNO_2 + SCN^- + H^+ \longrightarrow NO \cdot SCN + H_2O$$

（6）铁盐与硫氰酸根离子的反应为可逆反应，加入过量的硫氰酸铵，不仅可以增加生成的配位离子的稳定性，提高反应灵敏度，还能消除因其他阴离子（$Cl^-$、$PO_4^{3-}$、$SO_4^{2-}$、枸橼酸根离子等）与铁盐形成配位化合物而引起的干扰。

（7）若供试品溶液管与对照液管色调不一致，或所呈硫氰酸铁的颜色较浅不便比较时，可分别转移至分液漏斗中，各加正丁醇（或异戊醇）20ml 提取，待分层后，将正丁醇层移置 50ml 纳氏比色管中，再用正丁醇稀释至 25ml，比较，即得。因硫氰酸铁配位离子在正丁醇等有机溶剂中的溶解度较大，正丁醇提取处理能增加颜色深度，同时也排除其他酸根阴离子的影响。

（8）某些有机药物特别是具环状结构的有机药物，在实验条件下不溶解或对检查有干扰，则需经炽灼破坏，使铁盐转变成 $Fe_2O_3$ 留于残渣中，处理后再依法检查。

**示例 4-8　ChP 泛影酸中铁盐的检查**

取炽灼残渣项下遗留的残渣，加盐酸 1ml，置水浴上蒸干，加稀盐酸 1ml 与水适量，置水浴上加热，滤过，坩埚用水洗涤，合并滤液与洗液并加水使成 25ml，依法检查（通则 0807），与标准铁溶液 1.0ml 用同一方法制成的对照液比较，不得更深（0.001%）。

**示例分析：**泛影酸中铁盐引入途径是什么？为什么要取炽灼残渣项下遗留的残渣进行铁盐检查？

泛影酸制备工艺中，在酸性条件下用铁粉还原起始原料 3,5-二硝基苯甲酸，制得泛影酸中间体 3,5-二氨基苯甲酸，这有可能使成品中引入铁盐，而需要检查。

泛影酸水中极微溶解，所以需经破坏处理。

## 四、重金属检查法

重金属（heavy metal）系指在实验条件下能与硫代乙酰胺或硫化钠作用显色的金属杂质，如银、铅、汞、铜、镉、铋、锑、锡、砷、锌、钴、镍等。重金属影响药物的稳定性及安全性。在药品生产中遇到铅的机会较多，并且铅易积蓄中毒，因此，各国药典中重金属检查时，均以铅为重金属的代表，以铅的限度表示重金属限度。

如需对某种特定金属离子或上述方法不能检测到的金属离子进行限度检查，则可采用原子吸收分光光度法（AAS）或其他专属性的方法进行针对性的检查和控制。如 ChP 已收载中药中镉、汞、铜等金属的测定法（通则 2321）。

ChP 通则 0821 中规定了重金属检查的三种方法为硫代乙酰胺法、炽灼后的硫代乙酰胺法和硫化钠法。

### （一）第一法：硫代乙酰胺法

本法适用于溶于水、稀酸或与水互溶有机溶剂，并且不含与金属离子强配位基团的药物。为最常用的重金属检查。

**1. 原理**　在弱酸性（pH 3.5）条件下，重金属离子与硫化氢反应（硫代乙酰胺水解产生），生成黄色到棕黑色的硫化物混悬液，与一定量标准铅溶液经同法处理后所呈颜色比较，可以判定供试品中重金属是否符合限度规定。

$$CH_3CSNH_2 + H_2O\ (pH\ 3.5) \longrightarrow CH_3CONH_2 + H_2S$$

$$Pb^{2+} + H_2S \longrightarrow PbS\downarrow + 2H^+$$

**2. 检查法**　除另有规定外，取 25ml 纳氏比色管三支，**甲管（标准管）**中加标准铅溶液一定量与醋酸盐缓冲液（pH 3.5）2ml 后，加水或各品种项下规定的溶剂稀释成 25ml；**乙管（供试品管）**中加入按各品种项下规定的方法制成的供试品溶液 25ml；**丙管（标准加样管）**中加入与乙管相同质量的供试品，加配制供试品溶液的溶剂适量使溶解，再加入与甲管相同量的标准铅溶液与醋酸盐缓冲液（pH 3.5）2ml 后，用溶剂稀释成 25ml；再在甲、乙、丙三管中分别加硫代乙酰胺试液各 2ml，摇匀，放置 2 分钟，同置白纸上，自上向下透视，当丙管中显出的颜色不浅于甲管时，乙管中显示的颜色与甲管比较，**不得更深**。如丙管中显出的颜色浅于甲管，应取样按第二法重新检查。

**3. 注意事项**

（1）标准铅溶液（10μg Pb/ml）：用硝酸铅配制标准铅溶液时，加硝酸防止铅盐水解，便于保存。适宜目视比色的浓度范围为每 27ml 溶液中含 10~20μg 的 Pb，相当于标准铅溶液 1~2ml。

（2）若供试品溶液带颜色，应在加硫代乙酰胺试液前，在甲管中滴加少量稀焦糖溶液或其他无干扰的有色溶液，使之与乙管、丙管的颜色一致，然后再加硫代乙酰胺试液比色。如按以上方法仍不能使各管颜色一致时，应取样按第二法检查。

(3) 供试品如含高铁盐，在弱酸性溶液中易氧化硫化氢析出硫，产生浑浊，影响重金属检查。这时，可先在各管中分别加入维生素C 0.5~1.0g，使高铁离子还原为亚铁离子后，再按上述方法检查。

(4) 金属离子与硫化氢的呈色，受溶液pH影响较大。当pH为3.0~3.5时，硫化铅沉淀较完全。酸度增大，重金属离子与硫化氢呈色变浅，甚至不显色。因此供试品若用强酸溶解，或在处理过程中用了强酸，在加入硫代乙酰胺试液前，应先加氨水至溶液对酚酞指示液显中性，再加pH 3.5醋酸盐缓冲液调节溶液的酸度。

(5) 配制供试品溶液时，如使用的盐酸超过1ml、氨试液超过2ml或加入其他试剂进行处理者，为避免标准管的基质差异，应当进行平行处理。除另有规定外，甲管溶液应取同样同量的试剂置瓷皿中蒸干后，加醋酸盐缓冲液（pH 3.5）2ml与水15ml，微热溶解后，移置纳氏比色管中，加标准铅溶液一定量，再用水或各品种项下规定的溶剂稀释成25ml。

### （二）第二法：炽灼后的硫代乙酰胺法

本法适用于难溶于水、稀酸或与水互溶有机溶剂的有机药物，以及含有与金属离子强配位基团的芳环、杂环药物。

**1. 原理** 重金属可能会与含有强配位基团的芳环、杂环药物形成牢固的价键作用，影响直接溶样检查；或者供试品不溶解，可能包裹重金属。这时，需先将供试品炽灼破坏为重金属的氧化物残渣，并加硝酸进一步破坏，蒸干。加盐酸转化为易溶于水的氯化物，再按第一法进行检查。

**2. 检查法** 除另有规定外，当需改用第二法检查时，取各品种项下规定量的供试品，按炽灼残渣检查法（通则0841）进行炽灼处理，然后**取遗留的残渣**；或直接**取炽灼残渣项下遗留的残渣**；如供试品为溶液，则取各品种项下规定量的溶液，蒸发至干，再按上述方法处理后**取遗留的残渣**；加硝酸0.5ml，蒸干，至氧化氮蒸气除尽后（或取供试品一定量，缓缓炽灼至完全炭化，放冷，加硫酸0.5~1ml，使恰湿润，用低温加热至硫酸除尽后，加硝酸0.5ml，蒸干，至氧化氮蒸气除尽后，放冷，在500~600℃炽灼使完全灰化），放冷，加盐酸2ml，置水浴上蒸干后加水15ml，滴加氨试液至对酚酞指示液显微粉红色，再加醋酸盐缓冲液（pH 3.5）2ml，微热溶解后，移置纳氏比色管中，加水稀释成25ml作为**乙管（供试品管）**；另取配制供试品溶液的试剂，置瓷皿中蒸干后，加醋酸盐缓冲液（pH 3.5）2ml与水15ml，微热溶解后，移置纳氏比色管中，加标准铅溶液一定量，再用水稀释成25ml，作为**甲管（标准管）**；再在甲、乙两管中分别加硫代乙酰胺试液各2ml，摇匀，放置2分钟，同置白纸上，自上向下透视，乙管中显出的颜色与甲管比较，**不得更深**。

**3. 注意事项**

(1) 炽灼残渣处理过程中，温度越高，重金属损失越多。例如铅在700℃经6小时炽灼，回收率仅为32%。因此，炽灼温度对重金属的检查结果影响较大。炽灼残渣用于重金属检查时，炽灼处理中，既应控制炽灼温度在500~600℃，同时应控制炽灼时间。

(2) 炽灼残渣加硝酸加热处理后，必须蒸干，除尽氧化氮，否则亚硝酸可氧化硫化氢析出硫，影响比色。

(3) 为了消除盐酸或其他试剂中夹杂重金属的影响，在配制供试品溶液时，如使用盐酸超过1ml（或与盐酸1ml相当的稀盐酸），使用氨试液超过2ml，以及用硫酸与硝酸进行有机破坏或其他试剂处理者，除另有规定外，**甲管（标准管）**应取同样同量试剂置瓷皿中蒸干后，依法检查。

(4) 含钠盐或氟的有机药物，在炽灼时能腐蚀瓷坩埚，而引入重金属，应改用铂坩埚或硬质玻璃蒸发皿。

**示例4-9 ChP 乳酸钠溶液中重金属的检查**

取本品适量（约相当于乳酸钠2.0g），置石英坩埚（或铂坩埚）中，依法检查（通则0821第二法），含重金属不得过百万分之十。

**示例分析**：乳酸钠溶液中重金属的检查为何选择第二法检查？为何使用石英坩埚或铂坩埚？

因乳酸根对重金属离子有配位掩蔽作用，不宜采用第一法检查，故采用第二法检查。因本品是碱金属盐，所以规定用铂或石英坩埚，制备炽灼残渣后，进行检查。

### （三）第三法：硫化钠法

本法适用于溶于碱性水溶液，而难溶于稀酸，或在稀酸中即生成沉淀的药物。如磺胺类、巴比妥类药物等。

1. 原理 在碱性介质中，以硫化钠为沉淀剂，使重金属（$Pb^{2+}$ 等）生成硫化物沉淀微粒的混悬液，与一定量标准铅溶液经同法处理后所呈颜色比较，可以判断供试品中重金属是否符合限度规定。

$$Pb^{2+} + S^{2-} \longrightarrow PbS\downarrow$$

2. 检查法 除另有规定外，取供试品适量，加氢氧化钠试液 5ml 与水 20ml 溶解后，置纳氏比色管中，加硫化钠试液 5 滴，摇匀，与一定量的标准铅溶液同法处理后的颜色比较，**不得更深**。

3. 注意事项

（1）硫化钠试液对玻璃有一定的腐蚀性，且久置后会产生絮状物，应临用新制。

（2）饱和硫化氢水溶液：上述三种方法中，使用的硫代乙酰胺试液或硫化钠试液，均可以使用新鲜制备的硫化氢饱和水溶液替代［使用简易启普发生器，由硫化亚铁（FeS）细粒与稀盐酸作用，制得硫化氢气体，引入蒸馏水中，被吸收即得。硫化氢饱和水溶液应现制现用，否则硫化氢易被氧化析出硫，产生浑浊，影响重金属检查］。

## 五、砷盐检查法

砷盐（arsenic）为毒性杂质，须严格控制其限度。砷盐多由药物生产过程所使用的无机试剂引入，多种药物需要进行砷盐检查。

ChP 和 JP 均采用古蔡氏法（第一法）和二乙基二硫代氨基甲酸银法（第二法）对药物中微量的砷盐进行检查；USP 和 BP 主要采用二乙基二硫代氨基甲酸银法及次磷酸法进行检查。

### （一）第一法：古蔡氏（Gutzeit）法

1. 原理 金属锌与酸作用产生新生态的氢，与药物中微量的砷盐反应，生成具挥发性的砷化氢，遇溴化汞试纸，产生黄色至棕色的砷斑，可用于砷盐的检查。

$$As^{3+} + 3Zn + 3H^{+} \longrightarrow 3Zn^{2+} + AsH_3\uparrow$$

$$AsO_3^{3-} + 3Zn + 9H^{+} \longrightarrow 3Zn^{2+} + 3H_2O + AsH_3\uparrow$$

$$AsH_3 + 3HgBr_2 \longrightarrow 3HBr + As(HgBr)_3\text{（黄色）}$$

$$2As(HgBr)_3 + AsH_3 \longrightarrow 3AsH(HgBr)_2\text{（棕色）}$$

$$As(HgBr)_3 + AsH_3 \longrightarrow 3HBr + As_2Hg_3\text{（黑色）}$$

与一定量标准砷溶液所生成的标准砷斑比较，可判断供试品中砷盐是否符合限度规定。

2. 检查法 古蔡氏法仪器装置如图 4-2 所示。

**标准砷斑的制备**：精密量取标准砷溶液 2ml（各国药典制备标准砷斑大都采用 2ml 标准砷溶液，相当 2μg 的 As，如此制得的砷斑清晰。否则，砷斑颜色过深或过浅，均影响砷斑比色的正确性），置 A 瓶中，加盐酸 5ml 与水 21ml，再加碘化钾试液 5ml 与酸性氯化亚锡试液 5 滴，在室温放置 10 分钟后，加锌粒 2g，立即将照上法装妥的导气管 C 密塞于 A 瓶上，并将 A 瓶置 25~40℃水浴中，反应 45 分钟，取出溴化汞试纸，即得。

若供试品需经有机破坏后再行检砷，则标准砷斑制备时，应取标准砷溶液代替供试品，照该品种项下规定的方法同法处理后，依法制备标准砷斑。

**检查法(样品砷斑的制备)**:取按各品种项下规定方法制成的供试品溶液,置A瓶中,照标准砷斑的制备,自"再加碘化钾试液5ml"起,依法操作。将生成的砷斑与标准砷斑比较,**不得更深**。

### 3. 注意事项

(1) 标准砷溶液的制备(1μg As/ml):用三氧化二砷配制贮备液,临用前用稀硫酸定量稀释配制。称取三氧化二砷0.132g,置1 000ml量瓶中,加20%氢氧化钠溶液5ml溶解后,用适量的稀硫酸中和,再加稀硫酸10ml,用水稀释至刻度,摇匀,作为贮备液。临用前,精密量取贮备液10ml,置1 000ml量瓶中,加稀硫酸10ml,用水稀释至刻度,摇匀,即得(每1ml相当于1μg的As)。

(2) 碘化钾及氯化亚锡的催化作用:五价砷酸根在酸性溶液中也能被金属锌还原为砷化氢,但生成砷化氢的速度较三价砷酸根慢。故在反应液中需加入碘化钾及氯化亚锡,促进五价砷酸根还原为三价砷酸根,碘化钾与反应中产生的锌离子还能形成稳定的配位离子,有利于生成砷化氢反应的完成。被氧化生成碘和高价锡离子,在过量的盐酸-锌还原体系中又可被还原为碘离子和亚锡离子,而保持催化的活性。

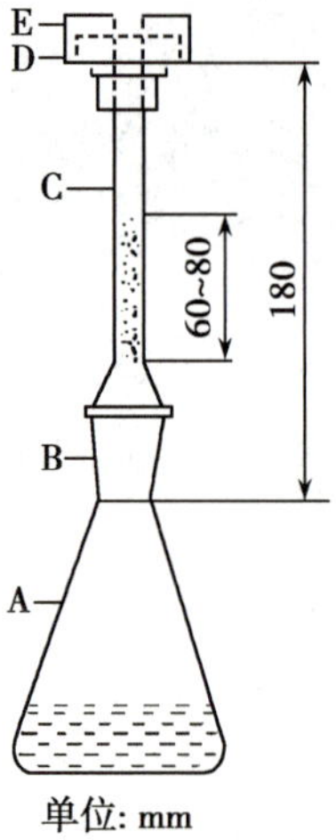


A. 100ml标准磨口锥形瓶。B. 中空的标准磨口塞(上连导气管C)。C. 导气管(外径8.0mm,内径6.0mm),全长约180mm。D. 具孔的有机玻璃旋塞,其上部为圆形平面,中央有一圆孔,孔径与导气管C的内径一致,其下部孔径与导气管C的外径相适应,将导气管C的顶端套入旋塞下部孔内,并使管壁与旋塞的圆孔相吻合,黏合固定。E. 中央具有圆孔(孔径6.0mm)的有机玻璃旋塞盖,与D紧密吻合。测定时,于导气管C中装入醋酸铅棉花60mg(装管高度为60~80mm),再于旋塞D的顶端平面上放一片溴化汞试纸(试纸大小以能覆盖孔径而不露出平面外为宜),盖上旋塞E并旋紧,即得。

图4-2 砷盐检查第一法(古蔡氏法)仪器装置

$$AsO_4^{3-}+2I^-+2H^+ \longrightarrow AsO_3^{3-}+I_2+H_2O$$

$$AsO_4^{3-}+Sn^{2+}+2H^+ \longrightarrow AsO_3^{3-}+Sn^{4+}+H_2O$$

$$I_2+Sn^{2+} \longrightarrow 2I^-+Sn^{4+}$$

$$4I^-+Zn^{2+} \longrightarrow [ZnI_4]^{2-}$$

氯化亚锡又可与锌作用,在锌粒表面形成锌锡齐,起去极化作用,从而使氢气均匀而连续地产生,更有利于砷酸根还原为砷化氢反应的完成。

锑化氢也能与溴化汞试纸作用生成锑斑,干扰砷斑的检查。氯化亚锡与碘化钾还可抑制锑化氢的生成。在规定试验条件下,100μg的锑也不干扰砷斑(相当于2μg As)的检查。

(3) 醋酸铅棉花的作用:锌粒及供试品中,可能含有少量硫化物,它们在盐酸-锌还原体系中被还原产生硫化氢气体。硫化氢与溴化汞试纸作用生成硫化汞的色斑,也干扰砷斑的试验结果。用醋酸铅棉花吸收硫化氢,可消除硫化氢的影响。

用醋酸铅棉花约60mg,装管高度60~80mm,以控制醋酸铅棉花填充的松紧度,使其既能免除硫化氢的干扰(100μg S存在也不干扰测定),又可使砷化氢以适宜的速度通过。

醋酸铅棉花系取脱脂棉1.0g,浸入醋酸铅试液与水的等容混合液12ml中,湿透后,挤压除去过多的溶液,并使之疏松,在100℃以下干燥后,贮于玻璃塞瓶中备用。

(4) 仪器与试剂要求:所用仪器和试液等照本法检查,均不应生成砷斑,或至多生成仅可辨认的斑痕(显著浅于标准砷斑)。

溴化汞试纸的制备:取滤纸条浸入乙醇制溴化汞试液(取溴化汞2.5g,加乙醇50ml,微热使溶解,即得。本溶液应置玻璃塞瓶中在暗处保存）中，1 小时后取出，在暗处干燥，即得。

溴化汞试纸与砷化氢作用较氯化汞试纸灵敏，但所呈砷斑不够稳定，在反应中应保持干燥及避光，并立即与标准砷斑比较。制备标准砷斑或标准砷对照液，应与供试品检查同时进行。

本法所用锌粒应无砷，以能通过一号筛的细粒为宜，如使用的锌粒较大时，用量应酌情增加，反应时间亦应延长为 1 小时。

（5）含硫药物的预处理：供试品若为硫化物、亚硫酸盐、硫代硫酸盐等，在盐酸-锌还原体系中易生成硫化氢或二氧化硫气体，与溴化汞试纸作用生成黑色硫化汞或金属汞，干扰砷斑检查。

供试品应预先加硝酸湿法消化处理，使硫化物氧化成硫酸盐，可消除干扰。

**示例 4-10　ChP 盐酸地尔硫䓬中砷盐的检查**

取本品 1.0g，置 100ml 凯氏烧瓶中，加硝酸 5ml 与硫酸 2ml，烧瓶口装一小漏斗，小心加热直至发生白烟，冷却后加硝酸 2ml，加热，再加硝酸 2ml，加热，然后加浓过氧化氢溶液数次，每次 2ml，加热直至溶液呈无色或微黄色，放冷后加饱和草酸铵溶液 2ml，再次加热至发生白烟，放冷后加水至 23ml，加盐酸 5ml 作为供试品溶液，依法检查（通则 0822 第一法），应符合规定（0.000 2%）。

**示例分析：**盐酸地尔硫䓬进行砷盐检查时为什么供试品需与硝酸、硫酸共热？

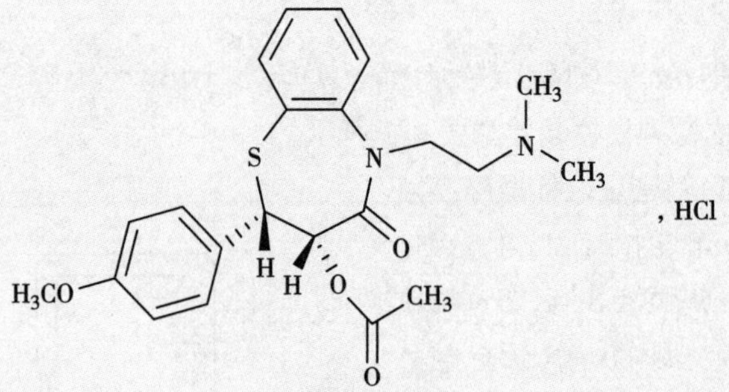


盐酸地尔硫䓬

如图所示，盐酸地尔硫䓬结构中含有硫原子，采用砷盐检查第一法，在盐酸-锌还原体系易生成硫化氢或二氧化硫气体溢出，与溴化汞试纸作用生成黑色硫化汞或金属汞，干扰砷斑检查。因此，应预先加硝酸-硫酸进行湿法消化处理，使硫化物氧化成硫酸盐，从而消除干扰。

（6）杂环有机药物的预处理：环状结构的有机药物，因砷在分子中可能以共价键结合，需预先进行有机破坏，否则检出结果偏低或难以检出。常用的有机破坏方法有碱破坏法和酸破坏法。

**示例 4-11　ChP 呋塞米中砷盐的检查**

取本品 1.0g，加氢氧化钙 1g 混合，加水少量，搅拌均匀，先以小火加热，再炽灼至完全灰化（500~600℃），放冷，加盐酸 5ml 与水 23ml，依法检查（通则 0822 第一法），应符合规定（0.000 2%）。

**示例分析：**呋塞米进行砷盐检查时为何需加入氢氧化钙？

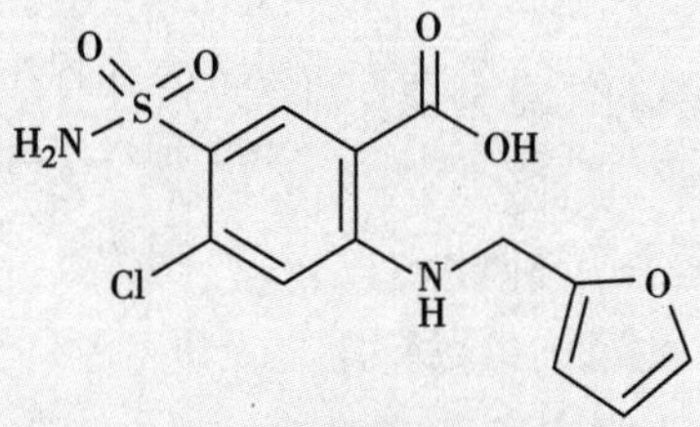


呋塞米

呋塞米为杂环有机药物，砷在分子中可能以共价键结合，需先进行碱破坏法预处理。

环状结构的有机酸碱金属盐，如苯甲酸钠、对氨基水杨酸钠，用石灰法不能破坏完全，需用无水碳酸钠进行碱破坏。此外，也有用硝酸镁乙醇溶液进行灼烧破坏分解有机物，使砷生成非挥发性砷酸镁 $Mg_3(AsO_4)_2$，残渣质轻，加盐酸后易于溶解。本法操作简便，易于灰化；用于有机药物破坏后，砷能定量回收；但操作中须注意充分灰化，使硝酸镁完全分解为氧化镁。若有硝酸盐或亚硝酸盐残留，则在酸性液中能生成硝酸或亚硝酸，影响砷化氢的生成。

### （二）第二法：二乙基二硫代氨基甲酸银法（DDC-Ag）

**1. 原理**　金属锌与酸作用产生新生态的氢，与药物中微量砷盐反应生成具挥发性的砷化氢，还原二乙基二硫代氨基甲酸银，产生红色胶态银，用目视比色法或在 510nm 波长处测定吸光度，并与相同条件下制备的标准对照进行比较，不仅可用于砷盐的限度检查，还可用作微量砷盐的含量测定。

二乙基二硫代氨基甲酸银（silver diethyldithiocarbamate，DDC-Ag）结构信息如下。

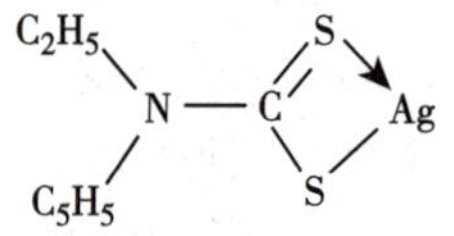

$(C_2H_5)_2NCS_2Ag$　M256.1

砷化氢与 DDC-Ag 的反应式如下。

$$AsH_3 + 6DDC\text{-}Ag + 3N(C_2H_5)_3 \longrightarrow As(DDC)_3 + 6Ag + 3DDC\text{-}H\cdot N(C_2H_5)_3$$

**2. 检查法**　DDC-Ag 检砷仪器装置如图 4-3 所示。

**标准砷对照液的制备**：精密量取标准砷溶液 2ml，置 A 瓶中，加盐酸 5ml 与水 21ml，再加碘化钾试液 5ml 与酸性氯化亚锡试液 5 滴，在室温放置 10 分钟后，加锌粒 2g，立即将导气管 C 与 A 瓶密塞，使生成的砷化氢气体导入 D 管中，并将 A 瓶置 25~40℃水浴中反应 45 分钟，取出 D 管，添加三氯甲烷至刻度，混匀，即得。

**检查法**：取照各品种项下规定方法制成的供试品溶液，置 A 瓶中，照标准砷对照液的制备，自“再加碘化钾试液 5ml”起，依法操作。将所得溶液与标准砷对照液同置白色背景上，从 D 管上方向下观察、比较，所得溶液的颜色不得比标准砷对照液更深。必要时，可将所得溶液转移至 1cm 吸收池中，照紫外-可见分光光度法（ChP 通则 0401）在 510nm 波长处以二乙基二硫代氨基甲酸银试液作空白，测定吸光度，与标准砷对照液按同法测得的吸光度比较，不得更大。

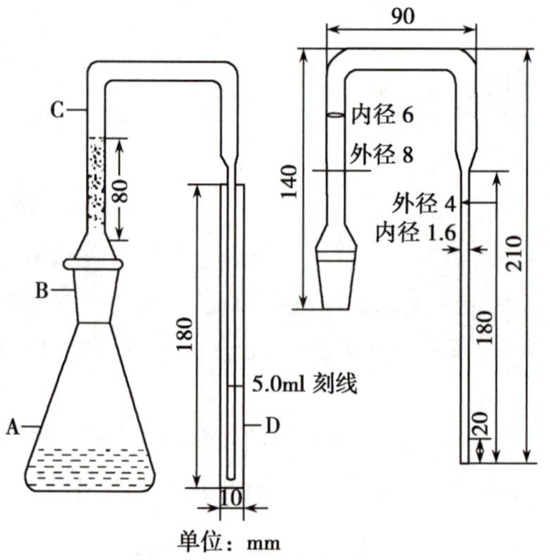


A. 100ml 标准磨口锥形瓶。B. 中空标准磨口塞（上连导气管 C）。C. 导气管（B 端的外径为 8mm，内径为 6mm；另一端长 180mm，外径 4mm，内径 1.6mm，尖端内径为 1mm）。D. 平底玻璃管（长 180mm，内径 10mm，于 5.0ml 处有一刻度）。测试时，于导气管 C 中装入醋酸铅棉花 60mg（装管高度约 80mm），并于 D 管中精密加入二乙基二硫代氨基甲酸银试液 5ml。

**图 4-3　DDC-Ag 法砷盐检查仪器装置**

**3. 注意事项**　除与第一法相同的注意事项外，第二法中还要注意如下事项。

（1）灵敏度范围：DDC-Ag 法适用于砷（As）含量在 1~10μg 范围的砷盐检查。此范围内，所得胶体银溶液的显色/吸光度，在 2 小时内稳定，重现性好，浓度梯度线性关系良好。可用于砷盐含量的定量测定。而古蔡氏法通常仅适用于 As 限度值为 2μg 的砷盐检查。

（2）二乙基二硫代氨基甲酸银试液：取二乙基二硫代氨基甲酸银 0.25g，加三氯甲烷适量与三乙胺

1.8ml，加三氯甲烷至100ml，搅拌使溶解，放置过夜，用脱脂棉滤过，即得。本试液应置棕色玻璃瓶内，密塞，置阴凉处保存。

吸收液中产生的二乙基二硫代氨基甲酸，也可以用吡啶作为试剂。USP砷盐检查法中，配制了0.5% DDC-Ag的吡啶-三氯甲烷溶液，检测灵敏度可达0.5μg的砷，但是吡啶有恶臭。采用0.25% DDC-Ag的三乙胺-三氯甲烷溶液，灵敏度略低于吡啶溶液。

(3) 锑化物干扰的消除：锑化氢与DDC-Ag反应的灵敏度较低，反应液中加入酸性氯化亚锡试液和碘化钾试液后，可进一步抑制锑化氢的形成，500μg的锑也不干扰测定。

### （三）白田道夫（Betterdorff）法

对于含锑的药物，如葡萄糖酸锑钠，用古蔡法进行砷盐检查时，锑盐也可被还原为锑化氢，与溴化汞试纸作用，产生灰色锑斑，干扰砷斑的检出，反应式如下。

$$SbH_3 + HgBr_2 \longrightarrow SbH_2(HgBr) + HBr$$

可改用白田道夫法进行砷盐检查。

**原理：**氯化亚锡在盐酸中将砷盐还原成棕褐色的胶态砷，与一定量标准砷溶液用同法处理后的颜色比较，可控制供试品中砷盐的含量，反应式如下。

$$2As^{3+} + 3SnCl_2 + 6HCl \longrightarrow 2As\downarrow + 3SnCl_4 + 6H^+$$

此法的反应灵敏度以$As_2O_3$计为20μg。少量氯化汞的加入，能提高反应灵敏度达2μg/10ml。

**示例4-12**　ChP葡萄糖酸锑钠中砷盐检查法（白田道夫法）：取本品0.1g，置比色管中，加0.01%二氯化汞溶液0.3ml与盐酸9.2ml，再加氯化亚锡溶液（取氯化亚锡22.5g，加盐酸12ml，加热使溶解）0.5ml，混匀，静置30分钟后，如显色，与对照液（取每1ml中含As 5μg的溶液0.3ml，加0.01%二氯化汞溶液0.3ml与盐酸8.9ml，再加氯化亚锡溶液0.5ml，混匀，静置30分钟）比较，不得更深(0.001 5%)。

### （四）次磷酸法

**原理：**在盐酸酸性溶液中，次磷酸将砷盐还原为棕色的游离砷，与一定量的标准砷溶液用同法处理后所显的颜色进行比较，来控制药物中砷盐的限度。

该法用于硫化物、亚硫酸盐以及含锑药物等的砷盐检查时，硫和锑对检查无干扰，但灵敏度比古蔡氏法低。

## 六、干燥失重测定法

干燥失重（loss on drying）系指药品在规定的条件下，经干燥至恒重后，"减失重量"占"取样量"的百分数。

$$干燥失重\% = 减失重量/取样量 \times 100\%$$

干燥失重主要检查药物中的水分、残留溶剂及其他挥发性物质的含量。

除非药物中含有规定量的结晶水、结晶溶剂，否则过多的水分或残留溶剂，不仅使药物的含量降低，还有可能影响药物的稳定性，导致药物的降解或霉变变质。

因此，大多数原料药物，均有"干燥失重"或"水分"的检查项目。一些对水分比较敏感的制剂，也有相应的检查项目。

"干燥"应至"恒重"。ChP凡例规定：除另有规定外，供试品连续两次干燥或炽灼后称重的差异在0.3mg以下，即为恒重。干燥至恒重的第二次及以后各次称重均应在规定的条件下继续干燥1小时后进行。

干燥失重测定法主要有三种类型：常压恒温干燥法、减压干燥法或恒温减压干燥法、干燥剂干燥法。

### （一）常压恒温干燥法

常压恒温干燥法适用于受热较稳定药物的干燥失重检查。例如 ChP 中的对乙酰氨基酚、硝苯地平、盐酸四环素胶囊等。

**1. 测定法**　取供试品，混合均匀（如为较大的结晶，应先迅速捣碎使成 2mm 以下的小粒），取约 1g 或各品种项下规定的质量，置于与供试品相同条件下干燥至恒重的扁形称量瓶中，精密称定，除另有规定外，在 105℃干燥至恒重。由减失的质量和取样量计算供试品的干燥失重。

**2. 注意事项**

（1）操作要求：供试品干燥时，应平铺在扁形称量瓶中，厚度不可超过 5mm，如为疏松物质，厚度不可超过 10mm。放入烘箱或干燥器进行干燥时，应将瓶盖取下，置称量瓶旁，或将瓶盖半开进行干燥；取出时，须将称量瓶盖好。置烘箱内干燥的供试品，应在干燥后取出置干燥器中放冷，然后称定质量。

（2）渐次升高温度干燥法：供试品如未达规定的干燥温度即融化时，除另有规定外，应先将供试品在低于熔化温度 5~10℃的温度（生物制品于较低的温度）下，干燥至大部分水分除去后，再按规定条件干燥。

**示例 4-13**　硫代硫酸钠含 5 分子结晶水，理论含水量达 36.3%，在 48.2℃以上即出现熔化现象，不便于直接高温加热干燥失重检查。ChP 硫代硫酸钠的干燥失重检查规定（渐次升高温度干燥法）：先在 40~50℃（预干燥，使结晶水缓缓失去），渐次升高温度至 105℃并干燥至恒重，减失重量应为 32.0%~37.0%。USP 则采用在 40~45℃减压干燥 16 小时的方式检查。

**示例 4-14**　氢溴酸东莨菪碱含 3 个结晶水，ChP 的干燥失重检查规定：先在 60℃干燥 1 小时（除去吸附水），再升温至 105℃干燥至恒重（除去结晶水），减失重量不得过 13.0%（通则 0831）。

（3）高温干燥法：含有较多结晶水的药物，在 105℃不易除去结晶水；或结晶与吸附溶剂不易失去时，可提高干燥温度。

**示例 4-15**　枸橼酸钠分子中含 2 个结晶水，在 180℃下干燥；硫酸吗啡分子中含 5 个结晶水，在 145℃下干燥 1 小时。

（4）定时失重法：某些易吸湿或受热发生相变而达不到恒重的药物，可采用一定温度下，干燥一定时间所减失的质量代表干燥失重。

**示例 4-16**　烟酸具有升华性，在 105℃干燥不能达到恒重。ChP 烟酸的干燥失重检查，采用五氧化二磷 60℃减压干燥至恒重法检查。

**示例 4-17**　右旋糖酐 40 极易吸湿，经多次干燥，仍不易恒重，空气湿度较大时，恒重更为困难。ChP 和 JP 规定在 105℃干燥 6 小时后，减失重量不得过 5.0%；BP 和 USP 规定在 105℃干燥 5 小时后，减失重量不得过 7.0%。

### （二）减压干燥法或恒温减压干燥法

对于熔点较低或受热分解的药物，应采用减压干燥器（通常为室温）或恒温减压干燥器（温度应按各品种项下的规定设置，生物制品除另有规定外，温度为 60℃）进行干燥失重检查，除另有规定外，压力应在 2.67kPa(20mmHg)以下。干燥器中常用的干燥剂为五氧化二磷、无水氯化钙或硅胶；恒温减压干燥器中常用的干燥剂为五氧化二磷。应及时更换干燥剂，使其保持在有效状态。有时也可不用干燥剂。

示例 4-18　ChP **奋乃静熔点**为 94~100℃，干燥失重检查方法为：取本品，置五氧化二磷干燥器中，减压干燥至恒重，减失重量不得过 0.5%。**环丙沙星中的吸附溶剂不易去除**，干燥失重检查方法为：取本品，以五氧化二磷为干燥剂，在 120℃减压干燥 6 小时，减失重量不得过 1.0%。**阿司匹林受热易分解**，干燥失重检查时：取本品，置五氧化二磷为干燥剂的干燥器中，在 60℃减压干燥至恒重，减失重量不得过 0.5%。

### (三) 干燥剂干燥法

对于受热分解或易升华的药物，应采用干燥剂干燥法进行干燥失重检查。常用的干燥剂有五氧化二磷、硅胶和硫酸等。硅胶的吸水力次于五氧化二磷。

1. 测定法　将供试品置干燥器中，利用干燥器内的干燥剂吸收水分，干燥至恒重。

2. 注意事项

(1) 使用五氧化二磷时，须将干燥剂铺于培养皿中，置于干燥器内。若发现干燥剂表层结块、出现液滴，应将表层刮去，或另加新的五氧化二磷再使用。弃去的五氧化二磷不可倒入水中，应无害化(或埋入土中)处理。

(2) 试验用硅胶为变色硅胶，颜色由其含有的氯化钴产生。干燥状态的无水氯化钴显蓝色，随吸水量的增加，氯化钴颜色逐渐由蓝色经蓝紫、紫红转变为粉红色，从而指示硅胶干燥剂效力。变色硅胶于 105℃干燥后又可恢复干燥效力。变色硅胶具有使用方便、价廉、无腐蚀性、可重复使用的特点，为常用的干燥剂。

(3) 使用硫酸时，应将硫酸盛于培养皿或烧杯中，不能直接倾入干燥器；搬动干燥器时，应注意勿使硫酸溅出；用过的硫酸经加热除水后可重复利用。除水的方法是：将含水硫酸置烧杯中加热至冒白烟，保持在 110℃左右约 30 分钟，即可。

示例 4-19　马来酸麦角新碱分子中具有酰胺结构，在较高的温度下会与马来酸发生副反应，其干燥失重检查采用干燥剂法：取供试品，置五氧化二磷干燥器中干燥至恒重，减失重量不得过 2.0%。

## 七、水分测定法

药物中的水分包括结合水和吸附水。卡尔·费休(Karl Fischer)建立的水分定量测定法简称费休氏法，是根据碘和二氧化硫在吡啶和甲醇溶液中与水定量反应的原理进行水分测定。

费休氏法是基于容量滴定的水分总量测定法，适用于大多数药物中水分的准确测定。各国药典均收载了费休氏水分测定法。但此法测定药物中水分时，无法区分测得水分的状态。药物中水分的状态可以利用热分析法进行区分测定。

例如，$CuSO_4·5H_2O$ 含有结晶水，其热重曲线(图 4-4)表明：这 5 个结晶水分三步脱去。在 30~80℃区间失重率为 13.1%，与 $CuSO_4·5H_2O$ 脱去 2 分子与铜离子以配位键结合的结晶水形成 $CuSO_4·3H_2O$ 相应；在 80~120℃区间失重率为 14.1%，与 $CuSO_4·3H_2O$ 进一步脱去 2 分子与铜离子以配位键和氢键结合的结晶水形成 $CuSO_4·H_2O$ 相应；在 200~255℃区间失重率为 7.4%，与 $CuSO_4·H_2O$ 进一步脱去 1 分子受铜离子吸引力最大的结晶水形成无水硫酸铜($CuSO_4$)相应。

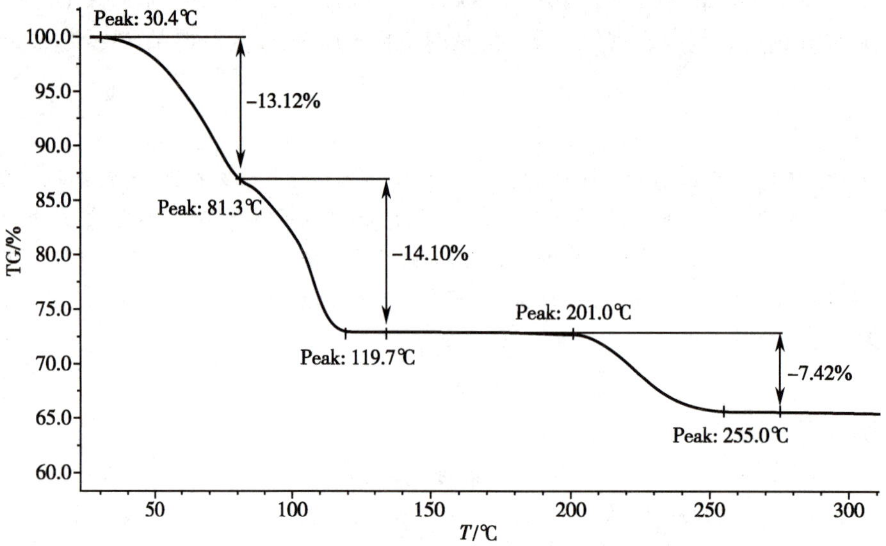


图 4-4　$CuSO_4 \cdot 5H_2O$ 的 TG 曲线及峰值(Peak)温度

$CuSO_4 \cdot 5H_2O \longrightarrow CuSO_4 \cdot 3H_2O + 2H_2O$；$CuSO_4 \cdot 3H_2O \longrightarrow CuSO_4 \cdot H_2O + 2H_2O$；$CuSO_4 \cdot H_2O \longrightarrow CuSO_4 + H_2O$。

根据供试品的特点与分析要求，水分测定除费休氏法，还可以选用热重法、烘干法、减压干燥法、甲苯法或气相色谱法进行测定。

### (一) 费休氏法

**1. 费休氏法原理**　碘氧化二氧化硫为三氧化硫时，需要一定量的水分参与反应，根据定量反应关系和消耗碘的质量，可计算出参与反应的水分含量。

$$I_2 + SO_2 + H_2O \rightleftharpoons 2HI + SO_3$$

为了使上述可逆反应往正反应方向定量完全进行，费休氏试液大都使用无水甲醇配制碘-二氧化硫溶液，并添加无水吡啶或适宜的有机叔胺，以定量地吸收反应产物 HI 和 $SO_3$，形成氢碘酸吡啶和硫酸酐吡啶。

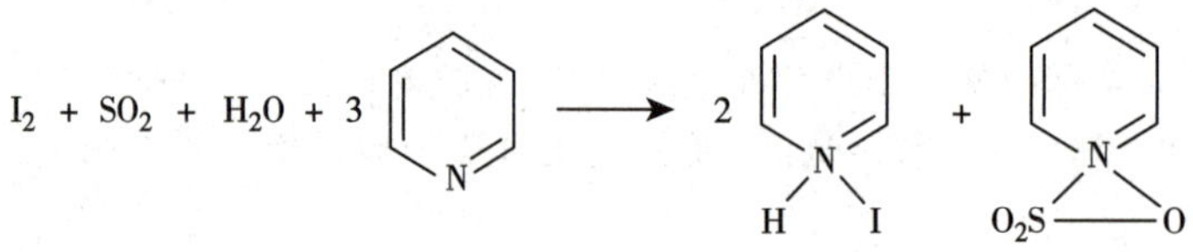

虽然硫酸酐吡啶不甚稳定，可与水发生副反应，但是，溶剂无水甲醇可与其形成更稳定的甲基硫酸氢吡啶。

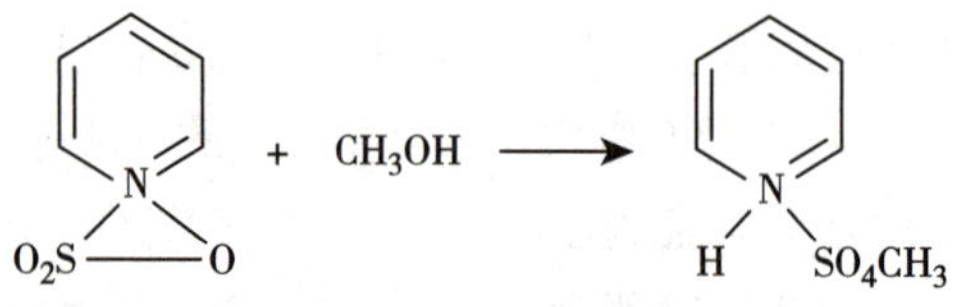

从而保障了“滴定反应”的准确定量进行。

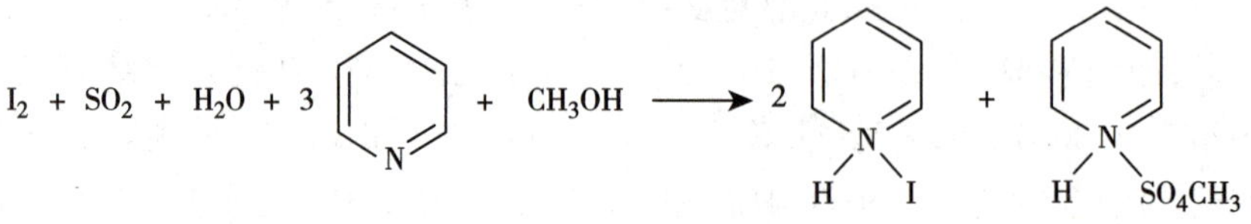

费休氏反应中 $I_2$、$SO_2$、$H_2O$、$C_5H_5N$ 和 $CH_3OH$ 的理论摩尔比为 1∶1∶1∶3∶1。实际上，无水吡啶与无水甲醇，既参与反应，又发挥溶剂的作用。并且，反应过程中，针对 $I_2$ 的定量计量控制更为可行和准确。所以费休氏试剂中，$SO_2$、$C_5H_5N$ 和 $CH_3OH$ 的用量都必须足够过量，通常 $I_2$、$SO_2$、$C_5H_5N$ 的比例以 1∶3∶5 为宜；$CH_3OH$ 又作为溶剂，更远远过量。

水分的费休氏容量滴定测定法，以碘与水的化学计量反应（摩尔比为 1∶1）为定量基础，反应到达终点后，过量的游离碘呈现红棕色或改变氧化还原电位，即可用于指示终点。

**2. 费休氏试液的配制**　称取碘（置硫酸干燥器内 48 小时以上）110g，置干燥的具塞锥形瓶（或烧瓶）中，加无水吡啶 160ml，注意冷却，振摇至碘全部溶解，加无水甲醇 300ml，称定重量，将锥形瓶（或烧瓶）置冰浴中冷却，在避免空气中水分侵入的条件下，通入干燥的二氧化硫至重量增加 72g，再加无水甲醇使成 1 000ml，密塞，摇匀，在暗处放置 24 小时后进行标定。

也可以使用稳定的市售费休氏试液。市售的费休氏试液可以是不含吡啶的其他碱化试剂，或不含甲醇的其他伯醇类等制成；也可以是单一的溶液或由两种溶液（碘溶液与二氧化硫溶液分别配制）临用前混合而成。

本试液应遮光，密封，阴凉干燥处保存。

**3. 费休氏试液的标定**　在干燥的具塞锥形瓶中，除另有规定外，在避免空气中水分侵入的条件下，加无水甲醇（或其他适宜的溶剂）适量（20~40ml），加入精密称定的纯化水 10~30mg，用水分测定仪直接标定。或用费休氏试液滴定至溶液由浅黄色（碘离子溶液的颜色）变为红棕色（过量碘的颜色），或用电化学方法[ 如永停滴定法（ChP2020 通则 0701）等 ]指示终点；另作空白试验，按下式计算。

$$F = W/(A - B)$$

式中，$F$（费休氏试液的滴定度）为每 1ml 费休氏试液相当于水的重量，mg；$W$ 为加入纯化水的重量，mg；$A$ 为滴定反应消耗的费休氏试液体积，ml；$B$ 为空白试验消耗的费休氏试液体积，ml。

通常新鲜制得的费休氏试液滴定度为：每 1ml 费休氏试液约相当于水 5mg。费休氏试液的滴定度会随着贮存时间延长而逐渐下降。因此，费休氏试液须临用前 1 小时内进行标定；或者在连续使用的情况下，每天开始使用时标定。

**4. 费休氏容量滴定测定法（ChP2020 通则 0832 第一法 1）**

**通用方法：**精密称取供试品适量（相当于消耗费休氏试液 1~5ml），置干燥的具塞锥形瓶中，除另有规定外，以无水甲醇（20~40ml）为溶剂，用水分测定仪直接测定。或在不断振摇（或搅拌）下，用费休氏试液滴定至溶液由浅黄色变为红棕色，或用永停滴定法指示终点；另做空白试验。按下式计算。

$$供试品中水分含量(\%) = \frac{(A-B)F}{W} \times 100\%$$

式中，$A$ 为滴定供试品所消耗的费休氏试液体积，ml；$B$ 为空白试验所消耗的费休氏试液体积，ml；$F$（费休氏试液的滴定度）为每 1ml 费休氏试液相当于水的重量，mg；$W$ 为称取供试品的重量，mg。

**引湿性样品测定法：**供试品吸湿性较强，可称取供试品适量，置具塞干燥并精密称定重量（$W_3$）的容器中，密封（可在干燥的隔离箱中操作），精密称定（$W_2$），用干燥的注射器注入适量无水甲醇或其他适宜溶剂，精密称定总重量（$W_1$），振摇使供试品溶解，测定该溶液水分（$c_1$）。同时测定溶剂的水分（$c_2$）。按下式计算。

$$供试品中水分含量(\%) = \frac{(W_1-W_3)c_1-(W_1-W_2)c_2}{W_2-W_3} \times 100\%$$

式中，$W_1$ 为供试品、溶剂和容器的总重量，g；$W_2$ 为供试品 + 容器的重量，g；$W_3$ 为容器的重量，g；$c_1$ 为供试品溶液的水分含量，g/g；$c_2$ 为溶剂的水分含量，g/g。

**联用蒸发测定法：**对热稳定的供试品，可将水分测定仪与卡氏干燥炉联用测定水分。即将一定量的供试品在干燥炉或样品瓶中加热，并用干燥气体将蒸发出的水分导入水分测定仪中。

### (二) 库仑滴定法

库仑滴定法(ChP2020 通则 0832 第一法 2)以卡尔-费休反应为基础,应用永停滴定法测定水分。与容量滴定法相比,库仑滴定法中滴定剂碘不是从滴定管加入,而是由含有碘离子的阳极电解液电解产生。一旦所有的水被滴定完全,阳极电解液中就会出现少量过量的碘,使铂电极极化达到终点,而停止碘的定量产生。

根据法拉第定律,电极上产生碘的量与通过的电量成正比的准确定量关系。因此,可以通过测量电量总消耗的方法来测定水分总量。本法主要用于供试品中微量水分(0.000 1%~0.1%)的测定,特别适用于化学惰性物质如烃类、醇类和酯类中水分的测定。

**1. 费休氏试液** 按卡尔-费休氏库仑滴定仪的要求配制或使用市售费休氏试液,由于消耗碘的量根据消耗的绝对电量计算确定,故库仑滴定测定法中,无须标定费休氏试液的滴定度。

**2. 测定法** 于滴定杯中加入适量的无水甲醇或适宜的其他溶剂和费休氏试液,先将试液和系统中的水分预滴定除去,然后精密量取供试品适量(含水量为 0.5~5mg),迅速转移至滴定杯中,以永停滴定法指示终点,从仪器显示屏上直接读取供试品中水分的含量,其中每 1mg 水相当于 10.72 库仑电量。另做空白试验,进行必要的校正。

**3. 注意事项**

(1) 仪器要求:所用仪器应干燥,并能避免空气中水分的侵入;测定操作应在干燥处进行。

(2) 适用范围:虽然费休氏法适用于大多数药物中水分的准确测定。但是,易与 $I_2$ 或 $SO_2$ 反应的药物不适用。如含酚、醛、酮、共轭多烯等结构的有机药物,不宜采用费休氏法测定水分;四环素类药物易含吸附水或结晶水,由于在它们的结构中,含有酮羰基、烯双键和酚基团等易与 $I_2$ 或 $SO_2$ 反应的活泼基团。故,它们大都不采用费休氏法测定水分,而使用干燥失重法进行检查。

(3) 费休氏试液的选用:不同的全自动水分测定仪,对费休氏试液的要求可能略有不同。所以,费休氏试液的型号、表示方法可能各异。使用时,应根据试剂说明,正确选用。

(4) 费休氏试液的安全处置:费休氏试液有毒性,稳定性差,保存期较短(一般约为 3 个月)。含吡啶的费休氏试液有恶臭。储存、使用、回收处理,均须遵循有毒有害化学物质的处置要求。

> 示例 4-20 水分影响 **β-内酰胺类**药物的稳定性,受热易分解,故此类药物多采用费休氏法进行水分的检查与控制。**头孢哌酮**中水分的检查:取本品,照水分测定法(ChP2020 通则 0832 第一法 1)测定,含水分不得过 6.0%。**盐酸羟考酮**分子结构中不含结晶水,但具有引湿性,也采用费休氏法(通则 0832 第一法)测定并控制水分含量,含水分不得过 7.0%。

## 八、炽灼残渣检查法

炽灼残渣(residue on ignition)系指有机药物或挥发性无机药物,在硫酸存在的条件下,进行炭化和炽灼灰化后,所残留的非挥发性无机杂质的硫酸盐灰分(sulfated ash)。

通常用于有机药物中非挥发性无机杂质的检查与控制。炽灼残渣限度,大都为“不得过 0.1%”。少数例外,如易与金属离子结合或发酵工艺生产的药物,炽灼残渣限度可能高达“不得过 1.0%”,硫酸庆大霉素不得过 0.5%;盐酸万古霉素不得过 0.5%;盐酸大观霉素不得过 1.0%。

**1. 检查法(ChP2020 通则 0841)** 取供试品 1.0~2.0g 或各药品项下规定的重量,置已炽灼至恒重的坩埚(如供试品分子结构中含有碱金属或氟元素,则应使用铂坩埚)中,精密称定,缓缓炽灼至完全炭化,放冷;除另有规定外,加硫酸 0.5~1ml 使湿润,低温加热至硫酸蒸气除尽后,在 700~800℃炽灼使完全灰化,移置干燥器内,放冷,精密称定后,再在 700~800℃炽灼至恒重,即得。

如须将残渣留作重金属检查,则炽灼温度必须控制在 500~600℃。

$$炽灼残渣(\%)=\frac{残渣及坩埚重-空坩埚重}{供试品重}\times100\%$$

### 2. 注意事项

(1) 供试品的取用量：应根据炽灼残渣限度和称量误差决定，多为 1.0g，使炽灼残渣量约为 1mg，限度为：不得过 0.1%。样品量过多，炭化和灰化时间太长；样品量过少，称量误差增大。

(2) 炭化过程控制：USP2022、BP2022 和 JP18 均规定，供试品先加硫酸湿润，再加热炭化，放冷后再次加硫酸消化炭化后，炽灼灰化。ChP2020 规定先加热炭化，然后再加硫酸消化炭化，这易导致灰化困难，时间延长，不易恒重。

为了避免供试品在炭化时，受热骤然膨胀而逸出，应缓缓加热（不产生明火），直至完全炭化（不产生烟雾）。高温炉炽灼灰化前，务必加热除尽硫酸，以免硫酸蒸气腐蚀炉膛。加热蒸发硫酸时，应缓慢加热，以防过热，供试品飞溅，而影响测定结果。

(3) 坩埚的选用：通常使用瓷坩埚。如供试品分子结构中含有碱金属或氟元素，对瓷坩埚有腐蚀，应采用铂坩埚。瓷坩埚可采用蓝墨水与 $FeCl_3$ 的混合溶液涂写、烘烤、标记，恒重后使用。

(4) 炽灼温度与恒重操作：不同药典所规定的炽灼温度也有所不同。ChP2020 为 700~800℃，USP2022 和 BP2022 为 800℃±25℃，EP10 和 JP18 为 600℃±50℃。如须将炽灼残渣留作重金属检查，一些重金属（如铅等）在高温下易挥发，则炽灼温度必须控制在 500~600℃。

ChP2020 与 BP2022 均要求：炽灼残渣达恒重后，进行限度计算。而 USP2022 与 JP18 均规定：残渣在限度外时，才要求炽灼至恒重后，进行限度计算。炽灼至恒重的第二次称重应在继续炽灼 30 分钟后进行。

**示例 4-21** 大多数小分子化学合成药物，易于纯化，炽灼残渣限度要求相对严格，大都为：不得过 0.1%。个别例外，如 ***β*-内酰胺类**药物采用半合成制备，工艺过程复杂，纯化难度高，炽灼残渣限度大都为：不得过 0.2%。

## 九、易炭化物检查法

药物中存在的遇硫酸易炭化或易氧化而呈色的微量有机杂质称为易炭化物（readily carbonizable substance）。这类杂质多为未知结构的化合物，用硫酸呈色的方法可以简便地控制它们的含量。ChP2020、USP2022 和 JP18 中易炭化物的检查方法基本相同，均采用目视比色法。

**1. 测定法（ChP2020 通则 0842）** 取内径一致的比色管两支；甲管中加入各品种项下规定的对照溶液 5ml；乙管中加硫酸［含 $H_2SO_4$ 94.5%~95.5%（*g*/*g*）］5ml 后，分次缓缓加入规定量的供试品，振摇使溶解。除另有规定外，静置 15 分钟后，将甲乙两管同置白色背景前，平视观察，乙管中所显颜色不得较甲管更深。

供试品如为固体，应先研成细粉。如须加热才能溶解时，可取供试品与硫酸混合均匀，加热溶解后，放冷，再移入比色管中。

**2. 比色用对照液** 对照液主要有三类。①“溶液颜色检查法（ChP2020 通则 0901）”项下规定的不同色调色号的标准比色液；②由比色用氯化钴液、比色用重铬酸钾液和比色用硫酸铜液，按规定方法配制成的对照液；③高锰酸钾液。

**示例 4-22** ChP2020 阿司匹林中易炭化物的检查：取本品 0.5g，依法检查（通则 0842），与对照液（取比色用氯化钴液 0.25ml、比色用重铬酸钾液 0.25ml、比色用硫酸铜液 0.40ml，加水使成 5ml）比较，不得更深。

## 十、溶液颜色检查法

药物溶液的颜色(colour of solution)是否正常也能反映药物的纯度。

药物“溶液颜色检查法(ChP2020 通则 0901)”系将药物溶液的颜色与规定的标准比色液比较,或在规定的波长处测定其吸光度。

标准比色液,是由三基色的“比色用重铬酸钾液(0.800mg $K_2Cr_2O_7$/ml,黄色)”“比色用硫酸铜液(62.4mg $CuSO_4 \cdot 5H_2O$/ml,蓝色)”和“比色用氯化钴液(59.5mg $CoCl_2 \cdot 6H_2O$/ml,红色)”,按照一定比例与水混合制得不同色调(绿黄色、黄绿色、黄色、橙黄色、橙红色和棕红色)标准贮备液,再取 0.25ml、0.5ml、1.0ml、1.5ml、……、10ml 等不同的递增体积,分别加水稀释至 10ml 的方法,而制得各种色调色号为 0.5、1、2、3、……、10 的标准比色液。

若规定供试品溶液的“溶液颜色检查”为“无色”系指供试品溶液的颜色与水或所用溶剂相同;“几乎无色”系指供试品溶液的颜色与相应色调 0.5 号标准比色液比较,不得更深。

ChP2020 通则 0901 规定了药物“溶液颜色检查法”的三种方法。

**1. 第一法(目视比色法)** 将规定浓度的药物溶液的颜色,与规定色调和色号的标准比色液的颜色,进行目视比较,根据颜色的深浅来判断检查的结果。规定:不得更深。

如目视法无法辨别两者的颜色深浅,应改用第三法测定。

**2. 第二法(吸光度比较法)** 通过控制规定浓度的药物溶液,在规定波长处的吸光度,来检查药物溶液的颜色。规定:吸光度不得超过规定限度值。

**3. 第三法(色差计法)** 色差计法系使用具备透射测量功能的测色色差计直接测定溶液的透射三刺激值,对其颜色进行定量表述和分析的方法。

供试品溶液与标准比色液之间的颜色差异,可以通过分别比较它们与水之间的色差值($\Delta E^*$)来测定,也可以通过直接比较它们之间的色差值来测定。

限度规定:供试品溶液与水的色差值应不超过标准比色液与水的色差值。

## 十一、溶液的澄清度检查法

澄清度(clarity of solution)是检查药品溶液的浑浊程度(浊度),可以反映药物溶液中微量不溶性杂质的存在情况,在一定程度上可以反映药品的质量和生产工艺水平,是控制注射剂及注射用原料药质量的重要指标。

供试品溶液的澄清度检查常常与颜色检查同时进行,为“溶液的澄清度与颜色”检查。

ChP 规定:“澄清”系指供试品溶液的澄清度与所用溶剂相同;或不超过 0.5 号浊度标准液的浊度。“几乎澄清”系指供试品溶液的浊度介于 0.5 号至 1 号浊度标准液的浊度之间。

**1. 原理** 当药物溶液中存在分散的细微颗粒时,直线光通过溶液时,细微颗粒可引起光的散射,目视溶液的浑浊程度。在入射光强度不变的情况下,散射光强度与浊度值成正比,测量散射光的程度,就可以评定溶液的浊度。

ChP 通则 0902 规定了溶液的“澄清度检查法”系将供试品溶液与规定的浊度标准液相比较,用以检查溶液的澄清度(图 4-5)。

**2. 浊度标准液的制备**

**浊度标准贮备液:**取 10% 乌洛托品溶液与等体积的 1.00% 硫酸肼溶液混合,摇匀,于 25℃避光静置 24 小时,即得(置冷处避光保存,在 2 个月内使用,临用前摇匀)。

浑浊是由乌洛托品在偏酸性条件下,水解产生的醛与肼缩合聚合,生成不溶于水的福马肼(Formazine,聚甲嗪)立体聚合物颗粒的白色浑浊。

**浊度标准原液:**取浊度标准贮备液 15.0ml,置 1 000ml 量瓶中,加水稀释至刻度(定量稀释 66.67

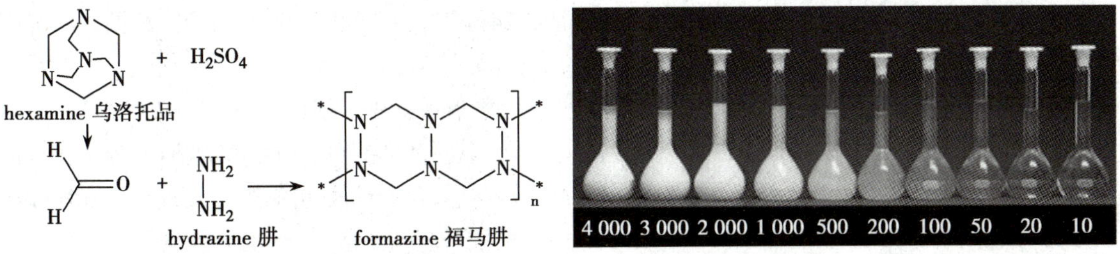


图 4-5　福马肼反应原理与不同浊度(FNU,福马肼散射单位)特征图

倍),摇匀,即得(以 1cm 比色池在 550nm 波长处测定,吸光度应在 0.12~0.15 范围,临用时制备,用前摇匀)。

**浊度标准液**:取浊度标准原液用水再定量稀释 40.0 倍、20.0 倍、10.0 倍、3.33 倍和 2.00 倍,即得浊度号分别为:0.5、1、2、3 和 4 的浊度标准液(临用时制备,用前摇匀)。

## 3. 测定法

(1) **第一法(目视法)**:除另有规定外,按各品种项下规定的浓度要求,在室温条件下将用水稀释至一定浓度的供试品溶液与等量的浊度标准液分别置于配对的比浊用玻璃管(内径 15~16mm,平底,具塞,以无色、透明、中性硬质玻璃制成,又称为纳氏比色管)中,在浊度标准液制备 5 分钟后,在暗室内垂直同置于伞棚灯下,照度为 1 000lx,从水平方向观察、比较。除另有规定外,供试品溶解后应立即检视。要求:与标准规定的浊度标准液比较,均不得更深。

第一法无法准确判定两者的澄清度差异时,改用第二法进行测定,并以其测定结果进行判定。

(2) **第二法(浊度仪法)**:供试品溶液的浊度用浊度仪测定。溶液中不同大小、不同特性的微粒物质包括有色物质均可使入射光产生散射,通过测定透射光或散射光的强度,可以检查供试品溶液的浊度。

1) 仪器的一般要求:采用散射光式浊度仪时,光源峰值波长约为 860nm 左右;散射浊度[nephelometric turbidity unit(NTU)与 formazine nephelometric unit(FNU)相同]测量范围应包含 0.01~100NTU。在 0~10NTU 范围内分辨率应为 0.01NTU;在 10~100NTU 范围内分辨率应为 0.1NTU。

2) 适用范围:本法采用散射光式浊度仪,适用于低、中浊度无色供试品溶液的浊度测定(浊度值为 100NTU 以下的供试品)。因为高浊度的供试品会造成多次散射现象,使散射光强度迅速下降,导致散射光强度不能正确反映供试品的浊度值。

0.5 号至 4 号浊度标准液的浊度值范围为 0~40NTU。

3) 系统适用性试验:仪器应定期(一般每月一次)对浊度标准液的线性和重复性进行考察,采用 0.5 号至 4 号浊度标准液进行浊度值测定,浊度标准液的测定结果(单位 NTU)与浓度间应呈线性关系,线性方程的相关系数应不低于 0.999;取 0.5 号至 4 号浊度标准液,重复测定 5 次,0.5 号和 1 号浊度标准液测量浊度值的相对标准偏差应不大于 5%,2~4 号浊度标准液测量浊度值的相对标准偏差不大于 2%。

4) 测定法:按照仪器说明书要求并采用规定的浊度标准液进行仪器校正。溶液剂直接取样测定;原料药或其他剂型,按各品种项下的规定制备供试品溶液,临用时制备。分别取供试品溶液和相应浊度标准液进行测定,测定前应摇匀,并避免产生气泡,读取浊度值。要求:供试品溶液的浊度值,不得大于标准规定浊度标准液的浊度值。

## 4. 注意事项

(1) 光线对混悬液形成的浊度有影响。在阳光直射下形成的混悬液的浊度较低;在自然光或荧光灯下形成的混悬液的浊度相近,在暗处形成的混悬液的浊度最高。

(2) 浊度标准液的制备对温度有要求,在低温(约 1℃)反应不能进行,不产生沉淀;温度较高时形成的混悬液的浊度稍低。因此，规定在 25℃避光静置 24 小时，制备浊度标准贮备液。配制好的溶液应在 4~8℃的低温避光环境下储存。

(3) 多数药物的澄清度检查以水为溶剂。但也有用酸、碱或有机溶剂(如乙醇、甲醇、丙酮)作溶剂的。例如非洛地平在水中几乎不溶，在甲醇、乙醇中易溶，其澄清度的检查以甲醇为溶剂；依诺沙星在甲醇中微溶，水中几乎不溶，在氢氧化钠试液中易溶，故以氢氧化钠试液为溶剂；环丙沙星以 0.1mol/L 盐酸为溶剂。

(4) 有机酸的碱金属盐类药物强调用"新沸过的冷水"，因为水中若溶有二氧化碳，将影响溶液的澄清度；若检查后的溶液还需供"酸度"检查，也应强调用"新沸过的冷水"。

(5) 供注射用的原料药物，往往既要检查溶液澄清度，又要检查溶液颜色。如头孢拉啶、美罗培南。

**示例 4-23**　ChP 美罗培南的"溶液的澄清度与颜色"检查：取本品 5 份，分别加入澄清的 2% 碳酸钠溶液制成每 1ml 中含 0.1g 的溶液，溶液应澄清无色；如显浑浊，与 1 号浊度标准液比较(通则 0902 第一法)，均不得更浓；如显色，与黄色或黄绿色 5 号标准比色液比较(通则 0901 第一法)，均不得更深。

**示例 4-24**　ChP 注射用头孢拉定的"溶液的澄清度与颜色"检查：取本品 5 瓶，分别加水制成每 1ml 中含头孢拉定 0.1g 的溶液，溶液应澄清无色；如显浑浊，与 1 号浊度标准液(通则 0902 第一法)比较，均不得更浓；如显色，与黄色或黄绿色 8 号标准比色液(通则 0901 第一法)比较，均不得更深。

## 第五节　残留溶剂测定法

药品中的残留溶剂(residual solvent)是指在原料药、辅料或制剂的生产制备过程中使用的，但在工艺中未能完全除去的有机溶剂。

### 一、残留溶剂的分类

《中国药典》(2020 年版)对残留溶剂的控制与 ICH 的要求一致。有机溶剂按毒性程度分为四类。

1. **第一类**　毒性较大的有机溶剂，具有致癌性，并对环境有害；应避免使用。

2. **第二类**　具有一定可逆毒性的有机溶剂，对动物有非基因毒性致癌性，或不可逆的神经或致畸等毒性；应限制使用。

3. **第三类**　低毒有机溶剂，对人健康的危害性较小；应按《药品生产质量管理规范》(GMP)或质控要求使用。

4. **第四类**　尚无足够毒理学资料的其他有机溶剂；应按 GMP 或质控要求使用。

药物生产工艺过程中常用有机溶剂的分类见表 4-2。

### 二、限度要求

残留溶剂的限度一般根据其毒性的强度(日允许暴露量，permitted daily exposure，PDE)和药物的给药剂量等，进行估算。日允许暴露量是指某一物质被允许长期摄入，而对人体不产生毒性的最大可接受剂量。为了同时满足原料、辅料和制剂的残留溶剂的含量限度估算，通常均简化设置药物的日最高使用剂量为 10g。

含量限度(concentration limits，ppm)=1 000×PDE(mg/d)/日剂量(g/d)

表 4-2　药品中常见的残留溶剂及限度

| 类别 | 溶剂名称 | PDE 值/(mg/d) | 限度/% |
|---|---|---|---|
| 第一类溶剂(应该避免使用) | 苯 | 0.02 | 0.000 2 |
| | 四氯化碳 | 0.04 | 0.000 4 |
| | 1,2-二氯乙烷 | 0.05 | 0.000 5 |
| | 1,1-二氯乙烯 | 0.08 | 0.000 8 |
| | 1,1,1-三氯乙烷 | 15.0 | 0.15 |
| 第二类溶剂(应该限制使用) | 乙腈 | 4.1 | 0.041 |
| | 氯苯 | 3.6 | 0.036 |
| | 三氯甲烷 | 0.6 | 0.006 |
| | 环己烷 | 38.8 | 0.388 |
| | 1,2-二氯乙烯 | 18.7 | 0.187 |
| | 二氯甲烷 | 6.0 | 0.06 |
| | 1,2-二甲氧基乙烷 | 1.0 | 0.01 |
| | *N*,*N*-二甲基乙酰胺 | 10.9 | 0.109 |
| | *N*,*N*-二甲基甲酰胺 | 8.8 | 0.088 |
| | 1,4-二氧六环 | 3.8 | 0.038 |
| | 2-乙氧基乙醇 | 1.6 | 0.016 |
| | 乙二醇 | 6.2 | 0.062 |
| | 甲酰胺 | 2.2 | 0.022 |
| | 正己烷 | 2.9 | 0.029 |
| | 甲醇 | 30.0 | 0.3 |
| | 2-甲氧基乙醇 | 0.5 | 0.005 |
| | 甲基丁基酮 | 0.5 | 0.005 |
| | 甲基环己烷 | 11.8 | 0.118 |
| | *N*-甲基吡咯烷酮 | 5.3 | 0.053 |
| | 硝基甲烷 | 0.5 | 0.005 |
| | 吡啶 | 2.0 | 0.02 |
| | 四氢噻吩砜 | 1.6 | 0.016 |
| | 四氢化萘 | 1.0 | 0.01 |
| | 四氢呋喃 | 7.2 | 0.072 |
| | 甲苯 | 8.9 | 0.089 |
| | 1,1,2-三氯乙烯 | 0.8 | 0.008 |
| | 二甲苯[a] | 21.7 | 0.217 |
| | 异丙基苯 | 0.7 | 0.007 |
| | 甲基异丁基酮 | 45 | 0.45 |
| 第三类溶剂(GMP或其他质控要求限制使用) | 醋酸 | 50.0 | 0.5 |
| | 丙酮 | 50.0 | 0.5 |
| | 甲氧基苯 | 50.0 | 0.5 |
| | 正丁醇 | 50.0 | 0.5 |
| | 仲丁醇 | 50.0 | 0.5 |
| | 乙酸丁酯 | 50.0 | 0.5 |
| | 叔丁基甲基醚 | 50.0 | 0.5 |
| | 二甲亚砜 | 50.0 | 0.5 |
| | 乙醇 | 50.0 | 0.5 |
| | 乙酸乙酯 | 50.0 | 0.5 |
| | 乙醚 | 50.0 | 0.5 |
| | 甲酸乙酯 | 50.0 | 0.5 |
| | 甲酸 | 50.0 | 0.5 |
| | 正庚烷 | 50.0 | 0.5 |
| | 乙酸异丁酯 | 50.0 | 0.5 |
| | 乙酸异丙酯 | 50.0 | 0.5 |
| | 乙酸甲酯 | 50.0 | 0.5 |
| | 3-甲基-1-丁醇 | 50.0 | 0.5 |
| | 丁酮 | 50.0 | 0.5 |
| | 甲基异丁基酮三乙胺 | 50.0 | 0.5 |
| | 异丁醇 | 50.0 | 0.5 |
| | 正戊烷 | 50.0 | 0.5 |
| | 正戊醇 | 50.0 | 0.5 |
| | 正丙醇 | 50.0 | 0.5 |
| | 异丙醇 | 50.0 | 0.5 |
| | 乙酸丙酯 | 50.0 | 0.5 |
| 第四类溶剂(尚无足够毒理学资料)[b] | 1,1-二乙氧基丙烷 | | |
| | 1,1-二甲氧基甲烷 | | |
| | 2,2-二甲氧基丙烷 | | |
| | 异辛烷 | | |
| | 异丙醚 | | |
| | 甲基异丙基酮 | | |
| | 甲基四氢呋喃 | | |
| | 石油醚 | | |
| | 三氯乙酸 | | |
| | 三氟乙酸 | | |

注:[a] 表示通常含有 60% 间二甲苯、14% 对二甲苯、9% 邻二甲苯和 17% 乙苯;[b] 表示应提供限度控制水平的合理依据。

不同类型有机溶剂的日允许暴露量均根据动物安全性试验中的“无可见效应水平(no-observed-effect level,NOEL)”或“最低效应水平(lowest-observed effect level,LOEL)”,结合毒性特征设定的综合安全性因子(F)进行估算:PDE=NOEL×体重/F。第一类具有明确致癌性溶剂的安全性因子大都较大,为10 000~100 000,相应日允许暴露量极低;第二类溶剂的安全性因子则相对宽松,如乙腈为600、四氢呋喃为500、*N*-甲基吡咯烷酮为1 250、异丙基苯为5 000等。

例如,毒性试验表明,乙腈对小鼠的NOEL为50.7mg/(kg·d);所以,乙腈在人体内的PDE(按50kg体重估算)=50.7×50/600=4.22mg/d,相应残留溶剂限度=4.22mg/10g(通用最高药物日剂量)=422ppm。

**限度要求:**药品中常见的有机残留溶剂及限度要求见表4-2。除另有规定外,第一类、第二类、第三类溶剂的残留量应符合表中的规定。其他溶剂(第四类)应根据生产工艺的特点,制定相应的限度,使其符合产品规范、GMP或其他基本的质量要求。

## 三、测定条件

《中国药典》(2020年版)规定残留溶剂测定法(通则0861):照气相色谱法(通则0521)测定。

1. 色谱柱 可采用毛细管柱或填充柱。除另有规定外,极性相似的同类色谱柱之间可以互换使用(表4-3)。

表4-3 残留溶剂测定中常用的色谱柱

| 色谱柱类型 | | 固定液/固定相 |
|---|---|---|
| 毛细管柱 | 非极性 | 100%的二甲基聚硅氧烷 |
| | 极性 | 聚乙二醇(PEG-20M) |
| | 中极性 | 35%二苯基-65%甲基聚硅氧烷<br>50%二苯基-50%二甲基聚硅氧烷<br>35%二苯基-65%二甲基聚硅氧烷<br>14%氰丙基苯基-86%二甲基聚硅氧烷<br>6%氰丙基苯基-94%二甲基聚硅氧烷 |
| | 弱极性 | 5%苯基-95%甲基聚硅氧烷<br>5%二苯基-95%二甲基聚硅氧烷 |
| 填充柱 | | 二乙烯苯-乙基乙烯苯型高分子多孔小球或其他适宜的填料 |

2. 系统适用性试验

(1)用待测物的色谱峰计算,毛细管色谱柱的理论板数一般不低于5 000;填充柱的理论板数一般不低于1 000。

(2)色谱图中,待测物色谱峰与其相邻的色谱峰的分离度应大于1.5。

(3)以内标法测定时,对照品溶液连续进样5次,所得待测物与内标物峰面积之比的相对标准偏差(RSD)应不大于5%;若以外标法测定,所得待测物峰面积的RSD应不大于10%。

3. 供试品溶液的制备

(1)顶空进样:除另有规定外,精密称取供试品0.1~1g;通常以水为溶剂;对于非水溶性药物,可采用*N*,*N*-二甲基甲酰胺、二甲亚砜或其他适宜溶剂;根据供试品和待测溶剂的溶解度,选择适宜的溶剂且应不干扰待测溶剂的测定。根据各品种项下残留溶剂的限度规定配制供试品溶液,其浓度应满足系统定量测定的需要。

(2)溶液直接进样:精密称取供试品适量,用水或合适的有机溶剂使溶解;根据各品种项下残留溶剂的限度规定配制供试品溶液,其浓度应满足系统定量测定的需要。

4. 对照溶液的制备　精密称取各品种项下规定检查的有机溶剂适量，采用与制备供试品溶液相同的方法和溶剂制备对照溶液；如用水作溶剂，应先将待测有机溶剂溶解在 50% 二甲亚砜或 *N*,*N*-二甲基甲酰胺溶液中，再用水逐步稀释。

若为限度检查，根据残留溶剂的限度规定，确定对照溶液的浓度；若为定量测定，为保证定量结果的准确性，应根据供试品中残留溶剂的实际残留量确定对照溶液的浓度；通常对照溶液色谱峰面积不宜超过供试品溶液中对应的残留溶剂色谱峰面积的 2 倍。必要时，应重新调整供试品溶液或对照溶液的浓度。

## 四、测定法与结果表示

1. 测定法　**第一法（毛细管柱顶空进样等温法）**：适用于需要检查有机溶剂的数量不多，且极性差异较小的残留溶剂检查。

**第二法（毛细管柱顶空进样系统程序升温法）**：适用于需要检查有机溶剂的数量较多，且极性差异较大的残留溶剂检查（图 4-6）。

**第三法（溶液直接进样法）**：适用于高温不易分解或分解产物无干扰的药物中高沸点残留溶剂的检查。可采用填充柱，亦可采用适宜极性的毛细管柱。

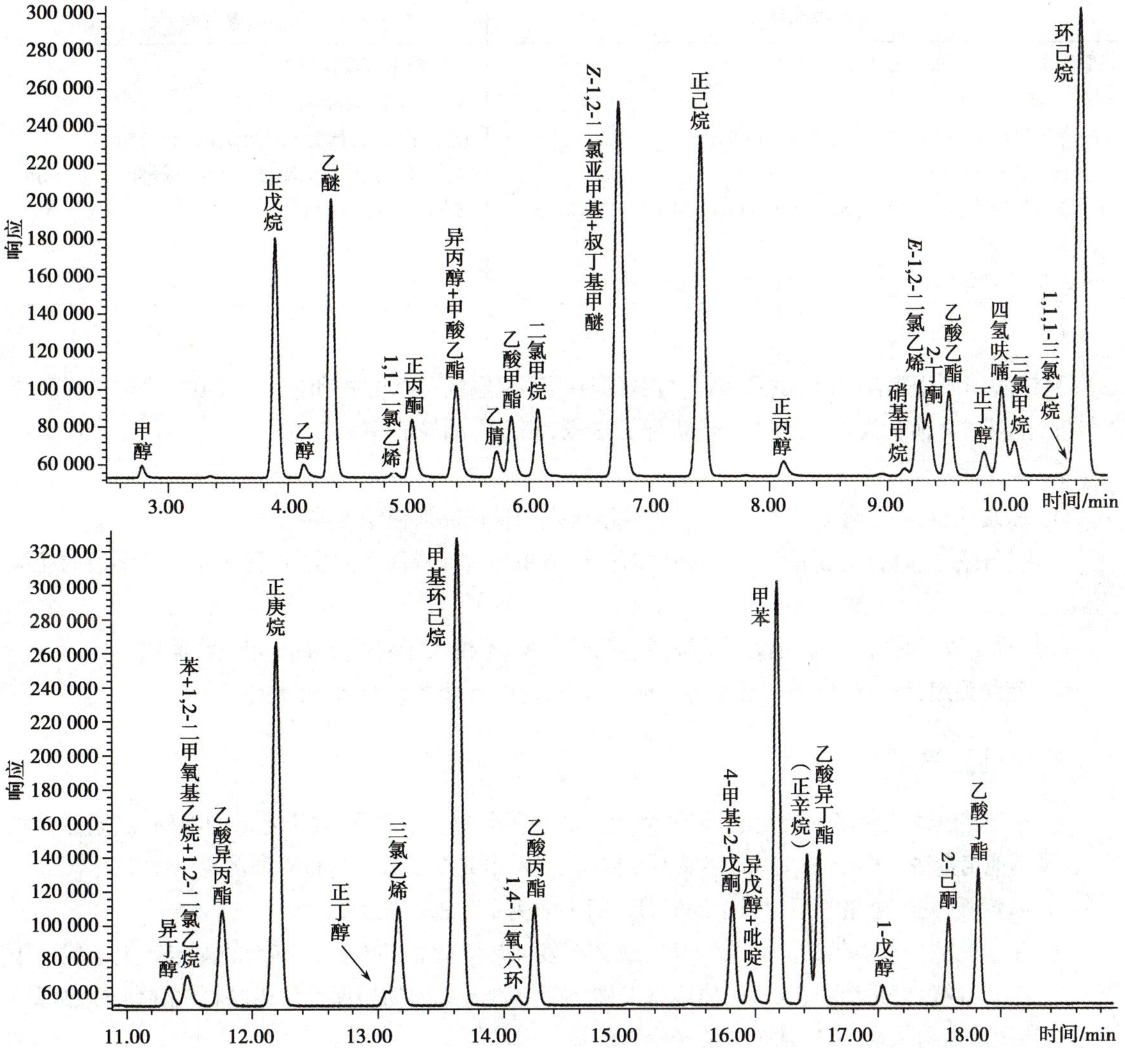


图 4-6　顶空-毛细管 GC-FID 检测 16ppm 的Ⅰ类和 560ppm 的Ⅱ与Ⅲ类有机溶剂的典型图（溶剂 DMSO/$H_2O$）

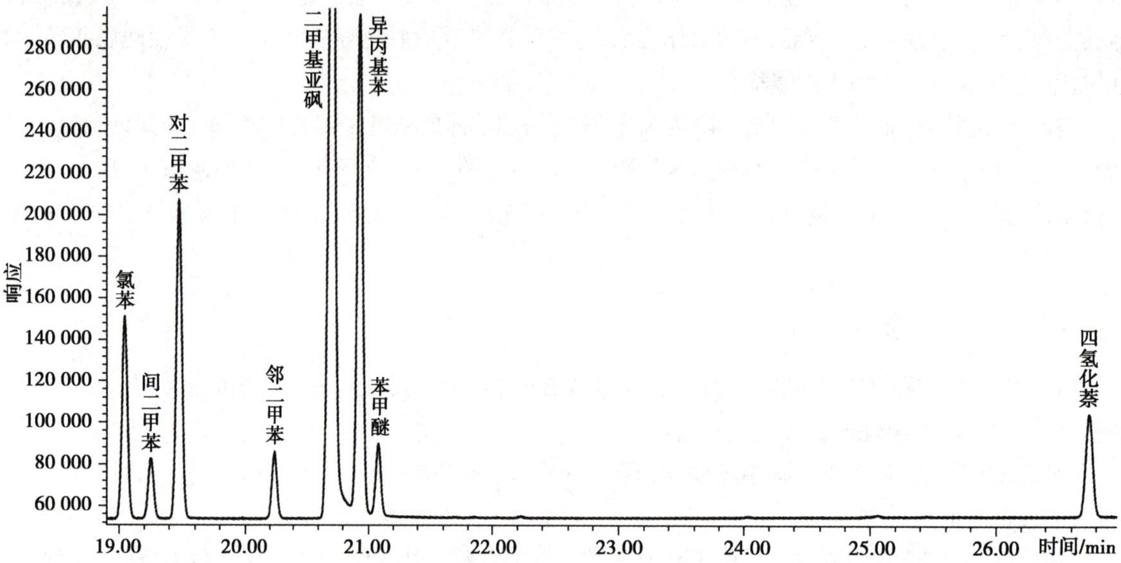


图 4-6(续)

| GC 仪器条件 | 顶空装置条件 |
|---|---|
| 进样口:顶空传输管,分流 1/10,温度 250℃<br>载气:氦气<br>进样口压力:160kPa(分流辅助气压力 60kPa)<br>色谱柱:DB1301(20m×0.18mm×2μm)<br>柱温程序升温:40℃(5min)→5℃/min→80℃→10℃/min→200℃(2min)<br>检测器:FID 300℃,$H_2$ 40ml/min,Air 400ml/min | 顶空瓶平衡温度:80℃<br>平衡时间:10min,强震荡<br>顶空瓶加压:压力 96.5kPa,时间 0.15min<br>样品管:体积 1ml,温度 120℃,采样时间 0.5min<br>传输管温度:120℃<br>进样:0.5min |

**测定法:**取对照溶液和供试品溶液,按各品种项下规定的进样方式和进样量(顶空气体进样通常为 1ml,溶液进样通常为 1μl),分别连续进样 2~3 次,测定待测峰的峰面积。

### 2. 结果表示

(1) **限度检查:**除另有规定外,按各品种项下规定的供试品溶液浓度测定。

按内标法测定时,供试品溶液所得被测溶剂峰面积与内标峰面积之比,不得大于对照溶液的相应比值。

按外标法测定时,供试品溶液所得被测溶剂峰面积,不得大于对照溶液的相应峰面积。

(2) **定量测定:**按各品种项下规定的内标法或外标法,计算各残留溶剂的量。

## 五、注意事项

**1. 方法验证** 残留溶剂测定法,需经待测溶剂的标准加入法验证,确定定量的准确性(添加回收率)。当其他定量法与标准加入法的结果不一致时,应采用标准加入法进行对照测定。

当检查结果处于合格与不合格边缘时,以采用内标标准加入法为准。

**2. 干扰峰的排除** 供试品的未知杂质或其挥发性热降解物易对残留溶剂的测定产生干扰。干扰包括在测定的色谱系统中,未知杂质或挥发性热降解物与待测物的保留值相同(共出峰),或热降解产物与待测溶剂相同(如甲氧基热裂解产生甲醇)。

当测得的残留溶剂超出限度,但未能确定供试品中是否有未知杂质或挥发性热降解物对测定产生干扰时,应通过试验排除干扰作用。

对于保留值相同的共出峰干扰，通常采用不同极性的色谱柱系统对相同的供试品进行测定比较。如两者结果一致，则可以排除测定的共出峰干扰；如两者结果不一致，则表明测定有共出峰干扰，且需要调整色谱系统，保障分离。对于降解产物与待测溶剂相同的干扰，可通过测定已知不含该溶剂的对照样品，或改变供试品的降解程度，来加以判断；并确定避免降解干扰的进样条件。

**3. 含氮碱性溶剂的测定**　普通气相色谱仪的不锈钢管路、进样器衬管等，对有机胺等含氮碱性有机溶剂具有较强的吸附作用，致使其色谱分离、峰形和检出灵敏度均相对较差。

对于含氮碱性有机胺溶剂，应使用惰性硅钢材料或镍钢材料管路的气相色谱仪、有效硅烷化的进样器衬管，改善分离和检测。采用溶液直接进样法测定时，供试品溶液应调节为碱性，以免待测物与酸成盐不易气化。

通常采用弱极性的色谱柱或经碱处理过的色谱柱分析含氮碱性有机胺溶剂，如胺分析专用柱。对不宜采用气相色谱法测定的含氮碱性溶剂，如 *N*-甲基吡咯烷酮等，可采用其他方法如离子色谱法等进行测定。

**4. 检测器的选择**　对于绝大多数有机残留溶剂的检测，通常使用氢火焰离子化检测器（FID）。对含卤素元素的残留溶剂如三氯甲烷等，采用电子捕获检测器（ECD），易得到较好的灵敏度。

**5. 顶空条件的设置**　顶空平衡温度应根据供试品中残留溶剂的沸点选择，并应低于溶样溶剂的沸点 10℃以下。

对沸点较高的残留溶剂，通常选择较高的平衡温度；但此时应兼顾供试品的热分解特性，尽量避免供试品产生的挥发性热分解产物对测定的干扰。

有些沸点较高的残留溶剂，如甲酰胺、2-甲氧基乙醇、2-乙氧基乙醇、乙二醇、*N*-甲基吡咯烷酮等，顶空进样测定的灵敏度不如直接进样，宜采用溶液直接进样法测定。

对照品溶液与供试品溶液必须使用相同的顶空条件。

顶空平衡时间一般为 30~45 分钟，以保证供试品溶液的气-液两相有足够的时间达到平衡。顶空平衡时间通常不宜过长，超过 60 分钟可能引起顶空瓶的气密性变差，导致定量准确性的降低。

**示例 4-25**　ChP 马来酸氯苯那敏中四氢呋喃、二氧六环、吡啶和甲苯的检查：取本品，精密称定，加 *N*,*N*-二甲基甲酰胺定量稀释制成每 1ml 中约含 0.2g 的溶液，作为供试品溶液；另取四氢呋喃、1,4-二氧六环、吡啶和甲苯，精密称定，用 *N*,*N*-二甲基甲酰胺定量稀释制成每 1ml 中各含四氢呋喃 144μg、1,4-二氧六环 76μg、吡啶 40μg 和甲苯 178μg（各限度水平）的溶液，作为对照品溶液。精密量取供试品溶液与对照品溶液各 1ml，置顶空瓶中，密封。照残留溶剂测定法（通则 0861 第二法）测定，用 5% 苯基-95% 甲基聚硅氧烷（或极性相近）为固定液；柱温在 50℃维持 15 分钟，再以 8℃/min 的速率升温至 120℃，维持 10 分钟；进样口温度为 200℃；检测器温度为 250℃。顶空瓶平衡温度 90℃，平衡时间 30 分钟，进样体积 1.0ml。取对照溶液顶空进样，理论板数按四氢呋喃峰计算不低于 5 000，各成分峰之间的分离度均应符合要求。再取供试品溶液与对照品溶液分别顶空进样，记录色谱图。按外标法以峰面积计算，四氢呋喃、1,4-二氧六环、吡啶和甲苯的残留量均应符合规定（即，分别不得过 0.072%、0.038%、0.02% 和 0.089% 的限度要求）。

## 第六节　有关物质的检查与鉴定

药物中**特殊杂质**或**有关物质**主要采用色谱技术进行分离与检查，并结合联用技术进行鉴定研究。有关物质检查研究是药物质量控制的重要部分，可以为药物的生产工艺优化、质量研究与控制、稳定性考察、药理毒理及临床研究等提供重要的参考依据。

所以，药物中有关物质的研究直接体现药物的研究和质量控制水平。

## 一、有关物质的检查要求

根据ICH的要求，药物中表观含量在0.1%及其以上(或者等于或高于表4-1中的鉴定限度)的杂质，以及表观含量在0.1%以下的具有强烈生物效应的杂质或毒性杂质，均要求进行定性分析、鉴定结构。这些杂质一般包括药物合成中的有机杂质和稳定性试验中的降解产物，即药物中的有关物质。

对药物中的有关物质进行研究与鉴定，可以获得杂质的结构信息，分析其形成机制。以便：①优化生产过程(原料药的合成工艺与精制纯化条件，制剂的处方、相容性和加工工艺)，尽量避免有关物质的形成；②优化设置贮藏条件，减少分降解产物的产生。使它们的含量达到合理的限度水平要求。

即使是仿制药品，在其研制和生产过程中，也必须研究其杂质谱与原研药品的一致性。如出现新增杂质，应按上述ICH的基本要求进行全面研究，制定适宜的检查控制项目。

多组分药物中共存的异构体，或抗生素多组分，一般不作为杂质检查项目。必要时，这些共存物质可在质量标准中规定其比例，以保证原料药的质量一致性(示例**4-26**和图4-7)。例如，ChP2020头孢泊肟酯中“异构体”A和B的检查：照含量测定项下HPLC法测定，记录的供试品溶液色谱图中，头孢泊肟酯异构体B峰面积与头孢泊肟酯异构体A、B峰面积和之比应为0.50~0.60。

**示例4-26** 药物中多组分的检查测定实例：**ChP2020** 硫酸庆大霉素质量标准中“庆大霉素C组分”检查

硫酸庆大霉素中“庆大霉素C组分”($C_1$、$C_{1a}$、$C_2$、$C_{2a}$)含量(%)和相对比例采用HPLC-ELSD法进行检查。限度要求如下。

| 组分 | 含量/% | 相对比例 | 组分 | 含量/% | 相对比例 |
|---|---|---|---|---|---|
| $C_1$ | 14%~22% | 25%~50% | $C_2+C_{2a}$ | 17%~36% | 20%~50% |
| $C_{1a}$ | 10%~23% | 15%~40% | Σ | >50.0% | 100% |

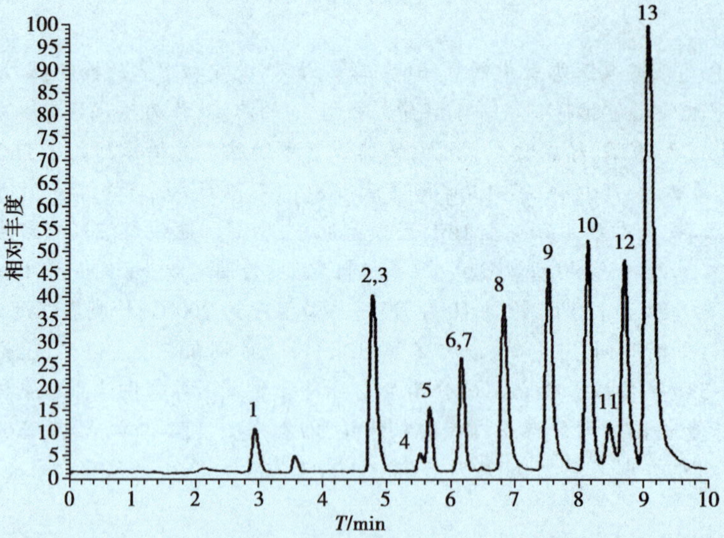


成分：1. 加洛糖胺(garamine)；2. 庆大霉素B(gentamicin B)；3. 庆大霉素A(gentamicin A)；4. 庆大霉素$X_2$(gentamicin $X_2$)；5. 庆大霉素$B_1$(gentamicin $B_1$)；6. JI-20B；7. I-1；8. 西索米星(sisomicin)；9. 庆大霉素$C_{1a}$(gentamicin $C_{1a}$)；10. 庆大霉素$C_2$(gentamicin $C_2$)；11. 庆大霉素$C_{2b}$(gentamicin $C_{2b}$)；12. 庆大霉素$C_{2a}$(gentamicin $C_{2a}$)；13. 庆大霉素$C_1$(gentamicin $C_1$)。

图4-7 LC-MS法分析 庆大霉素C原料药总离子流图

Hypercarb PGC柱(2.1×100mm，3μm，孔径250Å，比表面积120m²/g)；流动相为水(A)-乙腈(B)(两相均含0.1mol/L的$NH_3·H_2O$)，线性梯度(A：B)：0min(15：85)→10min(40：60)。

**示例分析**：多组分药物各组分的活性是否相同？它们的质量如何控制？

多组分药物各组分的活性，通常不同；所以其有效性通常不能够采用各组分的含量或组分比例简单控制，通常需要采用效价测定方法控制其整体的质量。

但当共存物质为毒性杂质时，该物质就不再认为是共存物质。例如，单一对映体药物中，可能共存的其他对映体，应作为杂质进行检查，并设置“比旋度”或“光学异构体”检查项目；对消旋体药物的质量标准，必要时，则应该设置旋光度检查项目。例如，ChP 左氧氟沙星的质量标准中就设定了“比旋度”应为 −92°~−99°，同时采用手性高效液相色谱法进行右氧氟沙星的限度检查。

## 二、检查方法与限度

### （一）色谱检查法

药物中的有关物质包括起始原料、中间体、副产物、异构体、聚合体和降解产物等，它们的化学结构常与药物类似或具有渊源关系。若药物和杂质与某些试剂的反应相同或相似，或者它们的光谱特征相似，此时就难以采用化学法和光谱法对杂质进行检查。药物中有关物质的检查方法，应该专属、灵敏。由于色谱法可以利用药物与杂质的色谱性质的差异，有效地将杂质与药物进行分离和检测，因而杂质检查通常应尽量采用现代色谱分离分析手段，主成分与有关物质和强制降解产物均应有良好的分离度；其检测限应满足限度检查的要求；对于需作定量检查的杂质，方法的定量限应满足检测的灵敏度和准确度要求。检查分析方法均需按要求进行方法验证。

有关物质检查研究时，应采用多种不同的色谱分离分析方法或不同测试条件，进行研究比较，并对测定结果进行比对分析。以便选择较佳的方法与条件，满足药品质量控制和标准中相应检查项目设置的要求。

有关物质检查方法的建立，应考虑普遍适用性，所用的仪器和试验材料应当易得。对于特殊试验材料，应在质量标准中明确规定。

在有关物质分析的研究阶段，应使用可能存在的杂质、强制降解的产物，分别或加入主成分中，配制供试溶液，进行色谱条件探索、比较和优化，并建立相应的系统适用性要求，保证方法专属、灵敏、准确。必要时，应进行杂质的分离纯化制备或合成制备，以供进行安全性和质量研究。对确实无法获得的杂质和降解产物，应在药物质量研究资料和药物质量标准起草说明中应写明理由。

在采用现代色谱技术对有关物质进行分离分析的情况下，对特定杂质中的已知杂质和毒性杂质，应使用杂质对照品进行定位；无法获得对照品时，可用相对保留值进行定位；特定杂质中的未知杂质可用相对保留值进行定位。特殊杂质的含量可按照薄层色谱法（ChP 通则 0502）、高效液相色谱法（ChP 通则 0512）等方法进行测定。

对于立体异构体杂质的检测，可以采用手性的色谱或高效毛细管电泳等方法。对于立体异构体杂质检查方法的验证，应重点考察立体专属性（选择性）和潜在的手性转化行为。通常，应尽量使立体异构体杂质在主成分峰之前出峰，以利于两者的分离和检测灵敏度的提高。另外，由于手性色谱法不能直接反映手性药物的光学活性，需要与比旋度测定相互补充，以有效控制手性药物的质量。

由于色谱法进行杂质限度检查时，受色谱参数设置值的影响较大，因此，有关操作注意事项，应在起草说明中详细阐述，必要时，可在质量标准中予以规定。

特殊杂质限度的制定，均可以参照本章“残留溶剂的限度要求”中介绍的限度估算方法确定，以保障药品质量可靠、使用安全、疗效明确。

有关物质检查方法的不同，杂质含量限度结果的表示方法也略有不同。

1. 薄层色谱法　薄层色谱法（TLC）被许多国家药典用于药物中杂质的检查，具有设备简单、操作简便、分离速度快、灵敏度和分辨率适宜等优点。常用的方法有杂质对照品法、供试品溶液的自身稀释对照法、杂质对照品与供试品溶液自身稀释对照并用法以及对照药物法。质量标准中应规定杂质的个数和限度。

(1) **杂质对照品法**：杂质对照品法适用于已知杂质并能制备杂质对照品的情况。

**测定法**：根据杂质限度，取供试品溶液和一定浓度的杂质对照品溶液，分别点样于同一薄层板上，展开、斑点定位。供试品溶液除主斑点外的其他斑点与相应的杂质对照品溶液或系列浓度杂质对照品溶液的相应主斑点进行比较。判断药物中杂质限度是否合格。

示例 4-27 ChP 枸橼酸乙胺嗪中 *N*-甲基哌嗪的检查：取本品，用甲醇制成每 1ml 中含 50mg 的溶液，作为供试品溶液；另取 *N*-甲基哌嗪对照品，用甲醇制成每 1ml 中含 50μg 的溶液，作为对照品溶液。照薄层色谱法(通则 0502)试验，吸取上述两种溶液各 10μl，分别点于同一硅胶 G 薄层板上，以三氯甲烷-甲醇-氨溶液(13∶5∶1)为展开剂，展开，晾干，置碘蒸气中显色。供试品溶液如显与对照品溶液相应的杂质斑点，其颜色与对照品溶液的主斑点比较，不得更深(0.1%)。

采用 TLC 法检查药物中的杂质时，为了确保药物与杂质有良好的分离，常需确认色谱系统的分离效能。可将杂质对照品用供试品的自身稀释对照溶液溶解制成混合对照溶液，也可将杂质对照品用待测组分的对照品溶液溶解制成混合对照溶液，混合对照溶液点样展开后的色谱图中，应显示两个清晰分离的斑点。

示例 4-28 ChP 甲硫氨酸中其他氨基酸的检查：取本品适量，加水溶解并稀释制成每 1ml 中含 10mg 的溶液，作为供试品溶液；精密量取供试品溶液 1ml，置 200ml 量瓶中，用水稀释至刻度，摇匀，作为对照溶液；另取甲硫氨酸对照品与丝氨酸对照品各适量，置同一量瓶中，加水溶解并稀释制成每 1ml 中分别约含甲硫氨酸 10mg 和丝氨酸 0.1mg 的溶液，作为系统适用性溶液。照薄层色谱法(通则 0502)试验，吸取上述三种溶液各 5μl，分别点于同一硅胶 G 薄层板上，以正丁醇-冰醋酸-水(4∶1∶5)为展开剂，展开，晾干，在 90℃干燥 10 分钟，喷以茚三酮的丙酮溶液(0.5→100)，在 90℃加热至斑点出现，立即检视。对照溶液应显一个清晰的斑点，系统适用性溶液应显两个完全分离的斑点。供试品溶液如显杂质斑点，不得超过 1 个，其颜色与对照溶液的主斑点比较，不得更深(0.5%)。

杂质对照品通常用来控制供试品中与之相同的杂质，但有时也用来控制其他有关物质。

示例 4-29 ChP 盐酸阿米洛利中有关物质的检查：取本品，加甲醇溶解并稀释制成每 1ml 中含 2mg 的溶液，作为供试品溶液；另取 3,5-二氨基-6-氯吡嗪-2-羧酸甲酯(杂质Ⅰ)对照品，精密称定，分别加甲醇溶解并定量稀释制成每 1ml 中约含 10μg 与 4μg 的溶液，作为对照品溶液①和②。照薄层色谱法(通则 0502)试验，吸取上述三种溶液各 10μl，分别点于同一硅胶 G 薄层板上，以二氧六环-稀氨溶液-水(90∶6∶6)为展开剂，展开，晾干，置紫外光灯(365nm)下检视。供试品溶液如显与对照品溶液①相应的杂质斑点，其荧光强度与对照品溶液①的主斑点比较，不得更强；如显其他杂质斑点，与对照品溶液②的主斑点比较，不得更强。

(2) **供试品溶液自身稀释对照法**：供试品溶液自身稀释对照法适用于杂质的结构不确定；或者虽然杂质结构已知，但是没有杂质对照品的情况。该法仅限于杂质斑点的颜色与主成分斑点颜色相同或相近的情况下使用。

**测定法**：先配制一定浓度的供试品溶液，然后将供试品溶液按限度要求稀释至一定浓度作为对照溶液，将供试品溶液和对照溶液分别点样于同一薄层板上，展开、斑点定位。供试品溶液所显杂质斑点与自身稀释对照溶液或系列浓度自身稀释对照溶液的相应主斑点比较，不得更深。

示例 4-30　ChP 二氟尼柳中有关物质Ⅰ的检查：取本品，加甲醇溶解并稀释制成每 1ml 中含 10mg 的溶液，作为供试品溶液；精密量取供试品溶液适量，用甲醇定量稀释制成每 1ml 中约含 50μg 的溶液，作为对照溶液。照薄层色谱法（通则 0502）试验，吸取上述两种溶液各 5μl，分别点于同一硅胶 $GF_{254}$ 薄层板上，以正己烷-二氧六环-冰醋酸（85∶10∶5）为展开剂，展开，晾干，置紫外光灯（254nm）下检视。供试品溶液如显杂质斑点，与对照品溶液的主斑点比较，不得更深。

还可采用杂质对照品或主成分的梯度浓度溶液比对，对杂质斑点进行半定量评估。

示例 4-31　ChP 盐酸马普替林中有关物质的检查：取本品，加甲醇溶解并稀释制成每 1ml 中含 20mg 的溶液，作为供试品溶液；分别精密量取供试品溶液适量，用甲醇定量稀释制成每 1ml 中约含 0.2mg、0.1mg 与 0.05mg 的溶液作为对照溶液①、②与③。照薄层色谱法（通则 0502）试验，吸取上述四种溶液各 15μl，分别点样在同一硅胶 G 薄层板（预先用三氯甲烷展开，并在 100℃干燥 30 分钟）上，以异丁醇-乙酸乙酯-2mol/L 氢氧化铵溶液（6∶3∶1）为展开剂（层析缸中底部放一盛有浓氨溶液 4ml 的小烧杯，加入展开剂预平衡 1 小时），展开，晾干，将薄层板置浓盐酸蒸气中熏 30 分钟，取出，置紫外光灯（254nm）下照射 10 分钟后，在紫外光灯（365nm）下检视。供试品溶液如显杂质斑点不得多于 2 个，其颜色与对照溶液①、②与③所显的主斑点比较，杂质总量不得过 1.0%。

（3）**杂质对照品与供试品溶液自身稀释对照并用法：**当药物中存在多个杂质时，若已知杂质有对照品，则采用杂质对照品法检查；共存的未知杂质或没有对照品的杂质，则可同时采用供试品溶液自身稀释对照法检查。

示例 4-32　**ChP 盐酸黄酮哌酯中有关物质的检查**

取本品，加溶剂[三氯甲烷-甲醇（1∶1）]溶解并稀释制成每 1ml 中含 20mg 的溶液，作为供试品溶液；精密量取适量供试品溶液，加上述溶剂定量稀释制成每 1ml 中含 0.1mg 的溶液作为对照溶液；另取 3-甲基黄酮-8-羧酸（杂质Ⅰ）对照品，精密称定，加上述溶剂溶解并定量稀释制成 1ml 中含 0.1mg 的溶液作为对照品溶液。照薄层色谱法（通则 0502）试验，吸取上述三种溶液各 10μl，分别点于同一硅胶 $GF_{254}$ 薄层板上，以环己烷-乙酸乙酯-甲醇-二乙胺（8∶2∶2∶1）为展开剂，经展开、晾干和紫外光灯（254nm）下斑点定位。供试品溶液如显杂质斑点不得多于 2 个，其中在与对照品溶液相同的位置上所显杂质斑点的颜色与对照品溶液的主斑点比较，不得更深，另一杂质斑点颜色与对照溶液的主斑点比较，不得更深。

**示例分析：ChP** 盐酸黄酮哌酯中有关物质的检查采用哪种方法？

盐酸黄酮哌酯易水解形成 3-甲基黄酮-8-羧酸，可获得 3-甲基黄酮-8-羧酸对照品，采用杂质对照品法检查；共存的其他杂质，采用供试品溶液自身稀释对照法检查。

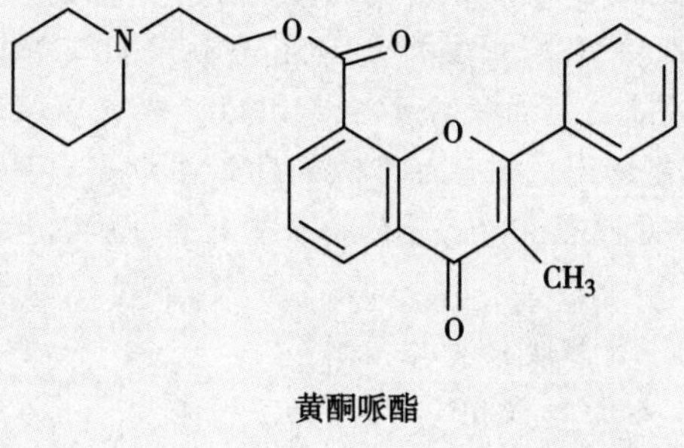


黄酮哌酯

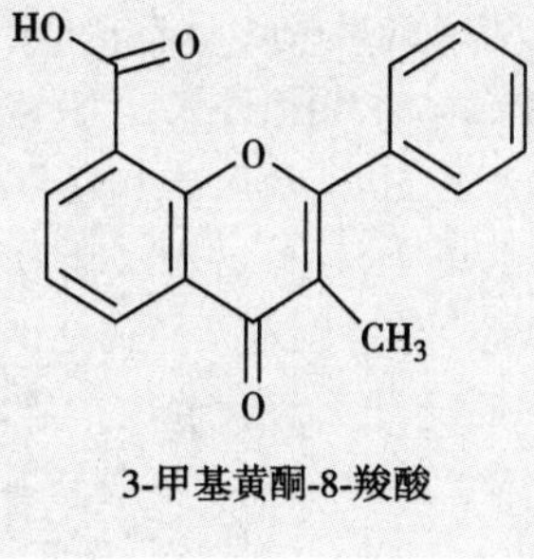


3-甲基黄酮-8-羧酸

(4) **对照药物法:**当无合适的杂质对照品,或者是供试品显示的杂质斑点颜色与主成分斑点颜色有差异,难以判断限度时,可采用与供试品相同的药物作为对照。对照药物中所含待检杂质须符合限度要求,且稳定性好。

**示例 4-33　ChP 马来酸麦角新碱中有关物质的检查**

取本品,加乙醇-浓氨溶液(9∶1)溶解并稀释制成每1ml中含5mg的溶液与每1ml中含2mg的溶液,分别作为供试品溶液①与供试品溶液②;另取马来酸麦角新碱对照品,精密称定,用上述溶剂溶解并定量稀释制成1ml中含5mg的溶液,作为对照品溶液。照薄层色谱法(通则0502)试验,吸取上述三种溶液各10μl,分别点于同一硅胶G薄层板上,以三氯甲烷-甲醇-水(25∶8∶1)为展开剂,展开,晾干,置紫外光灯(365nm)下检视。供试品溶液①主斑点的位置和颜色应与对照品溶液的主斑点相同,如显杂质斑点,其颜色与对照品溶液对应的杂质斑点比较,不得更深,并不得显对照品溶液以外的杂质斑点;供试品溶液②除主斑点外,不得显任何杂质斑点。

**示例分析:**该法主要检查异麦角新碱、麦角酸、异麦角酸及其他麦角碱等杂质。马来酸麦角新碱对照品中所含的杂质符合质量标准中的限度要求,用它控制供试品中的相应杂质。而供试品溶液②则作为系统适用性试验用溶液,以检查薄层板的载样量与点样量是否符合要求。

**2. 高效液相色谱法**　高效液相色谱法(HPLC)分离效能高、专属性强和检测灵敏性好,可以准确地测定各组分的峰面积,在杂质检查中的应用日益增多。对于使用高效液相色谱法测定含量的药物,可采用同一色谱条件进行杂质检查。

采用高效液相色谱法检查杂质,ChP 通则 0512 规定应按各品种项下要求,进行色谱系统适用性试验,以保证仪器系统达到杂质检查要求。检测杂质有四种方法:外标法(杂质对照品法)、加校正因子的主成分自身对照测定法、不加校正因子的主成分自身对照法以及面积归一化法。通常根据杂质对照品的可及性和杂质限度水平高低的不同进行选取。

(1) **外标法(杂质对照品法):**外标法适用于杂质对照品,而且进样量能够精确控制(以定量环或自动进样器进样)的情况。

**测定法:**配制杂质对照品溶液和供试品溶液,分别取一定量注入色谱仪,测定杂质对照品溶液和供试品溶液中杂质峰的响应,按外标法计算杂质的浓度。

外标法定量比较准确,但它必须使用杂质对照品,而杂质对照品的供应相对来讲是比较困难的。

**示例 4-34　ChP 卡托普利及其片剂中卡托普利二硫化物(杂质Ⅰ)的检查**

避光操作。取本品,精密称定,加流动相溶解并稀释制成每1ml中约含0.5mg的溶液,作为供试品溶液(临用新制);另取杂质Ⅰ对照品,精密称定,加甲醇适量溶解,再用流动相定量稀释制成1ml中含5μg的溶液,作为对照品溶液;再取卡托普利与杂质Ⅰ对照品,加甲醇适量溶解,用流动相定量稀释制成每1ml中各约含0.1mg与15μg的混合溶液,作为系统适用性溶液。照高效液相色谱法(通则0512)试验,以十八烷基硅烷键合硅胶为填充剂;0.01mol/L磷酸氢二钠-甲醇-乙腈(70∶25∶5)(用磷酸调节pH至3.0)为流动相;检测波长为215nm;柱温40℃。取系统适用性溶液50μl,注入液相色谱仪,卡托普利和杂质Ⅰ之间的分离度应大于4.0。精密量取供试品溶液与对照品溶液各50μl,注入液相色谱仪,记录色谱图。供试品溶液的色谱图中如有与杂质Ⅰ保留时间一致的色谱峰,按外标法以峰面积计算。原料药中杂质Ⅰ的含量不得过1.0%,片剂中杂质Ⅰ的含量不得过卡托普利标示量的3.0%。

**示例分析:**为什么须对卡托普利二硫化物进行限度检查与控制?

在合成和贮存过程中卡托普利易氧化为二硫化物,ChP 采用外标法检查。

(2) **加校正因子的主成分自身对照法：**加校正因子的主成分自身对照法仅适用于已知杂质的控制。以主成分为对照，用杂质对照品测定杂质的校正因子。杂质的校正因子和相对保留时间直接载入各品种质量标准中。在常规检验时，通常以主成分为参照，用相对保留时间定位，杂质的校正因子用于校正该杂质的实测峰面积。

**测定法：**将杂质对照品和药物对照品配制成一定浓度的测定杂质校正因子的溶液，进行色谱分离、分析后，按内标法求出杂质相对于主成分的校正因子（$f$）。

$$f=\frac{A_S/C_S}{A_R/C_R}$$

式中，$A_S$ 为药物对照品的峰面积；$A_R$ 为杂质对照品的峰面积；$C_S$ 为药物对照品的浓度；$C_R$ 为杂质对照品的浓度。

目前，更常用的方法是**系列标准曲线法**。将药物对照品和杂质对照品均制成与杂质限度相当范围（覆盖有关物质的限度水平和可能的含量范围）的系列浓度标准溶液（对照品足够纯净，杂质无相互干扰时，可以制备成混合系列标准溶液），分别色谱分离、分析后，建立各组分的线性回归方程；然后根据药物对照品与各杂质对照品方程的斜率比，也可以准确测得各杂质的校正因子。

测定杂质含量时，将供试品溶液稀释成与杂质限度相当的溶液作为对照溶液，进样，调节检测灵敏度（信噪比合格）或进样量（不得过载），使对照溶液的主成分色谱峰的峰高为满量程的 10%~25% 或其峰面积满足杂质限度测定要求（通常含量低于 0.5% 的杂质，其峰面积的 RSD 应小于 10%；含量在0.5%~2%的杂质，其峰面积RSD应小于5%；含量大于2%的杂质，其峰面积RSD应小于2%）。然后，取供试品溶液和对照溶液，分别进样，除另有规定外，供试品溶液的记录时间应为主成分色谱峰保留时间的 2 倍。测量供试品溶液色谱图中各杂质的峰面积，分别乘以相应的校正因子后，与对照溶液主成分的峰面积比较，计算杂质含量。

$$C_X=\frac{A_X}{A'_S/C'_S}\cdot f$$

式中，$A_X$ 为供试品溶液杂质的峰面积；$A'_S$ 为对照溶液药物主成分的峰面积；$C_X$ 为杂质的浓度；$C'_S$ 为对照溶液中药物的浓度。

本法的优点是既省去了杂质对照品，又考虑到了杂质与主成分响应因子的不同所引起的测定误差，准确度较好。缺点是在日常检验时，如果没有杂质对照品，杂质的定位必须采用相对保留时间，所以杂质相对于药物的相对保留时间也需一并载入各品种项下。

**示例 4-35　ChP 拉米夫定中有关物质的检查**

**供试品溶液：**取本品适量，精密称定，加流动相溶解并定量稀释制成每 1ml 中约含 0.5mg 的溶液，作为供试品溶液。

**对照溶液：**精密量取 1ml，置 100ml 量瓶中，用流动相稀释至刻度，再精密量取 5ml，置 50ml 量瓶中，用流动相稀释至刻度，作为对照溶液。

**对照品溶液：**精密称取水杨酸对照品适量，加流动相溶解并定量稀释制成每 1ml 中含 0.5μg 的溶液，作为对照品溶液。

**色谱条件与系统适用性试验：**用十八烷基硅烷键合硅胶为填充剂；以 0.025mol/L 醋酸铵溶液（取醋酸铵 1.9g，加水 900ml 使溶解，用冰醋酸调节 pH 至 3.8，用水稀释至 1 000ml）- 甲醇（95 : 5）为流动相；波长检测为 277nm；柱温为 35℃。取胞嘧啶对照品和尿嘧啶对照品各适量，加流动相溶解并稀释制成每 1ml 中分别约含 10μg 的溶液，作为溶液①。取拉米夫定分离度混合物 B 对照品（包含拉米夫定与杂质Ⅱ）5mg，置 10ml 量瓶中，加流动相 2ml，振摇使溶解，再精密加入溶液①1ml，用流动相稀释至刻度，摇匀，作为系统适用性溶液，取 10μl 注入液相色谱仪，记录色谱图。

胞嘧啶、尿嘧啶、杂质Ⅱ和拉米夫定各峰之间的分离度均应符合要求。

**测定法：**精密量取供试品溶液、对照溶液和对照品溶液各 10μl，分别注入液相色谱仪，记录色谱图至供试品溶液主峰保留时间的 3 倍。

**限度：**供试品溶液的色谱图中如有杂质峰，水杨酸按外标法以峰面积计算不得过 0.1%，其他各杂质峰面积乘以各自的校正因子后与对照溶液主峰面积进行比较，杂质Ⅰ的校正峰面积不得大于对照溶液主峰面积的 3 倍(0.3%)；杂质Ⅱ的校正峰面积不得大于对照溶液主峰面积的 2 倍(0.2%)，其他单个杂质的校正峰面积均不得大于对照溶液主峰的面积(0.1%)，杂质总量不得过 0.6%(各杂质峰的相对保留时间和校正因子见下表)。

| 杂质 | 相对保留时间 | 校正因子 |
|---|---|---|
| 胞嘧啶 | 0.28 | 0.6 |
| 尿嘧啶 | 0.32 | 2.2 |
| 杂质Ⅰ(拉米夫定酸) | 0.36 | 1.0 |
| 杂质Ⅱ(非对映异构体) | 0.91 | 1.0 |
| 拉米夫定 | 1.00 | 1.0 |
| 杂质Ⅲ(酮式拉米夫定) | 1.45 | 2.2 |
| 其他未知杂质 | — | 1.0 |

(3) **不加校正因子的主成分自身对照法：**不加校正因子的主成分自身对照法适用于没有杂质对照品的情况。

**测定法：**将供试品溶液稀释成与杂质限度相当的溶液作为对照溶液，调节检测灵敏度后，取供试品溶液和对照溶液，分别进样，除另有规定外，供试品溶液的记录时间至少应为主成分色谱峰保留时间的 2 倍以上，测量供试品溶液色谱中各杂质的峰面积，并与对照溶液主成分的峰面积比较，计算杂质含量。

示例 4-36 **ChP 利巴韦林中有关物质的检查**

**色谱条件与系统适用性试验：**用磺化交联的苯乙烯-二乙烯基共聚物的氢型阳离子交换树脂为填充剂；用水(用稀硫酸调节 pH 值至 2.5±0.1 的水溶液)为流动相；检测波长为 207nm。理论板数按利巴韦林峰计算不低于 2 000。

**供试品溶液：**取本品，加流动相溶解并定量稀释制成每 1ml 中约含 0.4mg 的溶液，作为供试品溶液。

**对照溶液：**精密量取 1ml，置 200ml 量瓶中，用流动相稀释至刻度，摇匀，作为对照溶液。

**检查法：**精密量取供试品溶液与对照溶液各 20μl，分别注入液相色谱仪，记录色谱图至主峰保留时间的 2 倍。供试品溶液的色谱图中如有杂质峰，单个杂质的峰面积不得大于对照溶液主峰面积的 0.5 倍(0.25%)，各杂质峰面积的和不得大于对照溶液主峰面积的 2 倍(1.0%)。

**示例分析：**不加校正因子的主成分自身对照法适用于无杂质对照品，在杂质含量较小且杂质结构(检测响应)与主成分相似(响应因子基本相同)的情况下，进行有关物质的检查分析。当已知杂质相对于对主成分的相对响应因子在 0.9~1.1 范围内时，可以用本法计算含量；超过 0.9~1.1 范围内时，宜采用加校正因子的主成分自身对照法或对照品对照法计算含量。

(4) **面积归一化法：**面积归一化法通常只适用于供试品中结构相似、相对含量较高且限度范围较宽的杂质含量的粗略考查。如异构体相对含量的检查。

**测定法：**取供试品溶液适量，注入液相色谱仪，记录色谱图。测量各峰的面积和色谱图中除溶剂峰以外的总色谱峰面积，计算各杂质峰面积占总峰面积的百分率，应不得超过限度。

例如，$\beta$-内酰胺类抗生素中“异构体”比例的检查。ChP 规定：头孢丙烯（$E$）异构体峰面积与其（$Z$）和（$E$）异构体峰面积和之比应为 0.06~0.11；头孢呋辛酯 A 异构体峰面积与其 A、B 异构体峰面积和之比应为 0.48~0.55；头孢泊肟酯 B 异构体峰面积与其 A、B 异构体峰面积和之比应为 0.50~0.60。

该法简便快捷，但在杂质结构与主成分结构相差较大时可能会有较大的定量误差。因此，ChP 对本法的使用做了明确的限定，除另有规定外，一般不宜用于微量杂质的检查。

**3. 气相色谱法**　气相色谱法（GC）用来测定药物中挥发性特殊杂质，特别是药物中的残留溶剂的检查，各国药典均规定采用气相色谱法。

**测定法：**除了有与高效液相色谱法相同的杂质检查方法外，还有标准溶液加入法，将一定量的杂质对照品溶液精密加到供试品溶液中，根据外标法或内标法测定杂质的含量，再扣除加入的对照品溶液含量，即得供试品溶液中杂质的含量。也可按以下方法进行计算。

$$\frac{A_{is}}{A_x}=\frac{C_x+\Delta C_x}{C_x}\qquad C_x=\frac{\Delta C_x}{(A_{is}/A_x)-1}$$

式中，$C_X$ 为供试品中组分 X 的浓度；$\Delta C_X$ 为所加入的已知浓度的待测组分对照品的浓度；$A_{is}$ 为加入对照品后组分 X 的峰面积；$A_x$ 为供试品中组分 X 的峰面积。

**示例 4-37　ChP 樟脑（天然/合成）中有关物质的检查**

**供试品溶液：**取本品约 2.5g，精密称定，置 25ml 量瓶中，加正庚烷溶解并稀释至刻度，摇匀，作为供试品溶液。

**对照溶液：**精密量取 1ml，置 100ml 量瓶中，用正庚烷稀释至刻度，摇匀，作为对照溶液。

**系统适用性溶液：**另取 3,7-二甲基-1,6-辛二烯-3-醇与乙酸龙脑酯各适量，加正庚烷溶解并稀释制成每 1ml 中各约含 0.5mg 的混合溶液，作为系统适用性溶液。

**色谱条件与系统适用性试验：**用磺化交联的苯乙烯-二乙烯基共聚物的氢型阳离子交换树脂为填充剂；用水（用稀硫酸调节 pH 至 2.5±0.1 的水溶液）为流动相；检测波长为 207nm。理论板数按利巴韦林峰计算不低于 2 000。

**测定法：**照气相色谱法（通则 0521）试验，以聚乙二醇 20M 为固定液，柱温程序升温进行分离，FID 检测。取系统适用性试验溶液 1μl，注入气相色谱仪，3,7-二甲基-1,6-辛二烯-3-醇峰与乙酸龙脑酯峰的分离度应大于 2.0。精密量取供试品溶液和对照溶液各 1μl，分别注入气相色谱仪。

**限度：**供试品溶液如有杂质峰，单个杂质峰面积不得大于对照溶液主峰面积的 2 倍（2.0%），各杂质峰面积的和不得大于对照溶液主峰面积的 4 倍（4.0%）。

**4. 毛细管电泳法**　毛细管电泳法（capillary electrophoresis，CE）常用于光学异构体的检查，以及多肽、酶类等药物中杂质的检查。检查方法与高效液相色谱法相同。

**示例 4-38　ChP 抑肽酶中“去丙氨酸-去甘氨酸-抑肽酶”和“去丙氨酸-抑肽酶”的检查**

取本品和抑肽酶对照品各适量，用水溶解并定量制成每 1ml 中约含 5 单位的溶液分别作为供试品溶液和对照品溶液。照毛细管电泳法（通则 0542）测定，采用熔融石英毛细管柱（75μm×60cm，有效长度 50cm）；以 120mmol/L 磷酸二氢钾缓冲液（pH 2.5）为操作缓冲溶液；检测波长 214nm；毛细管温度为 30°C；工作电压 12kV。以抑肽酶峰为参照，去丙氨酸-去甘氨酸-抑肽酶峰的相对迁移时间为 0.98，去丙氨酸-抑肽酶峰的相对迁移时间为 0.99，两杂质峰间的分离度应大于0.8，去丙氨酸-抑肽酶峰与抑肽酶峰间的分离度应大于0.5。抑肽酶峰的拖尾因子不得大于3。

进样端为正极，1.5kPa压力进样，进样时间3秒。每次进样前，依次用0.1mol/L氢氧化钠溶液、去离子水和操作缓冲溶液清洗毛细管柱2分钟、2分钟和5分钟。供试品溶液电泳图中，按$100(r_i/r_s)$计算杂质的含量，其中$r_i$为去丙氨酸-去甘氨酸-抑肽酶或去丙氨酸-抑肽酶的校正峰面积（峰面积/迁移时间），$r_s$为去丙氨酸-去甘氨酸-抑肽酶、去丙氨酸-抑肽酶和抑肽酶的校正峰面积总和。去丙氨酸-去甘氨酸-抑肽酶的量不得大于8.0%，去丙氨酸-抑肽酶的量不得大于7.5%。

### （二）化学检查法

有关物质检查常用色谱法，既可以专属定性，又可以准确定量，被广泛应用。

此外，针对一些特定杂质也可以使用化学、光谱或物理等方法进行检查；这些特殊检查法在色谱法广泛应用之前，也是有关物质检查的重要手段，至今仍然有一些应用。

化学法通常利用杂质与特定试剂的化学反应现象来控制杂质的限度。

1. 化学显色法　当杂质与试剂产生颜色时，采用比色法控制杂质的限度，多为目视比色。

示例4-39　氯硝柳胺（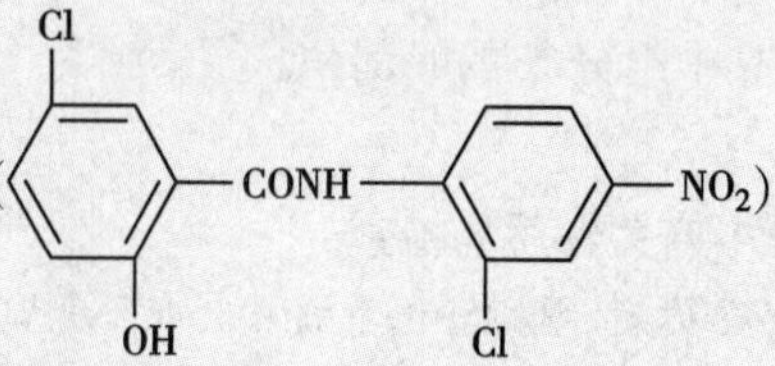）中特定杂质2-氯-4-硝基苯胺（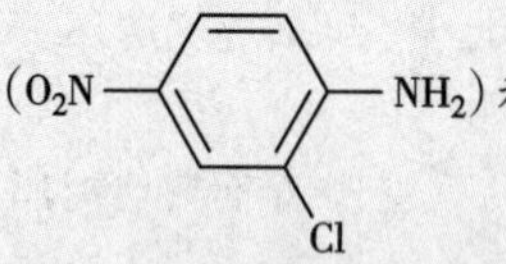）和5-氯水杨酸（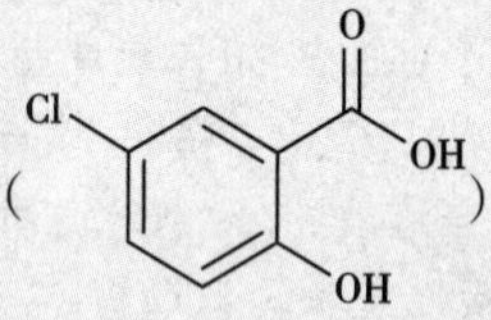）的检查，ChP利用氯硝柳胺在相应条件下不溶解、不反应的原理，针对杂质分别进行比色法检查。

**2-氯-4-硝基苯胺：**取本品0.10g，加甲醇20ml，煮沸2分钟，放冷，加盐酸溶液（9→100）使成50ml，滤过；取滤液10ml，加亚硝酸钠试液5滴，摇匀，放置10分钟，加2%氨基磺酸铵溶液1ml，振摇，再放置10分钟，加0.5%二盐酸萘基乙二胺溶液1ml；如显色，与2-氯-4-硝基苯胺对照品10μg，加甲醇4ml与盐酸溶液（9→100）使成10ml溶液，用同一方法处理后的颜色比较，不得更深（0.05%）。

**5-氯水杨酸：**取本品0.50g，加水10ml，煮沸2分钟，放冷，滤过，滤液加三氯化铁试液数滴，不得显红色或紫色。

**示例分析：**什么是特定杂质？氯硝柳胺中“2-氯-4-硝基苯胺”和“5-氯水杨酸”检查法的化学原理是什么？

特定杂质是药品中结构已知和需要限度控制的特殊有关物质。

氯硝柳胺中“2-氯-4-硝基苯胺”检查法的化学原理：2-氯-4-硝基苯胺分子结构含有芳伯氨基，可以发生重氮化-偶合反应而呈色，故采用比色对照法检查。

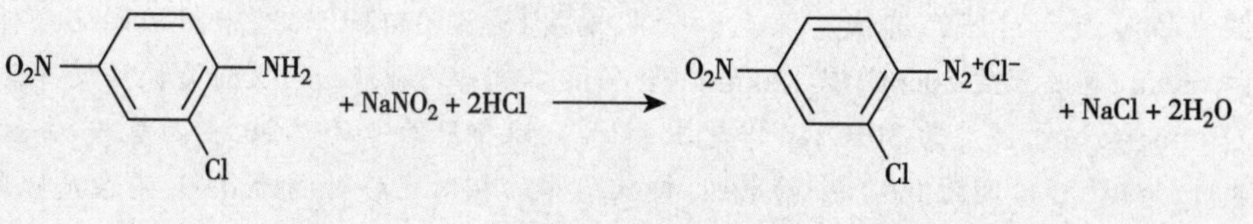

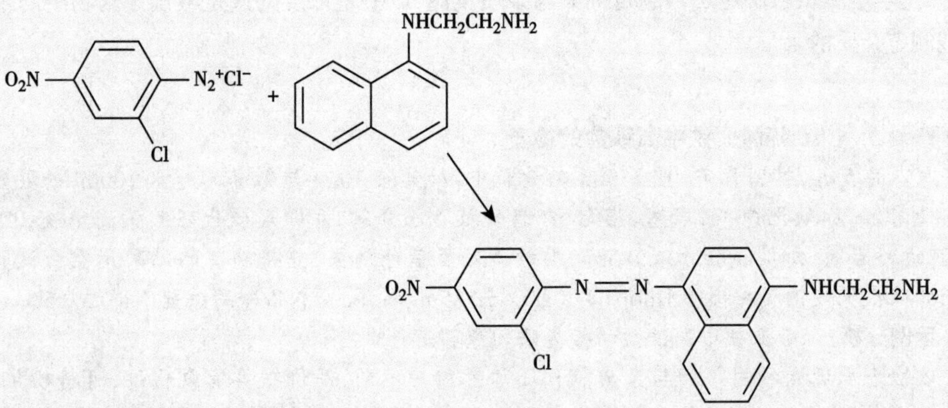

偶合试剂二盐酸萘基乙二胺遇亚硝酸也能显色，干扰颜色的比较，所以在重氮化后加入氨基磺酸铵，将剩余的亚硝酸分解除去，再加入偶合试剂。

$$2HNO_2 + 2H_2NSO_3NH_4 \longrightarrow 2N_2\uparrow + (NH_4)_2SO_4 + H_2SO_4 + H_2O$$

氯硝柳胺中“5-氯水杨酸”检查法的化学原理：5-氯水杨酸与三氯化铁试液反应生成紫色配位化合物，故采用“显色灵敏度法”检查。

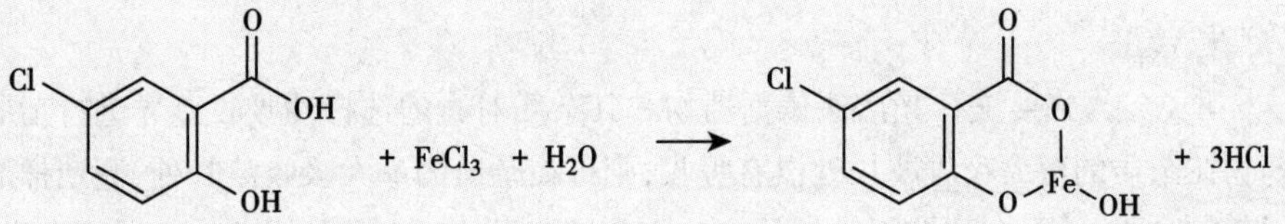

2. 化学沉淀反应法　当杂质与试剂产生沉淀时，可以采用比浊法控制杂质的限度，也可以采用重量法测定杂质含量。

**示例 4-40　ChP 盐酸肼屈嗪中游离肼的检查**

取本品 0.10g，加水 5ml 与水杨醛的乙醇溶液（1→20）0.1ml，1 分钟内不得出现浑浊。

**示例分析：**盐酸肼屈嗪中游离肼的检查法的原理是什么？

利用游离肼与芳醛反应产生腙沉淀的原理进行检查，反应式如下。

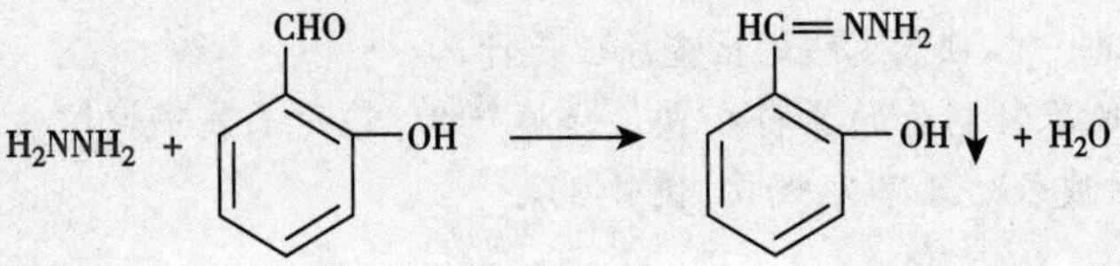

3. 化学反应生成气体法　当杂质与试剂反应产生气体时，可以采用相应的气体检查法，来控制杂质的限度。

**示例 4-41　ChP“对氨基水杨酸钠”中硫化物的检查**

取本品 0.50g，加水 5ml 溶解后，加碘化钾试液 5ml 与锌粒 2g，再加 1.6% 氯化亚锡的盐酸溶液 5ml，依法检查（通则 0803），应符合规定（0.001%）。

**示例分析：**“对氨基水杨酸钠”中硫化物的检查法的原理是什么？采用的检查仪器是什么？

ChP“对氨基水杨酸钠”中硫化物的检查法原理为硫化物被还原为硫化氢，在导气管中不装醋酸铅棉花，并以醋酸铅试纸替换溴化汞试纸，80~90℃水浴加热 10 分钟后，将生成的硫斑与标准硫（5μg）斑比较不得更深。采用的是古蔡氏砷盐检查法的装置。

4. 化学定量反应滴定法　滴定剂只与杂质反应，以一定浓度的滴定液滴定药物中的杂质，可以定量地测定杂质的含量。

示例 4-42　**ChP 硫酸亚铁中高铁盐的检查**

取本品 5.0g，精密称定，置 250ml 碘量瓶中，加盐酸 10ml 与新沸的冷水 100ml 的混合溶液，振摇使溶解，加碘化钾 3g，密塞，摇匀，在暗处放置 5 分钟，立即用硫代硫酸钠滴定液(0.1mol/L)滴定，近终点时，加淀粉指示液 0.5ml，继续滴定至蓝色消失，并将滴定的结果用空白试验校正。每 1ml 硫代硫酸钠滴定液(0.1mol/L)相当于 5.585mg 的 Fe。本品含高铁盐不得过 0.5%。

**示例分析：**硫酸亚铁中高铁盐的检查法的原理是什么？

该检查原理是利用药物与杂质氧化还原性质的不同，高价铁具有氧化性，可将碘化钾中的碘负离子氧化成单质碘，然后用硫代硫酸钠滴定碘来控制高铁杂质。硫酸亚铁及其片剂和咀嚼片中的高铁盐均采用该法测定。富马酸亚铁及其片剂和咀嚼片中高铁盐的测定也是采用该法。

$$2Fe^{3+} + 2KI \xrightarrow{H^+} 2Fe^{2+} + I_2 + 2K^+$$
$$I_2 + 2Na_2S_2O_3 \longrightarrow 2NaI + Na_2S_2O_6$$

（三）光谱检查法

1. 紫外-可见分光光度法　光谱法依据药物和其杂质对光的选择性吸收差异进行杂质的限度检查。如果药物在杂质的最大吸收波长处没有吸收，则可在杂质的最大吸收波长处，测定样品溶液中由于杂质所引起的吸收，从而达到控制供试品中杂质含量的目的。也可利用杂质与试剂发生呈色反应，在可见光区，测定杂质的含量。

例如，ChP 肾上腺素中酮体的检查方法：取本品，加盐酸溶液(9→2 000)制成每 1ml 中含 2.0mg 的溶液，照紫外-可见分光光度法(通则 0401)，在 310nm 的波长处测定，吸光度不得过 0.05。

即：配制供试液，在酮体的专属紫外吸收波长 310nm 处测定吸光度，不得超过规定值。

示例 4-43　**ChP 地蒽酚中二羟基蒽醌的检查**

取本品，加三氯甲烷制成每 1ml 中约含 0.10mg 的溶液，照紫外-可见分光光度法(通则 0401)，在 432nm 的波长处测定吸光度，不得过 0.12(相当于二羟基蒽醌的含量不得过 2.0%)。

**示例分析：**地蒽酚中二羟基蒽醌的检查原理是什么？

二羟基蒽醌是地蒽酚制备的原料和氧化分解产物，它的三氯甲烷溶液在 432nm 处有最大吸收，而地蒽酚在该波长处几乎无吸收(图 4-8)。

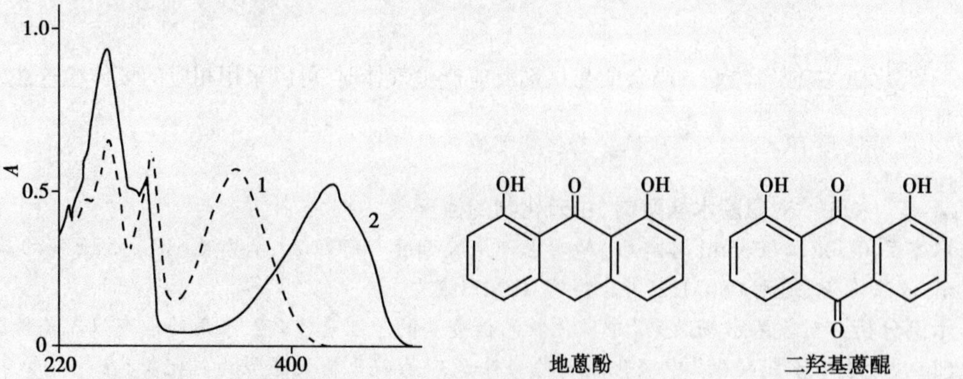


1. 地蒽酚三氯甲烷溶液(10μg/ml)；2. 二羟基蒽醌三氯甲烷溶液(0.9μg/ml)。

图 4-8　地蒽酚和二羟基蒽醌的紫外吸收光谱

2. 红外分光光度法 多晶型药物的不同晶型状态常因分子间作用程度的不同，导致不同晶型的红外吸收光谱中某些特征峰的位置、峰形和强度出现特征的差异。利用红外分光光度法对这些差异进行定量测定，可以检查药物中特定的晶型杂质（低效、无效，或影响质量与稳定性），方法简便、结果可靠。

示例 4-44 **ChP 甲苯咪唑无效晶型的限度控制**

甲苯咪唑有三种晶型，其中 C 晶型为有效晶型，A 晶型为无效晶型。在 640cm$^{-1}$ 处，A 晶型有强吸收，C 晶型吸收很弱；而在 662cm$^{-1}$ 处，A 晶型的吸收很弱，C 晶型却有较强吸收。当供试品中含有杂质 A 晶型时，在上述两波数处的吸光度比值将发生改变。所以，ChP2020 采用红外分光光度法对甲苯咪唑中杂质“A 晶型”进行限度检查：取供试品与含 A 晶型为 10% 的甲苯咪唑对照品各约 25mg，分别加液体石蜡 0.3ml，研磨均匀，制成厚度约 0.15mm 的石蜡糊片，同时制作厚度相同的空白液体石蜡糊片作参比，照红外分光光度法（通则 0402）测定，并调节供试品与对照品在 803cm$^{-1}$ 波数处的透光率为 90%~95%。在约 620cm$^{-1}$ 和 803cm$^{-1}$ 波数处的最小吸收峰间连接一基线，再在约 640cm$^{-1}$ 和 662cm$^{-1}$ 波数处的最大吸收峰之顶处作垂线与基线相交，用基线吸光度法求出相应吸收峰的吸光度值，供试品在约 640cm$^{-1}$ 和 662cm$^{-1}$ 波数处吸光度之比，不得大于含 A 晶型为 10% 的甲苯咪唑对照品在该波数处的吸光度之比（图 4-9）。

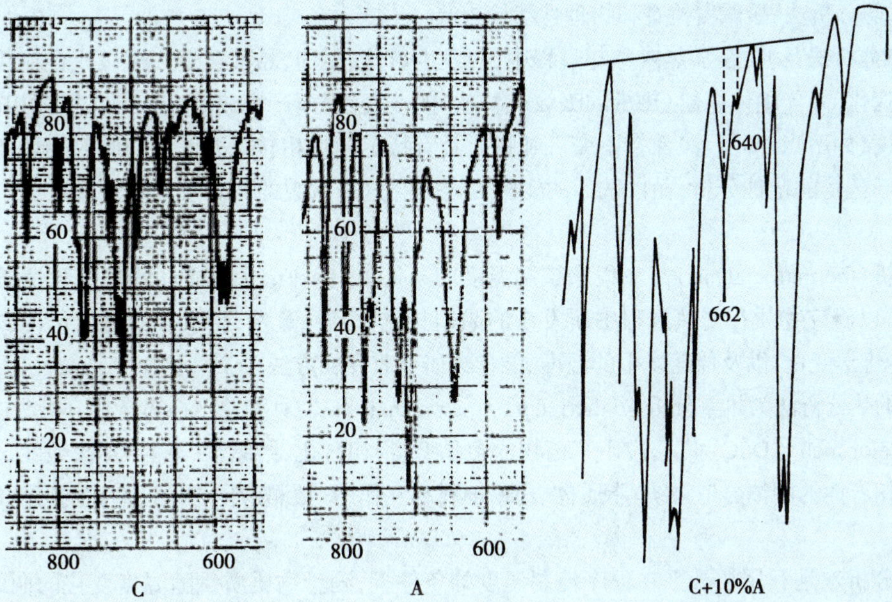


图 4-9 甲苯咪唑（C 晶形）中杂质 A 晶型的 IR 法检查图谱

**示例分析**：IR 吸收光谱法控制杂质晶型限度的依据是什么？

有不同晶型的药物结晶具有特征不同的 IR 吸收光谱峰，并且响应吸收峰具有专属性和加和性时，才能够使用 IR 吸收光谱峰针对杂质晶型进行限度控制。

3. 原子光谱法 药物中的重金属杂质通常采用原子光谱技术，如原子吸收分光光度法（AAS）（ChP 通则 0406），电感耦合等离子体原子发射光谱法（ICP-OES）（ChP 通则 0411），或电感耦合等离子体质谱法（ICP-MS）（ChP 通则 0412），标准对照法进行检查。

示例 4-45 **ChP 雷米普利中金属催化剂“钯”的限度检查**

取本品 0.2g，精密称定，加 0.3% 硝酸溶液溶解并定量转移至 100ml 量瓶中，用 0.3% 硝酸溶液稀释至刻度，摇匀，作为供试品溶液；取 0.15g 硝酸镁，精密称定，加 0.3% 硝酸溶液溶解并定量转移至 100ml 量瓶中，并用 0.3% 硝酸溶液稀释至刻度，摇匀，作为空白溶液；另精密称取钯标准品溶液，用 0.3% 硝酸溶液定量稀释制成每 1ml 中含钯 20ng、30ng 和 50ng 的系列对照品溶液。照原子吸收分光光度法（通则 0406 第一法），在 247.6nm 波长处测定，计算，即得。含钯不得过 20ppm。

**示例分析：**AAS 法与 ICP-OES 法比较，有什么优势？

AAS 法使用简便，灵敏度适宜，仪器使用维护成本效益优势显著。缺点是不能够多种元素杂质同时检查。

一些常见金属元素，如铁、锌、铜等，由于测试环境中通常也存在微量的本底含量，所以常采用标准加入法控制这些重金属杂质的限度：取供试品，按各品种项下的规定，制备供试品溶液；另取等量的供试品，加入限度量的待测元素溶液，制成对照溶液。设对照溶液的读数为 a，供试品溶液的读数为 b，b 值应小于（a–b）。例如维生素 C 中可能存在一定量的铁和铜离子，采用标准加入法照原子吸收分光光度法进行检查。

### （四）有关物质检查的其他方法

在有关物质检查中也会用到一些其他方法，主要利用供试品中有关物质与主要成分的性质或性状差异，如热分析法、酸碱度检查和物理性状检查等。

（1）**热分析法：**物质在加热或冷却过程中，会发生熔化、凝固、晶型转变、分解、化合、吸附、脱附等物理化学变化，并伴随体系焓（热量的吸收或释放）的改变，因而产生热效应。同时根据相律，物相转化时的温度（如熔点、沸点等）保持不变。纯物质具有特定的物相转化温度和相应的热焓变化。这些常数可用于药物的定性分析，而供试品的实际测定值与这些常数的偏离及其程度又可用于供试品的检查纯度。

热分析（thermal analysis）是在程序控制温度的条件下，精确记录物质的物理化学性质随温度变化的关系，以研究物质在受热过程中所发生的晶型转化、熔融、蒸发、脱水等物理变化，或热分解、氧化、还原等化学变化，以及伴随发生的温度、能量或质量改变的方法。

常用的热分析法为热重分析法（thermogravimetric analysis，TG）和差示扫描量热分析法（differential scanning calorimetry，DSC），广泛应用于药物的多晶型、物相转化、结晶水、结晶溶剂、纯度、热稳定性，以及基于相容性的固体分散系统、脂质体、药物辅料相互作用（预测药物与赋形剂间的可配伍性）等的研究。

**热重分析法**是利用热天平在程序控制温度的条件下，测量物质质量随温度变化的曲线（热重曲线、TG 曲线）。物质在加热过程中有升华、汽化、分解出气体或失去溶剂等时，质量就会发生变化。通过热重分析测得与质量变化相应的温度和程度，可以估算出被分析物在加热过程中，失去的组分特征和失去的量值。TG 分析样品用量少，测定速度快。常用于区分药物中所含水分或溶剂是吸附状态还是结晶状态，例如 $CuSO_4·5H_2O$ 的结晶水状态分析（图 4-4）。其优点是样品用量少，测定速度快。也适用于贵重药物或在空气中极易氧化药物的干燥失重测定。

**示例 4-46　USP 中硫酸长春新碱干燥失重的 TG 测定**

精密称取供试品约 10mg，照热重测定法，于氮气环境下（流速为 40ml/min）以 5°C/min 恒速升温，记录室温至 200°C范围内的 TG 曲线，测定室温与分解点（约 160°C）之前平台间的减失重量，不得过 12.0%。

**示例分析：**硫酸长春新碱干燥失重检查，USP 方法与 ChP 方法，有什么不同和优势？

USP 采用 TG 法测定，使用十万分之一热重天平（准确读数至 0.01mg），供试品消耗量仅约

10mg。ChP 中硫酸长春新碱的干燥失重采用传统方法（通则 0831）进行测定：取本品，在 105℃减压干燥 2 小时，减失重量不得过 10.0%。供试品置称量瓶中进行干燥处理和称定操作，所以一般采用万分之一天平（准确读数至 0.1mg）进行称定操作，为了保障测定的准确度和精密度，供试品的消耗量则达约 100mg；相当于 100 剂量的注射用硫酸长春新碱（规格为 1mg），检验方法不经济。

**差示扫描量热分析法**是在程序控温条件下，对供试品与热惰性参比物（在测量温度范围内，不发生任何热效应的物质）进行同时加热或冷却时，当供试品发生物理或化学变化时（熔点或分解点等），将使热效应改变，供试品与参比物之间将产生温度差（$\Delta T$）。测量传送给供试品与参比物的热量差（$dQ/dT$）与温度关系的技术称为差示扫描量热分析（DSC），以热量差（$dQ/dT$）对温度所作的曲线为差示扫描量热分析曲线（DSC 曲线）（图 4-10）。

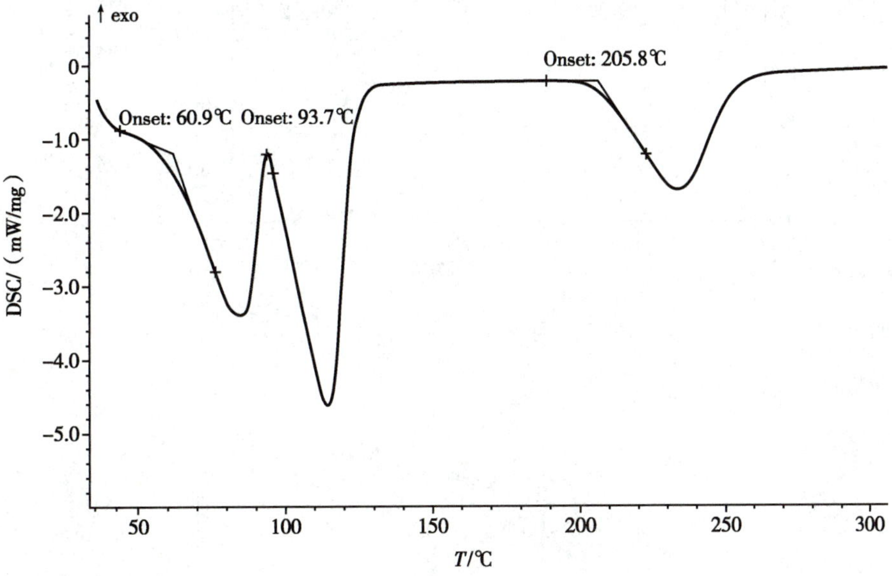


图 4-10　$CuSO_4 \cdot 5H_2O$ 的 DSC 曲线

起点（onset）分别与各脱水失重吸热峰的起始温度相应，各吸热峰曲线下面积与热容量相应。

差示扫描量热分析中，可使用 α-氧化铝作为惰性参比物，实际测量时常直接使用 α-氧化铝空坩埚或其他惰性空坩埚作为参比物。仪器应根据操作规程，定期使用标准物质（高纯铟或锌等）对温度进行校准，以保证检测结果的准确性。

DSC 适用于测量物质在物理变化或化学变化中焓的改变。如果参比物和被测物质的热容大致相同，而被测物质无热效应，两者的温度基本相同，此时测到的是一条平滑的直线，该直线称为基线。一旦被测物质发生变化，产生了热效应，在差热分析曲线上就会有峰出现。热效应越大，峰的面积也就越大。DSC 曲线的各种吸热和放热峰的个数、形状和位置与相应的温度，可用来定性地鉴别待测物质或其多晶型，亦可检查待测物质的纯度，或用于制剂热特征行为研究。

固体有机药物通常具有特征熔点，有些药物则在加热过程中熔融分解同时失重，或由于化学反应产生挥发性物质失重。DSC 与 TG 联合使用，既可以测定药物的熔点验证真伪，又能够根据药物的熔融分降解特性确定药物的受热稳定性。

**示例 4-47** 培哚普利(叔丁胺二水结晶化合物)TG、DTG和热流图(图 4-11)表明,其在以恒定的升温速度(5℃/min)受热时,在105℃左右出现一明显的吸热峰。在100~150℃温度范围内TG曲线即出现明显的失水峰;进一步在约130℃又有明显失重阶段与脱叔丁胺相应;并最终在约200℃开始显著分解失重。

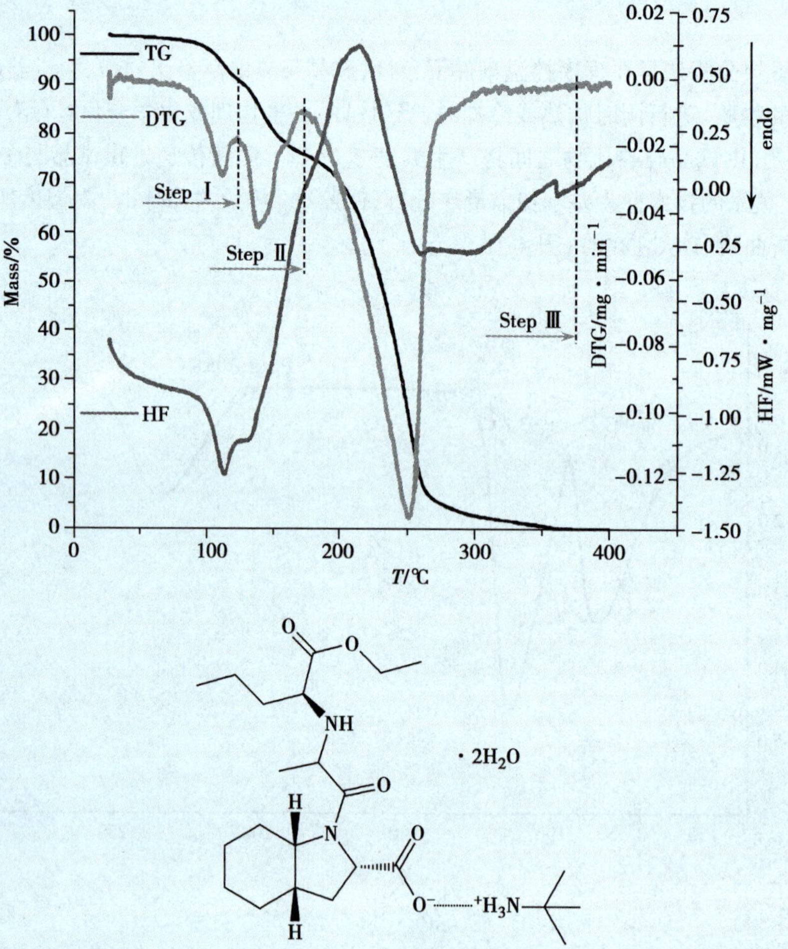


图 4-11 培哚普利在氧化性空气环境中 40~400℃范围 5℃/min 升温速率下的热分析试验

**示例分析:**热分析方法 TG、DTG、DSC 有什么差异?

热分析方法 TG 测量供试品受热过程中的失重量,用于供试品的热分解特征测量;DTG是热重导数曲线,能够显著放大供试品的失重信号的灵敏度,便于发现供试品的失重细微行为;DSC 是差示扫描量热分析,测定供试品在升温过程中的热流行为,便于确定供试品的相变特征。

(2) **酸碱度检查法:**药物中的碱性或酸性杂质检查时,可以利用药物与杂质之间的酸碱性的差异,采用酸碱滴定法、指示液法或 pH 测定法进行检查。

1) **酸碱滴定法:**在一定指示液下,用酸或碱滴定供试品溶液中的碱性或酸性杂质,以消耗酸或碱滴定液的毫升数作为限度指标。

2) **指示液法:**将一定量指示液的变色 pH 范围作为供试品溶液中酸碱性杂质的限度指标。

3) **pH 测定法:**用电位法测定供试品溶液的 pH,衡量其酸碱性杂质是否符合限度规定。

**示例 4-48　ChP 己酸羟孕酮的酸度检查**

取本品 0.20g，加中性无水乙醇（对溴麝香草酚蓝指示液显中性）25ml 溶解后，立即加溴麝香草酚蓝指示液数滴并用氢氧化钠滴定液（0.02mol/L）滴定至显微蓝色，消耗氢氧化钠滴定液（0.02mol/L）不得过 0.50ml。

**示例分析：**己酸羟孕酮在生产中加入了过量的正己酐和对甲苯磺酸，可能使产品的酸度增加，所以要检查其酸度。ChP 采用酸碱滴定法检查己酸羟孕酮的酸度，在溴麝香草酚蓝指示液下，用氢氧化钠滴定液（0.02mol/L）滴定供试品溶液中的酸性杂质，以滴定液的消耗毫升数（0.50ml）作为限度指标。

（3）**物理性状检查法：**根据药物与杂质在性状上的不同，进行差异检查，可控制杂质的限度。如臭味和挥发性、颜色、溶解行为和旋光性等差异的检查。

1）**臭味差异：**药物中如存在具有特殊气味的杂质，可由气味判断该杂质的存在。

示例 4-49　ChP 麻醉乙醚的**异臭**检查：取供试品 10ml，置瓷蒸发皿中，使自然挥发，挥散完毕后，不得有异臭。

麻醉乙醚由乙醇缩合制备，而乙醇用淀粉发酵制备时，可能会引入某些沸点高的副产物，如正丙醇、异丁醇、戊醇、异戊醇等杂油醇；如不精制，即使他们被缩合，挥发性与乙醚相比仍较弱，而产生异臭。

2）**挥发性差异：**药物具有挥发性，而杂质不易挥发。对药物挥发后遗留的残渣称定质量，可控制不挥发性杂质。

示例 4-50　ChP 樟脑（合成）中**不挥发物**的检查：取供试品 2.0g，在 100℃加热使樟脑全部挥发并干燥至恒重，遗留残渣不得过 1mg。

3）**颜色差异：**某些药物自身无色，但从生产中引入了有色的有关物质，或其分解产物有颜色。采用检查供试品溶液颜色的方法，可以控制药物中有色杂质的量。

示例 4-51　ChP 盐酸胺碘酮中**游离碘**的检查：取本品 0.5g，加水 10ml，振摇 30 秒，放置 5 分钟，滤过，滤液加稀硫酸 1ml 与三氯甲烷 2ml，振摇，三氯甲烷层不得显色。盐酸胺碘酮中游离碘是由于合成反应中未反应完全或氧化分解而引入，它能溶于三氯甲烷中即显紫红色。

4）**溶解性差异：**有的药物可溶于水、有机溶剂、酸或碱溶液中，而其杂质不溶；或反之，杂质可溶而药物不溶。则可以根据溶液的澄清度进行检查。

示例 4-52　高三尖杉酯碱如果吸湿水解或混有非酯碱杂质，用其配制注射液时，则会出现难溶性的黏胶状物或小白点、假毛等。故 ChP 高三尖杉酯碱需要检查**溶液的澄清度**：取供试品 10mg，加 0.1% 酒石酸溶液 10ml 溶解后，溶液应澄清。

5）**旋光性差异：**手性药物均有特征的比旋度（或旋光度）数值。通过旋光度测定可以用来反映药物的纯度，或限定光学异构体杂质的含量。

示例 4-53 ChP 规定黄体酮在乙醇中的比旋度为 +186°~+198°。如供试品的测定值不在此范围，则表明其光学纯度不符合要求。这是因为黄体酮及其生产中间体（醋酸双烯醇酮、醋酸妊娠烯醇酮及妊娠烯醇酮）在乙醇中的比旋度差异很大（表 4-4），若供试品中所含的这些杂质超过限度，则测得的比旋度将偏离规定范围。

表 4-4 黄体酮及其中间体的比旋度（溶剂：乙醇）

| 化合物 | 浓度/% | 温度/℃ | $[\alpha]_D$ |
|---|---|---|---|
| 黄体酮 | 1~1.4 | 20~25 | +193°±4° |
| 醋酸双烯醇酮 | 0.9 | 20 | -31°±2° |
| 醋酸妊娠烯醇酮 | ~1 | 常温 | +20°±2° |
| 妊娠烯醇酮 | 1 | 17~20 | +28°±2° |

若药物本身没有旋光性而其杂质有，则可以通过限定药物溶液的旋光度值来控制相应杂质的量。

示例 4-54 硫酸阿托品为消旋体药物，而其莨菪碱有关物质则为光学单体物质。因此，ChP 硫酸阿托品中有**莨菪碱**的检查规定：取本品，按干燥品计算，加水溶解并制成每 1ml 中含 50mg 的溶液，依法测定（通则 0621），旋光度不得过 -0.40°。

需要注意的是，比旋度一般不宜单独用以控制产品的光学纯度。通常需要与检查项下的异构体检查项相互补充，以较好地控制产品质量。当天然来源的手性药物的构型不发生改变时，如氨基酸、糖类等，可以不制定立体异构体杂质检查项；而在性状项下，采用比旋度范围作为其光学特征的控制项目。如葡萄糖及其制剂的比旋度检查。

示例 4-55 ChP 葡萄糖性状项下的“**比旋度**”规定：取本品约 10g，精密称定，置 100ml 量瓶中，加水适量与氨试液 0.2ml，溶解后，用水稀释至刻度，摇匀，放置 10 分钟，在 25℃时，依法测定（通则 0621）旋光度，比旋度为 +52.6°~+53.2°。

## 三、有关物质的研究策略

有关物质的研究涉及多方面协调配合，包括原料和/或制剂的工艺过程研究、分析方法选择和开发、降解过程与产物分析和结构鉴定等。而结构鉴定或解析工作还需要分离化学和光谱测定与解析的密切配合才能有效完成。

当然，必要时应当尽可能制得它们的高纯度对照品，进行全面的色谱和光谱测定，并解析确证它们结构。

药物有关物质（有机杂质）的制备，通常有分离纯化制备法和合成制备法两种方法。在获得足够量的情况下，可以对有关物质进一步进行安全性评价和质量控制研究，为药品质量标准指标的制定提供参考依据。

杂质对照品的分离纯化：当药物中待鉴定杂质的含量较大或者采用适宜的强制降解方法可选择性提高相应杂质的含量时，可以使用制备色谱法进行分离纯化，得到特定杂质，然后再通过色谱和光谱分析确证结构。

杂质对照品的合成制备：当样品中的杂质量较小且杂质的分离纯化较为困难时，可以设计适宜的合成路线，选择性地合成杂质对照品，通过比较供试品中未知杂质与合成杂质对照品的色谱和光谱特征，判断未知杂质与合成杂质对照品是否完全一致，从而确证杂质的结构。

有关物质的研究涉及药物开发研究各方面的协调配合，包括原料和/或制剂的工艺过程研究、分析方法的开发和选择、工艺杂质和分降解产物的分析和结构鉴定等。杂质结构的准确鉴定，还需要色谱分离与有机光谱综合分析，以及研发相关人员从不同技术角度密切配合的分析讨论，才能有效完成，从而保障质量控制的科学性和先进性。

有关物质的控制和鉴定研究策略流程如图 4-12。

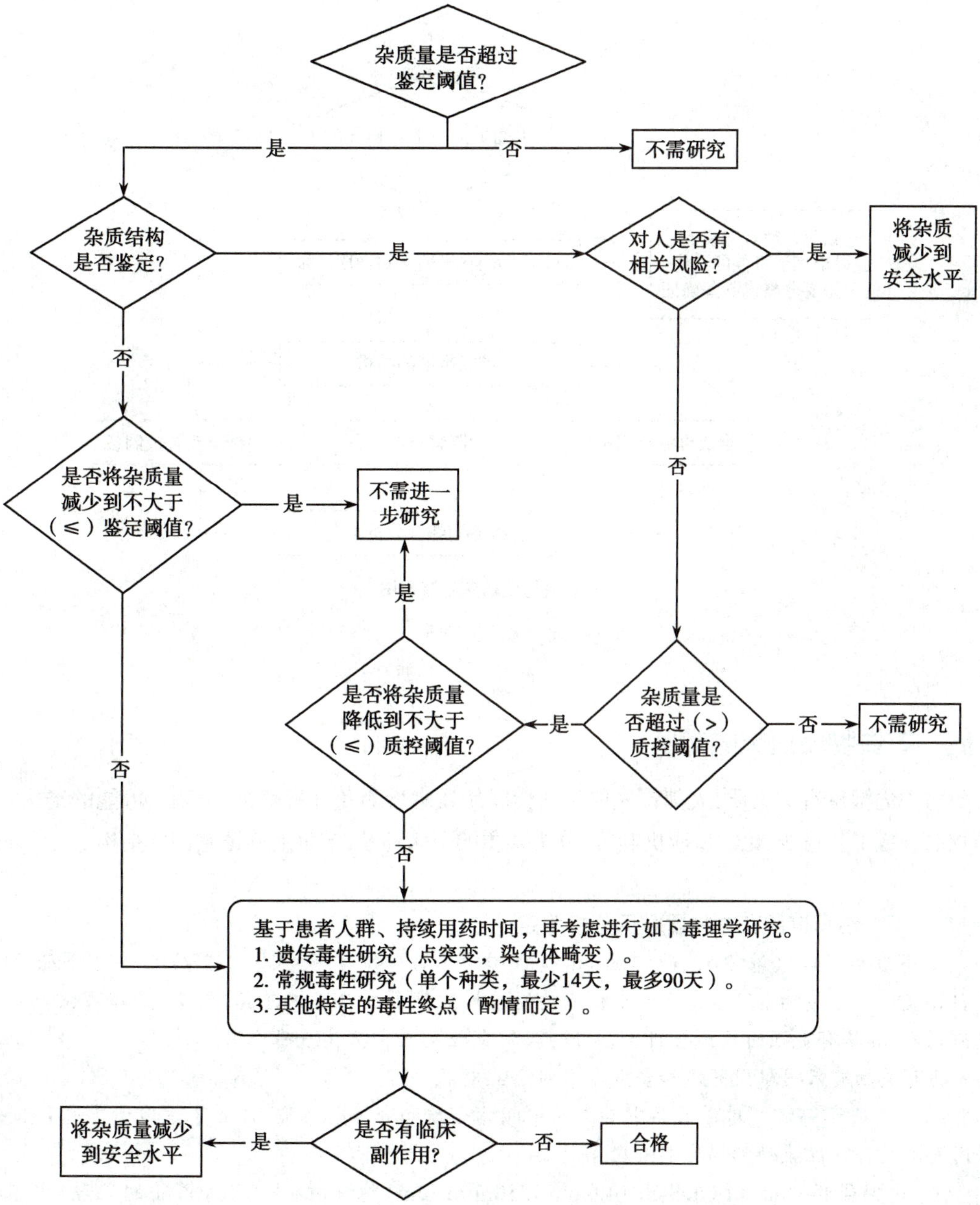


a. 有关物质的控制策略图

图 4-12　有关物质的控制和鉴定研究策略流程图

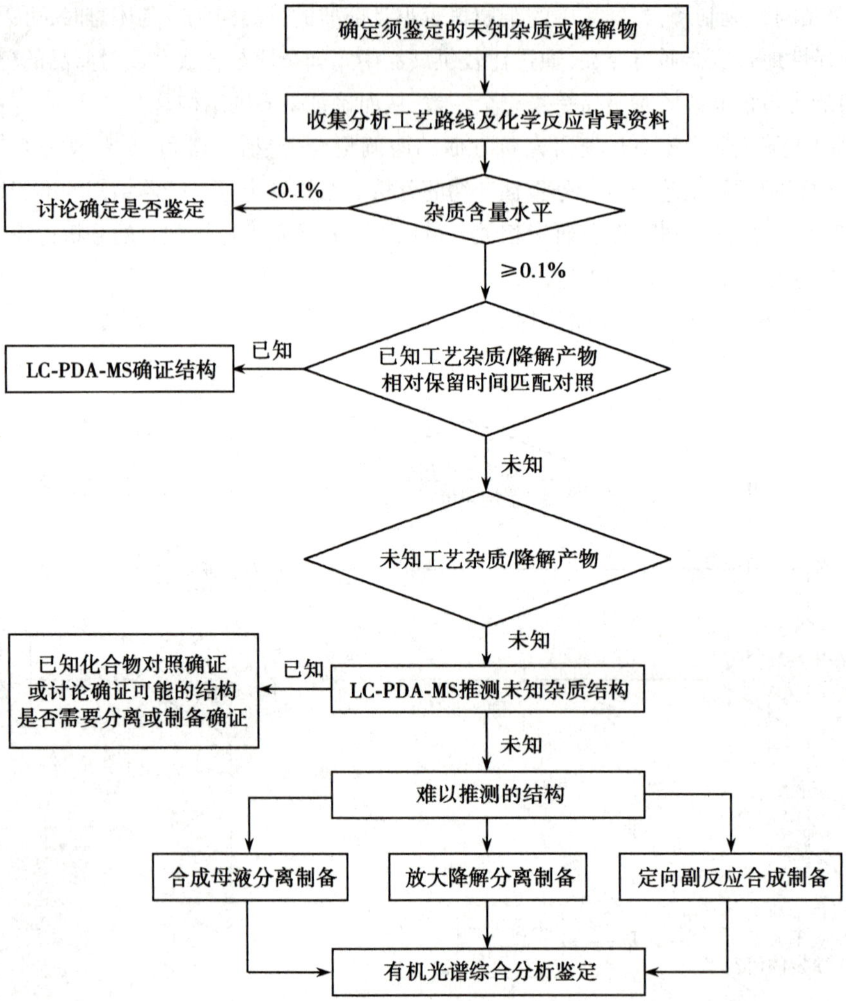


b. 有关物质的鉴定流程图

图 4-12(续)

## 四、有关物质研究的实例

药物中的微量有关物质，大都首先使用现代联用技术检测和分析解析，推测其可能的结构；并结合药物的合成工艺路线、化学反应机制等，分析杂质的引入环节，推定或确证它们的结构。

**示例 4-56 泊马度胺有关物质联用分析鉴定**

泊马度胺[4-氨基-2-(2,6-二氧代-3-哌啶基)-1*H*-异吲哚啉-1,3(2*H*)-二酮，分子式为 $C_{13}H_{11}N_3O_4$，分子量为 273.24]是在沙利度胺的结构基础上加以修饰合成(图 4-13)研发成功的免疫抑制剂，其具有更强的抗血管新生、抗肿瘤、抗炎症反应和抗骨髓瘤作用。

其有关物质采用联用鉴定和合成杂质对照品对照法进行鉴定。

**1. 联用鉴定方法** 对供试品中潜在的中间体杂质和分降解杂质，建立了适用于杂质 LC-MS 联用鉴定的挥发性流动相梯度 HPLC 条件。

(1) **色谱条件**：Inertsil ODS-SP(4.6mm×250mm，5μm)色谱柱，含 0.1% 甲酸的乙腈-水溶液(90∶10)为流动相 A，乙腈为流动相 B，进行线性梯度洗脱(A∶B)：0min(100∶0)→5min(100∶0)→25min(50∶50)→30min(20∶80)→30.1min(100∶0)→40min(100∶0)，流速 1.0ml/min，柱温 35℃，进样量 20μl，检测波长 240nm。

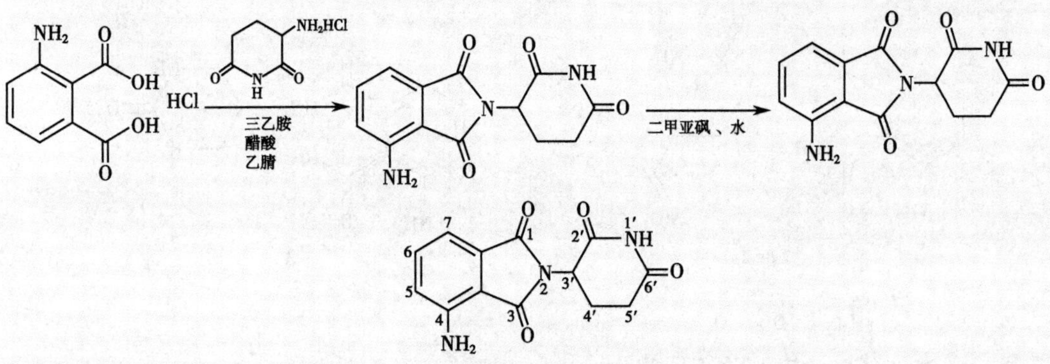


图 4-13　泊马度胺的合成路线及结构中骨架原子编号

(2) **有关物质的高分辨 TOF/MS 母离子准确质量鉴定**：电喷雾离子化(ESI)正离子检测模式。喷雾电压 3.5kV，雾化氮气 275kPa，氮气流量 8L/min，加热毛细管温度 350℃，碎片电压 135V，参比离子 $m/z$ 121.050 8（嘌呤，$C_5H_5N_4^+$）和 922.009 8（氟代膦嗪 HP-921，$C_{18}H_{19}O_6N_3P_3F_{24}^+$），质量数扫描范围 $m/z$ 100~1 500。

(3) **有关物质的二级质谱碎片离子鉴定**：ESI 正离子检测，二级质谱扫描子离子模式。喷雾电压 5kV，雾化氮气压 310kPa，辅助雾化气气压 10kPa，加热毛细管温度 350℃，二级质谱 CID 氩气压力 0.2Pa，能量 20eV。

2. 测定结果　供试品及强制降解样品溶液的 HPLC 分析色谱图如图 4-14 所示（供试品溶液的浓度均约为 0.2mg/ml）。根据测得的各杂质 ESI 质谱高分辨母离子的准确质量，可以鉴定各杂

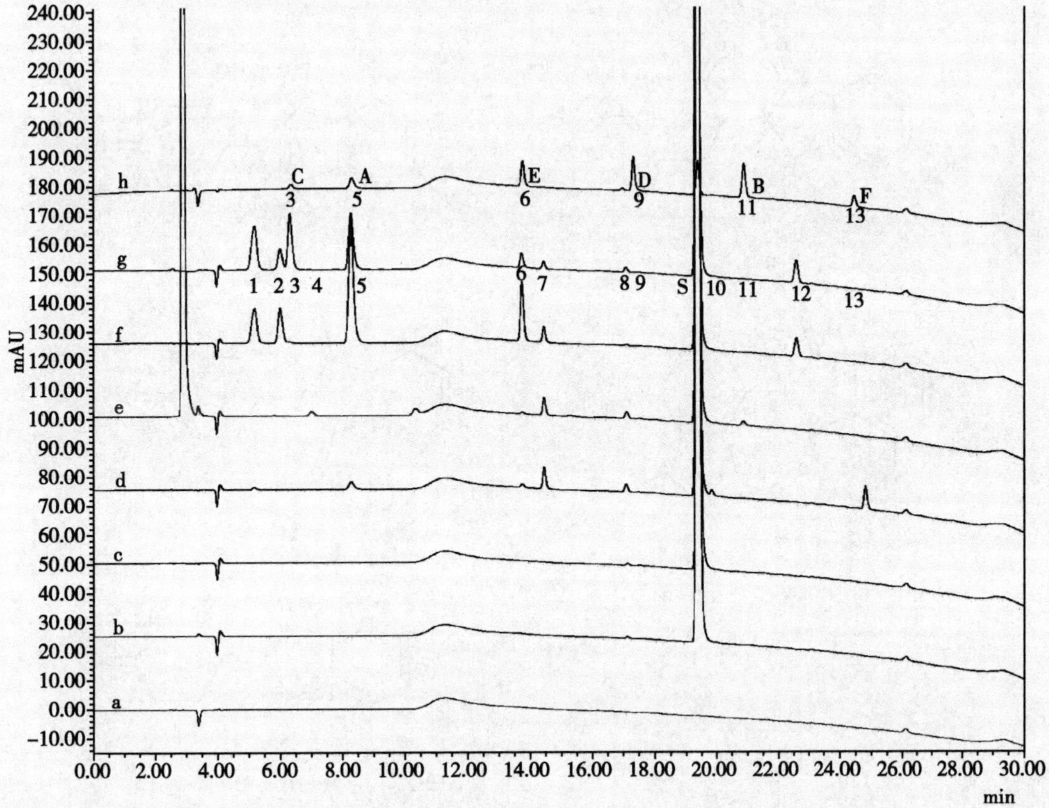


a. 空白溶剂；b. 泊马度胺（未破坏）；c. 光照破坏；d. 高温破坏；e. 氧化破坏；f. 碱破坏；g. 酸破坏；h. 有关物质对照品（A~F）的混合对照溶液。

图 4-14　泊马度胺供试品溶液及其强制降解样品的高效液相色谱图

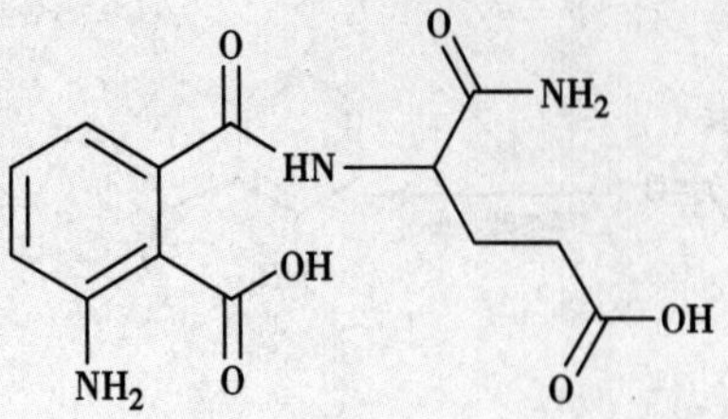

**1 or 2**

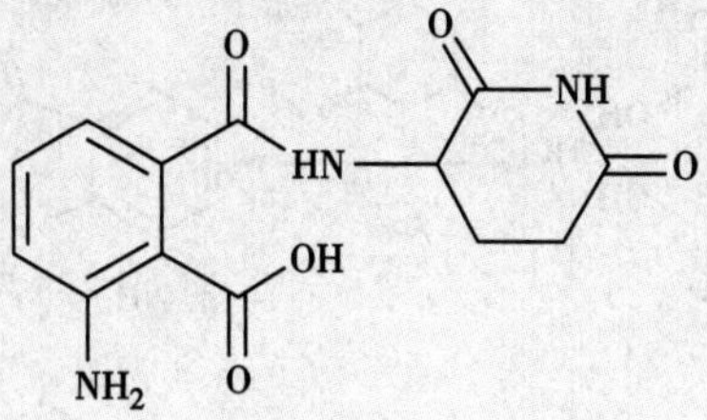

**3**

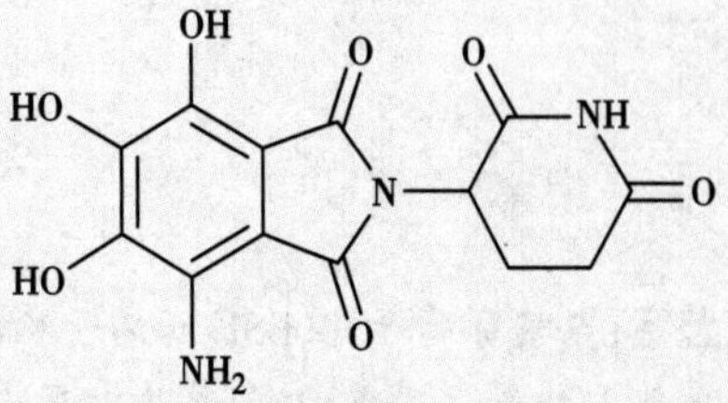

**4**

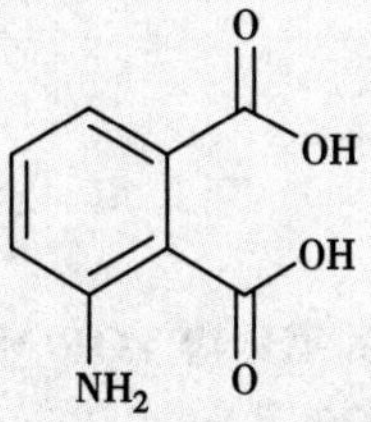

**5**

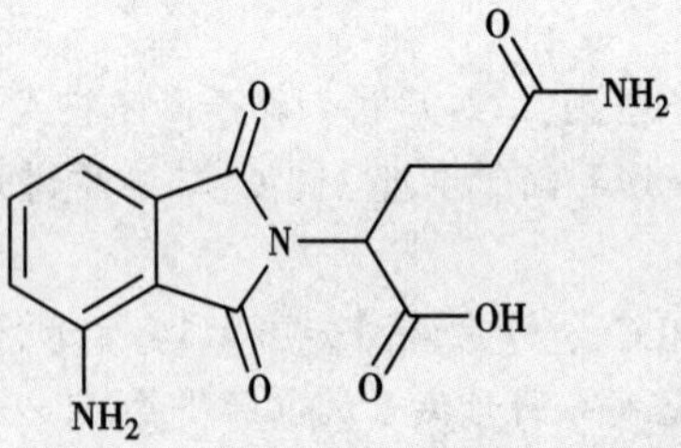

**6**

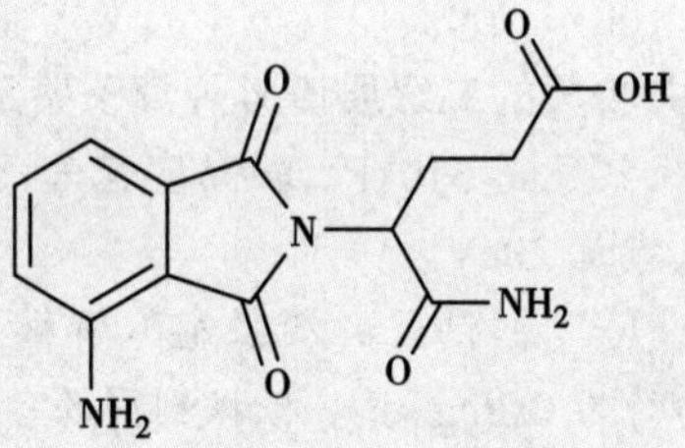

**7**

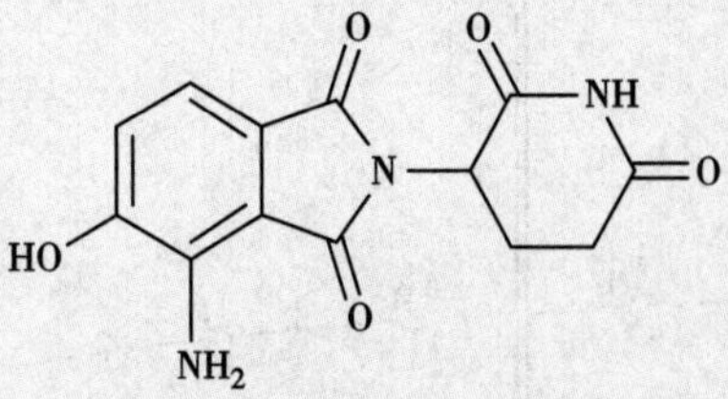

**8**

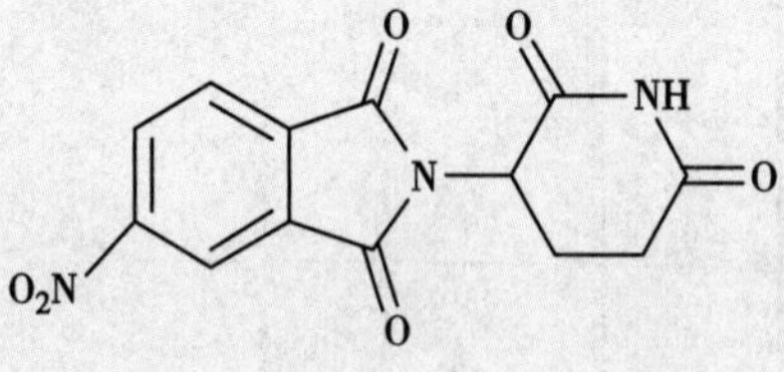

**9**

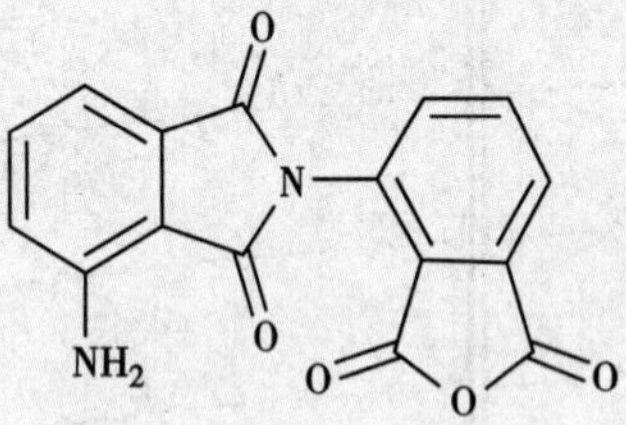

**10**

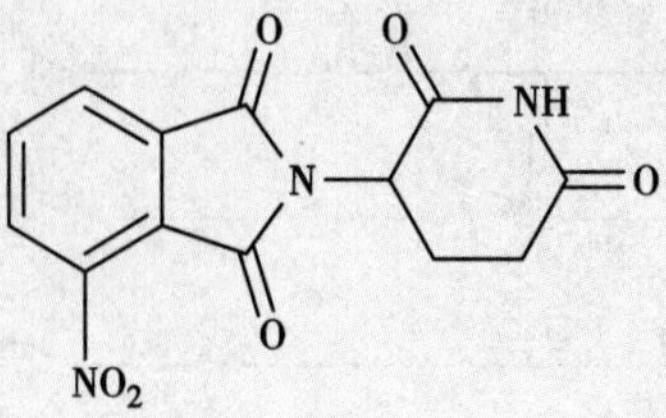

**11**

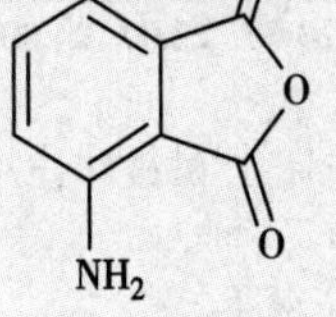

**12**

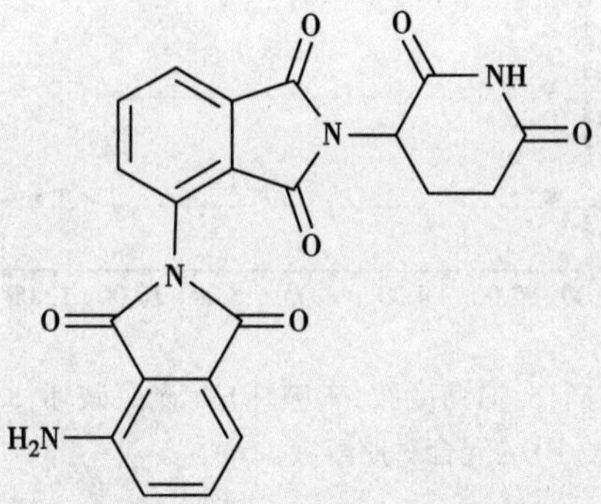

**13**

质的元素组成；根据测得的各杂质母离子的二级质谱裂解碎片，可以鉴定各杂质的主要结构单元和/或基团。综合解析分析，可以推测它们的结构。结果见表 4-5。

表 4-5 泊马度胺有关物质结构的 LC-TOF 和 LC-MS/MS 的鉴定结果

| 杂质代码 | $t_R$/min | [M+H]$^+$ ($m/z$) | 离子式 | 匹配得分/偏差(ppm) | 子离子 $m/z$ | 来源 |
|---|---|---|---|---|---|---|
| **1,2**[a] | 5.19,6.00 | 310.096 4 | $C_{13}H_{16}N_3O_6^+$ | 98.93/1.00 | 293,292,275,274,247,164,147,129 | 降解 |
| **3(C)** | 6.35 | 292.085 6 | $C_{13}H_{14}N_3O_5^+$ | 99.78/0.33 | 274,164,129,84 | 降解 |
| **4** | 7.01 | 322.059 0 | $C_{13}H_{12}N_3O_7^+$ | 96.82/2.06 | 305,304 | 降解 |
| **5(A)** | 8.30 | 182.038 0 | $C_8H_8NO_4^+$ | 98.72/2.42 | 164,136,120,108,92,80,65 | 降解或起始物料 |
| **6(E)** | 13.77 | 292.085 9 | $C_{13}H_{14}N_3O_5^+$ | 99.25/1.18 | 275,274,247,246,229,201,84 | 降解 |
| **7** | 14.43 | 292.085 6 | $C_{13}H_{14}N_3O_5^+$ | 99.82/0.21 | 275,274,247,246,229,201,84 | 降解 |
| **8**[b] | 17.09 | 290.070 2 | $C_{13}H_{12}N_3O_5^+$ | 94.17/1.22 | 262,245,217,179,84 | 降解或副产物 |
| **9(D)**[c] | 17.33 | 274.083 0 | $C_{13}H_{10}N_3O_6^+$ | | 74,246,229,201,163,145,84 | 副产物 |
| **API** | 19.35 | 274.075 4 | $C_{13}H_{12}N_3O_4^+$ | 98.91/1.70 | 246,229,201,163,145,84 | / |
| **10** | 19.82 | 309.043 3 | $C_{16}H_9N_2O_5^+$ | 96.37/0.1 | 265,237,209,192,182,120,92 | 降解或副产物 |
| **11(B)** | 20.88 | 304.049 0 | $C_{13}H_{10}N_3O_6^+$ | 99.59/0.60 | 276,259,231,193,84 | 降解 |
| **12** | 22.57 | 164.027 1 | $C_8H_6NO_3^+$ | 99.43/1.01 | 135,120,92,65 | 降解 |
| **13(F)** | 24.47 | 419.091 9 | $C_{21}H_{15}N_4O_6^+$ | 98.14/1.30 | 391,374,346,308,265,84 | 降解或副产物 |

注：[a] 由于在 $m/z$ 310.096 4 的提取离子流色谱图(图 4-15a)中，显示 3 个异构体峰，因此有关物质 **1** 和 **2** 的结构也可能为：

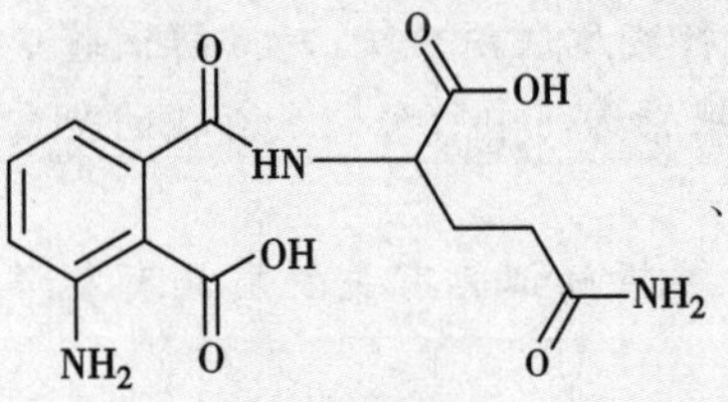
、
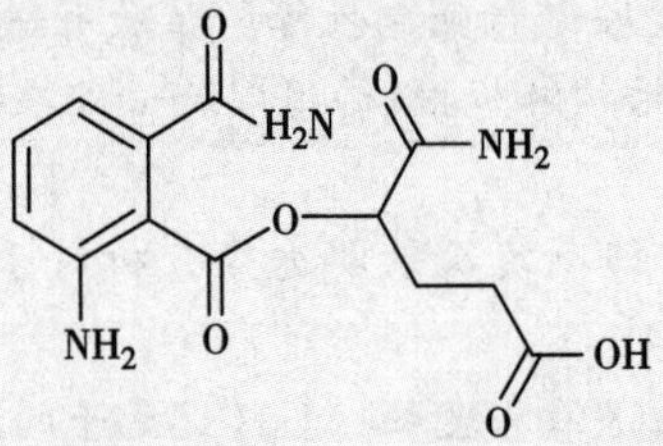
或
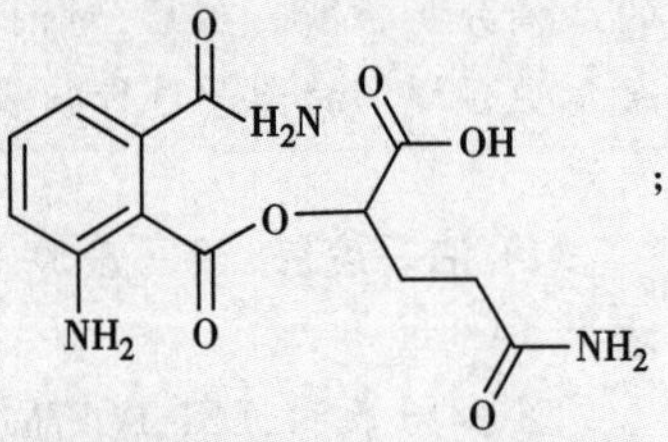
；

[b] 由于在 $m/z$ 290.070 2 的提取离子流色谱图(图 4-15b)中，显示 3 个异构体峰，因此有关物质 **8** 的结构也可能为：

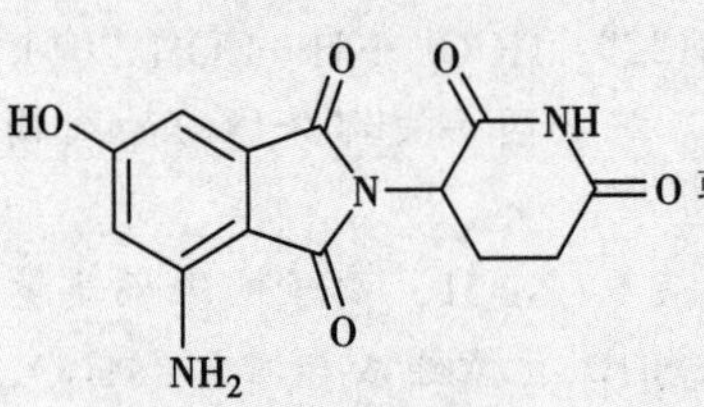
或
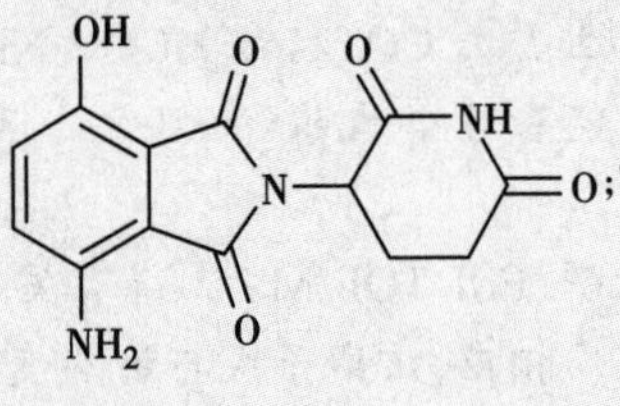
；[c] 有关物质 **9** 结构中苯环 5-位存在硝基，导致其在离子源中不稳定，裂解失去一氧化氮自由基，测得[M+H–NO]$^+$。离子为 $m/z$ 274.083 0，故无 score/differ 值生成。

有关物质1,2和有关物质8存在同分异构现象(图4-15),因此也标注了其可能的结构。

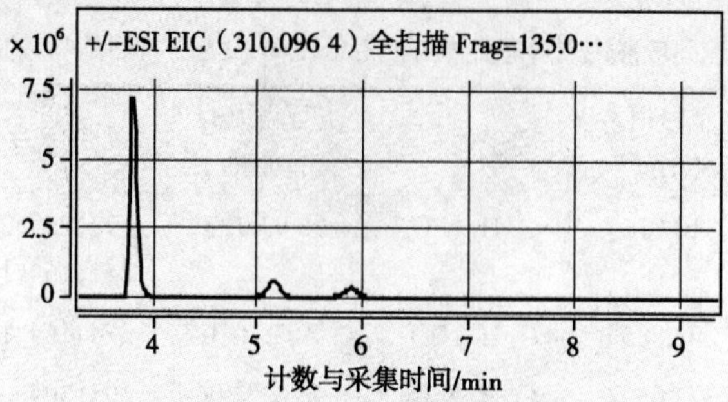


a. 有关物质**1**和**2**的同分异构体色谱峰

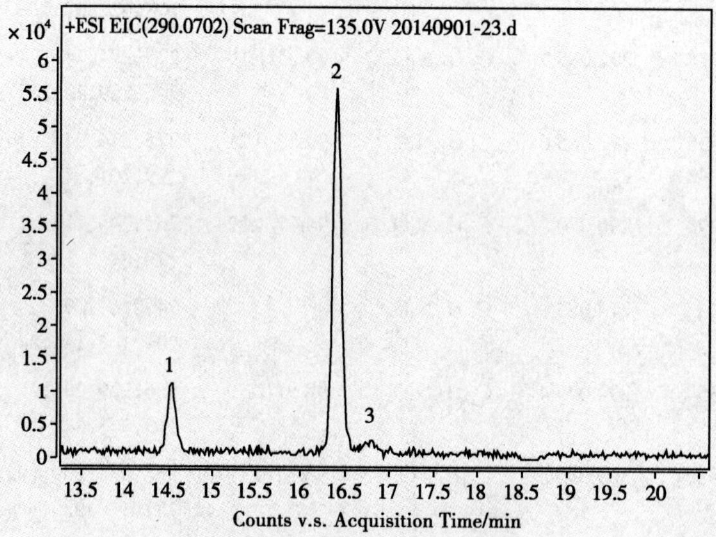


b. 有关物质**8**的同分异构体色谱峰

图4-15　有关物质1,2和有关物质8的色谱图

**3. 泊马度胺及典型有关物质的质谱解析**　首先,针对泊马度胺及已有中间体杂质,进行质谱测定与解析分析,总结与母核结构或类似结构特征相关的裂解规律,可为未知杂质结构的推断提供依据。其次,对泊马度胺供试品进行检测,识别含量超过限度规定的有关物质,并进行初步的结构分析推断。然后,对泊马度胺进行强制性降解试验并进行液质联用分析,对降解试验中含量明显增加的杂质进行归属与结构解析推断,用以验证或推测原料药中所含的或潜在的杂质来源。

(1) **泊马度胺**:泊马度胺的质谱测定及裂解途径分析对于解析确证其有关物质具有参考意义。

图4-16表明,ESI-TOF/MS测得泊马度胺[M+H]$^+$离子的准确质量为274.075 4,与离子式[$C_{13}H_{12}N_3O_4$]$^+$相应。其[M+H]$^+$离子二级质谱的主要碎片$m/z$为246、229、201、163、145和84,分别与泊马度胺[M+H]$^+$离子中性丢失CO(246)、HCO—$NH_2$(229)、HCO—NH—COH(201)、2,6-二氧代哌啶部分(163和145)、羰基与4-氨基-异吲哚-1,3-二酮共同丢失部分(84)的结构相应。

(2) **有关物质6和7**:图4-17表明,ESI-TOF/MS测得有关物质6[M+H]$^+$离子的准确质量为292.085 9;与离子式[$C_{13}H_{14}N_3O_5$]$^+$相应,该离子式与泊马度胺相比,元素组成与增加了$H_2O$,与泊马度胺的水解相应。其保留时间(13.77分钟)与泊马度胺相比。在反相HPLC条件下,保留

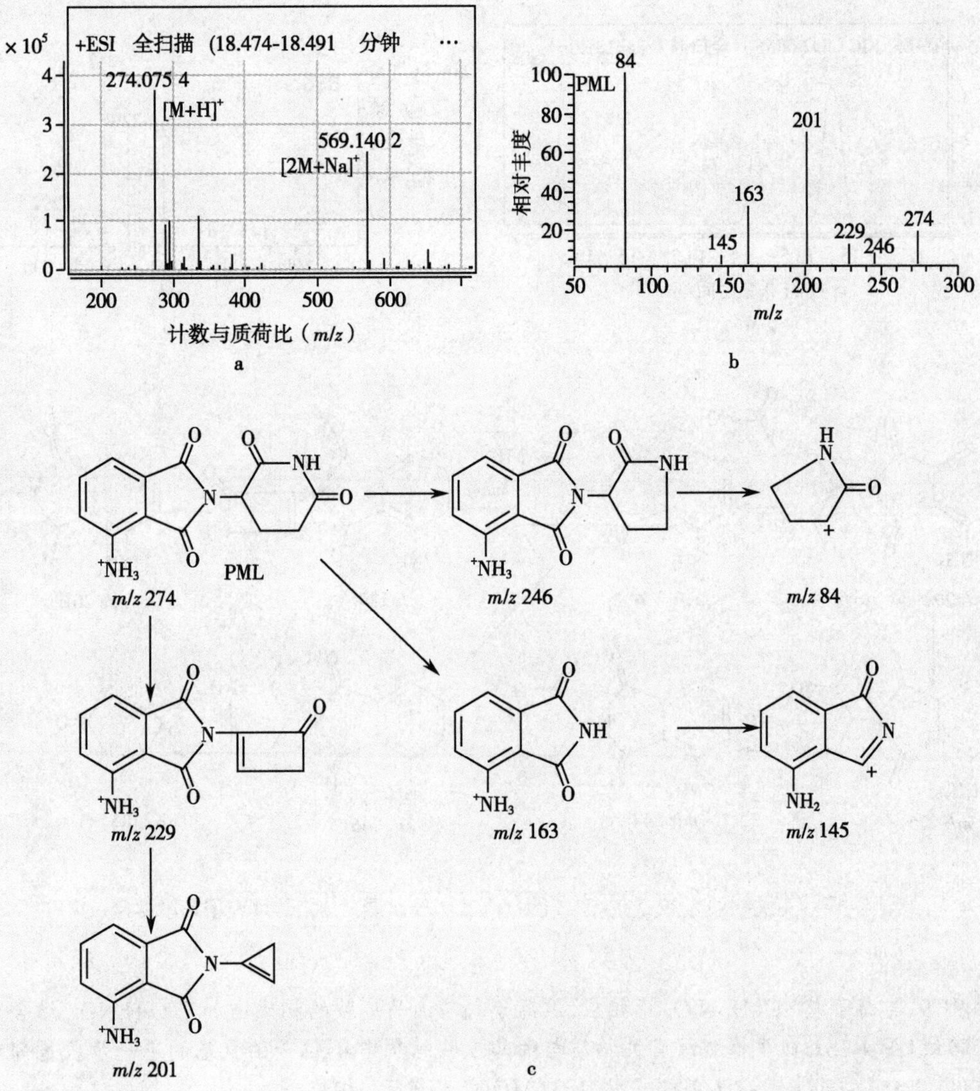


图 4-16　泊马度胺的一级质谱图（a）、二级质谱图（b）和碎片离子裂解途径（c）

时间更短，表明其极性比泊马度胺更强。其[M+H]$^+$离子二级质谱的特征碎片离子 *m/z* 为 275、274、247、246、229、201 和 84，除高质荷比区域的脱氨(292–275)和脱水(292–274)中性丢失的碎片离子，其他大都与泊马度胺的碎片离子相同。

故推测，有关物质 **6** 为泊马度胺结构中二酰氨基的水解产物。泊马度胺结构中存在 2 种二酰氨基单元。故，采用定向合成制备对照品，确证有关物质 **6** 与有关物质 **E** 对照品的色谱和质谱特征一致。故确证有关物质 **6** 为已知杂质 **E**。

同时测得，有关物质 **7** 的离子组成、[M+H]$^+$离子二级质谱的特征碎片，均与有关物质 **6** 一致，并且色谱保留时间相近。故，推测有关物 **6** 和 **7** 为同分异构体。它们分别确证为：泊马度胺结构中 2,6-二氧代-3-哌啶环中，酰胺键的不同羟基化水解产物。

(3) **有关物质 13 的对照品制备与验证：**泊马度胺的合成粗品和极限条件下的影响因素试验均表明，供试品中有关物质 **13** 的含量较高。故对其首先进行了联用鉴定，初步推测其结构(图 4-18)；然后，通过制备色谱获得单体进行了主要光谱鉴定确证结构；最后，分析合成工艺路线确证其反应机制，并合成确证。

4. 有关物质 13 的联用鉴定　ESI-TOF/MS 测得有关物质 **13** [M+H]$^+$离子的准确质量为

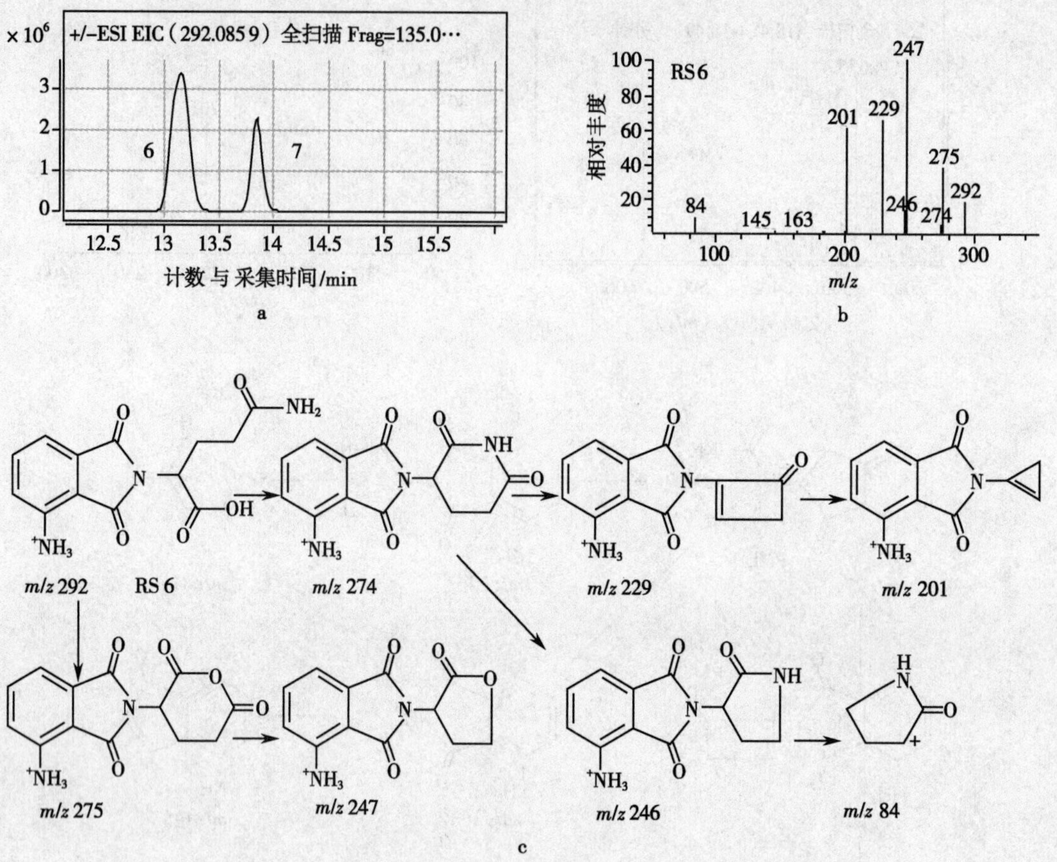


图 4-17　有关物质 6 和 7 的 EIC 图(a)、二级质谱图(b)和碎片离子裂解途径(c)

419.091 9,与离子式[$C_{21}H_{15}N_4O_6$]$^+$ 相应,该离子式与泊马度胺的相比增加了 $C_8H_3NO_2$,结合合成工艺路线(图 4-13),初步推测该有关物质与泊马度胺结构中 4-位芳伯氨基的进一步氨基邻苯二甲酰化[即:形成 4-氨基-1*H*-异吲哚啉-1,3(2*H*)-二酮单元]相应。

保留时间(24.47 分钟)与泊马度胺的相比在反向 HPLC 条件下,保留增强,表明其极性与泊马度胺相比更弱,并与上述结构单元增加,分子结构极性减弱相应。

其[M+H]$^+$ 离子二级质谱的特征碎片离子 *m/z* 为 391、374、346、308、265 和 84,均与泊马度胺结构中 4-位芳伯氨基的进一步的氨基邻苯二甲酰化[即:生成 4-氨基-1*H*-异吲哚啉-1,3(2*H*)-二酮单元]相应。

5. 有关物质 13 的色谱制备对照品确证　有关物质 **13** 的结构在上述推测的基础上,进一步使用制备色谱分离富集该杂质对照品,并经光谱测定(图 4-19),解析确证。

结果表明,与泊马度胺的 $^1$H-NMR 谱相比,有关物质 13 的 NMR 谱中,增加了 1 组化学位移明显向低场移动的三取代苯环质子共振峰,结合 NMR 相关谱测定与分析,可确证杂质 **13** 为泊马度胺 C-4 位氨基的进一步 3-氨基邻苯二甲酰化的产物。

6. 有关物质 13 的合成对照品确证　根据合成工艺路线,缩合反应制备的泊马度胺仍然具有伯氨基特性,过量的 3-氨基邻苯二甲酸可与泊马度胺进一步缩合而成副产物(图 4-20): 4-[4-氨基-1*H*-异吲哚-1,3(2*H*)-二酮-2-基]-2-(2,6-二氧代-3-哌啶基)-1*H*-异吲哚-1,3(2*H*)-二酮等。

本品通过加入过量的 3-氨基邻苯二甲酸起始物料,合成制得了有关物质 **13** 的单体(有关物质 **F**),并进行了色谱和光谱测定确证。为其合成工艺优化和质量控制提供了参考依据。

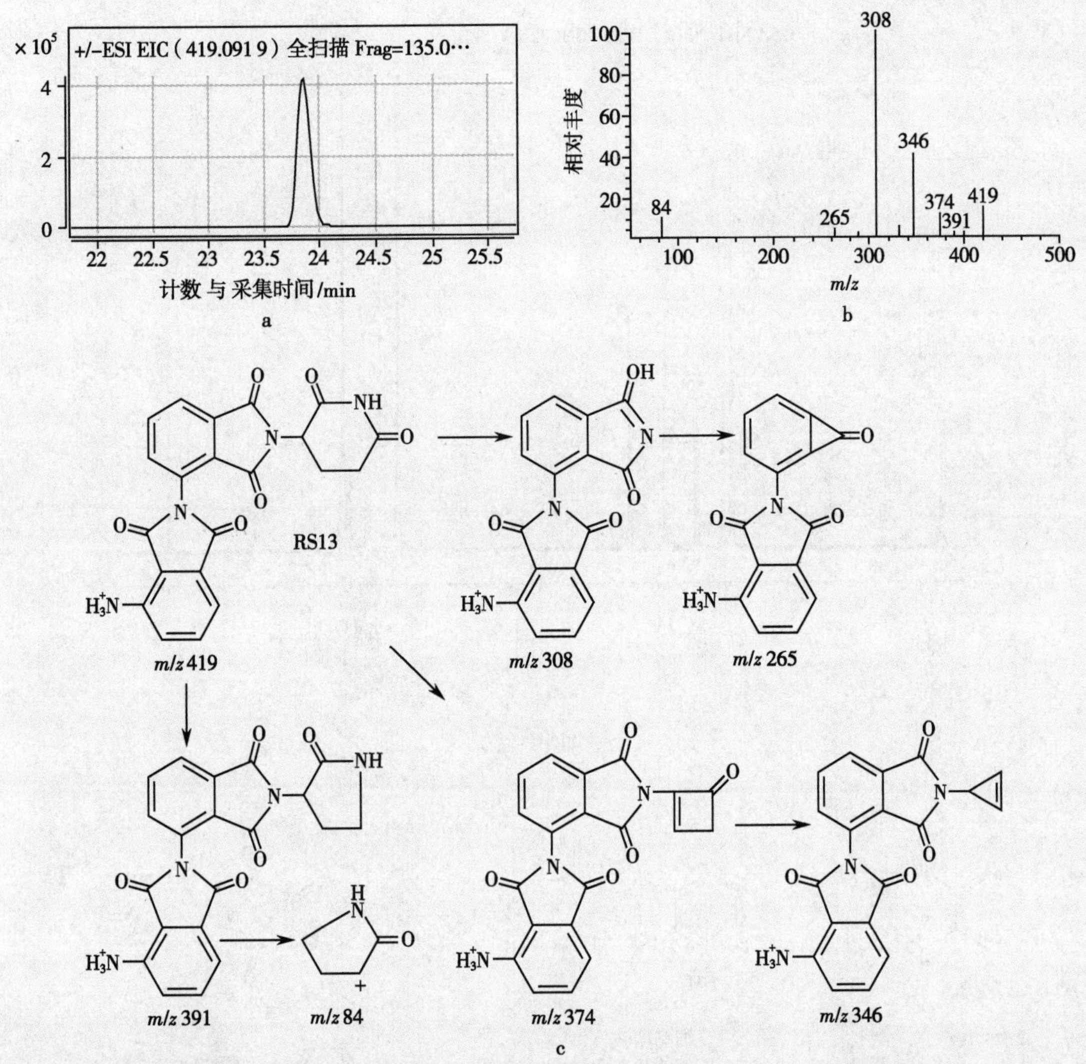


图 4-18　有关物质 13 的 EIC 图(a)、二级质谱图(b)和碎片离子裂解途径(c)

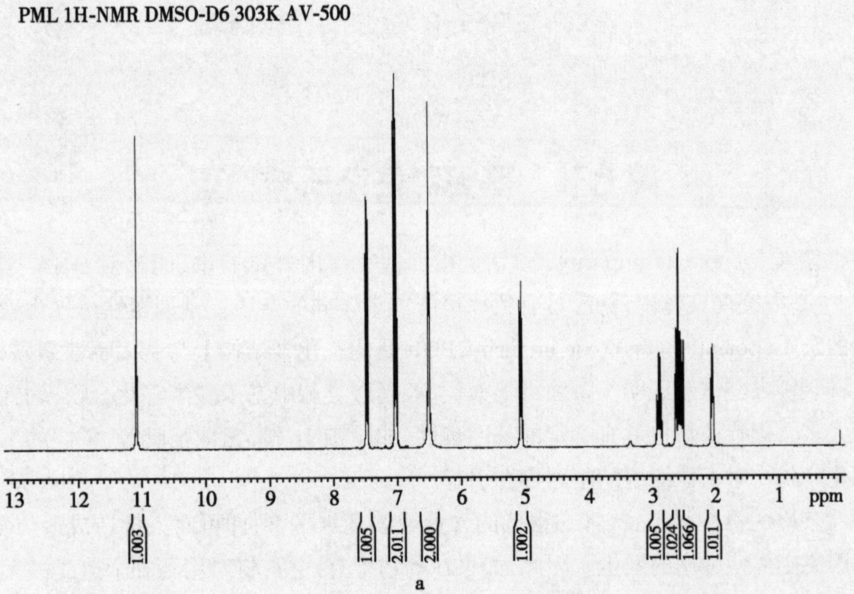


图 4-19　泊马度胺(a)及其有关物质 13(b)的 $^1$H-NMR 图

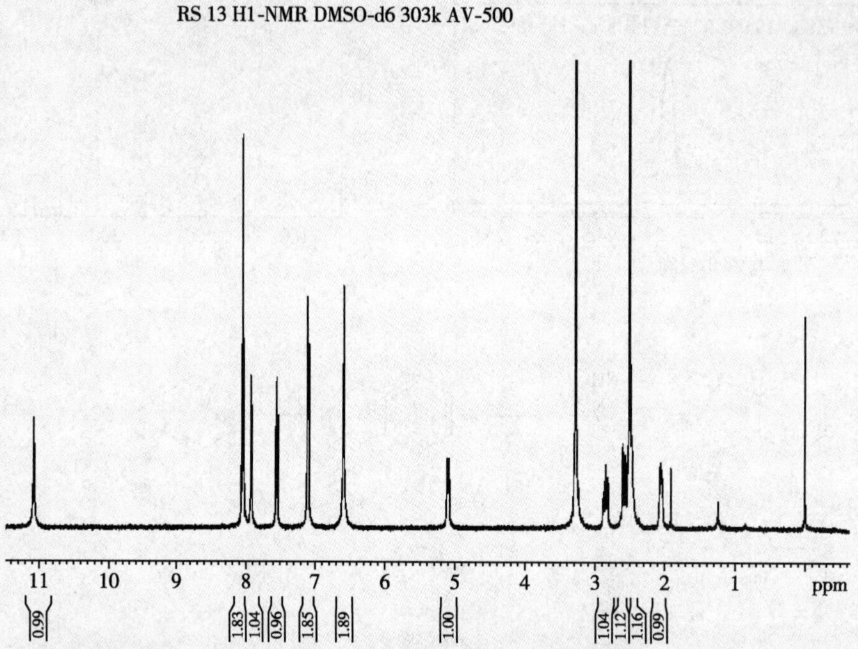


b

图 4-19(续)

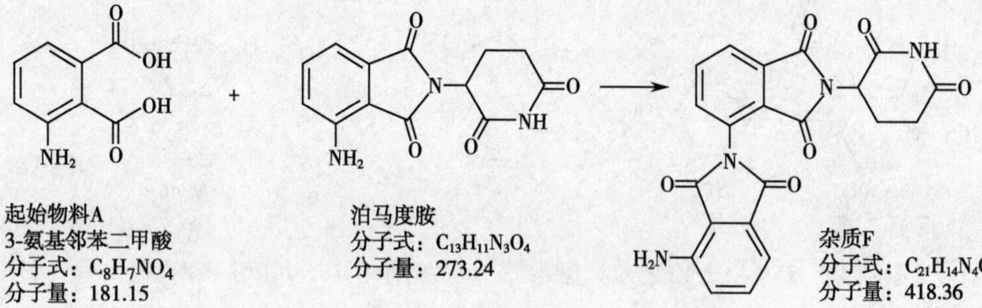


图 4-20　泊马度胺有关物质 13(F)的合成

## 第七节　基因毒性杂质与检查

基因毒性杂质(genotoxic impurity,GTI)是指那些在体内外试验中,能够对 DNA 具有直接或间接破坏性,产生基因突变或体内诱变,具有致癌可能或者倾向的杂质。基因毒性也称为遗传毒性。潜在基因毒性的杂质(potential genotoxic impurity,PGI)是指在化学结构上与基因毒性杂质相似的杂质,具有警示性;但是,未经试验证明。黄曲霉毒素类、亚硝胺类和甲基磺酸酯等化合物,均为常见的基因毒性杂质。大多数化疗药物也具有一定的基因毒性,如顺铂、卡铂、氟尿嘧啶等,它们的不良反应主要是由于这些化疗药物对正常细胞的基因毒性引起。

基因毒性杂质的毒性很强,常常在很低的含量或浓度水平下,即可对人体造成遗传物质损伤,并进而导致基因突变促使肿瘤的发生。因此,如果在药物中有残留,将对用药安全造成极大的威胁。

基因毒性杂质主要来源于原料药合成过程或制剂生产过程中的起始原料、催化剂、中间体、试剂和反应副产物等。此外,药物在合成、储存或者制剂生产过程中也可能会降解产生遗传毒性杂质。例如，抗白血病药物甲磺酸伊马替尼，因其原生成工艺使用乙醇重结晶，若残留的乙醇与药物中成盐的甲磺酸反应，则易生成基因毒性杂质甲磺酸乙酯，给患者造成严重的遗传毒性风险。

对于原料药和制剂中的基因毒性杂质，一方面，可以通过改变合成或纯化路线，避免基因毒性杂质的生成，或最大程度地去除相关杂质；另一方面，进一步表征遗传毒性和致癌性风险，以更好地支持适当的杂质限度指标（上限值或下限值）。

为有效控制药品中基因毒性杂质潜在的致癌风险，可按照 ChP 的遗传毒性杂质控制指导原则（指导原则 9306）和 ICH 指导原则（M7）进行基因毒性杂质的危害评估、分类和限值制定。

## 一、主要类型

毒性杂质通常根据基因毒性（突变性）和致癌性程度进行分类和可接受限度标准的研究与制定。但是，由于杂质的结构多种多样，对于绝大多数杂质而言，往往没有充分的基因毒性或致癌性研究数据，因而难以对其进行归类。在缺乏安全性数据支持的情况下，通常采用“警示结构”作为区分普通杂质和基因毒性杂质的标志。如表 4-6 所示。

表 4-6　具有基因毒性警示结构的有机化合物

| 警示结构分类 | 典型警示结构 | | | |
|---|---|---|---|---|
| 第一组：芳香氨基化合物 | 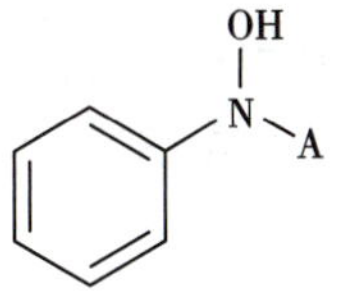 *N*-羟基芳胺 | 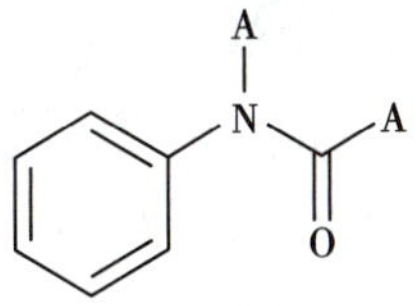 *N*-酰化芳胺 | 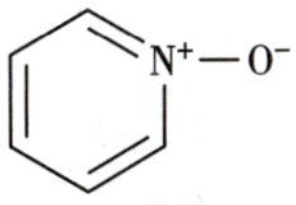 氮杂芳胺 *N*-氧化物 | 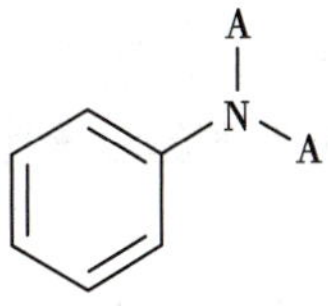 芳胺和 *N*-烷基芳胺 |
| 第二组：烷基 / 芳基化合物 | 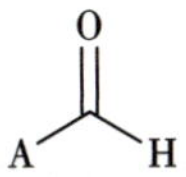 醛 | 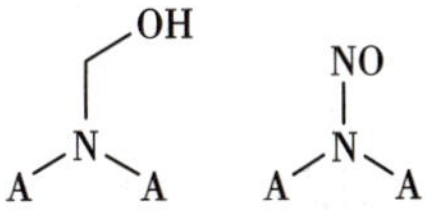 *N*-羟甲基胺 *N*-亚硝基胺 | $A—NO_2$ 硝基化合物 | 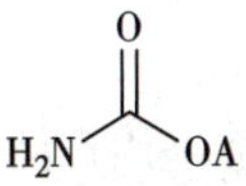 氨基甲酸酯 |
| | 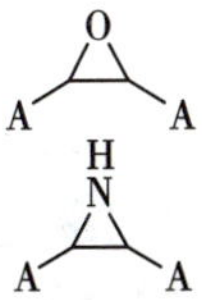 环氧烷类 氮丙啶类 | 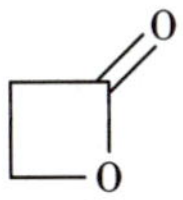 环丙内酯类 | 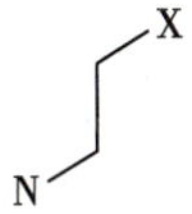 β-卤代胺 | 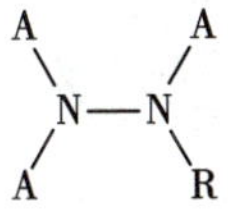 肼和偶氮类 |
| 第三组：含杂原子化合物 | 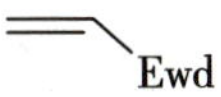 迈克尔加成反应受体 | 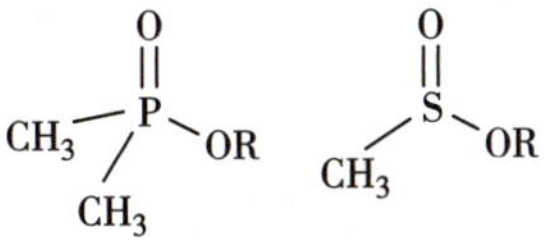 磷酸酯 磺酸酯 | 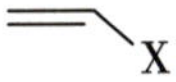 卤代烯烃 | 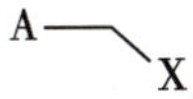 卤代烃 |

A= 烷基、芳香基或 H；X=F、Cl、Br、I；Ewd= 吸电子基团（CN、C=O、酯等）

## 二、控制限度

如果基因毒性杂质的生成不可避免，或者不能完全去除，可以通过风险评估，比如估算“每日最大暴露量”值，低于该暴露量时就可以忽略其对人体健康的风险。

ICH 使用毒理学关注阈值（毒性杂质限度，threshold of toxicological concern，TTC）控制遗传毒性杂质。TTC 表示基因毒性杂质不引起显著致癌性或其他毒性作用的暴露阈值水平。除了少数强遗传毒性化合物（如黄曲霉毒素类、*N*-亚硝基化合物和偶氮类化合物等）外，绝大多数化合物的 TTC 均设定为每日摄入量 1.5μg。该阈值相当于增加了十万分之一的患癌风险，与药物带来的明显益处相比，显然是合理可接受的极低水平风险。

依据遗传毒性研究，对于预期用药时间较短，或用于威胁生命疾病的治疗，或患者的预期存活期少于 5 年，也可以接受 TTC 值高于 1.5μg/d 的设定。通常 TTC 值与暴露时间的相关性如表 4-7 所示。

表 4-7 单一基因毒性杂质暴露时间与阈值水平的关联设置

| 暴露时间 | ≤1 月 | >1~12 月 | >1~10 年 | >10 年至终身 |
|---|---|---|---|---|
| 杂质阈值/(μg/d) | 120 | 20 | 10 | 1.5 |

TTC 值 1.5μg/d 是针对不同结构基因毒性单一杂质的限度。对于结构相同或者相似的基因毒性杂质，其总量应不超过 1.5μg/d。

## 三、分析策略

当杂质不含有“警示结构”（表 4-6）时，一般可以不作为基因毒性杂质研究。当一个杂质含有“警示结构”，但致突变试验结果为阴性时，也不需要特别关注。对于潜在的基因毒性杂质，除非它属于具有非常强基因毒性的物质（如 *N*-亚硝基化合物、偶氮化合物或黄曲霉毒素类化合物等），如果控制其含量在 TTC 的水平时，就不强制要求进行基因毒性的常规检测。

制定 API 中的基因毒性杂质的限度时，可根据 TTC 和 API 的日给药量进行计算。比如抗白血病药物甲磺酸伊马替尼，合成工艺路线可导致甲磺酸酯类基因毒性杂质的产生，根据其日最大给药剂量达 800mg，按照 TTC 1.5μg/d 计算，制定基因毒性杂质甲磺酸酯类（甲酯、乙酯和异丙酯）的总限度为 1.9ppm。

在基因毒性杂质的检测手段方面，鉴于限度的要求，通常对 1 000~100ppm 的杂质可以采用紫外或荧光检测，而 100~1ppm 的杂质检测常需使用色谱-质谱联用等技术，可根据待检测的基因毒性杂质的结构特点选择适宜的样品前处理与检测方法（表 4-8、表 4-9），并进行方法学验证。

表 4-8 药物中基因毒性杂质研究分析仪器和检测器特点

| 分离手段/检测器 | 特点 |
|---|---|
| GC-HS | 溶剂多样（正己烷、DMSO、DMF 等），可结合衍生化，灵敏度高 |
| RP-HPLC | 大多数可用，可结合衍生化 |
| NP-HPLC | 对于光学异构杂质，可结合衍生化 |
| HILIC\IEC | 极性大的化合物 |
| HPLC-UV | 专属性差，灵敏度低 |
| HPLC-ELSD\CAD | 无紫外吸收的物质 |
| HPLC-MS（ESI\APCI\ICP） | 常用，灵敏度高，专属性强 |
| GC-FID | 挥发性物质，灵敏度低 |
| GC-ECD | Cl、Br、I（或衍生物含卤原子）灵敏度高 |
| GC-NPD | 含 N、P 元素的物质 |
| GC-MS（EI，CI） | 灵敏度高，专属性强 |

表 4-9 不同类型基因毒性杂质的前处理与检测方法

| 待测基因毒性杂质 | 分析方法 |
| --- | --- |
| 挥发性卤代烃 | 1. GC-ECD 和 HS-GC-ECD，灵敏度高；或 GC-MS、GC-FID。<br>2. 前处理方法有固相萃取和液-液萃取等 |
| 非挥发性卤代烃 | 1. LC-UV，检测灵敏度低。<br>2. 含 N 化合物可用 LC-MS。<br>3. 氯乙醇等用七氟丁酰氯衍生化处理，采用 GC-ECD |
| 磺酸酯类 | 1. UV 检测，灵敏度较低。<br>2. 沸点低的磺酸酯类，如甲磺酸酯，采用 GC-FID。<br>3. LC-MS 和 GC-MS 选择性好，灵敏度高。<br>4. 磺酸酯稳定性差，衍生化可提高灵敏度，常用衍生化试剂有硫氰酸钠、碘化钠、三乙胺和三甲胺 |
| 肼类 | 1. 沸点较低的肼类可使用 GC-FID、GC-NPD。<br>2. LC-MS，极不稳定化合物，可加入稳定剂（DTT）。<br>3. 离子交换色谱-电化学检测器。<br>4. 衍生化：苯甲醛衍生化后 GC 测定、邻苯二甲醛衍生化后 LC-MS 测定 |
| 环氧化合物 | 1. 具有一定挥发性的环氧化合物，采用顶空进样或直接进样 GC 法。<br>2. 可采用 LC-UV 和 LC-MS 法测定。<br>3. 常用衍生化处理，二甲胺衍生化后 MS 检测。<br>4. 配位离子喷雾质谱法 |
| 酰卤类 | 酰氯的活性高，无直接测定的报道，在水溶液极易分解。常采用衍生化处理，如水解法、酯化法和氨解法 |
| 苯胺类 | 1. 常用 HPLC-MS 法，GC-MS（二氯苯胺）测定。<br>2. 结合衍生化（荧光胺），提高检测灵敏度 MS 或 FLD |
| 醛类 | 衍生化处理（如肼、二元胺，多巴胺、乙醇和羟胺等） |

药物中基因毒性杂质的控制和研究策略流程如图 4-21。

## 四、研究实例

*N*-亚硝胺类化合物是一类强致癌有机化合物，脂肪链越短致癌风险越大。2017 年 WHO 发布的致癌清单中，16 个短脂肪链的 *N*-亚硝胺类化合物被列为 2 类致癌物质。自 2018 年 7 月欧洲药品管理局（European Medicines Agency，EMA）宣布在缬沙坦原料药和制剂中检测出了 *N*,*N*-二甲基亚硝胺（NDMA），随后各国药品监管机构纷纷加强对药品中 *N*-亚硝胺类杂质的检测，并有多个厂家多个品种因药品中含 *N*-亚硝胺类杂质而被召回。2020 年 5 月国家药品监督管理局发布《化学药物中亚硝胺类杂质研究指导原则（试行）》，要求药品生产企业充分评估药品中亚硝胺类杂质的风险。

为有效控制缬沙坦中潜在的 *N*-亚硝胺类基因毒性杂质，ChP 中缬沙坦项下新增“【生产要求】应对生产工艺等进行评估以确定形成遗传毒性杂质 *N*,*N*-二甲基亚硝胺和 *N*,*N*-二乙基亚硝胺等的可能性。必要时，应采用适宜的分析方法对产品进行分析，以确认 *N*,*N*-二甲基亚硝胺和 *N*,*N*-二乙基亚硝胺等的含量符合我国药品监管部门相关指导原则或 ICH M7 指导原则的要求”。

以 NDMA 为例进行分析药品中的可能来源包括：①硝酸环境下与体系中的二甲胺发生反应产生；②药物本身发生降解产生二甲胺，然后继续与硝酸盐反应产生；③生产工艺过程中使用了二甲胺前体试剂，其发生降解所产生；④药物合成过程中使用了叠氮试剂或亚硝酸盐，在有二甲胺供体的情况下反应生成 NDMA，如四氮唑类药物缬沙坦、厄贝沙坦、氯沙坦等；⑤药物含有二甲胺或者类似结

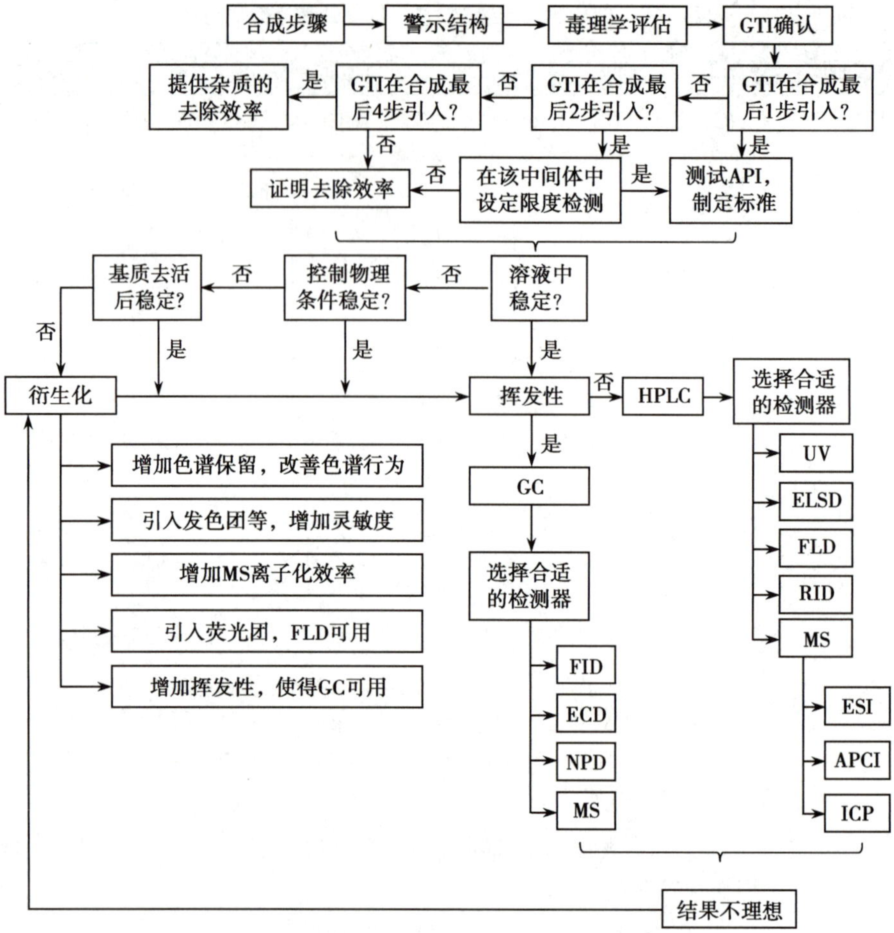


图 4-21　基因毒性杂质的控制和研究策略流程

注：ELSD（Evaporative Light Scattering Detector，蒸发光散射检测器）；FID（Flame Ionization Detector，氢火焰离子化检测器）；RID（Refractive Index Detector，示差折光检测器）；NPD（Nitrogen Phosphorus Detector，氮磷检测器）；FLD（Fluorescence Detector，荧光检测器）；ESI（Electron Spray Ionization，电喷雾离子源）；APCI（Atmospheric Pressure Chemical Ionization，大气压化学离子化）。

构，通过氯胺化或者氧化等途径降解产生 NDMA，如雷尼替丁、二甲双胍等；⑥其他途径引入，如制药用水、辅料等。

根据 WHO 的数据，NDMA 的可接受限度可接受摄入量（acceptable intake，AI）为 0.005~0.016μg/kg，换算后为 0.375~1.2μg/d。根据不同药物的用药特点，对 NDMA 的限度做了不同要求。2018 年 12 月 FDA 发布了血管紧张素Ⅱ受体拮抗剂（ARB）药物中 NDMA 的可接受摄入量为 96ng/d。NMPA 对缬沙坦的生产要求中规定了 NDMA 的限度不得过千万分之三（相当于 EMA 的参考限定值 0.3ppm）。

此外，FDA 也发布了二甲双胍中 NDMA 的可接受日摄入水平为 96ng/d，根据该值及最大日剂量则可计算出二甲双胍药品中 NDMA 的限度控制水平。如盐酸二甲双胍片最大日剂量为 2g，则该产品中 NDMA 的可接受摄入水平是 0.048ppm。

对于雷尼替丁，杂质 NDMA 会随着时间的推移以及在高于室温条件下存储而增加，从而导致严重的用药安全问题。FDA 建议制药公司如检测发现 NDMA 超出可接受日摄入水平（雷尼替丁 96ng/d 或 0.32ppm）则应召回其产品。

药品中遗传毒性杂质 NDMA 的含量极微，控制限度比较低，对检测方法灵敏度提出了很高的要求。目前 NMPA、FDA 等机构公布的 NDMA 检测方法主要为色谱-质谱联用方法，如 GC-MS、GC-MS/MS、LC-HRMS、LC-MS/MS 等。

**示例 4-57**　甲磺酸伊马替尼中潜在甲磺酸酯类（甲酯、乙酯和异丙酯）基因毒性杂质的检查

方法原理：参考 EP10 通则（method 2.5.38）的样本前处理方法，采用碘化钠将磺酸酯类杂质全部衍生化为相应的挥发性碘代烷，然后进行 GC-ECD 测定。以 80% 乙腈为溶剂配制甲磺酸伊马替尼 40mg/ml 供试品溶液，每个甲磺酸酯的限度对照均设为 1ppm 进行检查，则每个甲磺酸酯的限度标准溶液浓度均为 40ng/ml。

操作方法：取甲磺酸伊马替尼供试品约 40mg，精密称定，置 10ml 顶空瓶内，精密加入甲磺酸丁基酯内标工作液（40ng/ml，以 80% 乙腈为溶剂）1ml 以及 NaI 溶液（称取无水硫代硫酸钠约 50mg，精密称定，置于 50ml 量瓶中，加少量水溶解。称取 NaI 约 60g，精密称定后，分批加到量瓶中，加水适当超声溶解并定容至刻度，摇匀，制得每 1ml 约含 NaI 为 1.2g 的水溶液，室温保存）1ml，立刻用惰性胶塞封口，扣紧顶空瓶盖，作为添加内标的供试品溶液。再精密吸取甲磺酸酯[甲酯、乙酯、异丙酯、和丁酯（内标）]基因毒性杂质混合标准溶液（浓度均为 40ng/ml）1ml 于 10ml 顶空瓶内，再精密加入 NaI 溶液 1ml，用惰性胶塞封口，扣紧顶空瓶盖，作为基因毒性杂质限度检查的对照溶液。分别照顶空气相色谱法测定，以 DB624（30m×0.53mm×3μm）色谱柱，$N_2$ 载气线流速 2ml/min，程序升温，起始温度为 50℃，保持 5 分钟，然后以 50℃/min 的速率升温至 200℃，保持 2 分钟，再温升到 240℃，保持 6 分钟；顶空进样瓶加热温度 60℃，加热平衡时间 30 分钟，定量阀温度 80℃，传输管温度 120℃；电子捕获检测器，温度为 260℃，$N_2$ 尾吹气流量 30ml/min。进样口温度为 200℃，分流比 5∶1。顶空进样 1ml，注入气相色谱仪，记录色谱图。

测定结果：空气和溶剂空白对于甲磺酸甲酯的检查略有干扰，但是不影响限度的检查。供试品中磺酸酯类基因毒性杂质（图 4-22）均不超过限度要求。

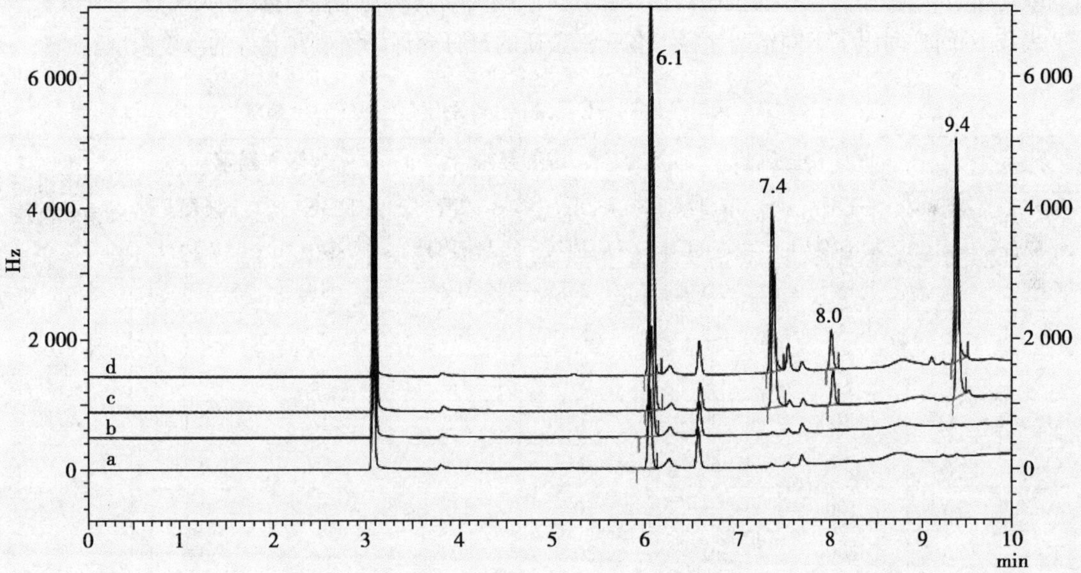


a. 空白溶剂；b. 未添加内标的供试品；c. 混合限度对照；d. 添加限度对照的供试品中。磺酸甲酯、乙酯、异丙酯和丁酯（浓度均为 40ng/ml）衍生物的 $t_R$ 分别为 6.1min、7.4min、8.0min 和 9.4min。

图 4-22　甲磺酸伊马替尼中对甲苯磺酸酯类基因毒性杂质的 GC-ECD 检查图

**示例分析：**示例测定方法与 EP10 方法是否相同？空白试验的意义是什么？添加限度对照的供试品作用是什么？

示例测定方法与 EP10 方法不同。示例方法采用 GC-ECD 检测，EP10 采用 MS 检测。在限度对照下的灵敏度适宜、分离专属性有保障的情况下，检测结果一致。

空白试验是为了保障试剂和环境本底中的甲醇、乙醇等微量干扰，不影响限度检查。

添加限度对照的供试品进行平行试验的作用是：采用标准添加法，确保限度对照合理，保障检查的合理性。

# 第八节　元素杂质与检查

2008 年欧洲药品管理局(EMA)颁布指导文件,对 14 类金属催化剂和金属试剂残留量进行限度检查;2014 年 ICH 颁布指导原则 Q3D 对 24 种元素杂质进行限度检查;2022 年 Q3D(R2)颁布实施;逐步形成了目前各国药典及药品监管机构针对元素杂质研究主要参考的技术指导原则。

药品中的元素杂质有多种来源;它们可能是在合成中有意添加的催化剂的残留,也可能是实际存在的杂质,如与生产设备或包装系统相互作用产生的杂质或药品各个组分中存在的杂质。元素杂质不具有治疗作用,还可能具有显著安全性风险,所以需要严格控制其含量满足可接受的限度。

## 一、潜在元素杂质的风险评估

元素杂质的毒性一般采用每日允许暴露量(Permitted Daily Exposure,PDE)来表示,即药品中元素杂质每天可接受的最大摄入量,以 μg/d 表示。由于 PDE 值仅反映了来自药品的总暴露量,因此将 PDE 值转换为允许浓度限度,作为一种评估药品或其组分中元素杂质含量的工具更为实用,即元素杂质在药品制剂、原料药和辅料中的允许浓度,以 μg/g 表示。影响 PDE 的因素较多,特别是元素杂质的不同形态(包括同位素组成、电子或氧化态,和/或复合物或分子结构)、不同给药途径等,导致吸收差异很大,尤其是许多元素杂质通过胃肠道的吸收较少。因此,口服、静脉和吸入给药会显示出不同的毒性,使得同一元素杂质会有不同的 PDE 限度。确定 PDE 值需考虑的主要因素包括药品中元素的氧化价态、人体暴露量和安全性数据、给药途径、相关动物的安全性数据、相关终点。

表 4-10 同时列出了不同给药途径下各元素杂质的每日允许暴露量和允许的浓度限度。

表 4-10　元素杂质的 PDE、浓度限度和风险评估分析要求

| 元素 | 分类 | 口服暴露 | | 注射暴露 | | 吸入暴露 | | 是否进行风险评估 |
|---|---|---|---|---|---|---|---|---|
| | | PDE/(μg/d) | 浓度/(μg/g) | PDE/(μg/d) | 浓度/(μg/g) | PDE/(μg/d) | 浓度/(μg/g) | |
| Cd | 1 | 5 | 0.5 | 2 | 0.2 | 3 | 0.3 | 是 |
| Pb | 1 | 5 | 0.5 | 5 | 0.5 | 5 | 0.5 | |
| AS | 1 | 15 | 1.5 | 15 | 1.5 | 2 | 0.2 | |
| Hg | 1 | 30 | 3 | 3 | 0.3 | 1 | 0.1 | |
| Co | 2A | 50 | 5 | 5 | 0.5 | 3 | 0.3 | 是 |
| V | 2A | 100 | 10 | 10 | 1 | 1 | 0.1 | |
| Ni | 2A | 200 | 20 | 20 | 2 | 6 | 0.6 | |
| Tl | 2B | 8 | 0.8 | 8 | 0.8 | 8 | 0.8 | 仅刻意添加时 |
| Au | 2B | 300 | 30 | 300 | 30 | 3 | 0.3 | |
| Pd | 2B | 100 | 10 | 10 | 1 | 1 | 0.1 | |
| Ir | 2B | 100 | 10 | 10 | 1 | 1 | 0.1 | |
| Os | 2B | 100 | 10 | 10 | 1 | 1 | 0.1 | |
| Rh | 2B | 100 | 10 | 10 | 1 | 1 | 0.1 | |
| Ru | 2B | 100 | 10 | 10 | 1 | 1 | 0.1 | |
| Se | 2B | 150 | 15 | 80 | 8 | 130 | 13 | |
| Ag | 2B | 150 | 15 | 15 | 1.5 | 7 | 0.7 | |
| Pt | 2B | 100 | 10 | 10 | 1 | 1 | 0.1 | |

续表

| 元素 | 分类 | 口服暴露 | | 注射暴露 | | 吸入暴露 | | 是否进行风险评估 |
|---|---|---|---|---|---|---|---|---|
| | | PDE/(μg/d) | 浓度/(μg/g) | PDE/(μg/d) | 浓度/(μg/g) | PDE/(μg/d) | 浓度/(μg/g) | |
| Li | 3 | 550 | 55 | 250 | 25 | 25 | 2.5 | 注射和吸入给药药品需要评估 |
| Sb | 3 | 1 200 | 120 | 90 | 9 | 20 | 2 | |
| Ba | 3 | 1 400 | 140 | 700 | 70 | 300 | 30 | |
| Mo | 3 | 3 000 | 300 | 1 500 | 150 | 10 | 1 | |
| Cu | 3 | 3 000 | 300 | 300 | 30 | 30 | 3 | |
| Sn | 3 | 6 000 | 600 | 600 | 60 | 60 | 6 | |
| Cr | 3 | 11 000 | 1 100 | 1 100 | 110 | 3 | 0.3 | |

## 二、元素杂质的来源

在药品生产中,元素杂质的潜在来源广泛。包括:在原料药、辅料或其他药品组分生产中有意添加元素(如催化剂)的残留;非有意添加,但在药品生产所用原料药、水或辅料中可能存在的元素杂质;生产设备可能引入到原料药和/或制剂中的元素杂质;包装系统可能浸出至原料药和制剂中的元素杂质。图 4-23 是基于药品生产的典型物料、设备和组分的元素杂质来源图示。

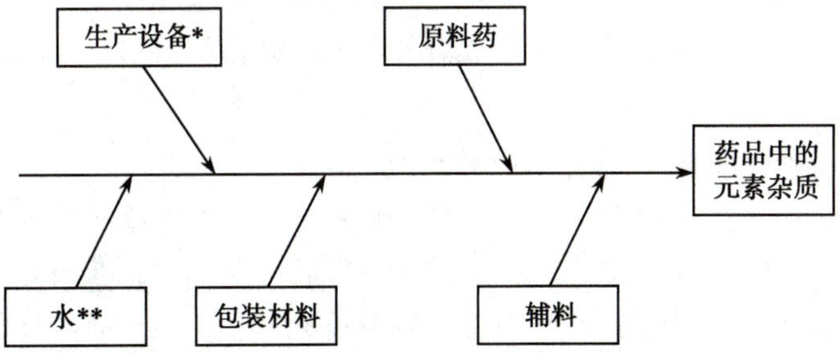


*通过工艺理解、设备选择、设备认证和实施良好 GMP 可以降低元素杂质引入风险。
**在生产过程中使用符合药典标准的纯化水或注射用水,可以降低引入元素杂质的风险。

图 4-23　元素杂质的来源归属

因此,元素杂质可能由多种来源、以任何单独或组合的形式被引入到药品中,从而影响药品的质量。药品质量风险评估过程中,与元素杂质相关的每一种来源都需考虑。

## 三、元素杂质的分类

根据元素的毒性(PDE)及其在药品中出现的可能性,将元素分为 3 类,旨在将风险评估聚焦于那些毒性最大并且在药品中极有可能出现的元素。

1 类:元素砷(As)、镉(Cd)、汞(Hg)和铅(Pb)是人体毒素,在药品生产中应限制使用或禁用。在药品中出现的这类元素通常来自常用物料,如矿物质辅料。

2 类:这类元素通常被认为是给药途径依赖型的人体毒素。根据它们出现在药品中的相对可能性,进一步分成 2A 和 2B 亚类。

2A 类元素出现在药品中的相对可能性较高。因此,对所有潜在元素杂质来源以及给药途径都需要进行风险评估。2A 类元素包括钴(Co)、镍(Ni)和钒(V)。

2B 类元素丰度较低并且与其他物料共生的可能性较低,因此出现在药品中的概率较低。除非在原料药、辅料或其他药品组分生产中有意添加这些元素,否则无须进行风险评估。2B 类元素包括银(Ag)、金(Au)、铱(Ir)、锇(Os)、钯(Pd)、铂(Pt)、铑(Rh)、钌(Ru)、硒(Se)和铊(Tl)。

3类:此类元素口服给药途径的毒性相对较低(高PDE值,通常 >500μg/d),但在吸入和注射给药途径的风险评估中仍需考虑。除非有意添加这些元素,否则在口服给药途径的风险评估中不需考虑。在注射和吸入给药药品的风险评估中,除非该给药途径特定的PDE值高于500μg/d,均应对是否可能含有这些元素杂质进行评估。此类元素包括钡(Ba)、铬(Cr)、铜(Cu)、锂(Li)、钼(Mo)、锑(Sb)和锡(Sn)。

其他元素:由于固有毒性低和/或区域监管的差异,有些元素杂质的PDE值未被确定,一般不进行风险评估。如果药品中存在或包含这些元素,应遵从适用于特定元素的其他指导原则和/或地方法规和规范(如铝导致肾功能损伤;锰和锌导致肝功能损伤)或药品的质量考虑(如:治疗性蛋白质中存在的杂质钨)。需考虑的一些元素包括铝(Al)、硼(B)、钙(Ca)、铁(Fe)、钾(K)、镁(Mg)、锰(Mn)、钠(Na)、钨(W)和锌(Zn)。

元素杂质是否进行风险评估需参考各元素杂质的每日允许暴露量和允许的浓度限度(表4-12)决定。

## 四、元素杂质的检查

元素杂质应采用适当的符合预期灵敏度和准确度要求的方法进行检测。除非另有说明,方法应对在风险评估中识别出的需要控制的元素杂质具有专属性。可采用药典方法或其他适合的方法测定元素杂质水平。Chp方法包括电感耦合等离子发射光谱仪(Inductively Coupled Plasma Optical Emission Spectrometer, ICP-OES)、电感耦合等离子体质谱(Inductively Coupled Plasma Mass Spectrometer, ICP-MS)、原子吸收分光光度法和原子荧光光谱法等。基于硫化物沉淀的重金属半定量检查法通常不适用于金属残留的定量测定。元素杂质测定时,同时应注意其形态与初始形态的差异,以免引起测定偏差。

**示例4-58 ChP葡萄糖酸锌中"镉盐"和"铅盐"的检查**

**镉盐**:取本品约1g,精密称定,置50ml凯氏烧瓶中,加硝酸与浓过氧化氢溶液各6ml,在瓶口放一小漏斗,使烧瓶成45°斜置,用直火缓缓加热,至溶液澄清后,放冷,定量转移至25ml量瓶中,并用水稀释至刻度,摇匀,作为溶液(B);另取硝酸镉溶液[取金属镉0.5g,精密称定,置1 000ml量瓶中,加硝酸20ml使溶解,用水稀释至刻度,摇匀,精密量取1ml,置100ml量瓶中,用1%(g/ml)硝酸溶液稀释至刻度,摇匀。每1ml相当于5μg的Cd]1.0ml同法制成的溶液,作为溶液(A)。照原子吸收分光光度法(通则0406第二法杂质限度检查法),在228.8nm的波长处依法检查,应符合规定(0.000 5%,即5ppm)。

**铅盐**:取本品1.0g,加水5ml溶解后,加氰化钾试液10ml,摇匀,放置,待溶液澄清后,加与硫化钠试液5滴,放置2分钟,如显色,与标准铅溶液1.0ml用同法制成的对照液比较,不得更深(0.001%,即10ppm)。

**示例分析**:元素杂质检查还有哪些方法?各有什么优缺点?

本示例中两种元素杂质的检查分析,分别采用了专属的原子吸收光谱法和化学显色比较法,达到了准确控制相应元素杂质含量的要求。方法简便,可靠。

元素杂质检查还有ICP-MS、ICP-OES等专属灵敏的多种元素杂质的同时检测方法,在药物质量控制研究中应用广泛。

## 本章小结

1. 药物中的杂质系指按规定的工艺和规定的原辅料生产的药品中,由其生产工艺或原辅料带入的杂质,或在贮存过程中产生的杂质。

2. 杂质的存在不仅影响药品纯度,还会影响药物的安全性和有效性;必须对药物中的杂质进行研究、检查和限度控制，以保障药物的质量可靠和安全有效。

3. 药物中的杂质，按来源可分为一般杂质和特殊杂质。按化学类别和特性可分为无机杂质、有机杂质及有机挥发性杂质（残留溶剂）。按毒性可分为毒性杂质和信号杂质。

4. 药物中所含杂质的最大允许量，叫作杂质限度；在确保用药安全有效的前提下，结合生产的可行性、批次的一致性和药品的稳定性等影响因素，进行杂质限度的制定。

5. 一般杂质大都采用特征的化学方法检查；残留溶剂大都采用 GC 方法检查；有关物质大都采用 HPLC 方法检查；有关物质的鉴定主要采用现代联用技术；元素杂质测定一般采用原子吸收分光光度法和电感耦合等离子体质谱法；基因毒性杂质大都采用专属灵敏的色谱-质谱联用方法检测。

（宋　敏）

## 思 考 题

1. 药物中的杂质有哪些类别和来源？
2. 药物质量标准中常见检查项目的类型和目的有哪些？
3. 常用有关物质检查方法有哪些，并举例说明选择方法的依据。
4. 基因毒性杂质有哪些特殊性？

## 参 考 文 献

[1] 国家药典委员会. 中华人民共和国药典：2020 年版. 北京：中国医药科技出版社，2020.
[2] 杭太俊. 药物分析. 8 版. 北京：人民卫生出版社，2016.
[3] STEPENSKY D, CHORNY M, DABOUR Z, et al. Long-term stability study of L-adrenaline injections: kinetics of sulfonation and racemization pathways of drug degradation. J Pharm Sciences, 2004, 93 (4): 969-980.
[4] DAS D, ROY G, MUGESH G. Antithyroid drug carbimazole and its analogues: synthesis and inhibition of peroxidase-catalyzed iodination of L-tyrosine. J Med Chem, 2008, 51 (22): 7313-7317.
[5] LU P, WANG L, SONG M, et al. Identification and characterization of related substances in pomalidomide by hyphenated LC-MS techniques. J Pharm Biomed Anal, 2015, 114: 159-167.
[6] HAN X, CHENG F J, DI B, et al. Identification and characterization of new impurities in zopiclone tablets by LC-QTOF-MS. J Pharm Biomed Anal, 2021, 199: 114056.
[7] LIU D Q, KORD A S. Analytical challenges in stability testing for genotoxic impurities. Trends Anal Chem, 2013, 49: 108-117.

第四章
目标测试

# 第五章

# 原料药的重点分析项目

第五章
教学课件

**学习目标**

1. **掌握** 原料药的关键质量属性和重点分析项目。
2. **熟悉** 药物结构鉴定的基本方法与应用。
3. **了解** 原料药的晶型和粒度控制的目的、意义和方法。

原料药不能直接用于临床治疗，是生产药物制剂的活性物料(active pharmaceutical ingredient, API; bulk/raw drug substance)。

原料药不能被混淆为合成过程中的原材料，包括起始物料、中间体、副产物或试剂等。原料药的异构化、降解、聚合等，也会在原料药中引入一系列与原料药结构相关的有关物质(又称为特殊杂质，related substance)。因此，原料药并非纯净物质，而是含有一定允许量杂质的混合体系。

## 第一节　原料药质量控制的重点项目

药物全面质量管理涵盖合成工艺路线、起始物料，直至最终原料药成品的质量控制全过程。所以，原料药的全面质量控制的内容包括关键工艺路线和过程的控制、关键物料的质量控制(起始物料、试剂、中间体)以及成品关键质量属性指标的控制[质量标准的项目内容(**示例 1-1**)，包括性状、晶型、含量等质量特性的测定指标以及副产物、降解物、聚合物、异构体等是否稳定均一的安全性与有效性检查指标]。

原料药的结构确证/鉴定、理化性状、质量是否稳定均一的安全性与有效性的检查和含量测定，构成了原料药分析的基本元素。晶型、粒度和有关物质，更是原料药质量控制的重点项目。

## 第二节　原料药的结构确证

原料药的结构确证是确认所制备原料药的化学结构是否正确。结构确证是保证原料药及其制剂的药学研究、药理毒理试验和临床研究顺利进行的物质基础保障和决定性因素，也是上市药品质量保障的首要前提。

原料药通常使用光谱技术进行结构鉴定/确证。

结构鉴定的一般过程如下。首先，制备纯度和状态特征均符合用药目标要求的供试品。然后，针对合格的供试品进行光谱分析检测，通过质谱、紫外光谱、红外光谱、核磁共振谱等分析研究，确证原料药结构中所特有的元素组成、官能团、骨架单元、立体构型等结构特性，均与目标药物结构特征和规定完全一致。最后，综合解析分析，确定各类不同结构信息的内在关联性，并证明相应药物分子结构的唯一性，确证供试品结构与目标规定完全一致。甚至，使用单晶X射线衍射技术进行绝对结构测定。

针对药物晶型的分析测试，通常使用粉末X射线衍射谱和热分析方法，对多批次供试品进行测定，确定供试品晶型的均一性与稳定性。而针对药物的光学异构体，则常常使用圆二色谱、旋光光谱以及手性色谱分离与检查等手段进行控制。对原料药制备工艺的分析，也可为药物的结构确证，如立体构型特征等，提供间接的依据。对于仿制药物、已有文献报道药物，可以利用文献数据或对照品平行测定数据等的比对分析，进行相对简要的比对结构确证。

有机药物结构鉴定的流程，如图 5-1。典型药物的结构鉴定确证实例，见**示例 5-1**。

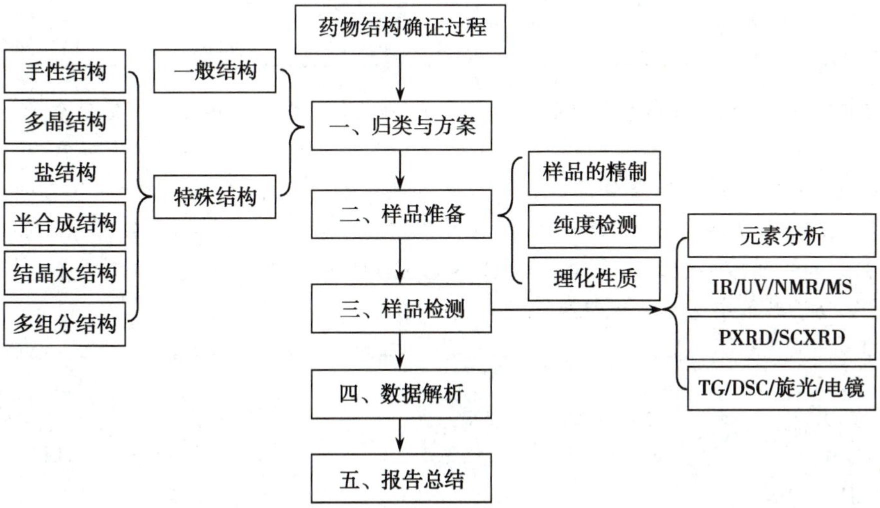


图 5-1　有机药物结构鉴定流程

示例 5-1　头孢噻肟钠结构确证

### （一）结构分析概要

**中文药名：**头孢噻肟钠

**英文通用名称（国际非专利名称）：**cefotaxime sodium

**汉语拼音通用名称：**Toubaosaiwona

**结构式：**

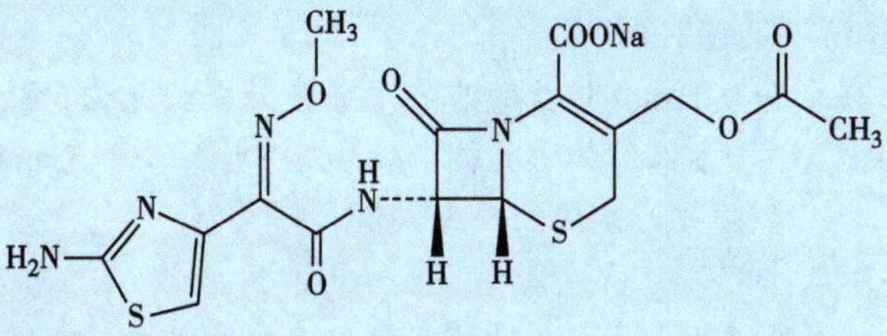


**分子式/分子量：**$C_{16}H_{16}N_5NaO_7S_2$　MW=477.45

**化学文摘登记号（CAS）：**[ 64485-93-4 ]

**中文化学名：**(6*R*,7*R*)-3-[（乙酰氧基）甲基]-7-[(2Z)-2-（2-氨基噻唑-4-基）-2-(甲氧亚氨基）乙酰氨基]-8-氧代-5-硫杂-1-氮杂双环[ 4.2.0 ]辛-2-烯-2-甲酸钠盐

**英 文 化 学 名：**Sodium (6*R*, 7*R*)-3-[(acetyloxy)methyl]-7-[(2Z)-2-(2-aminothiazol-4-yl)-2-(methoxyimino)acetyl amino]-8-oxo-5-thia-1-azabicyclo[ 4.2.0 ]oct-2-ene-2-carboxylate

### （二）测定数据、图谱、及对图谱的解析，确证供试品化学结构

1. 元素组成　仪器：元素分析仪。

结果：供试品进行 C、H、N 元素分析结果见表 5-1。

供试品元素测定结果结合热重分析（TG 图）的水分结果综合分析，证明供试品中含有水分。扣除水分对元素组成的影响，供试品的元素组成与头孢噻肟钠的元素组成（$C_{16}H_{16}N_5NaO_7S_2$）基本相符。

但是偏差较大（不符合与理论值差异应<0.3% 的一般要求），所以，经典的元素分析法在有机药物结构鉴定测试时，通常需要结合相关检查和高分辨 MS 等进行综合分析。

表 5-1 头孢噻肟钠供试品元素分析结果

| 元素 | 理论/% | 第一次测量/% | 第二次测量/% |
|---|---|---|---|
| C | 40.25 | 39.28 | 39.26 |
| H | 3.38 | 3.68 | 3.73 |
| N | 14.67 | 14.19 | 14.32 |

2. 质谱 仪器:ESI 正离子化,LC-TOF/MS 联用仪全扫描高分辨质谱测定母离子,三重四级杆质谱仪测定子离子谱。

结果:电喷雾正离子化条件下,LC-TOF/MS 测得供试品高分辨质谱(表 5-2)中,同时检测到与头孢噻肟酸相应的两个主要离子峰,$[M+H]^+$ $m/z$ 为 456.064 14,$[M+Na]^+$ $m/z$ 为 478.045 31。与头孢噻肟酸的元素组成 $C_{16}H_{17}N_5O_7S_2$ 相匹配并完全一致。本品分子量为奇数,与头孢噻肟钠分子结构中含有奇数个 N 原子(5 个)相符。

表 5-2 头孢噻肟钠供试品 TOF/MS 高分辨分析结果

| 分子式(Formula) | 匹配得分(Score) | 质量数(Mass) | 分子量[Mass(MFG)] | 偏差(Diff /ppm) |
|---|---|---|---|---|
| $C_{16}H_{17}N_5O_7S_2$ | 99.05 | 455.056 56 | 455.056 94 | 0.83 |

低分辨三重四级杆质谱仪电喷雾正离子化条件下,测得头孢噻肟钠供试品的 ESI-MS 谱(图 5-2)中,同时出现与头孢噻肟酸相应的$[M+H]^+$($m/z$ 为 456)和$[M+Na]^+$($m/z$ 为 478)离子峰。

头孢噻肟酸$[M+H]^+$ 离子峰响应高而且稳定,对头孢噻肟酸的$[M+H]^+$ 离子进行 Ar 气碰撞诱导解离(CID@19eV)二级质谱(MS/MS)子离子扫描测定。测得(图 5-2)其主要碎片离子峰 $m/z$ 分别为 396、368、324、277、241、211、167、156、139 和 126。均与头孢噻肟酸$[M+H]^+$ 母离子经合理裂解相符,与头孢噻肟钠分子结构特征相应。

3. 紫外吸收光谱 仪器:UV 紫外-可见吸收光谱仪。

溶剂:头孢噻肟钠为头孢类抗生素的钠盐,在酸、碱和有机溶解中均不稳定,故采用水和稀酸为溶剂现配现用,进行紫外吸收谱测试。

供试液浓度:20μg/ml 头孢噻肟钠。

结果:测得供试品在水和 0.01mol/L 盐酸溶液中的紫外吸收光谱(图 5-3),分别在 236nm 和 262nm 波长附近有最大吸收,与本品结构中共轭内酰胺及噻唑结构单元相符。

4. 红外吸收光谱 仪器:傅里叶变换红外光谱仪。

测定条件:KBr 压片。

结果:测得供试品的红外吸收光谱与头孢噻肟钠标准红外图谱一致(如图 5-4)。主要吸收峰归属见表 5-3。

表 5-3 头孢噻肟钠 IR 吸收光谱主要吸收峰及归属

| 吸收峰/$cm^{-1}$ | 振动类型 | 基团 | 吸收峰强度 * |
|---|---|---|---|
| 3 500~2 600 | $\nu_{N-H}$ | —$NH_2$, —CONH—, $H_2O$ | br-m |
| 3 100~3 000 | $\nu_{=C-H}$ | —C=C—H | m |
| 2 950~2 800 | $\nu_{C-H}$ | —$CH_3$, —$CH_2$— | w |
| 1 760 | $\nu_{C=O}$ | $\beta$-Lactam | s |
| 1 730 | $\nu_{C=O}$ | —$OCOCH_3$ | s |
| 1 649, 1 536 | $\nu_{C=O}$, $\nu_{C=N}$ | —CONH—, —COONa, —C=N | s |
| 1 387, 1 355 | $\nu_{C-N}$ | —CONH— | s |
| 1 281, 1 242, 1 184, 1 046 | $\nu_{C-O}$ | —$OCOCH_3$, —COONa | s |

注:* s 表示强吸收;m 表示中等强度吸收;w 表示弱吸收;br 表示宽峰。

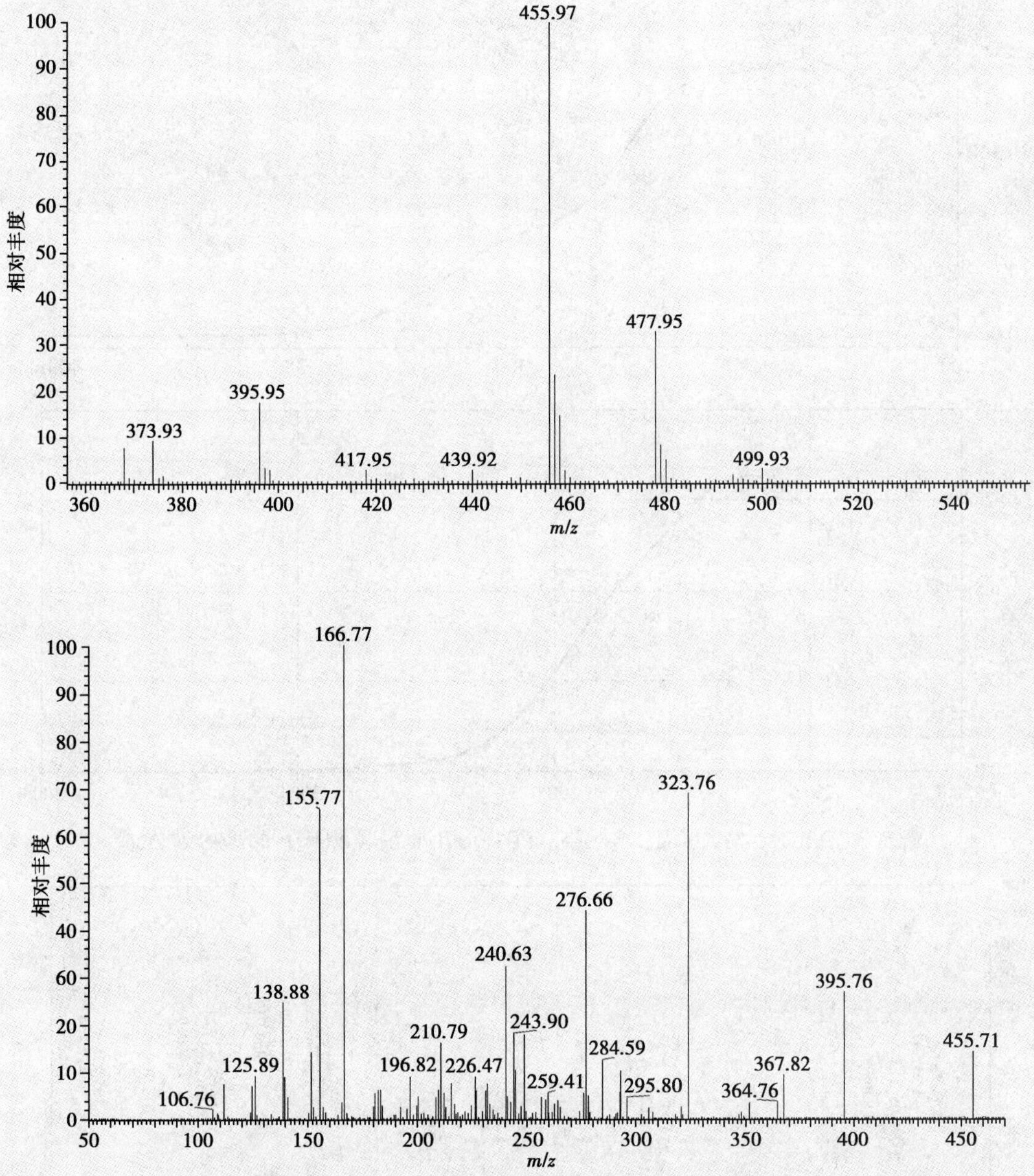

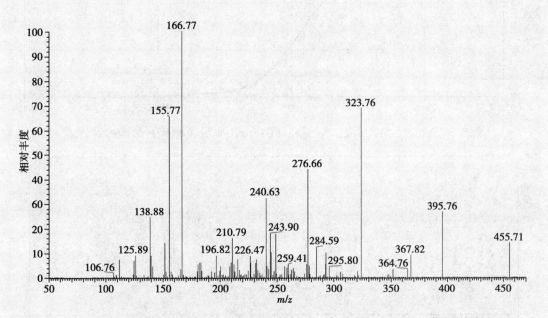


图 5-2　头孢噻肟钠供试品的 ESI-MS 谱及其[M+H]$^+$ 离子的 MS/MS 谱与裂解特征

主要吸收峰均与头孢噻肟钠结构中的主要官能团相符。归属分析如下。

3 500~2 600$cm^{-1}$ 区域有中等强度吸收峰，与伯胺 N—H、仲酰胺 N—H 以及水分 H—O 伸缩振动相应。

3 100~3 000$cm^{-1}$ 的吸收与杂环上的 C—H 伸缩振动相应。

2 950~2 800$cm^{-1}$ 的吸收与分子结构中饱和 C—H 伸缩振动吸收相应。

1 760$cm^{-1}$ 强吸收峰与分子结构中 $\beta$- 内酰胺环羰基 C═O 伸缩振动相应。

1 730$cm^{-1}$ 的强吸收峰与分子结构中的酯羰基伸缩振动吸收相应。

1 649$cm^{-1}$、1 536$cm^{-1}$ 的吸收峰与分子结构中—C═N 和酰胺、羧酸钠中羰基的伸缩振动相应。

1 387$cm^{-1}$、1 355$cm^{-1}$ 的吸收峰与分子结构中—CONH—的 C—N 伸缩振动吸收相应。

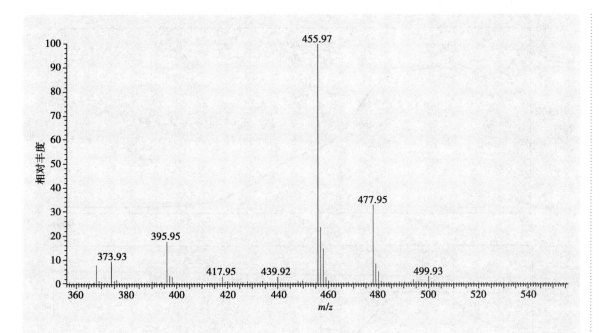

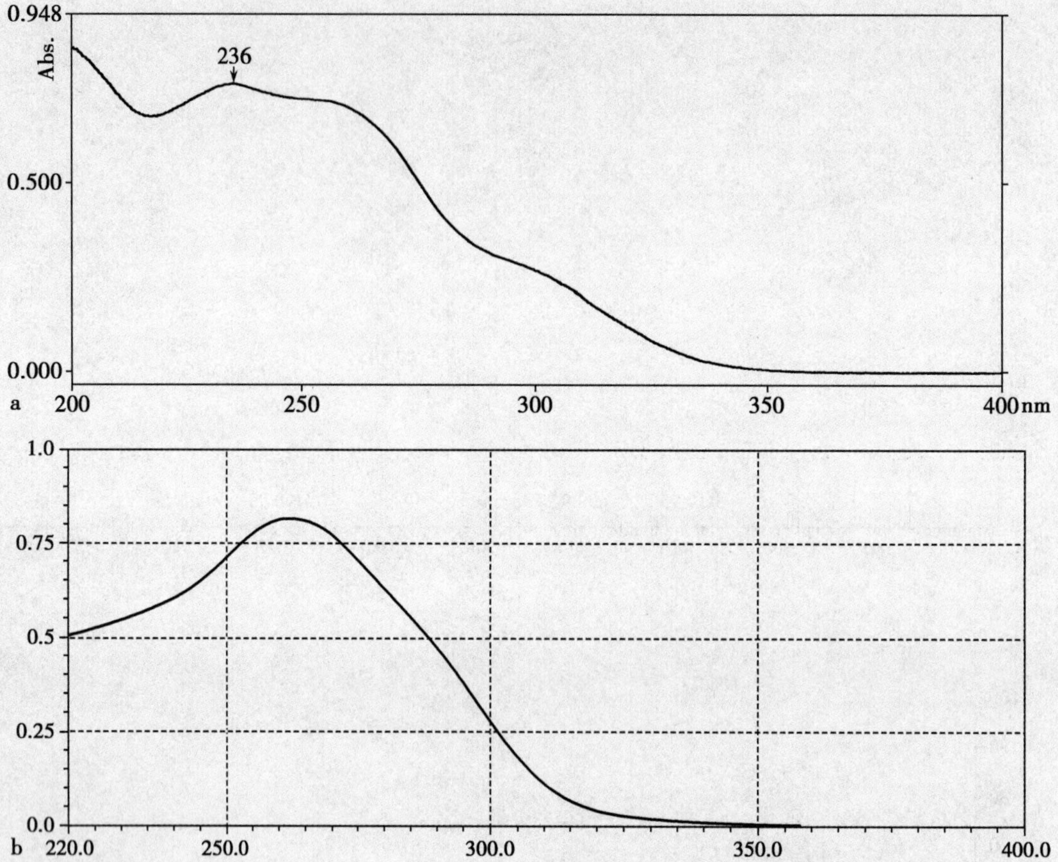


图 5-3　头孢噻肟钠供试品在水(a)和 0.01mol/L 盐酸溶液(b)中的紫外吸收光谱

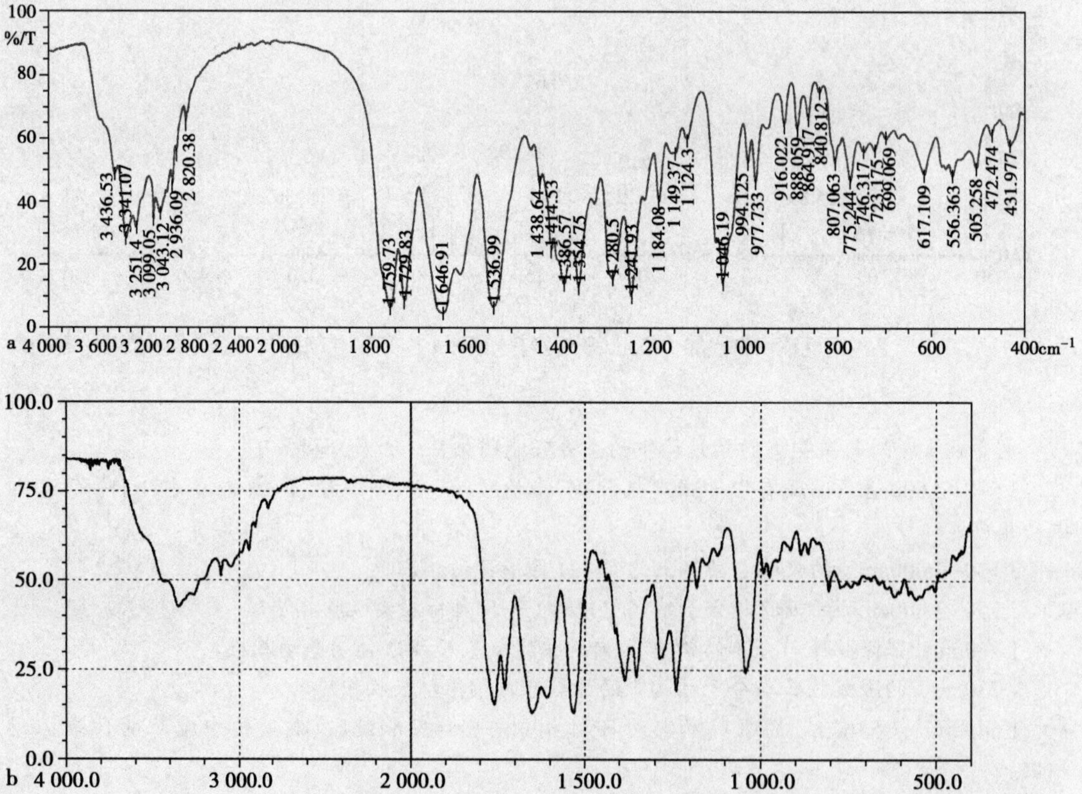

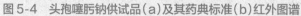

图 5-4　头孢噻肟钠供试品(a)及其药典标准(b)红外图谱

1 281cm$^{-1}$、1 242cm$^{-1}$、1 184cm$^{-1}$、1 046cm$^{-1}$ 的吸收峰与分子结构中酯和羧酸根的 C—O 伸缩振动吸收相应。

5. 核磁共振光谱　仪器：Bruker AV-500；内标：TMS。

在 Bruker AV-500 核磁共振仪上，测得头孢噻肟钠供试品在 $D_2O$ 中的 $^1H$-NMR、$^{13}C$-NMR、$^1H$-$^1H$ COSY、$^{13}C$-DEPT、$^1H$-$^{13}C$ HSQC 和 $^1H$-$^{13}C$ HMBC 谱分别如图 5-5 所示，经解析确认它们均与头孢噻肟钠分子结构特征相符（表 5-4 和表 5-5）。

头孢噻肟钠结构中骨架原子编号如下。

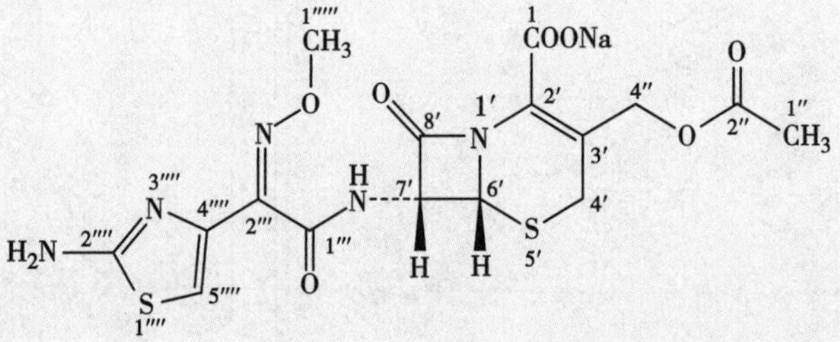

核磁共振谱解析如下。

(1) **氢核总数和类型**：以 $D_2O$ 为溶剂的 $^1H$-NMR 谱中，除去与重水交换生成 HDO 峰（$\delta_H$ 4.697 9）的活泼氢，测得分子结构中有 9 种不同环境的 13 个共价键相连的质子共振峰，$\delta_H$ 由大到小的各共振峰的积分比为 1∶1∶1∶1∶1∶3∶1∶1∶3。

因此，测得供试品的 $^1H$-NMR 谱特征与头孢噻肟钠分子结构中质子的类型和数目相符。

(2) **碳核总数和类型**：以 $D_2O$ 为溶剂的 $^{13}C$-NMR 谱中，测得分子结构中共有 16 种不同环境的 16 个碳共振峰。$^{13}C$-NMR 谱和 $^{13}C$-DEPT 谱证明分子结构中有 2 个伯碳（$\delta_C$ 65.034、$\delta_C$

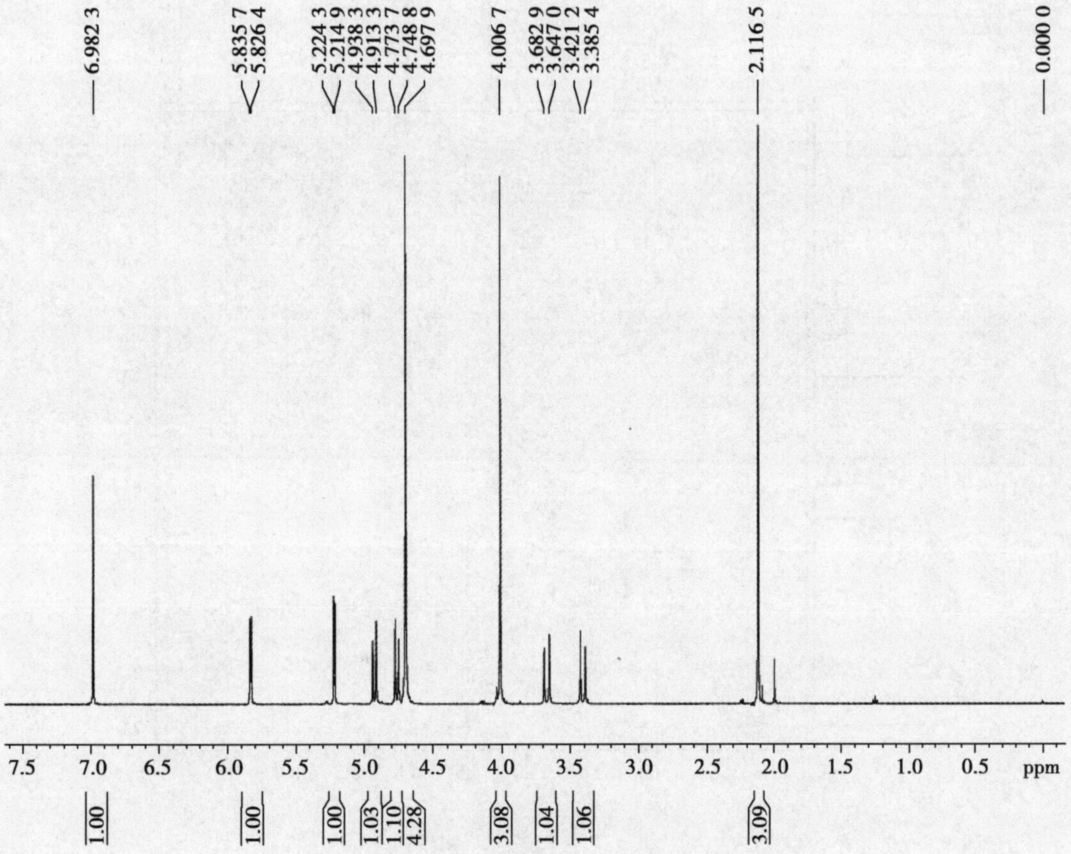


图 5-5　头孢噻肟钠供试品在 $D_2O$ 中的 NMR 谱

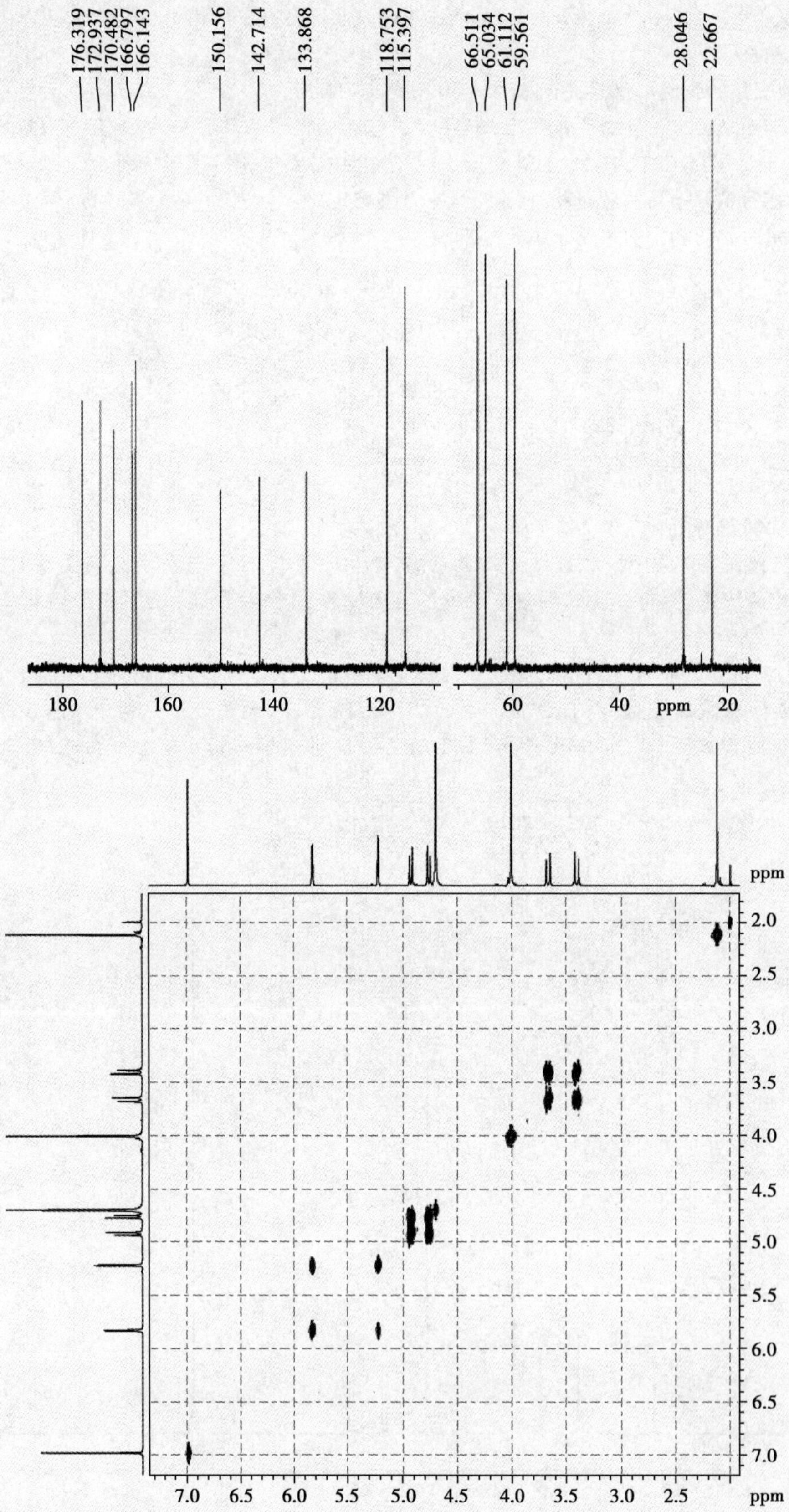
176.319
172.937
170.482
166.797
166.143
150.156
142.714
133.868
118.753
115.397
66.511
65.034
61.112
59.561
28.046
22.667
180 160 140 120 60 40 ppm 20
ppm
2.0 2.5 3.0 3.5 4.0 4.5 5.0 5.5 6.0 6.5 7.0
7.0 6.5 6.0 5.5 5.0 4.5 4.0 3.5 3.0 2.5
ppm

图 5-5(续)

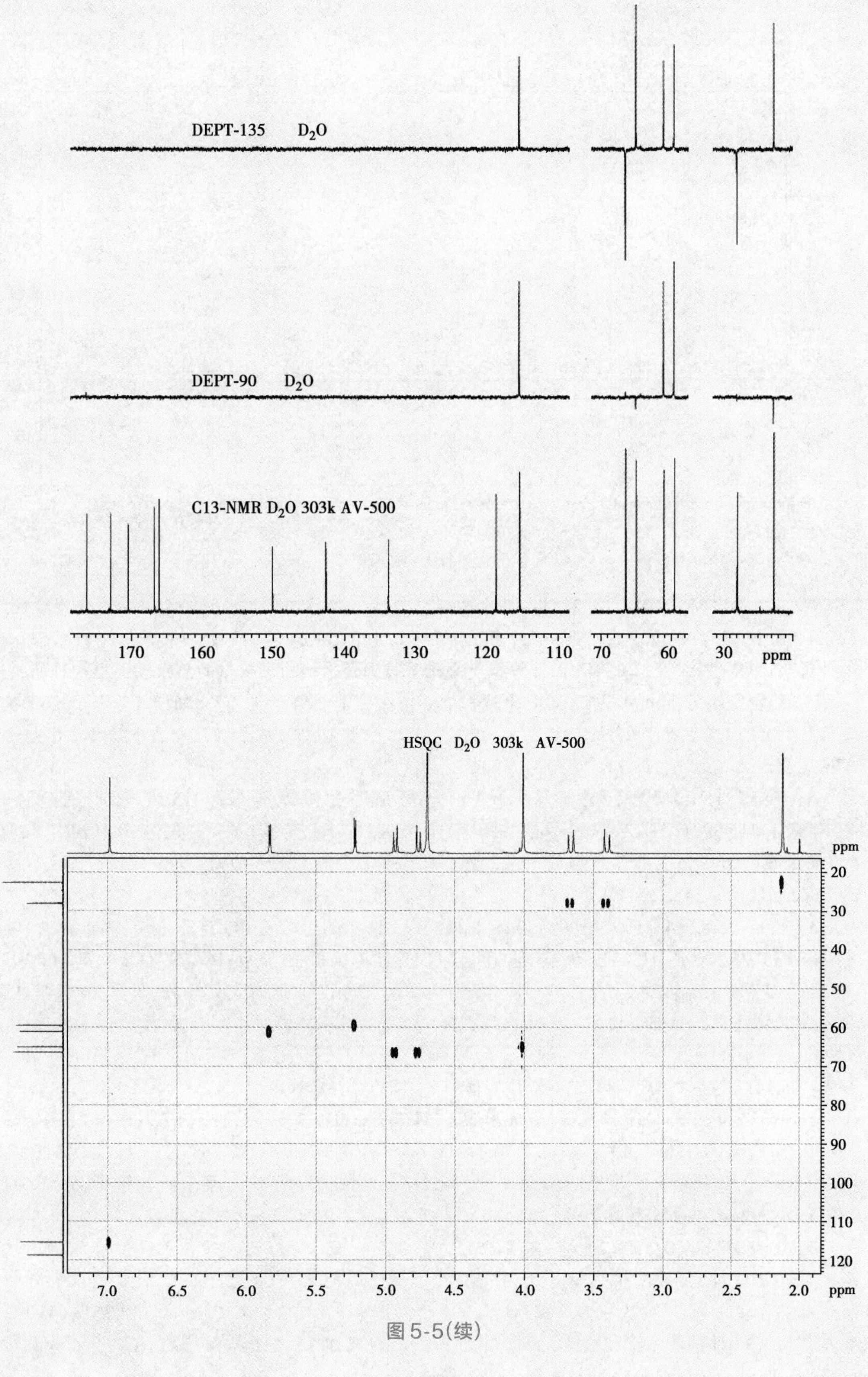
DEPT-135 D2O
DEPT-90 D2O
C13-NMR D2O 303k AV-500
170 160 150 140 130 120 110 70 60 30 ppm
HSQC D2O 303k AV-500
ppm
20 30 40 50 60 70 80 90 100 110 120
7.0 6.5 6.0 5.5 5.0 4.5 4.0 3.5 3.0 2.5 2.0 ppm

图5-5(续)

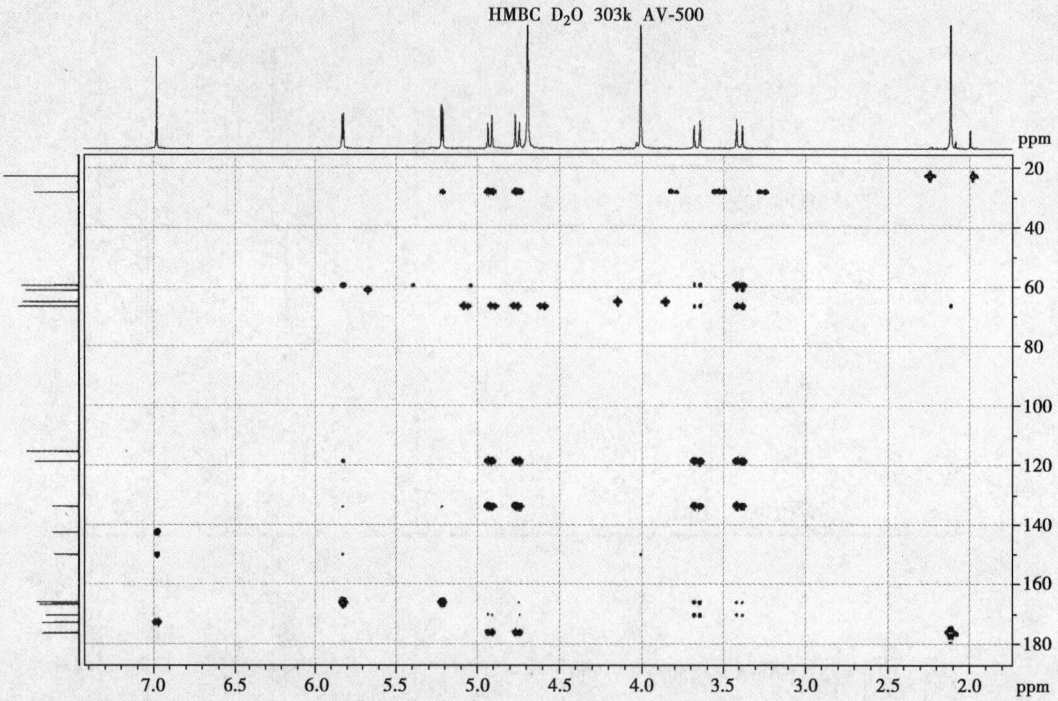


图 5-5(续)

22.667),2 个仲碳($\delta_C$66.511、$\delta_C$28.046),3 个叔碳($\delta_C$115.397、$\delta_C$61.112、$\delta_C$59.561)和 9 个季碳($\delta_C$176.319、$\delta_C$172.937、$\delta_C$170.482、$\delta_C$166.797、$\delta_C$166.143、$\delta_C$150.156、$\delta_C$142.714、$\delta_C$133.868、$\delta_C$118.753)。

因此,测得供试品的 $^{13}$C-NMR 谱特征与头孢塞肟钠分子结构中碳核的总数及类型相符。

(3) **综合归属分析:**$\delta_H$4.697 9 是分子结构中连接在杂原子(N、O、S)上的活泼氢与 $D_2O$ 交换反应产物 DHO 的共振峰(单峰),由 2''''-位氨基、7'$\alpha$-酰胺基上的质子以及本品中的结晶水质子交换反应产生。

$\delta_H$6.982 3(1H,单峰)属于杂环烯质子共振峰,与 5''''-位相应,其与 $\delta_C$115.397(CH)HSQC 相关,确认 $\delta_C$115.397(CH)为 5''''-位碳共振峰。$\delta_H$6.982 3(1H,单峰)质子分别与 $\delta_C$172.937(C)、$\delta_C$150.156(C)、$\delta_C$142.714(C)HMBC 相关。根据化学位移和相关信号的强度,确认 $\delta_C$172.937(C)、$\delta_C$150.156(C)、$\delta_C$142.714(C)分别与 2''''-位、2'''-位和 4''''-位的碳共振峰相应。

$\delta_H$5.835 7/5.826 4(1H,二重峰)与 $\delta_H$5.224 3/5.214 9(1H,二重峰)质子相互偶合相关,其中 $\delta_H$5.835 7/5.826 4(1H,二重峰)与 $\delta_C$61.112(CH)HSQC 相关,与 $\delta_C$166.797(C)和 $\delta_C$166.143(C)HMBC 相关;$\delta_H$5.224 3/5.214 9(1H,二重峰)与 $\delta_C$59.561(CH)HSQC 相关,与 $\delta_C$166.143(C)和 $\delta_C$28.046($CH_2$)HMBC 相关。确认 $\delta_H$5.835 7/5.826 4(1H,二重峰)为 7'-位质子的共振峰,$\delta_H$5.224 3/5.214 9(1H,二重峰)为 6'-位质子的共振峰,$\delta_C$61.112(CH)、$\delta_C$59.561(CH)、$\delta_C$166.797(C)和 $\delta_C$166.143(C)分别与 7'-位、6'-位、1'''-位和 8'-位的碳共振峰相应。

$\delta_H$4.938 3/4.913 3(1H,二重峰)与 $\delta_H$4.773 7/4.748 8(1H,二重峰)质子相互偶合相关,两者均与 $\delta_C$66.511($CH_2$)HSQC 相关,均与 $\delta_C$176.319(C)、$\delta_C$133.868(C)、$\delta_C$118.753(C)和 $\delta_C$28.046($CH_2$)HMBC 相关,根据化学位移值及偶合相关关系,确认它们是 4''-位两质子的共振峰,$\delta_C$66.511($CH_2$)与 4''-位碳共振峰相应。

$\delta_H$3.682 9/3.647 0(1H,二重峰)与 $\delta_H$3.421 2/3.385 4(1H,二重峰)质子相互偶合相关,两者均与 $\delta_C$28.046($CH_2$)HSQC 相关,均与 $\delta_C$133.868(C)和 $\delta_C$118.753($CH_2$)HMBC 相关,根据化学位移值及偶合相关关系,确认它们是 4'-位两质子的共振峰。$\delta_C$133.868(C)和 $\delta_C$118.753($CH_2$)分别与 2'-位、3'-位碳共振峰相应;3'-位季碳受邻近 4'-位及 4''-位$CH_2$ 碳质子的 NOE 作用峰相对较强,而 2'-位季碳受内酰胺 N 核取代化学位移相对较大。

$\delta_H$ 2.116 5（3H，单峰）质子与 $\delta_C$ 22.667 的烷基碳 HSQC 相关，与 $\delta_C$ 176.319 羰基季碳 HMBC 相关。确认 $\delta_H$ 2.116 5 质子与乙酰氧的 1''-位甲基相应，$\delta_C$ 22.667 与 1''-位碳共振峰相应。$\delta_C$ 176.319（C）与乙酰氧的 2''-位羰基季碳相应。

$\delta_H$ 4.006 7（3H，单峰）质子与 $\delta_C$ 65.034 烷基碳 HSQC 相关，且无其他相关作用，根据化学位移值及偶合相关关系，确认 $\delta_H$ 4.006 7 为 1'''''-位甲氧基质子共振峰，$\delta_C$ 65.034 为 1'''''-位甲氧基碳共振峰。

$\delta_C$ 170.482（C）无任何偶合相关作用，根据化学位移推定与 1-位碳共振峰相应。

表 5-4　$D_2O$ 中头孢噻肟钠 $^{13}C$-NMR 谱及其相关谱共振峰归属分析

| 化学位移（$\delta_C$） | DEPT 基团 | HSQC 相关氢 $\delta_H$ | HMBC 相关氢 $\delta_H$ | 结构中位置 |
|---|---|---|---|---|
| 176.319 | >C═ | — | 4.938 3/4.913 3，4.773 7/4.748 8，2.116 5 | 2'' |
| 172.937 | >C═ | — | 6.982 3 | 2'''' |
| 170.482 | >C═ | — | — | 1 |
| 166.797 | >C═ | — | 5.835 7/5.826 4 | 1''' |
| 166.143 | >C═ | — | 5.835 7/5.826 4，5.224 3/5.214 9 | 8' |
| 150.156 | >C═ | — | 6.982 3 | 2''' |
| 142.714 | >C═ | — | 6.982 3 | 4'''' |
| 133.868 | >C═ | — | 4.938 3/4.913 3，4.773 7/4.748 8，3.682 9/3.647 0，3.421 4/3.385 4 | 2' |
| 118.753 | >C═ | — | 4.938 3/4.913 3，4.773 7/4.748 8，3.682 9/3.647 0，3.421 4/3.385 4 | 3' |
| 115.397 | —CH═ | 6.982 3 | — | 5'''' |
| 66.511 | —$CH_2$— | 4.938 3/4.913 3，4.773 7/4.748 8 | 3.682 9/3.647 0，3.421 4/3.385 4 | 4'' |
| 65.034 | —$CH_3$ | 4.006 7 | — | 1''''' |
| 61.112 | —CH═ | 5.835 7/5.826 4 | 3.421 4/3.385 4 | 7' |
| 59.561 | —CH═ | 5.224 3/5.214 9 | 5.835 7/5.826 4，3.682 9/3.647 0，3.421 4/3.385 4 | 6' |
| 28.046 | —$CH_2$— | 3.682 9/3.647 0，3.421 4/3.385 4 | 5.224 3/5.214 9，4.938 3/4.913 3，4.773 7/4.748 8 | 4' |
| 22.667 | —$CH_3$ | 2.116 5 | — | 1'' |

表 5-5　$D_2O$ 中头孢噻肟钠 $^1H$-NMR 谱及其相关谱共振峰归属分析

| 化学位移（$\delta_H$） | 对应氢数（峰多重性） | $^1H$-$^1H$ COSY 相关氢（$\delta_H$） | 结构中的位置 |
|---|---|---|---|
| 6.982 3 | s | — | 5'''' |
| 5.835 7/5.826 4 | d | 5.224 3/5.214 9 | 7' |
| 5.224 3/5.214 9 | d | 5.835 7/5.826 4 | 6' |
| 4.938 3/4.913 3<br>4.773 7/4.748 8 | dd | 4.773 7/4.748 8<br>4.938 3/4.913 3 | 4'' |
| 4.697 9 | s | — | DHO |
| 4.006 7 | s | — | 1''''' |
| 3.682 9/3.647 0<br>3.421 4/3.385 4 | dd | 3.421 4/3.385 4<br>3.682 9/3.647 0 | 4' |
| 2.116 5 | s | — | 1'' |

注：s 表示单峰；d 表示二重峰；dd 表示双二重峰。

供试品在 $D_2O$ 溶剂中的碳谱和氢谱全部共振峰均与头孢噻肟钠结构相符。化学位移在结构式中的标注分别如下所示。

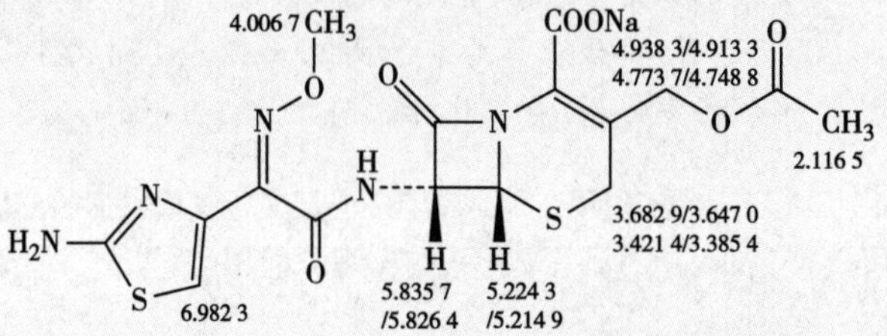


头孢噻肟钠 $^{1}$H-NMR峰归属

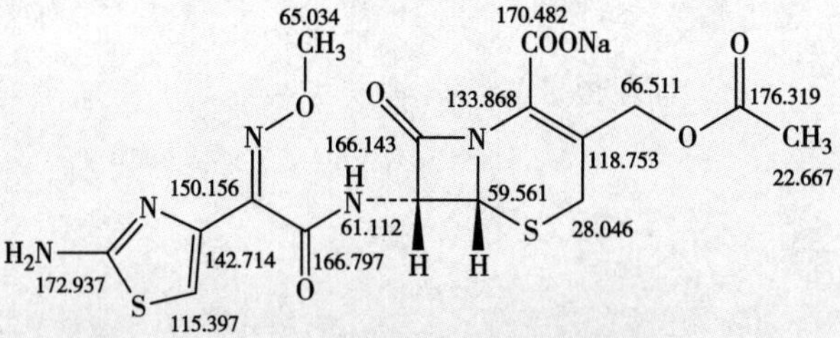


头孢噻肟钠 $^{13}$C-NMR峰归属

6. 热分析性质 仪器:DSC 及 TG 热分析。

结果:测得头孢噻肟钠供试品的 TG 及 DSC 结果分别如图 5-6 所示。

TG 曲线表明,本品加热过程中,在 50~90℃范围,发生吸附水分脱去,失重约 2.8%,在约 190℃以上发生分解失重。DSC 曲线表明,本品在加热过程中,在 50~90℃范围发生吸热脱去吸附水分过程,在约 200℃和 244℃附近出现两个明显的分解放热峰。本品不呈现特征熔点。

7. 粉末 X 衍射分析 仪器:X 射线衍射仪(铜靶,40kV,40mA,$\lambda$=1.540 6Å)。

结果:测得供试品的粉末 X 射线衍射图及数据如图 5-7 所示。

供试品多批次粉末 X 射线衍射图均呈现一致的结晶状态。

8. 综合解析确证结构 供试品头孢噻肟钠的分子组成为:$C_{16}H_{16}N_5NaO_7S_2$,MW=477.45,不饱和度 Ω=11。

(1) 元素分析结果表明,供试品的元素组成分析结果,扣除水分的影响,与头孢噻肟钠分子结构中的元素组成($C_{16}H_{16}N_5NaO_7S_2$,MW=477.45)和不饱和度(Ω=11)相符。

(2) LC-TOF/MS:ESI 正离子化高分辨质谱同时检测到与头孢噻肟酸相应的两个主要离子峰,$[M+H]^+$ $m/z$ 456.064 14,$[M+Na]^+$ $m/z$ 478.045 31,元素组成分析结果与头孢噻肟酸($C_{16}H_{17}N_5O_7S_2$)及其钠盐相匹配并分别一致。

(3) ESI 正离子化 MS/MS 谱测得供试品$[M+H]^+$二级质谱的主要碎片与头孢噻肟钠的特征结构单元相应。

(4) 测得供试品 UV 吸收特征与头孢噻肟钠结构中的共轭体系相应。

(5) IR 谱测得主要吸收峰与头孢噻肟钠分子结构中的官能团相符。

(6) 以 $D_2O$ 为溶剂,测得供试品的 $^{1}$H-NMR 谱特征与头孢噻肟钠分子结构中质子的类型和数目相符:分子结构中有 9 种不同环境的 13 个共价键相连的质子共振峰,$\delta_H$ 由大到小的各峰积分比为 1∶1∶1∶1∶1∶3∶1∶1∶3。

(7) 以 $D_2O$ 为溶剂,测得供试品的 $^{13}$C-NMR 及 DEPT 谱特征与头孢噻肟钠分子结构中的碳核总数及类型相符:分子结构中有 16 种不同环境的 16 个碳的共振峰,包括 2 个伯碳($\delta_C$ 65.034、

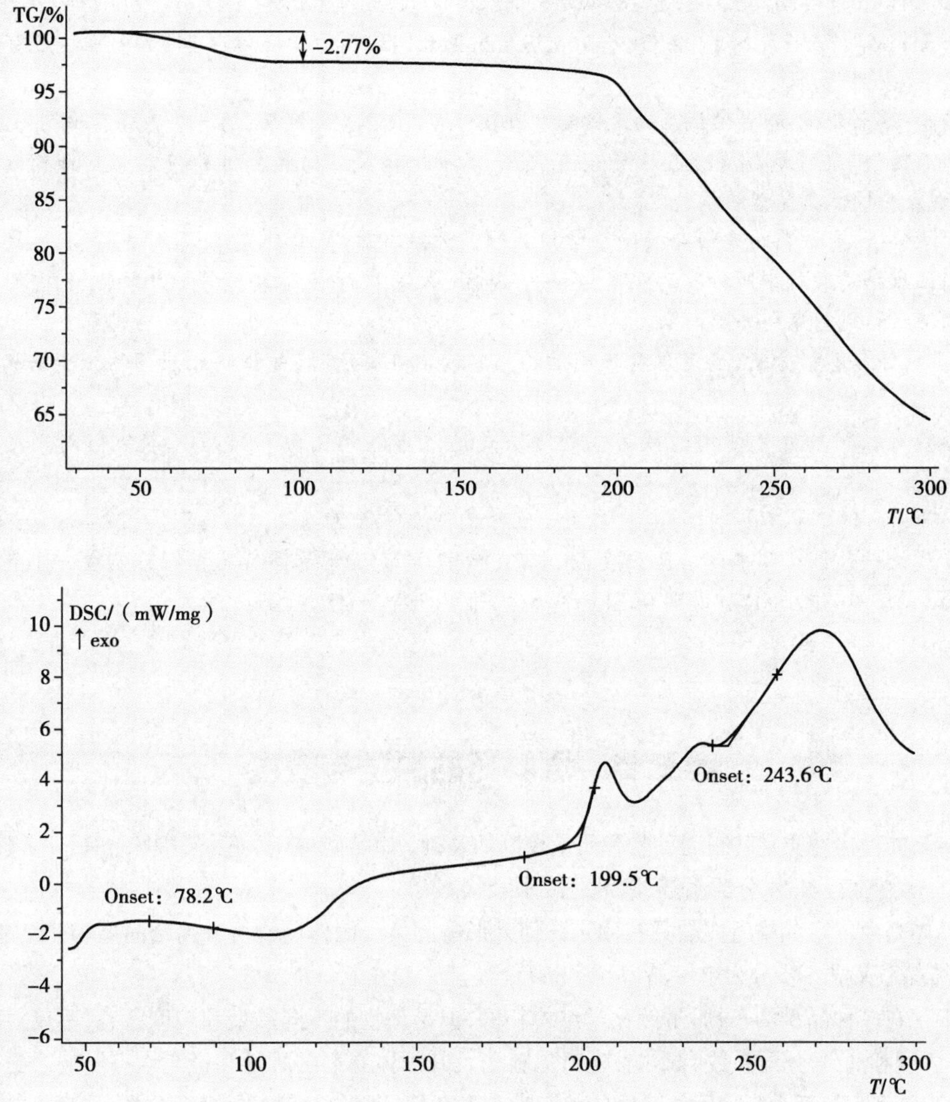


图 5-6　头孢噻肟钠供试品的 TG 和 DSC 图

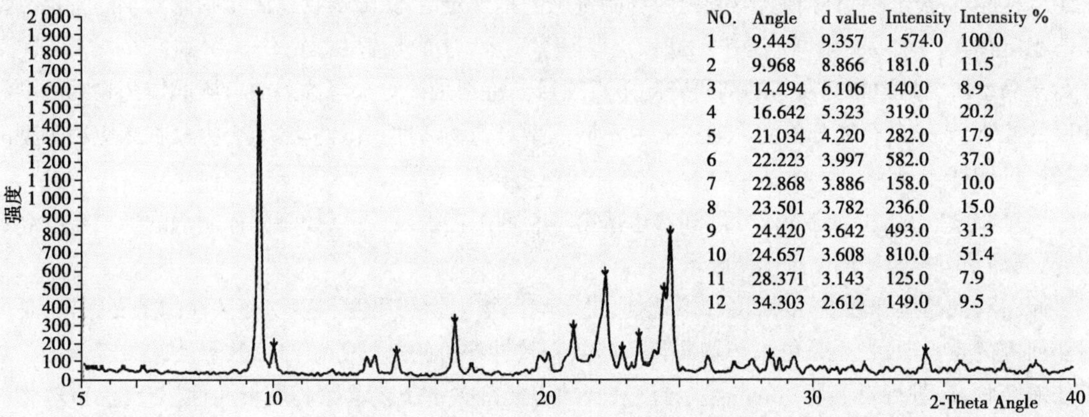


| NO. | Angle | d value | Intensity | Intensity % |
|---|---|---|---|---|
| 1 | 9.445 | 9.357 | 1 574.0 | 100.0 |
| 2 | 9.968 | 8.866 | 181.0 | 11.5 |
| 3 | 14.494 | 6.106 | 140.0 | 8.9 |
| 4 | 16.642 | 5.323 | 319.0 | 20.2 |
| 5 | 21.034 | 4.220 | 282.0 | 17.9 |
| 6 | 22.223 | 3.997 | 582.0 | 37.0 |
| 7 | 22.868 | 3.886 | 158.0 | 10.0 |
| 8 | 23.501 | 3.782 | 236.0 | 15.0 |
| 9 | 24.420 | 3.642 | 493.0 | 31.3 |
| 10 | 24.657 | 3.608 | 810.0 | 51.4 |
| 11 | 28.371 | 3.143 | 125.0 | 7.9 |
| 12 | 34.303 | 2.612 | 149.0 | 9.5 |

图 5-7　头孢噻肟钠供试品的粉末 X 射线衍射图

$\delta_C$22.667),2 个仲碳($\delta_C$66.511、$\delta_C$28.046),3 个叔碳($\delta_C$115.397、$\delta_C$61.112、$\delta_C$59.561)和 9 个季碳($\delta_C$176.319、$\delta_C$172.937、$\delta_C$170.482、$\delta_C$166.797、$\delta_C$166.143、$\delta_C$150.156、$\delta_C$142.714、$\delta_C$133.868、$\delta_C$118.753)共振峰。

**结论:**综上分析,测得供试品的元素组成、MS、UV、IR、NMR 结果,均与头孢噻肟钠均一致,确证供试品为"头孢噻肟钠,cefotaxime sodium"。多批次供试品的热分析和粉末 X 射线衍射结果一致,则表明供试品晶型结构稳定。

**示例分析:**有机药物光谱分析确证常用的测试方法有质谱、紫外光谱、红外光谱、核磁共振谱等。确证原料药结构中所特有的元素组成、官能团、骨架单元、立体构型等结构特性,均与目标药物结构特征和规定完全一致。

最后,综合解析分析,确定各类不同结构信息的内在关联性,并证明相应药物分子结构的唯一性。

鉴定有机药物立体结构的最可靠的方法是通过单晶的制备和单晶 X 射线衍射测定分析鉴定。

头孢噻肟钠单晶不易制得,故其多手性立体构型唯一性的确证,可以通过对照品的色谱保留和比旋度的一致性得到确认。比旋度:取本品,精密称定,加水溶解并定釐稀释制成每 1ml 中约含 10mg 的溶液,依法测定(通则 0621),比旋度应为 +58°~+64°。

## 第三节　原料药的晶型与粒度

原料药的理化性质是其制剂工艺和质量控制的基础。如晶型、粒度、色泽、嗅味、pH、p*K*a、比旋度、熔点、水分、溶解度、油/水分配系数、溶剂化或水合状态等。

结晶体是由一定晶格组成的具有固定几何外形的固体。固体药物可分为结晶型和非结晶型(无定型)。结晶型又进一步分为单一晶型和多晶型。

对于存在多种晶型的药物,虽然化学结构相同,但是药物的不同晶型和粒度状态,不仅对药物的熔点、溶解度和油/水分配系数有影响,还对原料药及其固体制剂的质量和稳定性有影响。更重要的是,药物的晶型和粒度会影响固体药物的溶解性和渗透性,即影响药物的 BCS 分类,从而可能表现出不同的稳定性、生物利用度,最终产生不同的疗效,甚至不同的毒副反应。

多晶型药物原料应在不同结晶条件下(溶剂、温度、结晶速率等)进行多晶型研究,应进行连续多批生产样品的晶型一致性研究,以判断药物制备工艺是否稳定,保障药物以满足临床要求的特定晶型状态稳定存在。

多晶型研究是原料药及其制剂研究的重点项目。特别是针对水溶性差的口服固体药物的晶型和粒度的控制,必须进行充分研究。通过研究不同晶型对药物活性和毒性等影响,为其临床应用晶型的选择提供依据。

通过粒度控制,并结合固体分散和热熔挤出等制剂工艺手段,可以控制固体制剂的药物溶解和释放,从而满足特定药物的临床用药要求。

原料药的晶型和粒度、溶解度和渗透性,是影响药物生物利用度和生物等效性的重要因素,是原料药研究的重点项目;也是仿制药物质量和疗效一致性评价的药学等效与疗效等效的关键指标。对于仿制药物,应进行自制药物的晶型、粒度和释放等制剂关键工艺参数和质量属性,与已上市药物的充分比较研究,以保证仿制药物与原研药物的一致性。

如**示例 5-2**,盐酸乐卡地平不同晶型(Ⅰ和Ⅱ)在不同溶剂中表现出不同的溶解行为(表 5-6),相应地,它们的体内外行为(图 5-8~图 5-9,表 5-7)也有明显差异。

示例 5-2　盐酸乐卡地平不同晶型（Ⅰ和Ⅱ）表现出不同的体内外行为

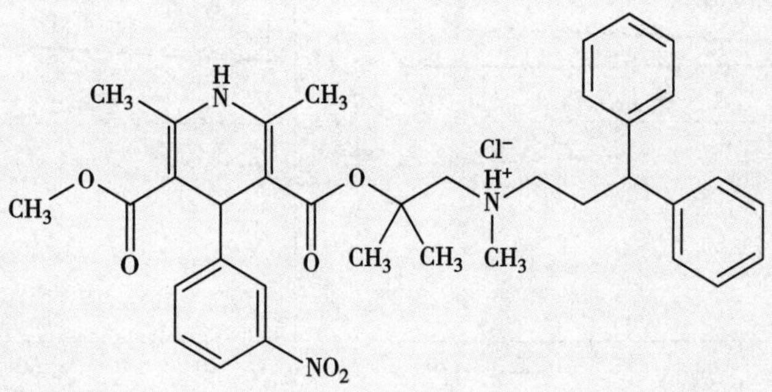


表 5-6　盐酸乐卡地平不同晶型Ⅰ和Ⅱ在不同 pH 水溶液中的平衡溶解度

| 缓冲溶液 | $C_{\mathrm{I}}$/(μg/ml) | $C_{\mathrm{II}}$/(μg/ml) |
|---|---|---|
| pH 1.2　盐酸 | 22.9±1.3 | 6.9±0.3 |
| pH 2.0　盐酸 | 22.8±2.7 | 5.8±0.7 |
| pH 2.0　磷酸盐 | 655.2±4.7 | 558±33 |
| pH 2.5　磷酸盐 | 1 249.0±6.8 | 611±36 |
| pH 3.0　0.01mol/L 磷酸盐 | 1 081±150 | 589±43 |
| pH 3.0　0.1mol/L 磷酸盐 | 1 001±102 | 558±47 |
| pH 3.0　1.0mol/L 磷酸盐 | 26.1±1.4 | nd |
| pH 3.0　0.01mol/L 柠檬酸盐 | 870±41 | 576±26 |
| pH 3.0　0.1mol/L 柠檬酸盐 | 251±25 | 269±67 |
| pH 3.0　1.0mol/L 柠檬酸盐 | 66±12 | nd |
| pH 3.5　柠檬酸盐 | 149±31 | 173±50 |
| pH 4.0　柠檬酸盐 | 88.3±3.1 | 65.8±5.0 |
| pH 4.5　乙酸盐 | 22.4±1.8 | 24.4±0.8 |

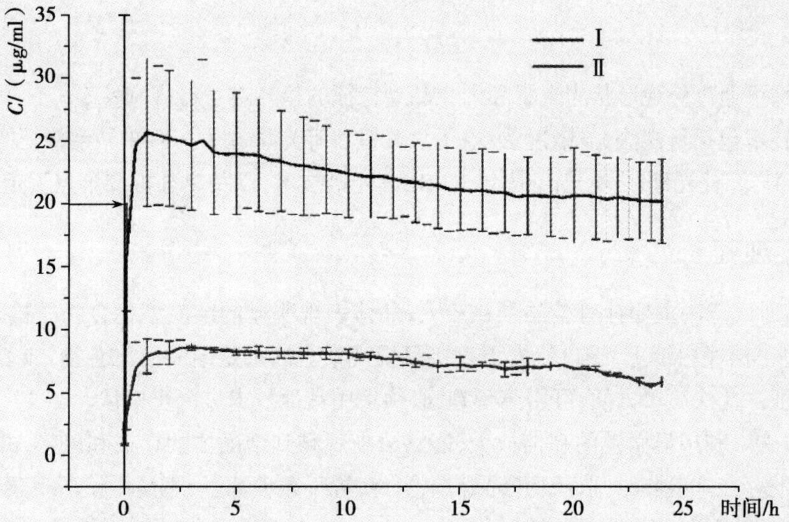


图 5-8　盐酸乐卡地平不同晶型（Ⅰ和Ⅱ）在 pH 1.2 盐酸水溶液中的平衡溶解度曲线

37℃±2℃，动态平均值，$n$=3，误差线=sd。

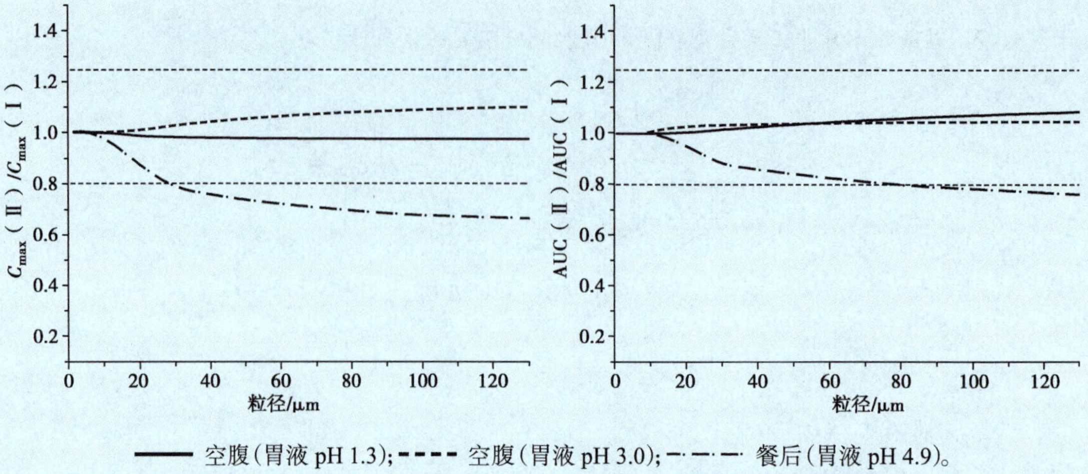


**图 5-9　盐酸乐卡地平不同晶型（Ⅰ和Ⅱ）粒度和胃液状态对主要药动学参数的影响**

20mg 速释制剂，$C_{max}$ 比值，AUC 比值，等效性限度 80.0%~125.0%。

**表 5-7　盐酸乐卡地平不同晶型速释制剂空腹给药（20mg）的主要药动学参数比较**

| 药动学参数 | 溶液 | | | 片剂 | | |
|---|---|---|---|---|---|---|
| | GastroPlus 模拟数据 | 实测结果 | 偏差/% | GastroPlus 模拟晶型Ⅰ/Ⅱ数据 | 实测结果 | 偏差/% |
| $C_{max}$/(ng/ml) | 7.33 | 7.80 | 6.0 | 3.83/3.77 | 3.75 | -2.1/0.5 |
| $AUC_{0\sim\tau}$/[h·(ng/ml)] | 25.8 | 17.4 | -48.3 | 19.84/20.09 | 20.15 | -1.5/-0.3 |
| $t_{max}$/h | 1.20 | 1.20 | 0 | 1.68/1.68 | 1.25 | -34.4 |

**示例分析：**有机药物在不同结晶条件下（溶剂、温度、结晶速率等）进行制备，有可能会形成不同的晶型状态。特别是水溶性差的口服固体药物的多晶型，应进行连续多批生产，确保晶型的一致性，以判断药物制备工艺是否稳定，保障药物以满足临床要求的特定晶型状态稳定存在。

多晶型原料药的晶型和粒度、溶解度和渗透性，是影响其固体制剂生物利用度和生物等效性的重要因素，是原料药研究的重点项目；也是仿制药物质量和疗效一致性评价的药学等效与疗效等效的关键指标。

药物的晶型可通过外观形状的观察和内在晶型特征的检测进行检查和鉴定。

外观观察技术包括目视法、显微镜法、电子显微镜法等光学方法。内在晶型特征的表象检测技术包括 X 射线衍射、红外光谱/拉曼光谱/固体 NMR 等光谱技术，以及热分析或熔点测定等。

## 一、外观观察

**1. 目视法**　目视法主要针对结晶颗粒较大，晶体表现明显的结晶型化合物。检查时，取药物样品粉末少许，置于洁净白纸上，于自然光下直接目视观察。如果是结晶型化合物，应表现出晶莹闪烁的晶体外观特征。此法简单方便，可用于预判，必须采用其他技术进一步确认。

**2. 显微镜法**　利用显微镜的高倍放大，能够清晰观测到结晶体的存在和外形，并且能够观察到是否有多晶型的存在。检测时，取药物样品粉末少许，置于载玻片上，于显微镜下观察，直接判断晶体是否存在、晶体的外形以及晶体的种类。

**3. 电子显微镜法**　电子显微镜法是在显微镜法基础上发展起来的具有更高放大倍数和数据处理功能的固体形态观测技术。可更细微地观测到晶体的细微结构和多晶型之间的差异。检测时，取药物样品粉末少许，置于观测窗内，观察记录晶体的外观和结构类型。

4. 偏光显微法　结晶体具有光学各向异性特征，当光线通过这些透明结晶体时会发生双折射现象。结晶型与无定型的偏光效应有十分显著的差异。结晶性检查法：取供试品颗粒少许，置载玻片上（也可加液状石蜡适量使晶粒浸没其中），在偏光显微镜下检视，当转动载物台时，应呈现双折射和消光位等各品种项下规定的晶体光学性质。对固体药物进行偏光显微观测，可以鉴别药物的晶型状态。

## 二、晶型表征

1. X 射线衍射法　结晶型药物的粉末 X 射线衍射图谱中，通常呈现多个衍射强度明显的特征锐峰，而无定型药物的粉末 X 射线图谱中，仅呈现强度很低的弥散峰。晶型鉴别时，可以根据衍射图中峰的数目、位置（$2\theta$ 或 $d$）、强度（绝对强度、相对强度或强度比）等衍射峰特征，鉴定结晶型样品的晶型状态。同一药物的不同结晶形态，呈现的衍射峰特征各不相同。利用这些衍射峰特征可以实现药物：同物多晶型之间、异物晶型之间、结晶型与无定型之间，甚至不同无定型之间的鉴别。所以，粉末 X 射线衍射法是药物多晶型研究最为专属的分析方法，是判断药物晶型的首选方法。

2. 振动光谱法　有机药物经红外光波照射后分子振动的偶极矩变化产生特征的红外光吸收谱（峰位置、强度、峰形等信息），经红外激光照射后分子振动的极化率变化引起拉曼散射强度和拉曼散射位移的特征光谱（峰的位置、强度、峰形等信息）与 IR 谱峰特征互补。

结构相同晶型不同药物的红外/拉曼光谱在某些区域也有可能存在一定的差异。因此，比较药物的 IR 或 Raman（拉曼）光谱也可以用于区分药物的晶型。

例如，甲苯咪唑的 A 和 B 晶型在 $662cm^{-1}$ 和 $640cm^{-1}$ 处的 IR 吸收峰强度特征不同。但是，应注意在研磨、压片时可能会发生药物晶型的转换。

3. 热分析检测　结构相同晶型不同的药物，分子间的相互作用力不同，其熔点通常也存在一定的差异。所以通过熔点或热分析测定，也可以进行晶型鉴定。例如硫酸氢氯吡格雷，其不同晶型具有不同的理化特征（示例 5-3，图 5-10~图 5-11，表 5-8），并影响其体内行为。

示例 5-3　硫酸氢氯吡格雷不同晶型理化特征。

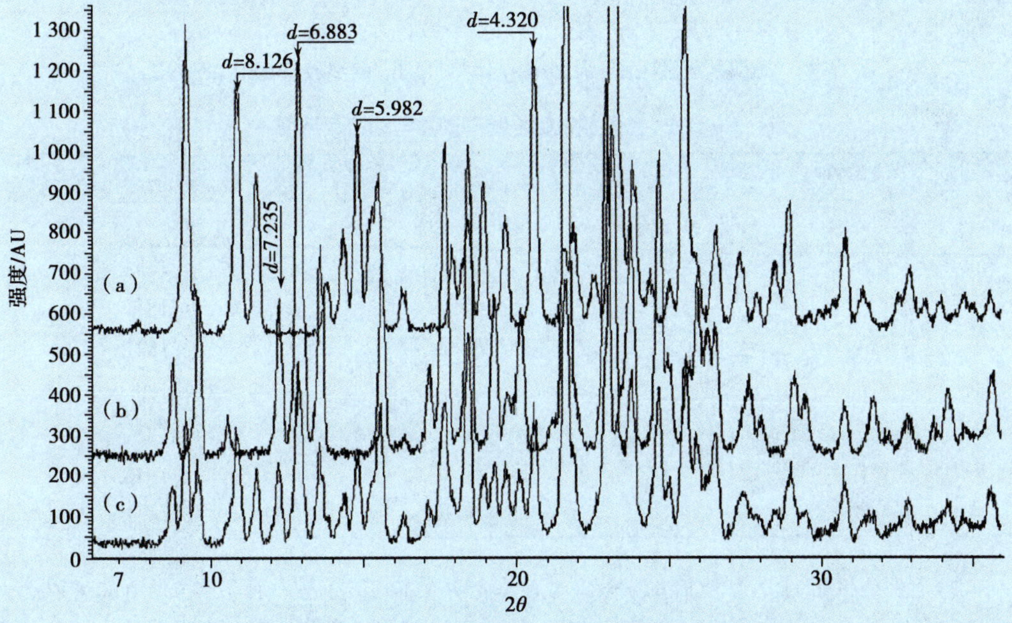

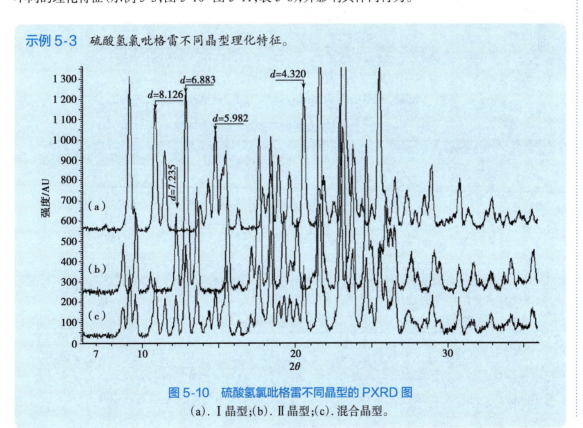

图 5-10　硫酸氢氯吡格雷不同晶型的 PXRD 图
(a). Ⅰ晶型;(b). Ⅱ晶型;(c). 混合晶型。

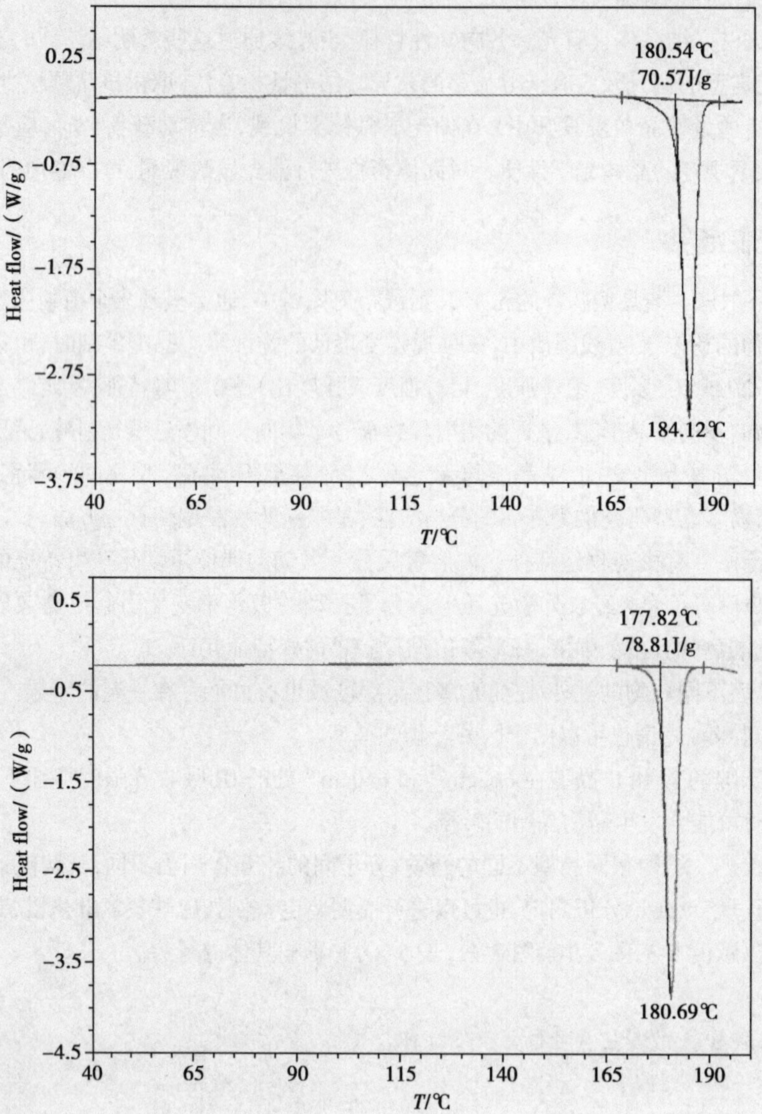


图 5-11 硫酸氢氯吡格雷Ⅰ晶型和Ⅱ晶型的 DSC 的热流（Heat flow）图

表 5-8 硫酸氢氯吡格雷不同晶型的熔点特征

| 溶剂 | 晶型 | 熔点/℃ |
|---|---|---|
| 丙酮 | Ⅱ型 | 176~177 |
| 丁酮 | Ⅰ型 | 185 |
| 2-戊酮 | Ⅰ型 | 185 |
| 3-戊酮 | Ⅰ型 | 184 |
| 4-甲基-2-戊酮 | Ⅰ型 | 183 |
| 甲基叔丁基酮 | Ⅰ型 | 183 |
| 环戊酮 | Ⅰ型、Ⅱ型 | 174~183 |
| 环己酮 | Ⅰ型、Ⅱ型 | 174~183 |

硫酸氢氯吡格雷的Ⅰ、Ⅱ和Ⅰ/Ⅱ混合晶型的熔点明显不同。Ⅰ型产物初熔点在 180℃以上，全熔温度会随结晶溶剂条件的不同而略有变化，最高可达 199℃。而Ⅱ型产物有明显的熔点与熔程，其熔点为 175~177℃。因此，利用熔点的不同，可初步鉴定硫酸氢氯吡格雷的晶型特征。

**示例分析**：硫酸氢氯吡格雷主要有两种晶型，有文献报道Ⅱ型溶解度和生物利用度不及Ⅰ型。但是，Ⅰ型结晶不稳定，易发生向Ⅱ型的转晶变化。因此，FDA 批准了相对稳定的Ⅱ型结晶药物。

临床用药表明，硫酸氢氯吡格雷还存在显著的基因多态性差异。因此，临床用药时，应重视治疗药物监测和基因多态性评估，为合理用药提供支持更为重要。

## 三、药物粒度控制的意义

对于粉末状原料药和部分药物制剂（如粉针剂、散剂、颗粒剂、粉雾剂、软膏剂、脂质体等）、采用颗粒中间体材料制备的制剂（如片剂和胶囊剂），尤其是溶解度低（BCS Ⅱ类和Ⅳ类）和渗透性差的药物，药物粉末颗粒的大小和粒度分布（示例 5-2 和示例 5-3），对药物质量和工艺的稳定性、临床使用的有效性及安全性，都有可能产生显著影响。

因此，在药物研发/生产过程中，除原料药的晶型控制外，充分研究并控制原料药的粒度和分布，保障制剂工艺的科学性和稳定性，是实现临床治疗安全和有效的基本保证。

## 四、药物粒度和粒度分布测定法

药物粒度和粒度分布测定法（ChP 通则 0982）有显微镜法、筛分法和光散射法，此外还有电阻法和离心法等。这些方法的原理不同，但同一方法对同一批样品的粒度检查结果应一致；不同方法检查的结果之间存在差异，但应趋势一致。

1. 显微镜法 显微镜法中的粒度系以显微镜下观察到的长度表示。

测定时，取供试品，用力摇匀，黏度较大者可按各品种项下的规定加适量甘油溶液（1→2）稀释，照该剂型或各品种项下的规定，量取供试品，置载玻片上，覆以盖玻片，轻压使颗粒分布均匀，注意防止气泡混入，半固体可直接涂在载玻片上，立即在 50~100 倍显微镜下检视盖玻片全部视野，应无凝聚现象，并不得检出该剂型或各品种项下规定的 50μm 及以上的粒子。再在 200~500 倍的显微镜下检视该剂型或各品种项下规定的视野内的总粒数及规定大小的粒数，并计算其所占比例（%）。

在显微镜下检视分散置于载玻片上规定视野内供试品颗粒（常见分散剂有水、硅油、液体石蜡等）的总粒数，通过目镜上标尺测量规定大小的粒数，并计算其所占比例（%）。常用仪器有光学显微镜、透射电子显微镜及图像处理软件等。通常光学显微镜可以检测到微米粒径，电子显微镜可检测到纳米粒径。适用于测定原料药、混悬剂、乳剂、混悬型乳膏剂、散剂和其他粉粒的粒子大小或限度。

优点：简单、直观、快捷、成本低、适于限度检查。缺点：取样量少、代表性差、重复性差、粒度分布量化差。

2. 筛分法 筛分法是采用孔径从大到小有序连接的药筛，对供试品按粒度的大小筛分分层。筛毕，仔细称重各层不同粒度的颗粒质量，从而求得颗粒粒径分布。筛分法一般分为手动筛分法、机械筛分法与空气喷射筛分法。

适用范围：手动筛分法和机械筛分法适用于测定大部分粒径大于 75μm 的样品。对于粒径小于 75μm 的样品，则应采用空气喷射筛分法或其他适宜的方法。

机械筛分法系采用机械方法或电磁方法，产生垂直振动、水平圆周运动、拍打、拍打与水平圆周运动相结合等振动方式。空气喷射筛分法则采用流动的空气流带动颗粒运动。

缺陷：需要一定样品量（≥25g，依据粉末或颗粒的密度和试验药筛的直径而定）；油性和其他黏性粉末或颗粒易堵塞筛孔；当粒径≤400 目（38μm）时，测定非常困难。

注意事项：筛网应清理与校正；控制环境湿度（RH 约 45%），防止样品吸水或失水。对易产生静电的样品，可加入 0.5% 胶质二氧化硅和/或氧化铝等抗静电剂，以减小静电作用产生的影响。

取样量应与药筛尺寸匹配（如 25~100g/200mm）；筛分时间应足够（达到完全筛分，连续两次筛分的差异符合规定）。

**3. 光散射法**　长波长单色光束照射到均匀分散的颗粒供试品后即发生散射现象。由于散射光的能量分布与颗粒的形状和大小有关，通过测量散射光的能量分布（散射角），依据米氏散射理论和弗朗霍夫近似理论，即可计算出颗粒的粒度分布。由于粒径与散射角的反比关系，因此，颗粒越小，测得的衍射角越大，检测的灵敏度越高，误差越小。光散射法更适合小颗粒粉末样品的测定。

主要仪器为使用红色激光（He-Ne）作为光源的**激光散射粒度分布仪**[（图 5-12）**动态光散射** dynamic light scattering，DLS]。标示测量范围可达为 0.01~3 500μm。

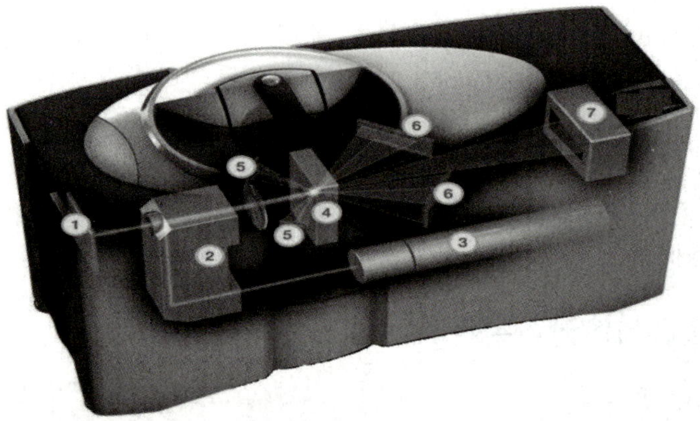

①470nm 蓝光光源；②精密光学部件；③633nm 红光主光源；④样品池；⑤背散射检测器；⑥侧向散射检测器；⑦焦平面检测器。

**图 5-12　激光散射粒度分布测定仪原理示意图**

(1) **仪器要求：**散射仪光源发出的激光强度应稳定，并且能够自动扣除电子背景和光学背景等的干扰。

采用粒径分布特征值[*d*(0.1)、*d*(0.5)、*d*(0.9)]已知的“标准粒子”对仪器进行评价。通常用相对标准偏差（RSD）表征“标准粒子”的粒径分布范围，当 RSD 小于 50%（最大粒径与最小粒径的比率约为 10∶1）时，平行测定 5 次，“标准粒子”的 *d*(0.5)均值与其特征值的偏差应小于 3%，平行测定的 RSD 不得过 3%；“标准粒子”的 *d*(0.1)和 *d*(0.9)均值与其特征值的偏差均应小于 5%，平行测定的 RSD 均不得过 5%；对粒径小于 10μm 的“标准粒子”，测定的 *d*(0.5)均值与其特征值的偏差应小于 6%，平行测定的 RSD 不得过 6%；*d*(0.1)和 *d*(0.9)的均值与其特征值的偏差均应小于 10%，平行测定的 RSD 均不得过 10%。

(2) **测定法：**根据供试品的性状和溶解性能，选择湿法或干法进行测定。湿法用于测定混悬供试品或不溶于分散介质的供试品；干法用于无适宜分散介质的固态粉末供试品的直接测定。湿法测定的检测下限通常为 20nm。干法测定的检测下限通常为 200nm。

**湿法测定：**根据供试品的特性，选择适宜的分散方法（水、丙三醇水溶液、乙醇、乙醇和丙三醇混合液，液体石蜡等）使供试品分散成稳定的混悬液；通常可采用物理分散的方法如超声、搅拌等，通过调节超声功率或搅拌速度，必要时可加入适量的化学分散剂或表面活性剂，使分散体系成稳定状态，以保证供试品能够均匀稳定地通过检测窗口，得到准确的测定结果。只有当分散体系的双电层电位（ζ电位）处于一定范围内，体系才处于稳定状态，因此，在制备供试品的分散体系时，应注意测量体系 ζ 电位，以保证分散体系的重现性。湿法测量所需供试品的量通常应达到检测器遮光度范围的 8%~20%；激光粒度仪对遮光度的下限要求可低至 0.2%。

**干法测定：**通常采用密闭测量法，以减少供试品吸潮。选用的干法进样器及样品池需克服偏流效应。根据供试品分散的难易，调节分散器的气流压力，使不同大小的粒子以同样的速度均匀稳定地通过检测窗口，以得到准确的测定结果。对于化学原料药，应采用喷射式分散器。在样品盘中先加入适量的金属小球，再加入供试品，调节振动进样速度、分散气压（通常为 0~0.4MPa）和样品出口的狭缝宽度，以控制供试品的分散程度和通过检测器的供试品量。干法测量所需供试品的量通常应达到检测器遮光度范围的 0.5%~5%。

(3) **注意事项**

1) 激光散射法并不是对粒径的直接测定,而是在假设颗粒均为球体状态的前提下,将测得散射信号通过适宜的模型计算转化为粒径与分布。颗粒的实际形态可能近似而并非球形。

2) 不同测定原理的仪器,或不同测定光学参数的设置,均会影响供试品粒度分布的测定结果。粒径大于 10μm 的颗粒,对系统折光率和吸光度的影响较小;粒径分布使用**弗朗霍夫**模型所得结果更为准确。粒径小于 10μm 的颗粒,对系统折光率和吸光度的影响较大;粒径分布使用**米氏**模型所得结果更为准确。因此,不同条件测得的结果,通常不完全一致,也不可比。若模型使用不恰当,尤其在小颗粒存在时,将会导致粒度分布测定结果的较大偏离,并因此影响药物制剂的有效性和安全性,导致过高或过低的暴露量。在对不同原料和制剂的粒度进行分析时,仪器光学参数的设置,尚无可靠理论预测,应由实验比较决定,并采用标准粒子对仪器进行校准。

3) 方法验证时,应证明设置的超声振荡、搅拌或加压空气喷射等机械参数与作用,对颗粒的完整性没有影响。

4) 对有色物质、乳化液和粒径小于 10μm 的物质进行粒度分布测量时,为了减少测量误差,应使用**米氏**理论计算结果,避免使用以**弗朗霍夫**近似理论为基础的计算公式。

5) 对粒径分布范围较宽的供试品进行测定时,不宜采用分段测量的方法,而应使用涵盖整个测量范围的单一量程检测器,以减少测量误差。

6) 湿法测定时,颗粒分散体系应具有良好的稳定性。要求是,液体介质与颗粒无反应;介质对颗粒无溶解、也不膨胀;无激光吸收且纯度高;液体与颗粒的折射率应不同。

4. 方法差异 筛分法对微细颗粒的区分能力较差,但对于大颗粒的筛分较为准确,且筛分结果的物理和工艺生产特性明确,具有很好的实际指导意义。一些颗粒在吸水后或摩擦荷电情况下极易聚合成团,对筛分法测量结果的准确性易产生影响。

激光粒度方法和筛分法对颗粒粒径分布的测量原理不同,在供试品颗粒的球形度较差时,两种测量结果常有较大差异。激光粒度测量方法相对于筛分法,供试品消耗少,操作简便,且重复性好。

例如,不同 Soluplus(聚乙烯基己内酰胺-聚乙酸乙烯酯-聚乙二醇接枝共聚物胶束)浓度对达比加群和利匹韦林的粒径分别有明显影响(示例 5-4,图 5-13)。

示例 5-4 不同 Soluplus 浓度对达比加群和利匹韦林粒径分别的影响

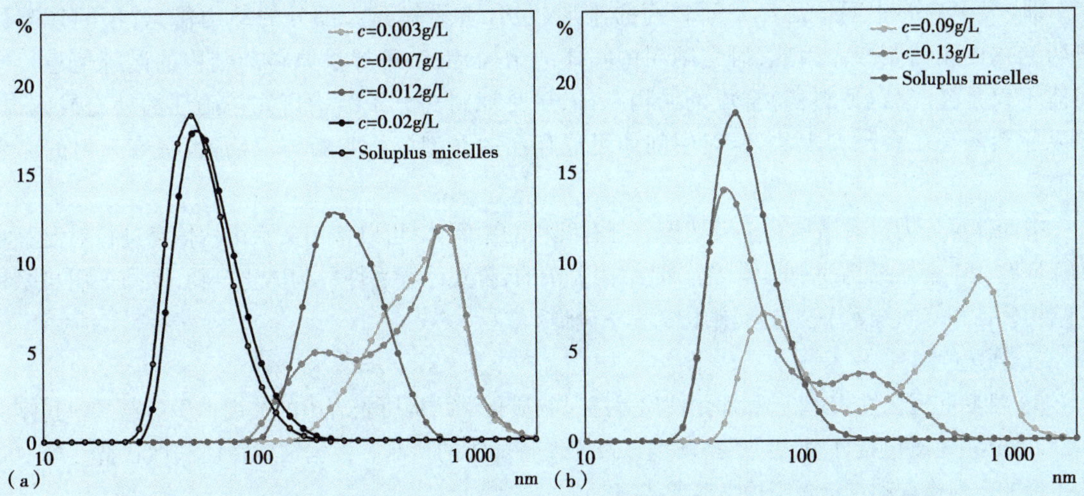


图 5-13 不同 Soluplus 浓度对达比加群和利匹韦林粒度分布的影响

(a) 达比加群;(b) 利匹韦林。

**示例分析**:Soluplus 与不同药物作用的临界胶束浓度不同。达到临界胶束浓度后,药物的粒径分布,分别达到均一状态。

## 第四节 原料药关键中间体质量控制

药物合成的起始物料和关键中间体的质量控制源于药物质量的生产过程控制(GMP)。所谓质量控制是确保产品的质量可控性,是药品有效性和安全性的基础,是药品质量生产过程控制和药品质量终点控制的总和。而其中的过程控制是指随行于生产过程始终的多点质量控制体系,它包含了起始原料和中间体的质量控制。

过程控制不同于终点控制,而是逐一展现从起始原材料、关键中间体到最终产品的质量状态,不仅是实验室环节(GLP)和生产环节(GMP)的管理规范的质量保证,更为药理、毒理,甚至临床用药,提供追根溯源的质量基础,是药品全面质量控制体系中的重要环节。

因此,关键中间体的质量控制,既能追溯起始物料的质量状况,又决定着下一步产品的质量基础,它传递着工艺过程的质量信息,同时也是下一步产品潜在的有关物质;中间体的质量研究将在逐一展现自身的理化特征的基础上,同时提供起始物料的潜在信息,为下一步以及最终产品的工艺过程和质量控制奠定了可追溯和参考的基础因素。

### 一、目的

所谓中间体是药物合成工艺中的中间产物,具有独立性、承载性和传递性。中间体承载着起始物料的特性,既是桥梁可以独立存在,又是后续产物或产品的输送者、产品质量和有关物质的提供者。可为目标药物的构效关系分析、杂质谱研究和理化性质考察提供化学依据。

因此,中间体(特别是关键中间体)的质量控制,既是为下游产品提供优质的起始原料,又是目标产品质量控制的科学基础。

### 二、要点

**1. 结构鉴定** 中间体分子结构的确证是原料药结构确证的基础和补充。特别是具有立体或手性异构的药物,中间体的结构将决定着原料药定向合成的成败。

即,大多数的中间体已经是原料药的雏形,包含着原料药大部分的结构信息,中间体与原料药结构的相辅相成。因此,研究阐明中间体的结构特点,可提供原料药结构的溯源信息。中间体不仅是终产品(原料药)合成的结构基础,更是原料药分子结构研究与确证的补充或佐证。如果原料药存在多晶型现象,针对中间体可能存在的晶型分析判断与识别,也具有一定的参考价值。

中间体可分为已有结构和全新结构。已有结构的中间体,可以使用文献结构信息进行对比鉴定和确证结构。全新结构的中间体,尤其是结构复杂的、含立体或手性异构体化合物,则须采用与原料药结构确证相似的技术手段,进行结构的完整确证。

**2. 质量控制**

(1)性状和理化性质:性状和理化性质是透过物质化学结构所表现出的关键本质信息。中间体也不例外,必须完成包括外观、熔点、溶解度以及光谱特征等的检测。根据结构特征和性状特性为中间体质量的定性检查和定量测定提供参考依据。

示例 5-5 为阿司匹林及其关键中间体水杨酸的性状与理化性质比较(表 5-9)。

**示例 5-5**　阿司匹林及其关键中间体水杨酸的性状与理化性质比较

水杨酸与阿司匹林具有相似的白色外观、结晶和微酸味的性状；但是由于水杨酸的酚羟基被乙酰化形成阿司匹林，其分子量、熔点、沸点、闪点、溶解度等发生了明显的变化，这些异同之处是鉴别和区别二者的基本条件。

例如，可以采用三氯化铁试液与水杨酸中的酚羟基反应生成紫红色，而检查出阿司匹林中残留的水杨酸。也可采用熔点差异加以区别。

表 5-9　阿司匹林与水杨酸的理化性质差异

| 性状指标 | 阿司匹林 | 水杨酸 |
|---|---|---|
| 外观 | 白色结晶性粉末，微带酸味 | 白色针状结晶性粉末，微带酸味 |
| 化学式 | $C_9H_8O_4$ | $C_7H_6O_3$ |
| 分子量 | 180.16 | 138.12 |
| 熔点 | 136~140℃ | 158~161℃ |
| 沸点 | 321.4℃(101.3kPa) | 210℃ (2.67kPa) |
| 闪点 | 131.1℃ | 157℃ |
| 水溶性 | 3.3g/L(20℃) | 微溶于水 |
| 蒸汽压 | 0.016 5Pa(25℃) | 133.3Pa(114℃) |
| 溶解性 | 微溶于水，溶于乙醇、乙醚、三氯甲烷，也溶于较强的碱性溶液(同时分解) | 易溶于乙醇、乙醚、三氯甲烷，微溶于水，在沸水中溶解 |

**示例分析：**化学合成药物的起始物料、中间体、目标产物，甚至副产物的化学结构，通常均存在明显差异。化学结构不同的物质，因为分子内和分子间的作用力差异，通常均具有较显著的理化性质差异。

这些化学结构和理化性质的差异，为药物合成工艺路线优化和产品的纯化精制，提供了多种不同的可能路线和策略，它们的差异，有利于成品的生产和质量控制。

(2) 杂质控制检查：药物中的特殊杂质即有关物质来源于起始原料、中间体、副产物和降解产物等。对起始物料和中间体的质量控制，主要针对它们的纯度，即杂质谱的检查研究、分析比较和水平控制。

中间体的质量控制，既可指导合成工艺路线的优化，又可为下游产物，甚至终产品的杂质/有关物质进行溯源，确定有关物质的形成机制和转移过程，为有关物质的控制和指标设置提供依据。起始物料和中间体中杂质控制的具体含量限度水平，可以根据工艺条件、后续影响程度等进行合理的设置。通常起始物料和中间体中杂质控制的限度水平，要比成品的要求显著宽松。

起始物料和中间体中杂质的分离和检查的方法要求，与原料药的类似。通常均使用适宜的色谱分析法。检测条件的选择均需要考虑杂质峰检出的专属性、准确性以及针对潜在杂质的检出能力(灵敏度)。

通过主成分测试确定了检测灵敏度后，杂质检查的溶液浓度设置，需要有充分的分离能力和检测精密度保障。供试品溶液的浓度必须最大程度地表现出杂质的个数和含量的状态，同时又需要避免过高的浓度对色谱分离效能和色谱柱寿命的影响。

起始物料和中间体的杂质检查，经常使用与成品药物有关物质检查相同的条件，或者根据它们与成品的差异进行适当调整后的条件。这样，既有利于杂质的溯源，又便于确定关键质量属性、关键工艺控制点和关键工艺参数。

有关物质分析和检查研究主要使用色谱技术，以及同时具备定性和定量的色谱联用技术，如

LC/DAD、LC/MS 和 LC/NMR 等。研究范围则涉及起始物料、中间体、副产物、降解产物、聚合物、残留溶剂和最终原料药产品全程的质量。

因此，原料药的质量既是生产工艺过程的全面质量控制的体现，更是药物制剂研究、药理和毒理研究以及临床应用研究科学、合理与有效的基础。

示例 5-6 展现了盐酸吡格列酮原料药物全程质量控制的过程（图 5-14~图 5-15，表 5-10）。

示例 5-6 基于 HPLC 的盐酸吡格列酮（pioglitazone hydrochloride，PIO）的全程质量控制

盐酸吡格列酮的合成工艺路线见图 5-14。

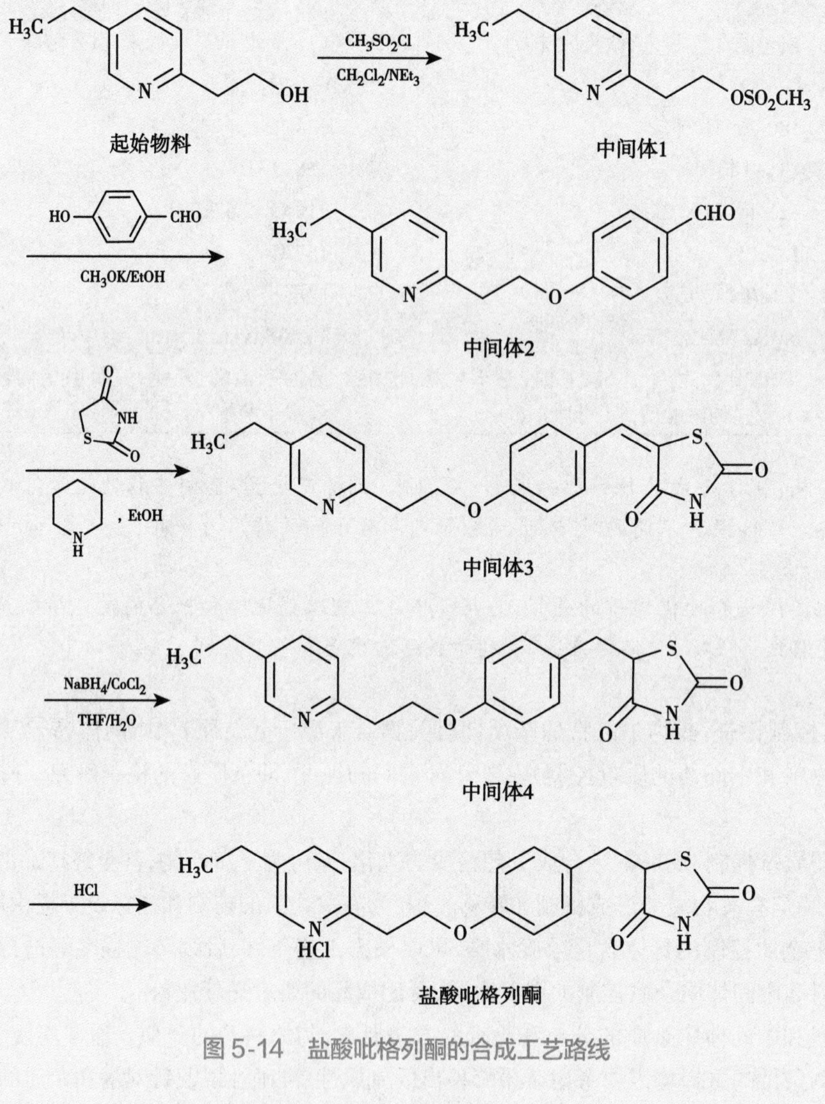


图 5-14 盐酸吡格列酮的合成工艺路线

根据供试品、粗品、关键中间体和强制降解样品的分析比较（图 5-15）和主要杂质（表 5-10）的来源和杂质转移过程的分析，确定盐酸吡格列酮的“关键质量属性”为有关物质的控制，尤其是工艺相关杂质[中间体吡格烯（**中间体 3，EPEBT**）、有关物质 **4** 和有关物质 **8**]以及主要降解相关杂质（有关物质 **6**、有关物质 **9** 和有关物质 **10**），“关键工艺控制点”为中间体吡格烯的合成与还原，以及盐酸吡格列酮的精制。

有关物质检查色谱条件：用十八烷基硅烷键合硅胶为填充剂（250mm×4.6mm，5μm），0.1% 乙酸铵缓冲溶液（取乙酸铵 1.0g，加水 900ml 溶解后，用甲酸调节至 pH 3.0，加水稀释至 1L）为流动相 A，甲醇为流动相 B，线性梯度洗脱（A∶B）：0min（50∶50）→ 5min（50∶50）→ 40min（10∶90）

→ 54min（10 : 90）→ 55min（50 : 50）→ 62min（50 : 50），流速 1ml/min，柱温 25℃，检测波长为 269nm，进样量 20μl。分流比 7 : 3 供 LC-MS 检测。

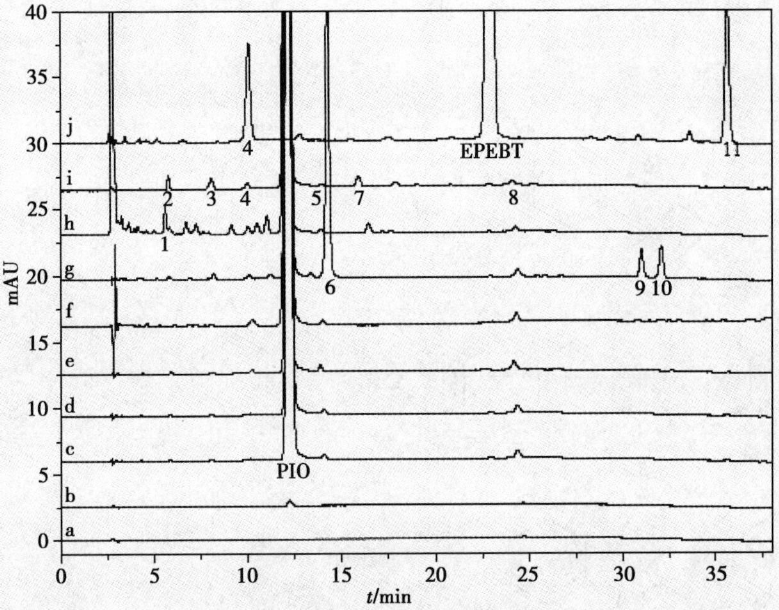


a. 空白溶剂；b. 0.1% 主成分自身对照；c. 盐酸吡格列酮；d. 固体光照；e. 固体高温；f. 酸；g. 碱；h. 氧化；i. 吡格列酮粗品；j. 中间体吡格烯。

图 5-15　盐酸吡格列酮有关物质检查 HPLC-UV 典型图谱（供试品浓度 0.2mg/ml）

表 5-10　盐酸吡格列酮有关物质结构的 LC-TOF 和 MS/MS 鉴定结果

| 杂质代码 | 相对保留 | [M+H]$^+$（$m/z$） | 离子式 | 得分/偏差（ppm） | 子离子（$m/z$） | 来源 |
|---|---|---|---|---|---|---|
| **1** | 0.47 | 299.175 9 | $C_{18}H_{23}N_2O_2^+$ | 97.85/1.82 | 282，240，134，119，106 | 降解 |
| **2** | 0.48 | 258.148 8 | $C_{16}H_{20}NO_2^+$ | 99.00/0.07 | 240，228，134，119，106 | 工艺 |
| **3** | 0.67 | 359.142 8 | $C_{19}H_{23}N_2O_3S^+$ | 92.96/1.38 | 341，316，240，134，119，106 | 工艺 |
| **4** | 0.83 | 256.133 2 | $C_{16}H_{18}NO_2^+$ | 97.27/1.55 | 134，119，106 | 工艺/降解 |
| **PIO** | 1.00 | 357.127 2 | $C_{19}H_{21}N_2O_3S^+$ | 95.98/1.39 | 286，240，134，119，106 | API |
| **5** | 1.15 | 341.131 8 | $C_{19}H_{21}N_2O_2S^+$ | 98.04/0.15 | 240，228，134，119 | 工艺 |
| **6** | 1.17 | 332.131 9 | $C_{18}H_{22}NO_3S^+$ | 95.26/1.25 | 314，286，254，240，134，119，106 | 降解 |
| **7** | 1.30 | 492.231 3 | $C_{28}H_{34}N_3O_3S^+$ | 93.14/0.65 | 474，341，240，134 | 工艺 |
| **EPEBT** | 1.87 | 355.111 6 | $C_{19}H_{19}N_2O_3S^+$ | 89.17/0.47 | 284，134，119，106 | 工艺 |
| **8** | 1.97 | 474.221 0 | $C_{28}H_{32}N_3O_2S^+$ | 98.71/0.04 | 341，240，134，119，106 | 工艺 |
| **9&10** | 2.53/2.61 | 661.240 0 | $C_{36}H_{41}N_2O_6S_2^+$ | 96.76/0.26 | 528，363，299，254，134 | 降解 |
| **11** | 2.91 | 488.200 6 | $C_{28}H_{30}N_3O_3S^+$ | 94.36/0.80 | 355，284，177，134，119 | 工艺 |

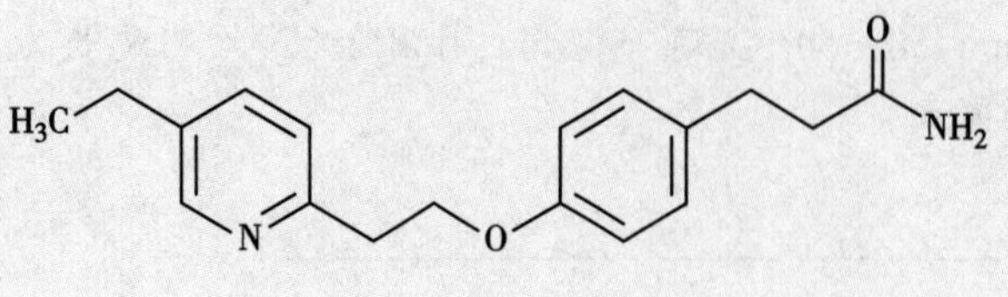

**1**

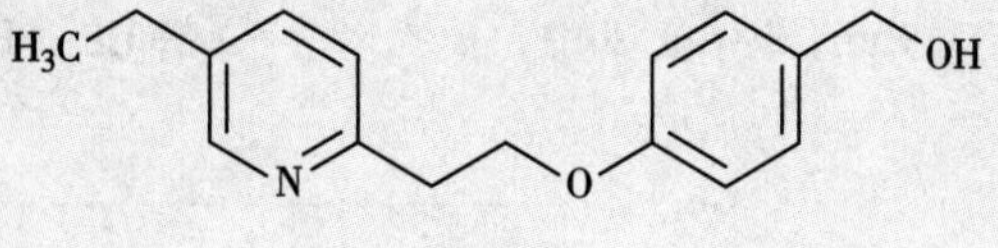

**2**

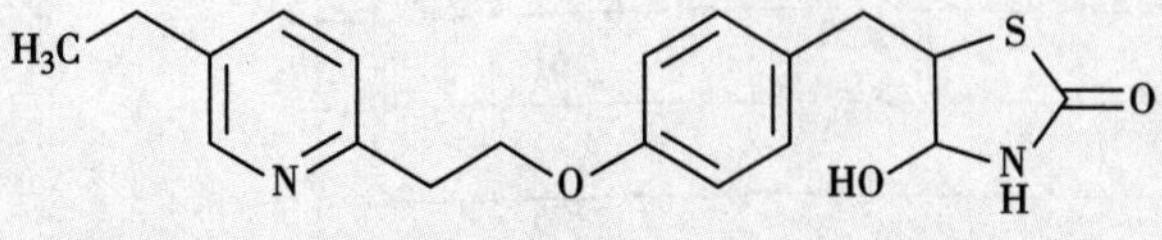

**3**

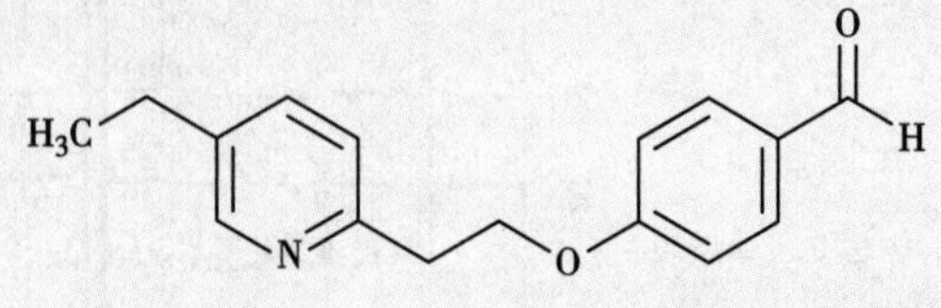

**4**

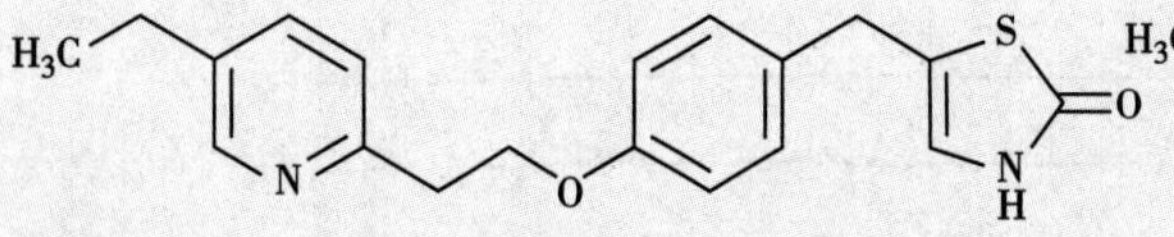

**5**

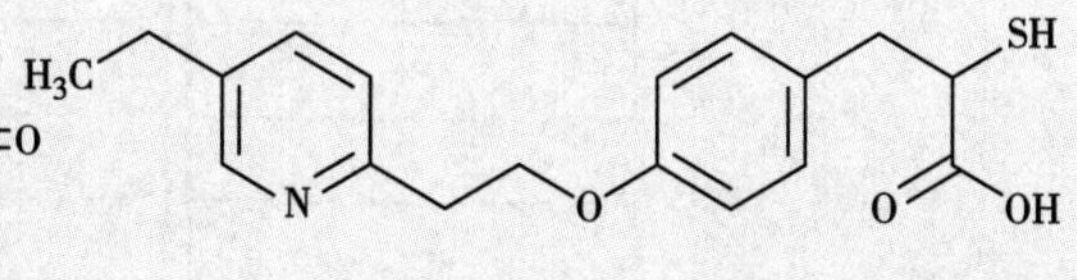

**6**

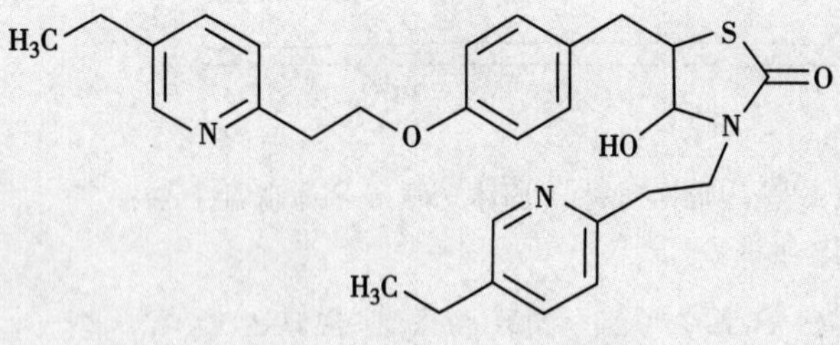

**7**

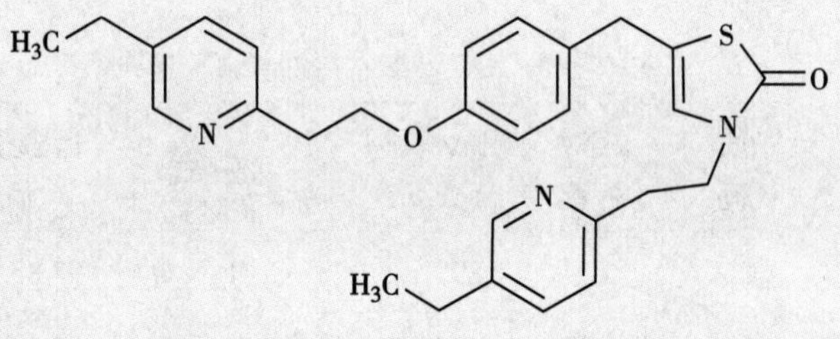

**8**

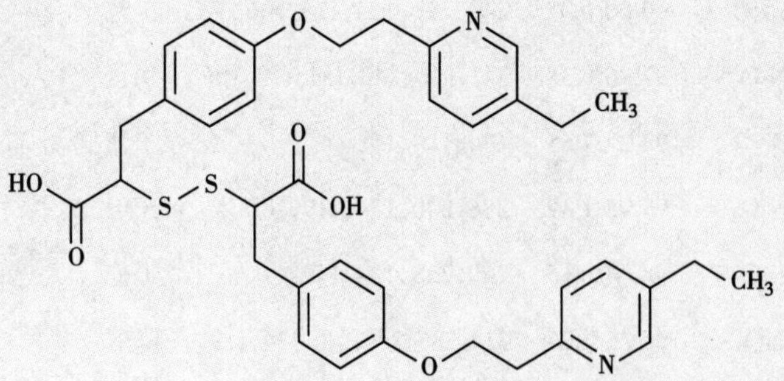

**9&10**

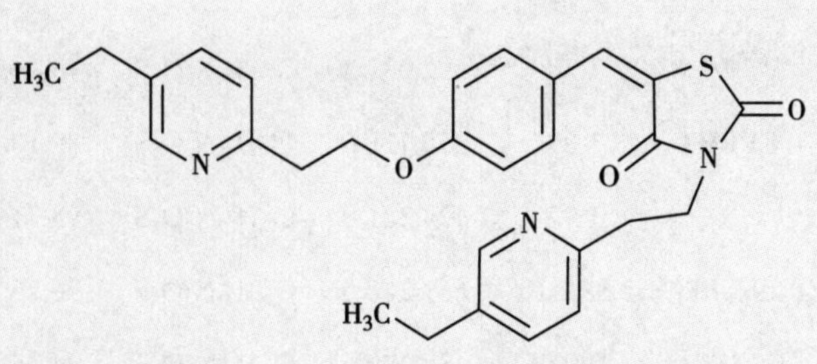

**11**

**示例分析**：分析识别药物中有关物质的来源、转移状态和控制水平，对于原料药的质量控制至关重要。药物中的特殊杂质，即有关物质来源于起始原料、中间体、副产物和降解产物等。对起始物料和中间体的质量控制，主要针对它们的纯度，即杂质谱的检查研究、分析比较和水平控制。

中间体的质量控制，既可指导合成工艺路线的优化，又可为下游产物甚至终产品的杂质/有关物质进行溯源，确定有关物质的形成机制和转移过程，为有关物质的控制和指标设置提供依据。

起始物料和中间体中杂质控制的具体含量限度水平，可以根据工艺条件、后续影响程度等进行合理的设置。通常起始物料和中间体中杂质控制的限度水平，要比成品的要求显著宽松。

## 三、意义

根据《化学药物质量标准建立的规范化过程技术指导原则》的要求，药物质量研究与标准的制定是药物研发的主要内容之一。

标准的制定只是控制产品质量的有效措施之一，药物的质量还应实施 GMP 及工艺 SOP，以实现生产过程的全面控制。只有将质量标准的“终点控制”和生产的“过程控制”结合起来，才能全面地控制产品的质量（图 5-16）。

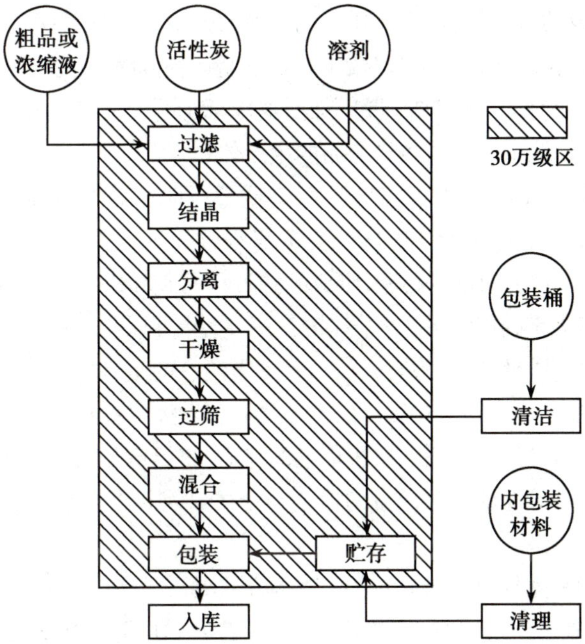


图 5-16　非无菌原料药精制干燥和包装工艺的简略流程框图及环境区域划分

过程质量控制是指将投料转化为成品的一项或一组活动中涉及的质量控制，是产品从无到有全过程的质量控制，是全面质量管理的体现。

从全面质量管理体系而言，过程的质量控制是确保最终产品质量的基础。

因此，中间体的质量控制正是过程质量控制环节的具体表现，是原料药质量控制的前哨、补充和保证，也是 QbD 理念的要求。主要涉及起始原辅料和中间体的质量控制，通过对原辅料、中间体质量的逐级控制，加强并实现对最终产品质量全面控制和溯源。

涉及过程的起始原辅料和中间体的质量要求、质量研究和质量监控，已经逐渐成为药物研究和生产所要提供的正式内容和资料。

生产工艺全程质量控制，已经越来越成为保障化学药品、中药和生物制品质量的有效和必须措施/策略。

综上可知，中间体的质量控制，从目标角度是确保了下游产品的质量，从内涵角度是多环节过程控制或系统控制的标志性节点，具有承上启下的桥梁作用，既是起始原料的结果，更是最终产品质量控制的基础，是新药研发和药品生产质量的不可或缺的重要环节/关键质控点。

### 四、过程控制的整体策略

过程控制消除了生产各单元环节之间的界限，将相互独立的各单元环节紧密地联系在一起，贯穿于生产和技术的全过程（设计、制造、流通和使用等过程）。真正让企业管理者和生产参与者明白：过程控制是确保产品质量的有效手段，进而将质量管理从事后的处理与落实，推进到过程的管理与控制，进而发展成为事前的把关和预防。

实施过程控制的关键措施，包括如下五个方面。

(1) 全面进行质量意识的教育培训。在生产企业中，产品生产相关人员应具备良好的"技术素质"、严格的"质量观念"和全面的"责任担当"。企业的产品质量保障，首先要从提高全员的"质量意识"开始。

(2) 严格执行工艺规程。产品的生产加工必须严格执行操作规程（GMP+SOP），按工艺要求生产。因为制造过程是产品形成的直接过程，产品质量的好坏直接取决于过程的有效控制，任何一个环节的疏忽都可能导致产品不合格。此外，在严格按工艺要求生产的同时，还必须提高生产操作人员的操作技能，抓好生产过程的关键环节，严格管理和控制影响产品质量、工序能力及生产效率的关键步骤和因素，从而确立能持续稳定地生产出高质量产品的生产体系。

(3) 设置合理的质量控制点（关键工艺步骤/关键质量属性）。质量控制点的合理设置是产品质量得以保证的前提。因此，在质量控制的过程中，首先必须预先确定关键质量属性和关键质控点，设置相应的控制环节。例如，原材料的进货检验、半成品的过程检验和成品的最终检验，建立"三检"制度。其次，设置内部质量控制人员，在生产的各个关键工序建立控制点，并确定各级主管为质量第一责任人。最后，还需设置专职的质量监督、检查人员。其中需注意的是，质控人员必须独立于生产部门，归口质管部直属企业最高领导管理。这样质量控制才能真正发挥权威和作用。

(4) 建立畅通的质量信息传递渠道。质量信息的滞后，将给产品质量保障带来风险。没有畅通的质量信息反馈渠道，就不能够保证产品质量的稳定与合格。因此"信息的及时性"是解决质量问题的关键。

(5) 进行不良产品的有效控制。质量偏离产品应进行彻底分析，锁定原因，并进而制订针对性控制方法。对问题产品的处理，不应局限在表面责任的落实与处罚；否则无法避免同样问题的重复出现。对问题的处理必须坚持"三不放过原则"：不良原因分析不清，不放过；未制订纠正、预防措施，不放过；责任不明确、未处理，不放过。

药品生产全面质量控制的实施，使企业的质量管理从对"产品的质量检验控制"，上升到"全过程的质量控制"，进而形成"全系统的质量控制"。在质量管理的过程中"质量检验是基础，过程控制是核心"。无论是在全面质量管理阶段，还是在质量检验控制阶段，过程控制始终发挥着不可替代的作用。

## 第五节　原料药质量标准要点

原料药系指用于药物制剂生产的活性物质（API，化学药品的原料，中药制剂的中药材、饮片或提取物，以及生物制剂的原材料）。

原料药相对于制剂而言，没有共存的辅料、没有共存的复方组分、没有进一步的加工引入或增加的有关物质等干扰，没有处方剂量的限制等。

原料药的化学结构、理化性质、药理性和毒理性均是自身特性的系统表现，更是制剂的物质基础。

原料药的质量特性（**质量控制要点**）应该表现为：生产工艺稳定、化学结构明确、成品质量可控。工艺稳定，保障了满足供应要求的成品持续产生；化学结构明确是安全有效的物质基础；在性状、鉴别、检查和含量等全部质量指标与限度，均明确符合要求的情况下，成品质量方才合格。

药品的质量标准是能够明确反映药品质量特性（指标）和技术参数（限度要求）的技术文件（检验方法），是药品质量检验和控制的技术依据。

针对原料药的特点，在研究和制定其质量标准时，应该充分体现化学结构特征与理化性质的关系、充分体现质量指标限度与检测方法的关系。作为制剂的物质基础，原料药的质量标准不仅是自身质量控制的规定，更是其制剂处方工艺研究和实施的技术依据。

典型原料药的质量标准见第一章示例 1-1。

原料药质量标准的制定包括性状、鉴别、检查和含量测定四个主要方面。

### （一）性状

**1. 外观**　原料药的外观主要表现在色泽、粉性、油性、晶型、嗅味，甚至味道上。这些看似简单的指标，也常因操作不当而判断错误，因此，需要进行规范。

例如，固体药物粉末色泽的观察，需要将药粉放在洁白的纸面上，于自然光下观察，确保没有荧光灯效应出现偏色现象。针对光敏感原料药，在观察和标准制定时，必须考虑暴露时间、储存条件等对供试品的影响，并在标准说明中阐述。

结晶型药物，在规定晶型特征时，除目测观察外，还可利用显微镜、电子显微镜，甚至粉末 X 射线衍射，观察拍摄与记录，以准确掌握粉末形态。

**2. 理化性质**　原料药的理化性质观测包括熔点、沸点、溶解度、光谱特征和光学特征等。其中溶解度的考察溶剂应全面，包括在合成、制剂和分析检验中常用的不同极性溶剂中的溶解度，特别是水溶性的结果对进一步的制剂研究和溶出度考察尤为重要。光谱特征主要包括 UV 和 IR，如紫外吸收曲线特征和吸收系数等，既是定性鉴别的依据，又是定量分析的基础。光学特征中，旋光度是手性药物的专属特征，糖类化合物还有折光度特性。标准制定时，可根据原料药的理化性质，确定研究的内容和标准项目。

### （二）鉴别

利用体现原料药特性的专属化学反应、光谱特征或色谱行为，可以识别原料药的真伪。

**化学鉴别法**是根据原料药分子中特有官能团的化学反应所产生的颜色、沉淀、气体等现象，进行的真伪判断。例如，维生素 C（抗坏血酸）中具有烯二醇基，具有极强的还原性和弱酸性，既可与硝酸银试液作用产生黑色银沉淀，又可将有色二氯靛酚钠试液还原成无色的酚亚胺，从而实现基于不同机制的化学鉴别。

**仪器鉴别法**是根据分子中的药物的光谱或色谱行为进行的特异性鉴别。例如，维生素 C 具有的共轭体系，使维生素 C 的稀盐酸溶液在 243nm 的波长处有最大吸收，$E_{1cm}^{1\%}$(243nm) 为 560，可用于鉴别。紫外光谱特征的专属性常常不理想，具有指纹特征的红外光谱法是原料药鉴别的主要光谱方法。

### （三）检查

原料药的质量检查，通常涉及安全性、有效性和质量可靠性等较多的项目。包括酸碱度、溶液颜色、残留溶剂、一般杂质和特殊杂质（有关物质）等检查。除特殊杂质和残留溶剂，其他的检查均为常规项目，可直接参照药典通则相关的要求进行。

特殊杂质和残留溶剂的检查，均需要根据原料药生产工艺路线中涉及的原辅料、中间体和溶媒等，根据原料药的理化性质，制订针对性的检查方案，建立适宜的分离检测方法。

根据化学药物杂质研究指导原则，针对杂质含量大于 0.1% 的杂质（中间体、副产物或降解物），还需要进行其化学结构的分析鉴定，以便揭示原料药所潜在的安全风险或质量问题，以利于追溯和控制原料药的质量。残留溶剂应参照化学药物残留溶剂研究指导原则的要求进行。

与制剂标准不同，为保障原料药的安全和质量可控，原料药的质量标准通常更加强调有关物质、残留溶剂、元素杂质和基因毒性杂质等检查项目和指标限度的制定。

只有当原料药不甚稳定、制剂工艺可能造成 API 有关物质的增加时，制剂中的有关物质才需要进行独立和系统的研究考察和分析控制。

例如，ChP 阿司匹林原料药，除直接检查游离水杨酸外，还进一步采用 HPLC 法检查其有关物质。而在阿司匹林肠溶片中，没有继续收载有关物质的检查。

### （四）含量测定

由于原料药的组成单一、纯度高、含量高，又常没有对照品，所以原料药的含量测定常采用容量分析法。通过药物分子结构中特征的酸性基团、氧化还原基团或配位基团等，选用对应的酸碱滴定、氧化还原滴定或配位滴定等化学计量反应，即可实现定量测定。

容量分析法的特点是称样量大、误差小、准确度高、操作简便、容易普及、成本低等。但是，在原料药缺乏定量反应条件、有关物质含量较高（产生干扰）、原料药供应有限等情形下，均不宜采用容量分析方法进行含量测定。

研究建立原料药化学对照品后，则可采用更为灵敏和专属的光谱或色谱方法进行定量测定。

总之，为确保原料质量控制，原料药的质量标准应具备科学性、完整性、准确性和便利性的特点。

**1. 科学性** 质量标准的建立，应基于科学的、全面的药学研究。

**2. 项目齐全** 项目指标应反映原料药的理化性质，与潜在质量问题和关键控制点相应。

**3. 方法精准** 原料药的各个检验和控制方法，必须精准反映相关质量控制点的质控指标，尽可能减少误差（如杂质的控制，外标对照更优），以此确保原料的基准作用（是进一步制剂工艺的质量保证和临床安全用药的质量基础）。

**4. 便捷易行** 原料药的质量标准所涉及的分析方法应具备易于控制、易于生产应用和易于检验实施的特点。避免不常用、高成本的方法或仪器用于质量的分析和控制。

## 本章小结

1. 原料药的质量控制点包括化学结构鉴定、晶型分析、粒度和中间体质控。

2. 原料药在药物研发和生产中，处于核心和龙头的地位。

3. 药物结构鉴定常用的方法包括 UV、IR、MS 和 NMR，X 射线衍射、圆二色谱和热分析也是药物特征的重要分析方法。

4. 药物的晶型和粒度，既是影响其溶解度和稳定性的重要特性，更是影响其生物有效性的决定特性。

5. 原料药的质量由生产工艺过程的控制得到保障。起始物料和中间体的质量控制与最终产品的质量相辅相成。生产过程控制是全面质量控制系统性工程的核心。

6. 原料药质量标准应具备的特点有科学性、完整性、准确性和便利性。

（杭太俊）

## 思　考　题

1. 原料药的重点分析项目有哪些？
2. 原料药关键中间体质量控制的目的和意义有哪些？
3. 药物结构鉴定的主要技术有哪些？

## 参考文献

[1] 殷潇雅，汪澄，明国军，等．盐酸吡格列酮有关物质的色谱-质谱结构鉴定．中国药科大学学报，2017，48(06)：701-710.

[2] PARK J，CHO W，CHA K H，et al. Solubilization of the poorly water soluble drug，telmisartan，using supercritical anti-solvent(SAS) process. Int J Pharm，2013，441(1-2)：50-55.

[3] REPIN I A，LOEBENBERG R，DIBELLA J，et al.Exploratory study on lercanidipine hydrochloride polymorphism：pH-dependent solubility behavior and simulation of its impact on pharmacokinetics.AAPS PharmSciTech，2021，22(2)：54.

[4] UVAROV V，POPOV I.Development and metrological characterization of quantitative X-ray diffraction phase analysis for the mixtures of clopidogrel bisulphate polymorphs. J Pharm Biomed Anal，2008，46(4)：676-682.

[5] MONSCHKE M，WAGNER K G. Impact of HPMCAS on the dissolution performance of polyvinyl alcohol celecoxib amorphous solid dispersions. Pharmaceutics，2020，12(6)：541.

[6] PUNČOCHOVÁ K，PRAJZLEROVÁ M，BERÁNEK J，et al. The impact of polymeric excipients on the particle size of poorly soluble drugs after pH-induced precipitation. Eur J Pharm Sci，2016，95：138-144.

第五章
目标测试

# 第六章

# 药物制剂的重点分析项目

第六章
教学课件

**学习目标**

1. **掌握** 药物制剂分析的特点和典型制剂的重点分析项目。
2. **熟悉** 药物制剂质量标准的特点。
3. **了解** 药物制剂关键质量属性与控制策略;药物制剂设计与质量评价。

药物制剂(drug product)由原料药物(drug substance)或与药用辅料(excipient)制成供临床使用的剂型(dosage form),并经包装而成。

药物制剂分析针对药物制剂的活性药物成分(active pharmaceutical ingredient,API)、药用辅料与药包材,依据剂型与剂量,通过性状观测、鉴别、检查、含量测定,分析药物制剂的有效性、安全性、均一性、稳定性,以判定药物制剂是否符合其既定的临床用途及相应的质量标准。

药物制剂是制药工业的最终产品和 API 的临床使用形式。因此,药物制剂分析是药物分析的重要组成部分。

## 第一节 药物制剂类型与分析特点

为了满足临床用药的不同需求,ChP、USP、EP、BP、JP 和 Ph.Int 等药典均收载了多种药物制剂类型,如片剂、注射剂等。在每种剂型项下还收载了多种亚剂型。例如,片剂以口服普通片为主,另有含片、舌下片、口腔贴片、咀嚼片、分散片、可溶片、泡腾片、阴道片、阴道泡腾片、缓释片、控释片、肠溶片、口崩片等;注射剂有注射液、注射用无菌粉末、注射用浓溶液等。

药物制剂的质量控制与原料药的有所不同。主要有如下两方面差异。

1. 样品检验时,通常需要预处理、使用专属性强的分析方法,以排除药物制剂中辅料及其他成分对待测成分的干扰。

2. 需要针对剂型特性进行针对性检查,以表征药物制剂的均一性、有效性、安全性、稳定性等质量特性。

药物制剂的剂型不同,其质量要求随之不同,如表 6-1 所示。

### 一、性状观测

药物制剂性状观测一般比其原料药物性状观测简便。药物制剂性状观测的主要特点如下。

**1. 简单易行** 药物制剂的性状项下通常仅有外观一项;而原料药物的性状项下一般包括外观、溶解度和物理常数,如表 6-1 所示。

**2. 可用于识别剂型** 药物制剂不同剂型的外观差异明显;而原料药物的外观描述一般为“白色或类白色的结晶或结晶性粉末”,如表 6-1 所示。

**3. 可用于使用前质量控制** 药物制剂外观观测无需特殊的设备和技能,而药物制剂的外观在一定程度上能综合表征其质量特性,故使用前可由临床药师、医师、护士或服用者等依据质量标准独立

表 6-1 ChP 醋酸氢化可的松及其制剂的分析

| 药品及规格 | 性状 | 鉴别 | 检查 | 含量测定 | | | |
|---|---|---|---|---|---|---|---|
| | | | | 限度 | 测定方法 | 样品预处理方法 | 样品量 |
| 原料药物 | 白色或类白色的结晶性粉末；无臭。甲醇、乙醇或三氯甲烷中微溶，水中不溶。<br>二氧六环中比旋度为 +158°~+165°。无水乙醇中，241nm 波长处的（$E_{1cm}^{1\%}$）为 383~407 | （1）与硫酸苯肼试液反应显色。<br>（2）与硫酸反应显色，并带荧光。<br>（3）HPLC。<br>（4）IR | （1）有关物质。<br>（2）干燥失重 | 97.0%~102.0%（按干燥品计算） | HPLC | | 适量 |
| 片剂<br>20mg | 白色片 | 本品细粉用三氯甲烷提取，滤过，滤液蒸干，残渣照醋酸氢化可的松项下的鉴别（1）（2）项试验 | （1）含量均匀度。<br>（2）照片剂项下的规定检查：崩解时限 | 标示量的 90.0%~110.0% | UV-Vis | 研细，加无水乙醇振摇使醋酸氢化可的松溶解，滤过 | 20 片 |
| 注射液<br>1ml：25mg<br>5ml：125mg | 微细颗粒的混悬液。静置后微细颗粒下沉，振摇后成均匀的乳白色混悬液 | （1）本品用三氯甲烷提取，滤过，滤液蒸干，残渣照醋酸氢化可的松项下的鉴别（1）（2）项试验。<br>（2）HPLC | （1）pH。<br>（2）有关物质。<br>（3）细菌内毒素。<br>（4）照注射剂项下的规定检查：装量、可见异物、无菌 | 标示量的 90.0%~110.0% | HPLC | 分别充分摇匀后，并入同一具塞试管中，再充分摇匀，加甲醇振摇使醋酸氢化可的松溶解 | 数支 |
| 眼膏<br>0.5% | 黄色软膏 | （1）本品加石油醚振摇使基质溶解，滤过，滤渣用石油醚洗涤，加无水乙醇，置水浴上加热并搅拌使醋酸氢化可的松溶解，冰浴冷却，滤过，滤液置水浴上蒸干，残渣照醋酸氢化可的松项下的鉴别（1）（2）项试验。<br>（2）HPLC | 照眼用制剂项下的规定检查：粒度、金属性异物、最低装量、无菌 | 标示量的 90.0%~110.0% | HPLC | 加甲醇，80℃水浴加热并振摇，使基质完全融化，放冷后甲醇稀释定容，冰浴冷却后迅速滤过 | 适量 |

实施外观观测以控制药物制剂的质量。

### （一）片剂性状观测

ChP 通则“0101 片剂”项下规定，片剂为圆形或异形的片状固体制剂，其外观应完整光洁、色泽均匀。同时，片剂还应符合各品种正文性状项下关于色泽和外形等的描述，如表 6-1 所示。

### （二）注射剂性状观测

ChP 通则“0102 注射剂”项下规定：①溶液型注射液应澄清；②乳状液型注射液不得有相分离现象；③除另有规定外，混悬型注射液中若有可见沉淀，振摇时应容易分散均匀；④注射用无菌粉末为粉末或块状物。

同时，注射剂还应符合各品种正文性状项下关于色泽和聚集状态等的描述，如表 6-1 所示。又例如，ChP 维生素 C 注射液“【性状】本品为无色至微黄色的澄明液体”；ChP 丙泊酚乳状注射液“【性状】本品为白色的均匀乳状液体”；ChP 注射用氨苄西林钠“【性状】本品为白色或类白色的粉末或结晶性粉末”；ChP 乳果糖浓溶液“【性状】本品为无色至浅棕黄色的澄清黏稠液体”。

## 二、鉴别

药物制剂鉴别因辅料干扰，常弱于其原料药物鉴别，主要体现在鉴别试验数目减少和鉴别方法专属性减弱。

药物制剂与其原料药物所鉴别的成分为同一 API。因此，药物制剂鉴别依据其 API 的性质，以其原料药物的鉴别试验为基础，选择 2~5 项鉴别试验进行鉴别。

1. 原料药物的鉴别试验中，不受制剂辅料干扰的试验，直接采用。

2. 原料药物的鉴别试验中，受制剂辅料干扰的试验，排除干扰后再采用；若此试验专属性弱和/或烦琐耗时，可不采用。

3. 新增鉴别试验。

表 6-1 中，醋酸氢化可的松的鉴别试验共 4 项，试验（1）和（2）（均为化学反应）在排除片剂辅料干扰后用于片剂鉴别，而试验（3）和（4）（烦琐耗时且专属性较弱的 HPLC 试验和受片剂辅料干扰的 IR 试验）未用于片剂鉴别。

关于 IR 鉴别法：为加强对药物有效性的控制，近年有更多的药物制剂经溶剂提取并挥干溶剂后，采用专属性强的 IR 鉴别法（通则 0402）进行鉴别。药物制剂经溶剂提取后的 IR 鉴别可分为表 6-2 所示的四种情况。①辅料无干扰，待测成分的晶型不变化：直接与原料药物的标准光谱比对。②辅料无干扰，待测成分的晶型有变化：用 API 对照品经同法处理后的光谱比对。③辅料有干扰，待测成分的晶型无变化：参照原料药物的标准光谱，在指纹区选择 3~5 个不受辅料干扰的待测成分的特征谱带作为鉴别依据。实测谱带的波数误差应小于规定值的±5$cm^{-1}$（0.5%）。④辅料有干扰，待测成分的晶型有变化：一般不宜采用 IR 法进行鉴别。

表 6-2　药物制剂经溶剂提取后的 IR 鉴别情况

| 情况 | 辅料干扰 | 待测成分晶型变化 | API 标准光谱 | API 对照品 |
|---|---|---|---|---|
| 1 | – | – | 直接比对 | |
| 2 | – | + | | 经同法处理后的光谱 |
| 3 | + | – | 鉴别依据：在指纹区选择 3~5 个不受辅料干扰的待测成分的特征谱带。<br>实测谱带的波数误差应小于规定值的±5$cm^{-1}$（0.5%） | |
| 4 | + | + | 不宜 | |

注：“–”和“+”分别表示“不发生”和“发生”。

**示例 6-1**　ChP 甲睾酮及其片剂的鉴别

甲睾酮的鉴别：

(1) 取本品 5mg，加硫酸-乙醇(2：1)1ml 使溶解，即显黄色并带有黄绿色荧光。

(2) 在含量测定项下记录的色谱图中，供试品溶液主峰的保留时间应与对照品溶液主峰的保留时间一致。

(3) 本品的红外光吸收图谱应与对照的图谱(光谱集 120 图)一致。

甲睾酮片的鉴别：取本品细粉适量(约相当于甲睾酮 10mg)，加乙醇或三氯甲烷 10ml，搅拌使甲睾酮溶解，滤过，滤液置水浴上蒸干，残渣照甲睾酮项下的鉴别(1)(3)项试验，显相同的结果。

**示例分析：**示例中，甲睾酮属于甾体激素类药物，主要通过结构改造进行制备，其鉴别受其他甾体化合物的干扰，须采用专属性强的方法，如 IR 法。甲睾酮片按其正文项下规定的样品预处理方法排除辅料干扰后，其红外光吸收图谱与甲睾酮的对照图谱(光谱集 120 图)直接比对。由此可见，甲睾酮片的样品预处理方法有效排除了辅料干扰，且待测成分的晶型无变化。此外，甲睾酮片的鉴别未采用甲睾酮的鉴别试验(2)，即 HPLC 试验。

**示例 6-2**　ChP 阿司匹林及其片剂的鉴别

阿司匹林的鉴别：

(1) 取本品约 0.1g，加水 10ml，煮沸，放冷，加三氯化铁试液 1 滴，即显紫堇色。

(2) 取本品约 0.5g，加碳酸钠试液 10ml，煮沸 2 分钟后，放冷，加过量的稀硫酸，即析出白色沉淀，并发生醋酸的臭气。

(3) 本品的红外光吸收图谱应与对照的图谱(光谱集 5 图)一致。

阿司匹林片的鉴别：

(1) 取本品的细粉适量(约相当于阿司匹林 0.1g)，加水 10ml，煮沸，放冷，加三氯化铁试液 1 滴，即显紫堇色。

(2) 在含量测定项下记录的色谱图中，供试品溶液主峰的保留时间应与对照品溶液主峰的保留时间一致。

**示例分析：**示例中，阿司匹林的鉴别试验共 3 项，试验(1)(化学反应)直接用于片剂鉴别，试验(2)和(3)(烦琐耗时且专属性较弱的酯水解反应和受片剂辅料干扰的 IR 试验)未用于片剂鉴别。此外，片剂鉴别新增其含量测定采用的 HPLC 试验。

关于 HPLC 鉴别法：当药物制剂的含量测定或杂质检查采用了 HPLC 法时，将 API 的保留时间用于鉴别，可提高分析效率。如表 6-1 所示，除片剂(含量测定和检查均未采用 HPLC 法)外，醋酸氢化可的松及其制剂均采用 HPLC 法同时进行含量测定和鉴别。

示例 6-1 中，甲睾酮片的鉴别未采用其含量测定采用的 HPLC 法，因为其鉴别已采用专属性强的 IR 法。示例 6-2 中，阿司匹林片的鉴别新增了其含量测定采用的 HPLC 法。

### (一) 片剂鉴别

片剂鉴别时，各国药典排除辅料干扰的常用方法为溶剂提取 API、滤除不溶性辅料、挥干溶剂，见表 6-1 和示例 6-1。

### (二) 注射剂鉴别

注射剂鉴别时，其类型不同，辅料干扰及其排除方法也不同。

表 6-1 中，醋酸氢化可的松注射液(混悬液)鉴别时，排除辅料干扰的方法也为溶剂提取 API、滤除不溶性辅料、挥干溶剂。

示例 6-3 ChP 青霉素钠及注射用青霉素钠的鉴别

青霉素钠的鉴别：

(1) 在含量测定项下记录的色谱图中，供试品溶液主峰的保留时间应与对照品溶液主峰的保留时间一致。

(2) 本品的红外光吸收图谱应与对照的图谱(光谱集 222 图)一致。

(3) 本品显钠盐鉴别(1)的反应(通则 0301)。

注射用青霉素钠的鉴别：取本品，照青霉素钠项下的鉴别试验，显相同的结果。

**示例分析：** 示例中，注射用青霉素钠与青霉素钠的鉴别试验一致。

### (三) 复方制剂鉴别

复方制剂与单方制剂相比，因含有 2 种或 2 种以上 APIs，不仅待鉴别的 APIs 多，且须考虑 APIs 之间的相互干扰。若 APIs 之间的相互干扰不存在或可忽略，按单方制剂进行鉴别。色谱法具有分离分析功能，在一定条件下能同时分析多个成分，是复方制剂分析最常用的方法。

示例 6-4 ChP 复方磺胺甲噁唑片的分析

本品含磺胺甲噁唑($C_{10}H_{11}N_3O_3S$)和甲氧苄啶($C_{14}H_{18}N_4O_3$)均应为标示量的 90.0%~110.0%。

**【处方】** 磺胺甲噁唑 400g，甲氧苄啶 80g，辅料适量，制成 1 000 片。

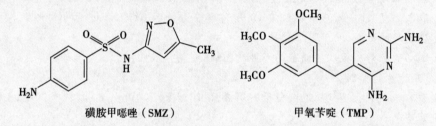

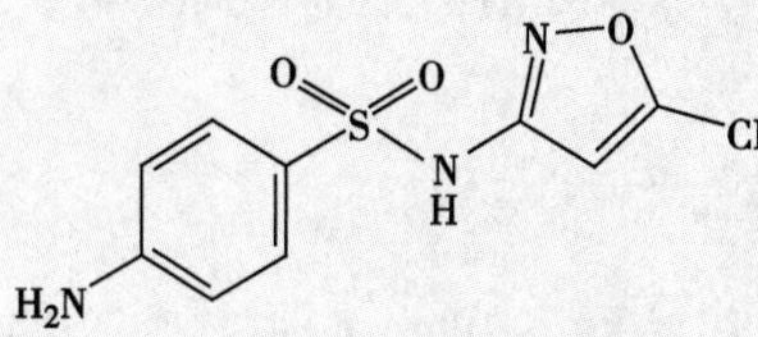

磺胺甲噁唑(SMZ)

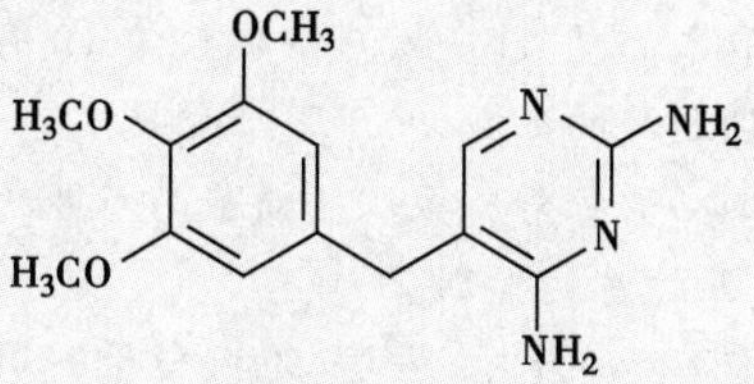

甲氧苄啶(TMP)

**【性状】** 本品为白色片。

**【鉴别】**

(1) 取本品的细粉适量(约相当于甲氧苄啶 50mg)，加稀硫酸 10ml，微热使甲氧苄啶溶解后，放冷，滤过，滤液加碘试液 0.5ml，即生成棕褐色沉淀。

(2) 照薄层色谱法(通则 0502)试验。

供试品溶液：取本品的细粉适量(约相当于磺胺甲噁唑 0.2g)，加甲醇 10ml，振摇，滤过，取滤液。

对照品溶液：取磺胺甲噁唑对照品 0.2g 和甲氧苄啶对照品 40mg，加甲醇 10ml 溶解。

色谱条件：采用硅胶 $GF_{254}$ 薄层板，以三氯甲烷-甲醇-*N*,*N*-二甲基甲酰胺(20∶2∶1)为展开剂。

测定法：吸取供试品溶液与对照品溶液各 5μl，分别点于同一薄层板上，展开，晾干，置紫外光灯(254nm)下检视。

结果判定：供试品溶液所显两种成分的主斑点的位置和颜色应与对照品溶液的两个主斑点相同。

(3) 在含量测定项下记录的色谱图中，供试品溶液两主峰的保留时间应与对照品溶液相应的两主峰的保留时间一致。

(4) 取本品的细粉适量(约相当于磺胺甲噁唑 50mg)，显芳香第一胺类的鉴别反应(通则 0301)。

以上(2)(3)两项可选做一项。

**【检查】** **溶出度** 照溶出度与释放度测定法(通则 0931 第二法)测定。

**溶出条件**　以 0.1mol/L 盐酸溶液 900ml 为溶出介质，转速为 75r/min，依法操作，经 30 分钟时取样。

**供试品溶液**　取溶出液适量，滤过，取续滤液。

**对照品溶液、色谱条件与系统适用性要求**　见含量测定项下。

**测定法**　见含量测定项下。计算每片中磺胺甲噁唑和甲氧苄啶的溶出量。

**限度**　标示量的 70%，均应符合规定。

**其他**　应符合片剂项下有关的各项规定（通则 0101）。

**【含量测定】**　照高效液相色谱法（通则 0512）测定。

**供试品溶液**　取本品 10 片，精密称定，研细，精密称取适量（约相当于磺胺甲噁唑 44mg），置 100ml 量瓶中，加 0.1mol/L 盐酸溶液适量，超声使两主成分溶解，用 0.1mol/L 盐酸溶液稀释至刻度，摇匀，滤过，取续滤液。

**对照品溶液**　取磺胺甲噁唑对照品和甲氧苄啶对照品各适量，精密称定，加 0.1mol/L 盐酸溶液溶解并定量稀释制成每 1ml 中含磺胺甲噁唑 0.44mg 和甲氧苄啶 89μg 的溶液，摇匀。

**色谱条件**　用十八烷基硅烷键合硅胶为填充剂；以乙腈-水-三乙胺（200∶799∶1）（用氢氧化钠试液或冰醋酸调节 pH 至 5.9）为流动相；检测波长为 240nm；进样体积 10μl。

**系统适用性要求**　理论板数按甲氧苄啶峰计算不低于 4 000，磺胺甲噁唑峰与甲氧苄啶峰间的分离度应符合要求。

**测定法**　精密量取供试品溶液和对照品溶液，分别注入液相色谱仪，记录色谱图。按外标法以峰面积计算。

**【类别】**　磺胺类抗菌药。

**【贮藏】**　遮光，密封保存。

**示例分析：**示例中，复方磺胺甲噁唑片的处方示明该片含有磺胺甲噁唑（SMZ）和甲氧苄啶（TMP）。复方磺胺甲噁唑片的鉴别试验（1）和（4）直接采用 TMP 和 SMZ 原料药物的化学鉴别试验，分别鉴别其 TMP 和 SMZ；鉴别试验（2）和（3）分别采用 TLC 法和 HPLC 法（可选做一项），分离并同时鉴别其 TMP 和 SMZ。复方磺胺甲噁唑片鉴别未采用 TMP 和 SMZ 的 IR 试验。

## 三、检查

药物制剂检查可分为杂质检查和剂型检查。其中，杂质检查主要表征安全性、稳定性；剂型检查是药物制剂特有的重要检查，主要表征均一性、有效性、安全性、稳定性。

### （一）杂质检查

药物制剂杂质检查与原料药物杂质检查相比，检查项少；常受辅料干扰；特殊杂质检查方法首选高专属性、高灵敏度的分离分析方法（如 HPLC 法）。

ChP 指导原则“9102 药品杂质分析指导原则”明确指出，除降解产物和毒性杂质外，原料药物已控制的杂质，其制剂一般不再控制。因此，药物制剂主要检查以下杂质。

**1. 制剂生产中可能产生的杂质**　如葡萄糖注射液（含葡萄糖 $C_6H_{12}O_6 \cdot H_2O$ 为标示量的 95.0%~105.0%）检查的 5-羟甲基糠醛，是注射液生产中葡萄糖在高温等条件下脱水产生的杂质。葡萄糖（$C_6H_{12}O_6 \cdot H_2O$）未检查该杂质。

**2. 制剂生产中可能引入的毒性杂质**　如葡萄糖注射液（含葡萄糖 $C_6H_{12}O_6 \cdot H_2O$ 为标示量的 95.0%~105.0%）与葡萄糖（$C_6H_{12}O_6 \cdot H_2O$），其重金属限量均为 5ppm，因为毒性杂质限量的设置依据主要是安全性。

**3. 制剂生产和贮藏中可能增加的降解产物**　如阿司匹林检查的游离水杨酸，其制剂仍须检查，但限度不同，见表 6-3。降解产物的检查，除控制安全性外，在一定程度上还能够控制稳定性。

表 6-3 ChP 阿司匹林及其制剂的杂质检查

| 药品 | 杂质检查 | | | | | |
|---|---|---|---|---|---|---|
| | 特殊杂质 | | | | 一般杂质 | |
| | 游离水杨酸 | | | 其他 | 毒性 | 其他 |
| | 限量 | 检查方法 | 样品预处理方法 | | | |
| 原料药物 | 0.1% | HPLC | | 有关物质 | 重金属 | 溶液的澄清度、易炭化物、干燥失重、炽灼残渣 |
| 片 | 0.3% | HPLC | 滤过 | | | |
| 肠溶片 | 1.5% | HPLC | 滤过 | | | |
| 泡腾片 | 3.0% | HPLC | 滤过 | | | |
| 肠溶胶囊 | 1.0% | HPLC | 滤过 | | | |
| 栓 | 3.0% | HPLC | 微温熔融，搅拌下放冷，取适量，加溶剂（1% 冰醋酸的甲醇溶液），微温并振摇使阿司匹林溶解，放冷后溶剂稀释定容，冰浴冷却后迅速滤过 | | | |

## （二）剂型检查

ChP 通则“0100 制剂通则”项下规定了各种剂型常规的剂型检查项目。此外，同一剂型所含 API 的规格和/或性质（如溶解度）不同时，剂型检查的项目与限度可能不同。

同时，药物制剂各品种正文项下规定了各品种的剂型检查项目，主要为“0100 制剂通则”相应剂型项下常规的剂型检查项目，可能还包括各品种特殊的剂型检查项目。同一品种的规格不同时，剂型检查的项目与限度可能不同。

当通则与各品种正文的规定不一致时，照正文执行（如表 6-1 所示）。

ChP 通则项下收载了“0100 制剂通则”和药物制剂各品种正文中剂型检查项目的检查方法，如“0921 崩解时限检查法”和“0931 溶出度与释放度测定法”。

**1. 片剂的剂型检查** 药物片剂既是药物的一种剂量形式，又是药物的一种递释形式。因此，ChP 通则“0101 片剂”项下规定，除另有规定外，口服普通片应进行 2 项常规的剂型检查，即重量差异和崩解时限。其中，重量差异表征片剂的均一性，崩解时限表征片剂的有效性。

(1) 重量差异或含量均匀度：由于患者通过服用药物制剂以获得所需剂量的药物，药物制剂数个单位剂量（指患者服用的常规剂量，dosage unit）的 API 含量一致程度即单位剂量均匀度（uniformity of dosage units）符合规定，是临床按剂量用药的基础。但是，受生产中多因素的影响（参见第三节），药物片剂各片的 API 含量可能存在不可接受的差异。因此，药物片剂的单位剂量均匀度需要通过检查重量差异或含量均匀度加以控制。ICH 关于单位剂量均匀度的通则 Q4B 附件 6 于 2013 年 11 月完成协调。

**重量差异**（weight variation）系指按规定的称量方法称量片剂时，片重与平均片重之间的差异，可表征原料药物与辅料混合均匀（按重量计）的片剂单位剂量均匀度。USP 用下式描述上述情况下各片的 API 含量与片重的关系。

$$C_i = W_i \times A / \overline{W}$$

式中，$C_i$ 表示片 $i$ 的 API 含量；$W_i$ 表示片 $i$ 的片重；$A$ 表示片剂的 API 含量；$\overline{W}$ 表示片剂的平均片重。

ChP 重量差异检查法：取供试品 20 片，精密称定总重量，求得平均片重后，再分别精密称定每片的重量，每片重量与平均片重相比较（凡无含量测定的片剂，每片重量应与标示片重比较），按表 6-4 中的规定，超出重量差异限度的不得多于 2 片，并不得有 1 片超出限度的 1 倍。薄膜衣片应在包薄膜衣后检查重量差异并符合规定。糖衣片的片芯应检查重量差异并符合规定，包糖衣后不再检查重量差异。

表 6-4　ChP 片剂的重量差异检查

| 平均片重或标示片重 | 重量差异限度 | 平均片重或标示片重 | 重量差异限度 |
|---|---|---|---|
| <0.30g | ±7.5% | ≥0.30g | ±5% |

**含量均匀度**(content uniformity)系指单剂量的固体、半固体和非均相液体制剂,其含量符合标示量的程度。含量均匀度可表征原料药物与辅料混合不均匀(按重量计)的片剂单位剂量均匀度。凡检查含量均匀度的制剂,一般不再检查重(装)量差异。此时,上述各片 API 含量与片重的关系式不成立,重量差异不能准确表征片剂的单位剂量均匀度。

ChP 通则"0941 含量均匀度检查法"规定,除另有规定外,片剂等每一个单剂标示量小于 25mg 或主药含量小于每一个单剂重量的 25% 者均应检查含量均匀度。检查含量均匀度时,除另有规定外,取供试品 10 个,照各品种项下规定的方法,分别测定每一个单剂以标示量为 100 的相对含量,按规定计算并判定。复试时,另取供试品 20 个,根据初、复试结果,以 30 个单剂进行计算并判定。

USP、EP 和 JP 检查片剂单位剂量均匀度的基本规定见表 6-5。

表 6-5　USP、EP 和 JP 的片剂单位剂量均匀度检查

| 片剂类型 | 片剂亚型 | 标示量与主药含量 | |
|---|---|---|---|
| | | ≥25mg 及≥25% | <25mg 或<25% |
| 未包衣片 | | 重量差异 | 含量均匀度 |
| 包衣片 | 薄膜衣片 | 重量差异 | 含量均匀度 |
| | 其他包衣片 | 含量均匀度 | 含量均匀度 |

(2) 崩解时限或溶出度:口服片剂在胃肠道崩解是其 API 溶解、吸收、产生药理作用的前提。因此,控制口服片剂的有效性时,须检查崩解时限或溶出度。该两项检查均采用口服固体制剂体内释放的体外模拟试验。

**崩解时限**(disintegration)系指口服固体制剂在规定时间内,于规定条件(模拟消化道条件,如水温 37℃±1℃、吊篮上下往返频率 30~32 次/min)下,全部崩解溶散或成碎粒,除不溶性包衣材料或破碎的胶囊壳外,应全部通过筛网。如有少量不能通过筛网,应已软化或轻质上漂且无硬心。崩解时限可用于检查 API 易溶的口服片剂(片剂一旦崩解,其 API 随即溶解完全)。ICH 关于崩解时限的通则 Q4B 附件 5 于 2009 年 6 月完成协调,于 2010 年 9 月完成第一次修订。

ChP 通则"0921 崩解时限检查法"规定,除另有规定外,取供试品 6 片,分别置升降式崩解仪吊篮的 6 根玻璃管中,启动崩解仪进行检查,各片均应在 15 分钟内全部崩解。如有 1 片不能完全崩解,应另取 6 片复试,均应符合规定。

常见片剂的崩解介质与时限规定见表 6-6。

表 6-6　常见片剂的崩解介质与时限规定

| 片剂类型 | 崩解介质 | 时限规定 |
|---|---|---|
| 普通片 | 水 | 15 分钟内 6 片均应完全崩解 |
| 薄膜衣片 | 水/盐酸溶液(9→1 000) | 30 分钟内 6 片均应完全崩解 |
| 糖衣片 | 水 | 1 小时内 6 片均应完全崩解 |
| 肠溶片 | ① 盐酸溶液(9→1 000)<br>② 磷酸盐缓冲液(pH 6.8);每管加入挡板 1 块 | ① 2 小时内 6 片均不得有裂缝、崩解或软化现象<br>② 1 小时内 6 片均应完全崩解 |
| 结肠定位肠溶片 | ① 盐酸溶液(9→1 000)<br>② 磷酸盐缓冲液(pH 6.8 以下)<br>③ 磷酸盐缓冲液(pH 7.5~8.0) | ① 6 片均不得有裂缝、崩解或软化现象<br>② 6 片均不得有裂缝、崩解或软化现象<br>③ 1 小时内 6 片均应完全崩解 |

**溶出度**(dissolution)系指片剂、胶囊剂或颗粒剂等普通制剂的API在规定条件(模拟消化道条件，如37℃±0.5℃的溶出介质、适当转速的转篮或桨叶)下溶出的速率(rate)和程度(extent)。对于缓释制剂、控释制剂、肠溶制剂、透皮贴剂等也称为释放度(drug release)。溶出度可用于检查API不易溶的口服片剂(片剂崩解后，其API也不能随即溶解完全)。此时，药物吸收的限制性因素是溶解而不是崩解。凡规定检查溶出度、释放度或分散均匀性的制剂，不再检查崩解时限。ICH关于溶出度的通则Q4B附件7于2009年10月完成协调，于2010年11月完成第二次修订。

ChP通则“0931 溶出度与释放度测定法”规定，普通制剂取供试品6片(粒、袋)，分别投入溶出仪的6个溶出装置中，立即按各品种项下规定的转速启动溶出仪，计时；至规定的取样时间(实际取样时间与规定时间的差异不得过±2%)，吸取溶出液适量，立即用适当的微孔滤膜滤过，自取样至滤过应在30秒内完成，且6个溶出杯的取样应在1分钟内完成。取澄清滤液，照该品种项下规定的方法测定，每片(粒、袋)的溶出量按标示量计算，应符合规定。复试时，应另取6片(粒、袋)，根据初、复试结果，以12片(粒、袋)进行判定。

**示例6-5** ChP硫酸阿托品片的剂型检查

**含量均匀度** 取本品1片，置具塞试管中，精密加水6.0ml，密塞，充分振摇30分钟使硫酸阿托品溶解，离心，取上清液作为供试品溶液，照含量测定项下的方法测定含量，应符合规定(通则0941)。

**其他** 应符合片剂项下有关的各项规定(通则0101)。

**示例分析**：示例中，硫酸阿托品片的规格为0.3mg，小于25mg，应检查含量均匀度，而不应检查重量差异。ChP通则“0941 含量均匀度检查法”规定“除另有规定外，取供试品10个，照各品种项下规定的方法，分别测定每一个单剂…”。硫酸阿托品片正文“含量均匀度”项下规定“取本品1片…”。因此，检查硫酸阿托品片的含量均匀度时，照各品种项下规定的方法，每次测定1片，共测定10片。另一方面，硫酸阿托品的性状项下有“本品在水中极易溶解…”，故硫酸阿托品片按“其他(通则0101)”检查崩解时限，而不检查溶出度。

**示例6-6** ChP苯巴比妥片的剂型检查

**含量均匀度** 取本品1片，置50ml(30mg规格)或25ml(15mg规格)量瓶中，加流动相适量，照含量测定项下的方法，自“超声20分钟”起，依法测定，应符合规定(通则0941)。

**溶出度** 照溶出度与释放度测定法(通则0931第二法)测定。

**溶出条件** 以水900ml为溶出介质，转速为50r/min，依法操作，经45分钟时取样。

**供试品溶液** 取溶出液滤过，精密量取续滤液适量，加硼酸氯化钾缓冲液(pH 9.6)定量稀释制成每1ml中约含5μg的溶液，摇匀。

**对照品溶液** 取苯巴比妥对照品，精密称定，加硼酸氯化钾缓冲液(pH 9.6)溶解并定量稀释制成每1ml中约含5μg的溶液。

**测定法** 取供试品溶液与对照品溶液，照紫外-可见分光光度法(通则0401)，在240nm的波长处分别测定吸光度，计算每片的溶出量。

**限度** 标示量的75%，应符合规定。

**其他** 应符合片剂项下有关的各项规定(通则0101)。

**示例分析**：示例中，苯巴比妥片的规格包括15mg、30mg、50mg、100mg，其中15mg和30mg的规格检查含量均匀度，而50mg和100mg的规格按“其他(通则0101)”检查重量差异。可见，同一品种的规格不同时，其剂型检查项目与限度也可能不同。另一方面，苯巴比妥的性状项下有“本品…在水中极微溶解…”，故苯巴比妥片应检查溶出度，而不应检查崩解时限。

比较示例6-5与示例6-6可知，硫酸阿托品片与苯巴比妥片虽同为片剂，但两者的剂型检查项目不同。一方面，两者的规格不同。硫酸阿托品片仅有一个小于25mg的规格，应检查含量均匀度；苯巴比妥片有4个规格，2个较大的规格应检查重量差异，其余2个较小的规格应检查含量均匀度。另一方面，两者的API溶解度不同。硫酸阿托品在水中极易溶解，故硫酸阿托品片应检查崩解时限；苯巴比妥在水中极微溶解，故苯巴比妥片应检查溶出度。

2. 注射剂的剂型检查 ChP通则“0102注射剂”项下规定，除另有规定外，注射剂应进行以下常规的剂型检查，包括装量或装量差异、渗透压摩尔浓度、可见异物、不溶性微粒、无菌、细菌内毒素或热原。其中，装量或装量差异表征注射剂的均一性，其余表征注射剂的安全性。

(1) 装量或装量差异：注射剂的单位剂量均匀度通过检查装量或装量差异加以控制。

**装量**（extractable volume of parenteral preparations）可表征注射液和注射用浓溶液的单位剂量均匀度。因为注射液和注射用浓溶液的API浓度是确定的，其单位剂量均匀度仅与装量相关；又因为待注射的药液由注射器抽取，故每支(瓶)药液的装量应不少于其标示装量(保证可取用量足够)。ICH关于装量的通则Q4B附件2于2008年6月完成协调，于2010年9月完成第一次修订。

ChP装量检查法：供试品标示装量不大于2ml者，取供试品5支(瓶)；2ml以上至50ml者，取供试品3支(瓶)。开启时注意避免损失，将内容物分别用相应体积的干燥注射器及注射针头抽尽，然后缓慢连续地注入经标化的量入式量筒内(量筒的大小应使待测体积至少占其额定体积的40%，不排尽针头中的液体)，在室温下检视。测定油溶液、乳状液或混悬液时，应先加温(如有必要)摇匀，再用干燥注射器及注射针头抽尽后，同前法操作，放冷(加温时)，检视。每支(瓶)的装量均不得少于其标示装量。

标示装量为50ml以上的注射液及注射用浓溶液照最低装量检查法(通则0942)检查，应符合规定。

也可采用重量除以相对密度计算装量。准确量取供试品，精密称定，求出每1ml供试品的重量(即供试品的相对密度)；精密称定用干燥注射器及注射针头抽出或直接缓慢倾出供试品内容物的重量，再除以供试品相对密度，得出相应的装量。

**装量差异**（weight variation）可表征注射用无菌粉末的单位剂量均匀度。除另有规定外，注射用无菌粉末照下述方法检查装量差异，应符合规定。凡规定检查含量均匀度的注射用无菌粉末，一般不再检查装量差异。

ChP装量差异检查法：取供试品5瓶(支)，除去标签、铝盖，容器外壁用乙醇擦净，干燥，开启时注意避免玻璃屑等异物落入容器中，分别迅速精密称定；容器为玻璃瓶的注射用无菌粉末，首先小心开启内塞，使容器内外气压平衡，盖紧后精密称定。然后倾出内容物，容器用水或乙醇洗净，在适宜条件下干燥后，再分别精密称定每一容器的重量，求出每瓶(支)的装量与平均装量。每瓶(支)装量与平均装量相比较(如有标示装量，则与标示装量相比较)，应符合下列规定(见表6-7)，如有1瓶(支)不符合规定，应另取10瓶(支)复试，应符合规定。

表6-7 装量差异限度

| 标示装量或平均装量 | 装量差异限度 | 标示装量或平均装量 | 装量差异限度 |
|---|---|---|---|
| ≤0.05g | ±15% | 0.15~0.50g | ±7% |
| 0.05~0.15g | ±10% | >0.50g | ±5% |

(2) 渗透压摩尔浓度：注射液的渗透压摩尔浓度与体液的渗透压摩尔浓度(正常人体血液的渗透压摩尔浓度为285~310mOsmol/kg)不相等时，注入人体可能导致细胞(细胞膜具有半透膜的性质)失水皱缩或吸水涨破。除另有规定外，静脉输液和椎管注射用注射液按各品种正文项下的规定，照渗透压摩尔浓度测定法(通则0632)测定渗透压摩尔浓度(osmolality)，应符合规定。渗透压摩尔浓度一般

通过测定溶液的冰点下降进行计算。USP、EP 和 JP 均控制此项。

(3) 可见异物：可见异物(visible particulates)系指存在于注射剂、眼用液体制剂和无菌原料药中，在规定条件下目视可观测到的不溶性物质，其粒径或长度通常大于 50μm。除另有规定外，照可见异物检查法(通则 0904)检查，应符合规定。USP、EP 和 JP 均控制此项。

关于供试品：必须按规定随机抽样。①注射液，除另有规定外，取供试品 20 支(瓶)。②注射用无菌制剂，除另有规定外，取供试品 5 支(瓶)，用适宜的溶剂和适当的方法使药粉完全溶解。③无菌原料药，除另有规定外，按抽样要求称取各品种制剂项下的最大规格量 5 份，分别置洁净透明的适宜容器内，采用适宜的溶剂及适当的方法使药物全部溶解。④眼用液体制剂，除另有规定外，取供试品 20 支(瓶)。

关于检查方法：一般采用灯检法。灯检法不适用的品种，如用深色透明容器包装或液体色泽较深(一般深于各标准比色液 7 号)的品种，可选用光散射法(不适用于混悬型、乳状液型注射液和滴眼液)。

(4) 不溶性微粒：不溶性微粒(sub-visible particles)比可见异物小，两者均导致微粒污染(particulate contamination)。除另有规定外，用于静脉注射、静脉滴注、鞘内注射、椎管注射的溶液型注射液、注射用无菌粉末和注射用浓溶液，照不溶性微粒检查法(通则 0903)检查，均应符合规定。ICH 关于不溶性微粒的通则 Q4B 附件 3 于 2008 年 6 月完成协调，于 2010 年 9 月完成第一次修订。

不溶性微粒的检查一般采用光阻法，测量粒径为 2~100μm，检测微粒浓度为 0~10 000 个/ml，取供试品至少 4 个(除另有规定外)。当光阻法的测定结果不符合规定或供试品不适于采用光阻法(例如，黏度过高和易析出结晶的制剂；进入传感器时容易产生气泡的注射剂)时，应采用显微计数法。两种方法都不能直接测定的黏度过高的注射液，可用适宜的溶剂稀释后测定。

(5) 无菌：无菌(sterility)系指供试品在检查条件下未发现受到可生长微生物的污染。照无菌检查法(通则 1101)检查，应符合规定。ICH 关于无菌的通则 Q4B 附件 8 于 2009 年 6 月完成协调，于 2010 年 9 月完成第一次修订。

无菌检查法包括薄膜过滤法(供试品的性质允许时首选)和直接接种法。

(6) 细菌内毒素或热原：热原(pyrogens)系指能引起恒温动物体温异常升高的物质，包含细菌内毒素(bacterial endotoxins)。使用热原超过限量的注射剂可引发热原反应。除另有规定外，静脉注射剂按各品种项下的规定，照细菌内毒素检查法(通则 1143)或热原检查法(通则 1142)检查，应符合规定。

**细菌内毒素**：ChP 指导原则"9301 注射剂安全性检查法应用指导原则"指出，化学药品注射剂一般首选细菌内毒素检查项目。ICH 关于细菌内毒素的通则 Q4B 附件 14 于 2012 年 10 月完成协调。

细菌内毒素检查法系利用鲎试剂检测或量化由革兰氏阴性菌产生的细菌内毒素，以判定供试品中含细菌内毒素的量是否符合规定。细菌内毒素检查法有凝胶法(包括凝胶限度试验和凝胶半定量试验)和光度测定法(包括浊度法和显色基质法)。当测定结果有争议时，除另有规定外，以凝胶限度试验结果为准。ChP 指导原则"9251 细菌内毒素检查法应用指导原则"对细菌内毒素检查法的内容及应用作了进一步说明。

**热原**：ChP 指导原则"9301 注射剂安全性检查法应用指导原则"指出，中药注射剂一般首选热原检查项目。若药品的药理作用或对家兔的毒性反应影响热原检查，可选择细菌内毒素检查项目。USP2、EP 和 JP 均控制此项。

热原检查法系将一定剂量的供试品经静脉注入家兔体内，在规定时间内观察家兔体温升高的情况，以判定供试品中含热原的量是否符合规定。

**示例 6-7**　葡萄糖注射液的剂型检查

**细菌内毒素**　取本品，依法检查（通则 1143），每 1ml 中含内毒素的量应小于 0.50EU。

**无菌**　取本品，经薄膜过滤法，以金黄色葡萄球菌为阳性对照菌，依法检查（通则 1101），应符合规定。

**其他**　应符合注射剂项下有关的各项规定（通则 0102）。

**示例分析：**示例中，“细菌内毒素”和“无菌”均控制微生物污染。“其他（通则 0102）”意指除“细菌内毒素”和“无菌”外，均应符合通则 0102 的要求。

**3. 复方制剂的剂型检查**　如前所述，同一剂型所含 API 的规格和/或性质（如溶解度）不同时，剂型检查项目与限度可能不同。因此，复方制剂的剂型检查按各剂型项下的规定，根据各品种所含 APIs 的不同规格和/或性质（如溶解度），分别对每个 API 进行相应项目的剂型检查。

ChP 通则“0941 含量均匀度检查法”明确指出，复方制剂仅检查符合含量均匀度检查条件的组分。当复方制剂所含 APIs 均检查含量均匀度时，一般不再检查重（装）量差异。此外，多种维生素或微量元素一般不检查含量均匀度。

示例 6-4 中，复方磺胺甲噁唑片的检查包括“溶出度”和“其他（通则 0101）”。一方面，由 SMZ 和 TMP 的性状可知，两者在水中均几乎不溶，故均须检查溶出度。另一方面，由该片的处方可知，SMZ 的含量 >25%，应检查“其他（通则 0101）”中的重量差异；TMP 的含量<25%，须检查含量均匀度。

## 四、含量测定

药物制剂含量的表示方式和测定方法均与原料药物的有所不同。测定药物制剂含量时，不同剂型的取样和样品预处理等各有特点。

### （一）含量表示方式

药物制剂含量的表示方式与原料药物含量的表示方式不同，如表 6-1 所示。原料药物含量多以“百分含量”表示，为按重量计算的绝对含量。因此，原料药物含量越高，药理作用越强。药物制剂含量多以“标示量的百分含量”表示，为相对于其标示量（即规格）的含量（见下式）。所以，相同品种的药物制剂，标示量越大，药理作用越强；标示量相同时，才是含量越高，药理作用越强。由此可见，药物制剂的含量主要反映实测值达到设计值的程度。

$$标示量\% = (实测含量/标示量) \times 100\%$$

### （二）含量测定方法

药物制剂含量测定与其原料药物含量测定所测成分为同一 API，但药物制剂含量测定更困难（如表 6-1 和表 6-8 所示），其主要特点如下。

**1. 取样量**　规定检查单位剂量均匀度的单剂量固体、半固体和非均相液体制剂，须取数个单位剂量的供试品，以保证样品的代表性。

**2. 样品预处理方法**　药物制剂含量测定常受辅料干扰，须采用适宜的样品预处理方法（如滤除片剂的不溶性辅料）予以排除。

**3. 测定方法**　药物制剂 API 含量（按重量计）一般较其原料药物含量低，原料药物含量测定常用的容量分析法一般不能满足药物制剂含量测定的要求。药物制剂含量测定须针对待测 API 与其他成分的差异，采用高灵敏度的分析方法（如 HPLC 法或 UV-Vis 法）。

表 6-8 中，①硫酸沙丁胺醇制剂的含量以“标示量的百分含量”表示，而硫酸沙丁胺醇的含量以“百分含量”表示。②单剂量硫酸沙丁胺醇制剂均取数个单位剂量的供试品，而多剂量硫酸沙丁胺醇

表 6-8　ChP 硫酸沙丁胺醇及其制剂的含量测定与单位剂量均匀度检查

| 药品及规格 | 含量测定 | | | 检查 | |
|---|---|---|---|---|---|
| | 含量限量 | 测定方法 | 样品预处理方法 | 样品量 | 单位剂量均匀度 |
| 原料药物 | 不得少于 98.0%（按干燥品计算） | 非水溶液滴定法 | | 约 0.4g | |
| 片（0.5mg；2mg） | 标示量的 90.0%~110.0% | HPLC | 研细，加流动相振摇使硫酸沙丁胺醇溶解，用流动相稀释，滤过 | 20 片 | 含量均匀度 |
| 缓释片（8mg） | 标示量的 90.0%~110.0% | HPLC | 研细，加水振摇使硫酸沙丁胺醇溶解，用水稀释，滤过 | 20 片 | 含量均匀度 |
| 胶囊（2mg） | 标示量的 90.0%~110.0% | HPLC | 内容物研细，加流动相振摇使硫酸沙丁胺醇溶解，用流动相稀释，滤过 | 20 粒 | 含量均匀度 |
| 缓释胶囊（4mg；8mg） | 标示量的 90.0%~110.0% | HPLC | 内容物研细，加 0.1mol/L 盐酸溶液超声使硫酸沙丁胺醇溶解，放冷，用 0.1mol/L 盐酸溶液稀释，滤过 | 20 粒 | 含量均匀度 |
| 注射液（2ml：0.4mg） | 标示量的 90.0%~110.0% | HPLC | 用水稀释 | 5 支 | 装量 |
| 吸入气雾剂（每瓶 200 揿；每揿 0.1mg） | 标示量的 80.0%~120.0% | HPLC | 充分振摇，除去帽盖，试揿 5 次，将清洁干燥的套口倒置浸入加吸收液（流动相）的烧杯液面下至少 25mm，揿射 10 次（每次间隔 5 秒并缓缓振摇），取出，用流动相淋洗套口内外，合并吸收液与洗液，用流动相稀释 | 1 瓶 | 递送剂量均一性 |
| 吸入粉雾剂（0.2mg；0.4mg） | 标示量的 90.0%~115.0% | HPLC | 内容物加水振摇使硫酸沙丁胺醇溶解，用水稀释，滤过 | 20 粒（0.4mg）或 40 粒（0.2mg） | 含量均匀度 |

吸入气雾剂仅取 1 个单位剂量的供试品。③硫酸沙丁胺醇制剂针对不同剂型采用不同的样品预处理方法排除辅料干扰，如硫酸沙丁胺醇缓释胶囊采用超声法助溶 API。④硫酸沙丁胺醇制剂的含量测定均采用 HPLC 法，而硫酸沙丁胺醇的含量测定采用非水溶液滴定法。

表 6-1 中，①醋酸氢化可的松制剂针对不同剂型采用不同的样品预处理方法排除辅料干扰后，采用 HPLC 法或 UV-Vis 法测定含量。②醋酸氢化可的松直接采用具有分离分析功能的 HPLC 法测定含量，排除其他甾体化合物的干扰（甾体激素类药物主要通过结构改造进行制备）。

药物制剂 API 含量（按重量计）较高时，若辅料不干扰或干扰已排除，可采用其原料药物的含量测定方法测定含量，如示例 6-8 所示。

**示例 6-8**　ChP 维生素 C 及其制剂的含量测定

维生素 C 的含量测定：取本品约 0.2g，精密称定，加新沸过的冷水 100ml 与稀醋酸 10ml 使溶解，加淀粉指示液 1ml，立即用碘滴定液（0.05mol/L）滴定，至溶液显蓝色并在 30 秒内不褪。每 1ml 碘滴定液（0.05mol/L）相当于 8.806mg 的 $C_6H_8O_6$（不得少于 99.0%）。

维生素 C 片（25mg、50mg、100mg、250mg）的含量测定：取本品 20 片，精密称定，研细，精密称取适量（约相当于维生素 C 0.2g），置 100ml 量瓶中，加新沸过的冷水 100ml 与稀醋酸 10ml 的混合液适量，振摇使维生素 C 溶解并稀释至刻度，摇匀，迅速滤过，精密量取续滤液 50ml，加淀粉指示液 1ml，立即用碘滴定液（0.05mol/L）滴定，至溶液显蓝色并持续 30 秒不褪。每 1ml 碘滴定液（0.05mol/L）相当于 8.806mg 的 $C_6H_8O_6$（应为标示量的 93.0%~107.0%）。

维生素 C 注射液（1ml : 0.25g、2ml : 0.1g、2ml : 0.25g、2ml : 0.5g、2ml : 1g、2.5ml : 1g、5ml : 0.5g、5ml : 1g、10ml : 1g、10ml : 2g、20ml : 2g、20ml : 2.5g）的含量测定：精密量取本品适量（约相当于维生素 C 0.2g），加水 15ml 与丙酮 2ml，摇匀，放置 5 分钟，加稀醋酸 4ml 与淀粉指示液 1ml，用碘滴定液（0.05mol/L）滴定，至溶液显蓝色并持续 30 秒不褪。每 1ml 碘滴定液（0.05mol/L）相当于 8.806mg 的 $C_6H_8O_6$（应为标示量的 93.0%~107.0%）。

**示例分析：**示例中，维生素 C 具有还原性，采用碘量法测定含量。由于维生素 C 片和维生素 C 注射液的 API 含量（按重量计）均较高，维生素 C 片在滤除不溶性辅料后，采用碘量法测定含量；维生素 C 注射液利用丙酮与抗氧剂亚硫酸氢钠（$NaHSO_3$）的亲核加成反应（反应式如下）消除 $NaHSO_3$ 的干扰后，采用碘量法测定含量。若维生素 C 注射液直接采用碘量法测定含量，则抗氧剂 $NaHSO_3$ 优先消耗碘滴定液，使其含量测定结果偏高。

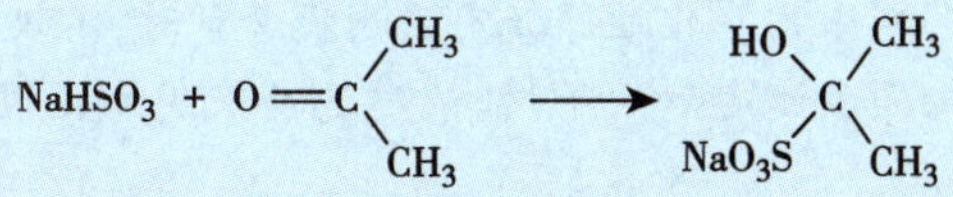


## （三）片剂含量测定

**1. 取样量**　口服普通片属于规定检查单位剂量均匀度的单剂量固体制剂，在制备其含量测定用的片粉时，应按各品种正文项下的规定，取数片，精密称定总重量并计算平均片重，研细（混合均匀）备用。

**2. 样品预处理**　片剂含量测定常用的 HPLC-UV 法（如表 6-8 所示）和 UV-Vis 法（如示例 6-9），因基于吸光度测定，受不溶性辅料干扰，可进行如下样品预处理：溶解药物、滤除不溶性辅料、取续滤液制备供试品溶液。

片剂含量测定采用容量分析法时，辅料的化学性质可能干扰含量测定，应针对性进行样品预处理，如示例 6-10。

**示例 6-9** ChP 硫酸阿托品及其片剂的含量测定

**硫酸阿托品的含量测定** 取本品约 0.5g，精密称定，加冰醋酸与醋酐各 10ml 溶解后，加结晶紫指示液 1~2 滴，用高氯酸滴定液（0.1mol/L）滴定至溶液显纯蓝色，并将滴定的结果用空白试验校正。每 1ml 高氯酸滴定液（0.1mol/L）相当于 67.68mg 的 $(C_{17}H_{23}NO_3)_2 \cdot H_2SO_4$。限度规定：按干燥品计算，含 $(C_{17}H_{23}NO_3)_2 \cdot H_2SO_4$ 不得少于 98.5%。

**硫酸阿托品片（0.3mg）的含量测定** 照紫外-可见分光光度法（通则 0401）测定。

**供试品溶液** 取本品 20 片，精密称定，研细，精密称取适量（约相当于硫酸阿托品 2.5mg），置 50ml 量瓶中，加水振摇使硫酸阿托品溶解并稀释至刻度，滤过，取续滤液。

**对照品溶液** 取硫酸阿托品对照品约 25mg，精密称定，置 25ml 量瓶中，加水溶解并稀释至刻度，摇匀，精密量取 5ml，置 100ml 量瓶中，用水稀释至刻度，摇匀。

**测定法** 精密量取供试品溶液与对照品溶液各 2ml，分别置预先精密加入三氯甲烷 10ml 的分液漏斗中，各加溴甲酚绿溶液（取溴甲酚绿 50mg 与邻苯二甲酸氢钾 1.021g，加 0.2mol/L 氢氧化钠溶液 6.0ml 使溶解，再用水稀释至 100ml，摇匀，必要时滤过）2.0ml，振摇提取 2 分钟后，静置使分层，分取澄清的三氯甲烷液，在 420nm 的波长处分别测定吸光度，计算，并将结果乘以 1.027。

**限度规定：**本品含硫酸阿托品 $[(C_{17}H_{23}NO_3)_2 \cdot H_2SO_4 \cdot H_2O]$ 应为标示量的 90.0%~110.0%。

**示例分析：**示例中，硫酸阿托品片（0.3mg）的含量（按重量计）较低，未采用原料药物含量测定的非水溶液滴定法测定，而是采用了灵敏度更高的酸性染料比色法测定。

由于片剂中不溶性的辅料会干扰吸光度测定，供试品溶液须进行滤过预处理。

**示例 6-10** ChP 硫酸亚铁及其片剂的含量测定

**硫酸亚铁的含量测定** 取本品约 0.5g，精密称定，加稀硫酸与新沸过的冷水各 15ml 溶解后，立即用高锰酸钾滴定液（0.02mol/L）滴定至溶液显持续的粉红色。每 1ml 高锰酸钾滴定液（0.02mol/L）相当于 27.80mg 的 $FeSO_4 \cdot 7H_2O$。

**硫酸亚铁片（0.3g）的含量测定** 取本品 10 片，置 200ml 量瓶中，加稀硫酸 60ml 与新沸过的冷水适量，振摇使硫酸亚铁溶解，用新沸过的冷水稀释至刻度，摇匀，用干燥滤纸迅速滤过，精密量取续滤液 30ml，加邻二氮菲指示液数滴，立即用硫酸铈滴定液（0.1mol/L）滴定。每 1ml 硫酸铈滴定液（0.1mol/L）相当于 27.80mg 的 $FeSO_4 \cdot 7H_2O$。

**示例分析：**示例中，硫酸亚铁具有还原性，采用高锰酸钾滴定液测定含量。但是，含量（按重量计）较高的硫酸亚铁片（0.3g）采用氧化还原滴定法测定含量时，不仅须滤除不溶性辅料，而且须排除还原性糖类辅料对氧化还原滴定法的干扰，故过滤后采用氧化性较弱的硫酸铈滴定液测定含量。

### （四）注射剂含量测定

**1. 取样量** 单剂量非溶液型注射剂的含量测定应按各品种正文项下的规定，取数个单位剂量的供试品以制备供试品溶液。

如表 6-1 中，醋酸氢化可的松注射液为微细颗粒的混悬液，其含量测定供试品溶液的制备应“取本品数支，充分摇匀后，并入同一具塞试管中，再充分摇匀……”。

又如，注射用青霉素钠为白色结晶性粉末，其含量测定供试品溶液的制备应“取装量差异项下的内容物适量……”，而 ChP 通则“0102 注射剂”项下装量差异检查法规定“取供试品 5 瓶（支）……”，即注射用青霉素钠含量测定供试品溶液的制备须“取供试品 5 瓶（支）……”。

**2. 样品预处理** 注射剂含量测定常用的 RP-HPLC 法，因流动相的水体积较大，在测定以注射用油为溶剂的注射液含量时，受溶剂油干扰，可用溶剂提取 API 以排除干扰，见示例 6-11。若溶剂油中 API 含量（按重量计）较高，可用水溶性有机溶剂稀释供试品以排除干扰，见示例 6-12。

示例 6-11　ChP 丙酸睾酮注射液（1ml：10mg、1ml：25mg、1ml：50mg、1ml：100mg）的含量测定：照高效液相色谱法（通则 0512）测定

**供试品溶液**　用内容量移液管精密量取本品适量（约相当于丙酸睾酮 100mg），置 100ml 量瓶中，用乙醚分数次洗涤移液管内壁，洗液并入量瓶中，用乙醚稀释至刻度，摇匀，精密量取 5ml，置具塞离心管中，在温水浴上使乙醚挥散，用甲醇振摇提取 4 次（5ml、5ml、5ml、3ml），每次振摇 10 分钟后离心 15 分钟，合并甲醇提取液，置 25ml 量瓶中，用甲醇稀释至刻度，摇匀。

**对照品溶液**　取丙酸睾酮对照品约 25mg，精密称定，置 25ml 量瓶中，加甲醇溶解并稀释至刻度，摇匀，精密量取 5ml，置 25ml 量瓶中，用甲醇稀释至刻度，摇匀。

**系统适用性溶液**　取本品约 50mg，加甲醇适量使溶解，加 1mol/L 氢氧化钠溶液 5ml，摇匀，室温放置 30 分钟后，用 1mol/L 盐酸溶液调节至中性，转移至 50ml 量瓶中，用甲醇稀释至刻度，摇匀。

**色谱条件**　用十八烷基硅烷键合硅胶为填充剂；以甲醇-水（80：20）为流动相，调节流速使丙酸睾酮峰的保留时间约为 12 分钟；检测波长为 241nm；进样体积 10μl。

**系统适用性要求**　系统适用性溶液色谱图中，丙酸睾酮峰与降解物峰（相对保留时间约为 0.4）之间的分离度应不小于 20。理论板数按丙酸睾酮峰计算不低于 4 000。

**测定法**　精密量取供试品溶液与对照品溶液，分别注入液相色谱仪，记录色谱图。按外标法以峰面积计算。

**示例分析**：示例中，由 ChP 丙酸睾酮注射液的描述"本品为丙酸睾酮的灭菌油溶液"可知，丙酸睾酮注射液的溶剂为注射用油，故用甲醇提取丙酸睾酮以排除干扰。此外，由于油溶液黏稠，使用内容量移液管量取，并用乙醚定量转移、稀释、定容。

示例 6-12　ChP 己酸羟孕酮注射液（1ml：0.125g、2ml：0.25g、1ml：0.25g）的含量测定：照高效液相色谱法（通则 0512）测定

**供试品溶液**　用内容量移液管精密量取本品适量，用甲醇定量稀释制成每 1ml 中约含 20μg 的溶液。

**对照品溶液**　取己酸羟孕酮对照品适量，精密称定，加甲醇溶解并定量稀释制成每 1ml 中约含 20μg 的溶液。

**系统适用性溶液**　取己酸羟孕酮对照品与戊酸雌二醇对照品适量，加甲醇溶解并稀释制成每 1ml 中各约含 20μg 的混合溶液。

**色谱条件**　用十八烷基硅烷键合硅胶为填充剂；以甲醇-水（85：15）为流动相；检测波长为 254nm；进样体积 10μl。

**系统适用性要求**　系统适用性溶液色谱图中，己酸羟孕酮峰与戊酸雌二醇峰的分离度应符合要求。

**测定法**　精密量取供试品溶液与对照品溶液，分别注入液相色谱仪，记录色谱图。按外标法以峰面积计算。

**示例分析**：示例中，由 ChP 己酸羟孕酮注射液的描述"本品为己酸羟孕酮的灭菌油溶液"可知，己酸羟孕酮注射液的溶剂为注射用油。因己酸羟孕酮注射液的标示量较高，可用甲醇稀释以排除干扰。

以水为溶剂的注射液采用非水溶液滴定法测定含量时，溶剂水有干扰，可用有机溶剂提取 API 以排除干扰。ChP 奋乃静注射液（1ml：5mg）的含量测定采用此样品预处理方法，不但排除了溶剂水的干扰，而且还浓缩了 API，使标示含量（即规格）较低的奋乃静注射液能够采用非水溶液滴定法测定含量（参见第二十一章 示例 21-14）。

### （五）复方制剂含量测定

复方制剂含量测定首选 HPLC 法，因该法具有分离分析功能、灵敏度高、在一定条件下可同时测定多个 APIs 的含量。示例 6-4 中，复方磺胺甲嘧唑片采用 HPLC 法同时测定 SMZ 和 TMP 的含量。

计算分光光度法在一定条件下可用于复方制剂的含量测定，如 ChP2000 复方磺胺甲嘧唑片采用双波长分光光度法测定含量。此外，化学计量学技术也可用于复方制剂多成分同时测定。

## 第二节 药物制剂设计与质量评价

质量设计（quality by design，QbD）理念见于 ICH Q8(R1)(2008 年 11 月完成协调)，ICH Q8(R2)(药品研发，于 2009 年 8 月完成修订）由国家药监局 2020 年第 6 号公告推荐适用。

药物制剂设计的目的是将 API 以适当的途径和方式递送至机体靶部位以产生预期的疗效，提高 API 的生物利用度和稳定性，并避免或减少不良反应。为此，须建立所设计制剂的质量评价方法。

ChP 通则“0100 制剂通则”明确指出，制剂通则中各剂型、亚剂型的选择应取决于原料药物特性、临床用药需求、药品的安全性、有效性和稳定性等。

### 一、活性药物成分性质与制剂设计

API 的首选剂型是口服固体制剂。首先，口服是首选给药途径，因为以进食途径给药比较安全。其次，口服药物以固体制剂为主，因为将 API 制成固体制剂至少有以下优点：①大多数 API 以固体形式存在。将 API 制成固体制剂的工艺简单，成本低。②固体制剂的性质稳定。③固体制剂的包装、运输或携带、使用均方便。

同一 API 可制成不同剂型，如表 6-1 所示。但是，API 的性质在较大程度上限制了给药途径和剂型的选择。例如，生物技术药物在胃中多不稳定，故不宜口服；具有酰胺、酯等结构的 API 在水中不稳定，多将其制成固体制剂；水中易溶且稳定的 API 可制成以水为溶剂的注射液。此外，API 的性质也在较大程度上影响辅料的选择。例如，具有酚羟基等结构的 API 有还原性，其注射剂常须加入抗氧剂。

相反，同一剂型可适用于不同 APIs，如口服片剂包括阿司匹林片、维生素 C 片等。但是，剂型对 API 有相应的要求。例如，ChP2010 收载的醋酸可的松眼膏临床使用无效。因为眼膏（局部用药）所含的醋酸可的松不经过肝脏，故不能在肝脏经氢化成为活性药物。可见，眼膏剂不适用于需在肝脏经生物转化才有活性的前药。所以，ChP2015 和 ChP2020 均不再收载醋酸可的松眼膏，而收载醋酸氢化可的松眼膏。

API 的性质不适应临床所需剂型时，可采用制剂技术改造 API，并对改造效果进行控制。例如，采用包合技术（inclusion technique）将药物分子即客分子（guest molecule）包合于包合剂（常用倍他环糊精及其衍生物）即主分子（host molecule）的空穴结构内，以形成包合物（inclusion compound）即分子囊（molecular capsule），从而增大药物溶解度、提高药物生物利用度、调节药物释放速率、改善药物稳定性、降低药物不良反应。此外，包合技术还具有使液体药物固体化（防止药物挥发损失）、掩盖药物的不良气味等作用。采用包合技术的药物制剂应进行包封率等控制。

### 二、临床用药需求与制剂设计

临床用药需求促进药物制剂研发。对于口服片剂，临床需要调整用药剂量时，选用不同规格的片剂（如表 6-8 所示）比增减片数合理。若增加片数，某些辅料不宜过量服用，且一次口服太多片可能不现实；若减少片数，某些片剂剂型不宜破损后服用，且分片服用并不合理。因此，同一口服片剂通常有多个规格供临床选用。另一方面，临床需要调节口服片剂的释放时，可使用口服调释制剂（如表 6-8 所示）。以下简要讨论口服调释制剂的设计与释放行为评价。

## （一）口服调释制剂的设计

ChP 指导原则“9013 缓释、控释和迟释制剂指导原则”指出，调释制剂系指通过制剂技术调节药物的释放速率、释放部位或释放时间的一类制剂，可分为缓释、控释、迟释制剂等。其中，口服缓释制剂可按要求缓慢非恒速地释放药物，从而延长药物作用时间，减少给药频率，显著增加患者用药依从性。口服控释制剂可按要求缓慢地恒速释放药物，具有口服缓释制剂的优点，且血药浓度比相应的口服缓释制剂更平稳。口服迟释制剂可延迟释放药物，包括肠溶制剂、结肠定位制剂、脉冲制剂等。

口服调释制剂最常用的剂型有片剂和胶囊剂，常用的调释技术包括膜包衣技术、骨架技术、渗透泵技术等。处方中的辅料应同时满足剂型和调释技术的要求。

口服调释制剂的设计应依据临床调释需求选择调释制剂类型，依据 API 的性质评估其制成所选调释制剂类型的可行性，确定剂型和调释技术，选择适宜的辅料。

鉴于口服调释制剂生产的复杂性，应充分重视原辅料相容性，所建制剂处方和工艺条件的设计空间应适合工业生产且批间差异可控（参见第三节）。

## （二）口服调释制剂的释放行为评价

ChP 指导原则“9013 缓释、控释和迟释制剂指导原则”指出，口服调释制剂质量研究的重要内容是建立评价制剂体内释放行为的体外释放度测定方法和限度，以保证口服调释制剂的有效性和安全性。所建体外释放度测定方法的可靠性和限度的合理性可结合体内研究数据进行综合分析。

**1. 体外释放度试验** 在模拟消化道条件（如释放介质的温度和 pH、搅拌速率等）下，测定口服调释制剂的体外释放度，并制订释放度的限度。

药物制剂的体外释放行为受其自身因素和外界因素的影响。药物制剂自身因素包括原料药物的性质（如溶解性、晶型、粒度分布等）、制剂的处方工艺等。外界因素包括释放度测定的仪器装置、释放介质、搅拌速率等。

（1）仪器装置：除另有规定外，可采用溶出度测定仪（ChP 通则“0931 溶出度与释放度测定法”）。

（2）释放介质：释放介质的选择主要依据药物的理化性质（如溶解性、油水分配系数、稳定性等）、生物药剂学性质、吸收部位（如胃、小肠、结肠等）的生理环境。药物的溶解度、缓控释辅料的水化等性质可能受 pH 值影响，建议考察不同 pH 值条件下的释放行为。一般选用水性介质，包括水、稀盐酸（0.001~0.1mol/L）、pH 3~8 的醋酸盐或磷酸盐缓冲液等；难溶性药物通常不宜采用有机溶剂，可加适量表面活性剂（如十二烷基硫酸钠等）；必要时可添加酶等。

释放介质的温度应控制在 37℃±0.5℃，以模拟体温。

释放介质的体积一般应符合漏槽条件。

（3）搅拌速率：调释制剂在不同转速下的释放行为可能不同，应考察转速对其释放行为的影响。一般不推荐过高或过低的转速。

（4）取样时间点：本试验应反映受试制剂（迟释制剂除外）释药速率的变化特征，且应满足统计学处理的要求。释药全过程的时间不应低于给药的间隔时间，且累积释放百分率应达到 90% 以上。通常将释药全过程的数据作累积释放百分率-时间的释药曲线，用于制订释放度测定方法和限度。

缓释制剂从释药曲线中至少选 3 个取样时间点，第一点为开始 0.5~2 小时，用于考察药物是否突释；第二点为中间点，用于确定释药特性；第三点为最后点，用于考察释药是否基本完全。控释制剂的取样时间点不得少于 5 个。迟释制剂可根据临床用药需求设计释放度试验的取样时间点。

（5）释药模型的拟合：缓释制剂的释药数据可用一级方程和 Higuchi 方程等拟合，即

$$\ln(1-M_t/M_\infty)=-kt \text{（一级方程）}$$

$$M_t/M_\infty=kt_{1/2} \text{（Higuchi 方程）}$$

控释制剂的释药数据可用零级方程拟合，即

$$M_t/M_\infty = kt（零级方程）$$

式中，$M_t$ 为 $t$ 时累积释放量；$M_\infty$ 为∞时累积释放量；$M_t/M_\infty$ 为 $t$ 时累积释放百分率。

拟合时，以相关系数（$r$）最大而均方误差（MSE）最小为最佳拟合结果。

（6）其他：复方制剂要求测定每个 API 的释放度，可建立相同或不同的测定方法。不同规格的制剂也可建立相同或不同的测定方法。

**2. 体内试验**　口服调释制剂安全性和有效性的评价应采用药物代谢动力学和药效学的体内试验。

口服调释制剂应进行单剂量和多剂量人体药物代谢动力学试验，以证实其释放行为符合设计要求。推荐采用相应药物的普通制剂（静脉用或口服溶液，或经批准的其他普通制剂）作为参考，评价口服调释制剂的释放和吸收情况。

口服调释制剂的药效学试验应在足够广泛的剂量范围内反映血药浓度与临床响应值（治疗效果或副作用）之间的关系。此外，应对血药浓度与临床响应值之间的平衡时间特性进行研究。如果在药物或药物代谢物与临床响应值之间有确定的关系，口服调释制剂的临床表现可由血药浓度-时间关系的数据进行预测。否则，应进行临床试验和药动学-药效学试验。

口服调释制剂的生物利用度与生物等效性试验见 ChP 指导原则“9011 药物制剂人体生物利用度和生物等效性试验指导原则”。

**3. 体内-体外相关性**　体内-体外相关性系指由药物制剂产生的生物学性质或由生物学性质衍生的体内参数（如 $t_{max}$、$C_{max}$、AUC），与该药物制剂的理化性质（如体外释放行为）建立的定量关系。

口服调释制剂的体内-体外相关性系指体内吸收相的吸收曲线与体外释放曲线之间对应的各个时间点回归，所得直线方程的相关系数符合要求。此时，可通过口服调释制剂的体外释放曲线预测其体内情况。

基于体外累积释放百分率-时间的体外释放曲线：如果口服调释制剂的释放行为随外界因素变化，应另制备两种供试品（一种比原制剂释放更慢，另一种则更快），以研究影响其释放快慢的体外释放度试验条件，并按体外释放度试验的最佳条件得到基于体外累积释放百分率-时间的体外释放曲线。

基于体内吸收百分率-时间的体内吸收曲线：根据单剂量交叉试验所得血药浓度-时间曲线的数据，对于体内吸收符合单室模型的药物，可获得基于体内吸收百分率-时间的体内吸收曲线，体内任一时间的药物吸收百分率（$F_a$）可按 Wagner-Nelson 方程计算。对于体内吸收符合双室模型的药物，可用简化的 Loo-Riegelman 方程计算体内各时间点的药物吸收百分率。

$$F_a = (C_t + k\mathrm{AUC}_{0\sim t})/(k\mathrm{AUC}_{0\sim\infty}) \times 100\%$$

式中，$C_t$ 为 $t$ 时血药浓度；$k$ 为由普通制剂求得的消除速率常数。

可采用非模型依赖的反卷积法将血药浓度-时间曲线的数据换算为基于体内吸收百分率-时间的体内吸收曲线。

当药物释放为体内药物吸收的限速因素时，将相同批次供试品的体外释放曲线与体内吸收相吸收曲线对应的各个时间点的释放百分率与吸收百分率用最小二乘法进行线性回归，所得直线方程的相关系数大于临界相关系数（$P<0.001$），可确定体内外相关。

## 三、原辅料相容性与有关物质

原辅料相容性（drug-excipient compatibility）主要指药物制剂中药用辅料与 API 之间相互兼容，不发生化学反应。若原辅料不相容，发生化学反应，有关物质的种类和含量增加（如乳糖与氨茶碱发生 Maillard 反应，生成多种杂质），使药物制剂的稳定性、安全性和有效性下降。药物制剂相容性与稳定性的关系见图 6-1（药包材的相关内容参见第三节）。

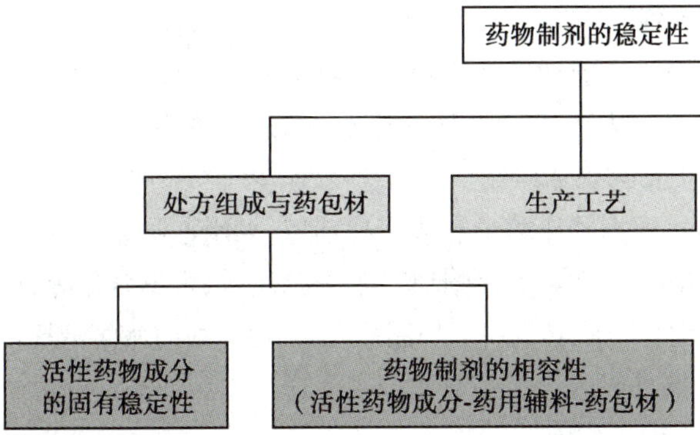

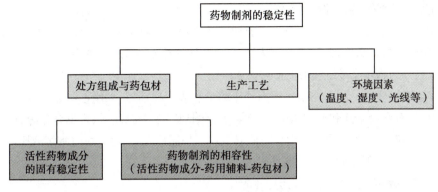

图 6-1 药物制剂的相容性与稳定性

原辅料相容性研究应贯穿药物制剂的生命周期(lifecycle)。原辅料相容性研究的重点随药物制剂剂型、给药途径、作用部位的不同而不同。原辅料不相容时，可能发生的化学反应包括：①辅料与 API 反应(药用辅料的配伍禁忌)；②辅料之间反应；③辅料杂质与 API 反应；④辅料杂质与其他辅料反应；⑤辅料杂质之间反应；⑥复方制剂 API 之间反应。

原辅料相容性研究的常用方法：将处方研究中拟用的各种药用辅料逐一与原料药物按不同比例进行物理混合，照 ChP 指导原则“9001 原料药物与制剂稳定性试验指导原则”进行影响因素试验。药用辅料与原料药物的比例应能反映药物制剂处方比例的变化，且可适当提高辅料比例以放大辅料的影响。必要时，可分别用药用辅料和原料药物进行平行对照试验，以判断原辅料相容性研究中质量变化的主要因素是药用辅料还是原料药物。影响因素试验的条件应能反映有关物质和 API 含量等药物制剂关键质量属性的变化。药用辅料混合物与 API 的相容性研究方法相同于单一辅料与 API 的相容性研究方法。

此外，原辅料相容性研究也可采用基于药用辅料的配伍禁忌、杂质、药品不良反应等建立的模型进行辅助预测。

## 第三节 药物制剂关键质量属性与控制策略

为持续稳定地生产具有既定临床用途及相应质量的药物制剂，应基于质量风险管理(quality risk management)，在所建制剂处方和工艺条件的设计空间(design space)内灵活控制影响药物制剂关键质量属性的关键物料属性和关键工艺参数，按 GMP 组织生产。

关键质量属性(critical quality attribute，CQA)系指一个物理、化学、生物或微生物的特性或特征，其应在适当的限度、范围或分布内，以保证所需的产品质量。CQA 通常与原料药物、辅料、中间物料、药物制剂相关联。

关键工艺参数(critical process parameter，CPP)系指一个工艺参数(如制粒终点)，其变化影响 CQA，应对其实施监控(monitoring)和控制(control)，以保证所需的产品质量。

ChP 通则“0100 制剂通则”规定，本制剂通则适用的制剂应遵循以下原则。

**1. 单位剂量均匀性** 为确保临床给药剂量的准确性，应加强药品生产过程控制，保证批间和批内药物含量等的一致性。通常用含量均匀度、重量差异或装量差异等来表征。

**2. 稳定性** 药物制剂在生产、贮存和使用过程中，受各种因素影响，药品质量可能发生变化，导致疗效降低或副作用增加。稳定性研究是基于对原料药物、制剂及其生产工艺等的系统理解，通过特定试验了解和认识原料药物或制剂的质量特性在不同环境因素(如温度、湿度、光照等)下随时间变化的规律，为药品的处方、工艺、包装、贮藏条件和有效期/复检期的确定提供支持性信息。药物制剂应保持物理、化学、生物学和微生物学特性的稳定。

3. 安全性与有效性 药物的安全性与有效性研究包括动物实验和人体临床试验。根据动物实验结果为临床试验推荐适应证、计算进入人体试验的安全剂量。通过人体临床试验等证明药物的安全性与有效性后，药物才能最终获得上市与临床应用。

4. 剂型与给药途径 同一药物可根据临床需求制成多种剂型，采用不同途径给药，其疗效可能不同。给药途径有全身给药和局部给药。全身给药包括口服、静脉注射、舌下含化等，局部给药包括眼部、鼻腔、关节腔、阴道等。通常注射比口服起效快且作用显著，局部注射时水溶液比油溶液和混悬液吸收快，口服时溶液剂比固体制剂容易吸收。缓控释制剂主要通过口服或局部注射给药。剂型和给药途径的选择主要依据临床需求和药物性能等。

5. 包装与贮藏 直接接触药品的包装材料和容器应符合国家药品监督管理部门的有关规定，均应无毒、洁净，与内容药品应不发生化学反应，并不得影响内容药品的质量。药品的贮藏条件应满足产品稳定性要求。

6. 标签与说明书 药品标签与说明书应符合《药品管理法》及国家药品监督管理部门对标签与说明书的有关规定，不同标签与说明书的内容应根据上述规定印制，并应尽可能多地包含药品信息。麻醉药品、精神药品、医疗用毒性药品、放射性药品、外用药品和非处方药品的标签与说明书，必须印有规定的标识。

## 一、药用辅料和药包材的关键作用与质量控制

药用辅料（excipient）系指药物制剂处方中除 API 以外的其他成分。

药用包装材料（primary packaging materials）简称药包材，系指药品生产企业生产的药品和医疗机构配制的药物制剂所使用的、直接与药品接触的包装材料和容器。

药用辅料和药包材均为药物制剂的组成部分，所以均是药物制剂的关键物料，它们的质量控制及生产工艺均应与药物制剂的剂型及质量要求相适应。但是，药用辅料随 API 经多种途径进入体内且其用量通常大于 API 的用量，而药包材不进入体内，故前者的质量控制严于后者。

### （一）药用辅料的关键作用与质量控制

ChP 通则“0251 药用辅料”依据来源、剂型、给药途径、用途将药用辅料分类如下：①按来源分为天然物、半合成物和全合成物；②按剂型分为用于制备片剂、注射剂等；③按给药途径分为口服、注射、眼部给药等；④按用途分为稀释剂、黏合剂、增溶剂、抛射剂、基质等。

1. 药用辅料对药物制剂质量的关键作用 药用辅料对药物制剂质量的关键作用是满足药物制剂成型和释放的要求。①固体制剂用辅料：如片剂用辅料，其流动性、压缩成型性、崩解性、润滑性对于片剂成型、重量差异和脆碎度符合规定、药物释放达到设计目标均具有重要作用。②液体制剂用辅料：其溶解能力、亲水亲油平衡值（HLB 值）、黏度、临界胶束浓度等对液体制剂有重要影响。③气体制剂用辅料：其气体密度、不凝气、沸点、挥发性、高沸点残留物、粒径等对气体制剂有重要影响。例如，吸入粉雾剂的载体材料乳糖，其粒径直接影响药物送达肺部。如果乳糖粒径较小，药物不能附着于乳糖表面；如果乳糖粒径过大，惯性碰撞使制剂微粒快速沉降而不能发挥药效。④缓控释制剂的释放速率和靶向制剂的靶向效率均依赖于其辅料的物理特性。如骨架型缓控释片，其辅料的分子量和分子量分布、聚合度、黏度、粒度等决定辅料的体内降解速率和药物的体内释放行为。又如结肠靶向制剂，其辅料的水解时酸碱度对结肠靶向释放至关重要。

此外，药用辅料还具有提高药物制剂稳定性（如抗氧剂亚硫酸氢钠）等功能，一些药用辅料甚至具有生物活性（如增溶剂门冬氨酸也是氨基酸类药物）。

部分药用辅料的用途与功能性相关指标（functionality-related characteristic，FRC）见表 6-9。同一种药用辅料可按其不同的功能性相关指标分为不同的规格，以适应不同的用途。

表 6-9 部分药用辅料的用途与功能性相关指标

| 用途 | 功能性相关指标 |
|---|---|
| 稀释剂 | (1) 结晶性;(2) 水分;(3) 粒度和粒度分布;(4) 粒子形态;(5) 比表面积;(6) 固体密度;(7) 堆密度与振实密度;(8) 引湿性;(9) 溶解度;(10) 粉体流动性;(11) 压缩性等 |
| 黏合剂 | (1) 结晶性;(2) 分子量和分子量分布;(3) 黏度;(4) 水分;(5) 粒度和粒度分布;(6) 比表面积;(7) 固体密度;(8) 堆密度与振实密度;(9) 溶解度;(10) 粉体流动性;(11) 表面张力等 |
| 崩解剂 | (1) 水分;(2) 粒度和粒度分布;(3) 粒子形态;(4) 膨胀率或膨胀指数;(5) 水吸收速率;(6) 粉体流动性;(7) 泡腾量等 |
| 润滑剂 | (1) 结晶性;(2) 熔点或熔程;(3) 水分;(4) 粒度和粒度分布;(5) 粒子形态;(6) 比表面积;(7) 固体密度;(8) 堆密度与振实密度;(9) 纯度;(10) 粉体流动性等 |
| 助流剂 | (1) 水分;(2) 粒度和粒度分布;(3) 粒子形态;(4) 比表面积;(5) 固体密度;(6) 堆密度与振实密度;(7) 粉体流动性;(8) 水吸收速率等 |
| 包衣剂 | (1) 组成、结构和纯度;(2) 相对密度;(3) 熔点或熔程;(4) 折光率;(5) 黏度;(6) 玻璃化转变温度;(7) 脂肪与脂肪油;(8) 水分;(9) 粒度和粒度分布;(10) 溶解度;(11) 成膜性;(12) 抗拉强度;(13) 透气性;(14) 表面张力等 |
| 表面活性剂 | (1) 组成、结构和纯度;(2) 分子量和分子量分布;(3) 相对密度;(4) 熔点或熔程;(5) pH 值;(6) 黏度;(7) 脂肪与脂肪油;(8) 粒度和粒度分布;(9) 溶解度;(10) 临界胶束浓度;(11) 润湿角;(12) 表面张力等 |
| 栓剂基质 | (1) 栓剂性能;(2) 熔点或熔程;(3) 凝点;(4) 脂肪与脂肪油;(5) 溶解度等 |
| 软膏基质 | (1) 熔点或熔程;(2) 凝点;(3) 黏度;(4) 脂肪与脂肪油;(5) 溶解度等 |
| 助悬剂 | (1) 分子量和分子量分布;(2) 黏度;(3) 粒度和粒度分布;(4) 溶解度等 |

注:a) 药用辅料功能性相关指标主要针对一般理化方法难以评价其功能性的药用辅料。b) 参考 ChP 指导原则"9601 药用辅料功能性相关指标指导原则"。

**2. 药用辅料的质量控制** ChP 通则"0251 药用辅料"项下列出了药用辅料的基本质量要求,即药用辅料的生产、使用等应符合下列规定。

(1) 生产药品所用的辅料必须符合药用要求,其生产应符合药用辅料生产相关质量管理规范等规定,其变更应按照有关法规和技术指导原则的要求进行研究和告知。

(2) 在特定的贮藏条件、期限和使用途径下,药用辅料应化学性质稳定,不易受温湿度、pH、光线、保存时间等的影响。

(3) 药品研究和生产中研究者及上市许可持有人选用药用辅料应保证该辅料能满足制剂安全性和有效性要求,并加强药用辅料的适用性研究。

适用性研究应充分考虑药用辅料的来源、工艺,及其制备制剂的特点、给药途径、使用人群和使用剂量等相关因素的影响。应选择功能性相关指标符合制剂要求的药用辅料,且尽可能用较小的用量发挥较大的作用。

(4) 在制定药用辅料标准时,既要考虑辅料自身的安全性,也要考虑影响制剂生产、质量、安全性和有效性的性质。药用辅料的标准主要包括两部分:与生产工艺及安全性有关的项目,如性状、鉴别、检查、含量测定等项目;影响制剂性能的功能性相关指标,如黏度、粒度等。药用辅料应满足所用制剂的要求,用于不同制剂时,须根据制剂要求进行相应的质量控制。

药用辅料的残留溶剂应符合要求;药用辅料的微生物限度应符合要求;用于无除菌工艺的无菌制剂的药用辅料应符合无菌要求(通则 1101);用于静脉用注射剂、冲洗剂等的药用辅料照细菌内毒素检查法(通则 1143)或热原检查法(通则 1142)检查,应符合规定。

(5) 本版药典收载的药用辅料标准(参见示例 6-13)是对其质量控制的基本标准,对于声称符合《中国药典》的药用辅料必须执行《中国药典》的相应标准。

如经研究确认 ChP 收载的药用辅料标准不能全部适用于某一药品的安全性、有效性及制剂的需求，或 ChP 尚未收载某药用辅料品种或规格，在药品制剂研发和上市后变更研究中可选择适宜的药用辅料，并制定相应的内控标准。

在充分评估的基础上，ChP 收载的药用辅料标准应根据已上市药品中使用的药用辅料的质量特点，适时进行修订。

(6) 药用辅料的包装或标签上应标明产品名称、规格（型号）及贮藏要求等信息。

能表明是药用辅料的字样、本部正文标示（参见示例 6-14）项下规定应标明的内容应在产品标签、包装、质量标准或检验报告书（其中至少一个）中标明。

仅在标示项中涉及的功能性相关指标，其检测方法及限度要求应由药用辅料供需方在随行检验报告书或质量协议等载体中载明。

示例 6-13 ChP 低取代羟丙纤维素

## 低取代羟丙纤维素

Diqudai Qiangbingxianweisu

**Low-Substituted Hydroxypropyl Cellulose**

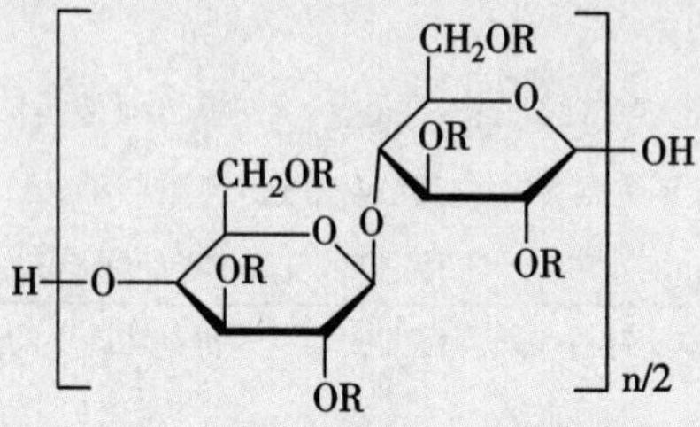


R ═ H或 $[CH_2CH(CH_3)O]_mH$

[9004-64-2]

本品为低取代 2-羟丙基醚纤维素。为纤维素碱化后与环氧丙烷在高温条件下发生醚化反应，然后经中和、重结晶、洗涤、干燥、粉碎和筛分制得。按干燥品计算，含羟丙氧基（$—OCH_2CHOHCH_3$）应为 5.0%~16.0%。

**【性状】** 本品为白色或类白色粉末。

本品在乙醇、丙酮或乙醚中不溶。

**【鉴别】**

(1) 取本品约 40mg，置试管中，加水 2ml，振摇使成混悬液，沿管壁缓缓加 0.035% 蒽酮硫酸溶液 1ml，在两液界面处显蓝绿色环。

(2) 取本品约 50mg，加水 5ml，充分振摇，加氢氧化钠 0.5g，振摇混匀，加丙酮-甲醇（4∶1）混合溶液 10ml，振摇，即生成白色絮状沉淀。

**【检查】** **酸碱度** 取本品 0.10g，加水 10ml，振摇，制成混悬液，依法测定（通则 0631），pH 应为 5.0~7.5。

**氯化物** 取本品 0.10g，加热水 30ml，在水浴中加热 10 分钟，趁热滤过，残渣用热水洗涤 4 次，每次 15ml，合并滤液与洗液于 100ml 量瓶中，放冷，加水稀释至刻度，摇匀；取 10ml，依法检查（通则 0801），与标准氯化钠溶液 2.0ml 制成的对照液比较，不得更浓（0.20%）。

**干燥失重** 取本品，在 105℃干燥 1 小时，减失重量不得过 5.0%（通则 0831）。

**炽灼残渣** 取本品 1.0g，依法检查（通则 0841），遗留残渣不得过 1.0%。

**重金属** 取炽灼残渣项下遗留的残渣，依法检查（通则 0821 第二法），含重金属不得过百万分之十。

**砷盐** 取本品1.0g,加氢氧化钙1.0g,混合,加水少量,搅拌均匀,干燥后,缓缓加热至炭化,再在500~600℃炽灼使完全灰化,放冷,加盐酸8ml与水23ml,依法检查(通则0822第一法),应符合规定(0.000 2%)。

**【含量测定】 羟丙氧基** 取本品,照甲氧基、乙氧基与羟丙氧基测定法(通则0712)测定。如采用第二法(容量法),取本品约0.1g,精密称定,依法测定,即得。

**【类别】** 药用辅料,崩解剂和填充剂等。

**【贮藏】** 密闭保存。

**示例分析**:示例中,**【含量测定】**项下所用甲氧基、乙氧基与羟丙氧基测定法(通则0712)中,第一法为气相色谱法,第二法为容量法。可选择第一法或第二法测定;当第二法的测定结果不符合规定时,应以第一法的测定结果为判定依据。

**示例6-14** ChP聚乙二醇300(供注射用)的标示

**【标示】** 应标明重均分子量及分子量分布系数的标示值(可按下述测定方法测定)。

**分子量及分子量分布测定方法** 分别称取聚乙二醇200、聚乙二醇400、聚乙二醇600、聚乙二醇1000、聚乙二醇4000分子量对照品适量,加流动相溶解并稀释制成每1ml中约含2mg的溶液作为对照品溶液。称取样品适量,加流动相溶解并稀释制成每1ml中约含2mg的溶液作为供试品溶液。照分子排阻色谱法(通则0514)测定,采用适宜分离范围的凝胶色谱柱,以0.1mol/L硝酸钠溶液(含0.02%抑菌剂)为流动相,示差折光检测器;检测器温度35℃,柱温35℃,取对照品溶液各100μl注入液相色谱仪,记录色谱图,由GPC软件计算回归方程,线性相关系数$R$应不得小于0.99。取供试品溶液100μl,同法测定,根据回归方程计算供试品的重均分子量及分子量分布。供试品的重均分子量应为标示值的90%~110%,分布系数应为产品标示值的90%~110%。

注:抑菌剂为2-甲基-4-异噻唑啉-3-酮和5-氯-2-甲基-4-异噻唑啉-3-酮(如ProClin300)或其他抑菌效力相当的小分子抑菌剂。

### (二)药包材的关键作用与质量控制

药包材应按用途、材质和形制的顺序命名,如口服液体药用聚丙烯瓶。ChP指导原则“9621药包材通用要求指导原则”将药包材分类如下:①按材质可分为玻璃、塑料、金属、橡胶、复合材料等类型;②按用途和形制可分为药用(注射剂、口服或外用剂型)瓶(盖)、输液瓶(袋、膜及配件)、安瓿、药用预灌封注射器、药用胶塞、药用滴眼(鼻、耳)剂瓶、药用喷(气)雾剂泵(阀门、罐、筒)、药用硬片(膜)、药用铝箔、药用软膏管(盒)、药用干燥剂等。

**1. 药包材对药物制剂质量的关键作用** 药包材对药物制剂质量的关键作用是在药品的包装、贮藏、运输和使用过程中保护药品,使其免受光、湿、氧等因素的影响。药包材应保证所包装药品在有效期内质量稳定;多剂量包装的药包材应保证所包装药品在使用期间质量稳定。此外,部分药包材给药时有计量的作用,如药用气雾剂阀门。

**2. 药包材的质量控制** ChP指导原则“9621药包材通用要求指导原则”项下列出了药包材的基本质量要求,即药包材在生产和使用中应符合下列要求。

(1)药包材的原料应经过理化性能和生物安全的评估,具有一定的机械强度、化学性质稳定、对人体无生物学意义上的毒害。药包材的生产条件应与所包装制剂的生产条件相适应;药包材的生产环境和工艺流程应按照所要求的空气洁净度级别合理布局;生产不洗即用的药包材时,产品成型及以后各工序的洁净度应与所包装药品的生产洁净度相同。根据不同的生产工艺及用途,药包材的微生物限度或无菌应符合要求;注射剂用药包材的热原或细菌内毒素、无菌等应符合所包装制剂的要求;眼用制剂用药包材的无菌等应符合所包装制剂的要求。

(2) 药品应使用有质量保证的药包材。药包材应保证所包装药品在有效期内质量稳定,多剂量包装的药包材应保证所包装药品在使用期间质量稳定。不得使用不能确保药品质量的、国家公布淘汰的、可能存在安全隐患的药包材。

(3) 药包材与药物制剂的相容性研究是选择药包材的基础。药物制剂在选择药包材时,必须进行药包材与药物制剂的相容性研究。药包材与药物制剂的相容性试验应考虑剂型的风险程度和药包材与药物制剂发生相互作用的可能性(见表6-10),一般应包括以下内容:①药包材对药物制剂质量影响的研究,包括药包材(如印刷物、黏合物、添加剂、残留单体、小分子化合物、加工和使用过程中产生的分解物等)的提取、迁移研究及提取、迁移研究结果的毒理学评估,药包材与药物制剂之间发生反应的可能性,药包材对API和/或功能性辅料的吸附或吸收,内容物的逸出及外来物的渗透等;②药物制剂对药包材影响的研究,考察包装药物制剂后药包材完整性、功能性及质量的变化,如玻璃容器脱片、胶塞变形等;③包装后药物制剂质量的变化,包括加速试验和长期试验药物制剂质量的变化。

表6-10 ChP药包材风险程度分类

| 不同用途药包材的风险程度 | 药包材与药物制剂发生相互作用的可能性 | | |
|---|---|---|---|
| | 高 | 中 | 低 |
| 最高 | 1. 吸入气雾剂及喷雾剂<br>2. 注射液、冲洗剂 | 1. 注射用无菌粉末<br>2. 吸入粉雾剂<br>3. 植入剂 | |
| 高 | 1. 眼用液体制剂<br>2. 鼻吸入气雾剂及喷雾剂<br>3. 软膏剂、乳膏剂、糊剂、凝胶剂及贴膏剂、膜剂 | | |
| 低 | 1. 外用液体制剂<br>2. 外用及舌下给药用气雾剂<br>3. 栓剂<br>4. 口服液体制剂 | 散剂、颗粒剂、丸剂 | 口服片剂、胶囊剂 |

(4) 药包材标准是为保证所包装药品的质量而制定的技术要求,分为方法标准和产品标准。药包材的质量标准应建立在经主管部门确认的生产条件、生产工艺、原材料牌号及来源等基础上,按照所用材料的性质、产品结构特性、所包装药物的要求和临床使用要求,制定试验方法和设置技术指标。上述因素如发生变化,均应重新制定药包材质量标准,并确认药包材质量标准的适用性,以确保药包材质量的可控性;制定的药包材标准应满足药品对其安全性、适应性、稳定性、功能性、保护性和便利性的要求。不同给药途径的药包材,其规格和质量标准亦不同,应在制剂规格范围内确定药包材的规格,并根据制剂的要求和使用方式制定相应的质量控制项目。在制定药包材质量标准时,既要考虑药包材自身的安全性,也要考虑药包材的配合性和影响药物贮藏、运输、质量、安全性、有效性的要求。

药包材产品标准主要包括以下内容。①物理性能:考察影响产品使用的物理参数、机械性能及功能性相关指标,如橡胶类制品的穿刺力、塑料及复合膜类制品的阻隔性能等,应根据检验规则(参见示例6-15)确定抽样方案。②化学性能:考察影响产品性能、质量和使用的化学指标,如溶出物试验、溶剂残留量等。③生物性能:考察项目应根据所包装药物制剂的要求制定,如注射剂类药包材的检验项目包括细胞毒性、急性全身毒性和溶血等。

(5) 药包材的包装上应注明包装使用范围、规格及贮藏要求，并应注明使用期限。

ChP 通则“4000 药包材检测方法”项下收载了药包材的检测方法。我国《直接接触药品的包装材料和容器标准》(简称 YBB)，其 2015 年版包括方法标准和产品标准(参见示例 6-15 和示例 6-16)。

示例 6-15　YBB00122002—2015 口服固体药用高密度聚乙烯瓶

## 口服固体药用高密度聚乙烯瓶

Koufuguti Yaoyong Gaomidujuyixi Ping

**HDPE Bottles for Oral Solid Preparation**

本标准适用于以高密度聚乙烯(HDPE)为主要原料，采用注吹成型工艺生产的口服固体制剂用塑料瓶。

**【外观】** 取本品适量，在自然光线明亮处，正视目测。应具有均匀一致的色泽，不得有明显色差。瓶的表面应光洁、平整，不得有变形和明显的擦痕。不得有砂眼、油污、气泡。瓶口应平整、光滑。

**【鉴别】**

(1) 红外光谱：取本品适量，照包装材料红外光谱测定法(YBB00262004—2015)第四法测定，应与对照图谱基本一致。

(2) 密度：取本品 2g，加水 100ml，回流 2 小时，放冷，80℃干燥 2 小时后，照密度测定法(YBB00132003—2015)测定，应为 0.935~0.965g/cm$^3$。

**【密封性】** 取本品适量，于每个瓶内装入适量玻璃球，盖紧瓶盖(带有螺旋盖的试瓶用测力扳手将瓶与盖旋紧，扭矩见表 6-11)，置于带抽气装置的容器中，用水浸没，抽真空至真空度为 27kPa，维持 2 分钟，瓶内不得有进水或冒泡现象。

表 6-11　瓶与盖的扭矩

| 盖直径/mm | 扭矩/(N·cm) | 盖直径/mm | 扭矩/(N·cm) |
|---|---|---|---|
| 15~22 | 59~78 | 49~70 | 147~176 |
| 23~48 | 98~118 | | |

**【振荡试验】** 取本品适量，于每个瓶内装入酸性水为标示剂，盖紧瓶盖(带有螺旋盖的试瓶用测力扳手将瓶与盖旋紧，扭矩见表 6-11)，用溴酚蓝试纸(将滤纸浸入稀释 5 倍的溴酚蓝试液，浸透后取出干燥)紧包瓶的颈部，置振荡器(振荡频率为每分钟 200 次±10 次)振荡 30 分钟后，溴酚蓝试纸应不变色。

**【水蒸气透过量】** 取本品适量，照水蒸气透过量测定法(YBB00092003—2015)第三法(2)在温度 25℃±2℃，相对湿度 95%±5% 的条件下测定，不得过 100mg/24h·L。

**【炽灼残渣】** 取本品 2.0g，依法检查(ChP 通则 0841)，遗留残渣不得过 0.1%(含遮光剂的瓶遗留残渣不得过 3.0%)。

**【溶出物试验】** 供试液的制备　分别取本品内表面积 600cm$^2$(分割成长 5cm，宽 0.3cm 的小片)三份，分别置具塞锥形瓶中，加水适量，振摇洗涤小片，弃去水，重复操作二次。在 30~40℃干燥后，分别用水(70℃±2℃)、65% 乙醇(70℃±2℃)、正己烷(58℃±2℃)200ml 浸泡 24 小时后，取出放冷至室温，用同批试验用溶剂补充至原体积作为供试液，以同批水、65% 乙醇、正己烷为空白液，进行下列试验：

**易氧化物**　精密量取水供试液 20ml，精密加入高锰酸钾滴定液(0.002mol/L)20ml 与稀硫酸 1ml，煮沸 3 分钟，迅速冷却，加入碘化钾 0.1g，在暗处放置 5 分钟，用硫代硫酸钠滴定液(0.01mol/L)滴定，滴定至近终点时，加入淀粉指示液 5 滴，继续滴定至无色，另取水空白液同法操作，二者消耗硫代硫酸钠滴定液(0.01mol/L)之差不得过 1.5ml。

**不挥发物** 分别精密量取水、65%乙醇、正己烷供试液与空白液各50ml置于已恒重的蒸发皿中，水浴蒸干，105℃干燥2小时，冷却后精密称定，水供试液不挥发物残渣与其空白液残渣之差不得过12.0mg；65%乙醇供试液不挥发物残渣与其空白液残渣之差不得过50.0mg；正己烷供试液不挥发物残渣与其空白液残渣之差不得过75.0mg。

**重金属** 精密量取水供试液20ml，加醋酸盐缓冲液（pH 3.5）2ml，依法检查（ChP通则0821第一法），含重金属不得过百万分之一。

**【微生物限度】** 取本品数只，加入标示容量1/2的氯化钠注射液，将盖盖紧，振摇1分钟，即得供试液。供试液进行薄膜过滤后，依法检查（ChP通则1105、1106），细菌数每瓶不得过1 000cfu，霉菌和酵母菌数每瓶不得过100cfu，大肠埃希菌每瓶不得检出。

**【异常毒性】*** 取本品数只，用水清洗干净后，剪碎，取500$cm^2$（以内表面积计），加入氯化钠注射液50ml，置高压蒸汽灭菌器110℃保持30分钟后取出，冷却后备用，以同批氯化钠注射液作空白，静脉注射，依法检查（ChP通则1141），应符合规定。

**【贮藏】** 固体瓶的内包装用药用聚乙烯塑料袋密封，保存于干燥、清洁处。

附件：检验规则

1. 产品检验分为全项检验和部分检验。

2. 有下列情况之一时，应按标准的要求，进行全项检验。

(1) 产品注册。

(2) 产品出现重大质量事故后，重新生产。

(3) 监督抽验。

(4) 产品停产后，重新恢复生产。

3. 产品批准注册后，药包材生产、使用企业在原料产地、添加剂、生产工艺等没有变更的情形下，可按标准的要求，进行除“*”外项目检验。

4. 外观、密封性、振荡试验、水蒸气透过量、微生物限度的检验，按计数抽样检验程序第1部分：按接收质量限（AQL）检索的逐批检验抽样计划（GB/T 2828.1—2012）规定进行。检验项目、检验水平及接收质量限见表6-12。

表6-12 检验项目、检验水平及接收质量限

| 检验项目 | 检验水平 | 接收质量限（AQL） |
|---|---|---|
| 外观 | I | 4.0 |
| 密封性 | S-3 | 4.0 |
| 振荡试验 | S-3 | 2.5 |
| 水蒸气透过量 | S-2 | 4.0 |
| 微生物限度 | S-1 | 1.5 |

注：

1. 带*的项目半年内至少检验一次。

2. 与瓶身配套的瓶盖可根据需要选择不同的材料，按标准中的溶出物试验、异常毒性项目进行试验，应符合有关项下的规定。

**示例分析**：示例中，标准正文、附件和注释应一起使用。例如，标准正文中“**【异常毒性】***”是带*的检验项目，附件中有“3. 产品批准注册后，药包材生产、使用企业在原料产地、添加剂、生产工艺等没有变更的情形下，可按标准的要求，进行除‘*’外项目检验”，注释中有“1. 带*的项目半年内至少检验一次”。因此，**【异常毒性】*** 在附件中“3”所述情况下不需要进行日常检验，但半年内至少检验一次。

示例 6-16　YBB00332002—2015 低硼硅玻璃安瓿

## 低硼硅玻璃安瓿

Dipengguiboli Anbu

**Ampoules Made of Low Borosilicate Glass Tubing**

本标准适用于色环和点刻痕易折低硼硅玻璃安瓿。

**【外观】** 取本品适量，在自然光线明亮处，正视目测，应无色透明或棕色透明；不应有明显的玻璃缺陷；任何部位不得有裂纹；点刻痕易折安瓿的色点应标记在刻痕上方中心，与中心线的偏差不得过±1.0mm。

**【鉴别】***

(1) 线热膨胀系数：取本品适量，照平均线热膨胀系数测定法（YBB00202003—2015）或线热膨胀系数测定法（YBB00212003—2015）测定，应为 $(6.2\sim7.5)\times10^{-6}K^{-1}$（20~300℃）。

(2) 三氧化二硼含量：取本品适量，照三氧化二硼测定法（YBB00232003—2015）测定，含三氧化二硼应不得小于 5%。

**【121℃颗粒耐水性】** 取本品适量，照玻璃颗粒在 121℃耐水性测定法和分级（YBB00252003—2015）测定，应符合 1 级。

**【内表面耐水性】** 取本品适量，照 121℃内表面耐水性测定法和分级（YBB00242003—2015）测定，应符合 HC 1 级。

**【内应力】** 取本品适量，照内应力测定法（YBB00162003—2015）测定，退火后的最大永久应力造成的光程差不得过 40nm/mm。

**【圆跳动】** 取本品适量，照垂直轴偏差测定法（YBB00192003—2015）测定，应符合规定。

**【折断力】** 取本品适量，照规定的方法检测，安瓿折断力应符合规定，安瓿折断后，断面应平整（断面不得有尖锐凸起、豁口及长度超过肩部的裂纹）。

**【砷、锑、铅、镉浸出量】*** 取本品适量，照砷、锑、铅、镉浸出量测定法（YBB00372004—2015）测定，每 1L 浸出液中砷不得过 0.2mg、锑不得过 0.7mg、铅不得过 1.0mg、镉不得过 0.25mg。

附件一：检验规则

1. 产品检验分为全项检验和部分检验。

2. 有下列情况之一时，应按标准的要求，进行全项检验。

(1) 产品注册。

(2) 产品出现重大质量事故后，重新生产。

(3) 监督抽验。

(4) 产品停产后，重新恢复生产。

3. 产品批准注册后，药包材生产、使用企业在原料产地、添加剂、生产工艺等没有变更的情形下，可按标准的要求，进行除“*”外项目检验。

4. 外观、内应力、圆跳动、折断力的检验，按计数抽样检验程序第 1 部分：按接收质量限（AQL）检索的逐批检验抽样计划（GB/T 2828.1—2012）规定进行。检验项目、检验水平及接收质量限见表（略）。

附件二：折断力测定方法（略）

附件三：安瓿耐碱性试验方法（根据用户特殊需要进行检验）（略）

附件四：规格尺寸（参考尺寸）（略）

**示例分析**：示例中，低硼硅玻璃安瓿是药用玻璃容器。ChP2020 指导原则“9622 药用玻璃材料和容器指导原则”指出，玻璃是化学性能最稳定的材料之一。药用玻璃容器具有一定的机械强度和高阻隔性，透明，易密封，易清洗消毒，可用于各类药物制剂的包装。示例中，标准正文和附件应一起使用。

## 二、片剂关键工艺步骤与控制

片剂(tablet)系指原料药物或与适宜的辅料制成的圆形或异形的片状固体制剂,以口服普通片为主。片剂的制备是将药物的粉状或颗粒状物料在模具中压缩成片状药物制剂的过程。片剂的生产质量源于其生产过程(QbP),故过程控制是保证片剂生产质量的重要措施。

ChP 通则"0101 片剂"项下指出,片剂在生产与贮藏期间应符合下列规定。

1. 原料药物与辅料应混合均匀。含药量小或含毒、剧药的片剂,应根据原料药物的性质采用适宜方法使其分散均匀。

2. 凡属挥发性或对光、热不稳定的原料药物,在制片过程中应采取遮光、避热等适宜方法,以避免成分损失或失效。

3. 压片前的物料、颗粒或半成品应控制水分,以适应制片工艺的需要,防止片剂在贮存期间发霉、变质。

4. 片剂通常采用湿法制粒压片、干法制粒压片和粉末直接压片。干法制粒压片和粉末直接压片可避免引入水分,适合对湿热不稳定的药物的片剂制备。

5. 根据依从性需要,片剂中可加入矫味剂、芳香剂和着色剂等,一般指含片、口腔贴片、咀嚼片、分散片、泡腾片、口崩片等。

6. 为增加稳定性、掩盖原料药物不良臭味、改善片剂外观等,可对制成的药片包糖衣或薄膜衣。对一些遇胃液易破坏、刺激胃黏膜或需要在肠道内释放的口服药片,可包肠溶衣。必要时,薄膜包衣片剂应检查残留溶剂。

7. 片剂外观应完整光洁,色泽均匀,有适宜的硬度和耐磨性,以免在包装、运输过程中发生磨损或破碎,除另有规定外,非包衣片应符合片剂脆碎度检查法(通则 0923)的要求。

8. 片剂的微生物限度应符合要求。

9. 根据原料药物和制剂的特性,除来源于动、植物多组分且难以建立测定方法的片剂外,溶出度、释放度、含量均匀度等应符合要求。

10. 片剂应注意贮存环境中温度、湿度以及光照的影响,除另有规定外,片剂应密封贮存。生物制品原液、半成品和成品的生产及质量控制应符合相关品种要求。

除另有规定外,片剂应进行以下相应检查:重量差异和崩解时限等。

### (一) 关键工艺步骤

口服普通片的 CQA 包括性状、含量、重量差异或含量均匀度、崩解时限或溶出度、有关物质等。口服普通片的基本制备方法是制粒压片法,该法影响片剂 CQA 的关键工艺步骤包括粉碎与筛分、混合与制粒、压片,见表 6-13 和示例 1-3。

片剂制备也可采用粉末直接压片法。该法无须制粒,原辅料混合均匀后直接压片,工艺简单、省时节能,特别适用于对湿、热不稳定的药物。得益于可采用粉末直接压片法的药用辅料和压片机的发展,粉末直接压片法的应用逐渐增加。

### (二) 过程控制

为确保片剂生产质量连续稳定地达到预先设置的标准,应基于生产质量风险管理,在所建制剂处方和工艺条件的设计空间内,采用过程分析技术(process analytical technology,PAT)实时监测(real-time monitoring)原辅料、中间物料和制剂产品的 CQA 以及生产过程的 CPPs,以实时控制(real-time control)片剂生产过程(参见 FDA 于 2004 年 9 月发布的 *Guidance for Industry:PAT — A Framework for Innovative Pharmaceutical Development,Manufacturing,and Quality Assurance*)。

片剂的过程控制也可采用传统的离线(off-line)分析技术,即在实验室分析从生产过程中抽取的样品。但是,离线分析有两个明显的缺点:①分析结果滞后,不能实时表征生产过程中原辅料、中间物

表 6-13　口服普通片关键工艺步骤

| 工艺步骤 | 对片剂质量的影响 | 加工目的 | CQA | CPPs |
|---|---|---|---|---|
| 粉碎与筛分 | 1. 提高药物溶出速率<br>2. 改善单位剂量均匀度 | 1. 减小粉体物料的粒度<br>2. 减小粉体物料的粒度分布 | 粒度和粒度分布；粒子形态；比表面积等 | 例如，球磨机的转速、球珠的大小和密度、物料的总装量、药筛目号等 |
| 混合与制粒 | 1. 改善单位剂量均匀度<br>2. 准备压制致密且具一定强度的片剂 | 1. 使粉体物料的各组分相互均匀分散，并防止离析<br>2. 使粉体物料的粒度增大且均匀，改善粉体物料的流动性<br>3. 改善粉体物料的压缩成型性 | 粒度和粒度分布；休止角；堆密度与振实密度；空隙率；混合均匀度；有关物质等 | 例如，高速剪切制粒机的物料装量、搅拌桨和剪切刀的转速、混合和制粒的终点、黏合剂的添加方式等 |
| 压片 | 1. 影响性状<br>2. 影响单位剂量均匀度、含量<br>3. 影响崩解或溶出 | 1. 定剂量<br>2. 压缩成型 | 外观；硬度；脆碎度；片重和重量差异；含量/含量均匀度；崩解时限/溶出度等 | 例如，旋转式压片机的压片力；物料充填量；片剂厚度；压片机转速等 |

注：ChP 规定检查含量均匀度的、窄治疗指数药物的口服固体制剂均可考虑控制混合均匀度（powder mix uniformity）。

料和制剂产品的 CQA 以及生产过程的 CPPs。②产品不均匀时，所抽取的样品缺乏足够的代表性。

### （三）连续生产

连续生产（continuous manufacturing，CM）可确保连续稳定地生产出具有既定临床用途及相应质量的药物制剂。在 CM 中，须采用 PAT 实时监测原辅料、中间物料和制剂产品的 CQA 以及生产过程的 CPPs，以实时控制片剂生产过程，从而保证制剂产品的质量。ICH 关于原料药物和药物制剂的连续生产指导原则 Q13 于 2021 年 7 月达成共识，Q13 附件 2 举例（见图 6-2）说明了薄膜衣片 CM 系统。

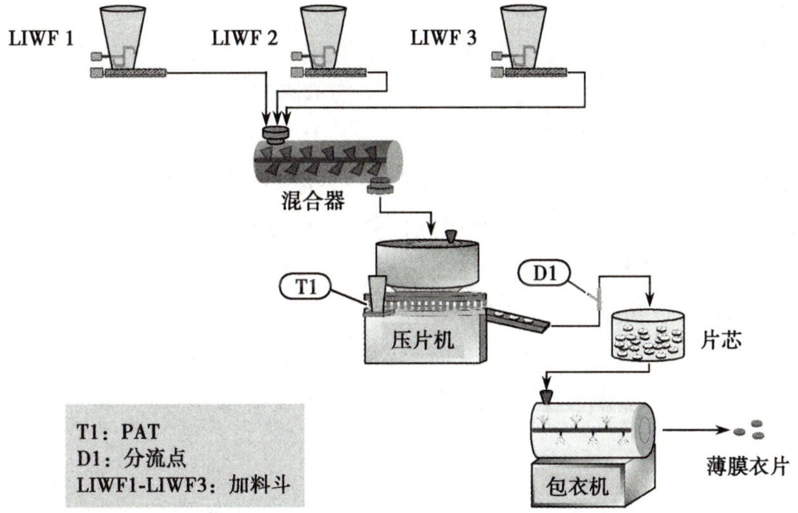


图 6-2　薄膜衣片 CM 系统示意图

例如，在连续直接压片生产线以对乙酰氨基酚（20%~30%）、乳糖（69.07%~78.93%）和硬脂酸镁（0.93%~1.07%）全速压片生产对乙酰氨基酚片时，Kristiina Järvinen 等采用 PAT 最常用的近红外光谱技术（near-infrared spectroscopy，NIR）线内监测连续混合工艺步骤粉体混合物的 API 含量和连续压片工艺步骤每片的 API 含量。

虽然药品生产目前最常用的批量生产（存在批间差异）是间歇生产，但 CM 具有质量和经济优势。

## 三、注射剂关键工艺步骤与控制

注射剂(injection)系指原料药物或与适宜的辅料制成的供注入体内的无菌制剂，可分为注射液(包括溶液型、乳状液型和混悬型等)、注射用无菌粉末和注射用浓溶液等。供静脉滴注用的大容量注射液(除另有规定外，一般不小于 100ml，生物制品一般不小于 50ml)也称为输液。无菌药品的生产工艺分为最终灭菌工艺和无菌生产工艺。

ChP 通则“0102 注射剂”项下指出，注射剂在生产与贮藏期间应符合下列规定。

1. 注射剂所用的原辅料应从来源及生产工艺等环节进行严格控制并应符合注射用的质量要求。除另有规定外，制备中药注射剂的饮片等原料药物应严格按各品种项下规定的方法提取、纯化，制成半成品、成品，并应进行相应的质量控制。生物制品原液、半成品和成品的生产及质量控制应符合相关品种要求。

2. 注射剂所用溶剂应安全无害，并与其他药用成分兼容性良好，不得影响活性成分的疗效和质量。一般分为水性溶剂和非水性溶剂。

(1) 水性溶剂最常用的为注射用水，也可用 0.9% 氯化钠溶液或其他适宜的水溶液。

(2) 非水性溶剂常用植物油，主要为注射用大豆油，其他还有乙醇、丙二醇和聚乙二醇等。注射用非水性溶剂，应严格限制其用量，并应在各品种项下进行相应的检查。

3. 配制注射剂时，可根据需要加入适宜的附加剂，如渗透压调节剂、pH 调节剂、增溶剂、助溶剂、抗氧剂、抑菌剂、乳化剂、助悬剂等。附加剂的选择应考虑对药物有效性和安全性的影响，使用浓度不得引起毒性或明显的刺激性，且应避免对检验产生干扰。常用的抗氧剂有亚硫酸钠、亚硫酸氢钠和焦亚硫酸钠等，一般浓度为 0.1%~0.2%。多剂量包装的注射液可加适宜的抑菌剂，抑菌剂的用量应能抑制注射液中微生物的生长，除另有规定外，在制剂确定处方时，该处方的抑菌效力应符合抑菌效力检查法(通则 1121)的规定。加有抑菌剂的注射液，仍应采用适宜的方法灭菌。静脉给药与脑池内、硬膜外、椎管内用的注射液均不得加抑菌剂。常用的抑菌剂为 0.5% 苯酚、0.3% 甲酚、0.5% 三氯叔丁醇、0.01% 硫柳汞等。

4. 注射液一般是由原料药和适宜辅料经配制、过滤、灌封、灭菌等工艺步骤制备而成。难溶性药物可采用增溶、乳化或粉碎等工艺制备成溶液型、乳状液型或混悬型注射液；注射用无菌粉末一般采用无菌分装或冷冻干燥法制得；注射用浓溶液的制备方法与溶液型注射液类似。在注射剂的生产过程中应尽可能缩短配制时间，防止微生物与热原的污染及原料药物变质。输液的配制过程更应严格控制。制备混悬型注射液和乳状液型注射液的过程中，要采取必要的措施，保证粒子大小符合质量标准的要求。注射用无菌粉末应按无菌操作制备。必要时注射剂应进行相应的安全性检查，如异常毒性、过敏反应、溶血与凝聚、降压物质等，均应符合要求。

5. 注射剂的灌装标示装量不大于 50ml 时，可参考表 6-14 适当增加装量。除另有规定外，多剂量包装的注射剂，每一容器的装量一般不得超过 10 次注射量，增加的装量应能保证每次注射用量。

表 6-14 注射剂的标示装量与增加量

| 标示装量 /ml | 增加量 /ml | | 标示装量 /ml | 增加量 /ml | |
|---|---|---|---|---|---|
| | 易流动液 | 黏稠液 | | 易流动液 | 黏稠液 |
| 0.5 | 0.10 | 0.12 | 10 | 0.50 | 0.70 |
| 1 | 0.10 | 0.15 | 20 | 0.60 | 0.90 |
| 2 | 0.15 | 0.25 | 50 | 1.0 | 1.5 |
| 5 | 0.30 | 0.50 | | | |

注射剂灌装后应尽快熔封或严封。接触空气易变质的原料药物，在灌装过程中应排除容器内的空气，可填充二氧化碳或氮等气体，立即熔封或严封。

对温度敏感的原料药物在灌封过程中应控制温度，灌封完成后应立即将注射剂置于规定的温度下贮存。

制备注射用冻干制剂时，分装后应及时冷冻干燥。冻干后残留水分应符合相关品种的要求。

生物制品的分装和冻干，还应符合“生物制品分包装及贮运管理”的要求。

6. 注射剂熔封或严封后，一般应根据原料药物性质选用适宜的方法进行灭菌，必须保证制成品无菌。注射剂应采用适宜方法进行容器检漏。

7. 溶液型注射液应澄清。乳状液型注射液，不得有相分离现象；静脉用乳状液型注射液中 90% 的乳滴粒径应在 1μm 以下，除另有规定外，不得有大于 5μm 的乳滴。除另有规定外，混悬型注射液中原料药物粒径应控制在 15μm 以下，含 15~20μm（间有个别 20~50μm）者，不应超过 10%，若有可见沉淀，振摇时应容易分散均匀。除另有规定外，输液应尽可能与血液等渗。

8. 注射剂常用容器有玻璃安瓿、玻璃瓶、塑料安瓿、塑料瓶（袋）、预装式注射器等。容器的密封性须用适宜的方法确证。除另有规定外，容器应符合有关注射用玻璃容器和塑料容器的国家标准规定。容器用胶塞特别是多剂量包装注射液用的胶塞要有足够的弹性和稳定性，其质量应符合有关国家标准规定。除另有规定外，容器应足够透明，以便内容物的检视。

9. 除另有规定外，注射剂应避光贮存。生物制品原液、半成品和成品的生产及质量控制应符合相关品种要求。

10. 注射剂的标签或说明书中应标明其中所用辅料的名称，如有抑菌剂还应标明抑菌剂的种类及浓度；注射用无菌粉末应标明配制溶液所用的溶剂种类，必要时还应标注溶剂量。

除另有规定外，注射剂应进行以下相应检查：装量或装量差异、渗透压摩尔浓度、可见异物、不溶性微粒、无菌、细菌内毒素或热原等。

注射剂关键工艺步骤与控制以最终灭菌溶液型注射液为例，讨论如下。注射液的 CQA 包括性状、含量、装量、渗透压摩尔浓度、可见异物、不溶性微粒、无菌、细菌内毒素、有关物质等。最终灭菌溶液型注射液的制备工艺流程中，影响注射液 CQA 的关键工艺步骤包括水处理、药液配制-过滤-灌封、灭菌、灯检，见表 6-15。

表 6-15 最终灭菌注射液关键工艺步骤

| 工艺步骤 | 对注射液质量的影响 | 加工目的 | CQA | CPPs |
|---|---|---|---|---|
| 水处理 | 1. 减少无机和有机杂质<br>2. 减少细菌、细菌内毒素 | 蒸馏纯化水以制备注射用水 | 电导率；总有机碳；细菌总数的纠偏限等 | 制药用水系统的消毒终点；消毒频次等 |
| 药液配制-过滤-灌封 | 1. 影响性状<br>2. 影响可见异物、不溶性微粒<br>3. 影响无菌、细菌内毒素<br>4. 影响含量和装量 | 1. 溶解（并稀释）API 至设定浓度<br>2. 滤除不溶性物质<br>3. 定装量<br>4. 密封 | 含量（必要时，pH 值；渗透压摩尔浓度）；装量等 | 生产操作环境的洁净度级别；滤膜孔径；容器精洗用注射用水；时间、温度、压力等 |
| 灭菌 | 减少细菌、细菌内毒素 | 杀灭/除去微生物 | 无菌、有关物质等 | 例如，湿热灭菌工艺的灭菌时间、温度或压力等 |
| 灯检 | 减少可见异物、不溶性微粒 | 剔除不合格产品 | 可见异物；不溶性微粒等 | 例如，灯检法的光照度；检查人员视力等 |

## （一）水处理

ChP 通则“0261 制药用水”指出，注射用水可作为配制注射剂、滴眼剂等的溶剂或/和稀释剂，可用于容器的精洗。

注射用水为纯化水经蒸馏所得的水，应符合细菌内毒素试验要求。注射用水必须在防止细菌内毒素产生的设计条件下生产、贮藏及分装。ChP 纯化水与注射用水的 CQA 如表 6-16、示例 6-17 和示例 6-18 所示。

表 6-16　ChP 纯化水与注射用水的 CQA

| 制药用水 CQA | 纯化水 CQA | 注射用水 CQA |
| --- | --- | --- |
| 性状 | 无色的澄清液体；无臭 | 无色的澄明液体；无臭 |
| 检查 | 酸碱度甲基红（pH 4.4~6.2）；溴麝香草酚蓝（pH 6.2~7.6） | pH 5.0~7.0 |
| | 硝酸盐（0.000 006%） | 同纯化水 |
| | 亚硝酸盐（0.000 002%） | 同纯化水 |
| | 氨（0.000 03%） | 氨（0.000 02%） |
| | 电导率（通则 0681 纯化水项下） | 电导率（通则 0681 注射用水项下） |
| | TOC（0.50mg/L）/易氧化物 | TOC（0.50mg/L） |
| | 不挥发物（1mg/100ml） | 同纯化水 |
| | 重金属（0.000 01%） | 同纯化水 |
| | | 细菌内毒素（0.25EU/ml） |
| | 微生物限度（100cfu/ml） | 微生物限度（10cfu/100ml） |

制药用水电导率测定法（通则 0681）使用在线或离线的电导率仪，通过检查制药用水的电导率控制水中电解质总量。一定温度下，水的纯度越高，电导率越小，反之亦然。

制药用水中总有机碳测定法（通则 0682）使用在线或离线的总有机碳检测装置，通过检查制药用水中总有机碳（total organic carbon，TOC）间接控制水中有机物含量。

在线监测装置可实时监测水系统的净化、输水等单元。

**示例 6-17**　ChP 纯化水的分析

本品为饮用水经蒸馏法、离子交换法、反渗透法或其他适宜的方法制得的制药用水，不含任何添加剂。

**【性状】** 本品为无色的澄清液体，无臭。

**【检查】** **酸碱度**　取本品 10ml，加甲基红指示液 2 滴，不得显红色；另取 10ml，加溴麝香草酚蓝指示液 5 滴，不得显蓝色。

**硝酸盐**　取本品 5ml 置试管中，于冰浴中冷却，加 10% 氯化钾溶液 0.4ml 与 0.1% 二苯胺硫酸溶液 0.1ml，摇匀，缓缓滴加硫酸 5ml，摇匀，将试管于 50℃水浴中放置 15 分钟，溶液产生的蓝色与标准硝酸盐溶液[取硝酸钾 0.163g，加水溶解并稀释至 100ml，摇匀，精密量取 1ml，加水稀释成 100ml，再精密量取 10ml，加水稀释成 100ml，摇匀，即得（每 1ml 相当于 1μg $NO_3$）]0.3ml，加无硝酸盐的水 4.7ml，用同一方法处理后的颜色比较，不得更深（0.000 006%）。

**亚硝酸盐**　取本品 10ml，置纳氏管中，加对氨基苯磺酰胺的稀盐酸溶液（1→100）1ml 与盐酸萘乙二胺溶液（0.1→100）1ml，产生的粉红色，与标准亚硝酸盐溶液[取亚硝酸钠 0.750g（按干燥品计算），加水溶解，稀释至 100ml，摇匀，精密量取 1ml，加水稀释成 100ml，摇匀，再精密量取 1ml，加水稀释成 50ml，摇匀，即得（每 1ml 相当于 1μg $NO_2$）]0.2ml，加无亚硝酸盐的水 9.8ml，用同一方法处理后的颜色比较，不得更深（0.000 002%）。

**氨**　取本品 50ml，加碱性碘化汞钾试液 2ml，放置 15 分钟；如显色，与氯化铵溶液（取氯化铵 31.5mg，加无氨水适量使溶解并稀释成 1 000ml）1.5ml，加无氨水 48.5ml 与碱性碘化汞钾试液 2ml 制成的对照液比较，不得更深（0.000 03%）。

**电导率** 应符合规定(通则 0681)。

**总有机碳** 不得过 0.50mg/L(通则 0682)。

**易氧化物** 取本品 100ml,加稀硫酸 10ml,煮沸后,加高锰酸钾滴定液(0.02mol/L)0.10ml,再煮沸 10 分钟,粉红色不得完全消失。

以上总有机碳和易氧化物两项可选做一项。

**不挥发物** 取本品 100ml,置 105℃恒重的蒸发皿中,在水浴上蒸干,并在 105℃干燥至恒重,遗留残渣不得过 1mg。

**重金属** 取本品 100ml,加水 19ml,蒸发至 20ml,放冷,加醋酸盐缓冲液(pH 3.5)2ml 与水适量使成 25ml,加硫代乙酰胺试液 2ml,摇匀,放置 2 分钟,与标准铅溶液 1.0ml 加水 19ml 用同一方法处理后的颜色比较,不得更深(0.000 01%)。

**微生物限度** 取本品不少于 1ml,经薄膜过滤法处理,采用 R2A 琼脂培养基,30~35℃培养不少于 5 天,依法检查(通则 1105),1ml 供试品中需氧菌总数不得过 100cfu。

R2A 琼脂培养基处方、制备及适用性检查试验(略)。

示例 6-18 ChP 注射用水的分析

本品为纯化水经蒸馏所得的水。

**【性状】** 本品为无色的澄明液体;无臭。

**【检查】 pH** 取本品 100ml,加饱和氯化钾溶液 0.3ml,依法测定(通则 0631),pH 值应为 5.0~7.0。

**氨** 取本品 50ml,照纯化水项下的方法检查,其中对照用氯化铵溶液改为 1.0ml,应符合规定(0.000 02%)。

**硝酸盐与亚硝酸盐、电导率、总有机碳、不挥发物与重金属** 照纯化水项下的方法检查,应符合规定。

**细菌内毒素** 取本品,依法检查(通则 1143),每 1ml 中含内毒素的量应小于 0.25EU。

**微生物限度** 取本品不少于 100ml,经薄膜过滤法处理,采用 R2A 琼脂培养基,30~35℃培养不少于 5 天,依法检查(通则 1105),100ml 供试品中需氧菌总数不得过 10cfu。

R2A 琼脂培养基处方、制备及适用性检查试验 照纯化水项下的方法检查,应符合规定。

### (二) 药液配制-过滤-灌封

注射液处方中的原料药物、溶剂和附加剂均应符合国家药品标准的注射用要求,见示例 6-19、示例 6-18、示例 6-14。应尽快配制药液、滤除不溶性物质(先用常规滤器预滤,再用微孔滤膜过滤),立即灌封。以上各工序的生产操作环境洁净度级别应参照 GMP(2010 年修订)附录 1 无菌药品第十三条进行选择。

示例 6-19 ChP 青霉素钠的注射用要求

**【检查】 可见异物** 取本品 5 份,每份各 2.4g,加微粒检查用水溶解,依法检查(通则 0904),应符合规定。(供无菌分装用)

**不溶性微粒** 取本品,加微粒检查用水制成每 1ml 中含 60mg 的溶液,依法检查(通则 0903),每 1g 样品中,含 10μm 及 10μm 以上的微粒不得过 6 000 粒,含 25μm 及 25μm 以上的微粒不得过 600 粒。(供无菌分装用)

**细菌内毒素** 取本品,依法检查(通则 1143),每 1 000 青霉素单位中含内毒素的量应小于 0.10EU。(供注射用)

**无菌** 取本品,用适宜溶剂溶解,加青霉素酶灭活后或用适宜溶剂稀释后,经薄膜过滤法处理,依法检查(通则 1101),应符合规定。(供无菌分装用)

**示例分析**:示例中,青霉素钠的注射用要求均为安全性的检查项目。

### （三）灭菌

灭菌工艺步骤应在灌封后尽快进行，以最大限度地控制灭菌前溶液的微生物负荷。

GMP（2010 年修订）附录 1 无菌药品第六十一条指出，应尽可能采用加热方式进行最终灭菌，最终灭菌产品中的微生物存活概率（即无菌保证水平，sterility assurance level，SAL）不得高于 $10^{-6}$。采用湿热灭菌法进行最终灭菌时，标准灭菌时间 $F_0$ 值通常应大于 8 分钟。对于热不稳定的产品，可采用无菌生产工艺或过滤除菌的替代方法。

### （四）灯检

ChP 通则“0904 可见异物检查法”指出，注射剂应在符合 GMP 的条件下生产，产品出厂前应采用灯检法或光散射法逐一检查可见异物并同时剔除不合格产品。产品临用前须在自然光下（避免阳光直射）目视检查，如有可见异物，不得使用。

GMP（2010 年修订）附录 1 无菌药品第七十九条项下规定：应当逐一对无菌药品的外部污染或其它缺陷进行检查。如采用灯检法，应当在符合要求的条件下进行检查，灯检人员连续灯检时间不宜过长。应当定期检查灯检人员的视力。如果采用其他检查方法，该方法应当经过验证，定期检查设备的性能并记录。

注射液属于高风险制剂，故采用非破坏性（即无损）的灯检法进行逐件全数检验（不是逐批抽样检验），以使合格批中只有合格品。

## 第四节 药物制剂质量标准的特点

药物制剂产品的质量确认应按其质量标准进行检验（QbT）。因此，药物制剂质量标准是药物制剂质量控制策略的重要组成部分。ChP 通则“0100 制剂通则”项下规定了对该通则适用的制剂应遵循的原则。

ICH Q6A 于 1999 年 10 月完成协调，由国家药监局 2020 年第 7 号公告推荐适用。ICH Q6A 所述新药制剂质量标准（包括检测项目、检测方法和可接受标准）只适用于申请上市的新药制剂（包括复方制剂）放行和有效期质量控制，不包括临床研究阶段的药物制剂。

ICH Q6A 将新药制剂质量标准（specification）分为“常规检测项目与可接受标准（universal tests/acceptance criteria）”和“特定检测项目与可接受标准（specific tests/acceptance criteria）”两个部分。其中，新药制剂的常规检测项目与可接受标准体现了药物制剂质量标准的共同特点；新药制剂的特定检测项目与可接受标准体现了口服固体制剂（solid oral dosage forms）、口服液体制剂（liquid oral dosage forms）、注射剂（parenterals）质量标准中剂型检查的不同特点。

### 一、常规检测项目与可接受标准

通常，以下检测项目与可接受标准（即限度）适用于所有新药制剂。

#### （一）性状

应对剂型的形状、颜色、大小等进行定性描述。可接受标准应包括对最终可接受外观的描述。如果贮藏中颜色发生变化，可考虑进行定量检测。

#### （二）鉴别

应制订制剂所含新原料药的专属鉴别试验（如 IR）。仅以一个色谱保留时间进行鉴别不具专属性，但两种不同分离原理的色谱法或一种色谱法与其他试验的结合通常是可接受的（如 HPLC/MS 或 GC/MS）。

#### （三）含量测定

应建立专属性强、能稳定反映新药制剂含量的测定方法。很多情况下，可采用相同方法（如 HPLC）测定制剂中新原料药含量和杂质含量。如果新药制剂的含量均匀度检查方法适用于其含量测定，该含量均匀度检查结果可用于制剂含量的定量。

如果新药制剂放行采用非专属性的滴定法测定含量，应以适当的方法测定杂质，二者结合以完善整体专属性。当非专属性的含量测定方法受辅料干扰时，应采用专属性方法。

### （四）杂质检查

新药制剂应检查的杂质由新原料药降解产生的有机杂质和制剂生产过程中产生的杂质组成。应规定单个特定降解产物（包括已鉴定的和未鉴定的）及总降解产物的可接受限度。

ChP 指导原则“9102 药品杂质分析指导原则”指出，新药制剂质量标准中的杂质检查项目应包括经质量研究和稳定性考察检出的以及在批量生产中出现的杂质和降解产物，并须制定相应的检查限度。

## 二、口服固体制剂的特定检测项目与可接受标准

口服固体制剂系指以固体形态供口服的各种药物剂型的总称，是药物制剂的主要组成部分。常用的口服固体制剂包括散剂、颗粒剂、片剂（典型的质量标准见示例 1-2）、胶囊剂等，它们的生产工艺步骤有部分相同。口服固体制剂安全且稳定，其质量标准的特定检测项目包括以下几点。

### （一）单位剂量均匀度

此项检测可考虑采用过程控制，其可接受标准仍应列入制剂质量标准。

过程控制所涉及的非常规检测方法（如多变量模型）的建立指导原则 ICH Q14 于 2022 年 3 月达成共识。

### （二）溶出度或崩解时限

口服固体制剂的质量标准通常包括溶出度测定。如果溶出速率显著影响生物利用度，应制定溶出度测定条件和可接受标准，以识别并剔除生物利用度未达到标准的批次（即识别并通过临床可接受的批次）。如果处方或工艺改变显著影响溶出度，且这些改变未受质量标准中其他检测项目的控制，应采用能区分这些改变的溶出度测定条件。

对于生理范围内易溶的原料药物（pH 1.2~6.8 时，剂量/溶解度<250ml），若其制剂的溶出速率快（pH 1.2、pH 4.0 和 pH 6.8 时，15 分钟内的溶出量≥标示量的 80%），一般可用崩解时限检查代替溶出度测定。当崩解与溶出的关系已确立或崩解时限比溶出度更具区分能力时，宜进行崩解时限检查。

此外，口服固体制剂必要时应进行水分测定，并规定其可接受标准。经科学论证，可提议免除口服固体制剂的微生物限度检查。

## 三、口服液体制剂的特定检测项目与可接受标准

口服液体制剂系指以液体形态供口服的各种药物剂型的总称，主要包括口服溶液剂、口服混悬剂、口服乳剂。口服液体制剂质量标准的特定检测项目包括以下几点。

### （一）单位剂量均匀度

对于单剂量包装和多剂量包装，此项检测均可考虑采用过程控制，其可接受标准仍应列入制剂质量标准。

### （二）pH 值

需要时，应规定 pH 值的可接受标准。

### （三）微生物限度

微生物限度的检查法和可接受标准参见 ChP 通则“1105 非无菌产品微生物限度检查：微生物计数法”“1106 非无菌产品微生物限度检查：控制菌检查法”“1107 非无菌药品微生物限度标准”。ChP 指导原则“9202 非无菌产品微生物限度检查指导原则”对通则 1105、1106 和 1107 的应用做了进一步说明。

若获许可，跳检(skip testing)适合于此项检查。生产中的抽样频次或时间点应根据数据和经验予以确定。

### (四) 抑菌剂含量

加抑菌剂的口服液体制剂应制订抑菌剂含量的测定方法和可接受标准。可接受标准的制订应基于在制剂的使用期和有效期内始终保证微生物污染受控所需的抑菌剂水平。应采用药典中抑菌剂抗微生物有效性试验证明抑菌剂在可接受标准的最低浓度时仍能有效控制微生物污染。某些情况下，此项的过程控制可代替放行检测，其可接受标准仍应列入制剂质量标准。

### (五) 抗氧剂含量

放行时通常要进行抗氧剂含量测定。若获许可，此项的过程控制可代替放行检测，其可接受标准仍应列入制剂质量标准。

### (六) 溶出物

包装于非玻璃容器或具有非玻璃盖的玻璃容器中的口服溶液剂，必要时应制定容器或密闭组件(如塑料瓶、橡胶塞、瓶盖内垫)的溶出物检测方法和可接受标准。

### (七) 乙醇含量

规定在标签上标注乙醇量时，应将乙醇含量的可接受标准列入制剂质量标准，该含量可通过测定或计算得到。

### (八) 溶出度或粒度分布

难溶性原料药物的口服混悬剂，放行前应进行溶出度测定并设定可接受标准。该可接受标准的设定应基于体内表现出可接受性能的制剂批次的溶出曲线及变化范围。此项检测可考虑采用过程控制。

口服混悬剂应建立用于放行的粒度分布测定法和可接受标准。根据制剂研发数据，此项检测可考虑采用过程控制。如果研发数据已证明制剂始终具有快速释放药物的特性，可提议免除此项检测。

结合制剂研发数据进行充分论证后，可提议用粒度分布测定代替溶出度测定。可接受标准应包括规定粒径范围内的粒子数占总粒子数的百分率，并应明确规定粒径的平均值、上限和/或下限。该可接受标准的设定应基于体内表现出可接受性能的制剂批次的溶出曲线及变化范围，并考虑制剂的预期用途和颗粒团聚增大的可能性。

### (九) 再分散性

贮藏时沉降(产生沉积物)的口服混悬剂，应制定再分散性的可接受标准。振摇可能是一种可行的再分散方法。应注明再分散方法(机动或手动)，并明确规定用指定方法达到再混悬状态所需的时间。根据制剂研发数据，可提议进行跳批检验(skip lot testing)或免除此项检测。

### (十) 流变学性质

相对黏稠的口服溶液剂或口服混悬剂，可考虑规定流变学性质检测和可接受标准。根据制剂研发数据，可提议跳批检验或免除此项检测。

### (十一) 沉降体积比

口服混悬剂的沉降体积比检查和可接受标准参见 ChP 通则“0123 口服溶液剂 口服混悬剂 口服乳剂”沉降体积比项下。

ChP 通则“0123 口服溶液剂 口服混悬剂 口服乳剂”明确了其质量要求。

口服溶液剂、口服混悬剂和口服乳剂在生产与贮藏期间应符合下列规定。

1. 口服溶液剂的溶剂、口服混悬剂的分散介质一般用水。

2. 根据需要可加入适宜的附加剂，如抑菌剂、分散剂、助悬剂、增稠剂、助溶剂、润湿剂、缓冲剂、乳化剂、稳定剂、矫味剂以及色素等，其品种与用量应符合国家标准的有关规定。其附加剂品种与用量应符合国家标准的有关规定。

3. 除另有规定外，在制剂确定处方时，如需加入抑菌剂，该处方的抑菌效力应符合抑菌效力检查法（通则 1121）的规定。

4. 口服溶液剂通常采用溶剂法或稀释法制备；口服乳剂通常采用乳化法制备；口服混悬剂通常采用分散法制备。

5. 制剂应稳定、无刺激性，不得有发霉、酸败、变色、异物、产生气体或其他变质现象。

6. 口服乳剂的外观应呈均匀的乳白色，半径为 10cm 的离心机以 4 000r/min 的转速(约 1 800 × $g$)离心 15 分钟，不应有分层现象。乳剂可能出现相分离现象，但经振摇应易再分散。

7. 口服混悬剂应分散均匀，放置后若有沉淀物，经振摇应易再分散。

8. 除另有规定外，应避光、密封贮存。

9. 口服滴剂包装内一般应附有滴管和吸球或其他量具。

10. 口服混悬剂在标签上应注明“用前摇匀”；以滴计量的滴剂在标签上要标明每毫升或每克液体制剂相当的滴数。

除另有规定外，口服溶液剂、口服混悬剂和口服乳剂应进行以下相应检查：装量、沉降体积比（口服混悬剂）、微生物限度。

## 四、注射剂的特定检测项目与可接受标准

注射液的典型质量标准见示例 6-20。注射剂属于高风险制剂，其质量标准的特定检测项目包括以下几点。

### （一）单位剂量均匀度

对于单剂量包装和多剂量包装，此项检测均可考虑采用过程控制，其可接受标准仍应列入制剂质量标准。

对需复溶的注射用无菌粉末，一般进行装量差异检查。

### （二）pH 值

需要时，应规定 pH 值的可接受标准。

### （三）无菌

所有注射剂都应建立无菌检查方法和可接受标准。如果制剂研发和工艺验证的数据证明参数放行（parametric release）合理可行，可提议将参数放行用于灭菌制剂。

### （四）细菌内毒素或热原

应建立注射剂的细菌内毒素检查方法和可接受标准。论证后，可提议用热原检查代替细菌内毒素检查。

### （五）可见异物和不溶性微粒

注射剂应制定可见异物和不溶性微粒的可接受标准。通常，还可包括溶液澄清度的可接受标准。

### （六）水分

非水注射剂和需复溶的注射剂应规定水分测定和可接受标准。

### （七）抑菌剂含量

加抑菌剂的注射剂应制定抑菌剂含量的测定方法和可接受标准。

### （八）抗氧剂含量

放行时，通常要进行抗氧剂含量测定。若获许可，此项的过程控制可代替放行检测，其可接受标准仍应列入制剂质量标准。

### （九）溶出物

对于注射剂，控制容器或密闭组件的溶出物比口服液体制剂重要很多。但是，如果制剂的研发数

据和稳定性数据表明其溶出物始终低于可接受的安全水平，可免除此项检测。

包装于非玻璃容器或具有弹性密闭塞的玻璃容器中的注射剂，必要时应进行容器或密闭组件溶出物的检测，并制定可接受标准。

### （十）递送系统的功能性检测

包装于预灌封注射器组合件（带注射针）或类似容器中的注射剂，应制定与递送系统功能性相关的检测项目、检测方法和可接受标准。某些情况下，这些项目的检测可考虑采用过程控制。根据制剂研发数据，可提议跳批检验或免除部分甚至全部检测项目。

### （十一）渗透压

当标签上注明制剂的张力时，应控制其渗透压。根据制剂研发和工艺验证的数据，此项检测可考虑过程控制、跳批检验或直接计算。

### （十二）粒度分布

对于混悬型注射液，当研发数据证明粒径是影响溶出的主要因素时，论证后可提议用粒度分布测定代替溶出度测定。根据制剂研发数据，可考虑采用此项的过程控制代替放行检测。如果研发数据已证明制剂始终具有快速释放药物的特性，可提议免除此项检测。

### （十三）再分散性

贮藏时沉降（产生沉积物）的混悬型注射液，应制定再分散性的可接受标准。振摇可能是一种可行的再分散方法。应注明再分散方法（机动或手动），并明确规定用指定方法达到再混悬状态所需的时间。根据制剂研发数据，可提议进行跳批检验或免除此项检测。

### （十四）复溶时间

需复溶的所有注射用无菌粉末，应制定复溶时间的可接受标准。对于快速溶解制剂，根据制剂研发和工艺验证的数据，可提议进行跳批检验或免除此项检测。

示例 6-20 ChP 盐酸肾上腺素注射液的质量标准

**盐酸肾上腺素注射液**

Yansuan Shenshangxiansu Zhusheye

**Epinephrine Hydrochloride Injection**

本品为肾上腺素加盐酸适量，并加氯化钠适量使成等渗的灭菌水溶液。含肾上腺素（$C_9H_{13}NO_3$）应为标示量的 85.0%~115.0%。

本品中可加适宜的稳定剂。

**【性状】** 本品为无色或几乎无色的澄明液体；受日光照射或与空气接触易变质。

**【鉴别】** 取本品 2ml，加三氯化铁试液 1 滴，即显翠绿色；再加氨试液 1 滴，即变为紫色，最后变成紫红色。

**【检查】** **pH 值** 应为 2.5~5.0（通则 0631）。

**有关物质** 照高效液相色谱法（通则 0512）测定。

**供试品溶液** 精密量取本品适量，用流动相定量稀释制成每 1ml 中含肾上腺素 0.2mg 的溶液。

**对照溶液** 取重酒石酸去甲肾上腺素对照品适量，精密称定，加流动相溶解并定量稀释制成每 1ml 中含去甲肾上腺素 20μg 的溶液，精密量取 5ml，置 50ml 量瓶中，精密加入供试品溶液 5ml，用流动相稀释至刻度。

**空白辅料溶液** 取焦亚硫酸钠适量，加流动相溶解并稀释制成每 1ml 中含 0.2mg 的溶液。

**氧化破坏溶液、系统适用性溶液与色谱条件** 见肾上腺素有关物质项下。

**系统适用性要求** 见肾上腺素有关物质项下。理论板数按肾上腺素峰计算不低于 2 000，去甲肾上腺素峰与肾上腺素峰之间的分离度应大于4.0。

**测定法** 精密量取上述三种溶液，分别注入液相色谱仪，记录色谱图至主成分峰保留时间的3倍。

**限度** 供试品溶液的色谱图中如有与去甲肾上腺素峰保留时间一致的色谱峰，按外标法以峰面积计算，不得过肾上腺素标示量的1.0%；如有其他杂质峰，扣除焦亚硫酸钠峰及之前的辅料峰，与辅料峰相邻的最大色谱峰不得大于对照溶液中肾上腺素峰的峰面积(10%)，其他各杂质峰面积的和不得大于对照溶液中肾上腺素峰面积的0.1倍(1.0%)。

**渗透压摩尔浓度** 取本品，依法测定(通则0632)，渗透压摩尔浓度应为257~315mOsmol/kg。

**细菌内毒素** 取本品，依法检查(通则1143)，每1mg肾上腺素中含内毒素的量应小于30EU。

**其他** 应符合注射剂项下有关的各项规定(通则0102)。

**【含量测定】** 照高效液相色谱法(通则0512)测定。

**对照品溶液** 取肾上腺素对照品适量，精密称定，加流动相适量，加冰醋酸2~3滴，振摇使肾上腺素溶解，用流动相定量稀释制成每1ml中含肾上腺素0.2mg的溶液，摇匀。

**系统适用性要求** 系统适用性溶液色谱图中，去甲肾上腺素峰与肾上腺素峰间应出现两个未知杂质峰，理论板数按去甲肾上腺素峰计算不低于3 000，去甲肾上腺素峰、肾上腺素峰与相邻杂质峰的分离度均应符合要求。

**色谱条件** 见有关物质项下。检测波长为280nm。

**供试品溶液、氧化破坏溶液与系统适用性溶液** 见有关物质项下。

**测定法** 精密量取供试品溶液与对照品溶液，分别注入液相色谱仪，记录色谱图。按外标法以峰面积计算。

**【类别】** 同肾上腺素。

**【规格】** 按$C_9H_{13}NO_3$计 ①0.5ml∶0.5mg；②1ml∶1mg。

**【贮藏】** 遮光，密闭，在阴凉处保存。

**示例分析：**盐酸肾上腺素注射液的有关物质检查中，氧化破坏溶液、系统适用性溶液与色谱条件照肾上腺素有关物质项下的相应规定执行，系统适用性要求也照肾上腺素有关物质项下的相应规定执行。

## 本章小结

1. 药物制剂分析针对药物制剂的API、药用辅料与药包材，依据剂型与剂量，通过性状观测、鉴别、检查、含量测定，分析药物制剂的有效性、安全性、均一性、稳定性，以判定药物制剂是否符合其既定的临床用途及相应的质量标准。

2. 药物制剂质量保证应基于QbD理念和风险管理，依据API性质和临床用药需求进行制剂设计和质量评价，在制剂处方和工艺条件的设计空间内对影响药物制剂关键质量属性的物料和工艺步骤实施生产过程控制，并经制剂产品质量检验，以获得临床要求的药物制剂产品质量。

3. 药物制剂质量标准的常规检测项目包括性状、鉴别、含量测定、杂质检查。口服固体制剂、口服液体制剂、注射剂等均有其特定的剂型检测项目。

(范 琦)

## 思考题

1. 请比较细菌内毒素与无菌的异同。

2. 示例 6-20 中，贮藏项下为什么是“密闭”而不是“密封”？
3. 注射剂连续生产可能存在的瓶颈问题及其解决方案是什么？

## 参考文献

[1] 杭太俊 . 药物分析 .8 版 . 北京：人民卫生出版社，2016.
[2] 方亮 . 药剂学 .8 版 . 北京：人民卫生出版社，2016.
[3] JÄRVINEN K, HOEHE W, JÄRVINEN M, et al. In-line monitoring of the drug content of powder mixtures and tablets by near-infrared spectroscopy during the continuous direct compression tableting process. Eur J Pharm Sci, 2013, 48: 680-688.

第六章
目标测试

# 第七章

# 药物的稳定性试验与分析

**学习目标**

1. **掌握** 药物稳定性试验的目的、内容和稳定性结果评价方式。
2. **熟悉** 原料药和制剂的稳定性重点考察项目，简化稳定性试验中的括号法和矩阵法设计。
3. **了解** 药包材的相容性稳定性考察和药物包装密封完整性稳定性考察。

第七章
教学课件

药物的稳定性研究是贯穿于整个药品研发、临床、上市及上市后质量研究的重要内容，是考察原料药物或药物制剂在温度、湿度、光线等环境因素的影响下随时间变化规律的试验方法，为药品的生产工艺、制剂处方、包装材料、贮藏、运输条件等提供科学依据，同时也为建立药品的有效期提供依据。本章主要介绍药物稳定性试验的目的和内容、原料药物和制剂的稳定性重点考察项目、药包材相容性和包装系统密封完整性稳定性试验、药物稳定性研究的两种简化设计方法以及稳定性研究结果的评价等内容。

## 第一节　药物稳定性试验的目的和内容

药物稳定性是指药物在特定环境条件下保持质量稳定的能力。稳定性差的药物容易分解或降解，使得自身质量发生明显变化，不但会导致疗效达不到临床要求，生成的杂质可能还会产生毒副作用，严重影响药物的有效性和安全性。

### 一、稳定性试验的目的

稳定性试验的目的是考察原料药物或制剂在温度、湿度、光照等环境因素的影响下质量随时间变化的规律，为药品的生产、包装、贮藏、运输条件提供科学依据，并根据试验数据建立药品的有效期。

### 二、稳定性试验的特点

药物稳定性研究具有整体性、系统性和阶段性的特点。整体性和系统性表现为它与生产工艺、质量研究、贮藏条件、包装形式等相关联，构成药物质量研究的整体。阶段性表现为它在药物研究不同阶段有不同的要求，可分为临床前(原料药的药学研究和稳定性初步研究、制剂工艺研究、影响因素试验、加速试验和长期试验等)、临床、生产上市前和上市后等不同阶段。

药物在申请临床研究时要求临床前稳定性的结果能保证临床试验期间样品的稳定；申请生产上市时提交的稳定性资料应能保证药品上市后在预定的有效期限内稳定，并以此确定贮藏条件和有效期；而生产企业在药物获准上市后，应继续对实际生产的药品进行稳定性研究，以考察上市产品最终的稳定性，并可通过补充申请的形式修改贮藏条件和有效期。

## 三、稳定性试验的内容

稳定性试验主要考察不同环境因素变动对药物质量稳定性的影响情况。根据放置条件的不同，稳定性试验的内容包括影响因素试验、加速试验和长期试验，影响因素试验通常采用1批药品进行考察，如果试验结果不明确，应加试2个批次的样品，生物制品应直接采用3个批次；加速试验和长期试验要求采用3批药品进行考察。此外，根据药品的特性，还可开展有针对性的稳定性研究，如对温度敏感的制剂可开展短期温度偏离试验和冻融循环试验，对临床上需临用现配的制剂开展配伍稳定性试验等。

### （一）影响因素试验

影响因素试验是在高温、高湿、强光照射等比加速试验更剧烈条件下进行的试验，对于原料药物，主要是考察原料药物固有的稳定性，了解影响其稳定性的因素及可能的降解途径与降解产物；对于制剂，主要是考察处方的合理性。影响因素试验将初步确定原料药物和制剂的包装、贮藏条件和加速试验的条件，同时验证处方的合理性和分析方法的可行性。

影响因素试验主要分为高温试验、高湿试验、强光照射试验。将待考察的原料药物置适宜的开口容器中（如称量瓶或培养皿），分散放置，厚度不超过3mm（疏松原料药可略厚）；将待考察的制剂如片剂、胶囊剂、注射剂（注射用无菌粉末如西林瓶装，不能打开瓶盖，以保持严封的完整性），除去外包装，并根据试验目的和产品特性考虑是否除去内包装，置适宜的开口容器中，进行试验。

**1. 高温试验**　相比于加速试验中的温度（40℃±2℃），高温试验设定的温度一般要高10℃以上。供试品开口置适宜的恒温设备中，设定为拟考察温度，考察时间基于供试品本身的稳定性及影响因素试验条件下稳定性的变化趋势设置，通常可设定0天、5天、10天、30天等取样，按稳定性重点考察项目进行检测。若供试品质量发生明显变化，则适当降低温度进行试验。

**2. 高湿试验**　相对于加速试验中的相对湿度（75%±5%），在高湿试验中设定相对湿度为90%±5%。供试品开口置恒湿密闭容器中，在25℃、相对湿度为90%±5%条件下放置10天，分别于第0天、第5天和第10天取样，按稳定性考察重点项目要求检测，同时准确称量试验前后供试品的质量，以考察供试品的吸湿潮解性能。若吸湿增重5%以上，则在相对湿度75%±5%条件下同法进行试验；若吸湿增重5%以下，其他考察项目符合要求，则不再进行此项试验。

恒湿条件可在密闭容器，如干燥器下部放置饱和盐溶液，根据不同相对湿度的要求，可选择NaCl饱和溶液（相对湿度75%±1%，15.5~60℃）或$KNO_3$饱和溶液（相对湿度92.5%，25℃）。

**3. 强光照射试验**　在强光照射试验中，供试品开口放置在光照箱或其他适宜的光照装置内，可选择输出相似于D65/ID65发射标准的光源，或同时暴露于冷白荧光灯和近紫外灯下，在照度为4 500lx±500lx的条件下，且光源总照度不低于$1.2\times10^6$lx·h、近紫外灯能量不低于200W·h/$m^2$，于适宜时间取样，按稳定性重点考察项目进行检测，特别注意供试品的外观变化。

如果去除产品包装进行稳定性考察时发现待考察的样品不稳定，可同时考察模拟市售包装，通过评估各影响因素对产品质量的影响趋势，论证储存条件和市售包装的合理性。

影响因素稳定性考察放置条件及考察时间点设计参见表7-1，按照稳定性考察的重点项目进行检测。

**表7-1　影响因素考察试验放置条件及考察时间点设计**

| 考察试验 | 放置条件 | 考察时间点 |
|---|---|---|
| 高温试验 | 温度一般高于加速试验10℃以上 | 0天、5天、10天、30天 |
| 高湿试验 | 25℃±2℃，相对湿度90%±5%或75%±5% | 0天、5天、10天 |
| 强光照射试验 | 在照度为4 500lx±500lx的条件下，总照度不低于$1.2\times10^6$lx·h、近紫外灯能量不低于200W·h/$m^2$ | 至少总照度达到时 |

### （二）加速试验

加速试验是在比影响因素试验条件更温和，但比长期试验条件更剧烈的情况下进行的稳定性试验，目的是通过使用超常的贮藏条件来加速原料药或制剂的化学降解或物理变化来探讨药物的稳定性，为制剂设计、工艺优化、包装、运输和贮存等提供必要的资料。

在加速试验中，包装形式应模拟市售包装及包装的分装要求。原料药物稳定性样品包装所用材料与封装条件应与市售包装一致；制剂产品应模拟市售包装，如适用，模拟任何次级包装和容器上的标签。

在加速试验中，供试品在温度 40℃±2℃、相对湿度 75%±5% 的条件下放置 6 个月，在至少包括初始和末次等的 3 个时间点（如 0 个月、3 个月、6 个月）取样，按稳定性重点考察项目进行检测。如在温度 25℃±2℃。相对湿度 60%±5% 的条件下进行长期试验，当加速试验 6 个月中任何时间点的质量发生显著变化，都要进行中间条件试验，即在温度 30℃±2℃、相对湿度 65%±5% 的条件下考察 12 个月，在至少包括初始和末次等的 4 个时间点（如 0 个月、6 个月、9 个月、12 个月）取样，按稳定性重点考察项目进行检测。

对温度特别敏感的药物，预计只能在冰箱中（5℃±3℃）保存，此种药物的加速试验，可在温度 25℃±2℃、相对湿度 60%±5% 的条件下进行，考察时间同样为 6 个月。

对拟冷冻贮藏的药物，应对一批样品在 5℃±3℃或 25℃±2℃条件下放置适当的时间进行加速试验，以了解短期偏离标签贮藏时间（如运输或搬运时）对药物的影响。

对于制剂中的乳剂、混悬剂、软膏剂、乳膏剂、糊剂、眼膏剂、栓剂、气雾剂、泡腾片及泡腾颗粒，宜直接采用温度为 30℃±2℃、相对湿度 65%±5% 的条件下进行加速试验。

对于包装在半透性容器中的制剂，如低密度聚乙烯制备的输液袋、塑料安瓿、眼用制剂容器等，则应在温度 40℃±2℃、相对湿度 25%±5% 的条件下进行加速试验。

### （三）长期试验

长期试验是为确立标签上建议（或批准）的复检期和货架期，在推荐的贮藏条件下进行的稳定性研究。相对于加速试验和影响因素试验来说，长期试验是在接近药物的实际贮存条件下进行的稳定性试验，能反映药物稳定性的实际情况，为制定药物的有效期提供依据。在长期试验中，供试品在温度 25℃±2℃、相对湿度 60%±5% 的条件下放置 12 个月；或在温度 30℃±2℃、相对湿度为 65%±5% 的条件下放置 12 个月。每 3 个月取样 1 次，分别于 0 个月、3 个月、6 个月、9 个月、12 个月取样，按稳定性重点考察项目进行检测。12 个月以后，仍需继续考察的产品，根据产品特点，分别于 18 个月、24 个月、36 个月等，取样进行检测。将结果与 0 个月比较，以确定药物的有效期。由于实测数据的分散性，一般取 95% 可信限进行统计分析，得出合理的有效期。如 3 批统计分析结果差别较小，则取其平均值为有效期；若差别较大则取其最短的为有效期。如果测定结果变化很小，说明药物是很稳定的，则不做统计分析。

对温度特别敏感的药物，长期试验可在温度 5℃±3℃的条件下放置 12 个月，按上述时间点进行取样和检测，12 个月后，仍需按规定温度继续考察，制定在低温贮存条件下有效期。

对拟冷冻贮藏的药物，长期试验可在温度−20℃±5℃的条件下至少放置 12 个月进行考察。

对于包装在半透性容器的药物，则应在温度 25℃±2℃、相对湿度 40%±5%，或在温度 30℃±2℃、相对湿度 35%±5% 的条件下进行试验。研究者可自行选择其中一种条件进行。

加速试验和长期试验放置条件和考察时间点的设计参见表 7-2，按照稳定性重点考察项目进行检测。

在长期试验中采用的温度 25℃±2℃、相对湿度 60%±5%，或温度 30℃±2℃、相对湿度为 65%±5% 是根据国际气候带制定的。国际气候带见表 7-3，我国总体来说属亚热带，部分地区属湿热带，因此这两种条件分别与我国北方和南方气候条件相当，在试验设计时可根据药品目标市售区域选择。

表 7-2　加速试验和长期试验放置条件及考察时间点设计

| 分类 | 考察试验 | 放置条件 | 考察时间点①② |
|---|---|---|---|
| 一般情况 | 长期试验 | 25℃±2℃，相对湿度 60%±5%或 30℃±2℃，相对湿度 65%±5% | 0 个月、3 个月、6 个月、9 个月、12 个月 |
| | 中间试验 | 30℃±2℃，相对湿度 65%±5% | 0 个月、6 个月、9 个月、12 个月 |
| | 加速试验 | 40℃±2℃，相对湿度 75%±5% | 0 个月、3 个月、6 个月 |
| 拟冷藏的原料药或制剂 | 长期试验 | 5℃±3℃ | 0 个月、3 个月、6 个月、9 个月、12 个月 |
| | 加速试验 | 25℃±2℃，相对湿度 60%±5% | 0 个月、3 个月、6 个月 |
| 拟冷冻的原料药或制剂 | 长期试验 | -20℃±5℃ | 0 个月、3 个月、6 个月、9 个月、12 个月 |
| | 加速试验 | 5℃±3℃或 25℃±2℃ | 适当时间 |
| 乳剂、混悬剂、软膏剂、乳膏剂、糊剂、眼膏剂、栓剂、气雾剂、泡腾片及泡腾颗粒 | 长期试验 | 25℃±2℃，相对湿度 60%±5% | 0 个月、3 个月、6 个月、9 个月、12 个月 |
| | 加速试验 | 30℃±2℃，相对湿度 65%±5% | 0 个月、3 个月、6 个月 |
| 包装在半透性容器中的制剂 | 长期试验 | 25℃±2℃，相对湿度 40%±5%或 30℃±2℃，相对湿度 35%±5% | 0 个月、3 个月、6 个月、9 个月、12 个月 |
| | 加速试验 | 40℃±2℃，相对湿度 25%±5% | 0 个月、3 个月、6 个月 |

注：①12 个月以后，仍需继续考察的产品，根据产品特点，分别于 18 个月、24 个月、36 个月等取样进行检测。②加速试验的时间点可根据产品特点，加设 1 个月和 2 个月时间点。

表 7-3　国际气候带

| 气候带 | 计算数据 | | | 推算数据 | |
|---|---|---|---|---|---|
| | 温度①/℃ | MKT②/℃ | 相对湿度/% | 温度/℃ | 相对湿度/% |
| Ⅰ温带 | 20.0 | 20.0 | 42 | 21 | 45 |
| Ⅱ地中海气候、亚热带 | 21.6 | 22.0 | 52 | 25 | 60 |
| Ⅲ干热带 | 26.4 | 27.9 | 35 | 30 | 35 |
| Ⅳ湿热带 | 26.7 | 27.4 | 76 | 30 | 70 |

注：①记录温度；②MKT 平均动力学温度。

### （四）冻融循环试验和短期温度偏离试验

对于一些需要冷冻保存的原料药物、中间产物或药物制剂，应验证其在多次反复冻融循环和短期温度偏离条件下产品的质量变化情况。

对于一些特殊的药物制剂（如凝胶剂、霜剂、软膏、栓剂和难溶性药物的特殊注射剂等），虽然它们一般不用冷冻保存，但环境温度的改变容易引起产品的物相分离、黏度减小、沉淀或者聚集等变化。因此，这些制剂也需要进行冻融循环试验和短期温度偏离试验，以考察环境温度对制剂质量的影响。如难溶性药物的注射剂，应考察冷冻后重新置于常温下的再溶解性能；凝胶剂等外用制剂，应考察冷冻后复融时凝胶体流变学性质的保持能力；脂质体、纳米粒等剂型，需要考察微球体脂质膜是否完整、包封率是否下降等。

冻融循环试验考察时间点可参考表 7-4，按稳定性重点考察项目进行检测。

短期温度偏离试验考察时间点可参考表 7-5，按稳定性重点考察项目进行检测。

表 7-4　冻融循环试验考察时间点

| 产品标签的贮存条件 | 室温 | 冷藏 | 冷冻 |
|---|---|---|---|
| 稳定性贮藏条件 * | -20℃ 2 天后，在 40℃、相对湿度 75% 2 天，重复循环三次 | -20℃ 2 天后，在 25℃、相对湿度 60% 2 天，重复循环三次 | -20℃ 2 天后，在 5℃、相对湿度 60% 2 天，重复循环三次 |

注：*①基于对产品的了解确定放置循环次数和每个条件的放置时间；②可在循环一次和两次之后取样检测。

表 7-5　短期温度偏离试验考察时间点 *

| 产品标签的贮存条件 | 室温 | 冷藏 | 冷冻 |
|---|---|---|---|
| 高温偏离 | 60℃，相对湿度 75% 2 天 | 40℃，相对湿度 75% 2 天 | 25℃，相对湿度 60% |
| 低温偏离 | -20℃ 2 天 | -20℃ 2 天 | 不适用 |

注：* 考察的温度和时间可根据产品自身特点进行设计。

### （五）配伍稳定性试验

配伍稳定性试验是考察那些需要临时溶解/配制成溶液，或稀释后再使用的药物制剂（如小容量注射剂或粉针剂等），以防止发生沉淀、分解变质等反应，为说明书/标签上的配制、贮藏条件和配制，或稀释后的使用期限提供依据。

对于一些在特殊环境（如高原低压、海洋高盐雾等环境）使用的制剂，除开展相应的稳定性研究外，同时还应对药物的配伍稳定性进行研究。

**示例 7-1**　米力农注射液配伍稳定性考察：米力农注射液规格为 5ml：5mg 和 10ml：10mg，根据米力农注射液说明书中的用法用量，临床使用时，需用 0.45% 氯化钠注射液、0.9% 氯化钠注射液或 5% 葡萄糖注射液稀释为 200μg/ml 后，静脉滴注使用，该稀释后的溶液在室温条件下放置，最长可放置 24 小时。配伍试验考察时间点设计为 0 小时、第 24 小时和第 26 小时；每个时间点的考察项目为性状、pH、渗透压、含量、有关物质、不溶性微粒、细菌增殖试验等；放置 26 小时后各考察项目的测试数据与初始值比较以评估品种的配伍稳定性。

## 第二节　原料药物和制剂的稳定性重点考察项目

在稳定性试验中，原料药物和制剂的重点考察项目有一定区别。原料药物的稳定性重点考察项目侧重于药物自身稳定性的考察，包括性状、熔点、含量、有关物质、吸湿性以及根据品种自身特点选定的考察项目等。制剂的稳定性重点考察项目，除检测包括与原料药物自身稳定性有关的性状、含量和有关物质外，往往还根据剂型的特点，设置能够反映其质量的特性指标，如口服固体制剂的溶出度，眼用制剂和注射剂的 pH，丸剂的溶散时限，栓剂的融变时限，口服乳剂、乳胶剂或乳膏剂的分层现象，眼用和口服混悬剂的再分散性等。原料药物及制剂稳定性重点考察项目见表 7-6。

此外，原料药物和制剂稳定性重点考察项目的选择也要充分考虑到运输路线、交通工具、运输距离、运输时间、运输条件（温度、湿度、振动情况）、产品包装（外包装、内包装等）、产品放置和温度监控情况（监控器的数量、位置等）等对产品质量的影响，应根据这些环境因素的具体情况进行恰当的选择。

稳定性重点项目考察的目的是检测药物质量的稳定，参与测试样品的质量不得发生“显著变化”。在这里，“显著变化”通常定义为：①含量与初始值相差 5%，或采用生物或免疫法测定时效价不符合规定；②任何降解产物超过标准限度要求；③外观、物理常数、功能试验（如颜色、相分离、再分

表 7-6 原料药物及制剂稳定性重点考察项目参考表

| 剂型 | 稳定性重点考察项目 |
| --- | --- |
| 原料药 | 性状、熔点、含量、有关物质、吸湿性以及根据品种性质选定的考察项目 |
| 片剂 | 性状、含量、有关物质、崩解时限或溶出度或释放度 |
| 胶囊剂 | 性状、含量、有关物质、崩解时限或溶出度或释放度、水分，软胶囊要检查内容物有无沉淀 |
| 注射剂 | 性状、含量、pH、可见异物、不溶性微粒、有关物质，应考察无菌 |
| 栓剂 | 性状、含量、融变时限、有关物质 |
| 软膏剂 | 性状、均匀性、含量、粒度、有关物质 |
| 乳膏剂 | 性状、均匀性、含量、粒度、有关物质、分层现象 |
| 糊剂 | 性状、均匀性、含量、粒度、有关物质 |
| 气雾剂（定量） | 不同放置方位（正、倒、水平）有关物质、递送剂量均一性、泄漏率 |
| 喷雾剂 | 不同放置方位（正、水平）有关物质、每喷主药含量、递送剂量均一性（混选型和乳液型定量鼻用喷雾剂） |
| 吸入气雾剂 | 不同放置方位（正、倒、水平）有关物质、微细粒子剂量、递送剂量均一性、泄漏率 |
| 吸入喷雾剂 | 不同放置方位（正、水平）有关物质、微细粒子剂量、递送剂量均一性、pH、应考察无菌 |
| 吸入粉雾剂 | 有关物质、微细粒子剂量、递送剂量均一性、水分 |
| 吸入液体制剂 | 有关物质、微细粒子剂量、递送速率及递送总量、pH、含量、应考察无菌 |
| 凝胶剂 | 性状、均匀性、含量、有关物质、粒度，乳胶剂应检查分层现象 |
| 眼用制剂 | 如为溶液，应考察性状、可见异物、含量、pH、有关物质；如为混悬液，还应考察粒度、再分散性；洗眼剂还应考察无菌；眼丸剂应考察粒度与无菌 |
| 丸剂 | 性状、含量、有关物质、溶散时限 |
| 糖浆剂 | 性状、含量、澄清度、相对密度、有关物质、pH |
| 口服溶液剂 | 性状、含量、澄清度、有关物质 |
| 口服乳剂 | 性状、含量、分层现象、有关物质 |
| 口服混悬剂 | 性状、含量、沉降体积比、有关物质、再分散性 |
| 散剂 | 性状、含量、粒度、有关物质、外观均匀度 |
| 气雾剂（非定量） | 不同放置方位（正、倒、水平）有关物质、揿射速率、揿出总量、泄漏率 |
| 颗粒剂 | 性状、含量、粒度、有关物质、溶化性或溶出度或释放度 |
| 贴剂（透皮贴剂） | 性状、含量、有关物质、释放度、黏附力 |
| 冲洗剂、洗剂、灌肠剂 | 性状、含量、有关物质、分层现象（乳状型）、分散性（混悬剂），冲洗剂应考察无菌 |
| 搽剂、涂剂、涂膜剂 | 性状、含量、有关物质、分层现象（乳状型）、分散性（混悬剂），涂膜剂还应考察成膜性 |
| 耳用制剂 | 性状，含量，有关物质，耳用散剂、喷雾剂与半固体制剂分别按相关剂型要求检查 |
| 鼻用制剂 | 性状，pH，含量，有关物质，鼻用散剂、喷雾剂与半固体制剂分别按相关剂型要求检查 |

散性、黏结、硬度、每揿剂量）等不符合标准要求；④pH 不符合规定；⑤12 个剂量单位的溶出度不符合标准的规定。

在原料药物和制剂的稳定性重点项目考察时，影响因素试验、加速试验、长期试验是几乎所有药物都应进行的研究。此外，有些药物制剂还需要进行冻融循环试验和短期温度偏离试验或配伍稳定性试验。

# 第三节　药包材的相容性稳定性考察

## 一、药包材相容性稳定性研究内容和重点考察项目

为保证药物质量，特别是药物制剂的稳定性和安全性，在选择药包材时必须进行药包材与药物的相容性稳定性试验。试验过程中应考虑剂型的风险水平和药物与药包材相互作用的可能性（表 7-7），既要考察包装材料与药物之间潜在的相互作用，又要评估包装材料是否影响到药物的质量和稳定性。

表 7-7　不同给药途径制剂与包装系统发生相互作用的风险分级表

| 不同用途药包材的风险程度 | 制剂与药包材发生相互作用的可能性 | | |
|---|---|---|---|
| | 高 | 中 | 低 |
| 最高 | 1. 吸入气雾剂及喷雾剂<br>2. 注射液、冲洗剂 | 1. 注射用无菌粉末<br>2. 吸入粉雾剂<br>3. 植入剂 | |
| 高 | 1. 眼用液体制剂<br>2. 鼻吸入气雾剂及喷雾剂<br>3. 软膏、乳膏等透皮制剂 | | |
| 低 | 1. 外用液体制剂<br>2. 外用及舌下用气雾剂<br>3. 栓剂<br>4. 口服液体制剂 | 散剂、颗粒剂、丸剂 | 片剂、胶囊等口服固体制剂 |

### （一）药包材与药物的相容性稳定性试验研究内容

药包材与药物的相容性稳定性试验内容一般包括以下几点。

1. 药包材对药物质量影响的研究，包括药包材（如印刷物、黏合物、添加剂、残留单体、小分子化合物以及加工和使用过程中产生的分解物等）的提取、迁移研究及提取、迁移研究结果的毒理学评估，药物与药包材之间发生反应的可能性，药物活性成分或功能性辅料被药包材吸附或吸收的情况和内容物的逸出以及外来物的渗透等。

2. 药物对药包材影响的研究，考察经包装药物后药包材完整性、功能性及质量的变化情况，如玻璃容器的脱片、胶塞变形等。

3. 包装制剂后药物的质量变化（药物稳定性），包括加速试验和长期试验药品质量的变化情况。

### （二）不同剂型包装药物的相容性稳定性研究重点考察项目

不同剂型往往采用不同的药包材，需要考察的重点项目也不同。

1. 玻璃容器　常用于注射剂、片剂、口服溶液等剂型包装。这些药物应重点考察玻璃中碱性离子的释放对药液 pH 的影响；有害金属元素的释放；不同温度（尤其冷冻干燥时）不同酸碱条件下玻璃脱片；含有着色剂的避光玻璃被某些波长的光线透过，使药物分解；玻璃对药物的吸附以及玻璃容器的针孔、瓶口歪斜等项目。

玻璃包装容器中组分多为无机盐，迁移入注射剂药液的常见元素包括 Si、Na、K、Li、Al、Ba、Ca、

Mg、B、Fe、Zn、Mn、Cd、Ti、Co、Cr、Pb、As、Sb 等；应结合特定玻璃容器的组分以及添加物质的信息，对所含有的离子进行定量检查并进行安全性评估，重点对重金属元素的检测结果进行评估；另外，还应对药液中 Si、B、Al 等可预示玻璃被侵蚀或产生脱片趋势的元素进行检查。对于内表面镀膜的玻璃容器，应对膜层材料的组分及其降解物的迁移同时进行考察。

2. 金属 如铝箔、金属软管都是很好的金属包装材料，常用于软膏剂、气雾剂、片剂等的包装。这些药物应重点考察药物对金属的腐蚀；金属离子对药物稳定性的影响；金属上保护膜试验前后的完整性等项目。

3. 塑料 如聚乙烯(PE)、聚丙烯(PP)、聚对苯二甲酸乙二醇酯(PET)等塑料包装材料，常用于片剂、胶囊剂、注射剂、滴眼剂等剂型的包装。这些药物应重点考察水蒸气、氧气的渗入；水分、挥发性药物的渗出；脂溶性药物、抑菌剂向塑料的转移；塑料对药物的吸附；溶剂与塑料的作用；塑料中添加剂、加工时分解产物对药物的影响；以及微粒、密封性等项目。

4. 橡胶 如天然橡胶、丁基橡胶、丙烯酸酯橡胶(ACM)等，通常作为容器的塞、垫圈等。这种包装材料应重点考察其中各种添加物的溶出对药物的影响；橡胶对药物的吸附以及填充材料在溶液中的脱落等项目。而且在对注射剂、粉针、口服溶液剂等进行试验时，瓶子应倒置、侧放，使药液能充分与橡胶塞接触。有些药物可与橡胶塞中的化学成分发生反应，同时溶出对人体有害的物质，如异性蛋白对人体可能是致热原，溶出的吡啶类化合物也可致癌、致畸。

## 二、药包材相容性稳定性试验的测试方法

进行药包材相容性稳定性研究需有合适的测试方法。在以考察药包材为目的时，应选用 3 批包材制成的容器对拟包装的同一批药物进行试验；在以考察药物为目的时，应选用 3 批药物对拟上市包装的同一批包材包装后进行试验。在进行上述研究时，可参照药物及该包材质量标准，建立对应的分析测试方法。必要时，所建立的测试方法应进行系统的方法学验证。

## 三、药包材相容性稳定性试验的条件

根据稳定性研究的要求，药包材的相容性试验可以采用与原料药物或药物制剂相似的条件，如强光照射试验、加速试验和长期试验等。

在相容性试验过程中，药物与药包材应充分接触，并模拟实际使用状况进行研究。例如，考察注射剂、软膏剂和口服制剂时，包装容器应倒置、侧放，多剂量包装应进行多次开启等。

# 第四节 药物包装系统密封完整性稳定性考察

药物包装系统是指容纳和保护药品的所有包装组件的总和，包括直接接触药品的包装组件和次级包装组件，无菌制剂对包装系统密封完整性有明确要求，无菌产品的容器密封系统应防止内容物损失、微生物侵入以及气体(氧气、空气、水蒸气等)或其他物质进入，确保包装系统能够充分保护产品，免受储存、运输和使用过程中可预见的外部因素导致的产品污染或变质(例如，运输中没有适当保护而导致破损的药瓶；包装袋的针孔式泄露；无菌原料抗生素和大容量注射剂包装袋的针孔式泄露；空运过程中压力变化引起的大规格无菌原料药铝罐胶圈脱落)。应确认产品有效期内密封完整性。

药物包装系统密封性研究开始于产品的开发阶段，并持续贯穿整个产品生命周期。①在产品开发初期应进行包装密封系统设计选择和质量控制，包括包装组件系统来源、物理指标、部件尺寸、匹配性等；②产品工艺的开发，注意对与密封性相关的关键工艺步骤和关键工艺参数进行研究和控制；③密封性检查方法的开发和验证，关注方法选择及灵敏度，方法应进行合理验证；④稳定性初期和末期外其他时间点可采用包装系统密封性测试作为无菌检查的替代；⑤商业化生产中建立药物包装系

统密封性的检查和控制措施，注意收集和积累泄漏和密封性测试数据，有益于发现和规避损害包装密封性的操作偏离；⑥药品上市后变更可能影响包装密封性时，应考虑对其包装系统密封性进行再评估和再验证。

## 一、测试方法

药物容器密封完整性检查(container closure integrity test，CCIT)是指针对包装的任何破裂或缝隙泄漏检测，包括确定性方法和概率性方法(表 7-8)。确定性方法包括高压放电法、激光顶空法、质量提取法、压力衰减法和真空衰减法。概率性方法包括气泡释放法、微生物挑战法、示踪气检测法、液体示踪法。

表 7-8 不同容器密封完整性检查法

| 类别 | 检测方法 | 一般适用要求 | 定量/定性 |
| --- | --- | --- | --- |
| 概率性方法 | 微生物挑战法 | 包装必须能够承受浸没条件，可用于培养基模拟灌装 | 定性 |
| | 液体示踪法 | 液体示踪法要求包装内容物与液体示踪物相容，产品必须不能堵塞泄漏通道。要求包装能够承受液体浸泡，且包装与液体示踪检测模式相容 | 定性，或 UV 法半定量 |
| | 气泡释放法 | 产品(尤其是液体或半固体)必须不能掩盖包装表面。气泡法的检出限和分析员技能有关 | 定性 |
| | 示踪气检测(嗅探模式) | 示踪气检测(嗅探模式)检出限与分析员技能有关，在最佳的测试条件下能测试更小的漏孔。示踪气超出泄漏限值指示有漏和漏孔位置 | 定性 |
| 确定性方法 | 高压放电法 | 产品具有一定导电性不易燃，包装组件不导电，可以对漏孔定位，建议评估测试暴露对产品稳定性的影响 | 定性 |
| | 激光顶空法 | 检出限与测试之间的时间间隔有关，整个样品泄漏率的确定通过汇编读数和时间的关系来实现，要求透明包装，低水汽含量，内部包装压力低的产品 | 定量 |
| | 质量提取法 | 产品必须不能堵塞泄漏通道，有顶空气或充满液体的包装 | 定量 |
| | 压力衰减法 | 具有顶空气包装，产品必须不能掩盖潜在的漏孔 | 定量 |
| | 真空衰减法 | 具有顶空气包装 | 定量 |

最大允许泄漏限度(maximum allowable leakage limit，MALL)是指药物允许的最大泄漏率或泄漏尺寸，即在这个泄漏率或泄漏尺寸下，不存在任何影响药物安全性和质量的泄漏风险，可保证药物在货架期内及使用过程中符合相应的理化及微生物质量要求。

确定药物包装系统的最大允许泄漏限度通常基于科学和风险，应综合考虑药物包装组成和装配、产品内容物以及产品在其生命周期中可能暴露的环境(表 7-9)。有研究表明，刚性包装上直径约为 0.1μm 的孔隙，液体泄漏的风险很小；而直径约为 0.3μm 的孔隙存在微生物侵入的风险。刚性包装可采用 $6 \times 10^{-6}$mbar·L/s 的最大允许泄漏限度值，相当于直径介于 0.1~0.3μm 的孔隙，选择这个保守的最大允许泄漏限度可确保较低风险的微生物侵入或液体泄漏，可不进行用于表征漏洞尺寸的额外的微生物或液体侵入挑战研究。

密封性检查方法应进行适当的方法学验证，重点关注方法灵敏度的考察，灵敏度是指方法能够可靠检测的最小泄漏率或泄漏尺寸，目的在于找出微生物侵入或液体泄漏风险与泄漏孔隙类型/尺寸之间的关系，进而明确检测方法检出能力与微生物侵入或液体泄漏风险之间的关系。通过挑战性重复测试存在和不存在泄漏缺陷的包装确认方法灵敏度。

表 7-9 各种密封性检查方法的泄漏检出限

| 类别 | 泄漏检测法 | 检测限级别 | | | |
| --- | --- | --- | --- | --- | --- |
| | | 1 级 (<0.1μm) | 2 级 (0.1~1.0μm) | 3 级 (>1.0~5.0μm) | 4 级 (>5.0~10.0μm) |
| 确定性方法 | 高压放电法 | | | * | |
| | 激光法 | * | | | |
| | 质量提取法 | | | * | |
| | 压力衰减法 | | | * | |
| | 示踪气检测法，抽真空模式 | * | | | |
| | 真空衰减法 | | | * | |
| 概率性方法 | 气泡释放法 | | | | * |
| | 微生物浸入法 | | | | * |
| | 示踪气检测法，嗅探模式 | | * | | |
| | 液体示踪法 | | | | * |

注：* 各种密封性检查方法的泄漏检出限。

需要注意的是，没有一种方法适合所有应用，测试方法选择基于特定产品的具体情况。对于给定产品（药物）的生命周期，通常采用超过一种方法。

## 二、数据评估

用于密封性验证的包装样品批次和数量主要基于包装产品的复杂性、产品的质量需求和生产商之前的经验积累，根据风险评估结果制定。药物试验研究可以采用与原料药物或药物制剂相似的条件，如加速试验和长期试验等，考察时间点经过评估，可适当减少。在任何时间点，测试结果均应为阴性，不得有泄露产生。

熔封的产品（如玻璃或塑料安瓿等）应当作 100% 的密封性检测，其他包装容器的密封性应当根据操作规程进行抽样检查。对于大容量软袋包装等风险较高的产品，应在工艺验证中增加一定样品量的密封性检查，确认拟定的包装材料、生产工艺的可行性；在商业化生产中科学制定取样计划，增加取样数量和频次；具备条件的进行 100% 密封性检查。

# 第五节 药物稳定性试验的括号法和矩阵法

药物稳定性考察前，通常应根据待考察产品的批次、规格和大小不同的容器密封系统，设计完整的稳定性考察方案。原则上药物制剂的每一种规格和包装规格都应进行稳定性研究，一项完整的稳定性设计方案就是在所有时间点对全部设计因素的每个组合的样品都进行测试。例如一种产品有 6 个规格、2 个包装、3 个批次和 2 个稳定性考察条件，那么每个稳定性考察时间点应执行 72 次稳定性重点考察项目的考察；如果稳定性考察部门的品种很多，单这种产品就会耗费巨大的人力和物力，从企业角度来说，检测成本会很高、检测周期会很长。故在不影响药物稳定性评估的前提下，可设计一种简化稳定性设计方案，既可降低稳定性考察频次，又具备足够预测复检期或货架期的能力。

括号法与矩阵法是基于不同原理的药物稳定性简化设计法，是 ICH 推荐的两种稳定性简化设计方案。

## 一、括号法

括号法是一种药物稳定性试验的设计方案，它仅对某些设计因素（如规格、包装容器尺寸和/或装量)处在极端水平的样品,与完整设计方案一样,在所有时间点进行测试。这种方案假设:任何中间水平样品的稳定性可以被所选择的极端水平样品的稳定性所代表。如果无法确证所选择的规格、容器和/或装量确实是极端水平,那么括号法不适用。

括号法可用于处方相同或相近的多个规格药物样品稳定性研究。示例包括但不限于:①由相同粉末混合物、不同填充量制成的不同规格的胶囊;②由不同量的同种颗粒压制成的不同规格的片剂;③处方仅在某些微量辅料(如着色剂、矫味剂)上有差别的不同规格的口服溶液剂。如果各规格之间使用了不同的辅料,括号法一般不适用。如果在容器尺寸和装量均发生变化的情况下使用括号法,就不能假设最大和最小的容器代表所有包装形态的极端水平。

括号法必须从最开始点到结束点都进行测试。括号法设计举例见表 7-10,该示例为某种药物制剂有三个规格和三种容器尺寸。在本例中,应证明 15ml 和 500ml 高密度聚乙烯(HDPE)容器确实代表极端水平。对于每一选定组合的批次,应如同在完整设计中一样,在每个时间点都进行测试。

表 7-10 药物制剂括号法设计检测排列

| 规格 | | 50mg | | | 75mg | | | 100mg | | |
|---|---|---|---|---|---|---|---|---|---|---|
| 批次 | | 1 | 2 | 3 | 1 | 2 | 3 | 1 | 2 | 3 |
| 包装尺寸 | 15ml | T | T | T | | | | T | T | T |
| | 100ml | | | | | | | | | |
| | 500ml | T | T | T | | | | T | T | T |

注:T 表示测试样品。

## 二、矩阵法

矩阵法是指在指定的某些时间点对全部因素组合的总样品中的一个选定子集进行试验。在后续的时间点,对另一个具有全部因素组合的样品子集进行试验。该设计方案假设受试的每个样品子集的稳定性代表着所给时间点上所有样品的稳定性。对于同一种药物制剂,试验样品间的各种差异应一一确定,如不同批次、不同规格、相同容器密封系统的不同容器尺寸,以及可能的某些情况下的不同容器密封系统。

可将矩阵法应用到具有相同或相似处方的不同规格。示例包括但不限于:①由相同的粉末混合物,不同的填充量制成的不同规格的胶囊;②由不同量的同种颗粒压制成的不同规格的片剂;③处方中仅在某些微量的辅料(如着色剂或矫味剂)上有差别的口服溶液剂。

在对时间点进行矩阵法设计的方案中,应该在起始和结束的时间点对所有选定的因素组合进行测定,而在每个中间时间点仅仅对某些指定组合进行试验。在加速试验条件或中间贮藏条件下进行矩阵法设计时,对于每个选定的因素组合,应注意确保进行最少三个时间点的测试,包括最初和最终时间点。

某药物制剂两个规格关于时间点的矩阵法设计示例如表 7-11 所示。

表 7-11 药物制剂矩阵法设计的"三分之一简化"检测排列

| 规格 | | 时间点/月 | | | | | | | |
|---|---|---|---|---|---|---|---|---|---|
| | | 0 | 3 | 6 | 9 | 12 | 18 | 24 | 36 |
| 规格 1 | 批次 1 | T | T | | T | T | | T | T |
| | 批次 2 | T | T | T | | T | T | | T |
| | 批次 3 | T | | T | T | T | T | T | T |
| 规格 2 | 批次 1 | T | | T | T | T | T | T | T |
| | 批次 2 | T | T | | T | T | | T | T |
| | 批次 3 | T | T | T | | T | T | | T |

注:T 表示测试样品。

### 三、数据评估

在考虑一种简化稳定性设计方案以前，需要评估和验证相关的假设。还需要考虑由于收集数据的减少而得出与完整设计方案相比较短的复检期或货架期的潜在风险。

简化设计可应用于绝大多数药物制剂的正式稳定性研究。对于某些复杂的给药系统，因为有很多潜在的药物与装置的相互作用，则应提供进一步的合理性验证后才可应用。对原料药而言，矩阵法的应用有一定的限制，而括号法则通常不适用。

简化设计研究获得的药物稳定性数据的处理方式与完整试验设计相同，评估方法详见第六节。

## 第六节 稳定性试验结果评价

根据原料药物或制剂稳定性试验研究的资料，最终将总结出与供试品稳定性相关的信息，包括物理、化学、生物学和微生物学等的试验结果，以及制剂的特殊质量属性（如口服固体制剂的溶出度）等。根据这些结果，确定将来所有在相似环境条件下生产和包装的原料药物和制剂的有效期和标签说明上的贮藏条件要求。

### 一、稳定性试验结果的评价概述

不同批次样品间稳定性试验数据的变异程度，将影响药物在有效期内符合质量标准的把握度。因此，应依据药物稳定性试验中的降解和批次间的变异程度，对稳定性试验结果进行评价。

1. 如果稳定性试验数据表明试验药物的降解与批次间的变异都非常小，根据数据即可直观确定预期有效期的合理性，此时不必进行统计分析，只需陈述省略统计分析的理由。如果数据显示试验药物有降解趋势，且批次间有一定的变异，则需要通过统计分析的方法确定有效期。

2. 对随时间会发生变化的定量指标（通常为活性成分的含量、降解产物的水平及其他相关的质量属性等），需要进行统计分析。具体方法是：将平均曲线的 95% 单/双侧置信限与认可标准的相交点所对应的时间点作为有效期。如果分析结果表明批次间的变异较小（对每批样品的回归曲线的斜率和截距进行统计检验），即 $P$ 值>0.25（无显著性差异），则将数据合并进行整体分析评估。如果批次间的变异较大（$P$ 值≤0.25），则不能合并分析，有效期应依据其中最短批次的时间确定。

3. 能否将数据转换为线性回归分析由降解反应动力学的性质决定。通常降解反应动力学可表示为数学的或对数的一次、二次或三次函数关系。各批次及合并批次（适当时）的数据与假定降解直线或曲线拟合程度的好坏，需要用统计方法进行检验。

4. 原则上，药物的有效期应根据长期试验条件下实际考察时间的稳定性数据确定。如经证明合理，在注册申报时也可依据长期试验条件下获得的实测数据，有限外推得到超出实际观察时间范围外的有效期。外推应基于对降解机制全面、准确地分析，包括加速试验的结果、数学模型的良好拟合及获得的批量规模的支持性稳定性数据等；因外推法假设建立的基础是确信“在观察范围外也存在着与已有数据相同的降解关系”。

5. 在进行稳定性试验的结果评估时，对于定量指标不仅考虑活性成分的含量，还应考虑降解产物的水平和其他有关的质量属性。必要时，还应关注质量平衡情况、稳定性差异和降解特性等。

**示例 7-2** 稳定性考察方案示例

以口服固体片剂为例，稳定性考察试验一般包括影响因素试验（高温试验、高湿试验、强光照射试验）、加速试验、长期试验及带包装产品的开瓶有效期试验，影响因素试验同时考察带包装样品和去除包装样品的稳定性，加速试验如发生异常需启动中间条件试验。各类型试验的考察条件及考察周期如表 7-12 所示。

表 7-12　口服固体片剂各类型稳定性试验考察条件和周期

| 序号 | 类型 | 考察条件 | 考察周期 |
|---|---|---|---|
| 1 | 高温试验 | 60°C±2°C，相对湿度 25%±5% | 0 天、5 天、10 天、30 天 |
| 2 | 高湿试验 | 25°C±2°C，相对湿度 75%±5% | 0 天、5 天、10 天 |
| 3 | 强光照射试验 | 25°C±2°C，照度 4 500lx±500lx 条件下，总照度不低于 $1.2\times10^6$lx·h，近紫外能量不低于 200W·h/$m^2$ | 0 天、5 天、10 天 |
| 7 | 加速试验 | 40°C±2°C，相对湿度 75%±5% | 0 个月、1 个月、2 个月、3 个月、6 个月 |
| 8 | 中间试验 | 30°C±2°C，相对湿度 65%±5% | 加速试验异常时启动 |
| 9 | 长期试验 | 25°C±2°C，相对湿度 60%±5% | 0 个月、3 个月、6 个月、9 个月、12 个月、18 个月、24 个月、36 个月、48 个月、60 个月 |
| 10 | 开瓶有效期 | 25°C±2°C，相对湿度 60%±5% | 0 天、30 天、90 天 |

口服固体片剂稳定性考察试验的考察项目及质量标准如表 7-13 所示。

表 7-13　口服固体片剂稳定性考察试验的考察项目和质量标准

| 检验项目 | 质量标准（货架期） |
|---|---|
| 性状 | 本品为类白色圆形片 |
| 晶型 | 与 0 天样品一致 |
| 有关物质 | 杂质 A 不得过 0.5%；杂质 B 不得过 0.5%；杂质 C 不得过 0.15%；单个杂质不大于 0.2%；总杂质不大于 2.0% |
| 微生物检测项目 | 每 1g 样品中，需氧菌总数：不得过 $10^3$cfu/g；霉菌和酵母菌总数：不得过 $10^2$cfu/g；大肠埃希菌：不得检出 |
| 含量 | 本品中含主成分应为标示量的 90.0%~110.0% |
| 溶出度 | 溶出度应不低于 85% |
| 干燥失重 | 减失重量不得过 3.0% |

企业自产口服固体片剂样品考察周期及考察项目见表 7-14。

表 7-14　企业自产口服固体片剂样品考察周期和考察项目

| 检测项目 | 0 天 | 高温 | | | 高湿 | | 光照 | | 加速试验 | | | | 长期试验 | | | | | 中间试验 |
|---|---|---|---|---|---|---|---|---|---|---|---|---|---|---|---|---|---|---|
| | | 5 天 | 10 天 | 30 天 | 5 天 | 10 天 | 5 天 | 10 天 | 1 月 | 2 月 | 3 月 | 6 月 | 3 月 | 6 月 | 9 月 | 12 月 | ×× 月 | * |
| 性状 | √ | √ | √ | √ | √ | √ | √ | √ | √ | √ | √ | √ | √ | √ | √ | √ | …… | * |
| 晶型 | √ | — | — | — | — | — | — | — | — | — | — | √ | — | √ | — | √ | …… | * |
| 有关物质 | √ | √ | √ | √ | √ | √ | √ | √ | √ | √ | √ | √ | √ | √ | √ | √ | …… | * |
| 微生物检测项目 | √ | — | — | — | — | — | — | — | — | — | — | √ | — | √ | — | √ | …… | * |
| 含量 | √ | √ | √ | √ | √ | √ | √ | √ | √ | √ | √ | √ | √ | √ | √ | √ | …… | * |
| 溶出度 | √ | √ | √ | √ | √ | √ | √ | √ | √ | √ | √ | √ | √ | √ | √ | √ | …… | * |
| 干燥失重 | √ | √ | √ | √ | √ | √ | √ | √ | √ | √ | √ | √ | √ | √ | √ | √ | …… | * |

注：* 当加速试验 6 个月中任何时间点的质量发生显著变化，则启用中间条件试验。

研究人员按照稳定性试验进度，在相应试验周期的试验结束后，及时将加速试验记录或中间试验记录、长期试验记录中的检验结果登记，并评价稳定性试验结果是否在检验标准范围内、结果是否符合规定。每一批稳定性试验样品完成所有试验周期的试验后，对该批次的稳定性试验结果进行数据汇总，并进行关键项目的趋势图绘制。

## 二、稳定性试验承诺

在原料药物和制剂的稳定性试验研究结束后进行药品注册申报时，若注册申报的 3 个生产批次样品长期稳定性数据已涵盖了建议的有效期，则无须承诺在获得相应批准后进行稳定性；但是，若有下列情况之一时，则应承诺进行后续稳定性试验研究。

1. 如果递交的注册申报资料包含了至少 3 个生产批次样品稳定性试验数据，但尚未至预期有效期，则应承诺继续进行研究直至达到建议的有效期。

2. 如果递交的注册申报资料包含的生产批次样品稳定性试验数据少于 3 批，则应承诺继续进行现有批次供试品的长期稳定性试验直至达到建议的有效期，同时补充生产规模批次至少至 3 批，进行直至达到建议有效期的长期试验，并进行 6 个月的加速试验。

3. 如果递交的注册申报资料未包含生产批次样品的稳定性试验数据，则应承诺采用生产规模生产的前 3 批样品进行长期稳定性试验，直至达到建议的有效期，进行 6 个月的加速试验。

4. 通常承诺批次的稳定性试验方案应与申报批次的方案相同。申报注册批次加速试验质量发生了显著变化，需进行中间条件试验，承诺批次可进行中间条件试验，也可同时进行加速试验。

## 三、贮藏条件与标签说明

应按照国家相关的管理规定，在说明书/标签上注明药物的贮藏条件；表述内容应基于对药物稳定性试验数据的全面评估。对不能冷冻的制剂应有特殊的说明。应避免使用如“环境条件”或“室温”这类不确切的表述。说明书/标签上的贮藏条件直接反映药物/制剂的稳定性；失效日期应标注在标签上。

# 本章小结

1. 药物的稳定性试验包括影响因素试验、加速试验和长期试验等。有些药物制剂还需要进行温度偏离试验和配伍稳定性试验等。所有试验的最终目的都是研究药物的稳定性，保障药物的质量可靠性、有效性和安全性。

2. 影响因素试验的目的是探索药物可能的降解途径和降解产物，初步确定药物的包装、贮藏条件和加速试验的条件，同时验证处方的合理性和分析方法的可行性。

3. 加速试验的目的是研究药物在偏离正常贮藏条件下的降解情况、确定长期试验的条件。

4. 长期试验的目的则是确认影响因素试验和加速试验的结果，确定药物的有效期。

5. 稳定性是药物的重要属性，不论是新药还是仿制药，都必须保证其在生产、贮存、运输、使用过程中的稳定。在稳定性研究开始之前，相关的设计非常重要，考察的项目、时间点、放置条件等是否合理，分析方法是否进行过验证等都是需重点关注的问题。

6. 药包材与药物的相容性，容器密封性等均是保证药物质量稳定性的重要因素。在选择合适分析方法的前提下，根据包材的不同类别及其性质，通过系列试验进行包材的相容性研究。

7. 括号法与矩阵法是基于不同原理的药物稳定性简化设计法，经过评估后，在不影响产品效期评估，又可以减少考察频次的前提下，正式的稳定性考察可以执行简化方案。

8. 应通过一定手段进行药物的稳定性评估，根据评估结果填在产品的贮藏条件中。

（姚美村）

## 思　考　题

1. 稳定性试验的目的是什么？稳定性试验包括哪些试验？具体考察条件是什么？
2. 执行括号法和矩阵法简化稳定性考察设计，需满足的条件是什么？
3. 稳定性试验结果如何评价？

## 参考文献

[1] 国家药典委员会．中华人民共和国药典：2020 年版．北京：中国医药科技出版社，2020.
[2] 杭太俊．药物分析．8 版．北京：人民卫生出版社，2016.

第七章
目标测试

# 第八章

# 药物的分析方法与验证

0801

第八章
教学课件

**学习目标**

1. **掌握** 药物分析常用的分析方法与特点、方法选择的原则与要求。
2. **熟悉** 分析方法验证、转移和确认的内容与要求。
3. **了解** 分析仪器的校正与检定，药物分析样品的制备，标准物质建立。

药物分析选用的分析方法要根据药物的物理、化学或生物学等特性，满足药物鉴别、检查、含量或效价的测定需求，保障药品的安全有效。常用的分析方法有物理法、化学法、光谱法、色谱法和生物学分析法等。由于本书在第三章和第四章分别介绍了药物的鉴别方法和杂质测定方法，本章重点讨论药物的定量分析方法。

药物的含量系指药物中所含主成分的量，是评价药物质量的重要指标。药物的含量通常运用化学、物理学或生物学及微生物学的方法进行测定，它是评价药物质量的主要手段，也是药品质量标准的重要内容。药物的含量测定可分为两大类，即基于化学或物理学原理的“含量测定”和基于生物学原理的“效价测定”。其中，效价测定法（包括生物检定法、微生物检定法、酶法）的方法建立与验证过程各具特殊性，本章将主要探讨基于化学或物理学原理的“含量测定”。

药物含量测定方法主要包括容量分析法、光谱分析法和色谱分析法。其中，容量分析法操作简便，结果准确，方法耐用性高，但方法缺乏专属性，主要适用于对结果准确度与精密度要求较高的样品测定；光谱分析法简便、快速，灵敏度高，并具有一定的准确度，但方法专属性稍差，主要适用于对灵敏度要求较高、样本量较大的分析项目；色谱分析法则具有高灵敏度与高专属性，并具有一定的准确度，但其结果计算需要对照品，主要适用于对方法的专属性与灵敏度要求较高的复杂样品的含量测定。

药物含量测定所采用的分析方法一般要求操作简便、结果准确、重现性好。但对于药物的不同形式，其含量测定方法的选择依据有所侧重。对于化学原料药的含量测定，因其纯度较高，所含杂质较少，故强调测定结果的准确和重现，通常要求方法具有更高的准确度和精密度，首选容量分析法；对于药物制剂的含量测定，尤其复方制剂因为其组分复杂，干扰物质多，且含量限度一般较宽，故更加强调方法的灵敏度和专属性或选择性，首选具有分离能力的色谱分析法，但当辅料不干扰测定时，单方制剂的含量测定也可选用光谱分析法；而对于药物制剂的定量检查，如溶出度、含量均匀度检查中药物的溶出量或含量的测定，因为分析样本量较大且限度亦较宽，在辅料不干扰测定时宜选用光谱分析法。

无论采用何种方法对药物进行鉴别、检查和含量测定，为确保其分析结果的可靠性，要求分析方法应准确、稳定、耐用。因此，需要对所建立的分析方法进行方法学验证。验证内容包括专属性、准确度、精密度、检测限、定量限、线性、范围和耐用性。

## 第一节 定量分析方法的分类

ChP 正文各品种的含量测定或定量检查项以及通则所收载的用于药物含量、溶出量或释放量测定的定量分析方法主要包括容量分析法、光谱分析法和色谱分析法。

## 一、容量分析法

容量分析法（也称滴定法），是将已知浓度的滴定液（标准物质溶液）由滴定管滴加到被测药物的溶液中，直至滴定液中的标准物质（常称为滴定剂）与被测药物反应完全（通过适当方法指示），然后根据滴定液中滴定剂的浓度（一般称为滴定液浓度）和被消耗的滴定液体积，按化学计量关系计算出被测药物的含量。

当滴定液中的标准物质与被测药物完全作用时，反应达到化学计量点。在进行容量分析时，当反应达到化学计量点时应停止滴定，并准确获取被消耗的滴定液体积。但在滴定过程中反应体系通常无外观现象的变化，必须借助适当的方法指示化学计量点的到达。其中，最常用的方法是借助指示剂的颜色或电子设备的电流或电压的变化判断化学计量点。即，在滴定过程中，当反应体系中的指示剂（如甲基红或酚酞）的颜色或与反应体系相连的检测设备输出的电信号（如电流计的 mA 或电位计的 mV 数）发生突变时终止滴定。指示剂的颜色或检测设备的电信号的突变点通常被称为滴定终点。但滴定终点与滴定反应的化学计量点不一定恰好符合，两者之差被称为滴定误差。滴定误差是容量分析法中系统误差的重要来源之一，为了减少滴定误差，需要选择合适的指示剂或指示方法（如在非水溶液滴定中常用电位滴定法），使滴定终点尽可能地接近滴定反应的化学计量点。

### （一）容量分析法的特点与适用范围

#### 1. 容量分析法的特点

（1）简便易行：本法所用仪器价廉易得，操作简便、快速。

（2）耐用性高：影响本法测定的试验条件与环境因素较少。

（3）准确度高：通常情况下本法的相对误差在 0.2% 以下，适用于对准确度要求较高的试样的分析。

（4）专属性差：本法对结构相近的有关物质或其他干扰测定的杂质缺乏选择性，故一般适用于主成分含量较高的试样的分析。

**2. 容量分析法的适用范围**　由于容量分析法具有以上特点，被广泛应用于化学原料药物的含量测定，而较少应用于药物制剂的含量测定。

### （二）容量分析法的有关计算

**1. 滴定度**　滴定度系指每 1ml 规定浓度的滴定液所相当的被测药物的质量，ChP 用毫克（mg）表示。例如，用碘量法测定维生素 C 的含量时，ChP 规定，每 1ml 碘滴定液（0.05mol/L）相当于 8.806mg 的 $C_6H_8O_6$（维生素 C）。

**2. 滴定度的计算**　容量分析中，被测药物分子（A）与滴定剂（滴定液中的标准物质单元，B）之间按一定比例的摩尔数（mol）进行反应，反应可由下式表示。

$$a\mathrm{A} + b\mathrm{B} \rightarrow c\mathrm{C} + d\mathrm{D}$$

当反应完全时，被测药物的量（$W_A$）与滴定剂的量（$W_B$）之间的关系为$\frac{W_A}{aM_A}=\frac{W_B}{bM_B}$，被测药物的量可由下式计算。

$$W_A=\frac{W_B}{bM_B}\times aM_A=n_B\times\frac{a}{b}\times M_A=m_B\times V_B\times\frac{a}{b}\times M_A$$

式中，$a$ 与 $b$ 分别为被测药物与滴定剂进行反应的最简摩尔数（mol）；$M_A$ 与 $M_B$ 分别为被测药物与滴定剂的摩尔质量（分子量，g/mol）；$n_B$ 为被测药物消耗的滴定剂的摩尔数（mol）；$m_B$ 为滴定液的摩尔浓度（mol/L）；$V_B$ 为被测药物消耗的滴定液的体积（ml）。

单位体积($V_B$=1ml)的滴定液相当于被测药物的量 $W_A = m_B \times \frac{a}{b} \times M_A$,被称为“滴定度”,以 $T$ 表示,量纲为 mg/ml。$T$ 是滴定液浓度的一种特殊表示形式。使用 $T$ 可使滴定结果的计算简化,$W_A = T \times V_B$。故此,被各国药典采用。

因为不同被测药物的摩尔质量以及与滴定剂反应的摩尔比不同,同一滴定液对不同被测药物的滴定度是不同的,计算通式如式(8-1)。

$$T(\text{mg/ml}) = m \times \frac{a}{b} \times M \qquad \text{式(8-1)}$$

式中,$m$ 为滴定液的摩尔浓度(mol/L);$a$、$b$ 分别为滴定反应式中被测药物与滴定剂的摩尔数;$M$ 为被测药物的毫摩尔质量(分子量,以 mg 表示)。

**示例 8-1** ChP 用碘量法测定维生素 C($C_6H_8O_6$, $M$ 176.13)的含量时,碘滴定液的摩尔浓度为 0.05mol/L(以 $I_2$ 为单元),化学反应式如下。

$$C_6H_8O_6 + I_2 \longrightarrow C_6H_6O_6 + 2HI$$

由反应式可知,维生素 C($C_6H_8O_6$)与碘($I_2$)的摩尔比为 1∶1,滴定度($T$)计算如下。

$$T = m \times \frac{a}{b} \times M = 0.05 \times \frac{1}{1} \times 176.13 = 8.806\ (\text{mg/ml})$$

示例中,维生素 C 具有还原性,在酸性条件下可被碘定量氧化,反应摩尔比为 1∶1。

**3. 含量的计算** 用容量分析法测定药物的含量时,滴定方式有两种,即直接滴定法和间接滴定法。其测定结果的计算方法分述如下。

(1)直接滴定法:本法是用滴定液直接滴定被测药物,则被测药物的百分含量计算公式如式(8-2)所示。

$$\text{含量}(\%) = \frac{V \times T}{W} \times 100 \qquad \text{式(8-2)}$$

在 ChP 收载的容量分析法中,均给出了滴定度值。根据供试品的称取量($W$)、滴定液的消耗体积($V$)和滴定度($T$),即可计算出被测药物的百分含量。

在实际工作中,所配制的滴定液的摩尔浓度与 ChP 中规定的摩尔浓度不一定恰好一致,而 ChP 中给出的滴定度是指在规定浓度下的滴定度。所以,此时不能直接应用式(8-2)计算。应将滴定度($T$)乘以滴定液的浓度校正因数($F$),换算成实际的滴定度($T' = T \times F$),或将滴定体积($V$)校正为规定浓度时应消耗的体积($V' = V \times F$)。其中,

$$F = \frac{\text{滴定液实际浓度}}{\text{滴定液规定浓度}}$$

于是,被测药物的百分含量可由式(8-3)求得。

$$\text{含量}(\%) = \frac{V \times T'}{W} \times 100 \left(\text{或} = \frac{V' \times T}{W} \times 100\right) = \frac{V \times T \times F}{W} \times 100 \qquad \text{式(8-3)}$$

因为 $F$ 值系由滴定液的标定获得,$V$ 值由滴定过程读取。因此,在学习过程中应注意掌握滴定反应的原理,才能明确被测药物与滴定剂在反应中的摩尔比,即反应式中的 $a$ 与 $b$ 的数值,进而正确计算滴定度和百分含量。

(2)间接滴定法:间接滴定法包括生成物滴定法和剩余量滴定法。

1)生成物滴定法:本法系指被测药物与化合物 A 作用,定量生成化合物 B,再用滴定液滴定化合物 B。该法的百分含量计算方法与直接滴定法相同,只是在计算滴定度时需考虑被测药物与化合物 B 以及化合物 B 与滴定剂三者之间的化学计量关系(摩尔比)。

**示例 8-2** 葡萄糖酸锑钠的含量测定(ChP):取本品约 0.3g,精密称定,置具塞锥形瓶中,加水 100ml、盐酸 15ml 与碘化钾试液 10ml,密塞,振摇后在暗处放置 10 分钟,用硫代硫酸钠滴定液(0.1mol/L)滴定,至近终点时,加淀粉指示液,继续滴定至蓝色消失,并将滴定的结果用空白试验校正。每 1ml 硫代硫酸钠滴定液(0.1mol/L)相当于 6.088mg 的 Sb(锑)。反应式如下:

$$Sb^{5+} + 2I^- \longrightarrow Sb^{3+} + I_2; \quad I_2 + 2S_2O_3^{2-} \longrightarrow 2I^- + S_4O_6^{2-}$$

可见,1mol 锑(葡萄糖酸锑钠)与碘化钾作用生成 1mol 碘($I_2$),而 1mol 碘($I_2$)消耗 2mol 硫代硫酸钠。因此,硫代硫酸钠滴定液(0.1mol/L)对葡萄糖酸锑钠(以 Sb=121.76 计算)的滴定度

$$T = m \times \frac{a}{b} \times M = 0.1 \times \frac{1}{2} \times 121.76 = 6.088\ (\text{mg/ml})。$$

示例中,葡萄糖酸锑钠与碘化钾作用,定量生成化合物碘,再用硫代硫酸钠滴定液滴定化合物碘。

2)剩余量滴定法:剩余量滴定法亦称回滴定法,本法是先加入定量过量的第一滴定液(A),使其与被测药物定量反应,待反应完全后,再用第二滴定液(B)滴定反应后剩余的滴定液 A。含量计算公式如式(8-4)。

$$含量(\%) = \frac{V_A^S \times F_A \times T_A}{W} \times 100 \qquad 式(8\text{-}4)$$

式中,$V_A^S$ 不能直接获取,系通过加入总量扣除回滴定消耗的量获得,所以含量计算公式如式(8-5)。

$$含量(\%) = \frac{(V_A^T \times F_A - V_B^S \times F_B) \times T_A}{W} \times 100 \qquad 式(8\text{-}5)$$

式中,$V_A^T$ 和 $V_A^S$ 分别为滴定液 A 的定量加入体积(ml)和作用于待测物的体积(ml),$V_B^S$ 为滴定液 B 在样品回滴定中被消耗的体积(ml),$F_A$ 和 $F_B$ 分别为滴定液 A 和滴定液 B 的浓度校正因数,$T_A$ 为滴定液 A 对待测物的滴定度(mg/ml),$W$ 为供试品的称取量(mg,量纲与滴定度的量纲保持一致)。

剩余量滴定法在滴定过程中,常涉及化学反应或加热、滤过、分取等操作步骤,会使测定误差显著增加。所以,剩余量滴定法大多进行空白试验校正。空白试验不含药物,则在空白试验中滴定液 B 的消耗体积($V_B^0$)应与滴定液 A 的加入体积($V_A^T$)相等,即 $V_B^0=V_A^T$;当滴定液的实际浓度与规定浓度不相等时,则两者的校正体积相等,即 $V_B^0 \times F_B=V_A^T \times F_A$。带入式(8-5),得含量计算式如式(8-6)。

$$含量(\%) = \frac{(V_B^0 \times F_B - V_B^S \times F_B) \times T_A}{W} \times 100 \qquad 式(8\text{-}6)$$

即

$$含量(\%) = \frac{(V_B^0 - V_B^S) \times F_B \times T_A}{W} \times 100 \qquad 式(8\text{-}7)$$

式中,$V_B^0$ 为空白试验时消耗滴定液 B 的体积(ml),$V_B^S$ 为样品测定时消耗滴定液 B 的体积(ml),$F_B$ 为滴定液 B 的浓度校正因数(mg/ml),$T_A$ 为滴定液 A 对被测药物的滴定度,$W$ 为供试品的称取量。

**示例 8-3** 美洛昔康($C_{14}H_{13}N_3O_4S_2$,$M$ 351.42)的含量测定(ChP):取本品约 0.4g,精密称定,精密加氢氧化钠滴定液(0.1mol/L)25ml,微温溶解,放冷,加中性乙醇 100ml,加溴麝香草酚蓝指示液 10 滴,用盐酸滴定液(0.1mol/L)滴定,并将滴定的结果用空白试验校正。

滴定反应式如下。

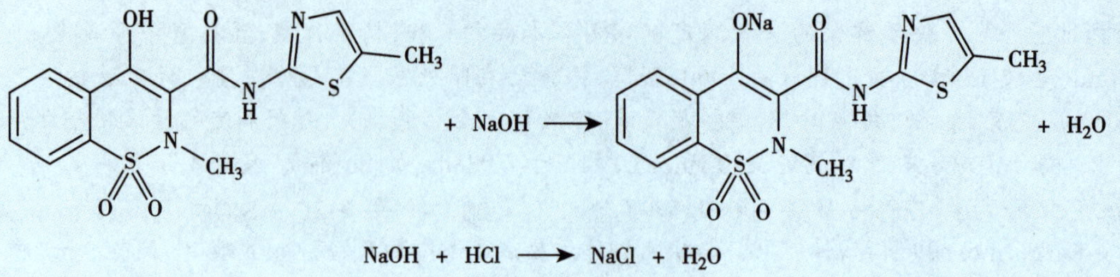


已知：供试品的称取量 $W$=0.402 1g；盐酸滴定液（0.1mol/L）浓度校正因数 $F$=1.023；供试品滴定消耗盐酸滴定液 12.18ml；空白试验消耗盐酸滴定液 23.25ml。

计算：氢氧化钠滴定液（0.1mol/L）的滴定度，由反应式可知美洛昔康与氢氧化钠反应的摩尔比为 1∶1，所以计算如下。

$$T_{\mathrm{NaOH}} = 0.1 \times \frac{1}{1} \times 351.42 = 35.14\ (\mathrm{mg/ml})$$

美洛昔康含量如下。

$$\begin{aligned}含量（\%）&= \frac{(V^0 - V^S)_{\mathrm{HCl}} \times F_{\mathrm{HCl}} \times T_{\mathrm{NaOH}}}{W} \times 100 \\ &= \frac{(23.25 - 12.18) \times 1.023 \times 35.14}{0.402\ 1 \times 1\ 000} \times 100 \\ &= 99.0\end{aligned}$$

讨论：在剩余量滴定法中，滴定液 B 与滴定液 A 的浓度是相当的。若滴定剂 B 与滴定剂 A 为等价滴定剂，两者反应摩尔比为 1∶1，则其摩尔浓度相同。如上例中，用盐酸滴定液（0.1mol/L）回滴定氢氧化钠滴定液（0.1mol/L），两者均为一价滴定剂，反应摩尔比为 1∶1，则滴定液摩尔浓度均为 0.1mol/L；若滴定剂 B 与滴定剂 A 为非等价滴定剂，则两者的摩尔浓度比应等同于两者的反应摩尔比。

示例中，美洛昔康显酸性，先加入定量过量的氢氧化钠滴定液，使其与美洛昔康定量反应，待反应完全后，再用盐酸滴定液回滴定反应后剩余的氢氧化钠滴定液。

## 二、光谱分析法

当物质吸收电磁辐射后，其内部发生量子化能级之间的跃迁。记录由能级跃迁所产生的发射、吸收或散射辐射的强度随波长的变化所得到的图谱称为光谱，利用物质的光谱进行定性、定量分析的方法称为光谱分析法。通过测定被测物质在光谱的特定波长处或一定波长范围内的吸光度或发光强度，对该物质进行定性或定量分析的方法称为分光光度法。光散射法是测量由于溶液亚微观的光学密度不均一产生的散射光。拉曼光谱法是一种非弹性光散射法，是分析被测样品在强单色光（通常为激光）的照射下发出的散射光频率位移的方法。拉曼光谱对碳-硫键和碳-碳键极为灵敏，适合鉴别某些芳香化合物，而且拉曼光谱几乎不受水的影响，尤其适用于含水物的鉴别。

光谱分析法所用的波长范围包括从紫外光区至红外光区。为了叙述方便，光谱范围大致分为紫外区（190~400nm）、可见区（400~760nm）、近红外区（760~2 500nm）、红外区（2.5~40μm 或 4 000~250$\mathrm{cm}^{-1}$）。所用仪器为紫外分光光度计、可见分光光度计（或比色计）、近红外分光光度计、红外分光光度计、荧光分光光度计或原子吸收分光光度计，以及光散射计和拉曼光谱仪。

ChP 收载的常用的分光光度法有紫外-可见分光光度法、红外分光光度法、荧光分光光度法和原子吸收分光光度法等。其中，近年来应用日益广泛的近红外光谱法适合大量样品的快速鉴别和羟基、氨基的测定，如乙醇中水分的测定，以及氨基存在时的羟基、碳氢化合物中的乙醇或叔胺存在时的伯胺和仲胺的测定；拉曼光谱法的灵敏度低（检测限为 $10^{-2}$~$10^{-1}$mol/L），并常受到药物中杂质荧光的干扰，在定量分析中的应用受到一定的限制；紫外-可见分光光度法虽专属性稍差，但其定量测量的准确度和灵敏度高于近红外和红外分光光度法，适用于定量分析；荧光分光光度法具有比紫外分光光度法更高的灵敏度，其测定浓度可以低至 $10^{-8}$~$10^{-7}$mol/L，而通常浓度低于 $10^{-5}$mol/L 的物质不用紫外-可见分光光度等基于吸收光谱的方法测定。本章主要讨论紫外-可见分光光度法和荧光分光光度法。

### （一）紫外-可见分光光度法

紫外-可见分光光度法是基于物质分子对紫外光区和可见光区的单色光辐射的吸收特性建立的光谱分析方法。本法是在 190~800nm 波长范围内测定物质的吸光度，用于药物的鉴别、杂质检查和定量测定的方法。用于定量时，在最大吸收波长处测量一定浓度样品溶液的吸光度，并与一定浓度的对照溶液的吸光度进行比较或采用吸收系数法求算出样品溶液的浓度。

**1. 朗伯-比尔定律**　单色光辐射穿过被测物质溶液时，在一定的浓度范围内被该物质吸收的量与该物质的浓度和液层的厚度（光路长度）成正比，其关系式以朗伯-比尔定律描述，如式（8-8）。

$$A=\lg\frac{1}{T}=Ecl \qquad 式(8\text{-}8)$$

式中，$A$ 为吸光度；$T$ 为透光率；$E$ 为吸收系数；$c$ 为溶液浓度（%，g/ml）；$l$ 为液层厚度（cm）。

在药物分析中，$E$ 通常采用百分吸收系数（$E_{1cm}^{1\%}$）表示，其物理意义为：当溶液浓度为 1%（每 100ml 中含被测药物 1g），液层厚度为 1cm 时的吸光度数值。

物质对光的选择性吸收波长，以及相应的吸收系数是该物质的物理常数。在一定条件下，物质的吸收系数是恒定的，且与入射光的强度、吸收池的厚度及样品的浓度无关。当已知某纯物质在一定条件下的吸收系数（$E_{1cm}^{1\%}$），可用相同条件将含该物质的供试品制成供试溶液，测定其吸光度，即可按式（8-9）计算出供试溶液中含该物质的量（$c$，g/100ml），进而计算出供试品的含量。

在可见光区，除某些物质对光有吸收外，很多物质本身并没有吸收，但可在一定条件下加入显色试剂或经过处理使其显色后再测定，故又称之为比色分析法。

$$c\,(\text{g/100ml})=\frac{A}{E_{1cm}^{1\%}\times l} \qquad 式(8\text{-}9)$$

式中，各符号的意义同式（8-8）。

**2. 方法特点与适用范围**　本法主要特点如下。

（1）简便易行：本法使用的仪器价格较低廉，操作简单，易于普及。

（2）灵敏度高：本法灵敏度可达 $10^{-6}$g/ml，适用于低浓度试样的分析。

（3）准确度较高：本法的相对误差不大于 2%，适用于对测定结果的准确度有较高要求的试样的分析。

（4）专属性较差：本法通常不受一般杂质的干扰，但对结构相近的有关物质缺乏选择性。

由于紫外-可见分光光度法具有以上特点，故本法较少应用于原料药的含量测定，可用于药物制剂的含量测定，但更多应用于药物制剂的定量检查，如片剂的溶出度或含量均匀度检查。

**3. 仪器校正和检定**

（1）波长：由于环境因素对机械部分的影响，仪器的波长经常会略有变动。因此，除应定期对所用仪器进行全面校正检定外，还应在测定前校正测定波长。常用汞灯中的较强谱线 237.83nm、253.65nm、275.28nm、296.73nm、313.16nm、334.15nm、365.02nm、404.66nm、435.83nm、546.07nm 与 576.96nm，或用仪器中氘灯的 486.02nm 与 656.10nm 谱线进行校正；钬玻璃在波长 279.4nm、287.5nm、333.7nm、360.9nm、418.5nm、460.0nm、484.5nm、536.2nm 和 637.5nm 处有尖锐吸收峰，也可作波长校正用，但因来源不同或随时间的推移会有微小的变化，使用时应注意；近年来，常使用高氯酸钬溶液校正双光束仪器，以 10% 高氯酸溶液为溶剂，制备含 4% 氧化钬（$Ho_2O_3$）的溶液，该溶液的吸收峰波长为 241.13nm、278.10nm、287.18nm、333.44nm、345.47nm、361.31nm、416.28nm、451.30nm、

485.29nm、536.64nm 和 640.52nm。

仪器波长的允许误差为：紫外光区±1nm，500nm 附近±2nm。

(2) 吸光度的准确度：可用重铬酸钾的硫酸溶液检定。取在 120℃干燥至恒重的基准重铬酸钾约 60mg，精密称定，用 0.005mol/L 硫酸溶液溶解并稀释至 1 000ml，在表 8-1 规定的波长处测定并计算其吸收系数，并与规定的吸收系数比较，应符合表中的规定。

表 8-1 紫外分光光度计吸光度的准确度检定波长与吸收系数

| 波长/nm | 吸收系数($E_{1cm}^{1\%}$)的规定值 | 吸收系数($E_{1cm}^{1\%}$)的许可范围 |
|---|---|---|
| 235(最小) | 124.5 | 123.0~126.0 |
| 257(最大) | 144.0 | 142.8~146.2 |
| 313(最小) | 48.6 | 47.0~50.3 |
| 350(最大) | 106.6 | 105.5~108.5 |

(3) 杂散光的检查：可按表 8-2 所列的试剂和浓度，制成水溶液，置 1cm 石英吸收池中，在规定的波长处测定透光率，应符合表中的规定。

表 8-2 紫外分光光度计杂散光的检查波长与透光率

| 试剂 | 浓度/%(g/ml) | 测定用波长/nm | 透光率/% |
|---|---|---|---|
| 碘化钠 | 1.00 | 220 | <0.8 |
| 亚硝酸钠 | 5.00 | 340 | <0.8 |

**4. 对溶剂的要求** 含有杂原子的有机试剂，通常均具有很强的末端吸收。因此，当作溶剂使用时，他们的使用范围均不能小于截止使用波长。例如，甲醇、乙醇的截止使用波长为 205nm。另外，当溶剂不纯时，也可能增加干扰吸收。因此，在测定供试品之前，应先检查所用的溶剂在供试品所用的波长附近是否符合要求，即将溶剂置 1cm 石英吸收池中，以空气为空白（即空白光路中不置任何物质）测定其吸光度。溶剂和吸收池的吸光度在 220~240nm 范围内不得超过 0.40；在 241~250nm 范围内不得超过 0.20；在 251~300nm 范围内不得超过 0.10；在 300nm 以上时不得超过 0.05。

**5. 测定法** 除另有规定外，测定时应以制备供试品溶液的同批溶剂为空白对照，采用 1cm 的石英吸收池，在规定的吸收峰波长±2nm 以内测试几个点的吸光度，或由仪器在规定波长附近自动扫描测定，以核对供试品的吸收峰波长位置是否正确。除另有规定外，吸收峰波长应在该品种项下规定波长的±2nm 以内，并以吸光度最大的波长作为测定波长。一般供试品溶液的吸光度读数，以在 0.3~0.7 之间为宜。仪器的狭缝波带宽度宜小于供试品吸收带的半高宽度的十分之一，否则测得的吸光度会偏低；狭缝宽度的选择，应以减小狭缝宽度时供试品的吸光度不再增大为准。由于吸收池和溶剂本身可能有空白吸收，因此，测定供试品的吸光度后应减去空白读数，或由仪器自动扣除空白读数后再计算含量。

当溶液的 pH 对测定结果有影响时，应将供试品溶液的 pH 和对照品溶液的 pH 调成一致。

用于含量测定的方法一般有以下 4 种。

(1) 对照品比较法：按各品种项下的方法，分别制备供试品溶液和对照品溶液，对照品溶液中所含被测成分的量应为供试品溶液中被测成分规定量的 100%±10%，所用溶剂也应完全一致，在规定的波长测定供试品溶液和对照品溶液的吸光度后，按式(8-10)计算供试品中被测溶液的浓度。

$$c_X = \frac{A_X \times c_R}{A_R} \tag{8-10}$$

式中，$c_X$ 为供试品溶液的浓度；$A_X$ 为供试品溶液的吸光度；$c_R$ 为对照品溶液的浓度；$A_R$ 为对照品溶液的吸光度。

原料药百分含量的计算公式如式(8-11)。

$$含量(\%)=\frac{c_X\times D}{W}\times 100 \quad 式(8-11)$$

式中,$D$ 为稀释体积;$W$ 为供试品取样量;其他符号的意义同上。其中,稀释体积 $D$ 需根据供试品溶液的浓度要求或制备过程计算。

固体制剂含量相当于标示量的百分数可按式(8-12)计算。

$$标示量(\%)=\frac{c_X\times D\times \overline{W}}{W\times B}\times 100 \quad 式(8-12)$$

式中,$\overline{W}$ 为单位制剂的平均质量(如片剂)或装量(如胶囊剂、注射用无菌粉末);$B$ 为制剂的标示量,即规格;其他符号的意义同上。

**示例 8-4**　氟康唑片的溶出度检查(ChP):取本品(规格:100mg),照溶出度与释放度测定法(通则0931 第一法),以盐酸溶液(9→1 000)1 000ml 为溶出介质,转速为 100r/min,依法操作,经 45 分钟时,取溶液滤过,取续滤液,照紫外-可见分光光度法(通则 0401)在 261nm 波长处测定吸光度;另取氟康唑对照品适量,精密称定,加溶出介质溶解并定量稀释制成每 1ml 中约含 0.1mg 的溶液,同法测定,计算每片的溶出量。限度为标示量的 80%,应符合规定。

$$标示量(\%)=\frac{A_X\times c_R\times D}{A_R\times B}\times 100$$

式中,各符号的意义同上。其中,$c_R$ 为 0.1mg/ml;$D$ 为 1 000ml;$B$ 为 100mg。

示例中,在相同的条件下测定氟康唑供试品溶液和对照品溶液的吸光度,通过对照品溶液的浓度计算供试品溶液的浓度,进而计算溶出度。

(2) 吸收系数法:按各品种项下的方法制备供试品溶液,在规定的波长处测定其吸光度,再以该品种在规定条件下的吸收系数计算含量。供试品溶液浓度按式(8-13)计算。

$$c_X(g/ml)=\frac{A_X}{E_{1cm}^{1\%}\times 100} \quad 式(8-13)$$

式中,$c_X$ 为供试品溶液的浓度;$A_X$ 为供试品溶液的吸光度;$E_{1cm}^{1\%}$ 为供试品中被测物质的百分吸收系数;100 为浓度换算因数(系将 g/100ml 换算成 g/ml)。

用本法测定时,吸收系数通常应大于 100,并注意仪器的校正和检定。供试品的含量,可根据供试品溶液的浓度,按对照品比较法,同法计算,即得。

**示例 8-5**　盐酸氯丙嗪注射液(规格为 2ml∶50mg)的含量测定(ChP):精密量取本品适量(约相当于盐酸氯丙嗪 50mg),置 200ml 量瓶中,用盐酸溶液(9→1 000)稀释至刻度,摇匀;精密量取 2ml,置 100ml 量瓶中,用盐酸溶液(9→1 000)稀释至刻度,摇匀,在 254nm 的波长处测定吸光度,按 $C_{17}H_{19}ClN_2S\cdot HCl$ 的吸收系数($E_{1cm}^{1\%}$)为 915 计算,即得。测定结果的计算式如下。

$$标示量(\%)=\frac{A\times D\times \overline{V}\times 1\,000}{E_{1cm}^{1\%}\times 100\times V\times B}\times 100 \quad 式(8-14)$$

式中,$A$ 为测得的吸光度;$D$ 为供试品溶液的稀释体积[本例 $D$=200×100/2=10 000(ml)];$\overline{V}$ 为注射液装量(本例 $\overline{V}$ 为 2ml);$V$ 为供试品取样量(ml);$B$ 为注射液标示量(本例 $B$ 为 50mg);1 000 为单位换算因数(1g=1 000mg)。

示例中,采用氯丙嗪的吸收系数($E_{1cm}^{1\%}$)即可计算供试品溶液的浓度,无须对照品溶液。

当吸收系数法测定片剂含量时,计算式如下。

$$标示量(\%)=\frac{A\times D\times\overline{W}\times 1\,000}{E_{1cm}^{1\%}\times 100\times W\times B}\times 100 \qquad 式(8\text{-}15)$$

式中,$\overline{W}$ 为平均片重(g);$W$ 为供试品取样量(g);$B$ 为标示量(mg);其他符号的意义同上。

(3) 计算分光光度法:计算分光光度法有多种,使用时应按各品种项下规定的方法进行。当吸光度处在吸收曲线的陡然上升或下降的部位测定时,波长的微小变化可能对测定结果造成显著影响,故对照品和供试品的测试条件应尽可能一致。计算分光光度法一般不宜用作含量测定。

(4) 比色法:供试品本身在紫外-可见光区没有强吸收,或在紫外光区虽有吸收,但为了避免干扰或提高灵敏度,可加入适当的显色剂,使反应产物的最大吸收移至可见光区后测定,这种测定方法称为比色法。

用比色法测定时,由于显色时影响显色深浅的因素较多,应取供试品与对照品或标准品同时操作。除另有规定外,比色法所用的空白系指用同体积的溶剂代替对照品或供试品溶液,然后依次加入等量的相应试剂,并经同法处理。在规定的波长处测定对照品和供试品溶液的吸光度后,按上述(1)法计算供试品浓度与含量。

当吸光度和浓度关系不成良好线性时,应取数份梯度量的对照品溶液,用溶剂补充至同一体积,显色后测定各份溶液的吸光度,然后以吸光度(纵坐标,$y$)对相应的浓度(横坐标,$x$)绘制标准曲线,或用最小二乘法计算回归方程 $y=a+bx$,再根据供试品溶液的吸光度在标准曲线上查得或用回归方程求得供试品溶液的浓度,并计算含量。

### (二) 荧光分光光度法

某些物质受紫外光或可见光照射激发后能发射出比激发光波长较长的荧光。当激发光停止照射后,荧光随之消失。物质的激发光谱和荧光发射光谱,可以用于该物质的定性分析。当激发光强度、波长、所用溶剂及温度等条件固定时,物质在一定浓度范围内,其发射光强度(荧光强度)与溶液中该物质的浓度成正比关系,可以用于定量分析。

在用荧光分光光度法测定药物含量时,对易被光分解或弛豫时间较长的样品,为使仪器灵敏度定标准确,避免因激发光多次照射而影响荧光强度,可选择一种激发光和发射光波长与供试品近似而对光稳定的物质制成适当浓度的溶液作为基准溶液。例如,蓝色荧光可用硫酸奎宁的稀硫酸溶液;黄绿色荧光可用荧光素钠水溶液;红色荧光可用罗丹明 B 水溶液等。在测定供试品溶液时选择适当的基准溶液代替对照品溶液校正仪器的灵敏度。

**1. 方法特点与适用范围** 本法具有以下特点。

(1) 高灵敏度:荧光分光光度法的灵敏度一般较紫外-可见分光光度法更高,其灵敏度可达 $10^{-9}$g/ml。

(2) 荧光自熄灭:当溶液中荧光物质的浓度太高时,溶液会发生"自熄灭"现象,同时由于在液面附近的溶液会吸收激发光,使发射光(荧光)强度下降,导致荧光强度与浓度不成正比。因此,荧光分析法应在低浓度溶液中进行。

(3) 易受干扰:荧光分光光度法因灵敏度高,故干扰因素也多,因此必须作空白试验。

由于能产生荧光的物质数量不多,本法在药物分析中的应用较少。但如果采用荧光衍生化试剂,常使无荧光或弱荧光物质得到强荧光产物,可提高分析方法的灵敏度和选择性。如维生素 $B_1$ 及其制剂的含量可采用硫色素荧光法测定。

**2. 干扰的排除** 荧光分析法干扰因素较多,在使用本法测定含量时需注意排除由以下因素产生的干扰。

(1) 溶剂:溶剂不纯会使测定结果产生较大误差。除在测定样品时必须作空白试验外,在测定样品之前应检查空白溶剂的荧光强度,必要时应用磨口玻璃蒸馏器蒸馏后再使用。

(2) 溶液:①溶液中被测药物的浓度不宜过高,否则可能产生荧光的自熄灭。②溶液中的悬浮物对光有散射作用。必要时应用垂熔玻璃滤器滤过或使用离心法除去。③溶液中的溶氧有降低荧光作用，必要时可在测定之前通入惰性气体除氧。④溶液的 pH 对荧光强度有显著影响。测定时还应注意调整溶液的 pH。

(3) 玻璃量器：实验中所使用的玻璃量器及样品池等均应保持高度的洁净。必要时可使用无机清洁液处理，如先用重铬酸钾硫酸溶液(习称“洗液”)浸泡后再用水洗涤。

(4) 温度：温度对荧光强度有较大的影响，测定时应注意控制温度的一致。

**3. 测定法与含量计算**　由于不易测定绝对荧光强度，通常荧光分光光度法是在一定条件下，测定对照品溶液的荧光强度与其浓度的线性关系。当线性关系良好时，可在每次测定前，用一定浓度的对照品溶液校正仪器的灵敏度；然后在相同条件下，分别读取对照品溶液及其试剂空白的荧光强度与供试品溶液及其试剂空白的荧光强度，用式(8-16)计算供试品浓度。

$$c_X = \frac{R_X - R_{Xb}}{R_r - R_{rb}} \times c_r \qquad \text{式(8-16)}$$

式中，$c_X$ 为供试品溶液的浓度；$c_r$ 为对照品溶液的浓度；$R_X$ 为供试品溶液的荧光强度；$R_{Xb}$ 为供试品溶液试剂空白的荧光强度；$R_r$ 为对照品溶液的荧光强度；$R_{rb}$ 为对照品溶液试剂空白的荧光强度。

因荧光分光光度法中的浓度与荧光强度的线性范围较窄，故$(R_X-R_{Xb})/(R_r-R_{rb})$应控制在 0.5~2 之间，如有超过，应在调节溶液浓度后再测。当浓度与荧光强度明显偏离线性时，应改用工作曲线法计算。

## 三、色谱分析法

色谱分析法是一种分离分析方法，系根据混合物中被分离物质的色谱行为差异(如在吸附剂上的吸附能力的不同或在两相中的分配系数的不同)，将各组分从混合物中分离后再(在线或离线)选择性对被测组分进行分析的方法。因此，色谱分析法是分析混合物的最有力手段。色谱分析法主要有以下两种分类形式。

**1. 依据分离方式分类**　色谱分析法可分为纸色谱法、薄层色谱法、柱色谱法、气相色谱法、高效液相色谱法等。其中，纸色谱法、柱色谱法主要应用于复杂基质样品的分离制备；薄层色谱法主要应用于药物的鉴别与有关物质的限度检查；高效液相色谱法与气相色谱法则适用于药物有关物质的定量检查与药物及其制剂的含量测定。

**2. 依据分离原理分类**　色谱分析法可分为吸附色谱法、分配色谱法、离子交换色谱法与分子排阻色谱法(凝胶色谱法)等。其中，吸附原理主要应用于纸色谱法、薄层色谱法、正相高效液相色谱法及气相色谱法；分配原理主要应用于反相高效液相色谱法与气相色谱法；离子交换原理与分子排阻原理则应用于高效液相色谱法。

本节将阐述在药物含量测定中应用最为广泛的高效液相色谱法，并简要概述气相色谱法对仪器的一般要求与基本测定方法。

### (一) 高效液相色谱法

高效液相色谱法(high performance liquid chromatography，HPLC)系采用高压输液泵将规定的流动相泵入装有填充剂(表面键合有固定相的载体)的色谱柱，对供试品进行分离测定的色谱方法。注入的供试品，由流动相带入柱内，各组分在柱内被分离，并进入检测器，由积分仪或数据处理系统记录或处理色谱信号。

**1. 方法的特点与适用范围**　HPLC 的特点如下。

(1) 高灵敏度：根据检测器的不同(如紫外-可见分光检测器、荧光检测器、电化学检测器、质谱检测器等)，HPLC 的最低检出浓度可达 $10^{-12}$~$10^{-9}$g/ml。

(2) 高专属性：HPLC 可有效分离复杂基质样品中与被测组分结构相近的有关杂质或无关干扰物，检测信号具有较高的专属性，可实现对被测组分的选择性检测。

(3) 高效能与高速度：HPLC 通常可在 10~20 分钟内完成药物的定量分析，或在 30 分钟内完成药物复方制剂中的多组分同时定量测定，也可在 60 分钟内完成药物中有关物质的分离与同时定量。

由于 HPLC 具有以上特点，本法被广泛应用于药物及其制剂中的有关物质检查，本法是药物制剂尤其是复方制剂含量测定的首选方法，也应用于部分原料药的含量测定。

**2. 对仪器的一般要求** 高效液相色谱仪由高压输液泵、进样器、色谱柱、检测器、积分仪或数据处理系统组成。色谱柱内径一般为 2.1~4.6mm，填充剂粒径为 2~10μm。超高效液相色谱仪是适应小粒径（约 2μm）填充剂的耐超高压、小进样量、低死体积、高灵敏度检测的高效液相色谱仪。

(1) 色谱柱：HPLC 常用的色谱柱主要有反相色谱柱、正相色谱柱、离子交换色谱柱和手性分离色谱柱。其中，反相色谱柱最为常用。

1) 反相色谱柱：以键合非极性基团的载体为填充剂填充而成色谱柱。常见的载体有硅胶、聚合物复合硅胶和聚合物等。常用的填充剂有十八烷基硅烷键合硅胶、辛基硅烷键合硅胶和苯基键合硅胶等。其中，十八烷基硅烷键合硅胶最为常用。

2) 正相色谱柱：用硅胶填充剂，或键合极性基团的硅胶填充而成的色谱柱。常见的填充剂有硅胶、氨基键合硅胶和氰基键合硅胶等。其中，氨基键合硅胶和氰基键合硅胶也可用作反相色谱柱。

3) 离子交换色谱柱：用离子交换填充剂填充而成的色谱柱。有阳离子交换色谱柱和阴离子交换色谱柱。

4) 手性分离色谱柱：用手性填充剂填充而成的色谱柱。

色谱柱的内径与长度，填充剂的形状、粒径与粒径分布、孔径、表面积，键合基团的表面覆盖度，载体表面基团的残留量，填充的致密与均匀程度等均影响色谱柱的性能，应根据被分离物质的性质选用合适的色谱柱。

温度可影响分离效果，品种正文中未规定色谱柱温度时系指室温，应注意室温变化的影响。为改善分离效果，可适当提高色谱柱的温度，但一般不宜超过 60℃。

残余硅羟基未封闭的硅胶色谱柱，流动相 pH 一般应在 2~8 之间；残余硅羟基已封闭的硅胶、聚合物复合硅胶或聚合物色谱柱可耐受更广泛 pH 的流动相，适合 pH 小于 2 或大于 8 的流动相。

(2) 检测器：最常用的检测器为紫外-可见分光检测器，包括二极管阵列检测器。其他常用的检测器有荧光检测器、蒸发光散射检测器、示差折光检测器、电化学检测器和质谱检测器等。

紫外-可见分光检测器、荧光检测器和电化学检测器为选择性检测器，其响应值不仅与被测物质的量有关，还与其结构有关；蒸发光散射检测器和示差折光检测器为通用型检测器，对所有物质均有响应；结构相似的物质在蒸发光散射检测器的响应值几乎仅与被测物质的量有关。

紫外-可见分光检测器、荧光检测器、电化学检测器和示差折光检测器的响应值与被测物质的量在一定范围内成线性关系，但蒸发光散射检测器的响应值与被测物质的量通常成指数关系，一般需要经对数转换。

不同的检测器对流动相的要求不同。紫外-可见分光检测器所用流动相应符合紫外-可见分光光度法项下对溶剂的要求。采用低波长检测时，还应考虑有机溶剂的截止使用波长，并选用色谱级有机溶剂。蒸发光散射检测器和质谱检测器不得使用含非挥发性盐组分的流动相。

(3) 流动相：反相色谱系统的流动相常用甲醇-水系统和乙腈-水系统，用紫外末端波长检测时，宜选用乙腈-水系统。流动相中应尽可能不用缓冲盐，需要用时，应尽可能使用低浓度缓冲盐。用十八烷基硅烷键合硅胶色谱柱时，流动相中有机溶剂一般不低于 5%，否则易导致柱效下降，色谱系统不稳定。

正相色谱系统的流动相常用两种或两种以上的有机溶剂，如二氯甲烷和正已烷等。

品种正文项下规定的色谱条件，除填充剂种类、流动相组分、检测器类型不得改变外，其余如色谱柱内径与长度、填充剂粒径、流动相流速、流动相组分比例、柱温、进样量、检测器灵敏度等，均可适当改变，以达到系统适用性试验的要求。调整流动相组分比例时，当小比例组分的百分比例 X≤33% 时，允许变动范围为 0.7X~1.3X；当 X>33% 时，允许变动范围为（X−10%）~（X+10%）。

若需使用小粒径（约 2μm）填充剂，输液泵的性能、进样体积、检测池体积和系统的死体积等须与之匹配；如有必要，色谱条件也应作适当的调整。当对其测定结果产生争议时，应以品种项下规定的色谱条件的测定结果为准。

当必须使用特定牌号的色谱柱方能满足分离要求时，可在该品种正文项下注明。

**3. 系统适用性试验**　色谱系统的适用性试验通常包括理论板数、分离度、灵敏度、拖尾因子和重复性五个参数。

按各品种正文项下要求对色谱系统进行适用性试验，即用规定的对照品溶液或系统适用性试验溶液在规定的色谱系统进行试验，必要时，可对色谱系统进行适当的调整，以符合要求。

（1）色谱柱的理论板数（$n$）：用于评价色谱柱的分离效能。由于不同物质在同一色谱柱上的色谱行为不同，采用理论板数作为衡量柱效能的指标时，应指明测定物质，一般为待测物质或内标物质的理论板数。

试验方法为：在规定的色谱条件下，注入供试品溶液或各品种项下规定的内标物质溶液，记录色谱图，量出供试品主成分或内标物质峰的保留时间 $t_R$ 和峰宽（$W$）或半高峰宽（$W_{h/2}$），色谱柱的理论板数，按式（8-17）或式（8-18）计算。

$$n = 16\left(\frac{t_R}{W}\right)^2 \qquad 式(8\text{-}17)$$

$$n = 5.54\left(\frac{t_R}{W_{h/2}}\right)^2 \qquad 式(8\text{-}18)$$

式中，各参数如图 8-1 所示，其数值可用时间或长度计（下同），但应取相同单位。

（2）分离度（$R$）：用于评价待测物质与被分离物质之间的分离程度，是衡量色谱系统分离效能的关键指标。可通过测定待测物质与已知杂质的分离度，也可以通过测定待测物质与某一指标性成分（内标物质或其他难分离物质）的分离度，或将供试品或对照品用适当的方法降解，通过测定待测物质与某一降解产物的分离度，对色谱系统进行评价与调整。

无论是定性鉴别或是定量分析，均要求待测物质色谱峰与内标物质色谱峰或特定的杂质对照色谱峰及其他色谱峰之间有较好的分离度。除另有规定外，待测物质峰与相邻色谱峰之间的分离度应大于 1.5。分离度的计算式如式（8-19）或式（8-20）。

$$R = \frac{2\times(t_{R_2} - t_{R_1})}{W_1 + W_2} \qquad 式(8\text{-}19)$$

$$R = \frac{2\times(t_{R_2} - t_{R_1})}{1.70\times(W_{1,h/2} + W_{2,h/2})} \qquad 式(8\text{-}20)$$

式中，$t_{R_2}$ 为相邻两峰中后一峰的保留时间；$t_{R_1}$ 为相邻两峰中前一峰的保留时间；$W_1$、$W_2$ 及 $W_{1,h/2}$、$W_{2,h/2}$ 分别为此相邻两峰的峰宽及半高峰宽（如图 8-2）。

当对测定结果有异议时，色谱柱的理论板数（$n$）和分离度（$R$）均以峰宽（$W$）的计算结果为准。

（3）灵敏度：用于评价色谱系统检测微量物质的能力，通常以信噪比（$S/N$，如图 8-3）表示。通过测定一系列不同度的供试品或对照品溶液测定信噪比。定量测定时，信噪比应不小于 10；定性测定时，信噪比应不小于 3。系统适用性试验中可以设置灵敏度试验溶液评价色谱系统的检测能力。

（4）拖尾因子（$T$）：用于评价色谱峰的对称性。拖尾因子计算公式如式（8-21）。

$$T = \frac{W_{0.05h}}{2d_1} \qquad 式(8\text{-}21)$$

式中，$W_{0.05h}$ 为 5% 峰高处的峰宽；$d_1$ 为峰顶在 5% 峰高处横坐标平行线的投影点至峰前沿与此平行线交点的距离（如图 8-4）。

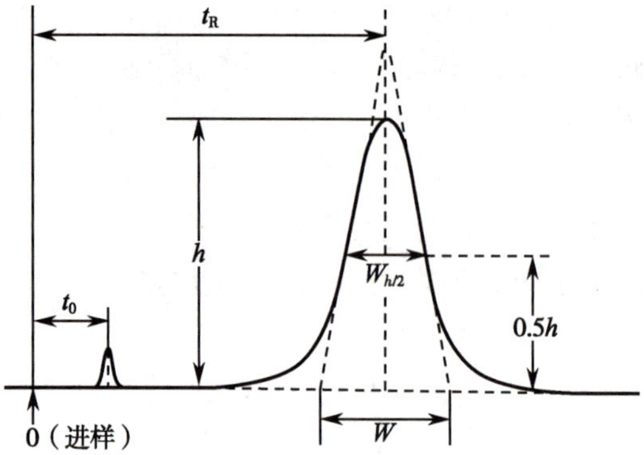


图 8-1 色谱峰相关参数

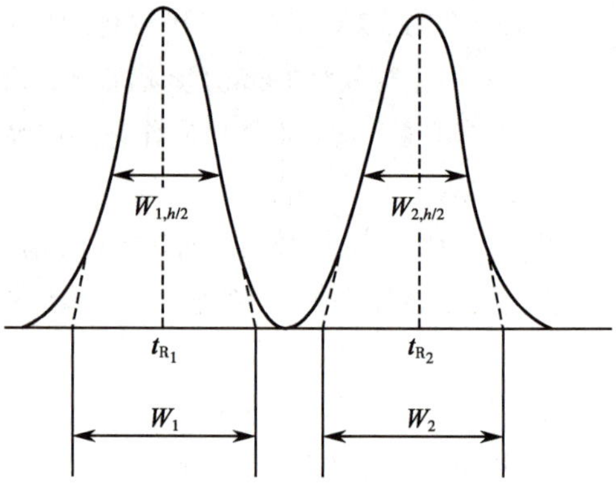


图 8-2 色谱峰分离度计算示意图

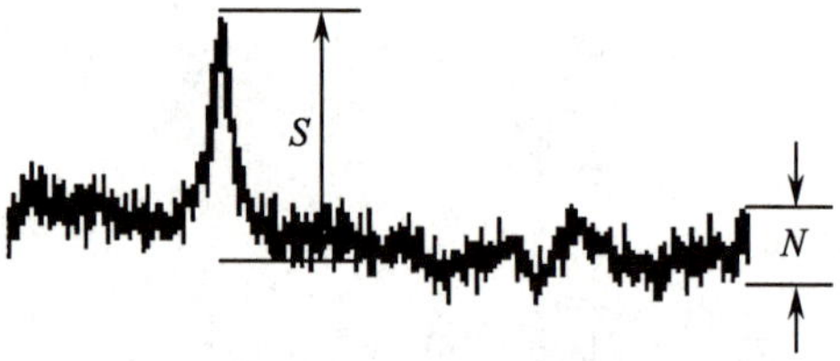


图 8-3 色谱图信号与噪声示意图

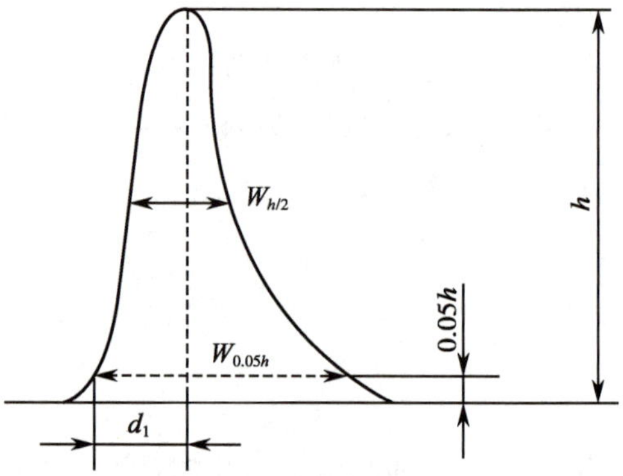


图 8-4 色谱峰拖尾因子计算示意图

以峰高作定量参数时，除另有规定外，$T$ 值应在 0.95~1.05 之间。

以峰面积作定量参数时，一般的峰拖尾或前沿不会影响峰面积的积分，但严重拖尾会影响基线和色谱峰起止的判断和峰面积积分的准确性，此时应在品种正文项下对拖尾因子作出规定。如 ChP 采用 HPLC 法测定马来酸依那普利片的含量，按外标法以依那普利峰面积计算，规定在确定的色谱条件下依那普利峰拖尾因子应小于 2.0。

(5) 重复性：用于评价色谱系统连续进样时响应值的重复性能。采用外标法时，通常取各品种项下的对照品溶液，连续进样 5 次，除另有规定外，其峰面积测量值的相对标准偏差应不大于 2.0%；采用内标法时，通常制备相当于 80%、100% 和 120% 的对照品溶液，加入规定量的内标溶液，制成 3 种不同浓度的溶液，分别至少进样 2 次，计算平均校正因子，其相对标准偏差应不大于 2.0%。

**4. 测定法** 定量测定时，可根据供试品或仪器的具体情况以峰面积或峰高计算。目前大多以峰面积计算。定量测定常用以下两种方法。

(1) 内标法：按各品种项下的规定，精密称（量）取药物对照品和内标物质，分别制成溶液，各精密量取适量，混合制成校正因子测定用的对照溶液。取一定量注入仪器，记录色谱图。分别测量药物对照品和内标物质色谱峰面积或峰高，按式(8-22)计算校正因子。

$$\text{校正因子}\ (f)=\frac{A_S/C_S}{A_R/C_R} \qquad \text{式(8-22)}$$

式中，$A_S$ 为内标物质的峰面积（或峰高）；$A_R$ 为药物对照品的峰面积（或峰高）；$C_S$ 为内标物质的浓度；$C_R$ 为药物对照品的浓度。

再取各品种项下含有内标物质的供试品溶液，进样，记录色谱图，测量供试品中被测物质和内标物质色谱峰的峰面积或峰高，按式(8-23)计算含量。

$$含量(c_X)=f\times\frac{A_X}{A'_S/c'_S} \qquad 式(8-23)$$

式中，$A_X$ 为供试品中被测药物的峰面积（或峰高）；$c_X$ 为供试品的浓度；$f$ 为校正因子；$A'_S$和$c'_S$分别为内标物质的峰面积（或峰高）和浓度。

采用内标法，可避免因供试品前处理及进样体积误差对结果的影响。

(2) 外标法：按各品种项下的规定，精密称（量）取对照品和供试品，制成溶液，分别精密取一定量，进样，记录色谱图，测量对照品溶液和供试品溶液中被测物质的峰面积（或峰高），按式（8-24）计算含量。

$$含量(c_X)=c_R\times\frac{A_X}{A_R} \qquad 式(8-24)$$

式中，各符号意义同式（8-23）。

外标法简便，但要求进样量准确及操作条件稳定。由于微量注射器不易精确控制进样量，当采用外标法测定含量时，以手动进样器定量环或自动进样器进样为宜。

**示例 8-6** 氨酚待因片（Ⅰ）的**含量测定**：本品为对乙酰氨基酚和磷酸可待因的复方制剂，ChP 采用 HPLC 法测定含量，并规定本品每片中含对乙酰氨基酚（$C_8H_9NO_2$）应为 475~525mg，含磷酸可待因（$C_{18}H_{21}NO_3\cdot H_3PO_4\cdot 1/2H_2O$）应为 7.56~9.24mg。测定方法如下。照高效液相色谱法（通则 0512）测定。

**供试品溶液** 取本品 20 片，精密称定，研细，精密称取适量（约相当于磷酸可待因 8.4mg、对乙酰氨基酚 0.5g），置 250ml 量瓶中，加水 200ml，超声使磷酸可待因与对乙酰氨基酚溶解，放冷，用水稀释至刻度，摇匀，滤膜滤过，取续滤液。

**对照品溶液** 取磷酸可待因对照品与对乙酰氨基酚对照品各适量，精密称定，加水溶解并定量稀释制成每 1ml 中约含磷酸可待因 30μg 与对乙酰氨基酚 2mg 的混合溶液。

**色谱条件** 用十八烷基硅烷键合硅胶为填充剂；以 0.05mol/L 磷酸二氢钾溶液-甲醇-四氢呋喃（800∶100∶37.5）（用磷酸调节 pH 至 4.0）为流动相；检测波长为 280nm；进样体积 10μl。

**系统适用性要求** 理论板数按磷酸可待因峰计不低于 2 500，磷酸可待因峰与对乙酰氨基酚峰之间的分离度应符合要求。

**测定法** 精密量取供试品溶液与对照品溶液，分别注入液相色谱仪，记录色谱图。按外标法以峰面积计算。在计算磷酸可待因含量时，将结果乘以 1.068。

**示例分析**：示例中，采用外标法计算氨酚待因片中对乙酰氨基酚和磷酸可待因的含量，通过溶解、过滤、取续滤液制备供试品的方法排除片剂中不溶性辅料的干扰。

计算磷酸可待因含量时，应将结果乘以 1.068［系磷酸可待因（$C_{18}H_{21}NO_3\cdot H_3PO_4\cdot 1/2H_2O$）与无水磷酸可待因（$C_{18}H_{21}NO_3\cdot H_3PO_4$）对照品的分子量比值（424.39/397.37=1.068）］。

$$含量计算：含量(mg/片)=\frac{c_R\times\frac{A_X}{A_R}\times D\times\overline{W}}{W}$$

式中，$A_X$、$A_R$ 及 $c_R$ 的意义同上，$c_R$ 单位为 mg/ml；$D$ 为供试品溶液的稀释体积（$D$=250ml）；$W$ 为供试品取样量（g 或 mg）；$\overline{W}$ 为平均片重（单位同 $W$）。

### （二）气相色谱法

气相色谱法（gas chromatography，GC）系采用气体为流动相（载气）流经装有填充剂的色谱柱进行分离测定的色谱方法。物质或其衍生物气化后，被载气带入色谱柱进行分离，各组分先后进入检测器，用数据处理系统记录色谱信号。

**1. 方法的特点与适用范围** GC 与 HPLC 的方法特点和测定法基本相同，但本法的应用受到被测物质的理化特性限制，仅适用于分析能够气化的物质。因此，本法主要应用于具有挥发性或其衍生物具有挥发性的药物及其相关物质的分析，GC 在药典中广泛应用于残留溶剂测定法，也应用于水分测定法、酒剂或酊剂中甲醇量检查法等相关杂质的检查和维生素 E 等部分脂溶性较强的药物及其制剂的含量测定等。

**2. 对仪器的一般要求**　所用的仪器为气相色谱仪，由载气源、进样部分、色谱柱、柱温箱、检测器和数据处理系统等组成。进样部分、色谱柱和检测器的温度均应根据分析要求适当设定。

(1) 载气源：可使用氦气、氮气和氢气作载气。根据供试品的性质和检测器种类选择载气，除另有规定外，常用载气为氮气。

(2) 进样部分：进样物相可以是溶液或顶空气体，进样方式分为手动进样和自动进样。其中，溶液进样可采用手动或自动进样，而顶空气体进样通常简称为“顶空进样”，进样方式一般为自动进样。因此，ChP 表述进样方式为溶液直接进样、自动进样或顶空进样。其中，溶液直接进样系指采用微量注射器、微量进样阀或有分流装置的气化室手动进样。

采用溶液直接进样或自动进样时，进样口温度应高于柱温 30~50℃；进样量一般不超过数微升(μl)；柱径越细，进样量应越少，采用毛细管柱时，一般应分流以免过载。

顶空进样适用于固体和液体供试品中挥发性组分的分离和测定。将固态或液态的供试品制成供试液后，置于密闭小瓶中，在恒温控制的加热室中加热至供试品中挥发性组分在液态和气态达到平衡后，由进样器自动吸取一定体积的顶空气注入色谱柱中。

(3) 色谱柱：色谱柱为填充柱或毛细管柱。填充柱的材质为不锈钢或玻璃，内径为 2~4mm，柱长为 2~4m，内装吸附剂、高分子多孔小球或涂渍固定液的载体，粒径为 0.18~0.25mm、0.15~0.18mm 或 0.125~0.15mm。常用载体为经酸洗并硅烷化处理的硅藻土或高分子多孔小球，常用固定液有甲基聚硅氧烷、聚乙二醇等。

毛细管柱的材质为玻璃或石英，内壁或载体涂渍或交联固定液，内径一般为 0.25mm、0.32mm 或 0.53mm，柱长 5~60m，固定液膜厚 0.1~5.0μm，常用的固定液有甲基聚硅氧烷、不同比例组成的苯基甲基聚硅氧烷、聚乙二醇等。

新填充柱和毛细管柱在使用前需老化处理，以除去残留溶剂及易流失的物质，色谱柱如长期未用，使用应老化处理，使基线稳定。

(4) 柱温箱：由于柱温箱温度的波动会影响色谱分析结果的重现性，因此，柱温箱控温精度应在±1℃，且温度波动小于 0.1℃/h。温度控制系统分为恒温和程序升温两种。

(5) 检测器：适合气相色谱法使用的检测器有火焰离子化检测器(FID)、热导检测器(TCD)、氮磷检测器(NPD)、火焰光度检测器(FPD)、电子捕获检测器(ECD)、质谱检测器(MS)等。其中，FID 对碳氢化合物响应良好，适合检测大多数的药物；NPD 对含氮、磷元素的化合物灵敏度高；FPD 检测器对磷、硫元素的化合物灵敏度高；ECD 适于含卤素的化合物；MS 还能给出供试品某个成分相应的结构信息，用于结构确证。除另有规定外，一般用 FID，用氢气作为燃气，空气作为助燃气。在使用 FID 时，检测器温度一般应高于柱温，并不得低于 150℃，以免水蒸气凝结，通常为 250~350℃。

(6) 数据处理系统：可分为记录仪、积分仪以及计算机工作站。

药品标准中各品种项下规定的色谱条件，除载气的种类、固定液的品种、检测器的种类，以及特殊指定的色谱柱材料不得改变外，其余如色谱柱的内径与长度、载体的牌号与粒度、固定液的涂布浓度、载气的流速、柱温、进样量、检测器的灵敏度等，均可适当改变，以适应具体品种并符合系统适用性试验的要求。一般色谱图约于 30 分钟内记录完毕。

**3. 系统适用性试验**　除另有规定外，应照高效液相色谱法(ChP 通则 0512)项下的规定。

**4. 测定法**　除高效液相色谱法项下的内标法与外标法外，亦可采用标准溶液加入法，方法如下。

精密称(量)取被测组分对照品适量，制成适当浓度的对照品溶液，取一定量，精密加入至供试品溶液中，根据外标法或内标法测定被测组分含量，再扣除加入的被测组分对照品的量，即得供试品中被测组分的含量。

由于加入对照品溶液前后校正因子应相同，如下。

$$\frac{A_{is}}{A_X}=\frac{c_X+\Delta c_X}{c_X}$$

故被测组分的浓度 $c_X$ 可按式(8-25)计算。

$$c_X=\frac{\Delta c_X}{(A_{is}/A_X)-1} \qquad 式(8\text{-}25)$$

式中，$c_X$ 为供试品中被测组分 X 的浓度；$A_X$ 为供试品中被测组分 X 的色谱峰面积；$\Delta c_X$ 为所加入的已知浓度的被测组分对照品的浓度；$A_{is}$ 为加入对照品后被测组分 X 的色谱峰面积。

由于气相色谱法的进样量一般仅数微升，为减小进样误差，尤其当采用手动进样时，由于留针时间和室温等对进样量也有影响，故以采用内标法定量为宜；若采用自动进样器进样时，由于进样重复性的提高，在保证分析误差的前提下，也可采用外标法定量。当采用顶空进样时，由于供试品和对照品处于不完全相同的基质中，故可采用标准溶液加入法以消除基质效应的影响；当标准溶液加入法与其他定量方法结果不一致时，应以标准溶液加入法结果为准。

## 第二节　分析样品的制备

在样品分析之前，采用不同的方法对分析样品进行前处理的过程称为分析样品的制备，对分析样品进行制备的目的是使其能够满足所选用分析方法的要求。

### 一、分析目的与样品制备

分析样品是否需进行分析前的样品制备以及如何制备，主要依据应用的分析方法对被分析物的特性要求。而分析方法的应用在一定程度上取决于分析目的，因此，分析目的在一定程度上决定了分析样品的制备方法。分析目的一般包括鉴别试验、杂质与组分或元素的检查、主成分的定量测定，以及药物稳定性试验方法的建立。

#### (一) 鉴别试验

鉴别试验为“是与非”的定性分析，系对化学原料药或药物制剂主成分与其标签名称一致性的确认过程。鉴别试验对样品的总体要求是“干净”，因此样品制备的重点是干扰的排除。鉴别试验一般应用化学反应、光谱分析法或色谱分析法，各方法对样品的要求有所不同。

**1. 化学反应法**　化学分析法通常利用药物结构中的游离的特征基团以及潜在的特征基团（或元素）的特性反应，如显色、产生气体或沉淀等。

(1) 具有特征基团：如含有游离芳伯胺基的盐酸普鲁卡因可直接溶于稀盐酸（必要时缓缓煮沸使溶解）后采用重氮化-偶合显色法鉴别芳香第一胺（通则 0301）；也可直接溶于水后在稀硝酸酸性条件下滴加硝酸银试液生成白色凝乳状的氯化银沉淀法鉴别氯化物（通则 0301）。

(2) 具有潜在特征基团或元素：如含有乙酰化酚羟基的阿司匹林的鉴别，可加水煮沸水解后，与三氯化铁试液显紫堇色；再如含有乙酰化芳伯胺基的对乙酰氨基酚可采用水解后的重氮化-偶合法鉴别；此外，含卤素药物的有机卤化物鉴别，如地塞米松磷酸钠应显有机氟化物的鉴别反应（通则 0301），经氧瓶燃烧法有机破坏后采用茜素氟蓝比色法鉴别。

**2. 光谱分析法**　常用的光谱鉴别法为紫外-可见分光光度法与红外分光光度法。采用光谱分析法鉴别原料药时，通常无须进行样品处理，但对多晶型药物或制剂中药物采用红外分光光度法鉴别时，需进行样品制备，以消除影响。

(1) 紫外-可见分光光度法：如 ChP 收载的双氯芬酸钠及其肠溶片的鉴别均采用紫外-可见分光

光度法：取本品或细粉（片剂），加水溶解并稀释制成每 1ml 中含 20μg 的溶液，滤过（片剂），照紫外-可见分光光度法（通则 0401）测定，在 276nm 的波长处有最大吸收。

（2）红外分光光度法：如布洛芬及其片剂的鉴别（ChP），原料药直接制备红外光吸收图谱，并与对照的图谱（光谱集 943 图）比较，应一致。片剂鉴别方法如下：取本品 5 片，研细，加丙酮 20ml 使布洛芬溶解，滤过，取滤液挥干，真空干燥后测定。本品的红外光吸收图谱应与对照的图谱（光谱集 943 图）一致。

**3. 色谱分析法** 用于鉴别的色谱法主要有薄层色谱法和高效液相色谱法，供试品通常无须特别的预处理。如硫酸庆大霉素的鉴别（ChP）如下。

（1）薄层色谱法：取本品与庆大霉素标准品，分别加水制成每 1ml 中含 2.5mg 的溶液，照薄层色谱法（通则 0502）试验，依法展开、显色，供试品溶液所显主斑点数、位置和颜色应与标准品溶液主斑点数、位置和颜色相同。

（2）高效液相色谱法：在庆大霉素 C 组分测定项下记录的色谱图中，供试品溶液各主峰保留时间应与标准品溶液各主峰保留时间一致。

### （二）检查

检查通常为限度试验或定量分析。相对于主药，被检查的组分通常为微量或痕量组分，因此在检查过程中应避免被检查组分量的改变。对于不同的检查目标，样品制备方法不同。

**1. 杂质的检查** 供杂质检查的样品一般尽量保持原始状态，通常不对样品进行过多的处理操作，避免杂质种类或量的增加。如 HPLC 法检查原料药的有关物质，一般采用流动相（梯度洗脱模式时为其初始比例）直接溶解法制备样品，以避免溶剂系统的干扰。但对于单一或有限数量的特定杂质检查，亦可采用适当的方法，如柱前化学衍生化法处理样品，以提高对该特定杂质的方法灵敏度。

**2. 特征元素的检查** 当检查的目标物在样品处理过程中不会发生量的显著改变时，可以采用化学分解或有机破坏的方法制备样品。如有机药物分子结构中卤族元素的定量检查，可采用碱破坏（高温炽灼）法或氧瓶燃烧法（通则 0703）制备样品。但当采用高温炽灼法制备样品时，则应注意样品制备过程的定量完成。

### （三）定量测定

主药的含量或制剂溶出量的测定为常量定量分析，样品的制备通常与分析目标及选用的分析方法的特性相关。

**1. 原料药的含量测定** 对于原料药的定量分析，主要选用容量分析法，如酸碱滴定法（包括非水溶液滴定法）、氧化还原滴定法、配位滴定法等，一般采用直接溶解法制备样品。少数含量测定的目标物为药物分子结构中的特征元素，如卤素含量的测定则更多采用有机破坏法制备样品，但要求选用的方法具有良好的回收和可重复性，如氧瓶燃烧法。

**2. 药物制剂的含量测定** 通常选用高效液相色谱法，样品制备方法亦大多选用溶剂直接溶解法。少数选用气相色谱法测定的药物，可能需要对药物结构进行修饰，即采用化学衍生化法制备样品。

**3. 药物制剂的溶出量测定** 通常选用紫外分光光度法，吸取溶出液适量，立即用适当的微孔滤膜（$\phi$2.5cm 孔径 0.8μm 的过滤器）滤过，自取样至滤过应在 30 秒内完成，取续滤液，直接或经稀释后测定。少数无紫外吸收的药物，可考虑进行紫外衍生化处理后测定。

### （四）稳定性试验

药品稳定性试验的目的在于探索药物的内在稳定性及其影响因素，重点在于药物的降解产物及其降解途径的监测与分析，要求分析方法能够分离、检测所有可能的降解产物。因此，在分析方法的建立与评价过程中，常采用强制降解的方法（包括热分解、酸分解、碱分解、氧化分解及光分解法）制备样品，并要求对强制降解样品的分析结果能够满足物料平衡的原则，即降解前后的色谱峰面积归一化总和不变。为保持物料平衡，一般控制药物的降解率为 5%~10%，以防因过度降解出现难以检测的降解碎片，导致物料不平衡。

1. 热分解法　取试验样品适量（相当于拟定的有关物质检查时供试品的取量，下同），置平皿或坩埚中，于高温（如120℃）放置数小时后，用溶剂［如流动相（梯度洗脱模式时为其初始比例）或一定浓度的甲醇或其他适当溶剂，下同］溶解并稀释制成规定的浓度，微孔滤膜滤过后进样分析，要求色谱图显示明显的降解产物峰，但各色谱峰面积的总和与未降解样品相同浓度溶液获得的峰面积总和相当。若主峰面积未见显著变化，同时未见明显的降解产物峰，可延长加热时间或提高降解温度，但降解温度一般以不高于药品的熔点为宜，否则尤其对于熔融同时分解的药物可能导致物料不平衡；若主峰面积与总峰面积均显著减小，则应降低降解温度后再试验。若不能达到降解前后的物料平衡（如总面积差大于10%），则应考虑调整或修改色谱条件，甚至增加不同原理的色谱方法。例如，采用反相HPLC检查有关物质时，可考虑提高流动相的洗脱能力，或更换检测波长（如210nm），或增加正相HPLC或TLC作为检查方法的补充。

2. 酸分解法　取试验样品适量，置适当容器（如量瓶，下同）中，加入适量酸溶液（如0.01~1mol/L盐酸溶液），于室温放置数小时后，经碱中和后用相同溶剂溶解并稀释制成规定的浓度，同"1. 热分解法"项下方法试验。若未见显著降解，可延长降解时间至数日，若仍难以降解，可考虑加热，但温度一般不超过60℃；若出现过度降解，可降低降解条件。

3. 碱分解法　取试验样品适量，置适当容器中，加入适量碱溶液（如0.01~1mol/L氢氧化钠溶液），于室温放置数小时后，经酸中和后用相同溶剂溶解并稀释制成规定的浓度，试验方法与要求同"2. 酸分解法"项下。

4. 氧化分解法　取试验样品适量，置适当容器中，加入适量氧化剂（如3%~30%过氧化氢溶液），于室温放置数小时后，用相同溶剂溶解并稀释制成规定的浓度，试验方法与要求同"2. 酸分解法"项下。

5. 光分解法　取试验样品适量，置平皿中，于日光下放置数日后，用相同溶剂溶解并稀释制成规定的浓度，同"1. 热分解法"项下方法试验。若难以获得降解产物，可考虑取试验样品，以水、甲醇或其他适当溶剂，如试验药物为盐酸盐可使用0.1mol/L盐酸溶液为溶媒，制成规定浓度的溶液后，再进行光分解试验。

## 二、样品基质与样品制备

分析样品的制备主要由分析目的与选用的分析方法以及被分析药物的结构与性质所决定，但被分析药物所处的环境同样影响着分析样品制备方法的采用。此部分主要探讨制剂的辅料及生物基质对样品制备方法的影响。

### （一）化学原料药

由于化学原料药中无基质干扰，在常规分析中大多直接将样品溶解于适当溶剂中，或稀释至适当的浓度即可。除对特征基团或元素（如有机结合的卤素）分析外，一般无须对样品采取过多的处理步骤。

### （二）药物制剂

1. 化学药物制剂　由于化学药物制剂中存在的附加剂常干扰主药的分析，样品制备方法的选用着重考虑的是处方组成中干扰组分的排除。通常，固体制剂（如片剂）制成溶液后需滤过，以除去不溶性的附加剂；半固体与液体制剂常需采用提取分离法处理样品，如软膏剂、口服溶液、注射剂等常采用溶剂提取或固相萃取等方法处理供试品溶液，以除去软膏基质、高浓度糖类或其他干扰分析方法的附加成分。相关内容在本教材"第六章　药物制剂的重点分析项目"中介绍。

2. 中药制剂　中药材及其制剂中的指标成分含量常常为微量，常需采用提取与分离浓缩的方法处理。相关内容在本教材"第二十三章"中介绍。

3. 生物制品　生物制品的分析方法与化学药物或中药存在显著差异，样品制备方法亦不尽相同。其相关内容在本教材“第二十四章”中介绍。

### （三）生物样本

生物样本（通常亦称为体内样本）中的药物浓度常在1~$10^3$ng/ml（g）或更低的痕量水平，属于痕量分析，同时由于生物基质的干扰，除分析方法通常采用高专属、高灵敏、高通量的分析方法外，测定有机药物时，生物样本常采用蛋白沉淀、溶剂或固相萃取、化学衍生化等方法制备样品；测定微量元素时，生物样本常采用有机破坏，如酸消解法制备。相关内容在本教材“第九章”中介绍。

## 三、样品制备的常用方法

样品制备的常用方法包括溶解或提取分离、萃取与浓缩、化学分解、化学衍生化及有机破坏等方法，方法与适用范围如下。

### （一）直接溶解法

直接溶解法系指将试验样品直接溶解于适当溶剂或分散于适当稀释剂中，制成溶液或分散系供分析用。直接溶解法适用于具有特征基团的化学原料药或其简单制剂的鉴别、检查与含量测定。其中，简单制剂系指有效成分单一、辅料组成简单的制剂，如单方常规片剂、注射剂等。

**1. 溶剂溶解法** 将试验样品直接溶解于适当的溶剂中，常用的溶剂有水、不同浓度的甲醇或乙醇、冰醋酸或醋酐、*N*,*N*-二甲基甲酰胺，以及0.01~0.1mol/L盐酸溶液或氢氧化钠溶液等。本法主要适用于化学法鉴别、检查或测定含量；紫外-可见分光光度法鉴别或测定含量；高效液相色谱法检查有关物质或测定含量；气相色谱法测定残留溶剂或含量等。

**示例8-7** 萘普生的含量测定（ChP）方法如下：取本品约0.5g，精密称定，加甲醇45ml溶解后，再加水15ml与酚酞指示液3滴，用氢氧化钠滴定液（0.1mol/L）滴定，并将滴定的结果用空白试验校正。

示例中，萘普生在甲醇中溶解，可采用直接溶解法制备样品。

**2. 固体分散法** 系将固体试样分散于固体或液体稀释剂中。如红外分光光度法通常采用压片法、糊法、膜法、溶液法和气体吸收法，其中最常用的是溴化钾压片法，系将固体药物分散于溴化钾中并压制成薄片后绘制红外光谱，或测定特征谱带。

### （二）提取分离法

提取分离法系指用适当的与水混溶的极性有机溶剂将被测物质与试验样品基质分离的过程。本法主要应用于基质复杂的分析样品的制备，如糖浆剂、软膏剂、栓剂等辅料干扰严重的化学药物制剂或中药材及其简单制剂分析时的样品制备。常用的提取分离方法有溶剂提取法、超声处理法、加热回流法、索氏提取或水蒸气蒸馏法、冷浸或渗漉法等；常用的提取溶剂有甲醇、乙醇、丙酮等。其中，最常用的方式是以不同含水量的甲醇或乙醇为溶剂回流提取法。另外，超声处理法亦较为常用。若被测物质含量较低，则需进一步采用液相或固相萃取法进行萃取浓集。

**示例8-8** 萘普生栓剂含量测定（ChP）时供试品溶液的制备方法

取供试品10粒，精密称定，在水浴上融化，在不断搅拌下放冷，精密称取适量（约相当于萘普生0.2g），置100ml量瓶中，加甲醇70ml，置50~60℃水浴上振摇使萘普生溶解，保持10分钟后取出，放冷，用甲醇稀释至刻度，摇匀；再放入冰箱中冷冻1小时（−18℃）后立即滤过，精密量取放冷的续滤液2ml，置200ml量瓶中，用流动相稀释至刻度，摇匀，即得供试品溶液。

示例中，采用甲醇水浴溶解萘普生，冷冻后过滤，取续滤液制备供试品的方法排除栓剂中不溶性辅料的干扰。

**示例 8-9　一枝黄花 HPLC 测定(芦丁)含量(ChP)时供试品溶液的制备方法**

取本品粉末(过三号筛)约 2g,精密称定,置具塞锥形瓶中,精密加入 70% 乙醇 50ml,称定质量,加热回流 40 分钟,放冷,再称定质量,用 70% 乙醇补足减失的质量,摇匀,滤过,取续滤液,即得。

示例中,中药材一枝黄花成分复杂,采用 70% 乙醇加热回流的方法提取其中的芦丁,降低其他组分的干扰。

### (三) 萃取浓集法

萃取浓集法系指用适当的有机溶剂选择性地将被测物质与样品基质分离,进行样品的纯化与浓集的过程。本法主要适用于复杂基质中的微量或痕量物质分析时的样品制备,如中药复方制剂或生物样本分析时的样品制备。萃取浓集法主要包括液相萃取法(亦称溶剂萃取法)与固相萃取法。

**1. 溶剂萃取法**　系指使用与水不相混溶的有机溶剂,在适当的溶液条件下从试验样品或提取液中选择性分离被测物质的过程。由于使用与水不相溶的有机溶剂,萃取物中去除了大量的水性基质,进而纯化了样品;同时萃取溶剂挥干后,可进一步浓集试样中的被测物质。常用的萃取溶剂有乙醚或石油醚、三氯甲烷或二氯甲烷、乙酸乙酯、正丁醇等。

**示例 8-10　中药成方制剂乙肝宁颗粒(黄芪等十三味中药)中黄芪甲苷的 TLC 鉴别(ChP),供试品溶液的制备方法**

取本品 17g,研细,加甲醇 50ml,加热回流 1 小时,放冷,滤过,滤液蒸干,残渣加水 30ml 使溶解,用水饱和的正丁醇提取 2 次,每次 30ml,合并正丁醇液,用 1% 氢氧化钠溶液洗涤 2 次,每次 20ml,再用正丁醇饱和的水洗至中性,正丁醇液蒸干,残渣加甲醇 1ml 使溶解,作为供试品溶液。

示例中,中药成方制剂乙肝宁颗粒基质复杂,黄芪甲苷含量较低,采用甲醇溶解、水饱和的正丁醇萃取后浓集的方法制备样品。

**2. 固相萃取法**　系指使用固相吸附剂,以柱色谱的形式,从试验样品或提取液中选择性分离被测物质的过程。常用的固相吸附剂有硅藻土、活性炭、氧化铝、硅胶、化学键合硅胶、聚酰胺、离子交换树脂、葡聚糖凝胶等。

**示例 8-11　中药三白草中三白草酮 TLC 鉴别(ChP),供试品溶液的制备方法如下。**

取本品粉末 2g,加甲醇 30ml,超声处理 20 分钟,滤过,滤液浓缩至 2ml,加于活性炭-氧化铝柱(活性炭 0.2g,中性氧化铝 100~200 目,4g,内径为 10mm,干法装柱)上,用甲醇 60ml 洗脱,收集洗脱液,蒸干,残渣加乙酸乙酯 1ml 使溶解,作为供试品溶液。

示例中,中药三白草成分复杂,采用甲醇溶解、活性炭-氧化铝柱萃取后浓集的方法制备三白草酮 TLC 鉴别的供试品溶液。

### (四) 化学分解法

化学分解法系将药物的有机结构经适当的化学反应,发生部分降解生成具有特征反应的官能团或特征元素离子的过程。本法适用于分子结构无特征反应,但具有潜在特征基团或含金属及卤素等药物分析的样品制备。由于这些药物结构中具有的潜在官能团或特征元素原子与碳原子结合不牢固,可用简单的水解或还原等化学法使之分解,产生特征官能团或转化为特征元素的无机离子。根据化学反应原理的不同,化学分解法主要分为水解法与锌粉还原法。

**1. 水解法**　水解法是在适当的酸碱性溶液中，经加热回流使有机结构分解，生成具有特征反应的游离官能团或特征元素离子的方法。主要适用于含潜在特征官能团药物鉴别试验和结合不牢固的含金属或含卤素等有机药物定性与定量分析的样品制备。

(1) 酸水解法：酸水解法是指在酸性条件下将药物水解的方法，将药物与适当的无机酸（如盐酸）溶液共热或回流，使药物结构中的卤素原子水解，或将不溶性金属盐类水解转换为可溶性盐。本法常用于卤素原子与脂肪族碳原子以共价结合（结合不牢固）的含卤素有机药物及水难溶性含金属有机药物的鉴别与含量测定的样品制备。

**示例 8-12**　丙酸氯倍他索鉴别（ChP）方法如下：取本品少许，加乙醇 1ml，混合，置水浴上加热 2 分钟，加硝酸（1→2）2ml，摇匀，加硝酸银试液数滴，即生成白色沉淀。

示例中，丙酸氯倍他索中的氯原子与碳原子结合不牢固，在硝酸酸性条件下可水解生成氯离子，用硝酸银试液鉴别。

**示例 8-13**　十一烯酸锌的含量测定（ChP）方法如下：取本品约 0.5g，精密称定，加 1mol/L 盐酸溶液 10ml 与水 10ml，煮沸 10 分钟后，趁热滤过，滤渣用热水洗涤，合并滤液与洗液，放冷，加 0.025% 甲基红的乙醇溶液 1 滴，加氨试液适量至溶液显微黄色，加水使全量约为 35ml，再加氨-氯化铵缓冲液（pH 10.0）10ml 与铬黑 T 指示剂少许，用乙二胺四醋酸二钠滴定液（0.05mol/L）滴定至溶液自紫红色变为纯蓝色。每 1ml 乙二胺四醋酸二钠滴定液（0.05mol/L）相当于 21.60mg 的 $C_{22}H_{38}O_4Zn$。

示例中，十一烯酸锌在水或乙醇中几乎不溶，与盐酸共热后，水解生成的十一烯酸沉淀，滤除；定量收集的滤液中的氯化锌，再用乙二胺四醋酸二钠滴定液直接滴定锌离子，进行含量测定。

(2) 碱水解法：碱水解法是指在碱性条件下将药物水解的方法，系将药物溶解于适当的溶剂中，加碳酸钠或氢氧化钠溶液并加热回流使其水解的过程。本法适用于含酯或酰胺结构，或结合不牢固的含卤素有机药物定性、定量分析的样品制备。

**示例 8-14**　阿司匹林的鉴别（ChP）方法如下：取本品约 0.5g，加碳酸钠试液 10ml，煮沸 2 分钟后，放冷，加过量的稀硫酸，即析出白色沉淀，并发生醋酸的臭气。

示例中，阿司匹林与碳酸钠试液共热后，水解生成水杨酸钠和醋酸钠，加入稀硫酸后生成水杨酸和醋酸。

**示例 8-15**　碘苯酯中直链碘检查（ChP）方法如下：取本品 0.50g，加 1mol/L 乙醇制氢氧化钾溶液 10ml，置水浴上回流 1 小时，加水 40ml 与硫酸溶液（1→2）5ml，放冷，滤过，用水 10ml 洗涤，合并滤液与洗液，加高锰酸钾溶液（1→10 000）1~2 滴与淀粉指示液 1ml，如显蓝色，用硝酸银滴定液（0.1mol/L）滴定至蓝色消褪，消耗硝酸银滴定液（0.1mol/L）不得过 0.20ml.。

示例中，直链碘中的碘原子与脂肪族碳原子结合不牢固，与氢氧化钾溶液共热后可水解转化为碘离子，而碘苯酯的碘则不能转化，因而可用于碘苯酯中直链碘的检查。

**2. 锌粉还原法**　含特征元素取代的有机药物，当特征元素原子与碳原子结合较牢固时，如系杂原子或直接与芳环连接，采用水解法难以使共价结合键断裂，但可在酸或碱性溶液中加强还原剂锌粉，在室温下或加热回流使共价结合的 C—X 键断裂而转化为无机离子。

**示例 8-16** 碘他拉酸的含量测定(ChP)方法如下:取本品约 0.4g,精密称定,加氢氧化钠试液 30ml 与锌粉 1.0g,加热回流 30 分钟,放冷,冷凝管用少量水洗涤,滤过,烧瓶与滤器用水洗涤 3 次,每次 15ml,洗液与滤液合并,加冰醋酸 5ml 与曙红钠指示液 5 滴,用硝酸银滴定液(0.1mol/L)滴定。

反应式如下。

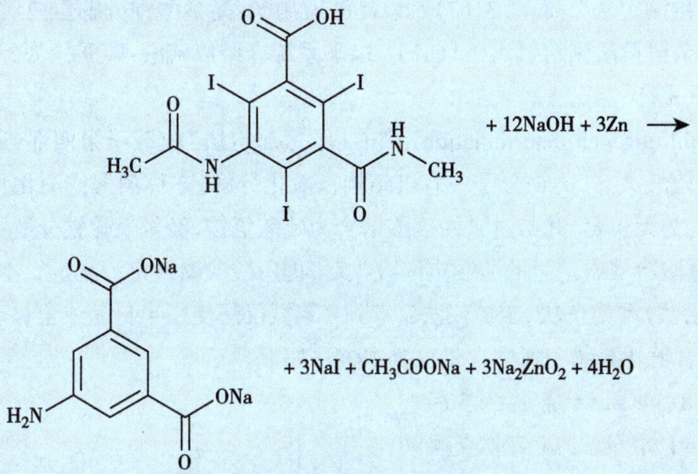


$$NaI + AgNO_3 \longrightarrow AgI\downarrow + NaNO_3$$

示例中,碘他拉酸中的碘与苯环直接相连,加入在氢氧化钠试液与锌粉加热回流,可水解转化为碘化钠,在冰醋酸中用硝酸银滴定液滴定。

碘佛醇、碘海醇、碘番酸、胆影酸、胆影葡胺注射液、泛影酸、泛影酸钠及泛影葡胺注射液等均采用同法处理。

### (五) 化学衍生化法

化学衍生化法系通过适当的化学反应,在药物分子中引入具有特征属性官能团的结构改造过程。本法适用于无可检测基团(包括游离的或潜在的具有特征属性的基团)或特征元素的药物分析时的样品制备。根据衍生产物具有的可检测属性的不同,化学衍生化法主要分为适用于高效液相色谱法的紫外衍生化、荧光衍生化、非对映衍生化(或手性衍生化)与适用于气相色谱法的硅烷化、酰化及烷基化等反应。化学衍生化法反应将改变试验样品的基质组成,故一般用于单一组分定量分析法的样品制备。本法在常规药物分析中较少应用,更多应用于生物样本分析,其相关内容详见本教材“第九章 体内药物的分析评价”的“第三节 生物样本分析的预处理”。

### (六) 有机破坏法

有机破坏法系将药物的有机结构经高温氧化分解为二氧化碳与水,而有机结合的特征元素原子转化为可溶性无机物的过程。本法适用于含金属药物及含结合牢固的卤素、氮、硫、磷等元素的有机药物的分析。由于这些药物结构中的金属元素或特征元素原子与碳原子结合牢固,用水解或锌粉还原等化学分解的方法难以定量转变为无机形式,必须采用有机破坏的方法将药物分子中有机结构部分完全破坏,使有机结合形式的金属元素或特征元素原子转变为可测定的无机离子(或氧化物、无氧酸等)后方可采用适当的方法分析。根据分解剂的不同,有机破坏法包括酸破坏法、碱破坏法与氧瓶燃烧法,下面分别讨论之。

**1. 酸破坏法** 酸破坏法是以强酸作为分解剂(亦称消解剂或消化剂)的有机破坏法。因为本法通常在液态下完成,故亦称为湿法破坏。本法适用于可生成阳离子的元素的分解破坏,常用于原料药中金属性无机杂质检查、含氮有机药物以及生物制品与生物样本中金属元素定量分析的样品制备。本法主要使用硫酸作为分解剂,在高温下分解有机结构,使与之结合的被测元素转化为无机状态。例如，ChP 收载的“炽灼残渣检查法”（通则 0841）与“重金属检查法”（通则 0821 第二法）；在更多情况下，是在硫酸分解剂的基础上，加入氧化剂（如硝酸、高氯酸、过氧化氢等）作为辅助分解剂，常见的分解剂组合形式有硫酸-硫酸盐、硫酸-高氯酸、硫酸-硝酸、硝酸-高锰酸钾等。例如，ChP 收载的生物制品含量测定法中的“磷测定法”（通则 3103）应用钼蓝比色法测定有机磷类药物的含量，其分析样品采用硫酸-高氯酸消解法制备；“硫柳汞测定法”（通则 3115）以硫酸-硝酸为分解剂将汞有机化合物分解转化为无机汞离子；“氯化钠测定法”（通则 3107）则以硝酸或硝酸-高锰酸钾分解蛋白质样品后用基于硫氰酸铵为滴定剂的剩余银量法测定氯离子（$Cl^-$）。以下系统介绍以硫酸-硫酸盐为分解剂的含氮有机药物定量分析方法——凯氏定氮法。

凯氏定氮法（Kjeldahl nitrogen determination），ChP 以“氮测定法”收载于第四部（通则 0704）。本法系将含氮有机药物与硫酸共热，药物分子中有机结构被氧化分解（亦称消解或消化）成二氧化碳和水，有机结合的氮则转变为无机氨，并与过量的硫酸结合为硫酸氢铵，经氢氧化钠分解释放出氨，后者借水蒸气被蒸馏出，用硼酸溶液或定量的酸滴定液吸收后，再用酸或碱滴定液滴定。本法分为第一法（常量法）、第二法（半微量法）和第三法（定氮仪法）。其中，定氮仪法使用半自动或全自动定氮仪，适用于常量及半微量法测定含氮化合物中氮的含量。基本方法如下。

(1) 仪器装置（图 8-5）：凯氏烧瓶为 30~50ml（半微量法）或 500ml（常量法）硅玻璃或硼玻璃制成的硬质茄形烧瓶；蒸馏装置（半微量法）由 1 000ml 的圆底烧瓶（A）、安全瓶（B）、连有氮气球的蒸馏器（C）、漏斗（D）、直形冷凝管（E）、100ml 锥形瓶（F）和橡皮管夹（G、H）组成。

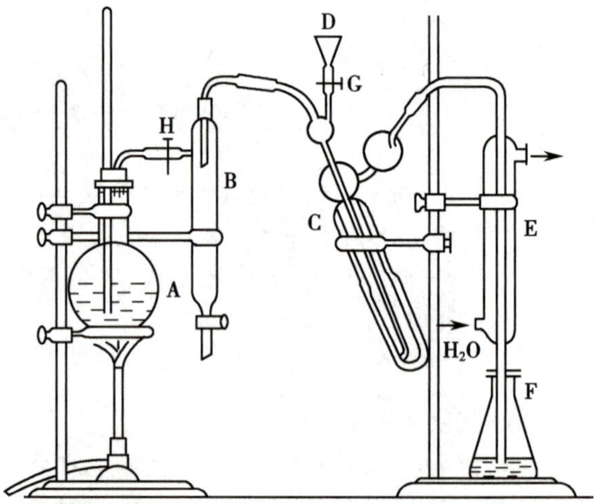

图 8-5　半微量氮测定法蒸馏装置图

(2) 消解剂：为使有机药物中的氮定量转化，必须使有机结构分解完全，但消解液长时间受热可导致铵盐分解。因此，常在硫酸中加入硫酸钾（或无水硫酸钠）提高硫酸沸点，以提高消解温度；同时加入催化剂加快消解速度，以缩短消解时间。常用的催化剂是价廉、低毒、无挥发性的硫酸铜。

对某些难以分解的药物（如含氮杂环结构药物），在消解过程中常需加入氧化剂作为辅助消解剂，以使分解完全并缩短消解时间。常用的辅助消解剂有 30% 过氧化氢和高氯酸。其中，高氯酸为强氧化剂，用量不宜过大，若使用量过大，可能生成高氯酸铵而分解或将氮元素氧化生成氮气（$N_2$）而损失，而且高氯酸在高温加热时易发生爆炸。值得注意的是，辅助消解剂的使用应慎重，且不能在高温时加入，应待消解液放冷后加入，并再次加热继续消解。

(3) 操作法：常量法、半微量法与定氮仪法的操作步骤略有差异，分述如下。

1) 常量法：取供试品适量（相当于含氮量 25~30mg），精密称定，如供试品为固体或半固体，可用滤纸称取，并连同滤纸置干燥的 500ml 凯氏烧瓶中；然后依次加入硫酸钾（或无水硫酸钠）10g 和硫酸铜粉末 0.5g，再沿瓶壁缓缓加硫酸 20ml；在凯氏烧瓶口放一小漏斗，并使凯氏烧瓶成 45°斜置，用直火缓缓加热，使溶液的温度保持在沸点以下，等泡沸停止，强热至沸腾，待溶液呈澄明的绿色后，除另有规定外，继续加热 3 分钟，放冷，沿瓶壁缓缓加水 250ml，振摇使混合，放冷后，加 40% 氢氧化钠溶液 75ml，注意使沿瓶壁流至瓶底，自成一液层，加锌粒数粒（以防暴沸），用氮气球将凯氏烧瓶与冷凝管连接。

蒸馏与滴定：另取 2% 硼酸溶液 50ml，置 500ml 锥形瓶中，加甲基红-溴甲酚绿混合指示液 10 滴；将冷凝管的下端插入硼酸溶液的液面下，轻轻摆动凯氏烧瓶，使溶液混合均匀，加热蒸馏，至接收液的总体积约为 250ml 时，将冷凝管尖端提出液面，使蒸汽冲洗约 1 分钟，用水淋洗尖端后停止蒸馏；馏出液用硫酸滴定液（0.05mol/L）滴定至溶液由蓝绿色变为灰紫色，并将滴定的结果用空白试验校正。每1ml硫酸滴定液（0.05mol/L）相当于1.401mg的N。

2）半微量法：取供试品适量（相当于含氮量1.0~2.0mg），精密称定，置干燥的30~50ml的凯氏烧瓶中，加硫酸钾（或无水硫酸钠）0.3g与30%硫酸铜溶液5滴，再沿瓶壁滴加硫酸2.0ml，在凯氏烧瓶口放一小漏斗，并使凯氏烧瓶成45°斜置，用小火缓缓加热，使溶液的温度保持在沸点以下，等泡沸停止，继续加大火力，沸腾至溶液呈澄明的绿色后，除另有规定外，继续加热10分钟，放冷，加水2ml。

蒸馏与滴定：取2%硼酸溶液10ml，置100ml锥形瓶中，加甲基红-溴甲酚绿混合指示液5滴，将冷凝管的下端插入液面下。然后将凯氏烧瓶中内容物经由D漏斗转入蒸馏瓶C中，用水少量淋洗凯氏烧瓶及漏斗数次，再加入40%氢氧化钠溶液10ml，用水少量再洗漏斗数次，关G夹，加热A瓶，进行水蒸气蒸馏，至硼酸溶液开始由酒红色变为蓝绿色时起，继续蒸馏约10分钟后，将冷凝管尖端提出液面，使蒸汽继续冲洗约1分钟，用水淋洗尖端后停止蒸馏。馏出液用硫酸滴定液（0.005mol/L）滴定至溶液由蓝绿色变为灰紫色，并将滴定的结果用空白（空白和供试品所得馏出液容积应基本相同，为70~75ml）试验校正。每1ml硫酸滴定液（0.005mol/L）相当于0.1401mg的N。

蒸馏装置在使用之前应清洗。操作如下：连接蒸馏装置，A瓶中加水适量与甲基红指示液数滴，加稀硫酸使成酸性，加玻璃珠或沸石数粒，从D漏斗加水约50ml，关闭G夹，开放冷凝水，煮沸A瓶中的水，当蒸汽从冷凝管尖端冷凝而出时，移去火源，关H夹，使C瓶中的水反抽至B瓶，开G夹，放出B瓶中的水，关B瓶及G夹，将冷凝管尖端插入约50ml水中，使水自冷凝管尖端反抽至C瓶，再抽至B瓶，如上法放出。如此将仪器内部洗涤2~3次。

3）定氮仪法：半自动定氮仪由蒸馏仪与自动蒸馏仪组成；全自动定氮仪由蒸馏仪、自动蒸馏仪和滴定仪组成。方法如下。

根据供试品的含氮量参考常量法或半微量法称取样品置消化管中，依次加入适量硫酸钾、硫酸铜和硫酸，将消化管置于消化仪中，按照仪器说明书的方法开始消解［通常为150℃，5分钟（去除水分）；350℃，5分钟（接近硫酸沸点）；400℃，60~80分钟］至溶液成澄明的绿色，再继续消化10分钟，取出，冷却。

将制成的碱液、吸收液和适宜的滴定液分别置自动蒸馏仪相应的瓶中，按照仪器说明书的要求，将已冷却的消化管装入正确位置，关上安全门，连接水源，设定加入试剂的量、时间、清洗条件及其他参数，如为全自动定氮仪，即开始自动蒸馏和滴定；如为半自动定滴定仪，则取馏出液，照第一法或第二法滴定，测定氮的含量。

（4）应用范围：ChP主要应用本法测定蛋白质含量（通则0731第一法）以及含有氨基或酰胺结构的药物含量。对于以偶氮或肼等结构存在的含氮药物，因在消解过程中易于生成氮气而损失，需在消解前加锌粉还原后再依法处理；而杂环中的氮，因不易断键而难以消解，可用氢碘酸或红磷还原为氢化杂环后再进行消解；对于含氮量较高（超过10%）的样品，可在消解液中加入少量多碳化合物，如蔗糖、淀粉等作为还原剂，以利于氮转变为氨。

示例8-17　扑米酮的含量测定（ChP）方法如下：取本品约0.2g，精密称定，照氮测定法（通则0704第一法）测定。每1ml硫酸滴定液（0.05mol/L）相当于10.91mg的$C_{12}H_{14}N_2O_2$。

扑米酮的结构式与分子式、分子量如下。

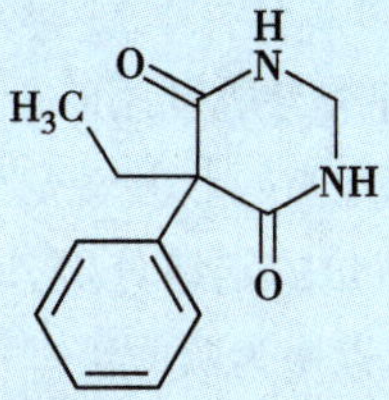


$C_{12}H_{14}N_2O_2$　218.26

示例中，扑米酮为取代丙二酰亚胺，结构中具有2个酰胺氮，可采用凯氏定氮法测定其含量。

2. 碱破坏法　碱破坏法是以金属氧化物、氢氧化物或盐等作为分解剂的有机破坏法，系将含待分析元素的有机药物与分解剂混合后经高温炽灼灰化，使有机结构分解而待分析元素转化为可溶性无机盐的过程。本法采用高温炽灼破坏有机结构，故亦称为干法或高温炽灼法。本法适用于可生成阴离子的特征元素，如卤素、硫、磷等元素的分解，主要用于含卤素或含硫药物鉴别时的样品制备，亦用于含磷药物含量测定时的样品制备。但当本法用于定量分析样品的制备时，需注意操作过程的定量完成。根据药物结构分解难易及待分析元素的不同，常使用无水碳酸钠、硝酸镁、氢氧化钙或氧化锌等作为辅助分解剂。

示例 8-18　乙胺嘧啶中氯元素的鉴别（ChP）方法如下：取本品约 0.1g，加无水碳酸钠 0.5g，混合，炽灼后，放冷，残渣用水浸渍，滤过，滤液中滴加硝酸至遇石蕊试纸显红色后，显氯化物鉴别（1）的反应（通则 0301）。

示例中，乙胺嘧啶结构中含对氯苯基，加无水碳酸钠炽灼后，有机结构破坏转化为可溶性的氯化物，显氯化物的鉴别反应。

示例 8-19　甘油磷酸钠注射液中磷含量的测定（ChP）方法如下：精密量取本品 5ml，置 50ml 量瓶中，用水稀释至刻度，摇匀，精密量取 1ml 置瓷坩埚中，加氧化锌 1g，置电炉上炭化，在 600℃炽灼 1 小时，放冷，加水 5ml 与盐酸各 5ml，加热煮沸溶解，定量转移至 100ml 量瓶中，用水稀释至刻度，摇匀，作为供试品溶液，照紫外-可见分光光度法（通则 0401）测定。

示例中，甘油磷酸钠注射液中的磷元素在氧化锌作为分解剂的条件下炽灼后，转化为可溶性的磷酸盐，用于后续含量测定。

3. 氧瓶燃烧法　氧瓶燃烧法（oxygen flask combustion method）是以氧气作为分解剂的有机破坏法，系将分子中含有待分析元素的有机药物在充满氧气的密闭燃烧瓶（称为氧瓶）中充分燃烧，使有机结构部分完全分解为二氧化碳和水，而待分析元素根据电负性的不同转化为不同价态的氧化物或无氧酸，被吸收于适当的吸收液中（多以酸根离子形式存在），以供待分析元素的鉴别、定量检查和含量测定用。前述的酸破坏法和碱破坏法系在开放体系中进行，适用于药物鉴别的样品制备。而本法的破坏过程则系在密闭容器中进行，除定性分析外，本法亦适用于特征元素定量分析的样品制备。

本法是快速分解有机结构的最简单方法。它不需要复杂的设备，在极短的时间内即可使有机结合的待分析元素定量转化为无机酸或盐的形式。本法被各国药典所收载，主要应用于含卤素或硫元素的有机药物定量分析的样品制备。ChP 以同名收载于第四部的通则 0703，基本方法如下。

（1）仪器装置（图 8-6）：燃烧瓶为 500ml、1 000ml 或 2 000ml 磨口、硬质玻璃锥形瓶，瓶塞应严密、空心，底部熔封铂丝一根（直径为 1mm），铂丝下端做成网状或螺旋状，长度约为瓶身长度的 2/3。

燃烧瓶容量的选择，主要取决于样品量的多少。通常取样量为 10~20mg，选用 500ml 的燃烧瓶；若取样量较大，如 50~100mg 时可选用 1 000ml 燃烧瓶，200mg 以上则宜选用 2 000ml 的燃烧瓶。燃烧瓶在使用之前，应确保瓶塞严密。

（2）吸收液的选择：根据待测元素的种类与所选用的分析方法，选择适当的吸收液可使样品经燃烧分解所生成的不同价态的待测元素定量地被吸收并转变为单一价态，以满足分析方法的要求。

含氟药物中有机氟元素的鉴别或含氟量的定量分析一般选用茜素氟蓝比色法，使用本法进行有机破坏时，其燃烧产物为单一的氟化氢，可以水为吸收液。

采用银量法测定含氯药物含量时，燃烧产物亦为单一的氯化氢，但氯化氢在水中溶解度较低，需用水-氢氧化钠溶液作为吸收液。

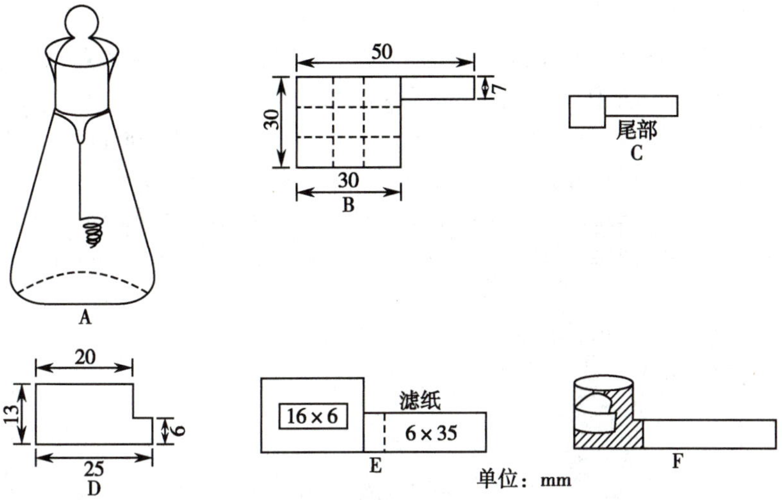


图 8-6　样品燃烧装置与样品包装操作图

采用银量法测定含溴药物时，分解产生的溴化氢可被氧气氧化成单质溴，故其燃烧产物为单质溴与溴化氢的混合物，可在水-氢氧化钠溶液混合吸收液中加入还原剂二氧化硫饱和溶液，将单质溴还原为溴负离子。

测定含碘药物时，分解产生的碘化氢可被氧气进一步氧化，其燃烧产物主要为单质碘，并含有少量的碘酸（$HIO_3$）与次碘酸（HIO）及微量的碘化氢（HI），当使用硝酸银滴定法测定含量时，可用水-氢氧化钠溶液-二氧化硫饱和溶液作为吸收液，其中的二氧化硫具有还原性，可在碱性下将单质碘及碘酸根与次碘酸根还原为单一价态的碘负离子（$I^-$）；若使用间接碘量法测定时，可以水-氢氧化钠溶液为吸收液，则多价态的燃烧产物在吸收液中转化为碘酸钠与碘化钠，可用溴在醋酸溶液中将碘化氢氧化为碘酸，再用甲酸还原并通空气除净剩余的溴后，加碘化钾，与碘酸定量反应生成单质碘，最后用硫代硫酸钠滴定液滴定生成的碘。

含硫药物的燃烧产物主要为三氧化硫，并含有少量的二氧化硫，可使用浓过氧化氢溶液与水的混合液作为吸收液，燃烧产物经吸收后转变为硫酸与少量的亚硫酸，其中的亚硫酸经过氧化氢氧化为硫酸，加入盐酸溶液并煮沸除去剩余的过氧化氢后，加入氯化钡试液生成硫酸钡，以重量法测定含量；或在适当 pH 的溶液中用乙二胺四醋酸二钠滴定剩余的钡离子；或用高效液相色谱法蒸发光散射检测器测定硫酸含量。

（3）样品准备：①如为固体供试品，精密称取适量（称量前应研细），置于无灰滤纸（图 8-6B）中心，按虚线折叠（图 8-6C）后，固定于铂丝下端的网内或螺旋处，使尾部露出。②如为液体供试品，可在透明胶纸和滤纸做成的纸袋中称样，方法为将透明胶纸剪成规定的大小和形状（图 8-6D），中部贴一条约 16mm×6mm 的无灰滤纸条，并于其突出部分贴一条 6mm×35mm 的无灰滤纸条（图 8-6E），将胶纸对折，紧粘住底部及另一边，并使上口敞开（图 8-6F）；精密称定质量，用滴管将供试品从上口滴在无灰滤纸条上，立即捏紧粘住上口，精密称定质量，两次质量之差即为供试品量。将含有液体供试品的纸袋固定于铂丝下端的网内或螺旋处，使尾部露出。

（4）操作法：在燃烧瓶内按各品种项下的规定加入吸收液，并将瓶口用水湿润，小心急速通氧气约 1 分钟（通气管口应接近液面，使瓶内空气排尽），立即用表面皿覆盖瓶口，移至他处；点燃包有供试品的滤纸包或纸袋尾部，迅速放入燃烧瓶中，按紧瓶塞，用水少量封闭瓶口，待燃烧完毕（应无黑色碎片），充分振摇，使生成的烟雾被完全吸入吸收液中，放置 15 分钟，用水少量冲洗瓶塞及铂丝，合并洗液及吸收液。用同法另作空白试验。然后按各品种项下规定的方法进行检查或测定。

（5）注意事项：操作中，在燃烧时要求防爆措施。

示例 8-20 碘苯酯的含量测定（ChP）方法如下：取本品约 20mg，精密称定，照氧瓶燃烧法（通则 0703）进行有机破坏，以氢氧化钠试液 2ml 与水 10ml 为吸收液，待吸收完全后，加溴醋酸溶液（取醋酸钾 10g，加冰醋酸适量使溶解，加溴 0.4ml，再用冰醋酸稀释至 100ml）10ml，密塞，振摇，放置数分钟，加甲酸约 1ml，用水洗涤瓶口，并通入空气流 3~5 分钟以除去剩余的溴蒸气，加碘化钾 2g，密塞，摇匀，用硫代硫酸钠滴定液（0.02mol/L）滴定，至近终点时，加淀粉指示液，继续滴定至蓝色消失，并将滴定的结果用空白试验校正。每 1ml 硫代硫酸钠滴定液(0.02mol/L）相当于 1.388mg 的 $C_{19}H_{29}IO_2$。

示例中，碘苯酯主要为 10-对碘苯基十一酸乙酯与邻、间位的碘苯基十一酸乙酯的混合物，结构式、分子式与分子量如下。

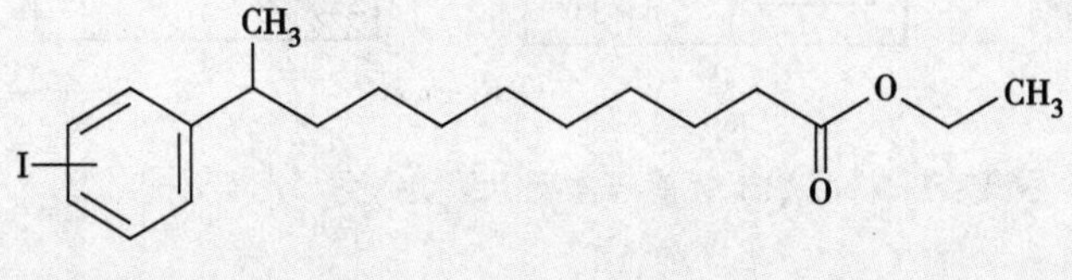


$C_{19}H_{29}IO_2$　416.34

本品系有机碘化物，经氧瓶燃烧转变为单质碘（同时存在多价态），被定量吸收于吸收液中，并在氢氧化钠作用下生成碘化钠与碘酸钠，再在醋酸溶液经溴氧化全部转变为碘酸，过量的溴用甲酸还原后通入空气去除。加入碘化钾，与碘酸定量反应析出游离碘，再用硫代硫酸钠滴定液滴定。

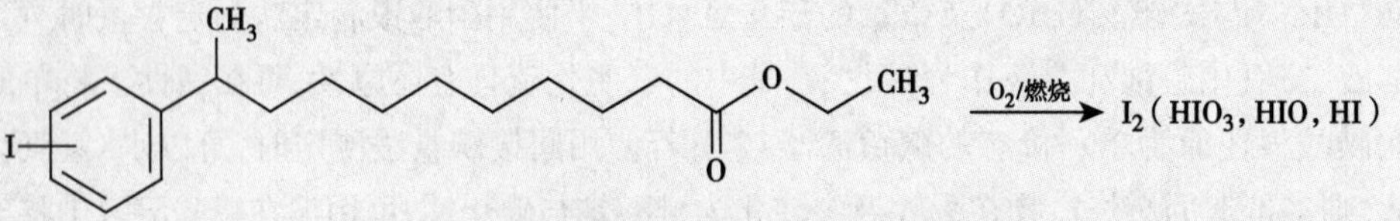


$$I_2 + 2OH^- \longrightarrow IO^- + I^- + H_2O$$

$$3IO^- \xrightarrow{OH^-} IO_3^- + 2I^-$$

$$3Br_2 + HI + 3H_2O \longrightarrow HIO_3 + 6HBr$$

$$Br_2\,(\text{过量的}) + HCOOH \longrightarrow 2HBr + CO_2\uparrow$$

$$HIO_3 + 5HI \xrightarrow{H^+} 3I_2 + 3H_2O$$

$$I_2 + 2Na_2S_2O_3 \longrightarrow 2NaI + Na_2S_4O_6$$

滴定度的计算：每 1mol 的本品经燃烧、处理，最终产生 3mol 的碘（$I_2$），用硫代硫酸钠滴定时，每 1mol 的碘（$I_2$）消耗 2mol 的硫代硫酸钠。因此，本品与滴定剂（硫代硫酸钠）反应的摩尔比为 1∶6，滴定度（$T$）=416.34 × (1/6) × 0.02=1.388（mg）。

## 第三节　分析方法的验证

分析方法验证的目的是证明采用的方法适合于相应检测要求。在建立药品质量标准时，分析方法需经验证；在药品生产工艺变更、制剂的组分变更、原分析方法修订时，分析方法需重新验证，该重新验证过程被称为方法再验证，方法再验证的内容可以是完全验证也可是部分验证。方法验证理由、过程和结果均应记载在药品标准起草说明或修订说明中。

需验证的分析项目有鉴别试验、限度或定量检查、原料药或制剂中有效成分含量测定，以及制剂中其他成分（如防腐剂等）的测定。药品溶出度、释放度等检查中，其溶出量等的测定方法也应进行必要的验证。

## 一、分析方法验证的内容

验证指标有专属性、准确度、精密度(包括重复性、中间精密度和重现性)、检测限、定量限、线性、范围和耐用性。在分析方法验证中,需用标准物质进行试验。由于分析方法具有各自的特点,并随分析对象而变化,因此,需要视具体分析方法拟定验证的指标。表 8-3 中列出的分析项目和相应的验证指标可供参考。

表 8-3 分析项目和验证指标

| 指标 | 鉴别 | 杂质测定 | | 含量测定特性参数 |
|---|---|---|---|---|
| | | 定量 | 限度 | 含量或效价测定 |
| 专属性① | + | + | + | + |
| 准确度 | - | + | - | + |
| 精密度 | | | | |
| 重复性 | - | + | - | + |
| 中间精密度 | - | +② | - | +② |
| 检测限 | - | -③ | + | - |
| 定量限 | - | + | - | - |
| 线性 | - | + | - | + |
| 范围 | - | + | - | + |
| 耐用性 | + | + | + | + |

注:①如一种方法不够专属,可用其他分析方法予以补充;②已有重现性验证,不须验证中间精密度;③视具体情况予以验证。+需要验证;-不需验证。

### (一) 专属性

专属性系指在其他成分(如杂质、降解产物、辅料等)存在下,采用的分析方法能正确测定被测物质的能力。鉴别试验、杂质检查和含量测定方法,均应考察其专属性。如方法专属性不强,应采用多种不同原理的方法予以补充。

**1. 鉴别反应** 应能区分可能共存的物质或结构相似化合物。不含被测物质的供试品,以及结构相似或组分中的有关化合物,均应呈阴性。

**2. 含量测定和杂质测定** 采用色谱法和其他分离方法,应附代表性图谱,以说明方法的专属性,并应标明诸成分在图中的位置,色谱法中的分离度应符合要求。

在杂质对照品可获得的情况下,对于含量测定,试样中可加入杂质或辅料,考察测定结果是否受干扰,并可与未加杂质和辅料的试样比较测定结果。对于杂质测定,也可向试样中加入一定量的杂质,考察各物质(包括杂质)之间能否得到分离。

在杂质或降解产物不能获得的情况下,可将含有杂质或降解产物的试样进行测定,与另一个经验证的方法或药典方法比较结果。也可用强光照射、高温、高湿、酸(碱)水解或氧化的方法进行强制破坏,以研究可能的降解产物和降解途径对含量测定和杂质测定的影响。含量测定方法应比对两种方法的结果,杂质检查应比对检出的杂质个数,必要时可采用光二极管阵列检测和质谱检测,进行峰纯度检查。

### (二) 准确度

准确度系指用该方法测定的结果与真实值或参比值接近的程度,一般用回收率(%)表示。准确度应在规定的范围内试验。准确度也可由所测定的精密度、线性和专属性推算出来。

在规定范围内,取同一浓度(相当于 100% 浓度水平)的供试品,用至少 6 份样品的测定结果进行评价；或设计至少 3 种不同浓度，每种浓度分别制备至少 3 份供试品溶液进行测定，用至少 9 份样品的测定结果进行评价，且浓度的设定应考虑样品的浓度范围。两种方法的选定应考虑分析的目的和样品的浓度范围。

**1. 化学药含量测定方法的准确度**　原料药可用已知纯度的对照品或供试品进行测定，或用所测定结果与已知准确度的另一个方法测定的结果进行比较。制剂可在处方量空白辅料中，加入已知量被测物对照品进行测定。如不能得到制剂辅料的全部组分，可向待测制剂中加入已知量的被测物进行测定，或用所建立方法的测定结果与已知准确度的另一个方法测定结果进行比较。

**2. 化学药杂质定量测定的准确度**　可向原料药或制剂中加入已知量杂质对照品进行测定。如不能得到杂质对照品，可用所建立的方法与另一个成熟方法（如药典标准方法或经过验证的方法）的测定结果进行比较。

**3. 中药化学成分测定方法的准确度**　可用已知纯度的对照品进行加样回收率测定，即向已知被测成分含量的供试品中再精密加入一定量的已知纯度的被测成分对照品，依法测定。用实测值与供试品中含有量之差，除以加入对照品量计算回收率。在加样回收试验中须注意对照品的加入量与供试品中被测成分含有量之和必须在标准曲线线性范围之内；加入的对照品的量要适当，过小则引起较大的相对误差，过大则干扰成分相对减少，真实性差。

**4. 数据要求**　对于化学药应报告已知加入量的回收率（%），或测定结果平均值与真实值之差及其相对标准偏差或置信区间（置信度一般为 95%）；对于中药应报告供试品取样量、供试品中含有量、对照品加入量、测定结果和回收率（%）计算值，以及回收率（%）的相对标准偏差（RSD）或置信区间。样品中待测定成分含量和回收率限度关系可参考表 8-4。在基质复杂、组分含量低于 0.01% 及多成分等分析中，回收率限度可适当放宽。

表 8-4　样品中待测定成分含量和回收率限度

| 待测定成分含量 | | | 待测定成分质量分数 | 回收率限度/% |
|---|---|---|---|---|
| % | ppm 或 ppb | mg/g 或 μg/g | g/g | |
| 100 | — | 1 000mg/g | 1.0 | 98~101 |
| 10 | 100 000ppm | 100mg/g | 0.1 | 95~102 |
| 1 | 10 000ppm | 10mg/g | 0.01 | 92~105 |
| 0.1 | 1 000ppm | 1mg/g | 0.001 | 90~108 |
| 0.01 | 100ppm | 100μg/g | 0.000 1 | 85~110 |
| 0.001 | 10ppm | 10μg/g | 0.000 01 | 80~115 |
| 0.000 1 | 1ppm | 1μg/g | 0.000 001 | 75~120 |
| — | 10ppb | 0.01μg/g | 0.000 000 01 | 70~125 |

注：此表源自美国分析化学家协会（AOAC）*Guidelines for Single Laboratory Validation of Chemical Methods for Dietary Supplements and Botanicals*。

### （三）精密度

精密度系指在规定的测定条件下，同一份均匀供试品，经多次取样测定所得结果之间的接近程度。精密度一般用偏差、标准偏差或相对标准偏差表示。

在相同条件下，由同一个分析人员测定所得结果的精密度称为重复性；在同一实验室内的条件改变，如不同时间、不同分析人员、不同设备等测定结果之间的精密度，称为中间精密度；不同实验室测定结果之间的精密度，称为重现性。

含量测定和杂质的定量测定应考察方法的精密度。

**1. 重复性**　在规定范围内，取同一浓度（分析方法拟定的样品测定浓度，相当于 100% 浓度水平）

的供试品，用至少 6 份的测定结果进行评价；或设计至少 3 种不同浓度，每种浓度分别制备至少 3 份供试品溶液进行测定，用至少 9 份样品的测定结果进行评价。采用至少 9 份测定结果进行评价时，浓度的设定应考虑样品的浓度范围。

**2. 中间精密度**　考察随机变动因素如不同日期、不同分析人员、不同仪器对精密度的影响，应进行中间精密度试验。

**3. 重现性**　国家药品质量标准采用的分析方法，应进行重现性试验，如通过不同实验室协同检验获得重现性结果。协同检验的目的、过程和重现性结果均应记载在起草说明中。应注意重现性试验所用样品质量的一致性及贮存运输中的环境对该一致性的影响，以免影响重现性试验结果。

**4. 数据要求**　均应报告标准偏差、相对标准偏差或置信区间。样品中待测定成分含量和精密度 RSD 可接受范围参考表 8-5（可接受范围可在给出数值 0.5~2 倍区间，计算公式，重复性：$RSD_r=C^{-0.15}$；重现性：$RSD_R=2C^{-0.15}$，其中 $C$ 为待测定成分含量）。在基质复杂、组分含量低于 0.01% 及多成分等分析中，精密度限度可适当放宽。

表 8-5　样品中待测定成分的含量与精密度可接受范围关系

| 待测定成分含量 | | | 待测定成分质量分数 | 重复性 | 重现性 |
|---|---|---|---|---|---|
| % | ppm 或 ppb | mg/g 或 μg/g | g/g | ($RSD_r$)/% | ($RSD_R$)/% |
| 100 | — | 1 000mg/g | 1.0 | 1 | 2 |
| 10 | 100 000ppm | 100mg/g | 0.1 | 1.5 | 3 |
| 1 | 10 000ppm | 10mg/g | 0.01 | 2 | 4 |
| 0.1 | 1 000ppm | 1mg/g | 0.001 | 3 | 6 |
| 0.01 | 100ppm | 100μg/g | 0.000 1 | 4 | 8 |
| 0.001 | 10ppm | 10μg/g | 0.000 01 | 6 | 11 |
| 0.000 1 | 1ppm | 1μg/g | 0.000 001 | 8 | 16 |
| — | 10ppb | 0.01μg/g | 0.000 000 01 | 15 | 32 |

注：此表源自 AOAC *Guidelines for Single Laboratory Validation of Chemical Methods for Dietary Supplements and Botanicals*。

## （四）检测限

检测限（limit of detection，LOD）系指试样中被测物质能被检测出的最低量。检测限仅作为限度试验指标和定性鉴别的依据，没有定量意义。常用的方法如下。

**1. 直观法**　用已知浓度的被测物质溶液，试验出能被可靠地检测出的被测物质最低浓度或最低量。本法适用于可用目视法直接评价结果的分析方法，通常为非仪器分析法，如鉴别试验的显色法、杂质检查的薄层色谱法（TLC）等。图 8-7 显示某药物的杂质检查法的 LOD 为 0.1μg 或 10μg/ml（点样 10μl）。

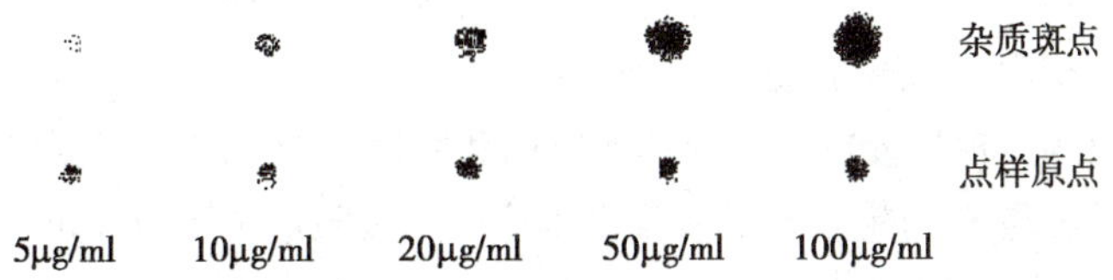


图 8-7　TLC 法检查有关物质 LOD 的确定（点样量 10μl）

**2. 信噪比法**　用于能显示基线噪声的分析方法，即把已知低浓度试样测出的信号与空白样品测出的信号进行比较，计算出能被可靠地检测出的被测物质的最低浓度或最低量。一般以信噪比为 3∶1 时相应浓度或注入仪器的量确定检测限。

**3. 基于响应值标准偏差和标准曲线斜率法** 按照 $LOD=3.3\delta/S$ 公式计算。式中，LOD 为检测限；$\delta$ 为响应值的偏差；$S$ 为标准曲线的斜率。

$\delta$ 可以通过下列方法测得：①测定空白值的标准偏差；②采用标准曲线的剩余标准偏差或是截距的标准偏差。

**4. 数据要求** 上述计算方法获得的检测限数据须用含量相近的样品进行验证。应附测定图谱，说明试验过程和检测限结果。

### （五）定量限

定量限（limit of quantitation，LOQ）系指试样中被测物质能被定量测定的最低量，其测定结果应符合准确度和精密度要求。LOQ 体现分析方法是否具备灵敏的定量检测能力。对微量或痕量药物分析、定量测定药物杂质和降解产物时，应确定方法的定量限。常用的方法如下。

**1. 直观法** 用已知浓度的被测物，试验出能被可靠地定量测定的最低浓度或最低量。

**2. 信噪比法** 用于能显示基线噪声的分析方法，即将已知低浓度试样测出的信号与空白样品测出的信号进行比较，计算出能被可靠地定量的被测物质的最低浓度或最低量。一般以信噪比为 10：1 时相应浓度或注入仪器的量确定定量限。

**3. 基于响应值标准偏差和标准曲线斜率法** 按照 $LOQ=10\delta/S$ 公式计算。式中，LOQ 为定量限；$\delta$ 为响应值的偏差；$S$ 为标准曲线的斜率。

$\delta$ 可以通过下列方法测得：①测定空白值的标准偏差；②采用标准曲线的剩余标准偏差或是截距的标准偏差。

**4. 数据要求** 上述计算方法获得的定量限数据须用含量相近的样品进行验证。应附测试图谱，说明测试过程和定量限结果，包括准确度和精密度验证数据。

### （六）线性

线性系指在设计的范围内，线性试验结果与试样中被测物浓度直接成比例关系的能力。

应在设计的范围内测定线性关系。可用同一对照品贮备液经精密稀释或分别精密称取对照品，制备一系列对照品溶液的方法进行测定，至少制备 5 个不同浓度。以测得的响应信号作为被测物浓度的函数作图，观察是否呈线性，再用最小二乘法进行线性回归。必要时，响应信号可经数学转换，再进行线性回归计算，或者可采用描述浓度-响应关系的非线性模型。

数据要求：应列出回归方程、相关系数、残差平方和、线性图（或其他数学模型）。

### （七）范围

范围系指分析方法能达到精密度、准确度和线性要求时的高低限浓度或量的区间。范围应根据分析方法的具体应用及其线性、准确度、精密度结果和要求确定。原料药和制剂含量测定：范围一般为测定浓度的 80%~120%。制剂含量均匀度检查：范围应为测定浓度的 70%~130%。特殊剂型，如气雾剂和喷雾剂，范围可适当放宽。溶出度或释放度中的溶出量测定：范围一般为限度值的±30%，如规定了限度范围，则应为下限的-20% 至上限的 +20%。杂质测定：范围应根据初步实际测定数据，拟订为规定限度的±20%。如果一个试验同时进行含量测定和纯度检查，且仅使用 100% 的对照品，线性范围应覆盖杂质的报告水平至规定含量的 120%。

在中药分析中，范围应根据分析方法的具体应用和线性、准确度、精密度结果及要求确定。对于有毒的、具特殊功效或药理作用的成分，其验证范围应大于被限定含量的区间。溶出度或释放度中的溶出量测定，范围一般为限度的±30%。

### （八）耐用性

耐用性系指在测定条件有小的变动时，测定结果不受影响的承受程度，为所建立的方法用于常规检验提供依据。开始研究分析方法时，就应考虑其耐用性。如果测试条件要求苛刻，则应在方法中写明，并注明可以接受变动的范围，可以先采用均匀设计确定主要影响因素，再通过单因素分析等确定变动范围。典型的变动因素有被测溶液的稳定性、样品的提取次数、时间等。液相色谱法中典型的变动因素有流动相的组成和 pH、不同品牌或不同批号的同类型色谱柱、柱温、流速等。气相色谱法变动因素有不同品牌或批号的色谱柱、不同类型的担体、载气流速、柱温、进样口和检测器温度等。

经试验，测定条件小的变动应能满足系统适用性试验要求，以确保方法的可靠性。

## 二、分析方法验证的设计

上述八项验证内容，并非每一种分析方法均需进行完整验证。验证内容的选择应依据分析的目的和一般原则进行，试验方案的设计应系统、合理，验证过程应规范、严谨，验证的结果应足以证明采用的分析方法适合于相应的分析要求。同时，方法验证的各项内容之间存在相互关联性，验证应注重整体性和系统性。例如，对于鉴别项目需验证方法的专属性，而一般情况下一种分析方法不太可能完全鉴别被分析物质，此时采用两种或两种以上分析方法可加强鉴别项目的整体专属性。再如，原料药含量测定采用容量分析法时，通常方法的专属性难以满足要求，但若在杂质检查时采用了专属性较强的色谱分析法，则仍可以认为整个质量标准分析方法具有足够的专属性。

药物分析方法验证内容的选择原则如下。

**1. 非定量分析**　非定量分析项目，如鉴别试验和杂质的限度检查法，一般需要验证方法的“专属性”“检测限”和“耐用性”三项内容。

**2. 定量分析**　常量或半微量定量分析项目，如含量测定、元素含量检查、制剂含量均匀度与溶出度或释放度测定等，除作为方法灵敏度指标的“检测限”和“定量限”外，其余六项内容均需验证。

**3. 微量定量分析**　微量或痕量定量分析项目，如杂质的定量测定，除“检测限”视情况而定外，其余七项内容均需验证。即，在定量分析方法验证的基础上，增加“定量限”，以确保方法可准确测定微量或痕量组分的含量。

## 三、分析方法验证示例

以 ChP 正文收载的阿司匹林质量标准（参见第一章）中的典型分析项目及片剂的定量测定项目为例，阐述分析方法的验证。

### （一）阿司匹林鉴别试验

鉴别试验为非定量分析项目，主要验证项目为专属性与耐用性，亦应确定其检测限。

**1. 化学鉴别法**　包括三氯化铁反应和水解反应，验证方法与要求基本相同。

（1）专属性：通过空白溶剂试验考察专属性，空白试验应显阴性反应。

（2）检测限：通过减少供试品取样量试验确定方法检测限，在取样量低至检测限时应出现阳性反应。

（3）耐用性：通过改变供试品和试剂溶液的浓度与用量、加热温度及反应时间等条件确定主要影响因素及其可以接受的变动范围，在该范围内均应出现阳性反应。

**2. 红外分光光度法**　本法系通过比对供试品与对照品红外光谱图的一致性鉴别药物，方法具有极高的专属性，但化合物的晶型不同，其红外光谱往往会产生差异；而且不同型号仪器的性能、供试品制备时研磨程度的差异或吸水程度的不同等原因，均影响红外光谱的形状。因此，除考察不同晶型（制剂亦须考察辅料）对专属性的影响外，主要应考虑环境的温度与湿度、粉末的粒度等因素可能造成的影响，即进行相关条件的耐用性试验。

### （二）阿司匹林特殊杂质检查

阿司匹林的一般杂质检查项目与方法为 ChP 通则收载的通用方法，本节主要讨论游离水杨酸与有关物质检查项。其中，游离水杨酸检查以乙腈-四氢呋喃-冰醋酸-水（20∶5∶5∶70）为流动相，检测波长303nm；有关物质检查以游离水杨酸检查时的流动相为流动相A，与流动相B（乙腈）梯度洗脱（0%B→80%B），检测波长276nm（详见本书第一章阿司匹林质量标准），参考色谱图见本书第十章图10-2。两者的供试品溶液相同，使用的色谱柱与初始流动相相同，所以可采用同法验证。但两者的洗脱方式与检测波长不一致，故需分别进行验证。

阿司匹林游离水杨酸与有关物质检查采用RP-HPLC测定，属于杂质的定量测定范畴，需验证除检测限以外的所有内容，包括准确度、精密度、专属性、定量限、线性、范围、耐用性等。各项内容验证方法与要求如下。

1. 专属性　通过分离测定已知杂质与未知杂质（中间体及合成粗品）及强制降解产物考察方法的专属性。

（1）空白溶剂与已知杂质的分离：取阿司匹林、水杨酸适量，用1%冰醋酸的甲醇溶液（方法规定的溶剂）溶解并稀释制成阿司匹林（主成分）与水杨酸（已知杂质）溶液及其混合溶液。其中，阿司匹林浓度为10mg/ml（供试品溶液），水杨酸浓度高于其限度（0.1%），如0.05mg/ml（相当于阿司匹林的0.5%）。分别取空白溶剂（1%冰醋酸的甲醇溶液）及各溶液进样，在确定的色谱条件下试验。要求阿司匹林峰与水杨酸峰之间能够获得基线分离，溶剂对各峰无干扰。

（2）未知杂质的分离：取合成粗品或精制母液，用方法规定的溶剂溶解或稀释制成阿司匹林浓度为10mg/ml的供试溶液，在确定的色谱条件下试验。要求各主要工艺杂质之间及与阿司匹林之间均能够获得基线分离；同时要求各色谱峰（扣除溶剂峰）面积的和与未经强制降解的阿司匹林主峰面积相当（保持物料平衡），以评价方法检出杂质的能力。

（3）强制降解产物的分离：取阿司匹林适量，经高温（熔点以下）、强酸（0.1~1mol/L盐酸溶液）、强碱（0.1~1mol/L氢氧化钠溶液）、氧化（3%~30%过氧化氢溶液）及强光照射（日光或紫外光）等条件处理一定时间后，用方法规定的溶剂溶解并稀释制成阿司匹林浓度为10mg/ml的强制降解溶液，在确定的色谱条件下试验。要求各主要降解产物之间及主要降解产物与阿司匹林之间均能够获得基线分离；同时要求各色谱峰（扣除溶剂峰）面积之和与未经降解处理的阿司匹林主峰面积相当（保持物料平衡），以评价方法检出未知杂质的能力。为保持物料平衡，一般控制降解率为主成分的5%~10%，以防因过度降解出现难以检测的降解碎片，导致物料不平衡。

2. 定量限　水杨酸与有关物质（未知杂质）的限度均为0.1%，相应浓度为10μg/ml。通过制备低于该限度（10μg/ml）的不同浓度的水杨酸与阿司匹林溶液，进样分析，以信噪比（$S/N$）为10时的相应浓度作为定量限（本书第十章图10-2），当进样10μl时，水杨酸的LOQ约为1μg/ml。但该LOQ需使用水杨酸含量相近（约为0.01%）的样品测定其准确度与精密度，应符合要求。其中，回收率应在85%~110%之间，RSD应不大于4%。

3. 线性与范围　如以定量限浓度的10倍，即10μg/ml作为水杨酸对照品溶液，则以水杨酸限度为0.1%计算，应制成10mg/ml的阿司匹林供试品溶液。分别进样分析，阿司匹林色谱峰应未出现严重超载现象；按水杨酸峰计算，理论板数、分离度及拖尾因子均应符合规定的要求，则水杨酸对照溶液浓度设计合理。据此，拟定水杨酸对照溶液浓度的范围为8~12μg/ml，并可适当拓宽，如制成4μg/ml、8μg/ml、10μg/ml、12μg/ml、16μg/ml、20μg/ml系列水杨酸标准溶液，确定峰面积与浓度的线性模型，应符合要求。

4. 准确度与精密度　取阿司匹林对照品9份，每份0.1g，分置10ml量瓶中，分别精密加入0.1mg/ml的水杨酸对照品溶液0.8ml、1.0ml和1.2ml（相当于水杨酸限度的80%、100%和120%）各3份，用规定溶剂溶解并稀释至刻度，照拟定方法测定。根据水杨酸峰面积，按外标法，计算水杨酸含量，扣除本底值（当本底值高于LOQ时），根据加入量计算回收率（即为准确度）、相对标准偏差（RSD，即为重复性）。另由不同人员于不同时间使用不同仪器同法测定，测得RSD即为中间精密度。准确度的可接受范围为90%~108%，RSD应不大于3%（含量在0.1%水平）。

5. 耐用性　取含水杨酸的阿司匹林溶液，以及阿司匹林合成粗品与降解产物溶液，于不同的色谱条件下进样分析,确定各色谱条件的允许变动范围。可改变的色谱条件及其最大变动范围如下。

(1) 色谱柱:不同品牌或不同批号的ODS色谱柱,柱温为10~30℃。

(2) 流动相:流动相中乙腈、四氢呋喃、冰醋酸和水的比例分别为14%~26%、3.5%~6.5%、3.5%~6.5%和60%~80%;流动相的流速为0.8~1.2ml/min。

(3) 稳定性:取各溶液,分别于不同时间(如8小时或24小时)内分时进样,测量各色谱峰面积,计算各杂质色谱峰于不同时间记录的色谱中面积的RSD(精密度)以及与初始时(0小时)峰面积的偏差(准确度),应符合要求。

在上述各条件下阿司匹林与水杨酸及其他工艺杂质或降解产物之间的分离度应符合要求;同时,同一溶液中的水杨酸在不同条件下的测定值的准确度和精密度应符合要求。如有哪项条件的变动对结果有显著影响,则应在标准中规定该条件的允许变动范围。

### (三) 阿司匹林片溶出量的测定

阿司匹林片(规格:0.5g)的溶出度检查,采用HPLC测定溶出量,色谱条件同含量测定项下。检查要求如下。

取阿司匹林片,照溶出度与释放度测定法(通则0931第一法),以盐酸溶液(稀盐酸24ml加水至1 000ml,即得)1 000ml为溶出介质,转速为100r/min,依法操作,经30分钟时,取溶液10ml滤过,取续滤液作为供试品溶液;另取阿司匹林对照品,精密称定,加1%冰醋酸的甲醇溶液溶解并稀释制成每1ml中含0.4mg的溶液,作为阿司匹林对照品溶液;取水杨酸对照品,精密称定,加1%冰醋酸的甲醇溶液溶解并稀释制成每1ml中含50μg的溶液,作为水杨酸对照品溶液。照含量测定项下色谱条件,精密量取供试品溶液、阿司匹林对照品溶液与水杨酸对照品溶液各10μl,分别注入液相色谱仪,记录色谱图。按外标法以峰面积分别计算每片中阿司匹林与水杨酸含量,将水杨酸含量乘以1.304后,与阿司匹林含量相加即得每片溶出量。限度为标示量的80%,应符合规定。

故溶出度检查的溶出量测定法验证基本同含量测定方法验证,在含量测定方法验证的基础上,补充验证的内容如下。

**1. 专属性** 取溶出介质及空白片剂的溶出液进样,记录色谱图,溶剂峰或辅料峰对阿司匹林和水杨酸峰应均无干扰。

**2. 线性与范围** 根据片剂的规格(50mg、0.1g、0.3g和0.5g)与溶出介质用量[盐酸溶液(稀盐酸24ml加水至1 000ml)500ml(50mg规格)或1 000ml(0.1g、0.3g、0.5g规格)],溶出液中阿司匹林的最高浓度在0.1~0.5mg/ml范围,溶出量限度为80%。所以,溶出量范围应为0.06mg/ml(下限-20%)~0.6mg/ml(上限+20%)。要求在范围内峰面积与浓度成线性关系。根据溶出度测定过程中,阿司匹林的平均降解率规定相应的范围,并在该范围内验证水杨酸测定法的线性。

**3. 准确度与精密度** 取阿司匹林对照品及片剂辅料适量,用溶出介质制成拟定范围低、中、高3种浓度(如阿司匹林浓度分别为0.06mg/ml、0.3mg/ml和0.6mg/ml)溶液各3份,照上述规定的HPLC外标法测定,进行回收率、重复性和中间精密度验证,要求同含量测定。

**4. 耐用性** 取阿司匹林对照溶液和片剂溶出液,分别于不同时间测定,溶液应在分析预期完成时间内稳定,否则应规定完成测定的时间。

### (四) 阿司匹林含量测定

阿司匹林含量测定采用酸碱滴定法,方法的建立与验证内容如下。

**1. 滴定曲线与终点指示** 取阿司匹林对照品,照拟定方法滴定。使用电位滴定法记录滴定曲线,并同时记录滴定溶液颜色的变化。根据滴定突跃及其范围、相应指示剂的颜色变化区间,确定终点指示方法。

**2. 线性与范围** 含量测定的范围应为80%~120%,线性关系考察应包括规定的范围区间,如50%~150%。可精密称取阿司匹林对照品,如0.2g、0.3g、0.4g、0.5g和0.6g(分别相当于规定称样量的50%、75%、100%、125%和150%),照拟定方法测定。考察滴定液消耗体积与称样量的线性关系。

3. 准确度与精密度 根据含量测定要求的范围,取规定称样量的80%、100%和120%,即分别为0.32g、0.40g和0.48g的阿司匹林对照品,各3份,精密称定,照拟定方法测定。根据滴定反应、氢氧化钠滴定液浓度(0.1mol/L)、阿司匹林分子量确定的滴定度(18.02mg/ml)和滴定液浓度校正因子,计算各份样品的滴定结果、9份的平均含量及相对标准偏差(RSD)。其中,平均含量与对照品标示含量的比值即为准确度(回收率),RSD即为重复性。要求回收率在98%~101%之间,RSD不大于1%。可由不同人员于不同时间使用不同电位滴定仪或自动滴定仪同法操作,验证中间精密度,要求同重复性。

4. 耐用性 取阿司匹林对照品,照拟定方法测定。通过改变溶剂(中性乙醇)、指示剂用量和样品溶解后放置不同时间测定,确定方法的耐用性。

### (五)阿司匹林片含量测定

阿司匹林片含量测定方法如下。

色谱条件与系统适用性试验:用十八烷基硅烷键合硅胶为填充剂,以乙腈-四氢呋喃-冰醋酸-水(20∶5∶5∶70)为流动相;检测波长为276nm。理论板数按阿司匹林峰计算不低于3 000,阿司匹林峰与水杨酸峰的分离度应符合要求。

测定法:取阿司匹林片20片,精密称定,充分研细,精密称取适量(约相当于阿司匹林10mg),置100ml量瓶中,加1%冰醋酸的甲醇溶液强烈振摇使阿司匹林溶解,并用1%冰醋酸的甲醇溶液稀释至刻度,摇匀,滤膜滤过,取续滤液作为供试品溶液,精密量取10μl,注入液相色谱仪,记录色谱图;另取阿司匹林对照品,精密称定,加1%冰醋酸的甲醇溶液振摇使溶解并定量稀释制成每1ml中约含0.1mg的溶液,同法测定。按外标法以峰面积计算,即得。

验证内容与方法基本同“(二)阿司匹林特殊检查”项下。

1. 专属性 取阿司匹林片粉适量(约相当于阿司匹林10mg)数份,同“(二)阿司匹林特殊杂质检查”项下方法制备强制降解产物溶液(约含阿司匹林0.1mg/ml),在拟定的色谱条件下分别进样分析,阿司匹林峰与各主要降解产物峰(包括水杨酸峰)应基线分离;另取处方量的混合辅料,同法测定,各辅料及其降解产物峰与阿司匹林峰应基线分离。如有必要,可使用光二极管阵列检测器(DAD)或质谱(MS)检测,进行阿司匹林峰纯度的检查。

2. 线性与范围 以阿司匹林溶液的最大吸收波长(276nm)作为检测波长,以阿司匹林峰具有良好的色谱行为(分离度、理论板数、拖尾因子等)和足够的灵敏度和精密度确定供试品溶液浓度为0.1mg/ml(进样10μl)。以此确定范围应为0.08~0.12mg/ml(相当于80%~120%),并适当拓宽,由不少于5个浓度点的系列标准溶液,测定线性关系,确定线性模式。例如,可制备0.05mg/ml、0.075mg/ml、0.1mg/ml、0.125mg/ml和0.15mg/ml的系列阿司匹林标准溶液,分别进样测定,以阿司匹林峰面积为纵坐标($y$),浓度(mg/ml)为横坐标($x$),用最小二乘法进行线性回归分析,求得回归方程$y=a+bx$。其中,当$x$=0.1mg/ml(相当于100%)时,$a\leqslant 0.1b/100$,$r\geqslant 0.999$为宜。

3. 准确度与精密度 取阿司匹林对照品8mg、10mg和12mg(分别相当于含量测定的80%、100%和120%)各3份,精密称定,分置100ml量瓶中,各加入处方量的混合辅料,照拟定方法测定。计算各样品的含量,根据加入量计算回收率(准确度)和重复性(精密度)。另由不同人员于不同时间用不同仪器同法测定,计算中间精密度。要求回收率在98%~101%之间,RSD不大于1%。

4. 耐用性 取“专属性”项下降解产物溶液,照“(二)阿司匹林特殊检查”项下耐用性试验方法操作,阿司匹林主峰与各主要降解产物峰(包括水杨酸峰)应基线分离;另取阿司匹林片,在不同色谱条件下测定,阿司匹林含量测定结果应一致(准确度与精密度应符合要求)。取同一供试品溶液,在不同时间(如1小时、2小时、4小时、8小时)测定,考察制备溶液的稳定性。由于阿司匹林易水解,供试品溶液长时间放置不稳定,故而规定“临用新制”。

# 第四节　分析方法的转移

## 一、转移的定义

分析方法转移是一个文件记录和实验确认的过程，目的是证明一个实验室在采用另一实验室建立并经过验证的非法定分析方法检测样品时，该实验室有能力使用该方法，其检测结果与方法建立实验室检测结果一致。

## 二、转移的基本流程与类型

### （一）转移类型

分析方法转移可通过多种途径实现。最常用的方法是相同批次均一样品的比对试验或专门制备用于测试样品的检测结果的比对试验。其他方法包括实验室间共同验证、接收方对分析方法进行完全或部分验证和合理的转移豁免。分析方法转移实验、转移范围和执行策略制定要依据接收方经验和知识、样品复杂性和特殊性、分析过程的风险评估。

**1. 比对试验**　比对试验是分析方法转移时最常用的方法，需要接收方和转移方共同对预先确定数量的同一批次样品进行分析。也可以采用其他方法，如在样品中加入某个杂质的回收率实验，接收方能够达到预先制定的可接受标准。分析时要依据已被批准的转移方案，此方案包括明确列出的细节、使用的样品、预先制定的验收标准和可允许的偏差。检测结果符合预先制定的可接受标准是确保接收方有资格运行该方法的必要条件。

**2. 两个或多个实验室间共同验证**　执行分析方法验证的实验室要具备运行该分析方法的资格。转移方可与接收方一起进行实验室间的共同验证工作，包括接收方可作为转移方分析方法验证团队的一部分，从而获得重现性评估数据。共同验证要按照预先批准的转移或验证方案进行，方案中需说明具体方法、所使用样品和预定的可接受标准。ChP 通则“9101 分析方法验证指导原则”对分析方法验证指标选择提供了指导意见。

**3. 再验证**　分析方法转移的可接受方法还包括再验证或部分验证。再验证时应对 ChP 通则“9101 分析方法验证指导原则”中收载的可能在转移中受到影响的验证指标进行说明。

**4. 转移豁免**　在某些特定的情况下，常规的分析方法转移可豁免。此时接收方使用转移方分析方法，不需要比对实验室间数据。转移豁免的情况如下。

（1）新的待测样品的组成与已有样品的组成类似和/或活性组分的浓度与已有样品的浓度类似，并且接收方有使用该分析方法的经验。

（2）被转移的分析方法收载在药典中，并无改变，此时应采用分析方法确认。

（3）被转移的分析方法与已使用方法相同或相似。

（4）转移方负责方法开发、验证或日常分析的人员调转到接收方。

如果符合转移豁免，接收方应根据豁免理由形成文件。

### （二）转移要素

ChP 收载的“分析方法转移指导原则”推荐了能够成功进行分析方法转移的一些要素，这些要素也可能存在关联性。实施分析方法转移前，转移方应对接收方进行培训，或者接收方需在转移方案批准前进行预实验以发现可能需要解决的问题。培训要有记录。

转移方，通常是方法开发方，负责提供分析方法过程、对照品、验证报告和必需文件，并在分析方法转移的过程中根据接收方需要提供必要的培训和帮助。接收方可能是质量控制部门、公司内部的其他部门或其他公司（如委托研发机构）。在分析方法转移前，接收方应提供有资质的人员或适当人员培训，确保设施和仪器根据需要被正确校正并符合要求，确认实验室体系与执行法规和实验室内部管理规程相一致。转移方和接收方应比较和讨论转移的实验数据以及转移过程的方案偏差。双方应充分讨论转移报告及分析方法中任何必要的更正或者更新，以便能够在接受方重现该方法。

分析方法转移可选择一个批次样品，因为转移目的与生产工艺无关，是为了评价接收方是否具备使用该方法的能力。

### （三）转移方案

分析方法转移前，双方通过讨论达成共识并制订文件形成转移方案。文件要表达双方的一致意愿与执行策略，并包含各方的要求和职责。建议方案要包含以下内容：转移的目的、范围、双方责任、使用的材料和仪器、分析方法、试验设计和在分析方法转移中使用的可接受标准。根据验证数据和验证过程知识，转移方案应明确需要评价的验证指标和用于评价可接受的转移结果的分析（见 ChP 通则“9101 分析方法验证指导原则”和“9099 分析方法确认指导原则”）。

根据分析方法的类型和已获得的测定数据所建立的分析方法转移可接受标准应包括所有研究地点的试验结果的比对标准。这些标准可以用统计学方法制定，其原则一般基于双方均值差异以及拟定的范围来计算，并应提供变异估计（如每个试验场所的相对标准偏差 RSD%），特别是接收方的中间精密度 RSD% 和/或用于对比含量和含量均匀度试验均值的统计学方法。在杂质检查时，精密度一般较差（如痕量杂质检查），可使用简便的描述性方法。溶出度可通过使用 $f_2$ 因子或比较特定时间点的溶出数据进行评价。对于未评价的分析方法验证指标，双方实验室应说明原因。对所使用的材料、对照品、样品、仪器和仪器参数也要逐一说明。

应慎重选择并评估失效、久置或加标样品，从而明确采用不同设备制备样品的差异所导致的潜在问题，并评估对已上市产品的潜在异常结果的影响。转移方案的文件应包括报告的格式，以确保可持续记录检验结果，并提高实验室间的一致性。该部分还应包含实验结果的其他信息，如样品的色谱图和光谱图、误差的相关信息。方案中还应说明如何管理可接受标准的偏差。当转移失败，对转移方案发生的任何变更，需获得批准后才能收集新数据。

### （四）转移方法

应详细阐述分析方法的细节并进行明确的指导说明，以保证培训后的分析人员能够顺利实施该方法。分析方法转移前，为了说明并解决分析方法转移中的相关问题，转移方和接收方可以召开会议，讨论相关事宜。如果有完整验证或部分验证数据，应同实验实施技术细节一并提供给接收方。在某些情况下，转移现场有参与初始方法开发或验证的人员将有助于分析方法转移。使用液相色谱或气相色谱时，应明确规定重复次数和进样序列。在进行溶出度试验时，应明确规定每种剂量的试验次数。

### （五）转移报告

当分析方法转移成功后，接收方应起草分析方法转移报告，报告应提供与可接受标准相关的实验结果，确认接收方已具备使用所转移分析方法的资格。应对方案中的所有偏差进行完整记录并说明理由。如果实验结果符合制定的可接受标准，则分析方法转移成功，并且接收方具备了实施该方法的资质。否则不能认为分析方法转移已完成，此时应采取有效的补救措施使其符合可接受标准。通过调查研究，可以提供关于补救措施性质和范围的指导原则，依据不同的实验过程，补救措施可以是再培训，也可以是对复杂检测方法的清晰阐述。

# 第五节　分析方法的确认

## 一、分析方法确认的定义

分析方法确认是指首次使用法定分析方法时，由现有的分析人员对分析方法中关键的验证指标进行有选择性的考察，以证明方法对所分析样品的适用性，同时证明分析人员有能力使用该法定分析方法。

## 二、分析方法确认的内容

### （一）确认过程

分析方法的确认过程是指应用法定方法对药物及其制剂进行测定时，评价该方法能否达到预期的分析目的。

分析人员应具备一定的药物分析经验和知识，经培训后能够理解和执行法定方法。分析方法确认应当由上述分析人员开展，以确保法定方法能够按预期顺利实施。

如果法定分析方法确认失败，并且相关工作人员（或起草人员）未能协助解决失败的问题，也可能是该方法不适用于在该实验室测定待分析的样品。

### （二）确认要求

1. 确认原则　分析方法确认无须对法定方法进行完整的再验证，但是需要将“分析方法验证指导原则”中列出的分析方法验证的指标用于方法的确认。分析方法确认的范围和需验证的指标取决于实验人员的培训和经验水平、分析方法种类、相关设备或仪器、具体的操作步骤和分析对象等。分析方法确认需验证的指标和检验项目（鉴别、杂质分析、含量测定等）有关，不同的检验项目，方法确认所需验证的指标也不同。

2. 考察指标　分析方法确认应包含对影响方法的必要因素进行评估。对于化学药，分析方法确认应考虑原料药的合成路线和制剂的生产工艺等因素；对于中药，分析方法确认应考虑中药材种类、来源、饮片制法和制剂的生产工艺等因素，从而评价法定方法是否适用于原料药和制剂基质。

在原料药和制剂含量测定时，方法专属性是确认法定分析方法是否适用的关键验证指标。如在色谱法中，可以用系统适用性的分离度要求进行专属性确认，但是，不同来源的原料药可能含有不同的杂质谱，同时不同来源的制剂辅料的差异很大，可能会对分析方法产生干扰，也可能生成法定方法中尚未说明的杂质。此外，药物含有不同的辅料、抗氧化剂、缓冲剂、容器组分，这些都可能会影响药物在基质中的回收率，对法定方法具有潜在的干扰。针对上述情况，可能需要更加全面的基质效应评估，以证明该法定方法对于特定药物及其制剂的适用性。其他分析方法确认的验证指标，如杂质分析的检测限、定量限、精密度也有助于说明法定方法在实际使用条件下的适用性。

3. 确认豁免　如果没有特别说明，药典收载的通用检测方法无须确认。这些通用检测方法包括但不仅限于干燥失重、炽灼残渣、多种化学湿法和简单的仪器测试（如 pH 值测定法）。然而，首次将这些通用检测方法应用于各品种项下时，建议充分考虑不同的样品处理或溶液制备需求。

# 第六节　标准物质的作用与建立

标准物质是具有一种或多种足够均匀和良好确定的特性值，用以校准测量装置，评价测量方法或给材料赋值的材料或物质。国家药品标准物质系指供国家法定药品标准中药品的物理、化学及生物学等测试用，具有确定的特性或量值，用于校准设备、评价测量方法、给供试药品赋值或鉴别用的物质。本节主要介绍国家药品标准物质。

## 一、标准物质的性质

药品标准物质的特性应具有稳定性、均匀性和准确性。

稳定性是指标准物质在规定的时间间隔和环境条件下，其特性量值保持在规定范围内的能力；均匀性是指标准物质的一种或几种特性具有相同组分或相同结构的状态；准确性是指标准物质具有准确计量的或严格定义的标准值(也称保证值或鉴定值),当用计量方法确定标准值时,标准值是被鉴定特性量之真值的最佳估计,标准值与真值的偏差不超过计量不确定度。

除了符合上述基本要求外,标准物质还应符合以下要求。①可获得性:应有生产企业或研制机构能可持续提供原(材)料;②适用性:应与相应国家药品标准的使用要求相一致。

## 二、标准物质的分类

国家药品标准物质共分为两级。

一级国家药品标准物质具有很好的质量特性,其特征量值采用定义法或其他精准、可靠的方法进行计量。

二级国家药品标准物质具有良好的质量特性,其特征量值采用准确、可靠的方法或直接与一级标准物质相比较的方法进行计量。

国家药品标准物质共分为五类。

标准品系指含有单一成分或混合组分,用于生物检定、抗生素或生化药品中效价、毒性或含量测定的国家药品标准物质。其生物学活性以国际单位(IU)、单位(U)或以质量单位(g,mg,μg)表示。

对照品系指含有单一成分、组合成分或混合组分,用于化学药品、抗生素、部分生化药品、药用辅料、中药材(含饮片)、提取物、中成药、生物制品(理化测定)等检验及仪器校准用的国家药品标准物质。

对照提取物系指经特定提取工艺制备的含有多种主要有效成分或指标性成分,用于中药材(含饮片)、提取物、中成药等鉴别或含量测定用的国家药品标准物质。

对照药材系指基源明确、药用部位准确的优质中药材经适当处理后,用于中药材(含饮片)、提取物、中成药等鉴别用的国家药品标准物质。

参考品系指用于定性鉴定微生物(或其产物)或定量检测某些制品生物效价和生物活性的国家药品标准物质,其效价以特定活性单位表示;或指由生物试剂、生物材料或特异性抗血清制备的用于疾病诊断的参考物质。

## 三、标准物质的选择与确立

建立国家药品标准物质的工作包括确定品种、获取候选药品标准物质、确定标定方案、分析标定、审核批准和分包装。

**1. 品种的确定** 除另有规定外,根据国家药品标准制定或修订所提出的使用要求(品种、用途等),确定需要制备的品种。

**2. 候选药品标准物质的获取** 候选标准品、对照品及参考品应从正常工艺生产的原料中选取一批质量满意的产品或从中药材(含饮片)中提取获得。

候选对照提取物应从基源明确的中药材(含饮片)或其他动植物中提取获得。

候选对照药材应从基源和药用部位明确的中药材获得。

**3. 国家药品标准物质的标定** 国家药品标准物质的标定必须经3家以上国家药品监督管理部门认可的实验室协作完成。参加标定单位应采用统的设计方案、统一的方法和统一的记录格式,标定结果应经统计学处理(需要至少5次独立的有效结果)。国家药品标准物质的标定结果一般采用各参加单位标定结果的均值表示。

国家药品标准物质的标定包括定性鉴别、结构鉴定、纯度分析、量值确定和稳定性考察等。

**4. 分装、包装** 国家药品标准物质的分包装条件参照药品GMP要求执行,主要控制分包装环境的温度、湿度、光照及与安全性有关的因素等。

国家药品标准物质采用单剂量包装形式以保证使用的可靠性。包装容器所使用的材料应保证国家药品标准物质的质量。

## 四、标准物质的制备与评价

### （一）国家药品标准物质品种的确定

根据国家药品标准制定及修订的需要，确定药品标准物质的品种。

### （二）候选国家药品标准物质原料的选择

1. 原料的选择应满足适用性、代表性及可获得性的原则。

2. 原料的性质应符合使用要求。

3. 原料的均匀性、稳定性及相应特性量值范围应适合该标准物质的用途。

### （三）候选国家药品标准物质的制备

1. 根据候选药品标准物质的理化性质，选择合理的制备方法和工艺流程，防止相应特性量值的变化，并避免被污染。

2. 对不易均匀的候选药品标准物质，在制备过程中除采取必要的均匀措施外，还应进行均匀性初检。

3. 对相应特性量值不稳定的候选药品标准物质，在制备过程中应考察影响稳定性的因素，采取必要的措施保证其稳定性，并选择合适的储存条件。

4. 当候选药品标准物质制备量大时，为便于保存可采取分级分装。

5. 候选药品标准物质供应者需具备良好的实验条件和能力，并应提供以下资料。

(1) 试验方法、量值、试验重复次数、必要的波谱及色谱等资料。

(2) 符合稳定性要求的储存条件（温度、湿度和光照等）。

(3) 候选药品标准物质引湿性研究结果及说明。

(4) 加速稳定性研究结果。

(5) 有关物质的鉴别及百分比，国家药品标准中主组分的相对响应因子等具体资料。

(6) 涉及危害健康的最新的安全性资料。

### （四）候选国家药品标准物质的标定

候选药品标准物质按以下要求进行标定，必要时应与国际标准物质进行比对。

#### 1. 化学结构或组分的确证

(1) 验证已知结构的化合物需要提供必要的理化参数及波谱数据，并提供相关文献及对比数据。如无文献记载，应提供完整的结构解析过程。

(2) 对于不能用现代理化方法确定结构的药品标准物质，应选用适当的方法对其组分进行确证。

**2. 理化性质检查**　应根据药品标准物质的特性和具体情况确定理化性质检验项目，如性状、熔点、比旋度、晶型以及干燥失重、引湿性等。

**3. 纯度及有关物质检查**　应根据药品标准物质的使用要求确定纯度及有关物质的检查项，如反应中间体、副产物及相关杂质等。

**4. 均匀性检验**　凡成批制备并分装成最小包装单元的候选药品标准物质，必须进行均匀性检验。对于分级分装的候选药品标准物质，凡由大包装分装成最小包装单元时，均应进行均匀性检验。

**5. 定值**　符合上述要求后，方可进行定值。定值的测量方法应经方法学考察证明准确可靠。应先研究测量方法、测量过程和样品处理过程所固有的系统误差和随机误差，如溶解、分离等过程中被测样品的污染和损失；对测量仪器要定期进行校准，选用具有可溯源的基准物；要有可行的质量保证体系，以保证测量结果的溯源性。

(1) 定值原则：在测定一个候选化学标准品/对照品含量时，水分、有机溶剂、无机杂质和有机成分测定结果的总和应为100%。

(2) 选用下列方式对候选药品标准物质定值

1) 采用高准确度的绝对或权威测量方法定值测量时，要求两个以上分析者在不同的实验装置上独立地进行操作。

2) 采用两种以上不同原理的已知准确度的可靠方法定值研究不同原理的测量方法的精密度，对方法的系统误差进行估计，采取必要的手段对方法的准确度进行验证。

3) 多个实验室协作定值参加协作标定的实验室应具有候选药品标准物质定值的必备条件及相关实验室资质。每个实验室应采用规定的测量方法。协作实验室的数目或独立定值组数应符合统计学的要求。

### （五）候选国家药品标准物质的稳定性考察

1. 候选药品标准物质应在规定的储存或使用条件下，定期进行相应特性量值的稳定性考察。

2. 稳定性考察的时间间隔可以依据先密后疏的原则。在考察期间内应有多个时间间隔的监测数据。

(1) 当候选药品标准物质有多个特性量值时，应选择易变的和有代表性的特性量值进行稳定性考察。

(2) 选择不低于定值方法精密度和具有足够灵敏度的测量方法进行稳定性考察。

(3) 考察稳定性所用样品应从总样品中随机抽取，抽取的样品数对于总体样品有足够的代表性。

(4) 按时间顺序进行的测量结果应在测量方法的随机不确定度范围内波动。

## 本章小结

1. 定量分析方法主要包括容量分析法、光谱分析法和色谱分析法。容量分析法包括直接滴定法和间接滴定法；常用的光谱分析法包括紫外-可见分光光度法、荧光分光光度法和原子吸收分光光度法；常用的色谱分析法包括高效液相色谱法和气相色谱法。

2. 色谱系统适用性试验包括理论板数、分离度、灵敏度、拖尾因子和重复性。

3. 分析样品制备的目的是使其能够满足所选用分析方法的要求，常用方法包括溶解或提取分离、萃取与浓缩、化学分解、化学衍生化和有机破坏等。

4. 药物分析方法验证的目的是证明采用的方法适合于相应检测要求。验证内容有专属性、准确度、精密度(包括重复性、中间精密度和重现性)、检测限、定量限、线性、范围和耐用性。

5. 分析方法转移的目的是证明一个实验室在采用另一实验室建立并经过验证的非法定分析方法检测样品时，该实验室有能力使用该方法，其检测结果与方法建立实验室检测结果一致。

6. 分析方法确认是指首次使用法定分析方法时，由现有的分析人员对分析方法中关键的验证指标进行有选择性的考察，以证明方法对所分析样品的适用性，同时证明分析人员有能力使用该法定分析方法。

7. 国家药品标准物质系指供国家法定药品标准中药品的物理、化学及生物学等测试用，具有确定的特性或量值，用于校准设备、评价测量方法、给供试药品赋值或鉴别用的物质。

（李 清）

## 思考题

1. 简述药物分析中常用的定量分析方法与特点，并说明这些方法选择的原则与要求。

2. 简述药物分析样品制备的目的和常用制备方法。
3. 简述分析方法验证、转移与确认的内容与目的。
4. 简述常用国家药品标准物质及其作用。

## 参考文献

[1] 杭太俊. 药物分析.8 版. 北京:人民卫生出版社,2016.
[2] 国家药典委员会. 中华人民共和国药典:2020 年版. 北京:中国医药科技出版社,2020.

0802
第八章
目标测试

# 第九章

# 体内药物的分析评价

第九章
教学课件

**学习目标**

1. **掌握** 体内药物分析的目的、特点和应用。
2. **熟悉** 生物样本的采集、制备与分析方法验证要求。
3. **了解** 体内药物分析的性质与意义。

体内药物分析（bioanalysis，也称生物分析）是指体内**生物样本**（**生物体液、器官或组织**）中的药物及其代谢产物或内源性生物活性物质的定性定量分析。故“生物样本”与药品质量检验中的“**样品**”所指的药品（原料或制剂）特征不同。体内药物分析是药代动力学、毒代动力学、生物等效性试验和临床治疗药物监测等研究中的重要组成部分，它与药物的体内作用机制探讨和质量评价以及药物临床使用的安全性、有效性与合理性密切相关。

## 第一节　体内药物分析的目的和特点

### 一、药物作用与体内行为

药物产生药理作用的强度与其在体内作用部位（受体组织）的浓度密切相关，而药物在体内主要依靠血液输送至作用部位，因此，血药浓度通常可作为药物在作用部位浓度的表观指标，即血浆、血清或全血是体内药物分析的主要样本。另外，尿液、粪便、唾液、头发和脏器组织等也可作为生物样本。药物在体内的某些代谢产物可能具有一定的生理活性，它们在体内的变化规律对母体药物的药理学与毒理学评价极为重要；机体内源性生物活性物质往往参与机体重要的生理过程，其变化规律的异常改变也与某些疾病的发病机制密切相关。所以，体内特定药物代谢产物和机体内源性生物活性物质也是体内药物分析监测的目标。

药物进入体内后，其化学结构与存在状态均可能发生显著变化。在体液中，药物的存在形式多样化，除游离型的原形药物或其Ⅰ相代谢产物外，也有原形药物或其Ⅰ相代谢产物与葡糖醛酸、谷胱甘肽等内源性小分子经共价结合而生成的Ⅱ相代谢产物（或称缀合物，conjugate），还有与蛋白质分子经氢键及其他分子间力结合的结合型药物；而且药物及其代谢产物的浓度通常很低，干扰物质多。

从药物的研究到临床应用，药物优劣正确评价的尺度是有效性和安全性，即根据药物在体内的表现作出评价。新药进入临床试验之前，首先在实验动物体内进行药代动力学和毒代动力学研究。因此，生物样本的来源不仅有人体，也包括实验动物。

### 二、体内药物与生物样本的分析研究

对体内药物和生物样本进行研究时，要求分析方法的灵敏度、选择性和可靠性的程度均较高，建立有效的分析方法是体内药物分析的首要任务。其次，在新药研究过程中，按照国家新药注册审批有关规定，要提供药物在动物和人体内的药物动力学参数、生物利用度及血浆蛋白结合率等基本数据，

这些研究工作要靠体内药物分析来完成。再者，为保证临床用药安全有效，体内药物分析也应为治疗药物监测（therapeutic drug monitoring，TDM）提供准确的血药浓度测定值，并对血药浓度进行具体分析和合理解释，提供药学情报和信息，参与指导临床合理用药、确定最佳剂量、制订治疗方案。另外，监测和研究体内内源性物质的浓度变化，对于某些疾病的诊断及治疗具有重要意义；对于麻醉药品和精神药品滥用的检测以及运动员体内违禁药物的监测，也必须依据体内药物分析手段和技术才能完成。

在测定体内药物及其特定代谢产物或内源性生物活性物质时，除少数情况将体液做简单处理后可直接测定外，通常在测定之前要对生物样本进行分离净化与浓集等样本处理，从而为生物样本中药物的测定提供良好的环境与条件。

常用的样本处理方法包括蛋白沉淀、缀合物水解、化学衍生化、分离浓集等方法。其中，蛋白沉淀法主要有溶剂沉淀法、中性盐析法、强酸沉淀法、超滤法及热凝固法等；分离浓集法通常采用液-液萃取、固相萃取、制备色谱和膜分离技术等。

体内药物分析中常用的测定方法主要有色谱分析法、免疫分析法和生物学方法。其中，色谱分析法主要包括高效液相色谱法（HPLC）、色谱-质谱联用法（LC-MS、GC-MS），毛细管电泳-质谱联用法（CE-MS）等，可用于药代动力学研究与临床治疗药物监测的生物样本中大多数小分子药物及其特定代谢产物的测定，而 LC-MS、CE-MS 等也可用于蛋白质、多肽等生物大分子类药物或内源性生物活性物质的测定与分析；免疫分析法主要有放射免疫分析法（Radioimmunoassay，RIA）、酶免疫分析法（Enzyme Immunoassay，EIA）、荧光免疫分析法（Fluorescence immunoassay，FIA）等，适用于生物样本中生物大分子类药物的测定；生物学或微生物学方法适用于生物样本中抗生素类药物的测定。

建立可靠的和可重复的定量分析方法是进行生物样本分析的基础。为保证分析方法的可行性与可靠性，生物样本分析方法在用于试验样本的分析之前，必须对方法进行充分的方法学验证。生物样本分析方法的验证分为完整验证、部分验证和交叉验证三种情况。

对于首次建立的生物样本分析方法、新的药物或新增代谢产物定量分析，应进行完整的方法验证。分析方法验证的内容包括分析方法的效能指标(即选择性、残留、标准曲线和定量范围、定量下限、稀释可靠性、基质效应、精密度与准确度）与样本（包括生物样本、处理过的样本、对照标准物质、内标的储备液和工作溶液）稳定性及提取回收率的验证。

## 三、影响生物样本检测的因素

与常规药物分析相比，生物样本的分析会受到许多因素的影响，使其变得更加复杂。

**1. 干扰杂质多**　生物样本中的干扰杂质分为内源性杂质和外源性杂质。内源性杂质是指来源于生物体内介质的蛋白质、多肽、脂肪、色素等有机物质和钠、钾、酸根等无机离子。由于这些物质含量高、种类多而复杂，在样本前处理中又难以除净，故易干扰微量药物的测定。外源性杂质是指分析测定过程中带入的杂质，比如塑料管、固相萃取柱上的残留物质，肝素、乙二胺四乙酸二钠等抗凝血剂，蛋白沉淀试剂等。此外，药物可与内源性物质结合、药物代谢产物等都能干扰待测物的检测。

**2. 待测物浓度低**　生物样本中的待测物浓度或活度极低，一般浓度在 1pg/ml~1μg/ml 之间。如地高辛的有效血药浓度仅为 0.9~2.2ng/ml，而丙戊酸的有效血药浓度高达 50~100μg/ml。而且，个体之间、连续采样点之间的浓度变化幅度大。因此，生物样本的分析常需要高的灵敏度和宽的线性范围。

**3. 采样量少**　体内样本采样量一般为数十微升至数毫升，且多数在特定条件下采集，不易重新获得。

**4. 待测物的易变性**　生物样本中有多种代谢酶，取样后有的仍可作用于待测物，使待测物不稳定。因此，有时需要加酶抑制剂、稳定剂或冷冻等方法使待测物保持相对稳定。

**5. 样本数量大**　在新药的药代动力学研究中，需要测定数百个样本，工作量大。因此，常要求单个生物样本分析的周期要短，才能满足大样本的快速分析。

6. 内标法的应用 由于影响生物样本检测准确性的因素众多且复杂，因此，在建立基于色谱分离和光谱检测的样本分析方法时，大多采用平行操作的内标法，以提升检测的精密度和准确度。

建立内标法时，选择的内标物质应该与待测物质具有高度的化学、色谱和光谱类似性，以达到矫正试验操作误差和检测响应偏离的目的。

例如，HPLC-UV检测时，通常采用待测物质的化学类似物为内标；而LC-MS/MS检测时，通常采用待测物质的稳定同位素取代物为内标。

## 第二节 常用生物样本的制备与贮藏

### 一、生物样本的种类

体内药物分析采用的生物样本包括血液、尿液、唾液、脏器组织、粪便、胆汁、头发、乳汁、精液、脑脊液、泪液、胃液、胰液、淋巴液等样本。但其中最常用的是血浆或血清，因为它们可以较好地体现药物浓度和治疗作用之间的关系。

当药物在体内被迅速代谢，且其代谢产物大量排泄至尿中时，也采用尿液样本，可以使得在血样中不易检出的药物，以代谢产物形式在尿液中被检测。

当唾液中的药物浓度与血浆中的药物浓度比值恒定时，可以用唾液药物浓度推断血中游离药物浓度，所以唾液也可用于某些药物的临床治疗监测。

头发作为生物样本，可用于药物滥用的监测或微量元素的测定。

在进行动物实验研究药物体内吸收、分布状态以及欲测定药物过量中毒死亡患者体内的药物浓度时，常采用心、脾、胃、肠、肝、肾、肺、脑、肌肉、体脂等组织作为生物样本。在特殊情况下亦可采用乳汁、精液、泪液等生物样本。

### 二、生物样本的采集、制备与贮存

#### （一）血样

血药浓度通常是指血浆（plasma）或血清（serum）中的药物浓度，而不是指全血药物浓度。因为当药物在体内达到稳态血药浓度时，血浆中药物浓度被认为与药物在作用部位（靶器官）的浓度紧密相关，即血浆中的药物浓度可以反映药物在体内作用部位的状况。因此，血浆和血清是体内药物分析最常用的样本，其中选用最多的是血浆。

1. 血样的采集 供测定的血样应代表整个血药浓度，所以应待药物在血液中分布均匀后取样。通常从静脉采集血样，并根据试验对象及血中药物浓度和分析方法灵敏度的要求，一般每次采血0.2~5ml。动物实验时，在采血方式上，要兼顾动物福利（animal welfare）并且采血量不宜超过动物总血量的15%~20%。临床化验时，血样通常从肘静脉采集，有时从毛细血管采血(成人多从手指或耳垂取血，儿童多从脚趾取血)。

2. 血浆的制备 将采集的静脉血液置于含有抗凝血剂的试管中，混合后，以约1 000×*g*离心力，离心5~10分钟，使血细胞分离，所得淡黄色上清液即为血浆。

最常用的抗凝血剂是肝素（heparin）。肝素是体内正常生理成分，因此不会改变血样的化学组成或引起药物的变化，一般不会干扰药物的测定。其他抗凝血剂是一些能与血液中的$Ca^{2+}$结合的试剂，如乙二胺四乙酸二钠、枸橼酸盐、氟化钠、草酸等。目前，采血常用的负压式采血管通常预加抗凝血剂。

3. 血清的制备 将采集的静脉血液置于离心试管中，放置30分钟至1小时。然后以约1 000×*g*离心力，离心5~10分钟，上层澄清的淡黄色液体即为血清。

因药物与纤维蛋白几乎不结合，所以血浆与血清中的药物浓度通常是相同的。作为血药浓度测定的样本，血浆和血清可任意选用。但无论是采用血浆还是血清，现有的文献、资料所列的血药浓度，在没有特别指明的情况下，均系指血浆或血清中药物的总浓度（游离的和与血浆蛋白结合的药物浓度之和）。

血浆比血清分离得快，而且制备的量约为全血的 50%~60%（血清只为全血的 20%~40%），多数研究者使用血浆样本。若血浆中含有的抗凝血剂对药物浓度测定有影响，则应使用血清样本或选用不同的抗凝血剂。

**4. 全血的制备**　将采集的血液置于含有抗凝血剂的试管中，但不经离心操作，保持血浆和血细胞处于均相，则称为全血（whole blood）。全血样本室温放置或 2~8℃贮存处取出恢复室温之后，可明显分为上、下两层，上层为血浆，下层为血细胞，但轻微摇动即可混匀。

若需专门测定平均分布于血细胞内、外的药物浓度，则应使用全血样本；某些情况下由于血浆内药物浓度波动太大，且又难以控制，或因血浆药物浓度很低而影响测定，也应考虑使用全血样本。例如，氯噻酮可与红细胞结合，在血细胞中的药物浓度比血浆中药物浓度大 50~100 倍，且其动力学行为亦与在血浆中不同，因此宜用全血样本测定。

**5. 血液样本的贮存**　受分析速度的限制，检测工作往往不能做到边采样边测定，需要将全部或者部分样本适当储存。冷藏或冷冻保存是最常用的方法。冷冻（储存温度低于-20℃）既可以终止样本中酶的活性，又可以储存样本。

血浆和血清都需要在采血后及时分离，一般最迟不超过 2 小时，分离后再置冰箱或冷冻柜中保存。若不预先分离，则可因冰冻引起红细胞破裂，阻碍血浆或血清的分离。血浆或血清样本应置硬质玻璃或聚乙烯塑料离心管（EP）中密塞保存。短期保存时，可置冰箱（4℃）中；长期保存时，需置冷冻柜（-20℃或-80~-70℃）中。

冷冻的样本测定时，需临时解冻。解冻后的样本应尽量一次性测定完毕，而不要反复冻融（冷冻→融化→冷冻→融化），以防药物浓度下降。如果采集的样本不能一次性地测定完毕，则应以小体积分装储存，每次按计划取一定数量进行测定。如果反复冻融样本不可避免的情况下，应考察其冷冻和融化稳定性。

### （二）尿样

尿液药物测定主要用于药物的物质平衡、排泄途径及尿清除率研究。通过对药物和其主要代谢产物的浓度测定和代谢产物谱分析，计算药物和其主要代谢产物经此途径排泄的速率及排泄量。同时，当药物在血中浓度过低难以准确测定时，尿药测定亦用于药物制剂的生物利用度研究等。

**1. 尿样的采集**　采集的尿是自然排尿。由于易受食物种类、饮水多少、排汗情况等影响，尿药浓度变化较大，一般以某一时间段或单位时间内尿中药物的总量（排泄量或排泄率）表示，即应测定在规定的时间内采集的尿液（时间尿）体积和尿药浓度。例如，采集一定时间段（如服药前 1 小时至服药后 0.25 小时，服药后 0.25~1 小时、1~2 小时、2~3 小时、3~4 小时、4~6 小时、6~8 小时、8~10 小时、10~12 小时、12~16 小时、16~24 小时、24~36 小时、36~48 小时）的尿液时，先用量筒准确测量每一时间段内尿液的总体积，然后留取适量（如 10ml）置于试管中，供分析用，其余弃去，并作好记录。

**2. 尿样的储存**　尿液受光照或接触空气的影响，尿液中的尿胆原、胆红素等易氧化变质；尿液放置后容易细菌生长，使得尿素分解，产生氨，导致尿液 pH 升高，会促进某些药物分解。在收集 24 小时或更长时间的尿液时，最好在收集装置中加入防腐剂。采集的尿样若不能立即测定时，也应加入防腐剂置冰箱中保存，常用防腐剂有甲苯、二甲苯、三氯甲烷，以及乙酸、盐酸等。利用甲苯等可以在尿液的表面形成薄膜，乙酸等可以改变尿液的酸碱性来抑制细菌的生长。保存时间为 24~36 小时，可置冰箱（4℃）中；长时间保存时，应冰冻（-20℃或-80~-70℃）。

### （三）唾液

一些药物的唾液浓度（$S$）与血浆游离浓度（$P$）呈现密切相关，因此，在 TDM 工作中有可能利用测

定 $S$ 代替 $P$ 进行临床监测。另外,唾液样本也可用于药物代谢动力学的研究。

**1. 唾液及其组成** 唾液是由腮腺、舌下腺和颌下腺三个主要的唾液腺分泌汇集而成的混合液体。在静息时,腮腺和颌下腺分泌的唾液占唾液总量的 90%。腮腺分泌水和一种催化淀粉分解的唾液淀粉酶;舌下腺与颌下腺分泌黏液质和浆液质的混合液。

不同唾液腺分泌液的组成受时间、饮食、年龄、性别及分泌速度变化等因素的影响,正常成人唾液分泌量每天大约为 1 200ml,与细胞外液所含电解质相同,含有钠、钾、氯化物、碳酸氢盐、蛋白质和少量其他物质,其中蛋白质的总量接近血浆蛋白质含量的十分之一。唾液的 pH 为 6.2~7.4,当分泌增加时,pH 会更高。

**2. 唾液的采集** 唾液的采集一般在漱口后约 15 分钟进行,应尽可能在刺激少的安静状态下收集口腔内自然流出的唾液。采集混合唾液时,若需要在短时间内得到较大量的唾液,也可采用物理的(如嚼石蜡片、聚四氟乙烯或橡胶块等)或化学的(如将枸橼酸或维生素 C 放于舌尖上)方法刺激,经用化学法刺激的,若化学物质对药物测定有干扰,则应弃去开始时的唾液后再取样。

**3. 唾液样本的制备** 唾液样本采集后,应立即测量其除去泡沫部分的体积。放置后分成泡沫部分、透明部分及乳白色沉淀部分三层。分层后,以 3 000r/min 离心 10 分钟,取上清液作为药物浓度测定的样本,可以供直接测定或冷冻保存。

### (四) 组织

在药物的动物实验及临床上由于过量服用药物而引起的中毒死亡时,药物在脏器组织中的分布情况可为药物的体内动力学过程提供重要信息。常用的脏器组织有胃、肝、肾、肺、心、脑等脏器及其他组织。

**1. 组织样本的制备** 体内各种脏器组织样本在测定之前,首先需均匀化制成水性基质匀浆溶液,然后再用适当方法萃取药物。匀浆化操作系将组织样本中加入一定量的水或缓冲液,在刀片式匀浆机中匀浆,使待测药物释放、溶解。

对于某些水中难溶的药物,也可直接使用甲醇或水(或缓冲液)-甲醇混合溶液进行组织匀浆,以提高回收率。

**2. 组织样本的处理**

(1) 沉淀蛋白法:在组织匀浆液中加入蛋白沉淀剂(如甲醇、乙腈、高氯酸、三氯乙酸等),蛋白质沉淀后取上清液,备用。该法操作简单,但有些药物(或毒物)提取回收率低。

(2) 酸水解或碱水解法:组织匀浆液中加入一定量的酸或碱,置水浴中加热,待组织液化后,过滤或离心,取上清液供萃取用。酸或碱水解只分别适合在热酸或热碱条件下稳定的少数药物(或毒物)的测定。

(3) 酶水解法:最常用的酶是蛋白水解酶中的枯草菌溶素,它不仅可使组织溶解,还可使药物释出。枯草菌溶素是一种细菌性碱性蛋白分解酶,可在较宽的 pH 范围(pH 7.0~11.0)内使蛋白质的肽键降解,在 50~60℃具有最大活力。

酶水解法操作如下:取组织匀浆液,加 Tris 缓冲液(pH 10.5)及酶,60℃孵育 1 小时,待组织液化后,用玻璃棉过滤或离心。取澄清溶液或上清液供药物萃取用。

酶水解法的特点是:①可避免某些药物在酸及高温下降解;②对与蛋白质结合紧密的药物(如保泰松、苯妥英钠等),可显著改善提取回收率;③可用有机溶剂直接提取酶解液而无乳化现象生成;④当采用 HPLC 法检测时,无须再进行过多的净化操作。酶水解法的主要问题是不适用于在碱性下易水解的药物。

### (五) 不稳定生物样本的前处理

血药浓度-时间曲线反映的是不同时间点药物在血液中的浓度,而这个浓度指的是血液离体时药物的即时浓度。然而,在血液离体到进行生物样本分析过程中涉及多个环节,比如等待离心分离过程、离心过程、分装过程、放置(冻存)待测过程等。如果生物样本中的待测药物稳定性不佳,那么即使最终测定结果准确,也不能真实反映体内情况。其他生物样本也同样如此。因此,保证待测物在离体后的稳定性是准确定量分析的先决条件,待测物或药物的降解都会导致测定结果不准确,若测定药物原形往往使结果偏低,相反如果测定代谢物则可能使结果偏高。因此,针对不同影响因素有必要采取针对性的不同处理措施,以确保测定结果可靠。

影响生物样本中待测物稳定性的外在因素主要是生物介质中的酶、抗凝血剂、环境温度、pH、光强度、含氧量等。

**1. 易被酶解样本前处理**　血浆、血清等生物样本中常含有一些具有生物活性的酶蛋白,有些待测物,特别是蛋白、多肽、氨基酸、核苷、含内酰胺环抗生素以及含酯键药物等,在采样后可能被这些酶进一步代谢。为防止易被酶解待测物在采样后降解,保证测定准确性,采样后必须立即终止或完全抑制酶活性。常用酶去活性方法有蛋白变性和加入酶抑制剂。

(1) 蛋白变性:蛋白变性的方法包括物理和化学方法,如超低温,高温,微波照射,剧烈振荡以及加入重金属、尿素、三氟乙酸、甲醇、乙腈等。但需要注意的是,蛋白变性使酶失活时,不应使待测物本身发生变化,如热不稳定药物就不能使用高温灭活方法。另外不同灭活方法对酶的灭活效率不一,要进行方法学考察,确保待测物在血浆或血清等生物基质中的稳定性。在体内肌苷容易被嘌呤核苷磷酸化酶(purine nucleoside phosphorylase,PNP)进一步代谢为次黄嘌呤,为了抑制 PNP 活性,准确测定血浆中肌苷含量,Don Farthing 等考察了肌苷含药血浆在 70℃条件下保存三个月的稳定性,结果证明仅有不到 5% 的肌苷转化,70℃条件几乎完全抑制了 PNP 活性。

(2) 加酶抑制剂:某些重金属离子($Pb^{2+}$、$Cu^{2+}$ 等)能与酶的巯基进行不可逆结合,许多以巯基为必需基团的酶,会因此而被抑制;金属螯合剂乙二胺四乙酸(EDTA)可以结合酶活性中心的金属离子而使金属蛋白或辅助因子为无机金属离子的酶失活。氟化钠、氟化钾等可以抑制生物样本中酯酶(esterase)活性。奥替溴铵是临床上用于肠易激综合征治疗的主要药物之一,室温条件下血浆中奥替溴铵迅速水解生成两个降解产物,在加入氟化钾并立即乙腈沉淀后,上清液在-20℃条件下可保存一个月稳定。四氢尿苷(tetrahydrouridine,THU)是一种胞嘧啶脱氨酶抑制剂。吉西他滨是一种核苷类似物类抗肿瘤药物,其在全血中不稳定,室温放置 5 小时大约一半降解,24 小时内降解完全;而在加入 THU 后,室温放置 24 小时,全血中吉西他滨仅有 3% 左右降解。

某些药物在特定组织被组织特异性酶代谢,在研究这些药物的组织分布时,要及时灭活相关酶以防止进一步降解。如碳青霉烯类抗生素在体内易被肾脱氢肽酶代谢,在研究亚胺培南的组织分布时,肾组织样本制备时应考虑加入肾脱氢肽酶抑制剂,如西司他丁(cilastatin),以抑制肾脱氢肽酶活性。

**2. 易被氧化样本前处理**　对于一些易氧化的药物或代谢物,通过加入抗氧剂或衍生化掩蔽不稳定基团都是很好的处理方式。

(1) 加入抗氧剂:一些含酚羟基的药物易被氧化,这类生物样本采集后需加入抗氧剂。常用的抗氧剂有维生素 C、饱和焦亚硫酸钠、硼氢化钠($NaBH_4$)、巯基乙醇、二硫苏糖醇(DTT)、三(2-甲酰乙基)膦盐酸盐(TCEP)、半胱氨酸、谷胱甘肽等。其中,$NaBH_4$ 是一种可以还原醌的还原剂,用它处理多酚类化合物提取液后,褐色可被消减,醌类化合物可被还原成多酚类化合物;巯基乙醇、DTT、TCEP、半胱氨酸等化合物可使二硫键断裂,使被氧化药物还原,抗氧剂的种类、加入量和加入时间要进行方法学考察,尽量使药物稳定,同时不干扰待测物的检测。对于血浆样本而言,抗氧剂应在血液采集时同抗凝血剂一起加入。硫普罗宁(tiopronin)是一种含有活性巯基的甘氨酸衍生物,在生物基质中,硫普罗宁中的活性巯基很容易被氧化为二聚物或与生物基质中的内源性巯基以混合二聚物形式存在,加入抗氧剂是准确测定其血药浓度的必要步骤,试验表明半胱氨酸的抗氧化作用强于维生素 C,并能使待测物保持较好的峰形和分离度,可用于 HPLC-MS 法快速定量分析人血浆中硫普罗宁浓度。

(2) 衍生化掩蔽不稳定基团:虽然加入抗氧剂较为方便,但有时难以获得理想的效果。比如,那些含有巯基的药物常需要用巯基衍生化试剂加以保护，常用的巯基衍生化试剂有对溴苯甲酰甲基溴（p-BPB）、二硫代双硝基苯甲酸（DTNB）等。例如，佐芬普利拉结构中含有一个游离巯基，采用多种抗氧剂均不能有效地避免其氧化，采用 p-BPB 衍生化后可以获得令人满意的分析结果。

**3. 其他不稳定因素**　除了酶解和氧化导致待测物不稳定外，光照、pH 和温度都可能使生物样本中待测物不稳定。对于这三种情况的处理相对比较简单，只需避光、调节 pH 和保证样本处理过程低温一般就能满足要求，前提是要了解被分析物的理化性质。

总之，生物样本所含成分复杂，无疑给待测物的稳定性增加了许多变数，因此，在测定方法学考察时应重点予以关注。对于易被酶解、易被氧化、光不稳定以及 pH 和温度依赖的待测物要采取相应措施以确保其测量的准确性。需要注意的是不同物种生物样本所含成分，尤其是酶的种类可能不同，某些待测物的稳定性情况可能存在差异；甚至同一物种的不同成分，如血浆、血清所含蛋白的不同都会影响待测物的稳定性。

同时，乙二胺四乙酸二钠、肝素钠、枸橼酸钠、草酸钠等抗凝血剂成分的不同也可能会导致生物样本稳定性的差异。

## 第三节　生物样本分析的预处理

在测定体内药物及其代谢产物时，除少数情况将体液作简单处理后直接测定外，一般在测定之前要对样本进行适当的处理（图 9-1），即实施分离、浓集或改性等，为药物的分析测定创造良好条件。

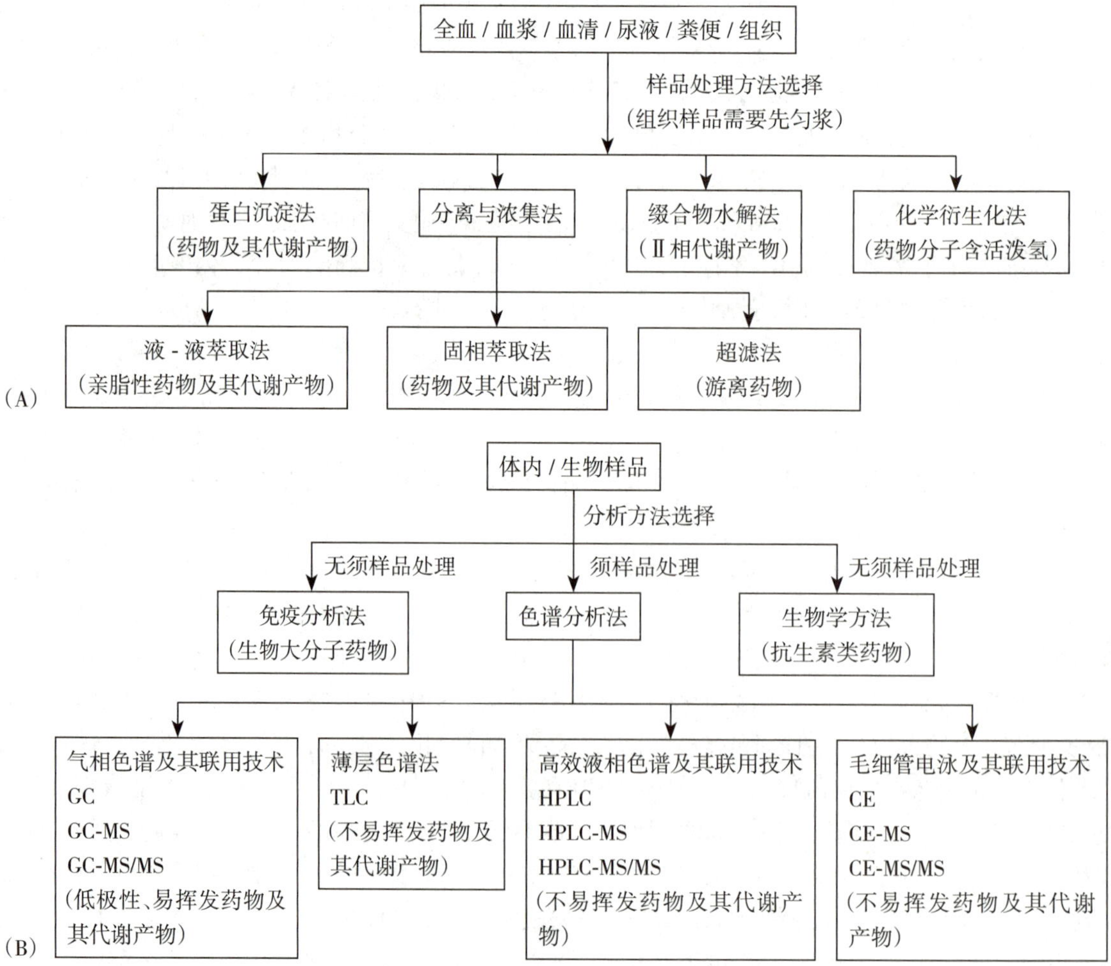


图 9-1　生物样本处理步骤与分析方法选择

## 一、预处理的目的

**1. 使待测药物游离**　药物进入体内后，即与血浆蛋白结合，同时部分经生物转化生成代谢产物。即生物样本中的药物通常以多种形式存在，通常需进行处理，使待测药物或代谢产物从结合物中释放出来，以便测定药物或代谢产物的总浓度。

**2. 满足测定方法的要求**　生物样本基质组成复杂、干扰多，而待测药物组分浓度低，通常须先经样本处理，使其分离及浓集。如，血清中既含有高分子的蛋白质和低分子的糖、脂肪、尿素等有机物，也含有 $Na^+$、$K^+$、$Cl^-$等无机物，而其药物含量低（一般为 μg/ml 或 ng/ml 水平）。因此，需将样本进行适当处理，使组分得到净化和富集，以满足测定方法对分析样本的要求。

**3. 改善分析环境**　为了防止分析仪器的污染、劣化，提高测定灵敏度和选择性等。生物样本处理方法由于各种分析仪器的耐受程度不同而不同。如高效液相色谱仪，为防止蛋白质在色谱柱上的沉积、堵塞，至少需要除去血浆蛋白质。可以说，生物样本处理是色谱分析中必不可少的操作步骤。生物样本处理不仅可以延长色谱柱的寿命；也可以改善方法的选择性（排除生物基质的干扰）和组分的可测性或组分的色谱行为（待测组分的化学衍生化）。

## 二、常用预处理方法

常用生物样本处理方法大致分为蛋白沉淀法、分离与浓集法、缀合物的水解、化学衍生化法及微波萃取和微透析技术等。

### （一）蛋白沉淀法

在血液样本测定时，首先应进行蛋白沉淀。沉淀蛋白可使与血浆蛋白结合的药物释放出来，以便测定血样中药物的总浓度。蛋白沉淀法包括以下几种方法（表 9-1）。

**表 9-1　常见蛋白质沉淀剂与沉淀效率**

| 沉淀剂 | 血浆：沉淀剂（V/V） | 沉淀效率/% | 沉淀剂 | 血浆：沉淀剂（V/V） | 沉淀效率/% |
|---|---|---|---|---|---|
| 10% 三氯乙酸 | 1：0.2 | 99.7 | 乙腈 | 1：1.5 | 99.4 |
| 6% 高氯酸 | 1：0.8 | 99.1 | 甲醇 | 1：4.0 | 99.2 |
| $CuSO_4$-$Na_2WO_4$ | 1：1.5 | 99.8 | 乙醇 | 1：3.0 | 99.1 |
| 饱和 $(NH_4)_2SO_4$ | 1：2 | 98.3 | 丙酮 | 1：2.0 | 99.4 |

**1. 溶剂沉淀法**　加入与水相混溶的有机溶剂（亲水性有机溶剂），溶液的介电常数下降，蛋白质分子间的静电引力增加而聚集；同时亲水性有机溶剂的水合作用使蛋白质水化膜脱水而析出沉降，并使与蛋白质以氢键及其他分子间力结合的药物释放出来。常用的水溶性有机溶剂有乙腈、甲醇、乙醇、丙酮、四氢呋喃等。含药物的血浆或血清与水溶性有机溶剂的体积比为 1：（2~3）时，可以将 90% 以上的蛋白质除去，适当增加有机溶剂的体积比可以增加蛋白沉淀的程度。操作时，将水溶性有机溶剂与血浆或血清混合后离心分离，取上清液作为供试溶液。通常用于分离血浆或血清的离心力（大约 1 000 × *g* 左右）不能将蛋白质沉淀完全，而采用高速离心（大约 15 000 × *g* 左右）5 分钟便可将析出的蛋白质沉淀完全。高速离心最好采用控温离心机，否则由于摩擦温度升高，蛋白质的溶解度增加，并可能导致药物分解。此外，当采用 HPLC-UV 作为检测方法时，由于丙酮（紫外截止波长 330nm）和四氢呋喃（紫外截止波长 225nm）的紫外截止波长较长，上清液直接进样可能干扰目标化合物测定。

**2. 中性盐盐析法**　加入中性盐，溶液的离子强度发生变化，部分蛋白质的电性被中和，蛋白质因分子间电排斥作用减弱而凝聚;同时中性盐的亲水性使蛋白质水化膜脱水而析出沉降。常用的中性盐有饱和硫酸铵、硫酸钠、硫酸镁、氯化钠、磷酸钠等。操作时,如按血清与饱和硫酸铵溶液的比例为1∶2混合,高速离心约2分钟,即可除去90%以上的蛋白质。

**3. 强酸沉淀法** 当溶液pH低于蛋白质的等电点时,蛋白质以阳离子形式存在,可与酸根阴离子形成不溶性盐而沉淀。常用的强酸有10%三氯乙酸或6%高氯酸溶液。含药物血清与强酸的比例为1∶0.6混合,高速离心约2分钟,就可以除去90%以上的蛋白质。因加入了强酸,上清液呈强酸性(pH 0~4),在酸性下不稳定的药物不宜用本法除蛋白。过量的三氯乙酸可经煮沸,分解为三氯甲烷和二氧化碳而被除去,也有用乙醚提取过量三氯乙酸的方法。过量的高氯酸可用碳酸钾、乙酸钾、氢氧化钠等中和,然后加乙醇使产生的高氯酸钾(钠)沉淀而被除去。

**4. 重金属盐沉淀法** 当pH高于蛋白质的等电点时,金属阳离子与蛋白质分子中带阴性电荷的羧基形成不溶性盐而沉淀。常用的沉淀剂有$CuSO_4$-$Na_2WO_4$、$ZnSO_4$-NaOH和汞盐等。含药血清与沉淀剂的比例为1∶(1~3)时,可以将90%以上的蛋白质除去。

**5. 热凝固法** 当待测物热稳定性好时,可采用加热的方法将一些热变性蛋白质沉淀。加热温度视待测组分的热稳定性而定,通常可加热至90℃。蛋白沉淀后可用离心或过滤法除去,这种方法最简单,但只能除去热变性蛋白且只适用于热稳定性良好的药物。同时需要注意,当样本中蛋白浓度较高时,加热后可能产生果冻状物质,影响药物分离。

### (二)分离与浓集

液-液萃取法是传统的分离、浓集方法。样本在提取过程中,虽然待测组分得到了净化,但因微量的组分分布在较大体积的提取溶剂中,提取液往往还不能直接供分析用。一些分析方法,如GC和HPLC等都受进样量的限制,若将提取液直接注入仪器,待测组分的量可能达不到检测灵敏度要求。因此,常需要使待测组分浓集后再进行测定。方法是挥去提取溶剂,残渣复溶于小体积的溶剂。挥去提取溶剂的常用方法包括直接通入氮气流吹干;对于易随气流挥发或遇热不稳定的药物,可采用减压法挥去溶剂。

溶剂蒸发所用的试管,底部应为尖锥形,这样可使最后数微升溶剂集中在管尖,便于待测组分的复溶与分取。

随着药物分析技术的不断提高,生物样本的前处理技术得到迅速发展,在液相萃取的基础上出现了许多分离与浓集的新方法和新技术。如液相微萃取、固相萃取、自动化固相萃取、固相微萃取、超滤及微透析技术等。现分别就其基本原理、特点、适用性等叙述如下。

**1. 液相萃取法** 液相萃取法,也称液-液提取法(liquid-liquid extraction,LLE),是利用待测药物与内源性干扰物的分配系数不同而进行的液相分离技术。多数药物是亲脂性的,在适当的有机溶剂中的溶解度大于在水相中的溶解度,而血样或尿样中含有的大多数内源性干扰物质是强极性的水溶性物质,因而可用有机溶剂提取法除去大部分内源性干扰物质。

应用本法时要考虑所选有机溶剂的特性、有机溶剂相和水相的体积及水相的pH等。

(1)溶剂选择的原则:选择合适的溶剂是使提取获得成功的主要条件,它一方面涉及提取效率和选择性,另一方面也涉及操作是否方便。

溶剂的选择应根据相似相溶的原则进行,选择溶剂时应注意以下几点:①对药物分子非电离形式的溶解度要远大于其离子形式;②沸点低,易挥发;③与水不相混溶;④毒性低,不易燃烧;⑤具有较高的化学稳定性和惰性;⑥不影响检测。某些溶剂,如乙醚萃取能力强,又易于挥散、浓集,为常用萃取溶剂。但乙醚萃取后可混入约1.2%的水分,在提取前于样本(水相)中加入适量固体氯化钠(中性盐,提高溶液离子强度),可减少乙醚中水的溶解度,以减少混入的水溶性干扰物质。液-液萃取常用有机溶剂见表9-2。

表 9-2　液-液萃取常用有机溶剂

| | 溶剂 | 紫外截止波长/nm | 沸点/℃ |
|---|---|---|---|
| | 正己烷 | 200 | 69 |
| | 环己烷 | 200 | 81 |
| | 甲苯 | 285 | 111 |
| ↓ | 甲基叔丁基醚 | 210 | 55 |
| 极 | 异丙醚* | 220 | 68 |
| 性 | 乙醚* | 220 | 35 |
| 增 | 乙酸戊酯 | 285 | 149 |
| 加 | 三氯甲烷✧ | 245 | 61 |
| ↓ | 甲基异丁基酮 | 230 | 116 |
| | 乙酸乙酯 | 260 | 77 |
| | 正丁醇 | 215 | 118 |

注：* 含过氧化物；✧ 肝脏毒性，有致癌作用。

(2) 溶剂的用量：提取时所用的有机溶剂量要适当。一般有机相与水相(生物样本)体积比为(1∶1)~(5∶1)。根据待测药物的提取回收率及样本处理过程确定提取溶剂的最佳用量。

(3) 水相的 pH：采用 LLE 时，生物样本溶液(水相)pH 的选择主要由待测药物的 $pK_a$ 确定。当 pH 与 $pK_a$ 相等时，50% 的药物以非电离形式存在。对于碱性药物最佳 pH 为高于 $pK_a$ 1~2 个 pH 单位；对于酸性待测药物，则要低于 $pK_a$ 1~2 单位。此操作可使得 90% 以上的药物以非电离形式存在，而更易溶于有机溶剂中。

作为一般规则，碱性药物在碱性 pH 基质中提取，酸性药物在酸性 pH 基质中提取；但一般多在碱性下提取，以减少内源性物质(多是酸性的)的干扰。一些碱性药物在碱性 pH 不稳定时，则可在近中性 pH 用三氯甲烷和异丙醇提取。

(4) 提取操作：一般只提取 1 次。若提取回收率较低(如低于 50%)时，可提取 2~3 次；若干扰物质为脂溶性，不易除去，则可将提取分离出的含药有机相再用一定 pH 的小体积水溶液反提取(back extraction)后测定，或将反提取液再用有机溶剂提取，如此反复提取可将药物与干扰物质有效分离。

液-液提取法的优点在于它的选择性和低廉的运行成本，以及可对样本进行净化和浓集的特点。所以本法在体内药物分析中，尤其是采用 LC-MS 测定时被广泛应用。

**2. 固相萃取法**　高效液相色谱，尤其是反相高效液相色谱的成功应用，使人们利用色谱理论，采用装有不同填料的小柱进行生物样本处理的固相萃取(solid phase extraction，SPE)技术日益受到重视。SPE 技术亦称液-固萃取技术，它的应用大大缩短了样本处理时间，同时可避免乳化现象，而且便于自动化操作。

(1) 固相萃取法的原理：将不同填料作为固定相装入微型小柱，当含有药物的生物样本溶液通过小柱时，由于受到“吸附”“分配”“离子交换”或其他亲和力作用，药物及内源性干扰物质同时被保留在固定相(填料)上，用适当溶剂洗除干扰物质，再用适当溶剂洗脱药物。其保留或洗脱的机制取决于药物与固定相表面的活性基团，以及药物与溶剂之间的分子间作用力。药物的洗脱方式有两种：①一种是药物比干扰物质与固定相之间的亲和力更强，因而在用冲洗溶剂洗去干扰物质时药物被保留，然后用一种对药物亲和力更强的溶剂洗脱药物；②另一种是干扰物质较药物与固定相之间的亲和力更强，则药物被直接洗脱，干扰物质被保留在萃取柱上。通常使用更多的是前一种洗脱模式的 SPE。从市场上可得到含有不同填料的商品化的微型柱，如 Bond Elut 微型柱和 Sep-pak 微型柱等，两种微型柱示意图见图 9-2。随着分析仪器灵敏度的不断提高，以及自动进样器进样模式的不断改

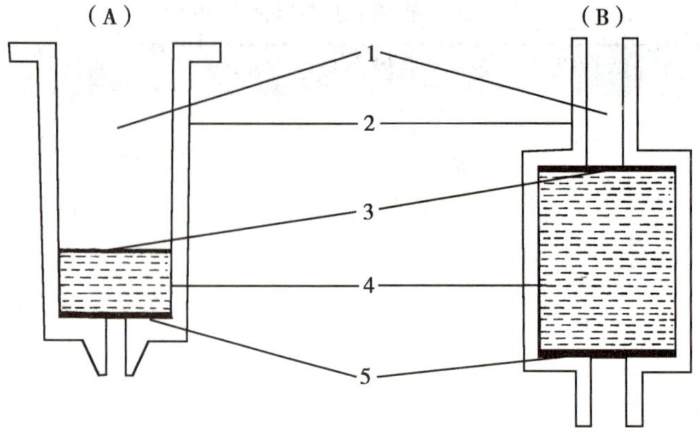


1. 样品室；2. 聚丙烯管壁；3. 聚乙烯多孔圆盘；4. 吸着剂床；5. 聚乙烯多孔圆盘。

图 9-2　Bond Elut 微型柱（A）和 Sep-pak 微型柱（B）示意图

进，SPE 产品的类型也不断丰富。比如，将固定相填入到 96 孔板上，制备成 SPE-96 孔板，生物样本通过固相萃取洗脱后，可以直接进行 LC-MS 分析，去除了烦琐的样本转移过程，实现了生物样本高通量快速分析。

取生物样本（液体），加载到微型柱上端，在下端通过负压使溶剂通过微型柱。也可以通过在微型柱的上端利用正压的方法使溶剂通过，洗脱出的分析样本在每一微型柱的正下方用试管收集。

SPE 的填料种类繁多，可分成亲脂型（大孔吸附树脂、亲脂性键合硅胶）、亲水型（硅胶、硅藻土、棉纤维）和离子交换型三类，其中亲脂型用得最多。亲脂性键合硅胶容易吸附水中的非极性物质，易用有机溶剂洗脱，适用于萃取、净化水基质样本中疏水性药物。烷基、苯基、氰基键合硅胶，亲水亲油平衡（hydrophile-lipophile balance，HLB）填料，离子交换吸附填料都可用作固相萃取吸附剂，其中十八烷基硅烷键合硅胶（ODS 或 $C_{18}$）最常用。

(2) 固相萃取法的操作步骤：使用亲脂性键合相硅胶 SPE 柱的一般操作步骤如下。

第一步：用甲醇润湿小柱，活化填料，以使固相表面易于和待测组分发生分子间相互作用，同时可以除去填料中可能存在的干扰物质。

第二步：用水或适当的缓冲液冲洗小柱，去除过多的甲醇，但冲洗不宜过分。否则会使甲醇含量过低（低于 5%），导致 $C_{18}$ 链弯曲折叠，对待测物的吸附能力下降，造成萃取回收率降低。

第三步：加样，使生物样本通过小柱，并弃去滤过废液。

第四步：用水或适当缓冲液冲洗小柱，去除吸附于固定相上的内源性物质或其他相关干扰物质。

第五步：选择适当的洗脱溶剂洗脱待测物，收集洗脱液，挥干溶剂备用或直接用于进样分析。

(3) 注意事项：使用亲脂性键合硅胶 SPE 柱时，需注意如下几点。①体液样本（如血浆等）通过萃取柱的流速控制在 1~2ml/min。②冲洗液和洗脱剂的强度、用量要适当，否则会导致药物的损失或洗脱选择性下降。通常选用可与水混溶的洗脱剂。③萃取碱性药物时，洗脱剂中常需加酸、有机胺或氨水、乙酸铵或离子对试剂。

(4) 固相萃取法的特点与应用：用亲脂性键合硅胶 SPE 方便、省时，通常可以用小体积的甲醇、乙腈等洗脱剂（200~300μl）完全洗脱药物，净化并浓集样本，无须蒸干即可直接进样。

对于给定药物生物样本处理方法的选用可概括如下：①较亲脂的药物，可用溶剂萃取，或用亲脂性键合硅胶为填料的 SPE 处理。但对于碱性药物，用亲脂性键合硅胶为填料的 SPE 处理会产生强保留作用，故宜用大孔吸附树脂为填料的 SPE。②较亲水且具有酸碱性、可解离的药物，可采用离子交换型填料 SPE 法处理。③较亲水但又不能解离的药物则不太容易萃取，可用沉淀蛋白后直接进样法。

（5）自动化固相萃取：对于单个样本处理，SPE操作省时，但对于大量样本的处理，则有赖于半自动化和全自动化的仪器。半自动SPE是指萃取过程机械化，但将洗脱液转移至进样器则需要手工操作。全自动化仪器是通过柱切换技术实现的，利用切换阀使固相萃取小柱直接联入流路中。即用SPE-柱切换HPLC法实现对生物样本中待测药物的分离、分析的目的。如图9-3所示。

当切换阀处于图9-3a状态时，样本进样后被样本处理流动相冲入样本处理柱（SPE），并富集于柱头，而内源性干扰物随废液流出。在此期间，分析流动相则经旁路流入分析柱。经一段时间完成样本净化与富集后，高压切换阀切换至图9-3b的状态时，分析流动相反冲富集于柱头的被测组分至分析柱，反冲结束后高压切换阀再切换回图9-3a的状态，为下一次进样作准备。

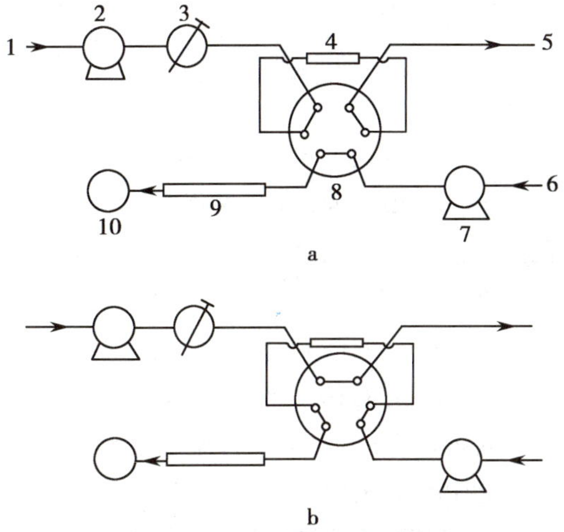


a. 切换前；b. 切换后。1. 样品处理流动相；2. 泵；3. 进样阀；4. 样品处理柱；5. 废液；6. 分析流动相；7. 泵；8. 高压切换阀；9. 分析柱；10. 检测器。

图9-3　柱切换示意图

3. 超滤法　超滤法（ultrafiltration）是以多孔性半透膜（超滤膜）作为分离基质的一种膜分离技术。通过选用不同孔径的不对称性微孔膜，按照截留分子量的大小，可分离30~1 000kD的可溶性生物大分子物质。与通常的分离方法相比，超滤具有不引入化学试剂、没有相态变化、对待测药物的破坏性小等优点。

血液中游离药物的测定可采用分子量截留值在5万左右的超滤膜，用加压（0.2MPa）过滤法或用高速离心法将血浆或血清中游离型药物与分子量大的血浆蛋白以及结合了药物的血浆蛋白分离，从超滤液或离心液中得到游离型药物，然后可直接或经浓缩后测定其浓度。

本法简便快捷，结果稳定、可靠，已成为游离药物分析的首选方法。因所需血样量极少，尤其适合TDM的血样分析。

### （三）缀合物的水解

药物或其Ⅰ相代谢产物与体内的内源性物质结合生成的产物称为Ⅱ相代谢产物或缀合物（conjugate）。内源性物质有葡糖醛酸（glucuronic acid）、硫酸、甘氨酸、谷胱甘肽和乙酸等，特别是前两种为最重要的内源性物质。一些含羟基、羧基、氨基和巯基的药物，可与内源性物质葡糖醛酸形成葡糖醛酸苷缀合物；还有一些含酚羟基、芳胺及醇类药物与内源性物质硫酸形成硫酸酯缀合物。尿中药物多数呈缀合状态。由于缀合物较原形药物具有较大的极性，不易被有机溶剂提取。为了测定尿液中药物总量，须对缀合物进行水解，将缀合物中的药物释出。常用的方法如下。

1. 酸水解法　酸水解时，可加入适量的盐酸溶液。至于酸的用量和浓度、反应时间及温度等条件，随药物的不同而异。这些条件应通过实验来确定。

该法比较简便、快速，但有些药物在水解过程中会发生分解；与酶水解法相比，其专一性较差。

2. 酶水解法　对于遇酸及受热不稳定的药物，可以采用酶水解法。常用葡糖醛酸糖苷酶（glucuronidase）或硫酸酯酶（sulfatase）。前者可专一地水解药物的葡糖醛酸苷缀合物，后者水解药物的硫酸酯缀合物。而实际应用中最常用的是葡糖醛酸糖苷酶-硫酸酯酶的混合酶。一般控制pH为4.5~5.5，37℃孵育数小时进行水解。

酶水解比酸水解温和，一般不会引起待测物分解，且酶水解专属性强。其缺点是酶水解时间稍长及酶制剂可能带入的黏蛋白导致乳化或色谱柱阻塞。尽管如此，酶水解仍被优先选用。

在尿液中采用酶水解，应事先除去尿中能抑制酶活性的阳离子。

**3. 溶剂解法** 缀合物（主要是硫酸酯）往往可通过加入的溶剂在萃取过程中被分解，称作溶剂解（solvolysis）。例如，尿液中的甾体硫酸酯在 pH 1 时加乙酸乙酯提取，产生溶剂解，这时的条件比较温和。

值得注意的是，目前对缀合物的分析逐渐趋向于直接测定缀合物的含量（如采用 HPLC、LC-MS/MS 和 RIA 法），以获得在体内以缀合物形式存在的量，以及当排出体外时，缀合物占所有排出药物总量的比率，从而为了解药物代谢情况提供更多的信息。

### （四）化学衍生化

某些药物或代谢产物极性大，挥发性低或对检测器不够灵敏，使用常规的 HPLC 或 GC 难以有效测定，需要先进行衍生化反应，然后测定衍生物。

药物分子中含有活泼氢者均可被化学衍生化，如含有 R—COOH、R—OH、R—$NH_2$、R—NH—R′等官能团的药物都可进行衍生化。

**1. 在气相色谱法中的应用** 在 GC 法中化学衍生化的目的是：①提高药物的挥发性；②增加药物的稳定性；③生成非对映异构体。主要的衍生化反应有硅烷化、酰化、烷基化及不对称衍生化等方法。其中以硅烷化法应用得最广泛。

（1）硅烷化：本法常用于具有 R—OH、R—COOH、R—NH—R′等极性基团药物的衍生化。所用三甲基硅烷化试剂，可以取代药物分子中极性基团上的活泼氢原子，而使药物生成三甲基硅烷化衍生物。常用的三甲基硅烷化试剂有三甲基氯硅烷（trimethyl chlorosilane，TMCS）、双-三甲基硅烷乙酰胺［bis(trimethylsilyl)-acetamide，BSA］、双-三甲基硅烷三氟乙酰胺［bis(trimethylsilyl) trifluoroacetamide，BSTFA］、三甲基硅咪唑（trimethylsilyl imidazole，TMSI）等。

（2）酰化：本法常用于具有 R—OH、R—$NH_2$、R—NH—R′等极性基团药物的衍生化。常用酰化试剂有三氟乙酸酐（trifluoroacetic anhydride，TFAA）、五氟丙酸酐（pentafluoropropionic anhydride，PFPA）、五氟苯甲酰氯（pentafluorobenzoyl chloride，PFBC）等。

（3）烷基化：本法常用于具有 R—OH、R—COOH、R—NH—R′等极性基团药物的衍生化。常用烷基化试剂有碘庚烷（$C_7H_{15}I$）、重氮甲烷（$CH_2N_2$）、氢氧化三甲基苯胺（TMAH）等。

（4）不对称衍生化：使用不对称试剂，使对映异构体药物生成非对映异构体衍生物，然后用 GC 法进行分析测定。常用的不对称试剂有(*S*)-*N*-三氟乙酰脯氨酰氯、(*S*)-*N*-五氟乙酰脯氨酰氯等。例如，以(*S*)-*N*-三氟乙酰脯氨酰氯（S-TFPC）为手性衍生化试剂、三乙胺为催化剂，将苯丙胺转变成相应的酰胺类非对映异构体，用常规非手性毛细管柱气相色谱，程序升温法分离大鼠肝微粒体中 *R*-和*S*-苯丙胺。

含氟原子的衍生化试剂不仅可以提高药物的挥发性，而且由于衍生化之后使药物含有电负性强的氟原子，因此大大提高了 GC 电子捕获检测器对其检测的灵敏度。

**2. 在高效液相色谱法中的应用** 高效液相色谱法最常用的检测器是紫外吸收检测器、荧光检测器和质谱检测器，近年来灵敏的电化学检测器也得到了较快的发展。但它们均属于选择性检测器，只能检测某些结构的化合物。因此，HPLC 中的化学衍生化法的主要目的是：①提高 HPLC 检测的灵敏度；②改善色谱分离效果。

进行化学衍生化反应应满足如下要求：①对反应条件要求不苛刻，且能迅速定量地进行；②对特定待测物只生成一种衍生物，反应副产物（包括过量的衍生试剂）不干扰待测组分的分离和检测；③化学衍生化试剂方便易得，通用性好。

（1）衍生化的分类：根据是否与 HPLC 系统联机，化学衍生法可分为在线与离线两种。以衍生化反应与色谱分离的时间先后分类，又可分为柱前衍生法与柱后衍生法两种。柱前衍生法是在色谱分离前，预先将待测物制成适当的衍生物，然后进样分离和检测。柱前衍生的优点是衍生化反应条件不受色谱系统的限制；缺点是衍生化条件不能准确控制，容易影响定量的准确性。柱后衍生则是在待测物进入色谱系统并经色谱分离后，柱后流出组分直接在管路中与衍生化试剂反应，然后检测衍生化产物。柱后衍生化的优点是操作简便，可连续反应以实现自动化分析；缺点是由于在色谱系统的管路中反应，对衍生试剂及反应条件，特别是对反应时间有很多限制；同时，由于色谱管路的死体积增加，还会导致色谱峰展宽；此外，采用质谱检测时，对衍生化试剂的种类及反应条件也有相应的要求。

(2) 衍生化方法：衍生化方法主要有以下三种。

1) 紫外衍生化反应：很多化合物在紫外光区无吸收或摩尔吸收系数很小而不能被检测，将它们与具有紫外吸收基团的衍生化试剂在一定条件下反应，可生成具有紫外吸收的衍生物，从而可以被紫外检测器检测。

2) 荧光衍生化反应：对于无紫外吸收或紫外检测不够灵敏的药物，如脂肪酸、氨基酸、胺类、生物碱、甾体类药物等，可与荧光衍生试剂反应，生成具有强荧光衍生物，以达到痕量检测的目的。常用的荧光衍生化试剂有邻苯二醛(*o*-phthalaldehyde，OPA)、丹酰氯(dansyl chloride)和荧胺(fluorescamine)等。

3) 质谱检测衍生化反应：目前 LC-MS/MS 分析检测已成为最常规的生物样本药物分析的技术，有些化合物由于其结构特点，在正离子或负离子检测模式下不易离子化，导致其灵敏度降低。因而，通过在其原有结构上引进氨基基团或羧基基团的衍生化反应，提高其在正离子或负离子检测模式下的灵敏度，从而可以被质谱检测器检测。

4) 非对映衍生化反应：采用手性衍生化试剂将药物对映异构体转变为相应的非对映异构体，用常规非手性 HPLC 法进行分离分析。

非对映衍生化反应一般需要满足以下条件：①待测物分子至少具有一个可供衍生化的官能团；②手性衍生化试剂应达到对映体纯，并且与对映体反应无立体选择性；③反应条件温和、方法简便，衍生化反应完全，待测物与衍生化试剂均无消旋化发生；④生成的非对映异构体应不易于被裂解为原来的对映异构体；⑤衍生化试剂的结构特点应有利于衍生物非对映体的分离。衍生物非对映体之间的构象差异越大，分离效果越好。

非对映衍生化试剂，亦称手性衍生化试剂，分为三类：第一类适用于伯胺和仲胺的手性衍生化，如邻-甲基苯乙酰胺、(−)-*α*-甲氧基-*α*-甲基-1-萘基乙酸、1-[(4-硝基苯)磺酸基]-脯氨酰氯、(+)-10-樟脑磺酰基-*N*-羧基-L-苯丙氨酸酐、叔丁氧基-L-亮氨酸-*N*-羟琥珀酰亚胺酯、1-萘乙基异硫氰酸酯等。第二类适用于伯醇和仲醇的手性衍生化，如苄酯基-L-脯氨酸、双环己基碳化二亚胺、咪唑、(+)/(−)-2-甲基-1,1′-双-萘基-2-羰基腈等。第三类适用于羧基的手性衍生化，如(+)/(−)-*α*-甲基-对硝基苯胺和草酰氯、2-氨基丁醇和草酰氯等。

# 第四节　生物样本分析方法的建立与验证

建立可靠的生物样本中微量药物及其代谢产物的分析方法是体内药物分析工作的首要任务。生物体内样本分析方法的建立与验证，有专门的技术指南要求。

## 一、生物样本分析方法的建立

### (一) 分析方法的选择

一般而言，生物样本中待测物的预期浓度范围是决定生物样本检测方法的首要因素。无论从动物还是人体内获得的生物样本，其中所含药物或其特定代谢产物的浓度大多较低($10^{-10}$~$10^{-6}$g/ml)，且难以通过增加生物样本量提高灵敏度。因而在建立生物样本分析方法时选择适宜的检测方法是必须首先考虑的。

目前，在生物样本分析中常用的检测方法主要有色谱分析法、免疫分析法和生物学方法。各方法的特点及适用对象如下。

**1. 色谱分析法** 色谱分析法主要包括气相色谱法、高效液相色谱法、色谱-质谱联用法等，可用于大多数小分子药物的药代动力学及代谢产物研究，或基于药代动力学原理的生物利用度、生物等效性试验或治疗药物监测等临床药学或临床药理学研究。近年来，随着液相色谱-质谱联用技术(LC-MS和LC-MS/MS)的普及，本法已逐步应用于蛋白质、多肽等生物大分子类药物或内源性物质的检测与分析。

**2. 免疫分析法** 免疫分析法主要有放射免疫分析法(RIA)、酶免疫分析法(EIA)、荧光免疫分析法(FIA)等，多用于蛋白质、多肽等生物大分子类物质的检测。本法具有一定的特异性，灵敏度高，但原形药物与其代谢产物或内源性物质常有交叉免疫反应。故本法不适用于小分子药物代谢研究或特定代谢产物的测定，主要应用于临床TDM及生物大分子的药物动力学及其相关研究。

**3. 生物学方法** 微生物学方法常能反映药效学的本质，可用于抗生素类药物的体内分析，如生物利用度、生物等效性试验或临床TDM等生物样本的测定。但生物学方法一般特异性较差，常需采用特异性高的方法(如色谱分析法)进行平行监测。而对于多组分及体内存在活性代谢产物的抗生素的药代动力学及代谢产物研究宜用色谱分析法。

综上所述，由于色谱分析法具有较高的灵敏度、选择性、准确度和精密度，能适应大多数药物的检测需要。同时随着色谱联用技术的完善与仪器的普及，目前色谱分析法尤其是HPLC及其联用技术LC-MS与LC-MS/MS已经成为生物样本中药物及其代谢产物分析检测的首选方法。而免疫分析法与生物学方法主要用于生物大分子和抗生素类药物的生物利用度测定与临床TDM；为药物滥用或中毒患者的样本分析，尤其是在县区级医院的临床药学工作中，分光光度法或薄层色谱法(TLC)等仍为简便、可行的分析方法。

### (二) 分析方法建立的一般程序

分析方法初步拟定后，需进行一系列的试验工作，以选择最佳的分析条件，并对分析方法进行方法学验证，以确认是否适用于试验样本中待测物的分析。基于色谱分析及其联用技术的分析方法的建立主要包括以下内容。

**1. 色谱条件的筛选** 取待测药物或其特定的活性代谢产物、内标的对照标准物质，配制成一定浓度的纯溶液，在拟定的检测条件下筛选色谱条件，通过调整色谱柱的型号或牌号(填料的性状、粒径、柱长度等)、流动相组成(组分及其配比)及其流速、柱温、进样量、内标的浓度及其加入量等条件，使待测药物与内标具有良好的色谱参数(理论板数、分离度、拖尾因子)及峰面积比值，并具有适当的保留时间以避开内源性物质的干扰；选择适当的检测器，以获得足够的方法灵敏度。

**2. 色谱条件的优化**

(1) 试剂与溶剂试验：取待测药物的非生物基质溶液(通常为水溶液)，按照拟定的分析方法进行衍生化反应、萃取分离等样本处理步骤后，进样分析以考察反应试剂对测定的干扰(方法选择性)。通过改变反应条件、萃取方法或萃取条件(萃取溶剂的极性、混合溶剂的配比、固相萃取填料性质、冲洗剂与洗脱剂及其用量等)，减少其对药物测定的干扰。

本步骤主要考察需经化学反应的待测物处理过程，若样本处理过程仅为生物样本的提取分离，则可不进行该步骤，直接进行空白生物基质试验。

(2) 生物基质试验：取空白生物基质，如空白血浆，按照拟定的生物样本处理与样本分析方法操作。考察生物基质中的内源性物质(endogenous substance)对测定的干扰(方法选择性)，在待测药物、特定的活性代谢产物、内标等的“信号窗”(色谱峰附近的有限范围)内不应出现内源性物质信号或其干扰程度在分析方法的可接受范围之内。

(3) 质控样本试验：取空白生物基质，按照试验样本中药物的预期浓度范围，加入一定量的分析物配制校正标样和质控(quality control，QC)样本，照“生物基质试验”项下方法试验，建立分析方法的定量范围与标准曲线，并进行方法的精密度与准确度、灵敏度、提取回收率，质控样本的稳定性、分析物和内标纯溶液的稳定性等各项参数的验证和基质效应的评估；同时进一步验证待测药物、内标与内源性物质或其他药物的分离效能。例如，色谱峰的保留时间、理论板数和拖尾因子是否与其在纯溶液中一致，色谱峰是否为单一成分，标准曲线的截距是否显著偏离零点等，均可说明内源性物质是否对待测药物或内标构成干扰。

3. 试验样本的测试　通过空白生物基质和质控样本试验，所建立的分析方法及其条件尚不能完全确定是否适合于试验样本（incurred sample）的测定。因为药物在体内可能与内源性物质结合（如与血浆蛋白结合），或经历各相代谢生成数个代谢产物及其进一步的结合物或缀合物。使得从体内获得的试验样本变得更为复杂。因此，在分析方法建立后，尚需进行试验样本的测试，考察代谢产物对药物、内标的干扰情况，以进一步验证方法的可行性。

## 二、生物样本分析方法的验证

分析方法验证的主要目的是证明特定方法对于测定在某种生物基质中分析物浓度的可靠性。为了保证所建立的分析方法的可行性与可靠性，分析方法在用于分析试验样本之前，必须对方法进行充分的方法学验证（validation）。生物样本分析方法的验证分为完整验证（full validation）、部分验证（partial validation）和交叉验证（cross validation）。

对于首次建立的生物样本分析方法、新的药物或新增代谢产物定量分析，应进行完整的方法验证。以下将以色谱分析法为主讨论生物样本分析方法的完整验证过程。此外，方法验证应采用与试验样本相同的抗凝血剂。当难于获得相同的基质时，可以采用适当基质替代，但要说明理由。

一个生物样本分析方法的主要特征包括选择性、定量下限、响应函数和校正范围（标准曲线性能）、准确度、精密度、基质效应、分析物在生物基质以及溶液中储存和处理全过程中的稳定性。当一个分析方法中需要同时测定 2 种或 2 种以上的分析物时，验证和分析的原则适用于所有涉及的分析物。

### （一）分析方法的完整验证

1. 选择性　方法的选择性（selectivity）系用以证明使用该方法所测定的物质是预期的待测物（原形药物或特定的活性代谢产物或内标），生物样本所含内源性物质和相应代谢产物、降解产物及其他共同使用的药物不得干扰对待测物的测定或者其干扰在分析方法的可接受范围内。

应该使用至少 6 个不同个体的适宜的空白基质来证明选择性（动物空白基质可以不同批次混合），它们被分别分析并评价干扰，每个空白基质样本中的干扰组分应低于分析物定量下限的 20%，并低于内标响应的 5%。验证一个分析方法是否具有选择性，通常应着重考虑以下几点。

（1）内源性物质的干扰：通过比较待测药物或其特定的活性代谢产物及内标的对照标准物质及至少 6 个不同个体的空白基质和 QC 样本（注明分析物的浓度）的检测信号，如 HPLC 色谱图中各待测药物或其特定的活性代谢产物色谱峰的保留时间（$t_R$）、理论板数（$n$）和拖尾因子（$T$）是否一致，以及与内源性物质色谱峰的分离度（$R$），确证内源性物质对分析方法无干扰。

对于以软电离质谱为基础的检测方法（LC-MS 或 LC-MS/MS）应注意考察分析过程中的基质效应，如离子化抑制等。

（2）未知代谢产物的干扰：通过比较 QC 样本和至少 6 个不同个体用药后的试验样本的检测信号，如 HPLC 色谱图中各被测药物色谱峰的 $t_R$、$n$ 和 $T$ 是否一致，以及与其他未知代谢产物色谱峰的 $R$，确证其他代谢产物对分析方法无干扰。必要时可通过 HPLC-DAD 和 LC-MS（或 LC-MS/MS）确证被测定色谱峰的单纯性和同一性。

（3）同服药物的干扰：在临床治疗药物监测时，还要考虑患者可能同时服用其他药物（通常为数有限）的干扰。可通过比较待测药物、同时服用药物、待测药物的 QC 样本和添加有同时服用药物的干扰样本的检测信号，如 HPLC 色谱图中各待测药物色谱峰与同时服用药物色谱峰的 $t_R$ 及其 $R$，确证同时服用药物对分析方法无干扰。

(4) 与参比方法的相关性：除上述方法外，有时还可使用参比方法对照法。参比方法一般选用选择性强、准确度高、线性关系良好的色谱法。如在治疗药物监测中使用 UV（或 FIA）法时，可与 HPLC（或 GC）法比较。即同时用两种方法测定不同浓度的系列标准样本，以参比方法测定结果为横坐标($x$)、拟定方法测定结果为纵坐标（$y$），用最小二乘法计算回归方程 $y=a+bx$（要求坐标标度相等）。回归方程的相关系数 $r$ 表示两种方法测得结果的一致性；截距 $a$ 表示拟定方法受到的恒定干扰的程度，如 UV 中具有紫外吸收的试剂或内源性物质可引起恒定干扰（$a>0$）；斜率 $b$ 表示拟定方法受到比例干扰的程度，如 FIA 中标记抗原不纯可引起比例干扰（$b \neq 1$）。

与参比方法的相关性比较，除显示分析方法的特异性外，还反映分析方法的准确度。斜率 $b$ 表示两种方法测得结果的一致性，当截距 $a \approx 0$ 时，若参比方法准确度良好，则拟定方法的准确度等于 $100b$（%）。

**2. 标准曲线与定量范围**　标准曲线（standard curve），亦称校正曲线（calibration curve）或工作曲线（working curve），其可反映生物样本中所测定药物的浓度与仪器响应值（如 HPLC 峰面积）的关系，一般用回归分析法所得的回归方程来评价。除少数方法（如 IA）外，标准曲线通常为线性模式。最常用的回归分析法为最小二乘法（least square method）或加权最小二乘法（weighted least square method）。回归方程的自变量（$x$）为生物样本中待测分析物的浓度，因变量（$y$）为分析物与内标的响应信号强度比值。标准曲线的定量范围（quantification range）由分析物的定量下限和定量上限来决定，在定量范围内 QC 样本浓度测定结果应达到试验要求的精密度和准确度。方法验证中研究的每种分析物和每一分析批，都应该有一条标准曲线。应该提交标准曲线参数，测定校正标样后回算得出的浓度应一并提交。在方法验证中，每种分析物至少应该评价 3 条标准曲线。

(1) 标准曲线的建立：标准曲线应用校正标样建立，校正标样的配制应使用与待测生物样本相同的生物基质。测定不同生物基质的生物样本时应建立各自的标准曲线，用于建立标准曲线的校正标样的浓度取决于待测物的预期浓度范围和待测物/响应值关系的性质。定量范围要尽量覆盖全部待测物样本浓度范围，不得用定量范围外推的方法求算未知生物样本中待测物的浓度。建立标准曲线时应随行测定空白样本（空白生物基质），但计算时不包括该点，仅用于评价干扰。当线性范围较宽的时候，推荐采用加权的方法对标准曲线进行计算，以使低浓度点计算得比较准确。

标准曲线建立的一般步骤如下。

1）分析物储备液和工作溶液的配制：精密称取待测药物的对照标准物质适量，用甲醇或其他适宜溶剂溶解并定量稀释制成一定浓度（较高浓度）的储备液，冰箱保存备用；精密量取适量分析物储备液，用适宜溶剂定量稀释配制系列工作溶液。

依据待测物的预期浓度范围和待测物与响应值的关系性质确定标准曲线的定量范围，线性模式的标准曲线至少应包含 6 个浓度点（不包括空白样本），非线性模式的浓度点应适当增加。

2）内标储备液和工作溶液的配制：精密称取内标适量，用甲醇及其他适宜溶剂溶解并定量稀释制成一定浓度的内标储备液，冰箱保存备用；精密量取适量内标储备液，用适宜溶剂定量稀释配制内标工作溶液。

3）系列校正标样的配制：通过分别加入系列已知浓度的分析物的工作溶液到空白基质中，涡旋混匀，即得到各浓度的校正标样（calibration standard）。基质同时配制空白样本（待测药物和内标浓度为零的校正标样）。

因为加入的工作溶液体积较小，为防止在其加入及涡旋混合时造成损失，也可在适宜的容器（如离心玻璃试管或 EP 管）内先加入工作溶液，再加入空白生物基质并涡旋混匀。

当工作溶液中含有高浓度的有机溶剂（如甲醇、乙腈等）且加入体积较大时，为防止因工作溶液的加入而造成部分生物基质（如血浆蛋白）变性，使校正标样与用药后的实际生物样本不一致，进而造成分析结果的偏差。也可先将工作溶液加至适宜的容器内，挥干溶剂后，再加入空白生物基质并涡旋溶解、混匀。通常建议在校正标样的配制过程中所加入的非基质溶液（配制校正标样的工作溶液）不应超过样本总体积的 5%。

4）标准曲线的绘制：取系列校正标样，按拟定方法进行样本处理后分析，以待测药物的检测响应（如色谱峰面积）或与内标（内标法）响应的比值（因变量，$y$）对校正标样中的药物浓度（自变量，$x$），用最小二乘法或加权最小二乘法进行线性回归分析，求得回归方程（$y=a+bx$）及其相关系数（$r$），并绘制标准曲线。

校正标样中的待测药物浓度，以单位体积（液态基质，如血浆）或质量（脏器组织，如肝脏）的生物基质中加入分析物对照标准物质的量表示，如 μg/ml 或 μg/g 等。例如，取空白血浆 0.5ml，加入分析物工作溶液（100μg/ml）10μl。即在 0.5ml 的生物基质中加入标准物质 1μg，则校正标样中的待测药物浓度为 2μg/ml。若生物基质为脏器匀浆溶液，则以所取匀浆体积所相当的脏器的质量中加入分析物对照标准物质的量计算。

（2）限度要求：用于建立标准曲线的校正标样的浓度取决于待测物的预期浓度范围和待测物/响应值关系的性质。在药代动力学或生物利用度研究中，必须至少用 6 个浓度建立标准曲线，对于非线性相关（如 IA）可能需要更多浓度点。

标准曲线的定量范围要尽量覆盖全部待测的生物样本浓度范围，定量上限（upper limit of quantification，ULOQ，标准曲线的最高浓度点）应高于用药后生物基质中药物的峰浓度（$C_{max}$）；定量下限（lower limit of quantification，LLOQ，最低浓度）应低于 $C_{max}$ 的 5%~10%（1/20~1/10）。

标准曲线各浓度点的计算值（依据回归方程回算的浓度）与标示值之间的偏差 {bias=［（计算值-标示值）/标示值］× 100%} 在可接受的范围之内时，可判定标准曲线合格。可接受范围一般规定为最低浓度点的偏差在±20% 以内，其余浓度点的偏差一般在±15% 以内。至少 75% 校正标样，含最少 6 个有效浓度，应满足上述标准。如果某个校正标样结果不符合这些标准，应该拒绝这一标样，不含这一标样的标准曲线应被重新评价，包括回归分析。只有合格的标准曲线才能对试验样本进行定量计算。

标准曲线回归方程的截距应接近于零，若显著偏离零点，应确证其对方法的准确度无影响；斜率应接近或大于 1（与坐标的标度选择有关），使具有较高的灵敏度；相关系数应接近于 1，即具有良好的相关性，如色谱法 $r \geqslant 0.99$。

**3. 残留**　残留是指前一个样本残留在分析仪器上的残留物而引起的测定浓度的变化。在方法的建立过程中应当评估并尽量降低残留。

（1）测定法：通过在注射高浓度样本或校正标样后，注射空白样本来估计残留。

（2）限度要求：高浓度样本之后在空白样本中的残留应不超过定量下限的 20%，并且不超过内标的 5%。

如果残留不可避免，应考虑特殊措施，在方法验证时检验并在试验样本分析时应用这些措施，以确保不影响准确度和精密度。包括在高浓度样本后注射空白样本，然后分析下一个试验样本。

**4. 定量下限**　定量下限（LLOQ）是标准曲线上的最低浓度点，表示方法的灵敏度，即测定样本中符合准确度和精密度要求的最低药物浓度。

（1）测定法：取同一生物基质，配制至少 5 个独立的质控样本，其浓度应使信噪比（$S/N$）大于 5，依法进行精密度与准确度验证。

（2）限度要求：其准确度应在标示浓度的 80%~120% 范围内，相对标准差（RSD）应小于 20%。在药代动力学与生物利用度研究中，LLOQ 应能满足 3~5 个消除半衰期时生物样本中的药物浓度或 $C_{max}$ 的 1/20~1/10 的药物浓度的测定。

**5. 精密度与准确度**　精密度（precision）是指在确定的分析条件下相同生物基质中相同浓度待

测物的一系列测量值的分散程度，通常用 QC 样本的相对标准差（RSD）表示。

在体内药物分析过程中，无论是药代动力学参数的获得或是治疗药物的监测，通常在一个分析批（analytical run/batch）内难以完成全部试验样本的分析。而在不同的分析批之间的实验条件（如仪器性能、参数、试剂来源、实验温度、湿度等）有可能发生小的改变，进而对分析结果可能产生影响。因此，在体内药物分析中，方法精密度除要评价批内（within-run 或 intra-batch）RSD 外，同时还应评价批间（between-run 或 inter-batch）RSD。

准确度（accuracy）是指在确定的分析条件下测得的试验样本浓度与真实浓度的接近程度，通常用 QC 样本的实测浓度与标示浓度的百分比或相对误差（relative error，RE）表示。准确度可通过重复测定已知浓度的待测物样本获得。

（1）测定法：使用 QC 样本进行考察，一般选择高、中、低及定量下限 4 个浓度的 QC 样本同时进行方法的精密度和准确度考察。低浓度质控样本的浓度通常不高于定量下限浓度的 3 倍；高浓度质控样本的浓度通常应在定量上限的约 75% 处；中浓度质控样本的浓度通常选择平均浓度（通常为几何平均浓度，即以几何级数排列的标准曲线的中部）附近。与随行的标准曲线同法操作，每个样本测定 1 次。

在测定批内 RSD 时，每一浓度至少配制并测定 5 个样本。为获得批间 RSD，应在至少 3 个分析批，且至少 2 天进行测定，获得不少于 45 个样本的分析结果。

（2）结果计算与限度要求：每批的测定数据（待测药物的色谱峰面积或与内标物质的峰面积比值）用该批随行标准曲线的回归方程计算 QC 样本浓度 $X$。

准确度以多次测定结果的平均值 $\bar{M}$ 与标示值（制备时的加入量）$S$ 比较计算，一般准确度应在 85%~115% 范围内（RE 不超过±15%），在 LLOQ 附近应在 80%~120% 范围内（RE 不超过±20%）。Accuracy 或 RE 的计算式分别如下。

$$\text{Accuracy}=\frac{\bar{M}}{S}\times 100\% \qquad \text{RE}=\frac{\bar{M}-S}{S}\times 100\% = \text{Accuracy}-100\%$$

精密度一般要求 RSD 不超过 15%，在 LLOQ 附近 RSD 应不超过 20%。批内和批间 RSD 计算式分别如下。

$$\text{批内 RSD}=\frac{\sqrt{\dfrac{\text{SS}_\text{e}}{N-1}}}{\bar{X}}\times 100\% = \frac{\sqrt{\dfrac{\text{SS}_\text{tot}-\text{SS}_\text{A}}{N-I}}}{\bar{X}}\times 100\% = \frac{\sqrt{\dfrac{\sum_{i=1}^{I}\sum_{j=1}^{n}(X_{ij}-\bar{X})^2-n\sum_{i=1}^{I}(\bar{X}_i-\bar{X})^2}{N-I}}}{\bar{X}}\times 100\%$$

$$\text{批间 RSD}=\frac{\sqrt{\dfrac{\text{SS}_\text{A}}{I-1}}}{\bar{X}}\times 100\% = \frac{\sqrt{\dfrac{n\sum_{i=1}^{I}(\bar{X}_i-\bar{X})^2}{I-1}}}{\bar{X}}\times 100\%$$

式中，$\text{SS}_\text{e}$ 批内方差；$\text{SS}_\text{A}$ 批间方差；$\text{SS}_\text{tot}$ 总方差；$X_{ij}$ 第 $i$ 批的第 $j$ 次测定值；$\bar{X}_i$ 为第 $i$ 批 $n$ 次测定的平均值；$\bar{X}$ 为 $N$ 次测定的总平均值；$I$ 为测定批数（通常 $I$=3）；$n$ 为每批测定次数（每批样本数，通常 $n \geqslant 5$）；$N$ 为总测定次数（总样本数，通常 $N \geqslant 15$）。

**6. 样本稳定性** 在体内药物分析中，含药生物样本由临床实验室（或动物实验室）采集后转移至分析实验室进行分析测试，通常不能及时完成分析；另一方面，生物样本的数量一般较大，在 1 个工作日内难以完成全部生物样本的分析，通常需在多个工作日内完成；其次，随着自动进样器的应用，多个处理过的样本（processed sample）同时置于自动进样器中等待分析；再者，每个未知生物样本一般测定 1 次，但有时亦需进行复测。此外，分析物和内标物储备液和工作溶液在整个分析过程中的稳定性也很重要。为确保分析结果的可靠性与可重复性，必须在分析方法的每一步骤确保样本的稳定性。

对分析物、内标的储备液和工作溶液以及 QC 样本的稳定性考察应在不同储存条件下进行，时间尺度应考虑试验样本储存的时间。

(1) 短期稳定性：通常应考察分析物、内标的储备液和工作溶液及 QC 样本从冰箱储存条件到室温或样本处理温度下短期放置的稳定性、QC 样本的冷冻和融化稳定性，以及处理过的样本在自动进样器温度下的稳定性，以保证检测结果的准确性和重现性。

(2) 长期稳定性：在整个样本分析期间，QC 样本的长期储存，以及分析物、内标的储备液和工作溶液的长期储存稳定性也将影响着分析结果的准确性和重现性。因此，需对 QC 样本在冰冻（-20℃或-80℃）条件下，分析物、内标的储备液和工作溶液在特定温度（如 4℃或-20℃）下以及不同存放时间进行稳定性评价，以确定 QC 样本、分析物、内标的储备液和工作溶液稳定的存放条件和时间。应在确保待测物在所有样本中的稳定性符合要求的条件下，才能够进行生物样本的准确测定。

(3) 测定方法

1) 测定法与要求：采用低和高浓度 QC 样本，进行室温或样本处理温度下的短期放置稳定性、冷冻和融化稳定性、冰箱长期储存的长期稳定性以及处理过的样本在自动进样器温度下的稳定性考察。由新鲜配制的校正标样获得标准曲线，根据标准曲线分析质控样本，每个浓度至少用 3 个样本，将测得浓度与标示浓度进行比较，每一浓度的均值与标示浓度的偏差应在±15% 范围内。对分析物、内标的储备液和工作溶液的进行短期稳定性考察时，通常是比较不同储存条件下纯溶液样本之间测得浓度均值的差异，如室温放置和 4℃条件下储存；对纯溶液进行长期稳定性考察时，通常是比较新鲜配制和长期储存（如-80℃储存 90 天）的纯溶液样本之间测得浓度均值的差异。其差异应满足方法学要求。

2) 稳定性期限要求：在不同的存放条件下，存放时间要求不同。如在室温下一般仅需考察 1 个工作日（如 1 小时、2 小时、4 小时、8 小时或 24 小时）的稳定性即可；在冰箱中（4℃或-20℃或-80℃）则应考察数个工作日（或数周，甚至数月）内的稳定性。例如，QC 样本室温放置待处理，应不超过 1 个工作日；处理过的样本在自动进样器温度下待测定，应不超过 3 个工作日；QC 样本应于冰箱内冷冻（-20℃或-80℃）储存至整个分析完成（可能需数周甚至数月）；分析物和内标储备液和工作溶液亦应于冰箱内（4℃或-20℃）储存至整个分析完成。若在此期间不够稳定，则应考察分析物对照标准物质粉末的稳定性；血浆冻-融至少经历 3 个循环，首次冷冻时间应在 24 小时以上。

**7. 提取回收率** 提取回收率（extraction recovery）系指从生物样本基质中回收得到待测物的响应值与加入 QC 样本浓度的含待测物的纯溶液至提取后的空白基质样本中产生的响应值的比值，通常以“%”表示。待测物的提取回收率用于评价样本处理方法将生物样本中待测物从生物基质中提取出来的能力。在体内药物分析中，因为生物样本的量较少，待测药物的浓度通常较低，不宜进行多步骤操作；且生物样本数量大，要求样本处理方法尽量简便、快速。因此，对于样本处理方法的评价重点在于结果的精密与重现，而非待测物提取得完全与否。

(1) 测定法：取空白生物基质，加入待测物工作溶液，配制高、中、低 3 个浓度的 QC 样本，每一浓度至少 5 个样本，依据拟定的分析方法操作，每个样本分析测定 1 次。另取空白生物基质，照 QC 样本同法处理后，加入等量的待测物（分析物和内标）纯溶液，同法获得相同的高、中、低 3 个浓度的回收率评价对照样本，同法测定。将测得的 QC 样本的信号强度（如待测物的 HPLC 峰面积）与回收率评价对照样本测得的信号强度比较，按下式计算提取回收率。

$$R = \frac{A_T}{A_S} \times 100\%$$

式中，$R$ 为提取回收率；$A_T$ 为 QC 样本经样本处理后的信号强度（如 HPLC 峰面积）；$A_S$ 为回收率评价对照样本的信号强度（同 $A_T$）。

为评价生物样本中生物基质的影响，可将 QC 样本测得的信号强度与相同浓度的待测药物标准溶液（不含生物基质，通常为水溶液）同法提取并对测定所得的信号强度进行比较，以确认影响回收率的主要因素是提取方法或是生物基质。如由于提取方法或条件造成回收率偏低，则应优化提取条件，以尽可能提高提取回收率。

当采用内标法测定生物样本时，应同时测定内标的提取回收率。其测定法同待测药物提取回收率的测定，但仅需配制1个浓度(即生物样本分析时加入的浓度)的至少5个QC样本，同法测定、计算。

(2) 限度要求：在药代动力学和生物利用度研究中，高、中、低3个浓度的提取回收率应一致、精密和可重现。

**8. 基质效应** 当采用质谱为检测器的LC-MS或LC-MS/MS技术进行样本分析检测时，由于待测物的离子化效率(电喷雾电离，ESI)易受样本中的基质成分的影响，应该考察基质效应(matrix effect)。

(1) 测定法：使用至少6批来自不同供体的空白基质，不应使用合并的基质。如果基质难以获得，则使用少于6批基质，但应该说明理由。对于每批基质，应该通过计算基质存在下的峰面积(由空白基质提取后加入分析物和内标测得)，与不含基质的相应峰面积(分析物和内标的纯溶液)比值，计算每一分析物和内标的基质因子(matrix factor)。进一步通过分析物的基质因子除以内标的基质因子，计算经内标归一化的基质因子。

(2) 限度要求：从6批基质计算的内标归一化的基质因子的变异系数不得大于15%。该测定应分别在低浓度和高浓度下进行。

除正常基质外，还应关注其他样本的基质效应，例如溶血的或高脂血症的血浆样本等。

**9. 稀释可靠性** 药代动力学试验中，有时生物样本高低浓度的跨度非常大，高浓度样本可能超出了标准曲线的定量上限，此时需要对高浓度样本进行稀释后测定。样本稀释不应影响准确度和精密度，因此需要对样本稀释的可靠性进行验证。

(1) 测定法：通过向基质中加入分析物至高于定量上限浓度，并用空白基质稀释该样本(每个稀释因子至少5个测定值)，来证明稀释的可靠性。

(2) 限度要求：准确度和精密度应在±15%之内，稀释的可靠性应该覆盖试验样本所用的稀释倍数。

### (二) 部分验证

在对已被验证的分析方法进行小幅改变的情况下，根据改变的实质内容，可能需要部分方法验证。可能的改变包括生物分析方法转移到另一个实验室，改变仪器、校正浓度范围、样本体积，其他基质或物种，改变抗凝血剂、样本处理步骤、储存条件等。应报告所有的改变，并对重新验证或部分验证的范围说明理由。

### (三) 交叉验证

应用不同方法从一项或多项试验获得数据，或者应用同一方法从不同试验地点获得数据时，若需要互相比较这些数据，应该进行分析方法的交叉验证。如果可能，应在试验样本被分析之前进行交叉验证，同一系列质控样本或试验样本应被两种分析方法测定。对于质控样本，不同方法获得的平均准确度应在±15%范围内，如果放宽，应该说明理由。对于试验样本，至少67%样本测得的两组数值差异应在两者均值的±20%范围内。

### (四) 试验样本分析

试验样本的分析应在分析方法验证完成以后开始。每个试验样本一般测定1次，必要时可进行复测。对生物等效性试验，来自同一个体的生物样本最好在同一分析批中测定。每个分析批生物样本测定时应建立新的批标准曲线(组织分布试验时，可视具体情况而定)，并随行测定高、中、低3个浓度的QC样本。每个浓度至少双样本，并应均匀分布在试验样本测试顺序(以低→高或高→低的顺序，以一定间隔均匀地穿插于整个分析批)中。当一个分析批内试验样本数量较多时，应同时增加各浓度QC样本数，使QC样本数大于试验样本总数的5%。QC样本测定结果的偏差一般应不大于±15%。最多允许1/3的QC样本结果超限，但不能出现在同一浓度QC样本中。如QC样本测定结果不符合上述要求，则该分析批样本测试结果作废。

对规范性体内药物分析，整个分析过程应当遵从预先制定的实验室 SOP（standard operating procedure）以及良好实验室规范（Good Laboratory Practice，GLP）原则。

### （五）试验样本浓度超出定量范围的处理

标准曲线的范围不能外延，在试验样本分析过程中，对于任何浓度高于 ULOQ 或低于 LLOQ 的样本，应进行处理后再进行测定。

1. **浓度高于 ULOQ**　应分取部分样本用相应的空白生物基质稀释一定倍数后重新测定，并同时制备浓度高于 ULOQ 的 QC 样本，同法稀释测定（并确保稀释后浓度不低于 LLOQ），每个稀释因子或倍数至少 5 个测定值，以确认稀释的可靠性。准确度和精密度应在±15% 范围内，稀释的可靠性应该覆盖试验样本所用的稀释倍数。

2. **浓度低于 LLOQ**　对于浓度低于 LLOQ 的样本，在必要时，可通过改变分析方法的定量范围，降低 LLOQ 的浓度，进行部分验证，从而获得其浓度值。

药代动力学分析时，低于 LLOQ 的样本，在 $C_{max}$ 以前出现应以零值计，在 $C_{max}$ 以后出现应记为无法定量（not detectable，ND），以减小零值对 AUC 计算的影响。

### （六）作为外源性药物使用的内源性物质的测定

由于生物基质中存在内源性的该物质，使得难以测定分析方法的 LLOQ 和准确度。此时，可通过以下方法制备空白生物基质。

1. **对生物基质进行处理**　将生物基质通过活性炭滤过、透析等技术去除所含的该内源性物质后，作为空白生物基质使用。

2. **使用不含内源性物质的生物基质**　对于生物参数随周期性变化的内源性物质（如雌性激素），可在特定的生物周期阶段获取不含该物质的生物基质作为空白生物基质。

3. **使用替代基质**　对某些内源性物质可使用其他基质替代空白生物基质，如兔血浆、人血清蛋白、缓冲液、0.9% 氯化钠溶液等。测得的药物浓度需进行校正。即，$C_{真实}=C_{测得}-C_{本底}$，$C_{本底}$通过由替代基质获得的标准曲线计算求得。

4. **采用标准加入法**　内源性物质含量较低时，可使用混合生物基质，采用标准加入法，测定本底浓度，并在此基础上，再配制系列校正标准样本，并用于试验样本测定。结果为总量浓度。

### （七）微生物学和免疫学方法的验证

上述分析方法验证主要针对色谱分析法，多数参数和原则也适用于微生物学或免疫学分析法，但在方法验证中应考虑到它们的一些特殊之处。微生物学或免疫学分析法的标准曲线本质上是非线性的，应尽可能采用比色谱分析法更多的浓度点来建立标准曲线。结果的准确度是关键因素，如果重复测定能够改善准确度，则应在方法验证和试验样本测定中采用同样的步骤。

微生物学或免疫学分析方法验证实验应包括在数天内进行至少 6 个独立的分析批测定。每个分析批应包括至少 3 套质控样本且每套含至少 5 个浓度（定量下限、低、中、高浓度及定量上限浓度）的质控样本。对于批内和批间准确度，各浓度质控样本的平均浓度应在标示值的±20% 范围内（定量下限和定量上限为±25%）。各浓度质控样本的批内和批间精密度均不应超过 20%（定量下限和定量上限为 25%）。此外，各浓度质控样本的方法总误差（即相对偏差绝对值与变异系数之和）不应超过 30%（定量下限和定量上限为 40%）。

### （八）名词解释

1. **对照标准物质（reference standard）**　用于配制校正标样和 QC 样本的待测物的参比标准，在结构上可以是待测物本身，也可以是其游离碱或酸、盐或酯。对照标准物质应该具有可追溯的来源，并经科学论证其适用性。对分析物，应有分析证书确认其纯度，并提供储存条件、失效日期和批号。常用的对照标准物质主要有三种来源：①法定对照标准物质（如 ChP 标准品或对照品、USP 标准品）；

②市售对照标准物质(来自具有良好信誉的供应商);③分析实验室或科研机构自行合成和/或纯化的具有一定纯度的化合物。

2. 生物基质(biological matrix) 一种生物来源的物质,能够以可重复的方式采集和处理。例如全血、血浆、血清、尿液、粪便、各种组织等。

3. 基质效应(matrix effect) 由于样本中存在除待测物以外的其他干扰物质(包括内源性物质、药物的代谢产物及配伍给药的其他药物等)对响应造成的直接或间接的影响(改变或干扰)。

4. 校正标样(calibration standard) 在空白生物基质中加入已知量待测物对照标准物质制成的样本,用于建立标准曲线,计算质控(QC)样本和试验样本中待测物的浓度。

5. 质控样本(quality control sample) 即 QC 样本,系指在空白生物基质中加入已知量待测物对照标准物质制成的样本,用于监测生物分析方法的效能和评价每一分析批中试验样本分析结果的完整性和正确性。

6. 试验样本(study sample) 是作为分析对象的生物样本。

7. 处理过的样本(processed sample) 待测样本经过各步骤(如提取、纯化、浓缩等)处理制成的、直接用于仪器分析的试样。

8. 分析批(analytical run/batch) 包括试验样本、适当数量的校正标样和 QC 样本的一个完整系列。由于仪器性能的改善和自动进样器的使用,1 天内可以完成几个分析批,一个分析批也可以持续几天完成,但连续测量不宜超过 3 天。

9. 试验样本再分析(incurred sample reanalysis) 分析一部分已测试验样本,来评价原来的试验样本测定的结果是否可以重现。

## 第五节 典型体内药物分析应用

替诺福韦(tenofovir)为开环核苷磷酸类化合物,是一种新型核苷酸类逆转录酶抑制剂,具有抗 HIV-1 和乙肝病毒活性,但其生物利用度较低。富马酸替诺福韦二吡呋酯为替诺福韦的前药,生物利用度相对较高。

富马酸替诺福韦双特戊酯(tenofovir dipivoxil fumarate)为其结构修饰物,在体内同样有效地转化为活性代谢物替诺福韦。在Ⅰ期临床试验中,通过 LC-MS/MS 法测定人血浆中替诺福韦的浓度和药代动力学特征,进行临床评价。

左卡尼汀是哺乳动物能量代谢中必需的体内天然物质,能够促进脂类代谢。长期服用福韦酯(dipivoxil)类药物(如阿德福韦酯、替诺福韦双特戊酯等)可能加速左卡尼汀在人体内的消除,导致左卡尼汀在人体内缺乏,引起脂肪代谢紊乱、骨骼肌和心肌等组织的功能障碍。

应用替诺福韦双特戊酯治疗时,应补充左卡尼汀,并对体内左卡尼汀血药浓度水平进行监测。在替诺福韦双特戊酯临床研究时,同时采用 LC-MS/MS 方法监测了血浆左卡尼汀的水平。左卡尼汀为小分子强极性化合物,在普通 $C_{18}$ 柱上几乎不保留,因此采用极性较强的氰基柱来分析,在高比例有机相洗脱的条件下,氰基柱表现为正相的性质,对强极性的左卡尼汀有适当的保留。质谱检测时高比例的有机相有利于提高待测物在质谱中的离子化效率和响应稳定性。

### 一、替诺福韦血浆样本的 LC-MS/MS 法测定

**试验设计:**受试者禁食 12 小时后,早晨空腹给药,用 250ml 温开水吞服富马酸替诺福韦双特戊酯片 150mg、300mg 或 600mg。受试者药物前和服药后 10 分钟、20 分钟、30 分钟、45 分钟、1 小时、1.5 小时、2 小时、3 小时、5 小时、8 小时、12 小时、24 小时、36 小时、48 小时、72 小时,静脉取血 5ml,离心分取血浆,-20℃保存待测。

**色谱条件**：色谱柱采用 Inertsil ODS-3（150mm × 4.6mm，5μm），甲醇（A）-0.2% 冰醋酸溶液（B）为流动相，线性梯度洗脱（A：B）0min（5：95）→0.8min（5：95）→1min（95：5）→4min（95：5）→4.1min（5：95）→5.5min（5：95），流速 1ml/min，柱后分流（7：3）进行质谱测定。

**质谱条件**（图 9-4）：ESI 正离子化 MRM 检测。毛细管电压 3.5kV，温度 350℃，脱溶剂气 600L/h，0.2Pa 氩气 CID 检测的离子反应分别为，替诺福韦双特戊酯（原型）*m/z*516.25→456.2（23eV），替诺福韦 *m/z*288.1→176.0（23eV），内标（恩替卡韦）*m/z*278.1→152.0（17eV）。

**血浆样本处理**：精密吸取血浆 0.4ml，加入 40μl 甲醇-水（80：20，*V/V*），加入内标溶液 40μl（恩替卡韦 4μg/ml），加入甲醇 1.2ml，涡旋混匀后，16 000 × *g* 离心 10 分钟，分取上清液，留心浓缩挥干，残留物加 0.15ml 甲醇-水（80：20，*V/V*）复溶，高速离心后分取上清液 20μl 进行 LC-MS/MS 分析。

**方法学验证**（图 9-5）：替诺福韦和内标恩替卡韦的保留时间均约为 3.50 分钟，空白血浆无干扰，血浆中替诺福韦在 2~1 200ng/ml 范围内，响应线性良好（$r$>0.998），定量下限为 2ng/ml，内标和不同浓度质控样本绝对回收率均大于 50%，血浆样本分析准确度在 92%~108% 之间，各项精密度验证结果 RSD 均小于 5%。符合生物分析方法学要求。

**药物动力学结果**（表 9-3）：受试者口服低高剂量富马酸替诺福韦双特戊酯片后，血浆中未检测到原形药物，检测到的活性代谢物替诺福韦随剂量的增加，$C_{max}$ 和 AUC 成比例增加，呈现线性药物动力学特征。

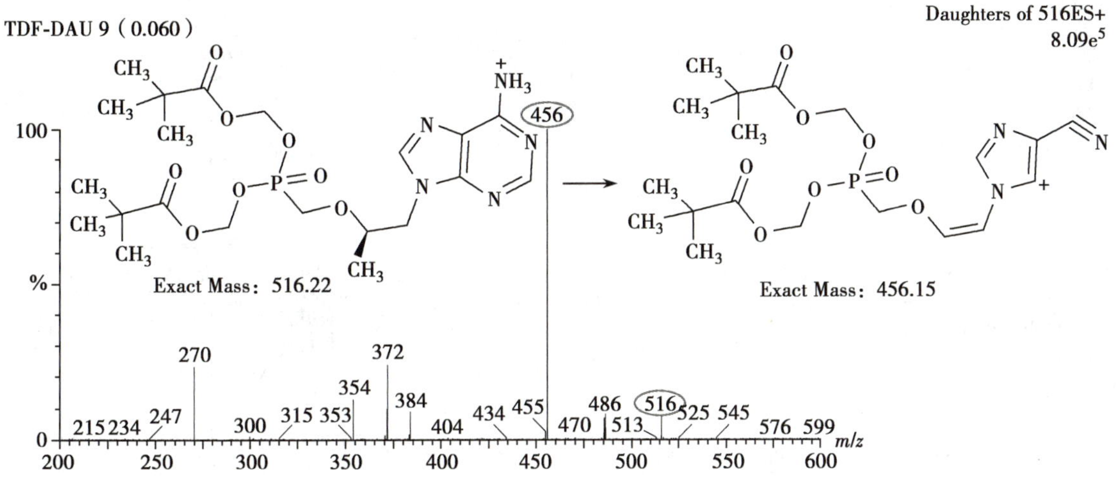


图 9-4a　替诺福韦双特戊酯[M+H]⁺ 离子的二级质谱图

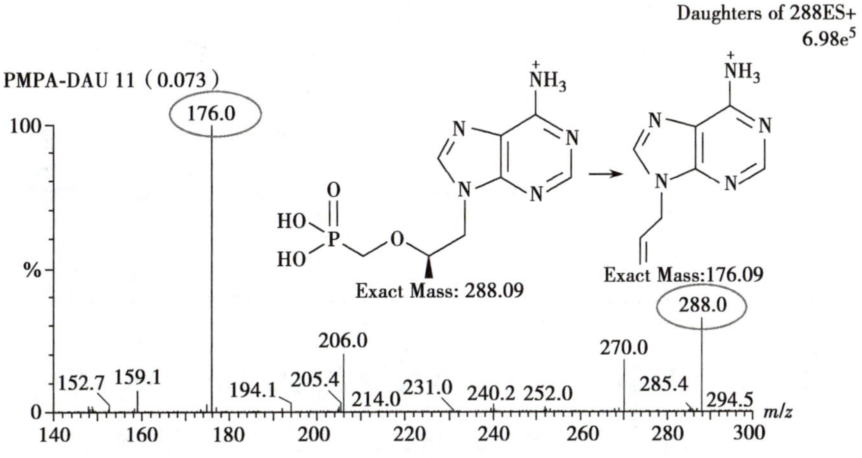


图 9-4b　替诺福韦[M+H]⁺ 离子的二级质谱图

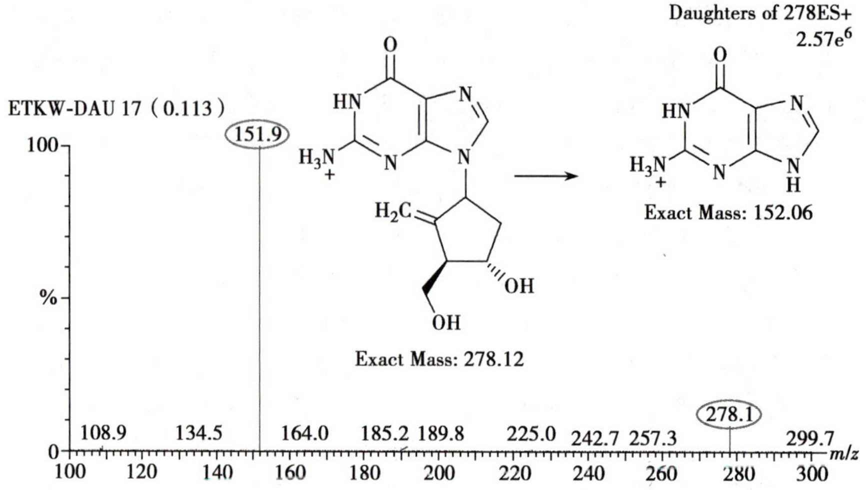


图 9-4c　内标（恩替卡韦）[M+H]$^+$ 离子的二级质谱图

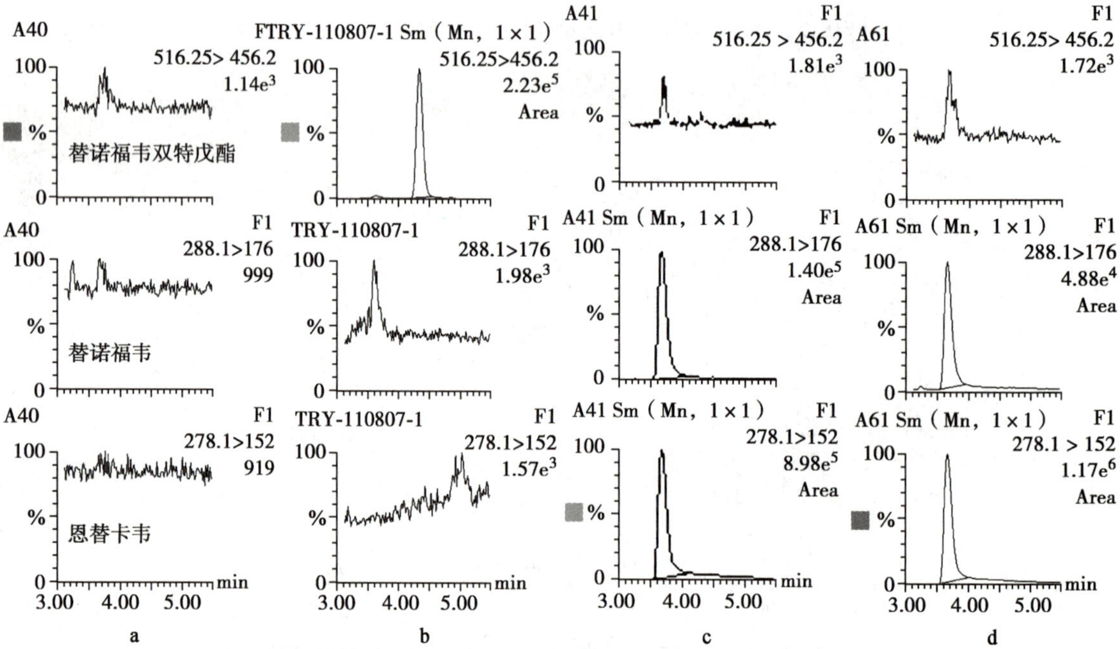


a. 空白；b. 空白添加富马酸替诺福韦双特戊酯对照；c. 口服富马酸替诺福韦双特戊酯片样本；d. 富马酸替诺福韦二吡呋酯片样本。

图 9-5　血浆中替诺福韦 LC-MS/MS 测定典型图

表 9-3　富马酸替诺福韦双特戊酯的血浆药物动力学参数（平均值 ± *SD*，*n*=12）

| 剂量 | $C_{max}$/(ng/ml) | $T_{max}$/h | $AUC_{last}$/[h·(ng/ml)] | $AUC_{INF\_ob}$/[h·(ng/ml)] | $t_{1/2}$/h |
|---|---|---|---|---|---|
| 150mg | 209.6±54.5 | 1.2±0.8 | 1 410±200 | 1 509±211 | 14.1±1.8 |
| 300mg | 511.8±76.8 | 0.8±0.3 | 2 873±336 | 3 024±362 | 17.0±0.8 |

## 二、替诺福韦双特戊酯对体内左卡尼汀影响的 LC-MS/MS 监测

左卡尼汀水易溶解，血浆样本选择乙腈沉淀蛋白的方法进行预处理。人体内左卡尼汀有本底含量，血浆浓度正常值约为 4.8μg/ml。质谱检测时响应易饱和影响定量的准确度。因此，体内左卡尼汀血浆浓

度 LC-MS/MS 测定时，蛋白沉淀处理的上清液，用起始比例流动相稀释 100 倍后进行 LC-MS/MS 测定，既可满足测定灵敏度要求，又能使质谱检测响应具有良好的线性关系，保障检测的精密度和准确度要求。

1. 内源性有本底样本的测定策略　左卡尼汀是内源性物质，文献报道多采用稳定同位素标记法测定，也有通过透析除去左卡尼汀制备空白血浆用于方法学考察，或平行测定空白血浆中左卡尼汀的含量再扣除的方法。稳定同位素标记法固然准确可靠，但对实验室条件要求较高；透析的方法在除去左卡尼汀的同时也除去了血液中的其他内源性物质，与实际血浆差别较大，用于方法学考察难以反映血样测定的实际情况。

若采用先测定空白血浆中左卡尼汀的浓度再扣除的方法，则需保证配制标准血样和空白血样时，必须使每份样本所加空白血浆的量相等。实际样本分析的可操作性差，准确度没有保障。

对于左卡尼汀等有内源性本底物质的测定，采用标准添加法，具有较好的可靠性和准确度。在有内源性本底左卡尼汀血浆样本测定的标准样本建立方法如下。首先，以添加左卡尼汀系列浓度的样本，对测得的响应值，进行线性回归。并根据回归方程的截距估算空白血浆中左卡尼汀的本底浓度。然后，在添加系列浓度基础上，分别累加估算的空白血浆本底浓度，即得各标准血浆中左卡尼汀的实际浓度。最后，以实际系列浓度对响应值进行回归，则可获得满足未知样本测定的标准曲线。

未知样本分析时，对各未知样本均精密定量加入一定量的左卡尼汀，使总浓度落在标准曲线范围内。测定时，经内标标准曲线法求得总浓度后，再扣除加入量，即得未知样本中左卡尼汀的原始浓度。采用这种标准添加法进行有内源性本底物质的测定，方法简便、准确可靠。

2. 试验设计　受试者低、中、高剂量（150mg、300mg 和 600mg）分别单次口服富马酸替诺福韦双特戊酯片。口服药物前和服药后 8 分钟、15 分钟、30 分钟、45 分钟、1 小时、1.5 小时、2 小时、3 小时、5 小时、8 小时、12 小时、24 小时、36 小时、48 小时、72 小时，分别静脉取血 4ml，3 000 × *g* 离心分取血浆，于 -80℃保存待测。并于中剂量（300mg）连续给药 14 天，每日 1 次。在第 14 天给药后，按照单次给药试验采样设计，分别静脉取血，待测。

3. 分析条件　**色谱条件**：CN 柱（250mm × 4.6mm，5μm），含 0.1% 甲酸的乙腈-0.2% 甲酸 0.2% 醋酸铵溶液等度洗脱（70 : 30），流速 1ml/min，柱后分流（7 : 3）进行质谱测定。

**质谱条件**（图 9-6）：电喷雾离子化正离子 MRM 检测，毛细管电压 2.50kV，脱溶剂温度 350℃，脱溶剂气流量 500L/h，0.2Pa 氩气 CID 检测的离子反应分别为，左卡尼汀 *m/z* 162.0→84.65（23eV），内标（托特罗定）*m/z* 326.2→146.9（25eV）。

**血浆样本处理**：精密吸取血浆样本 0.20ml 置 1.5ml 聚塑离心管中，精密添加入 40μg/ml 的左卡尼汀标准溶液 40μl（在标准曲线与质量控制样本制备时，加入相应左卡尼汀标准溶液 40μl），再精密加入内标溶液 40μl（托特罗定 50μg/ml），加乙腈 0.4ml 涡旋混匀沉淀蛋白，16 000 × *g* 离心，分取上清液 50μl，加入流动相 5ml 混合均匀后，取 10μl 进行 LC-MS/MS 分析。

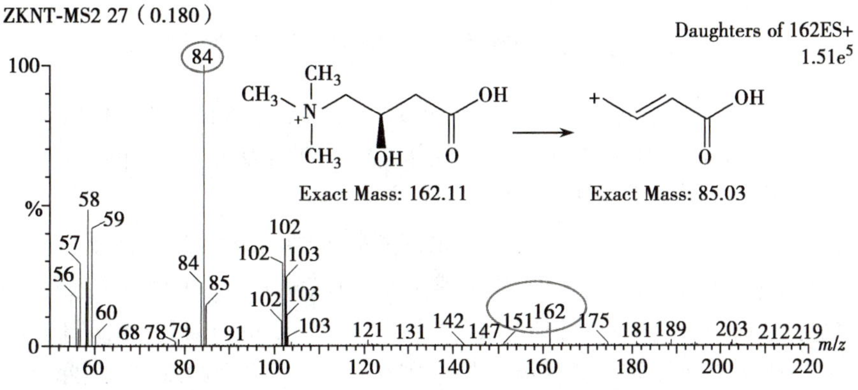


图 9-6a　左卡尼汀[M+H]⁺离子的二级质谱图

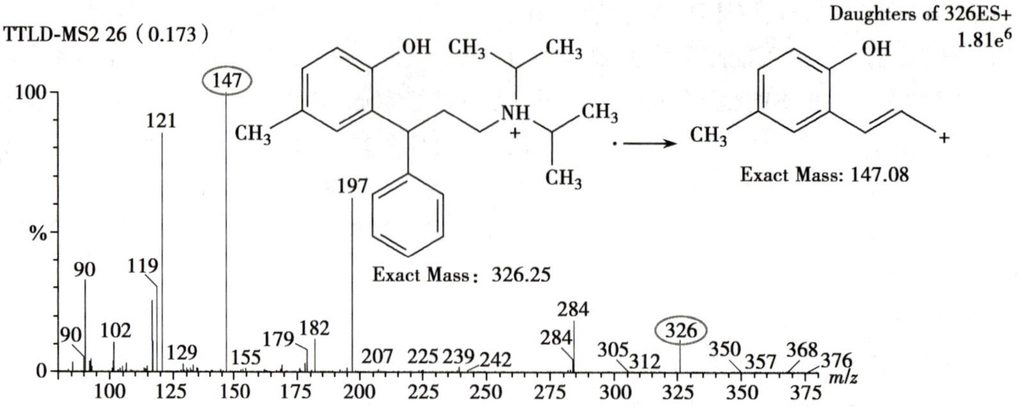


图 9-6b 托特罗定[M+H]⁺离子的二级质谱图

4. 方法验证 由于左卡尼汀是内源性物质，采用标准添加法测定，标准曲线与质量控制样本制备时加入相应标准溶液，未知样本测定时均添加 40μg/ml 的左卡尼汀标准溶液，使血样增量浓度为 8μg/ml，以使生物样本中左卡尼汀浓度落在标曲线性范围内。

在所建立的色谱条件下，左卡尼汀的保留时间约为 5.26 分钟，内标托特罗定的保留时间约为 5.18 分钟。左卡尼汀为内源性物质，血浆中的其他内源性物质对测定无干扰(图 9-7)。

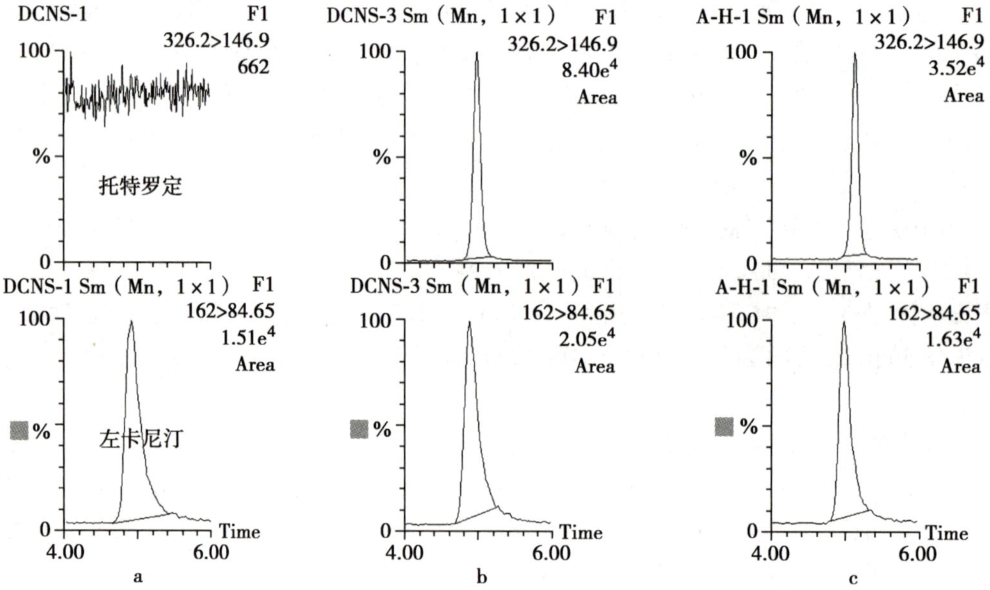


a. 空白；b. 空白添加左卡尼汀；c. 受试者样本。

图 9-7 血浆中左卡尼汀 LC-MS/MS 测定典型图

为保证采用的空白血浆左卡尼汀本底一致，试验中将用于方法验证的空白血浆充分摇匀后再进行处理。制成左卡尼汀系列标准血浆样本的增量浓度分别为 2μg/ml、4μg/ml、6μg/ml、8μg/ml、10μg/ml、14μg/ml、18μg/ml 和 20μg/ml。

含本底标准曲线回归，估算空白血浆中左卡尼汀的平均本底浓度(表 9-4)，然后在各增量浓度基础上加上平均本底浓度值，得到血浆中左卡尼汀实际浓度(实际浓度 = 平均本底浓度 + 增量浓度，表 9-5)。以测得响应峰面积比(As/Ar)对左卡尼汀实际浓度($C$，μg/ml)进行权重回归($1/C^2$)，得可以用于未知样本中左卡尼汀浓度测定的实际回归曲线(图 9-8)。含本底回归曲线和实际回归曲线均线性良好($r$>0.990)，准确度良好(偏差<15%)。

表 9-4　有本底血浆左卡尼汀标准曲线及本底浓度/(μg/ml)估算(比值数据)

| 增量浓度/(μg/ml) | 标曲-1 | 标曲-2 | 标曲-3 | 标曲-4 | 标曲-5 |
|---|---|---|---|---|---|
| 0 | 0.176 6 | 0.212 2 | 0.214 6 | 0.203 2 | 0.213 2 |
| 2 | 0.244 6 | 0.286 4 | 0.303 0 | 0.267 4 | 0.320 7 |
| 4 | 0.294 7 | 0.355 2 | 0.370 0 | 0.372 0 | 0.401 3 |
| 6 | 0.357 8 | 0.414 1 | 0.439 2 | 0.415 6 | 0.443 9 |
| 8 | 0.449 0 | 0.507 1 | 0.521 5 | 0.485 5 | 0.619 3 |
| 10 | 0.482 3 | 0.549 5 | 0.589 0 | 0.528 3 | 0.665 4 |
| 14 | 0.628 9 | 0.706 8 | 0.710 2 | 0.723 3 | 0.861 0 |
| 18 | 0.758 9 | 0.826 2 | 0.833 1 | 0.889 3 | 1.056 1 |
| 20 | 0.760 0 | 0.932 4 | 0.979 2 | 0.973 4 | 1.128 2 |
| 本底浓度 | 5.92 | 6.04 | 6.23 | 5.01 | 4.64 |
| 平均本底(RSD/%) | | | 5.57(12.6) | | |

表 9-5　左卡尼汀血浆样本分析实际标准曲线(平均本底浓度 5.57μg/ml)

| 增量浓度/(μg/ml) | 0 | 2 | 4 | 6 | 8 | 10 | 14 | 18 | 20 |
|---|---|---|---|---|---|---|---|---|---|
| 实际浓度/(μg/ml) | 5.57 | 7.57 | 9.57 | 11.57 | 13.57 | 15.57 | 19.57 | 23.57 | 25.57 |
| 比值 R | 0.212 2 | 0.286 4 | 0.355 2 | 0.414 1 | 0.507 1 | 0.549 5 | 0.706 8 | 0.826 2 | 0.932 4 |
| 实测浓度/(μg/ml) | 5.54 | 7.66 | 9.62 | 11.31 | 13.96 | 15.17 | 19.66 | 23.06 | 26.09 |
| 偏差/% | −0.5 | 1.2 | 0.6 | −2.3 | 2.9 | −2.6 | 0.4 | −2.2 | 2.0 |

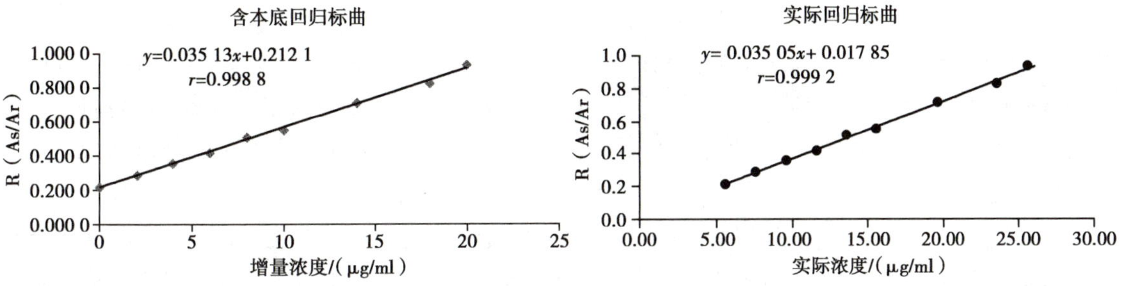


图 9-8a　血样中左卡尼汀含本底系列标准样本回归曲线　图 9-8b　血样中左卡尼汀系列实际标准样本回归曲线

**5. 内源性有本底的左卡尼汀血浆浓度监测结果**　受试者口服富马酸替诺福韦双特戊酯片后，左卡尼汀的血浆浓度-时间曲线如图 9-9 所示。结果表明，含双特戊酯药物，富马酸替诺福韦双特戊酯片 150mg、300mg 和 600mg 单次给药后，体内左卡尼汀的血药浓度与正常水平相比，分别下降最低达 27%、48% 和 60%。300mg 连续给药 14 天，体内左卡尼汀的血浆浓度下降甚至达约 80%。停药 3 天后，体内左卡尼汀的血浆浓度水平能够恢复。

**6. 示例分析**　左旋肉碱是内源性物质，内源性物质的分析是体内药物分析的一个难点。

内源性物质是指机体内天然存在的物质，主要包括激素、维生素、蛋白质及电解质类等。生物标记物与内源性治疗药物都属于内源性物质的范畴。

FDA 在 2018 年颁布的 *Bioanalytical Method Validation Guidance for Industry* 推荐配制标准曲线的基质应为不含分析物的真实基质，配制质控样本的基质应与测定样本的基质相同。

当确实无法获得不含分析物的基质时，需要有充分的理由证明使用替代基质的合理性。但是，配

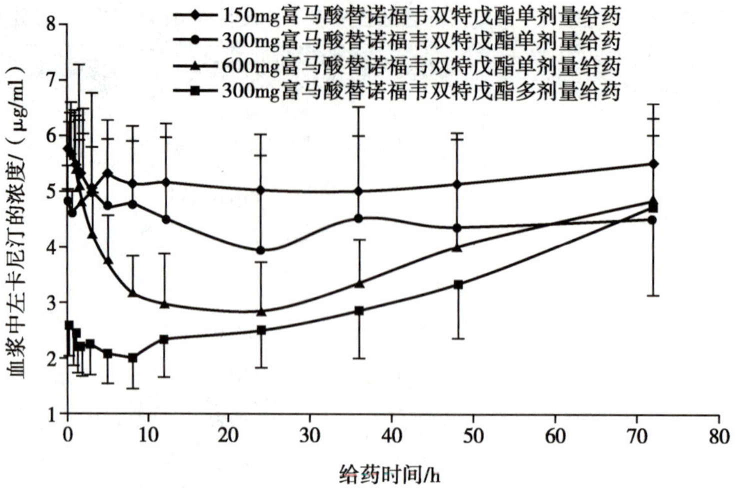


图 9-9 富马酸替诺福韦双特戊酯片给药剂量对体内左卡尼汀血浆浓度-时间的影响曲线（$n$=10）

制质控（QC）样本应该通过在已知浓度分析物的生物介质中额外加入分析物来制备获得。

克服内源性物质对分析方法影响的方法主要分为以下 3 种。

（1）真实基质（authentic matrix）和真实分析物（authentic analyte）：采用真实基质和真实分析物的方法又称为标准加入法（standard addition），即在等分的生物基质中加入已知的不同浓度的待测物，以加入待测物浓度和测得的响应值做标准曲线，生物基质中内源性物质的浓度可以由标准曲线的截距计算而得。方法原理简单，有时可以排除基质效应的干扰；准确度会受到加入浓度的影响，本底浓度高、增量浓度相对较低时误差较大。这种方法适用于定量下限高于 5 倍本底响应的分析方法建立。

（2）替代基质（surrogate matrix）和真实分析物（authentic analyte）：由于无待测物的空白基质很难获取，很多研究人员选用替代基质用于分析方法的建立和验证。替代基质有很多种，最简单的是水或缓冲液，如磷酸盐缓冲液（PBS），也常在 PBS 中加入牛血清蛋白（BSA）或人血清蛋白（HSA），使其与生物基质更相似。替代基质还可以由真实基质经过活性炭或者固相萃取柱剥离内源性物质而得。对于与血浆蛋白结合的物质，无法通过活性炭去除，同时，引入的活性炭对测定是否有影响也需要考察。年龄性别的差异也会导致不同个体间的基质待测物浓度不同，据此，分析时可以选择待测物浓度更低的基质。此外，部分所谓的内源性物质并不是真实来自机体，而是通过食物摄入体内的。这种情况可以通过定制不含该物质的特殊工作餐或饲料，一段时间后可以显著降低或消除受试者或动物基质中的目标分析物干扰。使用替代基质时，必须确保替代基质和真实基质的提取回收率、基质效应等一致。

（3）真实基质（authentic matrix）和替代分析物（surrogate analyte）：选择真实基质中不存在的替代分析物配制标准曲线，当使用质谱检测器时，稳定同位素标记物通常为最佳选择。而同位素内标中，$^{13}C$、$^{15}N$、$^{2}H$ 和 $^{18}O$ 标记物最适合用于分析。此时替代分析物和真实分析物之间仅存在相对分子质量的差异，其他行为可视为一致。采用此法必须证明替代分析物与分析物在理化性质、提取回收率、色谱保留和仪器响应等性质完全一致。在方法建立时要使用同浓度的 2 种分析物纯溶液，考察两者响应关系。响应因子为两者的峰面积之比。许多因素如同位素标记不完全、纯度不准确、气相同位素交换、洗脱时间漂移等都会影响两者间的响应关系。因而建议在每个分析批前后考察两者的响应关系，调节碰撞能量使响应因子维持在一个恒定值（±5%）。

## 本章小结

1. 体内药物和生物样本进行研究时，要求分析方法的灵敏度、选择性和可靠性的程度均较高，建立有效的分析方法是体内药物分析的首要任务。

2. 体内药物分析采用的生物样本包括血液、尿液、唾液、脏器组织、粪便、胆汁、头发、乳汁、精液、脑脊液、泪液、胃液、胰液、淋巴液等样本。最常用的是血浆或血清，因为它们可以较好地体现药物浓度和治疗作用之间的关系。

3. 保证待测物在离体后的稳定性是准确定量分析的先决条件。

4. 体内药物及其代谢产物分析时，除少数情况将体液作简单处理后直接测定外，一般需要对生物样本进行适当的处理。即实施分离、浓集或改性等，为药物的测定创造良好条件。

5. 生物体内样本分析方法的建立与验证，有专门的技术指南要求。

6. 由于影响生物样本检测准确性的因素众多且复杂。因此，在建立基于色谱分离和光谱检测的样本分析方法时，大都采用内标法，提升检测的精密度和准确度。

（余露山）

## 思考题

1. 生物样本分析方法的验证内容与指标要求，与药品分析方法的验证内容和指标要求有何异同？

2. 建立基于色谱分离和光谱检测的生物样本分析方法时，为什么大都采用平行操作的内标法？选择内标物质的原则有哪些？

## 参考文献

[1] 宫旭，ADOUANI I，曾雪芳，等．富马酸替诺福韦二吡呋酯片在健康国人体内的药动学及生物等效性研究．中国新药杂志，2013，22(06):686-690.

[2] JIA Y Y，LU C T，FENG J，et al. Impact on L-carnitine homeostasis of short-term treatment with the pivalate prodrug tenofovir dipivoxil. Basic Clin Pharmacol Toxicol，2013，113(6):431-435.

[3] LU C，JIA Y，CHEN L，et al. Pharmacokinetics and food interaction of a novel prodrug of tenofovir，tenofovir dipivoxil fumarate，in healthy volunteers. J Clin Pharm Ther，2013，38(2):136-140.

[4] FARTHING D，SICA D，GEHR T，et al. An HPLC method for determination of inosine and hypoxanthine in human plasma from healthy volunteers and patients presenting with potential acute cardiac ischemia. J Chromatogr B Analyt Technol Biomed Life Sci，2007，854(1-2):158-164.

[5] 黄钦，于勇．不稳定生物样本的前处理．生物技术世界，2013，3:1-3.

[6] 马欢，葛庆华．特殊基质样本及内源性物质生物分析方法的验证．中国医药工业杂志，2017，48(10):1424-1432.

[7] JONES B R，SCHULTZ G A，ECKSTEIN J A，et al. Surrogate matrix and surrogate analyte approaches for definitive quantitation of endogenous biomolecules. Bioanalysis，2012，4(19):2343-2356.

0902

第九章
目标测试

# 第十章

# 芳酸类非甾体抗炎药物的分析

第十章
教学课件

**学习目标**

1. **掌握** 典型芳酸类非甾体抗炎药物的结构、性质和分析特点。
2. **熟悉** 主要芳酸类非甾体抗炎药物杂质的结构与检查方法。
3. **了解** 影响芳酸类非甾体抗炎药物稳定性的主要因素。

非甾体抗炎药(nonsteroidal antiinflammatory drug,NSAID)是一类不含有甾体骨架的抗炎药,是目前临床使用最多的药物种类之一。本类药物具有抑制前列腺素的合成,进而发挥抗炎、抗风湿、缓解疼痛、退热和抗凝血等作用,在临床上广泛用于治疗风湿性关节炎、类风湿关节炎、多种发热和各种慢性疼痛,如头痛、关节肌肉疼痛、牙痛等症状的缓解。本类药物具有不同的化学结构,但多数具有芳酸基本结构,即芳基取代羧酸结构。根据芳基在羧酸的取代位置及芳基上的取代基的不同,芳酸类药物可分为邻羟基苯甲酸(水杨酸)、邻氨基苯甲酸、邻氨基苯乙酸、芳基丙酸、吲哚乙酸及苯并噻嗪甲酸等六类。

本章主要介绍芳酸类非甾体抗炎药物的分析。本类药物的结构特点为同时具有游离羧基和苯环,其酸性特征可作为原料药的含量测定基础,即在中性乙醇或其他水溶性有机溶剂中,用氢氧化钠滴定液直接滴定;苯环的紫外吸收特性常被用于本类药物的鉴别、定量检查及部分制剂的含量测定。本类药物的酯类易于水解的特性决定了其有关物质检查的项目与方法;如《中国药典》(2005 年版)曾采用三价铁比色法检查阿司匹林中游离水杨酸,但由于在供试品溶液制备过程中阿司匹林继续水解,使检查结果不稳定,故《中国药典》自 2010 年版起,采用与主要发达国家药典相似的酸性条件下的 HPLC 法进行检查:1% 冰醋酸的甲醇溶液制备供试品溶液,以抑制阿司匹林的水解,同时采用高效液相色谱法(HPLC)检查,以提高检查结果的可靠性。

## 第一节 结构与性质

### 一、典型药物与结构特点

芳酸类非甾体抗炎药物的结构特征为苯环取代的羧酸结构,典型药物如表 10-1 所示。其羧基可呈游离态,如水杨酸、阿司匹林、双水杨酯、二氟尼柳、甲芬那酸、布洛芬、酮洛芬、萘普生、吲哚美辛等;羧基也可成盐或成酯,如双氯芬酸钠、双水杨酯等;也可呈酰胺结构,如吡罗昔康、美洛昔康等。本类药物在苯环取代基上亦存在不同的结构特征,如水杨酸、阿司匹林、双水杨酯、二氟尼柳等具有邻位羟基(游离或酯化)结构;甲芬那酸具有邻氨基结构;酮洛芬具有二苯甲酮结构;吡罗昔康和美洛昔康具有 $\beta$-羟基-$\alpha$-不饱和酮结构;吲哚美辛、吡罗昔康和美洛昔康具有杂环结构;二氟尼柳含有氟元素,双氯芬酸钠和吲哚美辛含有氯元素,吡罗昔康和美洛昔康含有硫元素。上述结构特征或特征元素的存在也决定了各药物的化学特性。

作为其他非甾体抗炎药,对乙酰氨基酚和尼美舒利的结构分别为取代乙酰苯胺和甲磺酰苯胺,具有苯胺和甲磺酰基结构。

**表 10-1 典型非甾体抗炎药物的结构与物理性质**

| 基本结构/类别 | 药物名称 | 结构式/分子式/分子量 | 物理性质 |
|---|---|---|---|
| 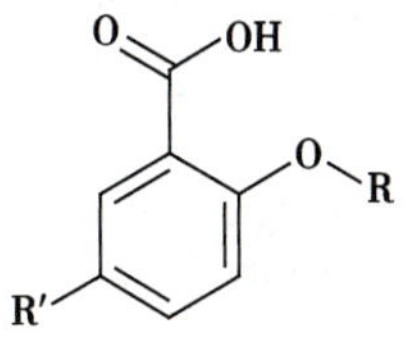<br>邻羟基苯甲酸类（水杨酸类） | 水杨酸 salicylic acid | 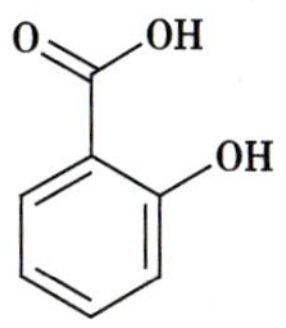<br>$C_7H_6O_3$ 138.12 | 白色细微的针状结晶或白色结晶性粉末；水溶液显酸性反应。在乙醇或乙醚中易溶，在沸水中溶解，在三氯甲烷中略溶，在水中微溶。熔点：158~161℃ |
| | 阿司匹林 aspirin | 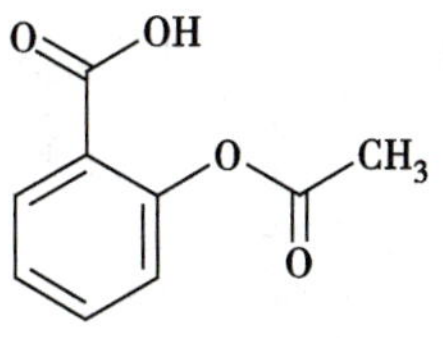<br>$C_9H_8O_4$ 180.16 | 白色结晶或结晶性粉末；遇湿气即缓缓水解。在乙醇中易溶，在三氯甲烷或乙醚中溶解，在水或无水乙醚中微溶；在氢氧化钠或碳酸钠溶液中溶解，但同时分解 |
| | 双水杨酯 salsalate | 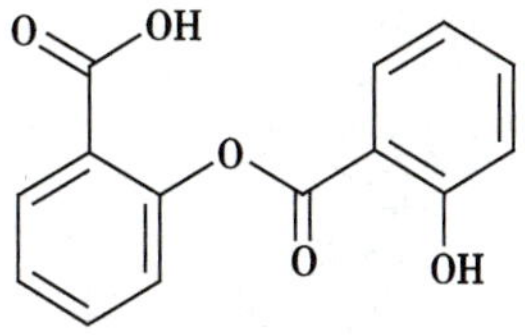<br>$C_{14}H_{10}O_5$ 258.22 | 白色结晶性粉末。在乙醇或乙醚中易溶，在水中几乎不溶。熔点：140~146℃ |
| | 二氟尼柳 diflunisal | 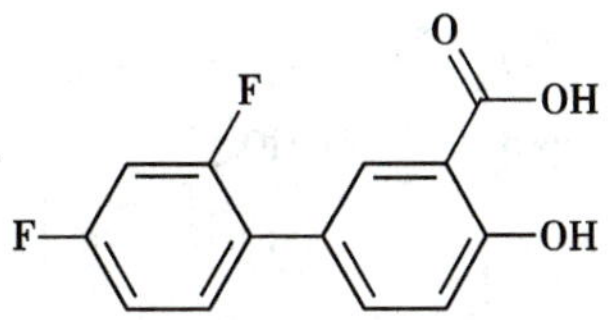<br>$C_{13}H_8F_2O_3$ 250.20 | 白色或类白色结晶或结晶性粉末。在甲醇中易溶，在乙醇中溶解；在三氯甲烷中微溶；在水中几乎不溶。最大吸收波长：251nm与315nm（20μg/ml，0.1mol/L盐酸的乙醇溶液），吸光度比值为4.2~4.6 |
| 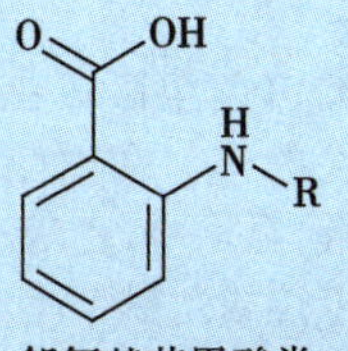<br>邻氨基苯甲酸类 | 甲芬那酸 mefenamic acid | 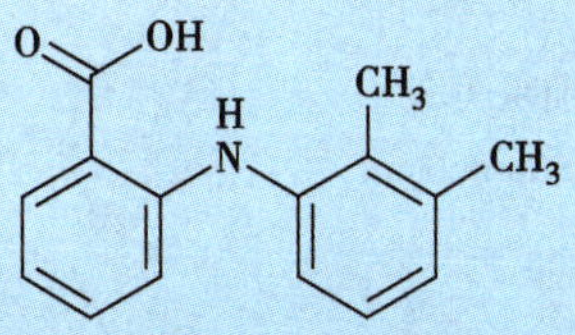<br>$C_{15}H_{15}NO_2$ 241.29 | 白色或类白色微细结晶性粉末。在乙醚中略溶，在乙醇或三氯甲烷中微溶，在水中不溶。最大吸收波长：279nm与350nm［20μg/ml，1mol/L盐酸-甲醇（1∶99）溶液］，吸光度分别为0.69~0.74与0.56~0.60 |

续表

| 基本结构/类别 | 药物名称 | 结构式/分子式/分子量 | 物理性质 |
| --- | --- | --- | --- |
| 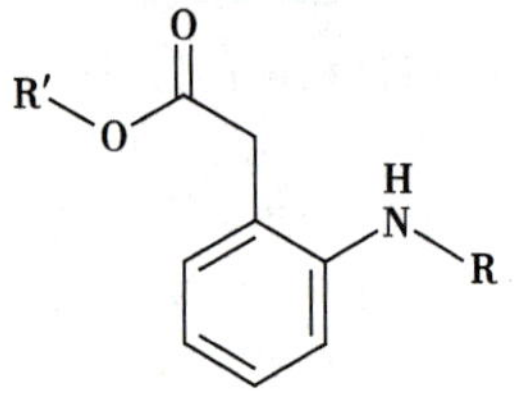<br>邻氨基苯乙酸类 | 双氯芬酸钠<br>diclofenac sodium | 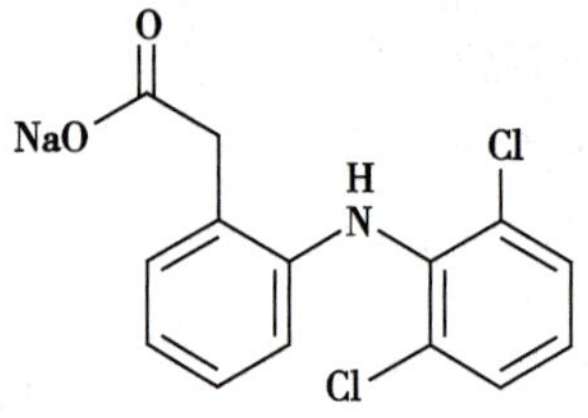<br>$C_{14}H_{10}Cl_2NNaO_2$ 318.13 | 白色或类白色结晶性粉末；有刺鼻感与引湿性。在乙醇中易溶，在水中略溶，在三氯甲烷中不溶。pH 6.5~7.5(10mg/ml)。最大吸收波长：276nm(20μg/ml) |
| 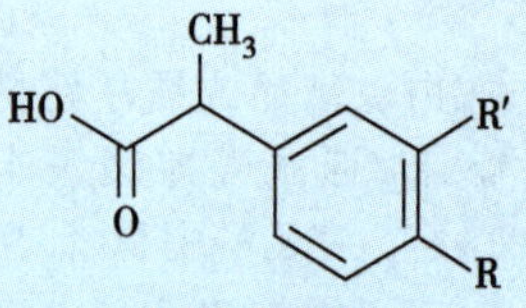<br>芳基丙酸类 | 布洛芬<br>ibuprofen | 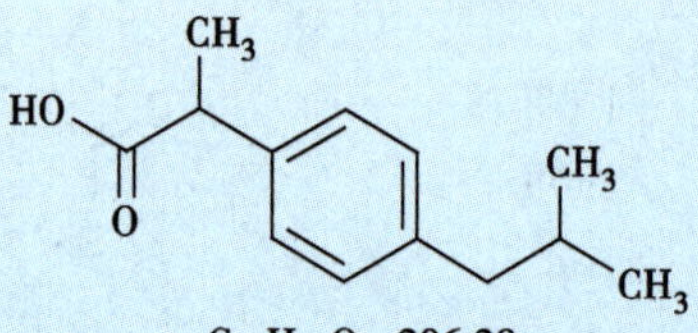<br>$C_{13}H_{18}O_2$ 206.28 | 白色结晶性粉末。在乙醇、丙酮、三氯甲烷或乙醚中易溶，在水中几乎不溶；在氢氧化钠或碳酸钠试液中易溶。<br>熔点：74.5~77.5℃。<br>最大吸收波长：265nm与273nm；最小吸收波长245nm与271nm；肩峰259nm(0.25mg/ml，0.4%氢氧化钠溶液) |
| | 酮洛芬<br>ketoprofen | 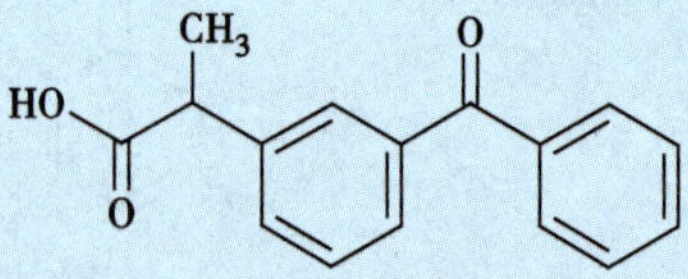<br>$C_{16}H_{14}O_3$ 254.29 | 白色结晶性粉末。在甲醇中极易溶，在乙醇、丙酮或乙醚中易溶，在水中几乎不溶。<br>熔点：93~96℃ |
| | 萘普生<br>naproxen | 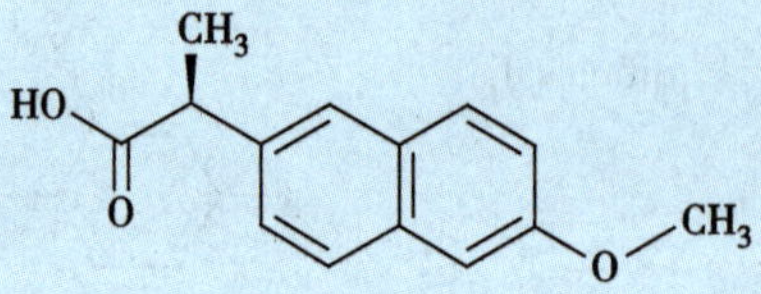<br>(+)-(*S*)-<br>$C_{14}H_{14}O_3$ 230.26 | 白色或类白色结晶性粉末。在甲醇、乙醇或三氯甲烷中溶解，在乙醚中略溶，在水中几乎不溶。<br>熔点：153~158℃。<br>比旋度：+63.0°~+68.5°(10mg/ml，三氯甲烷)。<br>最大吸收波长：262nm、271nm、317nm与331nm(30μg/ml甲醇) |
| 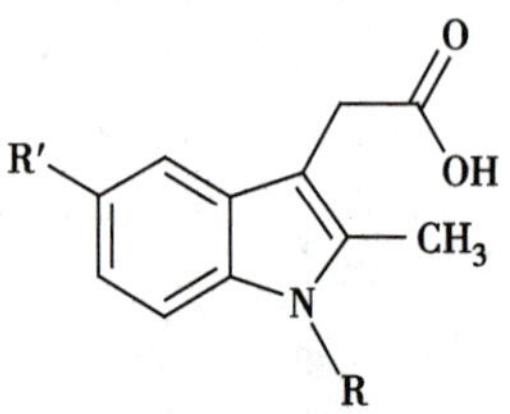<br>吲哚乙酸类 | 吲哚美辛<br>indometacin | 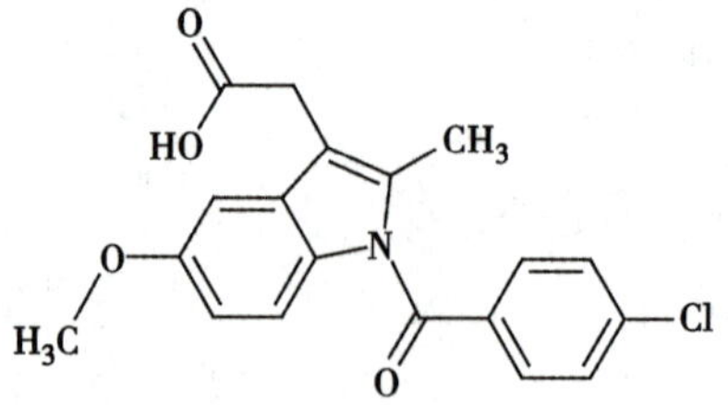<br>$C_{19}H_{16}ClNO_4$ 357.79 | 类白色至微黄色结晶性粉末。在丙酮中溶解，在甲醇、乙醇、三氯甲烷或乙醚中略溶，在甲苯中极微溶解，在水中几乎不溶。<br>熔点：158~162℃。<br>吸收系数($E_{1cm}^{1\%}$)：180~200［25μg/ml，甲醇-pH 7.2磷酸盐缓冲液(1∶1)，320nm］ |

续表

| 基本结构/类别 | 药物名称 | 结构式/分子式/分子量 | 物理性质 |
|---|---|---|---|
| 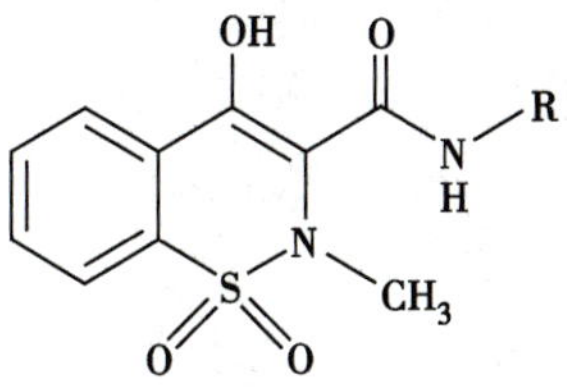<br>苯并噻嗪甲酸类 | 吡罗昔康<br>piroxicam | 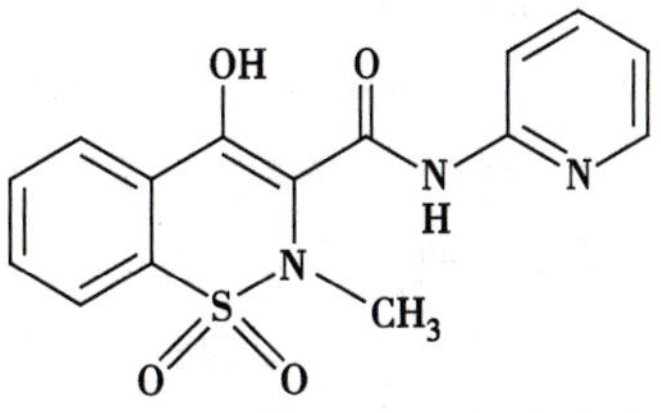<br>$C_{15}H_{13}N_3O_4S$ 331.35 | 类白色至微黄绿色结晶性粉末。在三氯甲烷中易溶，在丙酮中略溶，在乙醇或乙醚中微溶，在水中几乎不溶；在酸中溶解，在碱中略溶。熔点：198~202℃，熔融同时分解。<br>最大吸收波长：243nm与334nm（5μg/ml，0.01mol/L盐酸甲醇溶液） |
| | 美洛昔康<br>meloxicam | 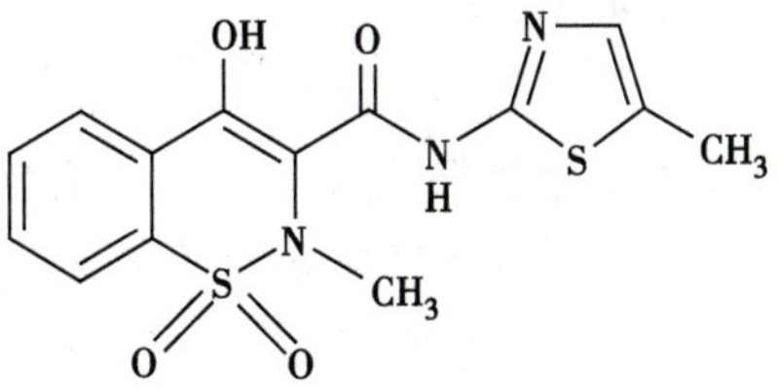<br>$C_{14}H_{13}N_3O_4S_2$ 351.42 | 微黄色至淡黄色或微黄绿色至淡黄绿色结晶性粉末。在二甲基甲酰胺中溶解，在丙酮中微溶，在甲醇或乙醇中极微溶解，在水中几乎不溶。<br>最大吸收波长：270nm与362nm；最小吸收波长312nm（7μg/ml，0.1mol/L氢氧化钠溶液） |
| 其他非甾体抗炎药 | 尼美舒利<br>nimesulide | 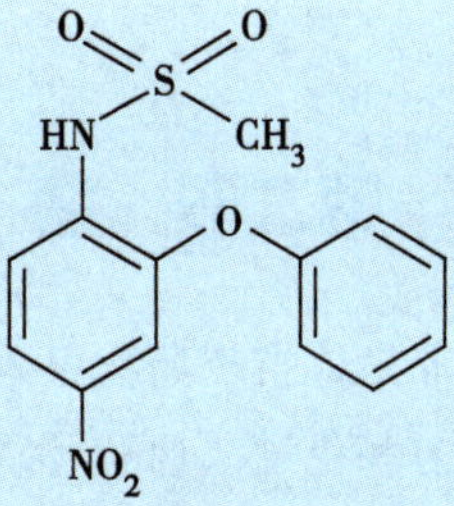<br>$C_{13}H_{12}N_2O_5S$ 308.31 | 淡黄色结晶或结晶性粉末。在丙酮或二甲基甲酰胺中易溶，在三氯甲烷中溶解，在甲醇或乙醇或乙醚中微溶，在水中几乎不溶。<br>熔点：148~151℃。pH：5.0~7.0（20mg/ml）。<br>吸收系数（$E_{1cm}^{1\%}$）：445~475（12μg/ml，0.05mol/L氢氧化钠溶液，393nm） |
| | 对乙酰氨基酚<br>paracetamol | 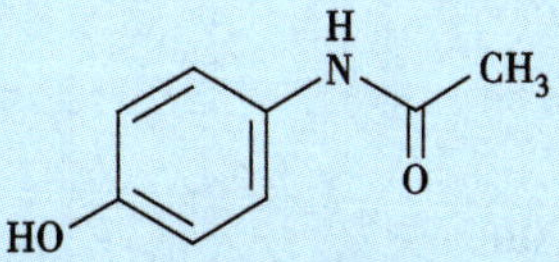<br>$C_8H_9NO_2$ 151.16 | 白色结晶或结晶性粉末。在热水或乙醇中易溶，在丙酮中溶解，在水中略溶。<br>熔点：168~172℃。<br>pH 5.5~6.5（10mg/ml） |

## 二、主要理化性质

### （一）酸性

本类药物因分子结构中具有游离羧基而显酸性，但其酸性强度受苯环的取代位置及苯环上其他取代基的影响。具有邻位取代苯甲酸结构的药物，如水杨酸、阿司匹林、双水杨酯、二氟尼柳、甲芬那酸等，由于邻位效应使得酸性增强，如阿司匹林的酸性（$pK_a$ =3.49）比苯甲酸的酸性（$pK_a$=4.26）强；其中，水杨酸还由于邻位游离羟基的氢能与羧基形成分子内氢键，更增强了羧基中氧氢键的极性，使其酸性进一步增强（$pK_a$=2.95）。双氯芬酸、布洛芬、酮洛芬、萘普生、吲哚美辛等，由于羧基并非直接与苯环相连，在结构上属于芳环取代的脂肪酸类，其酸性较弱。而吡罗昔康、美洛昔康、尼美舒利、对乙酰氨基酚则为酰胺结构，无明显酸性。

基于本类药物具有较强酸性的特性，大多数药物的原料药均可在中性乙醇或甲醇、丙酮等水溶性有机溶剂中，用氢氧化钠直接滴定法测定含量。

### （二）水解性

本类药物中，阿司匹林和双水杨酯具有酯键，吲哚美辛、吡罗昔康、美洛昔康、尼美舒利、对乙酰氨基酚等则具有酰胺键，均可发生水解反应。水解反应及其产物的理化特性反应可用于鉴别；若水解反应可快速、定量进行，亦可用剩余碱量法测定含量，如美洛昔康可加定量过量的氢氧化钠水解后，剩余的氢氧化钠用盐酸滴定液返滴定测定。

### （三）吸收光谱特性

本类药物分子结构中具有苯环和特征取代基，均具有紫外和红外特征光谱，紫外-可见分光光度法和红外分光光度法已被广泛应用于本类药物及其制剂的鉴别；同时，紫外-可见分光光度法亦被广泛用于本类药物制剂的溶出度与释放度测定法（通则 0931）及含量均匀度检查法（通则 0941），甚至用于部分药物制剂的含量测定。

### （四）基团或元素特性

本类药物分子结构中的特征基团或元素具有特征的理化特性，如对乙酰氨基酚的酚羟基、水杨酸的邻羟苯甲酸结构与三价铁可生成有色配位化合物；酮洛芬的二苯甲酮可与二硝基苯肼缩合显色；美洛昔康结构中的硫元素热分解后产生的硫化氢可与醋酸铅生成黑色硫化铅等均可用于本类药物的鉴别。

# 第二节　鉴 别 试 验

依据上述理化性质，芳酸类非甾体抗炎药物可采用化学法（显色反应、沉淀反应）、光谱法（红外分光光度法、紫外-可见分光光度法）和色谱法（高效液相色谱法、薄层色谱法）进行鉴别。

## 一、化学法

### （一）与三氯化铁反应

**1. 水杨酸反应**　含有或水解后含有水杨酸结构（邻羟苯甲酸）的药物加三氯化铁试液，即生成紫堇色配位化合物。

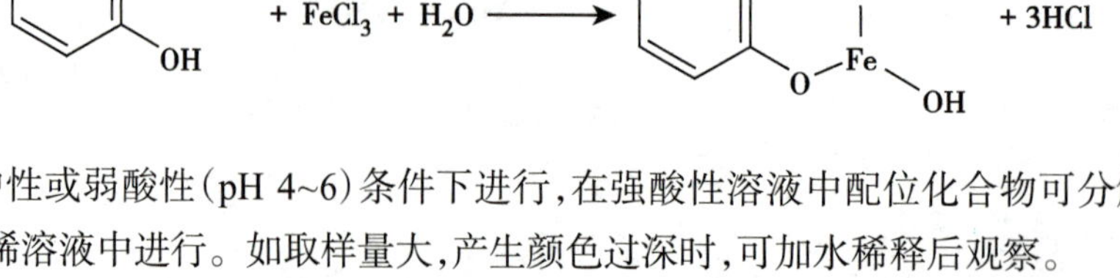


反应宜在中性或弱酸性（pH 4~6）条件下进行，在强酸性溶液中配位化合物可分解；本反应极为灵敏，试验宜在稀溶液中进行。如取样量大，产生颜色过深时，可加水稀释后观察。

水杨酸的水溶液可与三氯化铁试液反应显紫堇色；阿司匹林加水煮沸使水解生成水杨酸后，可与三氯化铁试液反应呈紫堇色；双水杨酯在氢氧化钠试液中煮沸后与三氯化铁试液反应呈紫色；二氟尼柳溶于乙醇后与三氯化铁试液反应呈深紫色。

2. 酚羟基反应　含有酚羟基结构的药物加三氯化铁试液即显蓝紫色。

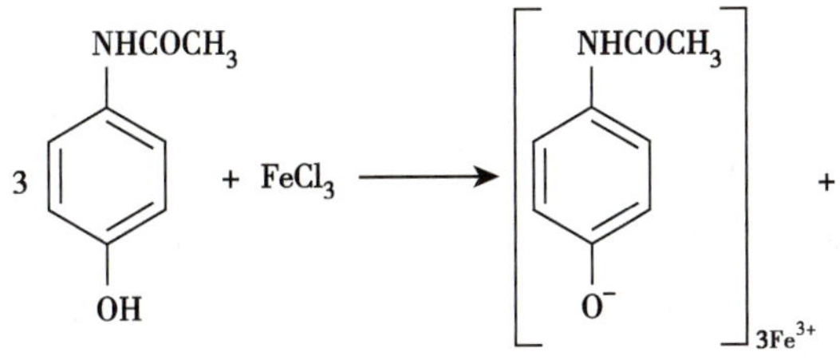


吡罗昔康与美洛昔康噻嗪环上的烯醇式羟基具有酚羟基的性质，亦可在三氯甲烷溶液中与三氯化铁生成红色配位化合物，分别显玫瑰红色和淡紫红色。

### (二) 缩合反应

酮洛芬具有二苯甲酮结构，在酸性条件下可与二硝基苯肼缩合生成橙色偶氮化合物。取本品，加乙醇溶解后，加二硝基苯肼试液，加热至沸，放冷即产生橙色沉淀。

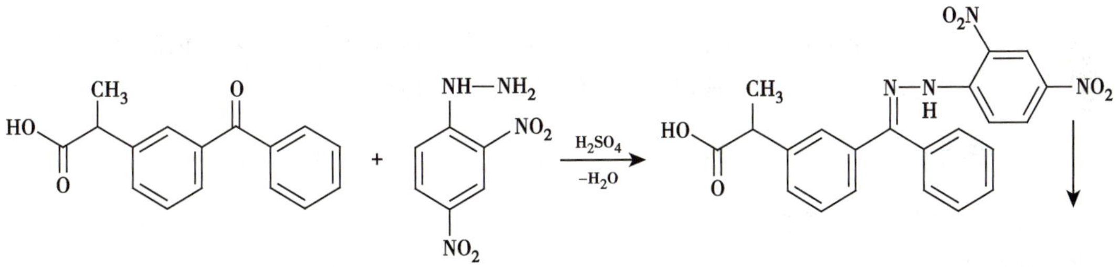


### (三) 重氮化-偶合反应

对乙酰氨基酚具潜在的芳伯氨基，在稀盐酸中加热水解生成对氨基酚，后者具有游离的芳伯氨基，在酸性溶液中与亚硝酸钠试液进行重氮化反应，生成的重氮盐再与碱性 $\beta$-萘酚偶合生成红色偶氮化合物。

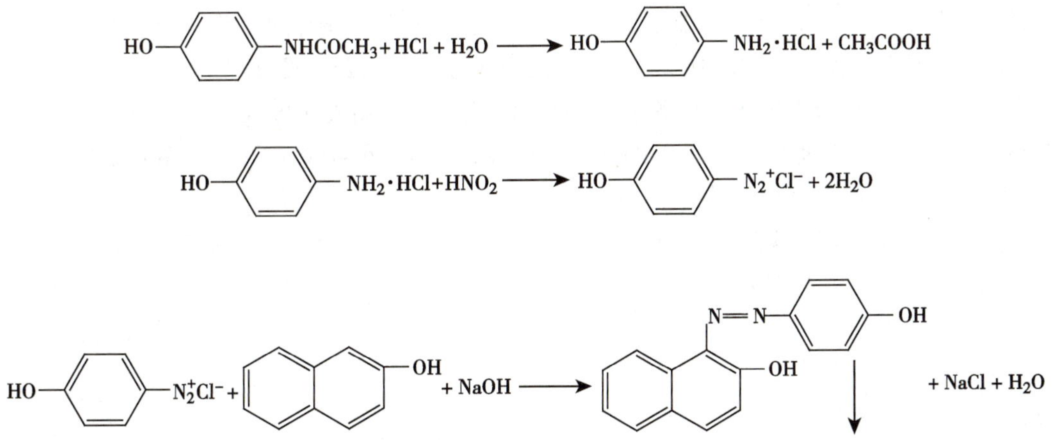


分子结构中具有芳伯氨基或潜在芳伯氨基的药物，均可发生重氮化反应，生成的重氮盐可与碱性 $\beta$-萘酚偶合生成有色的偶氮染料。

### (四) 其他反应

1. 水解反应　阿司匹林与碳酸钠试液加热水解，得水杨酸钠及醋酸钠，加过量稀硫酸酸化后，则生成白色水杨酸沉淀，并发生醋酸的臭气。

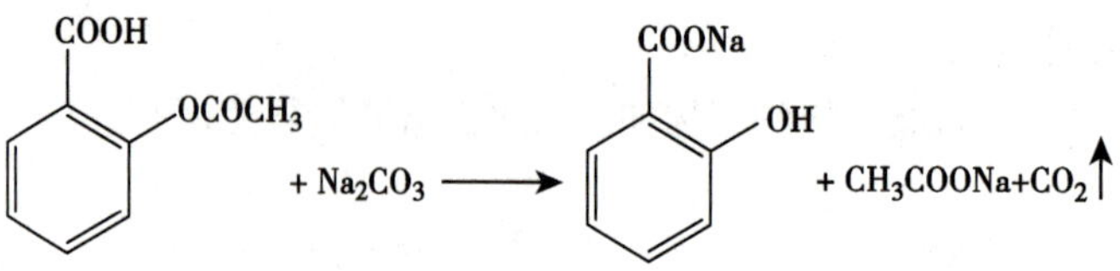


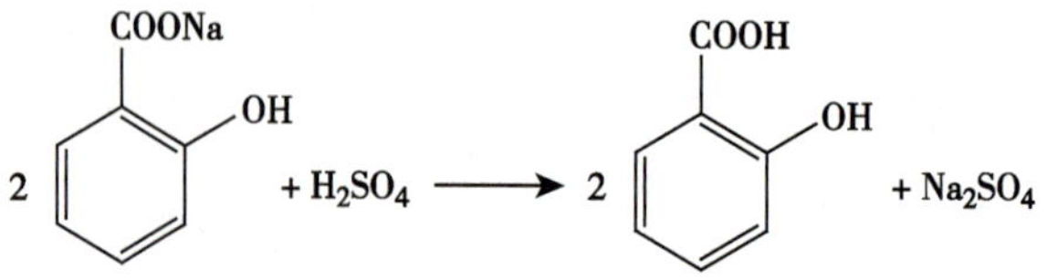


$$2\ CH_3COONa + H_2SO_4 \longrightarrow 2\ CH_3COOH + Na_2SO_4$$

双水杨酯与氢氧化钠试液煮沸后，显水杨酸盐的鉴别反应（通则 0301）。

### 2. 元素反应

（1）氯元素：含氯药物与碱共热分解产生氯化物，显氯化物的鉴别反应。如双氯芬酸钠，与碳酸钠炽灼炭化，加水煮沸、滤过后，滤液显氯化物鉴别反应（通则 0301，详见本书第三章 药物的鉴别）。

（2）硫元素：美洛昔康中含二价硫高温分解产生硫化氢气体，遇醋酸铅生成硫化铅黑色沉淀。如美洛昔康于试管中炽灼，产生的气体能使湿润的醋酸铅试纸显黑色。

## 二、光谱法

### （一）紫外-可见分光光度法

紫外吸收光谱为电子光谱，一般只有 2~3 个较宽的吸收带，药物分子结构中的共轭体系决定光谱的形态，如最大吸收波长与最小吸收波长及在各波长处的吸收系数均取决于分子结构中的共轭体系。紫外吸收光谱法被广泛应用于本类药物的鉴别，各药物的紫外吸收光谱特征参数见表 10-1。常用的紫外鉴别方法如下。

**1. 最大吸收波长法**　双氯芬酸钠、萘普生、吡罗昔康等均规定其最大吸收波长，如双氯芬酸钠的水溶液（20μg/ml）在 276nm 的波长处有最大吸收。

芳酸类非甾体抗炎药物的多种制剂亦采用本法鉴别，如吡罗昔康片的鉴别：取含量测定项下的溶液，照紫外-可见分光光度法测定，在 243nm 与 334nm 的波长处有最大吸收。

**2. 最大与最小吸收波长法**　布洛芬用 0.4% 氢氧化钠溶液制成 0.25mg/ml 的溶液，在 265nm 与 273nm 的波长处有最大吸收，在 245nm 与 271nm 的波长处有最小吸收，在 259nm 的波长处有一个肩峰。布洛芬制剂及美洛昔康及其制剂亦用同法鉴别。

**3. 吸光度法**　甲芬那酸用 1mol/L 盐酸溶液-甲醇（1∶99）混合液制成 20μg/ml 的溶液，在 279nm 与 350nm 的波长处有最大吸收，其吸光度分别为 0.69~0.74 与 0.56~0.60。

**4. 吸光度比值法**　二氟尼柳用 0.1mol/L 盐酸的乙醇溶液制成 20μg/ml 的溶液，在 251nm 与 315nm 的波长处有最大吸收，吸光度比值应为 4.2~4.6。

### （二）红外分光光度法

红外吸收光谱是由分子振动、转动能级跃迁所产生的分子光谱，与紫外吸收光谱（电子光谱）比较，红外吸收光谱更具指纹特征性。芳酸类非甾体抗炎药物的原料药均采用红外分光光度法鉴别；亦有少数制剂采用溶剂提取法去除辅料后测定，如布洛芬和对乙酰氨基酚、萘普生、尼美舒利片剂分别用丙酮、甲醇和无水乙醇溶解、滤过、干燥后，采用红外分光光度法鉴别。

阿司匹林的红外吸收图谱（图 10-1）显示的主要特征吸收与解析见表 10-2。

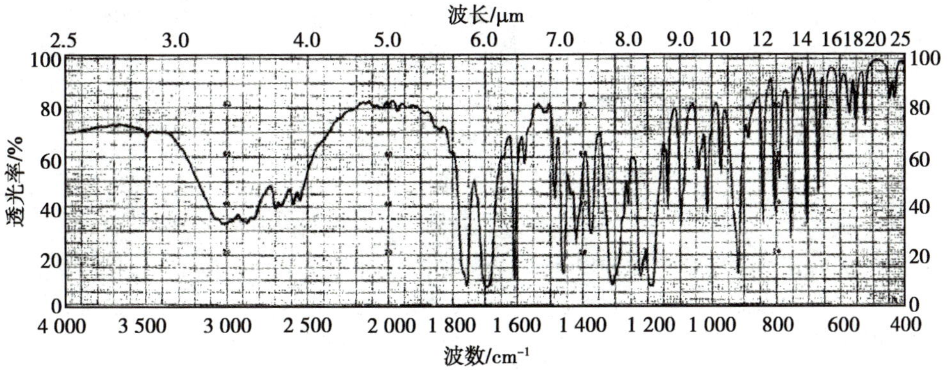


图 10-1　阿司匹林红外吸收图谱

表 10-2　阿司匹林红外吸收图谱的主要特征吸收与解析

| 峰位/cm$^{-1}$ | 归属 | 峰位/cm$^{-1}$ | 归属 |
|---|---|---|---|
| 3 300~2 300 | $\nu_{O-H}$(羧基) | 1 610、1 570、1 480、1 460 | $\nu_{C=C}$(苯环) |
| 1 760 | $\nu_{C=O}$(羧酸酯) | 1 310、1 230、1 180 | $\nu_{C-O}$(羧酸酯和羧酸) |
| 1 690 | $\nu_{C=O}$(羧酸) | 775 | $\delta_{Ar-H}$(邻位取代苯环) |

## 三、色谱法

### (一) 薄层色谱法

药物制剂中存在大量的辅料，常对原料药所使用的某些鉴别方法，如红外光谱法构成一定的干扰。虽部分药物可用溶剂提取法去除辅料的干扰，但多数药物制剂中辅料的干扰难以有效去除，此时，可采用薄层色谱法(TLC)进行分离与鉴别。如二氟尼柳、美洛昔康等制剂均采用 TLC 法鉴别。二氟尼柳胶囊的鉴别：以硅胶 $GF_{254}$ 为固定相，正己烷-二氧六环-冰醋酸(85：10：5)为展开剂，展开后在紫外光(254nm)灯下检视，供试品溶液所显主斑点的位置和颜色应与对照品溶液的主斑点相同。美洛昔康制剂则以三氯甲烷-甲醇-二乙胺(60：5：7.5)为展开剂，同法鉴别。

### (二) 高效液相色谱法

虽然 TLC 法设备简单、操作方便，但随着高效液相色谱法(HPLC)在药物制剂分析，尤其是在有关物质和含量测定中的大量应用，HPLC 法在制剂鉴别中得到广泛应用。如美洛昔康制剂采用有关物质检查项下的 HPLC 色谱条件进行鉴别；阿司匹林、甲芬那酸、双氯芬酸钠、布洛芬、萘普生、吲哚美辛、对乙酰氨基酚等多种制剂，如阿司匹林片、泡腾片、肠溶片、肠溶胶囊等，均直接采用含量测定项下的 HPLC 色谱图进行鉴别，其具体方法如下：在含量测定项下记录的色谱图中，供试品溶液主峰的保留时间应与对照品溶液主峰的保留时间一致。当 TLC 和 HPLC 法均有收载时，两者可任选其一，如美洛昔康片的鉴别。

# 第三节　有关物质与检查

## 一、阿司匹林及双水杨酯中游离水杨酸与有关物质的检查

### (一) 阿司匹林及双水杨酯的合成

阿司匹林及双水杨酯的常规合成路线如下。

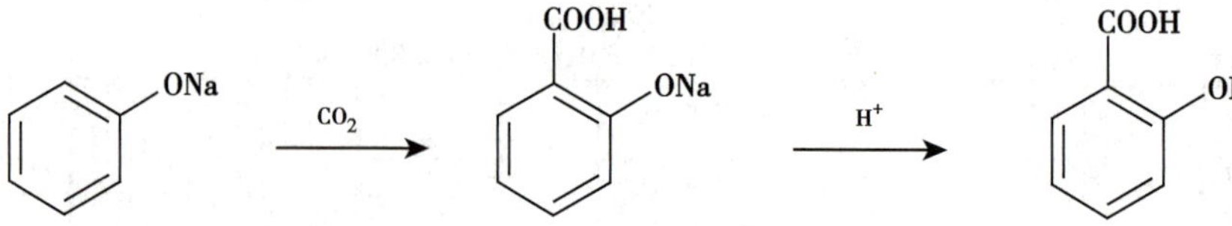


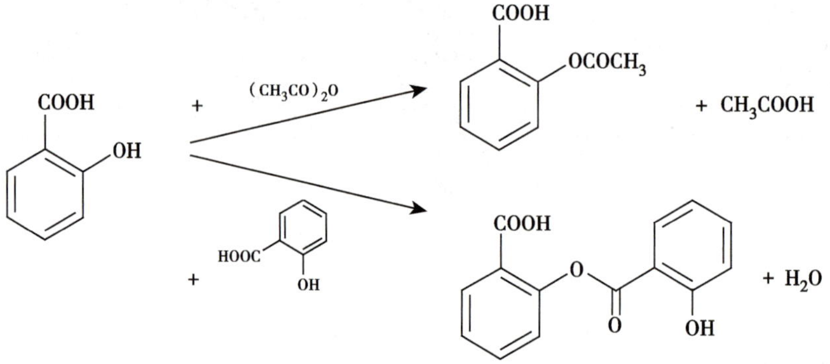


### （二）阿司匹林中游离水杨酸与有关物质的检查

阿司匹林中的有关物质包括合成起始原料苯酚及合成中间体与副产物，如游离水杨酸、醋酸苯酯、水杨酸苯酯、双水杨酸酯、水杨酸酐、乙酰水杨酸苯酯、乙酰水杨酰水杨酸及乙酰水杨酸酐等杂质。EP 收载阿司匹林的有关物质结构信息见表 10-3。

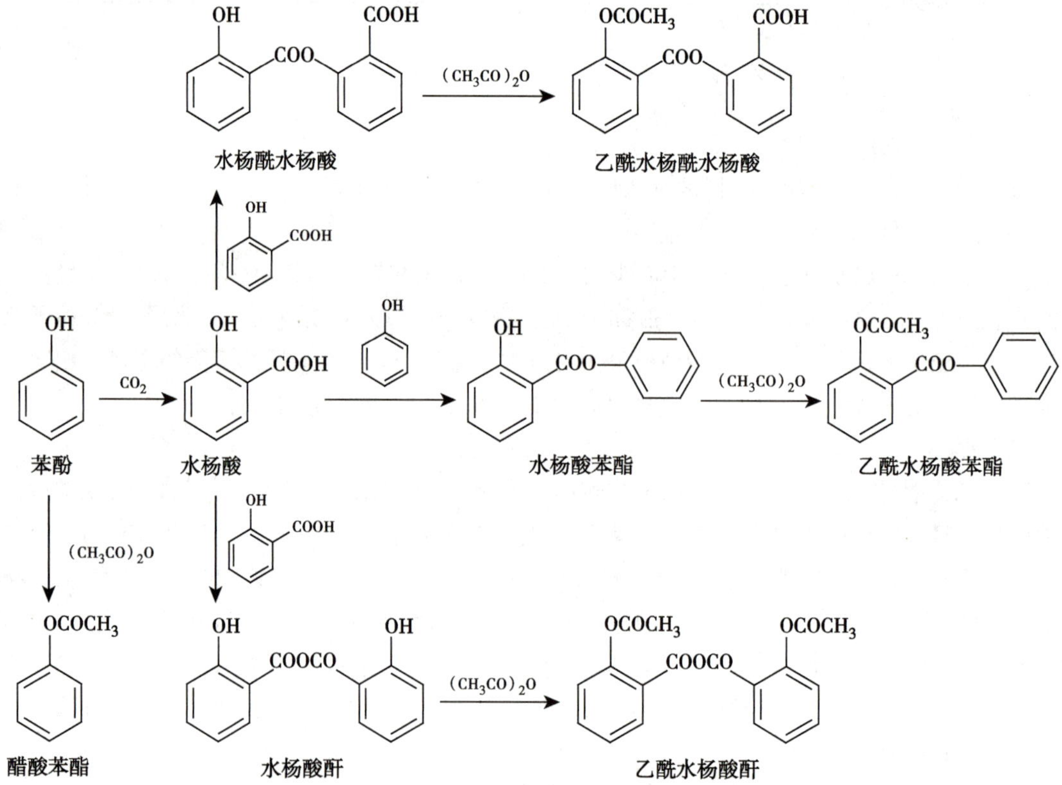


**表 10-3　阿司匹林有关物质结构信息**

| 基本骨架 | R | 化学名 | 杂质代码 |
|---|---|---|---|
| 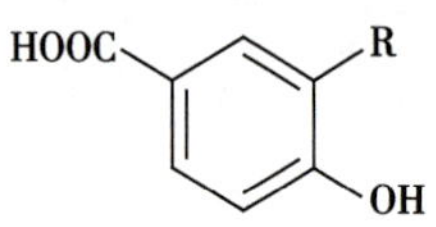 | H | 4-羟基苯甲酸 | A |
| | COOH | 4-羟基间苯二甲酸 | B |

续表

| 基本骨架 | R | 化学名 | 杂质代码 |
|---|---|---|---|
| 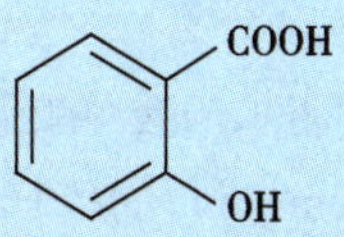 | | 水杨酸 | C |
| 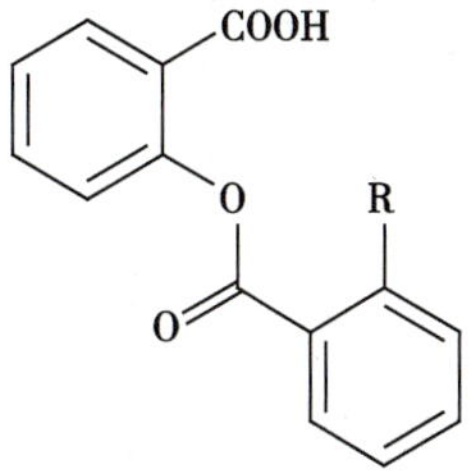 | O—CO—$CH_3$ | 乙酰水杨酰水杨酸 | D |
| | OH | 双水杨酸酯 | E |
| 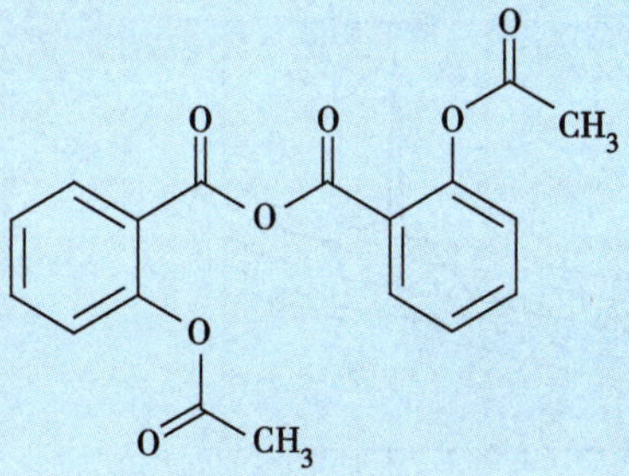 | | 2-(乙酰氧基)苯甲酸酐<br>(或乙酰水杨酸酐) | F |

1. 游离水杨酸　阿司匹林为乙酰水杨酸，在生产过程中因乙酰化反应不完全，或在精制过程及贮藏期间的水解而产生水杨酸。游离水杨酸对人体有毒性，且其分子中所含的酚羟基在空气中易被逐渐氧化生成一系列有色（如淡黄、红棕甚至深棕色）醌型化合物而使阿司匹林成品变色，因而需加以控制。

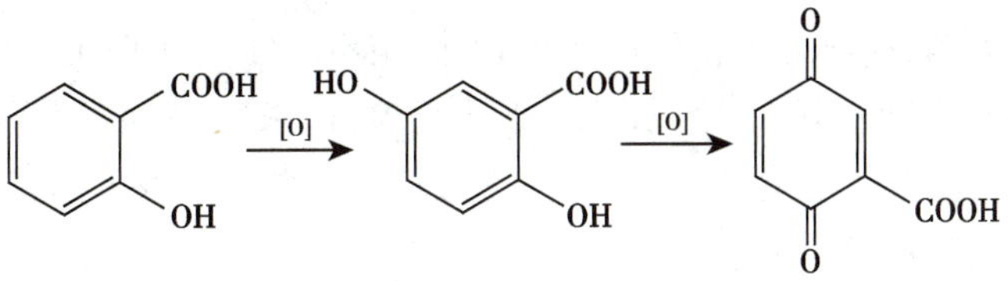

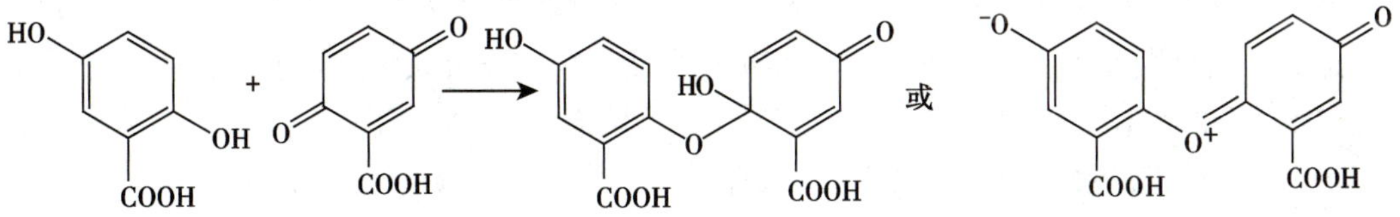

基于水杨酸可在弱酸性溶液中与高价铁盐生成紫堇色配位化合物，而阿司匹林结构中无游离酚羟基，不发生该反应的原理，ChP2005 曾用稀硫酸铁铵溶液显色反应检查游离水杨酸。但由于在供试品溶液制备过程中阿司匹林可发生水解产生新的游离水杨酸，因此，ChP 自 2010 年版起采用 1%冰醋酸甲醇溶液制备供试品溶液（10mg/ml），以防阿司匹林水解，同时采用 HPLC 检查，用十八烷基硅烷键合硅胶（ODS）为填充剂，以乙腈-四氢呋喃-冰醋酸-水（20∶5∶5∶70）为流动相，检测波长为 303nm。按外标法以峰面积计算，游离水杨酸不得过 0.1%。

通常，制剂不再检查原料药物检查项下的相关杂质，但阿司匹林在制剂过程中易水解生成水杨酸。因此，ChP 规定阿司匹林片、肠溶片、肠溶胶囊、泡腾片及栓剂均照原料药方法与色谱条件检查水杨酸，限量分别为 0.3%、1.5%、1.0%、3.0% 和 3.0%。

2. 有关物质　阿司匹林中的"有关物质"系指除"游离水杨酸"外的其他未命名的相关杂质，如表 10-3 所列杂质 A、B、D、E、F 及其他未知杂质。

ChP 采用 RP-HPLC 法检查，方法如下：使用 ODS 色谱柱，以检查"游离水杨酸"的流动相为流动相 A，乙腈为流动相 B，梯度洗脱，检测波长为 276nm。以供试品溶液（10mg/ml）的稀释液（0.5%）为对照溶液，除水杨酸峰外，供试品溶液色谱图中其他各杂质峰面积的和[ 小于灵敏度溶液（对照溶液稀释 10 倍，0.05%）主峰面积的色谱峰忽略不计 ]不得大于对照溶液主峰面积（图 10-2）。

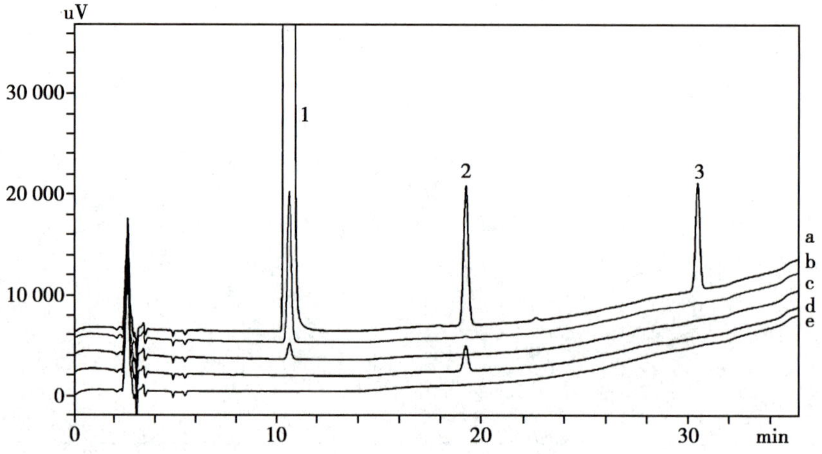


a. 阿司匹林供试品（10mg/ml）；b. 0.5% 自身对照（50μg/ml）；c. 0.05% 自身对照（灵敏度试验 5μg/ml）；d. 水杨酸对照（10μg/ml）；e. 空白。
1. 阿司匹林；2. 水杨酸；3. 乙酰水杨酰水杨酸。

图 10-2　阿司匹林有关物质 HPLC 检查色谱图

USP 与 JP 均不检查除水杨酸外的有关物质，EP 采用不加校正因子的水杨酸对照法[ 以水杨酸峰面积（相当于阿司匹林的 0.1%）为对照 ]计算，杂质 A、B、D、E、F 峰面积不得超过对照溶液水杨酸峰面积的 1.5 倍（0.15%）；未知杂质单个峰面积不得超过 0.5 倍（0.05%），面积总和不得超过 2.5 倍（0.25%）；面积小于 0.3 倍（0.03%）的峰忽略。

3. 双水杨酸酯中游离水杨酸的检查　双水杨酸酯为水杨酰水杨酸，以水杨酸为原料经酯化而成。在生产过程中因酯化反应不完全，或在精制过程及贮藏期间的水解均可产生水杨酸。ChP2010 采用铁盐比色法检查游离水杨酸，检查原理是利用水杨酸可与三价铁生成有色配位化合物的特性。为避免双水杨酯的水解，自 ChP2015 起则以三氯甲烷为溶剂，采用水相萃取比色法检查，方法如下。

以水杨酸为对照，分别用三氯甲烷溶解并稀释制成供试品溶液（50mg/ml）与对照溶液（0.25mg/ml），各精密量取 20ml，分置分液漏斗中，各用硝酸铁的稀硝酸溶液（1mg/ml，0.1% 硝酸溶液）提取 4 次，每次 20ml，滤过，合并提取液于 100ml 量瓶中，用稀硝酸溶液稀释至刻度，摇匀，在 530nm 的波长处测定吸光度，规定供试品溶液的吸光度不得大于水杨酸对照溶液的吸光度，限度为 0.5%。双水杨酯片同法检查，限度为 1.8%。

## 二、对乙酰氨基酚中对氨基酚和对氯苯乙酰胺的检查

### （一）合成工艺

对乙酰氨基酚的合成工艺主要是：以对硝基氯苯为原料，水解后制得对硝基酚，经还原生成对氨基酚，再经乙酰化制得成品；或以苯酚为原料，经亚硝基化及还原反应制得对氨基酚。

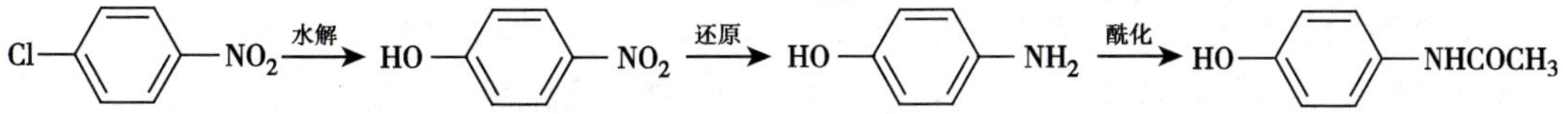


### （二）有关物质检查

由于本品的合成路线较多，不同生产工艺引入的有关杂质不尽相同，其中包括合成中间体、副产物及分解产物，如对硝基酚、对氨基酚、对氯苯乙酰胺、*O*-乙酰基对乙酰氨基酚、偶氮苯、氧化偶氮苯、苯醌和醌亚胺等。EP10 收载对乙酰氨基酚的有关物质结构信息见表 10-4。

**表 10-4　对乙酰氨基酚有关物质结构信息**

| 基本母核 | 取代基 | | | | 化学名称 | 杂质代码 |
|---|---|---|---|---|---|---|
| | $R_1$/X/R | $R_2$ | $R_3$ | $R_4$ | | |
| 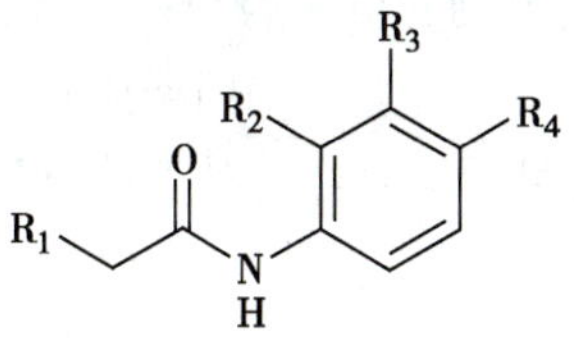 | H | OH | H | H | *N*-(2-羟基苯基)乙酰胺 | A |
| | $CH_3$ | H | H | OH | *N*-(4-羟基苯基)丙酰胺 | B |
| | H | H | Cl | OH | *N*-(3-氯-4-羟基苯基)乙酰胺 | C |
| | H | H | H | H | *N*-苯基乙酰胺 | D |
| | H | H | H | O—CO—$CH_3$ | *O*-乙酰基对乙酰氨基酚 | H |
| | H | H | H | Cl | *N*-(4-氯苯基)乙酰胺/(对氯苯乙酰胺) | J |
| 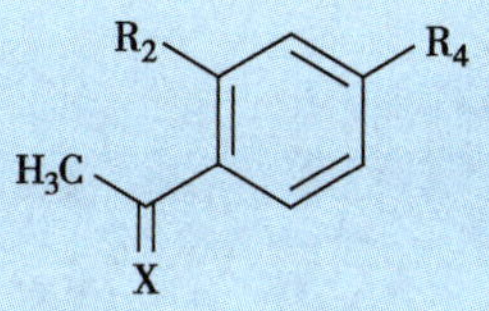 | O | H | — | OH | 1-(4-羟基苯基)乙酮 | E |
| | N—OH | H | — | OH | 1-(4-羟基苯基)乙酮肟 | G |
| | O | OH | — | H | 1-(2-羟基苯基)乙酮 | I |
| 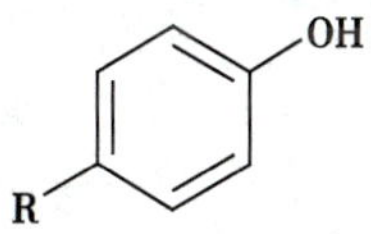 | $NO_2$ | — | — | — | 4-硝基酚 | F |
| | $NH_2$ | — | — | — | 4-氨基酚/(对氨基酚) | K |
| 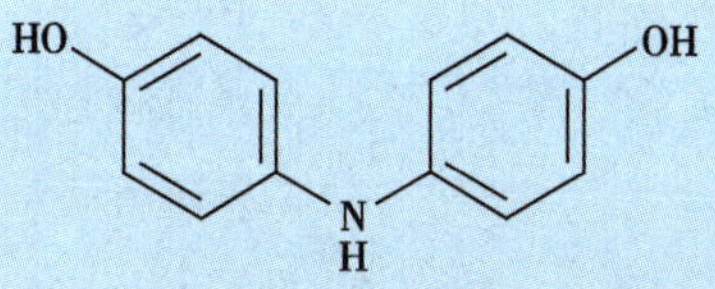 | — | — | — | — | 4,4′-氮杂二苯酚 | M |
| 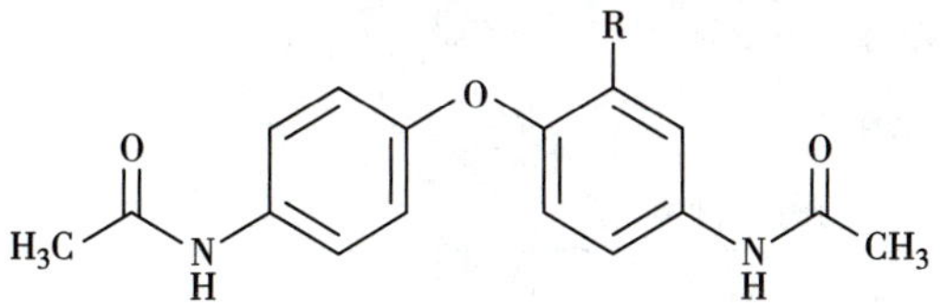 | OH | — | — | — | *N*-[4-(4-乙酰氨基-2-羟基苯氧基)苯基]乙酰胺 | L |
| | H | — | — | — | *N*,*N*′-[氧代二(4,1-亚苯基)]二乙酰胺 | N |

**1. 对氨基酚及有关物质** 因为对氨基酚同时含有游离酚羟基与氨基，具有酸碱两性，在反相色谱条件下易出现峰拖尾或峰分裂现象，可使用离子对色谱法消除这一现象。因此，ChP 以四丁基氢氧化铵为离子对试剂，采用离子对反相 HPLC 法检查，色谱条件与方法如下：以磷酸盐缓冲液(含 1.2% 四丁基氢氧化铵)-甲醇(90∶10)为流动相，在 C8 柱上分离，于 245nm 波长处检测，柱温 40℃。色谱图记录至主成分峰保留时间的 4 倍，按外标法以峰面积计算。其中，对氨基酚以杂质对照品对照法计算，限量为 0.005%；有关物质以主成分自身对照法计算，单个杂质限量为 0.1%，总量不得过 0.5%。

**2. 对氯苯乙酰胺** 因为对氯苯乙酰胺的极性小，无法在同一色谱条件下一并检查，故 ChP 将流动相中甲醇的比例由 10% 提高至 40% 后独立检查对氯苯乙酰胺，采用杂质对照品对照法，按外标法以峰面积计算，限量为 0.005%。

EP 则在同一色谱条件下检查有关物质(包括对氯苯乙酰胺)，流动相流速为 0.3ml/min。其中，杂质 K(4-氨基酚，RRT 约为 0.4)和 J(对氯苯乙酰胺，RRT 约为 10.1)的含量均采用杂质对照品对照法计算，限量分别为 50ppm 和 10ppm；其他未知杂质采用主成分自身稀释对照法计算，限量：单个杂质为 0.05%，总量为 0.2%，忽略峰面积为 0.03%。

## 第四节 含量测定

### 一、基本方法要略

由于本类药物结构中游离羧基的酸性和芳环的紫外吸收特性，ChP、USP-NF 和 EP 所收载的原料药，除个别品种外(如对乙酰氨基酚 ChP 采用紫外-可见分光光度法、EP 采用水解后的硫酸铈滴定法，双氯芬酸钠与吡罗昔康采用非水溶液滴定法测定)，主要采用酸碱滴定法进行含量测定(表 10-5)。

表 10-5 典型非甾体抗炎药物原料药的含量测定方法

| 药物 | ChP | EP | USP-NF |
| --- | --- | --- | --- |
| 水杨酸 | 酸碱滴定法 | 酸碱滴定法 | HPLC |
| 阿司匹林 | 酸碱滴定法 | 酸碱滴定法 | 酸碱滴定法 |
| 双水杨酯 | 酸碱滴定法 | — | HPLC |
| 二氟尼柳 | 酸碱滴定法 | — | HPLC |
| 甲芬那酸 | 酸碱滴定法 | 酸碱滴定法 | HPLC |
| 双氯芬酸钠 | 非水溶液滴定法 | 非水溶液滴定法 | 非水溶液滴定法 |
| 布洛芬 | 酸碱滴定法 | 酸碱滴定法 | HPLC |
| 酮洛芬 | 酸碱滴定法 | 酸碱滴定法 | 酸碱滴定法 |
| 萘普生 | 酸碱滴定法 | 酸碱滴定法 | 酸碱滴定法 |
| 吲哚美辛 | 酸碱滴定法 | HPLC | HPLC |
| 吡罗昔康 | 非水溶液滴定法 | 非水溶液滴定法 | HPLC |
| 尼美舒利 | 酸碱滴定法 | 酸碱滴定法 | — |
| 对乙酰氨基酚 | UV | 水解后的硫酸铈滴定法 | HPLC |

在药物制剂的含量测定中，要充分考虑制剂中的有关物质、辅料与稳定剂等附加成分对测定的影响。

当附加成分不影响主成分的含量测定时，药物制剂的含量测定方法可与原料药相同，如 ChP 双水杨酯片的含量测定采用酸碱滴定法。当附加成分在主成分的最大吸收波长处无显著吸收，可采用紫外-可见分光光度法进行含量测定，如 ChP 二氟尼柳片的含量测定。

但当附加成分显著影响主成分的含量测定时，可采用分离分析相结合的分析方法。如 USP 中阿司匹林胶囊采用柱分配色谱-紫外分光光度法进行含量测定。高效液相色谱法是目前各国药典广泛采用的用于本类药物制剂含量测定的方法。如 ChP 收载的典型芳酸类非甾体抗炎药物制剂，大多采用离子抑制-反相高效液相色谱法（在流动相中加入冰醋酸或醋酸钠缓冲液，以抑制药物的解离）或离子对-反相高效液相色谱法测定，并采用外标法计算含量。

## 二、特征方法

本类药物的特征含量测定方法主要为酸碱滴定法，包括直接滴定法、剩余量滴定法和水解后剩余量滴定法。

### （一）直接滴定法

直接滴定法系将药物溶于中性乙醇、甲醇或丙酮中，以酚酞、酚红或酚磺酞为指示剂，用氢氧化钠滴定液直接滴定。

以阿司匹林含量测定为例，测定方法与反应原理如下：取本品约 0.4g，精密称定，加中性乙醇（对酚酞指示液显中性）20ml 溶解后，加酚酞指示液 3 滴，用氢氧化钠滴定液（0.1mol/L）滴定。每 1ml 的氢氧化钠滴定液（0.1mol/L）相当于 18.02mg 的 $C_9H_8O_4$。

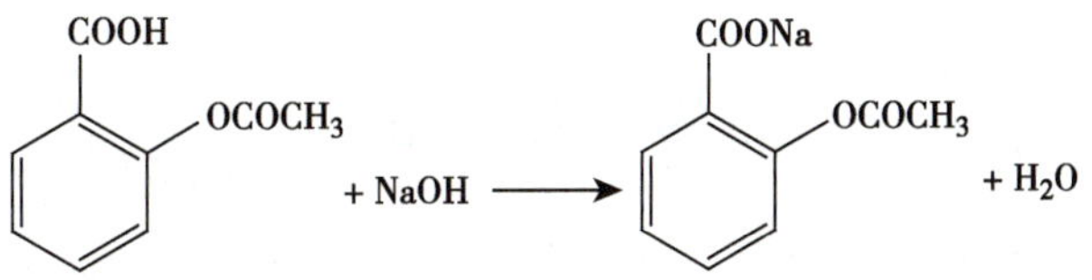


阿司匹林在水中微溶，易溶于乙醇，故使用乙醇为溶剂。因乙醇对酚酞指示剂可能显酸性，可消耗氢氧化钠而使测定结果偏高。因此，乙醇在使用之前先用氢氧化钠中和至对酚酞指示剂显中性。亦可采用常规的“空白试验校正”法扣除溶剂的影响。

因本法专属性较差，易受阿司匹林的水解及其产物、有机酸类稳定剂的干扰，故本法不适用于阿司匹林制剂的含量测定；原料药测定时，也需要注意规范操作，避免水解引起的偏差。

本类药物中，水杨酸、双水杨酯、二氟尼柳、甲芬那酸、布洛芬、酮洛芬、萘普生、吲哚美辛及尼美舒利等品种均采用本法测定含量。其中，二氟尼柳和萘普生在甲醇中的溶解度较大，使用甲醇-水为溶剂；尼美舒利则使用丙酮为溶剂。二氟尼柳使用酚红指示剂，甲芬那酸则使用酚磺酞指示剂。

### （二）剩余量滴定法

美洛昔康含有与羰基共轭的烯醇式羟基，具有羧酸性质，显一价酸性，亦可用氢氧化钠滴定液滴定。但由于本品在甲醇、乙醇及水中极微溶解或几乎不溶，在丙酮中微溶。所以，ChP 使用定量过量的氢氧化钠滴定液溶解后，用盐酸滴定液回滴定剩余的氢氧化钠滴定液。方法如下。

取本品约 0.4g，精密称定，精密加氢氧化钠滴定液（0.1mol/L）25ml，微温溶解，放冷，加中性乙醇（对溴麝香草酚蓝指示液显中性）100ml，加溴麝香草酚蓝指示液 10 滴，用盐酸滴定液（0.1mol/L）滴定，并将滴定的结果用空白试验校正。每 1ml 的氢氧化钠滴定液（0.1mol/L）相当于 35.14mg 的 $C_{14}H_{13}N_3O_4S_2$。

### （三）水解后剩余量滴定法

阿司匹林的酯结构在碱性溶液中易于水解，直接滴定易引起偏差。采用“水解后剩余量滴定法”：加入定量过量的氢氧化钠滴定液，加热使酯键水解后，再用酸滴定液回滴定剩余的氢氧化钠滴定液，可显著提高测定的准确度和精密度。USP-NF、EP 等均采用本法测定阿司匹林含量。

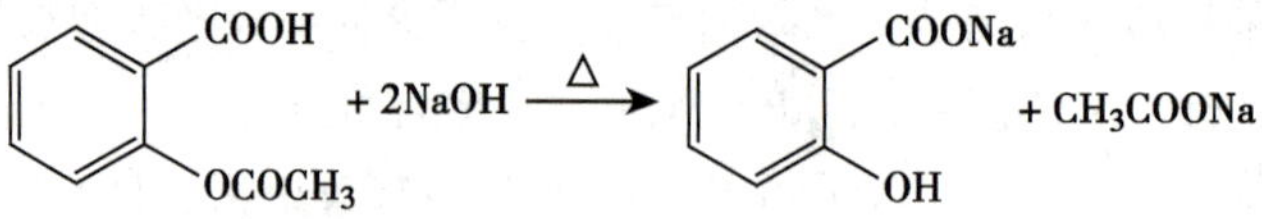

$$2NaOH + H_2SO_4 \longrightarrow Na_2SO_4 + 2H_2O$$

USP-NF 方法：取本品约 1.5g，精密称定，加氢氧化钠滴定液(0.5mol/L)50.0ml，缓缓煮沸 10 分钟，加酚酞指示液，用硫酸滴定液（0.25mol/L）滴定过量的氢氧化钠，并将滴定结果用空白试验校正。每 1ml 氢氧化钠滴定液（0.5mol/L）相当于 45.04mg 的 $C_9H_8O_4$。

## 本章小结

1. 芳酸类非甾体抗炎药物的结构特征为苯环取代的羧酸结构，羧基呈游离态或酰胺，苯环取代基存在不同的结构特征，如邻位羟基、邻氨基、杂环、卤素等。

2. 芳酸类非甾体抗炎药物的理化性质主要包括酸性、水解性、吸收光谱特性、基团或元素特性。

3. 芳酸类非甾体抗炎药物的鉴别方法主要包括化学法（显色反应、沉淀反应）、红外光谱法、紫外-可见分光光度法、薄层色谱法和高效液相色谱法。

4. 芳酸类非甾体抗炎药物的特征含量测定方法为酸碱滴定法。

（李　清）

## 思考题

1. 简述鉴别与区分水杨酸、阿司匹林和对乙酰氨基酚的方法。

2. 根据阿司匹林的结构和性质，设计其含量测定方法。

## 参考文献

[1] 杭太俊 . 药物分析 .8 版 . 北京：人民卫生出版社，2016.
[2] 国家药典委员会 . 中华人民共和国药典：2020 年版 . 北京：中国医药科技出版社，2020.

第十章
目标测试

# 第十一章

# 青蒿素类抗疟药的分析

**学习目标**

1. **掌握** 青蒿素类药物的结构与性质。
2. **熟悉** 青蒿素类药物的分析方法。
3. **了解** 青蒿素类药物的发现及作用。

1101

第十一章
教学课件

疟疾是由疟原虫引起的一种传染病，根据 WHO 报道，全球每年仍有约 2 亿多例疟疾病例，死亡达 50 万人左右。寄生于人体的疟原虫有间日疟原虫、恶性疟原虫、三日疟原虫和卵形疟原虫四种，分别可引起间日疟、恶性疟、三日疟和卵形疟。我国以间日疟和恶性疟为主，其他两种少见。疟原虫有独特的生活史，不同发育阶段在生物学上存在明显差异，因而对不同抗疟药敏感性不同。

疟原虫生活史可分为有性生殖和无性生殖两个阶段，抗疟药（antimalarial drug）通过作用于疟原虫生活史的不同环节，从而抑制或杀灭疟原虫。根据用药目的，将抗疟药分为三类：①主要用于控制症状的抗疟药（如青蒿素、双氢青蒿素、蒿甲醚、青蒿琥酯、磷酸氯喹、硫酸奎宁、磷酸咯萘啶、苯芴醇等）；②主要用于控制复发和传播的药物（如磷酸伯氨喹等）；③主要用于病因性预防的抗疟药（如乙胺嘧啶、磺胺类等）。

用于预防和治疗疟疾的药物按其结构可分为青蒿素类、喹啉类和嘧啶类，本章主要介绍青蒿素类药物。

青蒿（*Artemisia carvifolia*）别名草蒿，属菊科类一年生草本植物。青蒿用于治疗疟疾始见于东晋葛洪所著《肘后备急方》中的“青蒿一握，以水二升渍，绞取汁，尽服之”。青蒿素（artemisinin，ART）是 1972 年由我国科学家屠呦呦等科技工作者，从菊科植物黄花蒿（*Artemisia annua* L.）中提取分离得到的，是含有一个过氧基团的新型倍半萜内酯，高效低毒的新型天然抗疟药，其结构特点和作用机制均与以往的抗疟药不同，而且对耐药株疟原虫也有效。随着对青蒿素类药物药理作用研究的不断深入，证实其除具有抗疟作用外，还具有抗纤维化、抗血吸虫、抗弓形虫、抗心律失常和肿瘤细胞毒性等作用。

青蒿素类药物对多重抗性恶性疟疾具有作用快、疗效高、安全、副作用小等优点，主要用于耐氯喹的恶性疟，包括脑型疟的抢救。屠呦呦等人研发的抗疟药青蒿素，获得了我国实施新药审批办法以来的第一个新药证书，是世界公认的首创药物。青蒿素是中医药献给世界的礼物，更是中药现代化的生动实践，发现青蒿素并成功将其开发为抗疟药物，挽救了数百万人的生命。屠呦呦 2015 年获得诺贝尔生理学或医学奖，2017 年获得国家最高科学技术奖，2019 年被授予“共和国勋章”。在抗疟药研发的道路上，屠呦呦默默耕耘了 40 多个春秋，让“小草”青蒿成为举世闻名的“中国神草”。

青蒿素的多种衍生物均是治疗疟疾的有效单体。对青蒿素进行结构修饰，可得到双氢青蒿素（dihydroartemisinin，DHA）、蒿甲醚（artemether，AMT）、蒿乙醚（arteether，AET）和青蒿琥酯（artesunate，AS）等衍生物。将青蒿素结构中的 C-10 位羰基还原成羟基，得双氢青蒿素（dihydroartemisinin，DHA），然后烷氧基化得蒿甲醚（artemether，AMT），而进行酯化后可得青蒿琥酯（artesunate，AS）。

蒿甲醚是青蒿素的脂溶性衍生物，而青蒿琥酯是青蒿素的水溶性衍生物，后者可经口、静脉、肌内、直肠等多种途径给药。两药的抗疟效果及作用机制与青蒿素相似，能杀灭红细胞内期裂殖体，具有速效、高效、低毒等特点，可用于耐氯喹恶性疟的治疗以及危重病例的抢救。双氢青蒿素是青蒿素还原产物，同时也是青蒿琥酯的体内活性代谢物。

1990 年，为了控制疟疾对青蒿素的耐药性，世界卫生组织建议在治疗中将青蒿素与其他抗疟药联合使用。2007 年 5 月，在瑞士日内瓦举行的第 60 届世界卫生大会上，世界卫生组织声明，单方青蒿素会引发耐药性，建议在全球范围内推广复方类抗疟药。

本章以常用的典型药物青蒿素、双氢青蒿素、蒿甲醚和青蒿琥酯等为例，就其鉴别、有关物质与检查及含量测定进行介绍。

# 第一节 结构与性质

## 一、结构特点

青蒿素类药物是具有过氧桥的倍半萜内酯类化合物。典型青蒿素类药物结构与物理性质见表 11-1。

表 11-1 青蒿素类药物的结构与物理性质

| 药物名称 | 分子式/分子量 | 物理性质 |
|---|---|---|
| 青蒿素<br>artemisinin | 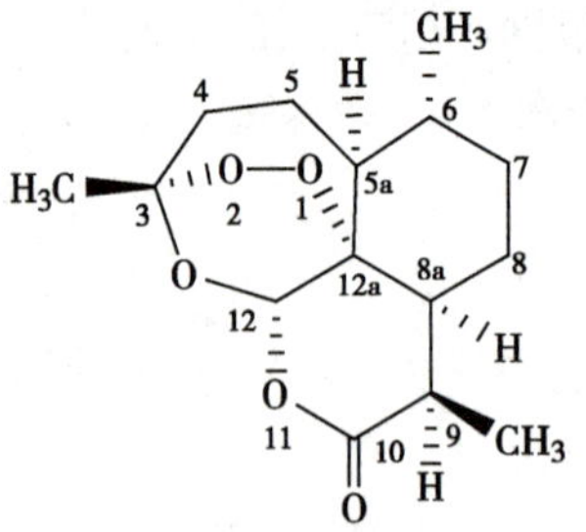<br>$C_{15}H_{22}O_5$ 282.34 | 无色或白色针状结晶。在丙酮、乙酸乙酯、三氯甲烷中易溶，在甲醇、乙醇、稀乙醇、乙醚及石油醚中溶解，在水中几乎不溶；在冰醋酸中易溶。<br>熔点为 150~153°C；[ α ]$_D$(无水乙醇) 为 +75°~+78° |
| 双氢青蒿素<br>dihydroartemisinin | 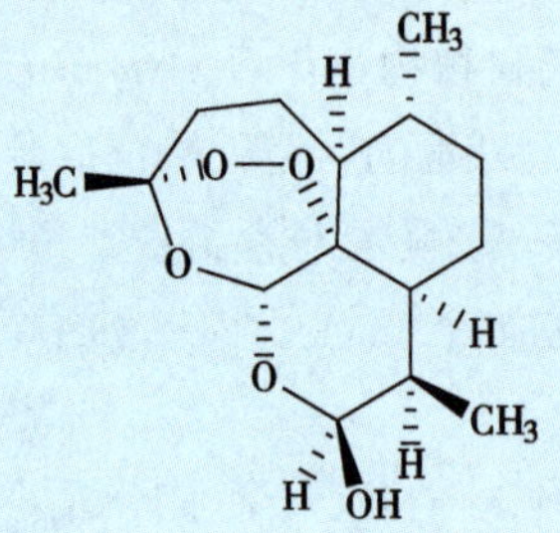<br>$C_{15}H_{24}O_5$ 284.35 | 白色或类白色结晶性粉末或无色针状结晶；无臭。在丙酮中溶解，在甲醇或乙醇中略溶，在水中几乎不溶。<br>熔点为 145~150°C，熔融同时分解 |
| 青蒿琥酯<br>artesunate | 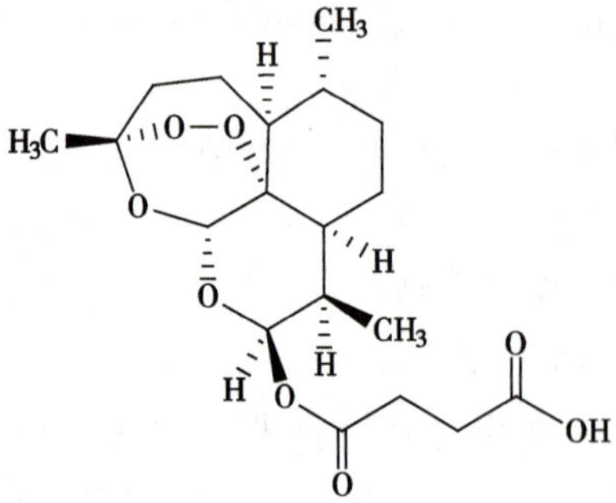<br>$C_{19}H_{28}O_8$ 384.42 | 白色结晶性粉末；无臭。在乙醇、丙酮或二氯甲烷中易溶，在水中极微溶解。<br>熔点为 132~137°C；[ α ]$_D$(二氯甲烷) 为 +4.5°~+6.5° |

续表

| 药物名称 | 分子式/分子量 | 物理性质 |
| --- | --- | --- |
| 蒿甲醚 artemether | 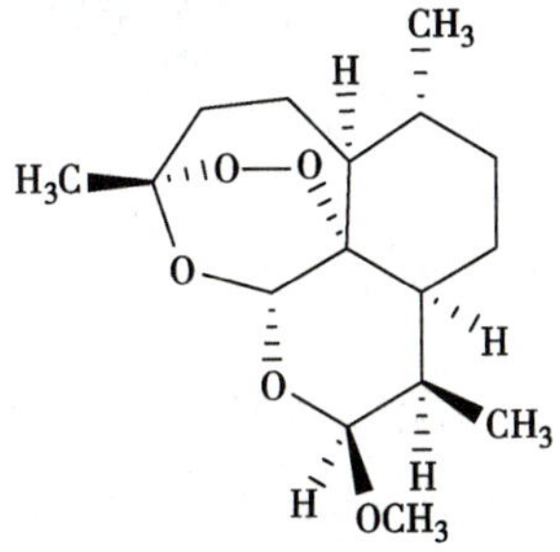 $C_{16}H_{26}O_5$ 298.37 | 白色结晶或结晶性粉末；无臭。在丙酮或三氯甲烷中极易溶解，在乙醇或乙酸乙酯中易溶，在水中几乎不溶。熔点为 86~90℃；$[\alpha]_D$(无水乙醇)为 +168°~+173° |

## 二、理化性质

1. 氧化性　青蒿素类是具有过氧桥结构的倍半萜内酯类化合物，该类化合物具有氧化性。

2. 旋光性　青蒿素类药物结构中含有多个手性中心，均有旋光性，且均为右旋体药物。青蒿素的比旋度为 +75°~+78°，蒿甲醚的比旋度为 +168°~+173°，青蒿琥酯的比旋度为 +4.5°~+6.5°。

3. 水解反应　青蒿素分子中具有内酯结构，在碱性条件下易发生水解。

4. 紫外吸收特性　青蒿素类药物分子结构中的母核无共轭体系，其紫外吸收光谱主要是末端吸收。由于 C-10 位取代基不同，导致各种药物具有不同的紫外吸收特征。

# 第二节　鉴别试验

## 一、化学反应法

1. 过氧桥的氧化反应（碘化钾试液-淀粉）　青蒿素类是具有过氧桥的倍半萜内酯类化合物，在酸性条件能将 $I^-$ 氧化成 $I_2$，遇淀粉指示剂变成蓝紫色。

示例 11-1　青蒿素的鉴别：取本品约 5mg，加无水乙醇 0.5ml 溶解后，加碘化钾试液 0.4ml，稀硫酸 2.5ml 与淀粉指示液 4 滴，立即显紫色。

示例 11-2　双氢青蒿素片的鉴别：取本品的细粉适量（约相当于双氢青蒿素 20mg），加无水乙醇 2ml 使双氢青蒿素溶解，滤过，滤液中加碘化钾试液 2ml 与稀硫酸 4ml，摇匀，加淀粉指示液数滴，立即显蓝紫色。

2. 羟肟酸铁反应　含有内酯的化合物、羧酸衍生物和一些酯类化合物在碱性条件与羟胺作用，生成羟肟酸；在稀酸中与三氯化铁作用即生成红色异羟肟酸铁。ChP 收载了青蒿素羟肟酸铁鉴别试验。

示例 11-3　青蒿素的鉴别：取本品约 5mg，加无水乙醇 0.5ml 溶解后，加盐酸羟胺试液 0.5ml 与氢氧化钠试液 0.25ml，置水浴中微沸，放冷后，加盐酸 2 滴和三氯化铁试液 1 滴，立即显深紫红色。

3. 香草醛反应　分子中含有羟基、氨基、富电子芳环等亲核性官能团，可与香草醛的醛基，在酸催化下发生加成反应，经脱水等一系列步骤，生成大共轭的4-取代甲烯基环己二烯酮结构而显色。

**示例 11-4**　蒿甲醚的鉴别：取本品约30mg，加无水乙醇6ml溶解，取数滴点于白瓷板上，加1%香草醛硫酸溶液1滴，即显桃红色。

## 二、吸收光谱法

**1. 红外吸收光谱法**　ChP中，青蒿素类原料药均采用红外吸收光谱方法进行鉴别，要求所得的红外吸收图谱应与对照图谱一致。但是制剂（青蒿素和青蒿琥酯）的红外光吸收图谱鉴别需经提取分离，干燥后测定，进行红外光吸收图谱与对照图谱（图11-1）比较。除另有规定外，应按照国家药典委员会编订的《药品红外光谱集》收载的各光谱图所规定的方法制备样品。

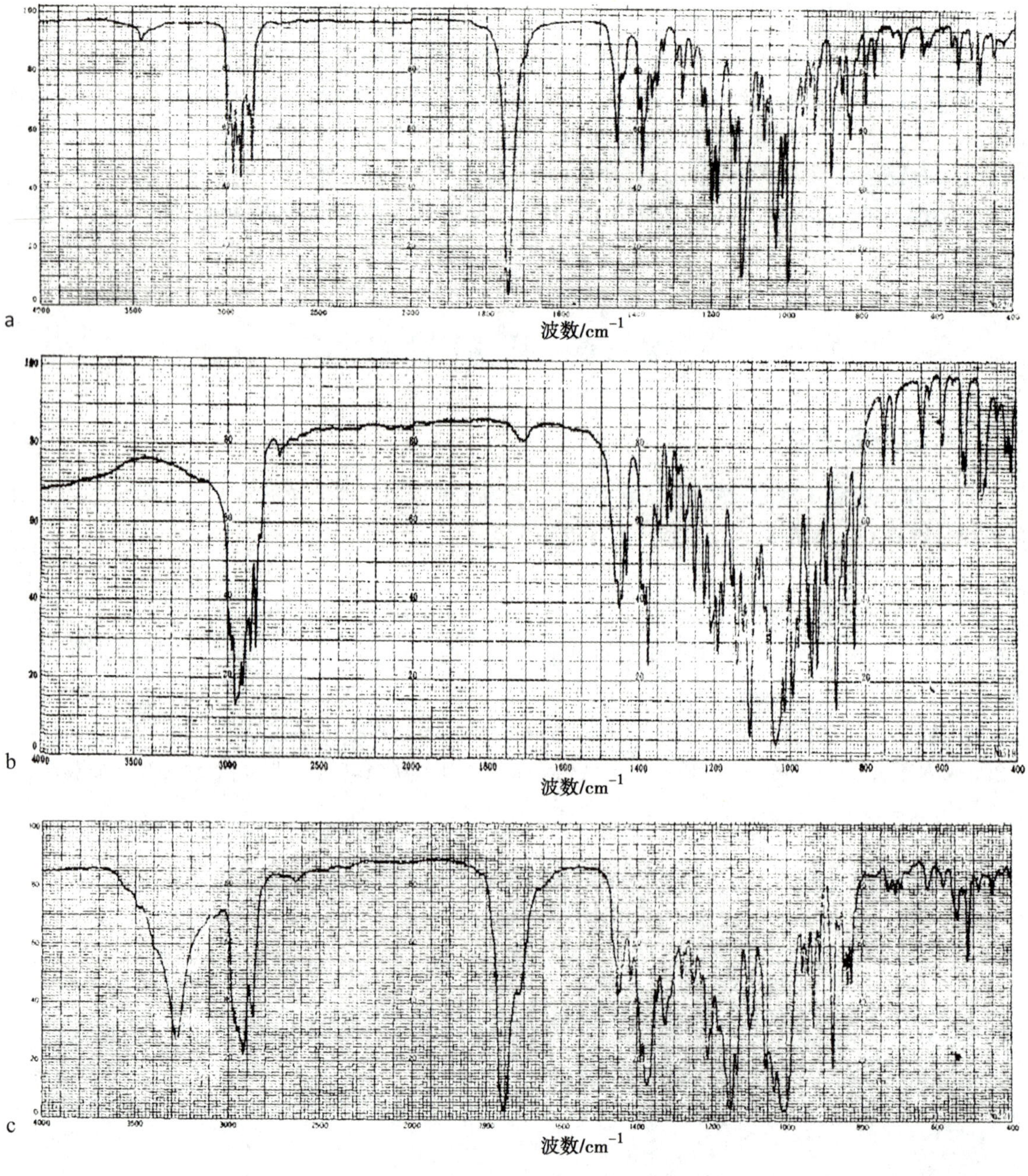


图11-1　青蒿素(a)蒿甲醚(b)及青蒿琥酯(c)的IR标准图谱

示例 11-5　青蒿素哌喹片的鉴别：取本品的细粉适量（约相当于青蒿素 60mg），加丙酮 2ml，振摇溶解，滤过，滤液置 60℃水浴蒸干，在 80℃干燥 30 分钟。照红外分光光度法（通则 0402）测定，除在 1 574cm$^{-1}$ 处的一组小吸收峰外，本品的红外光吸收图谱应与对照的图谱（图 11-1a，光谱集 220 图）一致。

示例 11-6　青蒿琥酯片的鉴别：取本品的细粉适量（约相当于青蒿琥酯 0.1g），加丙酮 15ml，振摇溶解，滤过，滤液挥干，残渣用硅胶为干燥剂减压干燥。照红外分光光度法（通则 0402）测定，本品的红外光吸收图谱应与对照的图谱（图 11-1c，光谱集 221 图）一致。

2. 紫外吸收光谱法　由于青蒿素类药物分子结构中的母核不具有大 π 共轭体系，其紫外吸收光谱主要是末端吸收。仅 C-10 位取代基的不同，它们的紫外吸收光谱特征略有差异，因此，UV 谱专属性不高，ChP2020 已不再采用本法鉴别所收载的青蒿素类药物。

### 三、色谱法

通常比较供试品溶液主峰与对照品溶液主峰的保留时间（$t_R$）是否一致（HPLC）或比较供试品溶液所显主斑点的位置和颜色与对照品溶液主斑点的位置和颜色是否相同（TLC）进行鉴别。

示例 11-7　青蒿素的鉴别（TLC）：照薄层色谱法（通则 0502）试验。

**供试品溶液**　取本品适量，加二氯甲烷溶解并稀释制成每 1ml 中约含 3mg 的溶液。

**对照品溶液**　取青蒿素对照品适量，加二氯甲烷溶解并稀释制成每 1ml 中约含 3mg 的溶液。

**色谱条件**　采用硅胶 G 薄层板上，以石油醚（60~90℃）- 乙醚（1：1）作为展开剂。

**测定法**　吸取上述两种溶液各 5μl，分别点于同一薄层板上，展开，晾干，喷以茴香醛甲醇溶液（取冰醋酸 10ml 与浓硫酸 5ml，缓缓加到 55ml 甲醇溶液中，放冷，将此溶液加入含有 0.5ml 茴香醛的 30ml 甲醇中，摇匀，避光保存），在 110℃加热 3~5 分钟使显色。

**结果判定**　供试品溶液所显主斑点的位置和颜色应与对照品溶液主斑点的一致。

示例 11-8　双氢青蒿素片的鉴别（TLC）：照薄层色谱法（通则 0502）试验。

**供试品溶液**　取本品的细粉适量（约相当于双氢青蒿素 20mg），加二氯甲烷 10ml，振摇，使双氢青蒿素溶解，滤过，滤液蒸发至约 2ml。

**对照品溶液**　取双氢青蒿素对照品适量，加二氯甲烷溶解并稀释制成每 1ml 中含 10mg 的溶液。

**色谱条件**　采用硅胶 G 薄层板，以甲苯 - 丙酮 - 冰醋酸（90：10：2）为展开剂。

**测定法**　吸取上述两种溶液各 10μl，分别点于同一薄层板上，展开，晾干，喷以 2% 香草醛硫酸溶液。

**结果判定**　供试品溶液所显主斑点的位置和颜色应与对照品溶液主斑点的一致。

示例 11-9　蒿甲醚的 HPLC 鉴别：在含量测定项（**示例 11-13**）下记录的色谱图中，供试品溶液主峰的保留时间应与对照品溶液主峰的保留时间一致。

## 第三节　有关物质与检查

目前青蒿素的制备以天然产物提取分离为主，并用于青蒿素类衍生药物的生产。因此，该类药品中通常存在结构类似的有关物质，ChP 主要通过 HPLC 进行质量控制。

示例 11-10 青蒿素有关物质的 HPLC 检查：照高效液相色谱法（通则 0512）测定。

**供试品溶液** 取本品加流动相溶解并稀释制成每 1ml 中约含青蒿素 10mg 的溶液。

**对照溶液** 精密量取供试品溶液 1ml，置 100ml 量瓶中，用流动相稀释至刻度，摇匀。

**灵敏度溶液** 精密量取对照溶液 1ml，置 20ml 量瓶中，用流动相稀释至刻度，摇匀。

**色谱条件** 用十八烷基硅烷键合硅胶为填充剂，以乙腈-水（50∶50）为流动相，检测波长为 210nm，进样体积 20μl。

**系统适用性要求** 青蒿素与杂质Ⅰ峰（青蒿烯，相对保留时间约为 0.80）之间的分离度应大于 4.0，灵敏度溶液色谱图中，主成分峰高信噪比应大于 10。

**测定法** 精密量取供试品溶液与对照溶液，分别注入液相色谱仪，记录色谱图至主成分峰保留时间的 1.5 倍。

**限度** 供试品溶液的色谱图中如有杂质峰，杂质Ⅰ（相对保留时间约为 0.80）校正后的峰面积（校正因子为 0.027）不得大于对照溶液主峰面积的 0.15 倍（0.15%），相对保留时间约为 0.10 处的杂质峰面积不得大于对照溶液主峰面积的 2 倍（2.0%），其他单个杂质峰面积不得大于对照溶液主峰面积的 0.3 倍（0.3%），各杂质峰面积之和（杂质Ⅰ按校正后的峰面积计算）不得大于对照溶液主峰面积的 2.5 倍（2.5%），小于灵敏度溶液主峰面积的色谱峰忽略不计（0.05%）。

示例 11-11 双氢青蒿素有关物质的 HPLC 检查：照高效液相色谱法（通则 0512）测定。**临用新制**。

**供试品溶液** 取本品 0.25g，置 25ml 量瓶中，加甲醇适量，超声使双氢青蒿素溶解，用甲醇稀释至刻度，摇匀。

**对照溶液** 精密量取供试品溶液 1ml，置 200ml 量瓶中，用甲醇稀释至刻度，摇匀。

**系统适用性溶液** 取双氢青蒿素（出现两个色谱峰）对照品与青蒿素对照品各适量，加甲醇适量，超声使溶解并稀释制成每 1ml 中含双氢青蒿素与青蒿素各 1mg 的混合溶液。

**色谱条件** 用十八烷基硅烷键合硅胶为填充剂，以水为流动相 A，以乙腈为流动相 B，照下表进行梯度洗脱，流速为 0.6ml/min，检测波长为 216nm，进样体积为 20μl。

| 时间/min | 流动相 A /% | 流动相 B/% | 时间/min | 流动相 A /% | 流动相 B/% |
|---|---|---|---|---|---|
| 0 | 40 | 60 | 31 | 40 | 60 |
| 17 | 40 | 60 | 40 | 40 | 60 |
| 30 | 0 | 100 | | | |

**系统适用性要求** 系统适用性溶液色谱图中，调节流动相比例，使青蒿素色谱峰的保留时间约为 10 分钟，$\alpha$-双氢青蒿素和$\beta$-双氢青蒿素峰以青蒿素峰为对照的相对保留分别约为 0.6 和 0.8，各成分峰间的分离度均应大于 2.0。

**测定法** 精密量取供试品溶液与对照溶液，分别注入液相色谱仪，记录色谱图。

**限度** 供试品溶液色谱图中如有杂质峰，大于对照溶液两主峰面积和的 0.5 倍（0.25%）且不大于对照溶液两主峰面积和（0.5%）的杂质峰个数不得多于 1 个，其他单个杂质峰面积不得大于对照溶液两主峰面积的 0.5 倍（0.25%），各杂质峰面积的和不得大于对照溶液两主峰面积和的 2 倍（1.0%），小于对照溶液两主峰面积和 0.1 倍的色谱峰忽略不计（0.05%）。

**示例分析**：双氢青蒿素的结构存在差向异构体转化：双氢青蒿素的 10 位—OH 在溶剂中易发生差向异构转化现象，并在溶剂中存在相互转化的平衡过程。

HPLC 分析可得分离良好的 2 个异构体峰（图 11-2），分离度可达 5~6。在溶解后的 30 分钟内，主要是$\beta$异构体峰，随着溶液放置时间的增加，$\beta$异构体逐渐减少，$\alpha$异构体逐渐增多，最后

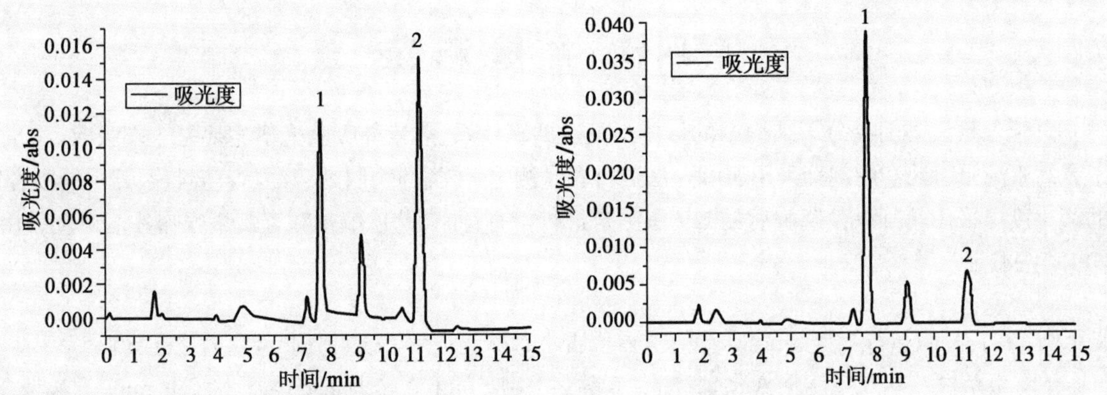


左：溶解初期；右：转化平衡时；1. α 异构体；2. β 异构体。

图 11-2　双氢青蒿素的 HPLC 色谱图

达到一个相对稳定的平衡状态。

LC/MS 测定两者色谱峰的 MS 数据（图 11-3）完全一致，都有 *m/z* 267 $[M+H-H_2O]^+$ 基峰，其他碎片离子峰为 *m/z*163、249、221 等，可以证明两峰为异构体。

在 $^1$H-NMR 中也能证明双氢青蒿素在溶剂中的异构体转化现象：以氘代甲醇为溶剂，分别在其溶解的 30 分钟内和异构体转化达到平衡时进行氢谱检测并比较两图谱。结果表明：与 C-12 位—H 和 C-10 位—H 共振峰相应的化学位移 δ 值有明显的差异，α 异构体和 β 异构体 C-12 位—H 的 δ 分别为 5.42 和 5.55（s），C-10 位—H 的则分别为 4.736/4.717（d）和 5.075/5.069（d），并存在异构体转化平衡现象。

故，双氢青蒿素有关物质的 HPLC 检查测定时，试验溶液需要：**临用新制**。

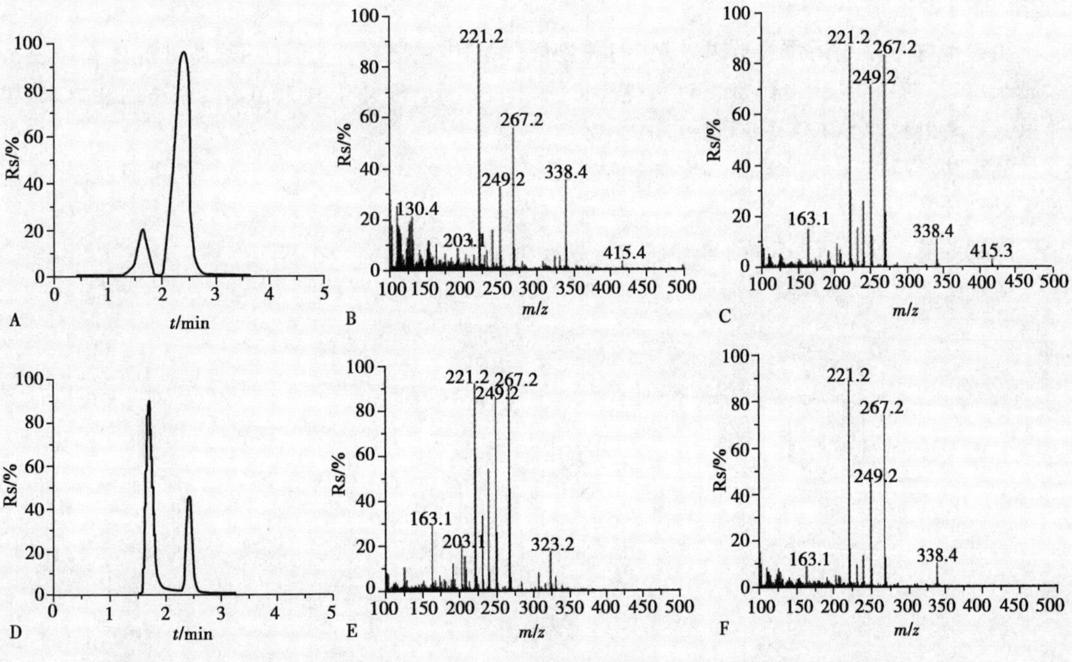


溶解初期：A. 总离子流图；B. 第一个峰（α 异构体）质谱图；C. 第二个峰（β 异构体）质谱图。
转换平衡时：D. 总离子流图；E. 第一个峰（α 异构体）质谱图；F. 第二个峰（β 异构体）质谱图。

图 11-3　双氢青蒿素的 LC/MS 谱图

## 第四节　含量测定

由于青蒿素类药物分子结构中的母核不具有共轭体系，故紫外吸收光谱主要是末端吸收。ChP中青蒿素类原料药和制剂均采用HPLC法进行含量测定；该类药物制剂（双氢青蒿素片、蒿甲醚胶囊）的溶出度可采用特征碱性降解后的UV法测定进行检查；而青蒿琥酯片和青蒿素哌嗪片溶出度采用HPLC法测定。

示例11-12　双氢青蒿素片溶出度测定：照溶出度与释放度测定法（通则0931第三法）测定。

**溶出条件**　以0.15%氢氧化钠溶液-乙醇（4∶1）250ml为溶出介质，转速为50r/min，依法操作，经30分钟时取样。

**供试品溶液**　取溶出液5ml，滤过，精密量取续滤液2ml，置10ml量瓶中，用2%氢氧化钠溶液稀释至刻度。

**对照品溶液**　取双氢青蒿素对照品适量，精密称定，加乙醇溶解并定量稀释制成每1ml中约含0.4mg的溶液，放置2小时以上，精密量取2ml，置10ml量瓶中，用0.15%氢氧化钠溶液稀释至刻度，置37℃保温30分钟，再精密量取2ml，置10ml量瓶中，用2%氢氧化钠溶液稀释至刻度。

**测定法**　将供试品溶液与对照品溶液置60℃恒温水浴中反应30分钟，同时取出，迅速放冷，照紫外可见-分光光度法（通则0401），在241nm的波长测定吸光度，计算每片的溶出度。

**限度**　标示量的70%，应符合规定。

示例11-13　蒿甲醚含量的HPLC测定：照高效液相色谱法（通则0512）测定。

**供试品溶液**　取本品约30mg，精密称定，置50ml量瓶中，加乙腈溶解并稀释至刻度，摇匀。

**对照品溶液**　取蒿甲醚对照品适量，精密称定，加乙腈溶解并定量稀释制成每1ml中约含0.6mg的溶液。

**色谱条件与系统适用性要求**　见"**有关物质**"项下[**色谱条件**：用十八烷基硅烷键合硅胶为填充剂，以乙腈-水（62∶38）为流动相；检测波长为216nm；进样体积20μl。**系统适用性要求**：理论板数按蒿甲醚计算不低于2 000]。

**测定法**　精密量取供试品溶液与对照品溶液，分别注入液相色谱仪，记录色谱图，按外标法以峰面积计算。

**限度要求**　按干燥品计算，含$C_{16}H_{26}O_5$应为98.0%~102.0%。

蒿甲醚有关物质的结构如下。

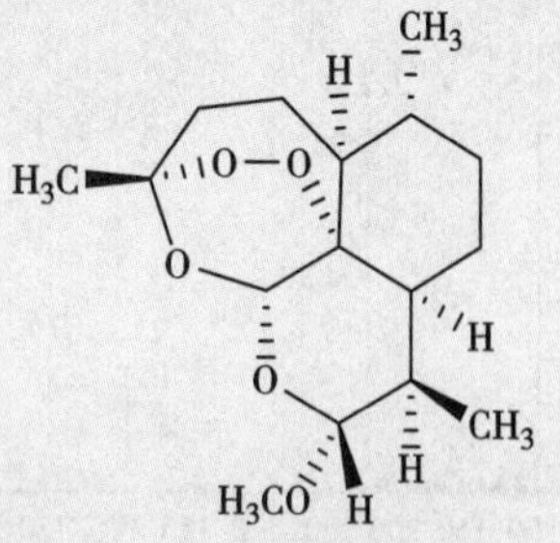


α-蒿甲醚

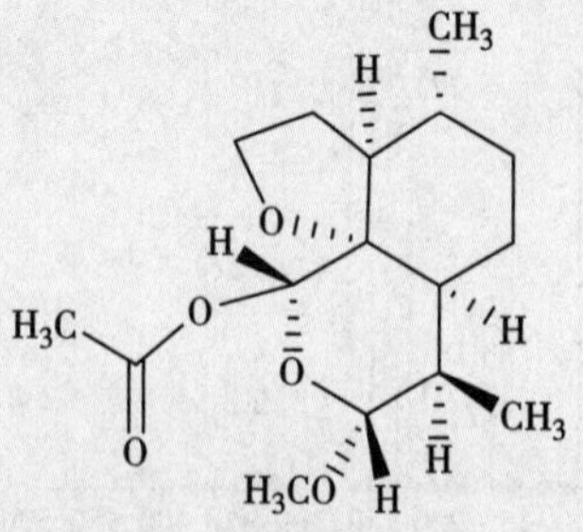


有关物质Ⅰ

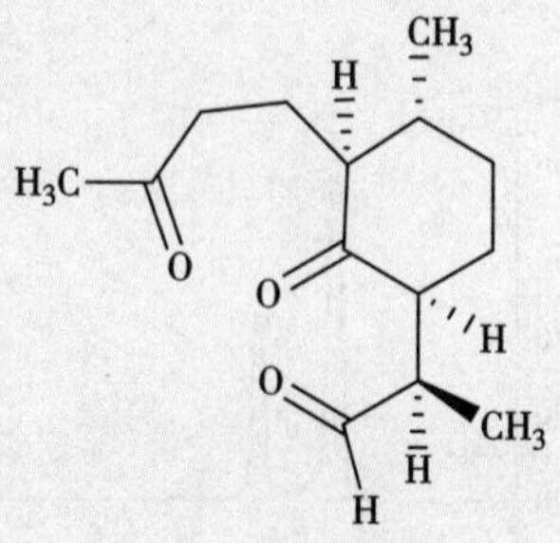


有关物质Ⅱ

青蒿类药物进入体内后，经吸收、分布、代谢和排泄发挥作用，体内药动学分析监测对于它们的临床合理应用具有重要指导意义。

目前，青蒿类药物的生物样本主要经蛋白质沉淀法、液-液萃取法或固相萃取法等预处理，结合LC/MS等现代分析技术进行监测。

**示例 11-14**　人血浆中青蒿琥酯(**1,AS**)及其主要代谢物双氢青蒿素(**2,DHA**)和双氢青蒿素葡萄糖酸苷(**3,DHAG**)的 LC-MS/MS 检测(图 11-4)

**色谱条件**　Poroshell 120 EC-$C_{18}$ 柱(50mm × 2.1mm,2.7μm),10mM 醋酸铵溶液为流动相 A,

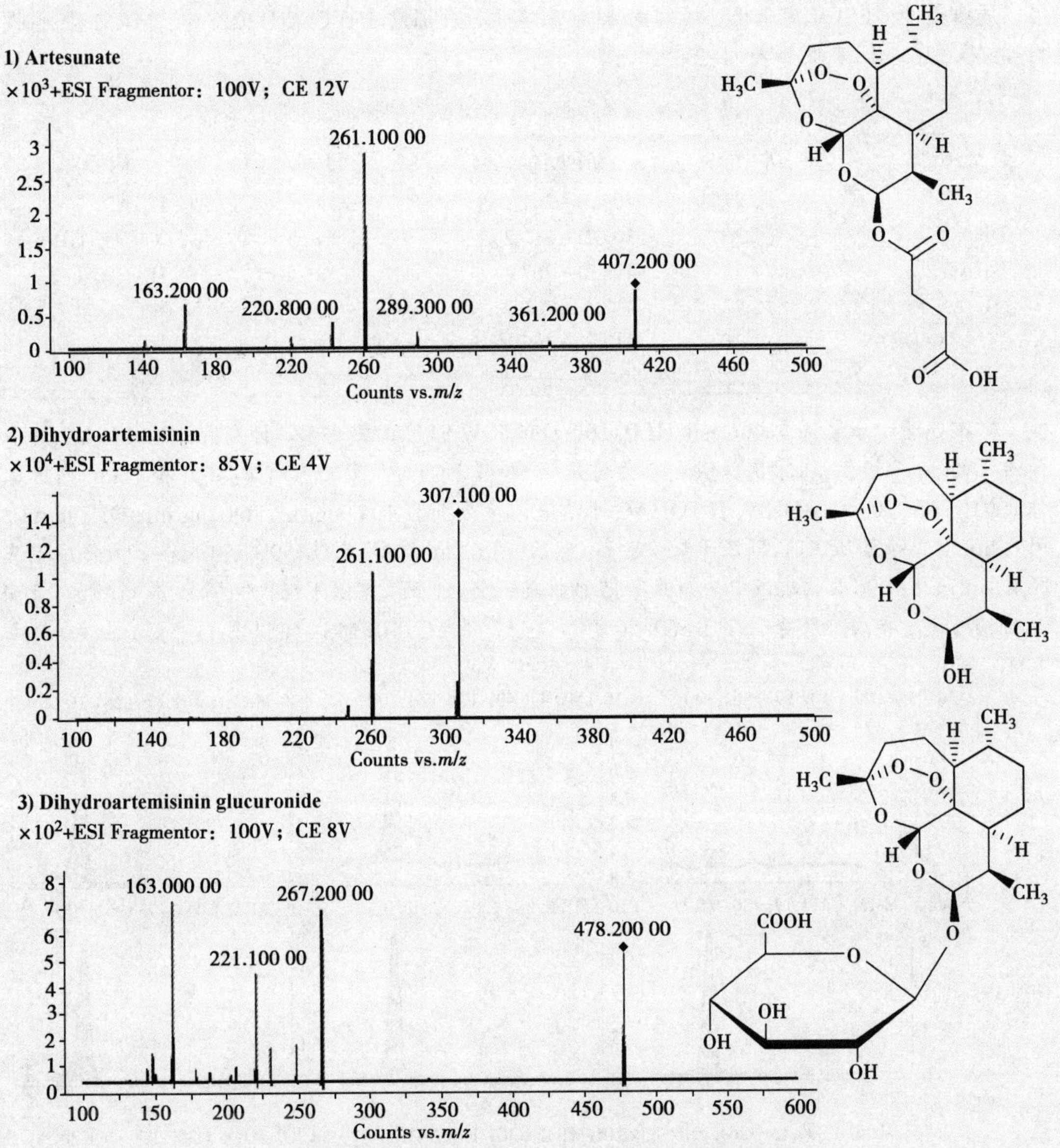


1) 青蒿琥酯;2) 双氢青蒿素;3) 双氢青蒿素葡糖醛酸苷。

a. 青蒿琥酯及其代谢物的 ESI 正离子化[M+H]$^+$ 离子的 MS/MS 谱

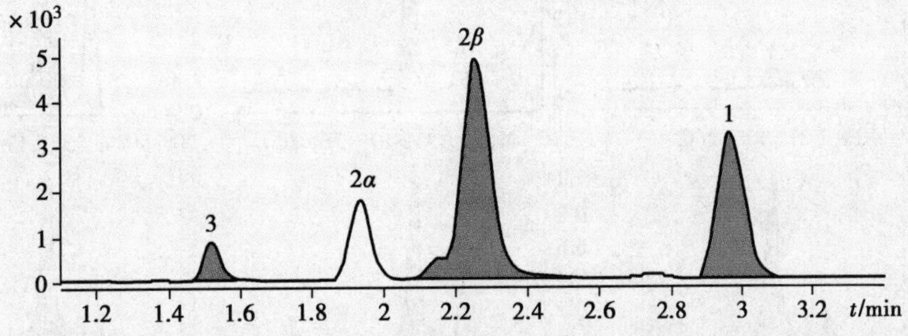


DHAG(2 500nM),DHA [4 125nM,α-DHA(2a),β-DHA(2b)];AS(625nM)。

b. LC-MS/MS 检测 QC 浓度青蒿琥酯及其代谢物的 MRM 叠加色谱图

图 11-4　MRM 检测

0.1% 甲酸溶液为流动相B，线性梯度洗脱（A：B）：0min（90：10）→0.5min（90：10）→0.75min（65：35）→3.0min（53.5：46.5）→3.1min（5：95）→4.4min（5：95）→4.5min（90：10）→6.0min（90：10），流速为 0.6ml/min。进样条件 5μl。

**质谱条件** ESI 正离子化。喷雾电压 3kV，雾化氮气温度 350℃流速 12L/min，MRM 检测（图 11-4a 和图 11-4b）参数如表 11-2。

表 11-2 人血浆中青蒿琥酯及其代谢物 LC-MS/MS 测定的参数

| 分析物 | $t_R$/min | MRM（$m/z$） | CID/eV | 内标 |
|---|---|---|---|---|
| AS | 2.97 | 407.2→261.1 | 12 | $^{2}H_{4}$-AS |
| DHA | 2.26 | 307.2→261.2 | 4 | $^{13}C_{1}$,$^{2}H_{4}$-DHA |
| DHAG | 1.52 | 478.2→267.2 | 8 | $^{2}H_{3}$-DHAG |
| $^{2}H_{4}$-AS | 2.97 | 411.2→261.1 | 12 | 内标 |
| $^{13}C_{1}$,$^{2}H_{4}$-DHA | 2.26 | 312.2→266.1 | 4 | 内标 |
| $^{2}H_{3}$-DHAG | 1.52 | 481.2→267.2 | 8 | 内标 |

**样本处理** 血浆样本经 Oasis HLB（10mg）96 孔板 SPE 正压处理。经 0.2ml 甲醇和 0.2ml 水预活化的 96 孔板上，在冰块降温和重力作用下，加载 EDTA 抗凝血浆样本 50μl 和 150μl 内标工作液（$^{2}H_{4}$-AS、$^{13}C_{1}$,$^{2}H_{4}$-DHA、$^{2}H_{3}$-DHAG 水溶液浓度分别为 104.9ng/ml、868.1ng/ml、695.2ng/ml）；用 0.2ml 水中等加压洗涤，高压干燥 2 分钟；然后，用 0.2ml 甲醇-乙腈（90：10）先在重力作用下洗脱至 1ml 规格的 96 孔收集板中并加低压 15 秒收集完全。洗脱液室温下经氮气挥干，残留物加 0.1ml 流动相涡旋复溶，在 4℃条件下 1 660 × $g$ 离心 3 分钟供 LC-MS/MS 检测（图 11-5）。

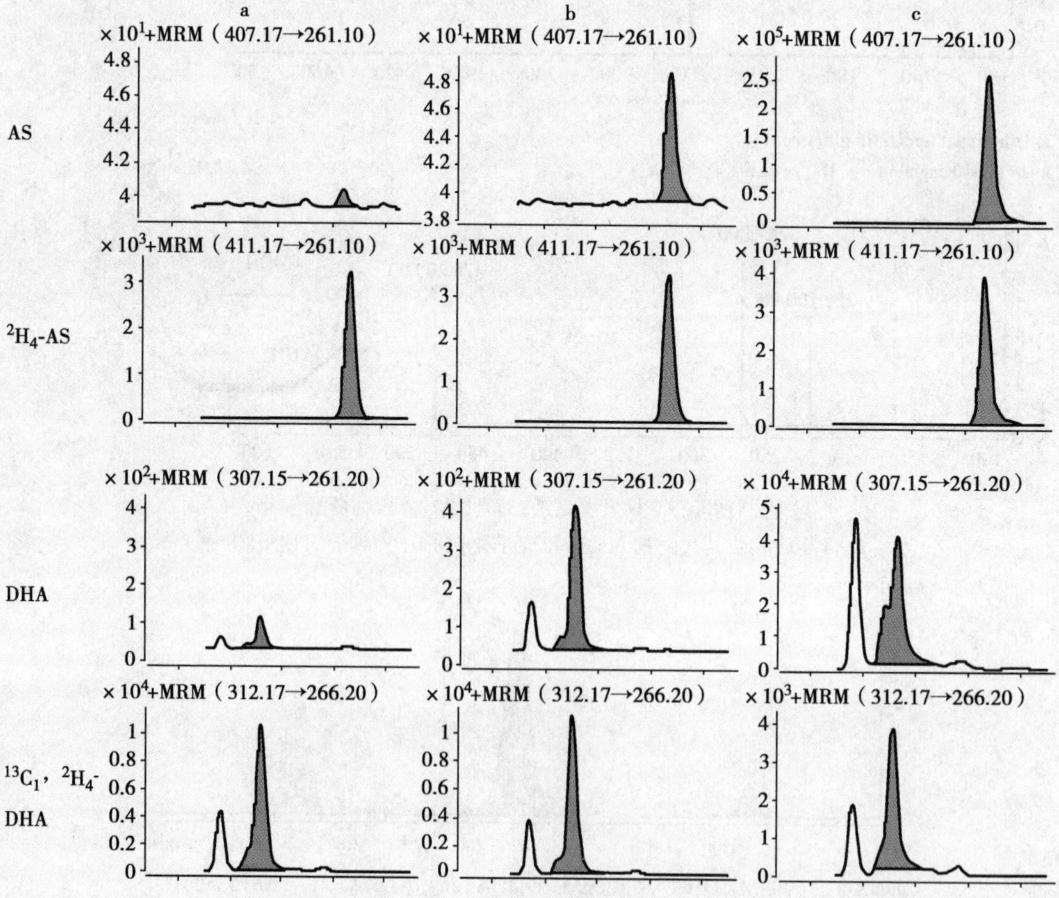


a. 空白血浆添加内标；b. LLOQ 样本；c. 患者样本（肌内注射青蒿琥酯 4mg/kg 后 10 分钟）。

图 11-5 LC-MS/MS 检测青蒿琥酯及其代谢物的典型图谱

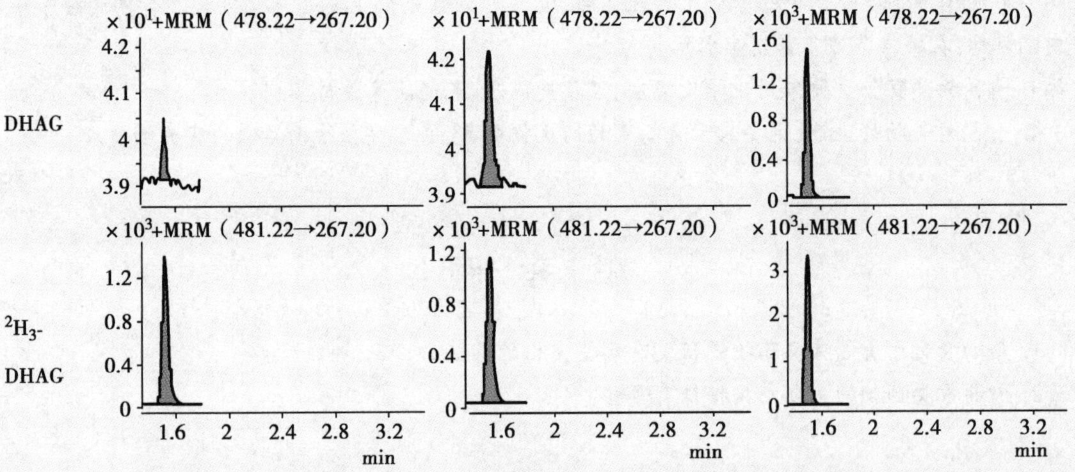


图 11-5(续)

**血浆标准曲线范围**　空白血浆样本 50μl 添加 5μl 系列标准溶液，制备成含 AS 分别为 1~2 500nM(0.4~961.1ng/ml)、DHA 分别为 165~16 500nM(46.9~4 692ng/ml)、DHAG 分别为 4~10 000nM(1.8~4 605ng/ml)的系列标准血浆样本。

**临床应用**　测得志愿者的血浆样本中青蒿琥酯及其两代谢物的药-时曲线(图 11-6)，可为临床用药提供参考。

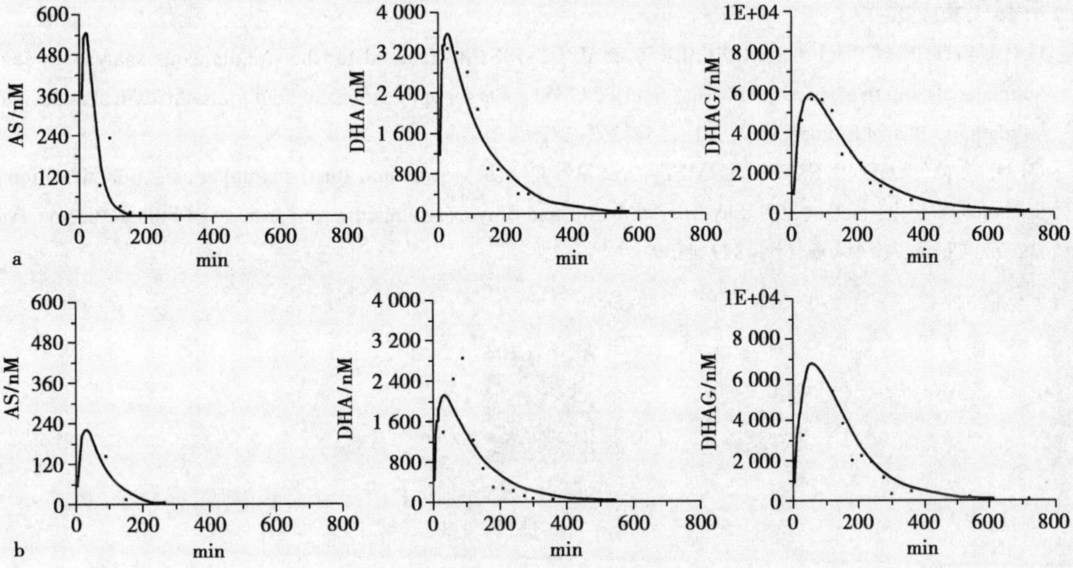


a. 健康志愿者；b. 单纯疟疾患者。

图 11-6　受试者单剂量口服 200mg 青蒿琥酯后，血浆中青蒿琥酯(AS)及其代谢物(DHA 与 DHAG)的典型药-时数据

## 本章小结

1. 青蒿素是我国以屠呦呦为首的科学家自主研发的抗疟疾药物，具有作用快、疗效高、安全、副作用小等优点。

2. 青蒿素类药物是具有过氧桥结构的倍半萜内酯类化合物。本类化合物具有氧化性，旋光性，且均为右旋体药物。分子中的母核无共轭体系，其紫外吸收光谱主要是末端吸收。青蒿素分子中具有内酯结构，在碱性条件下易发生水解。

3. 青蒿素类药物主要采用化学反应法、吸收光谱法、色谱法等进行鉴别。

4. 青蒿素类物的生产，主要基于青蒿素的衍生化制备，通常存在结构类似的有关物质。

（张振中）

## 思 考 题

1. 屠呦呦对于青蒿素类药物的研发有哪些突出的贡献？
2. 青蒿素类药物的主要结构特征有哪些？

## 参 考 文 献

[1] 杭太俊 . 药物分析 .8 版 . 北京：人民卫生出版社，2016.

[2] 国家药典委员会 . 中华人民共和国药典：2020 年版 . 北京：中国医药科技出版社，2020.

[3] 刘宁，杨腊虎，张正行，等 . 双氢青蒿素差向异构体转化的研究 . 药物分析杂志，2002，22(4)：303-306.

[4] 王仲山，曹秀玲 . 二氢青蒿素的变旋作用与差向异构体转化研究 . 药学学报，1988，23(8)：610-615.

[5] MORRIS C A, DUPARC S, BORGHINI-FUHRER I, et al. Review of the clinical pharmacokinetics of artesunate and its active metabolite dihydroartemisinin following intravenous, intramuscular, oral or rectal administration. Malar J, 2011, 10: 263.

[6] GALLAY J, PROD'HOM S, MERCIER T, et al. LC-MS/MS method for the simultaneous analysis of seven antimalarials and two active metabolites in dried blood spots for applications in field trials: Analytical and clinical validation. J Pharm Biomed Anal, 2018, 154: 263-277.

[7] GEDITZ M C, HEINKELE G, AHMED A, et al. LC-MS/MS method for the simultaneous quantification of artesunate and its metabolites dihydroartemisinin and dihydroartemisinin glucuronide in human plasma. Anal Bioanal Chem. 2014, 406(17): 4299-4308.

1102

第十一章
目标测试

# 第十二章

# 苯乙胺类拟肾上腺素类药物的分析

**学习目标**

1. **掌握** 典型苯乙胺类拟肾上腺素类药物的结构、性质及主要分析特点。
2. **熟悉** 主要苯乙胺类拟肾上腺素类药物杂质的结构特征、检查方法与含量限度。
3. **了解** 盐酸克仑特罗等在畜牧业养殖中滥用的危害及检测方法。

1201

第十二章
教学课件

拟肾上腺素类药物具有收缩血管、升高血压、扩大瞳孔、舒张支气管、弛缓胃肠肌、加快心率、加强心肌收缩力等药理作用，临床上主要用作升血压、平喘、充血治疗等。本类药物大多具有苯乙胺的基本结构，药物分子中含有酚羟基，并具有碱性的脂肪乙胺侧链，因此，易被氧化变质，原料药、制剂处方及工艺的控制要求均较高。本章主要介绍苯乙胺类拟肾上腺素类药物的结构、性质和分析。

## 第一节 结构与性质

### 一、典型药物与基本结构

苯乙胺类拟肾上腺素药物的基本结构如下。

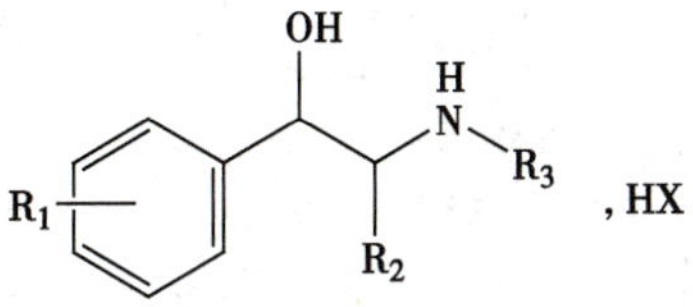


表 12-1 列举了 ChP2020 收载的 13 种本类药物，其基本结构为苯乙胺，其中肾上腺素、盐酸异丙肾上腺素、盐酸多巴胺、重酒石酸去甲肾上腺素和硫酸特布他林分子中含有 2 个酚羟基，与儿茶酚相似，属于儿茶酚胺类药物。盐酸去氧肾上腺素、重酒石酸间羟胺、硫酸沙丁胺醇分子中含有 1 个酚羟基。

表 12-1 苯乙胺类拟肾上腺素类典型药物

| 药物名称 | 结构式/分子式/分子量 | 性状 |
| --- | --- | --- |
| 肾上腺素<br>epinephrine | 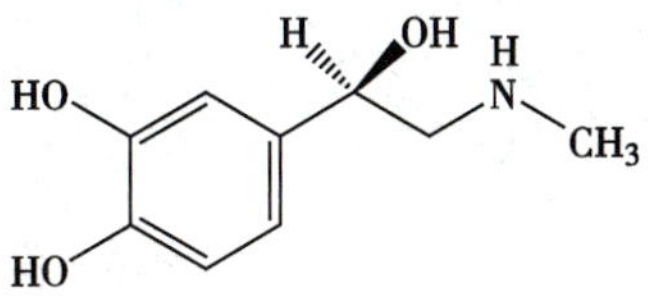<br>$C_9H_{13}NO_3$ 183.21 | 白色或类白色结晶性粉末；无臭；与空气接触或受日光照射，易氧化变质；在中性或碱性水溶液中不稳定；饱和水溶液显弱碱性反应。在水中极微溶解，在乙醇、三氯甲烷、乙醚、脂肪油或挥发油中不溶；在无机酸或氢氧化钠溶液中易溶，在氨溶液或碳酸钠溶液中不溶。<br>熔点为 206~212℃。<br>比旋度为 −50.0°~−53.5°（9→200 盐酸溶液） |

续表

| 药物名称 | 结构式/分子式/分子量 | 性状 |
| --- | --- | --- |
| 盐酸异丙肾上腺素 isoprenaline hydrochloride | 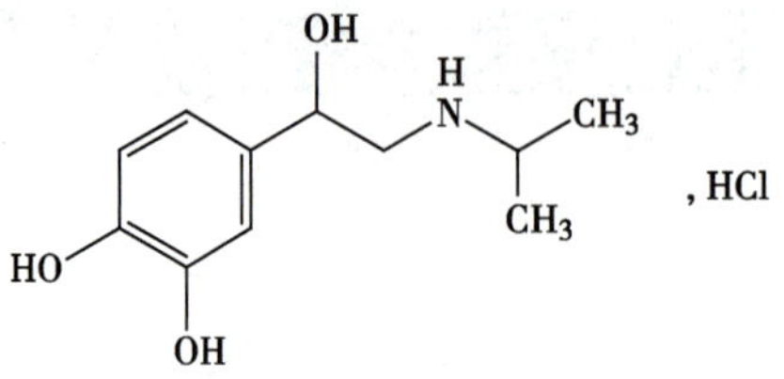 $C_{11}H_{17}NO_3 \cdot HCl$ 247.72 | 为白色或类白色的结晶性粉末；无臭；遇光和空气渐变色，在碱性溶液中更易变色。在水中易溶，在乙醇中略溶，在三氯甲烷或乙醚中不溶。<br>熔点为 165.5~170℃ |
| 重酒石酸去甲肾上腺素 norepinephrine bitartrate | 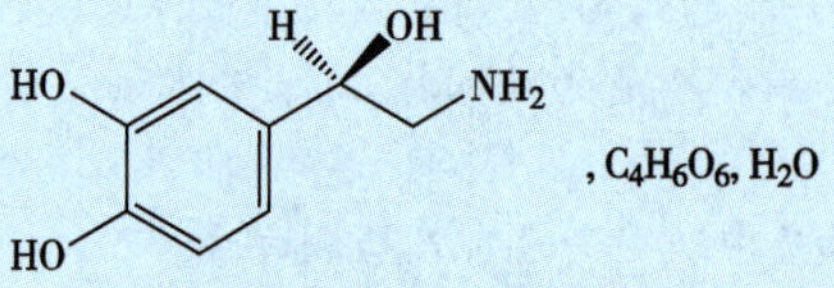 $C_8H_{11}NO_3 \cdot C_4H_6O_6 \cdot H_2O$ 337.28 | 为白色或类白色结晶性粉末；无臭；遇光和空气易变质。在水中易溶，在乙醇中微溶，在三氯甲烷或乙醚中不溶。<br>熔点为 100~106℃，熔融时分解。<br>比旋度为 −10.0°~−12.0°（水溶液） |
| 硫酸特布他林 terbutaline sulfate | 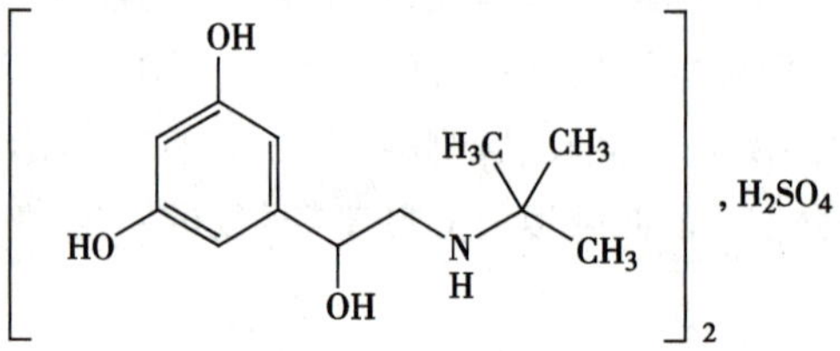 $(C_{12}H_{19}NO_3)_2 \cdot H_2SO_4$ 548.66 | 为白色或类白色的结晶性粉末；无臭，或微有醋酸味；遇光后渐变色。在水中易溶，在甲醇中微溶，在三氯甲烷中几乎不溶 |
| 盐酸去氧肾上腺素 phenylephrine hydrochloride | 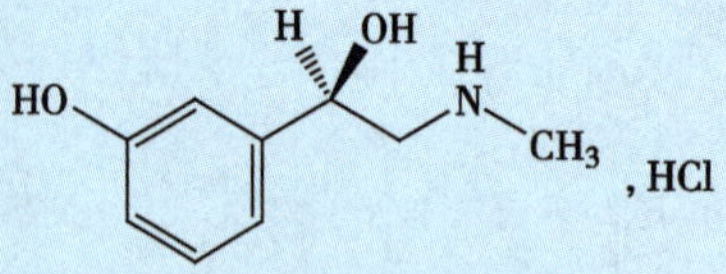 $C_9H_{13}NO_2 \cdot HCl$ 203.67 | 为白色或类白色的结晶性粉末；无臭。在水或乙醇中易溶，在三氯甲烷或乙醚中不溶。<br>熔点为 140~145℃。<br>比旋度为 −42°~−47°（水溶液） |
| 重酒石酸间羟胺 metaraminol bitartrate | 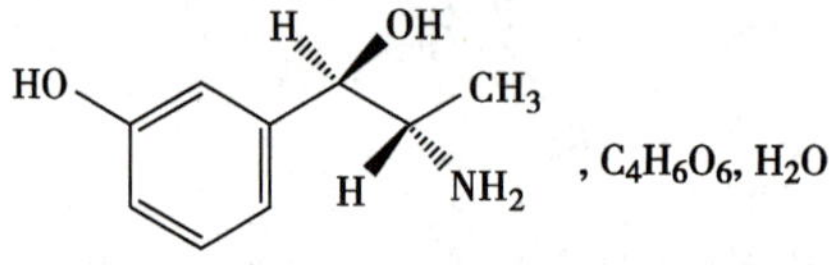 $C_9H_{13}NO_2 \cdot C_4H_6O_6$ 317.29 | 为白色结晶性粉末；几乎无臭。<br>在水中易溶，在乙醇中微溶，在三氯甲烷或乙醚中不溶。<br>熔点为 171~176℃ |
| 硫酸沙丁胺醇 salbutamol Sulfate | 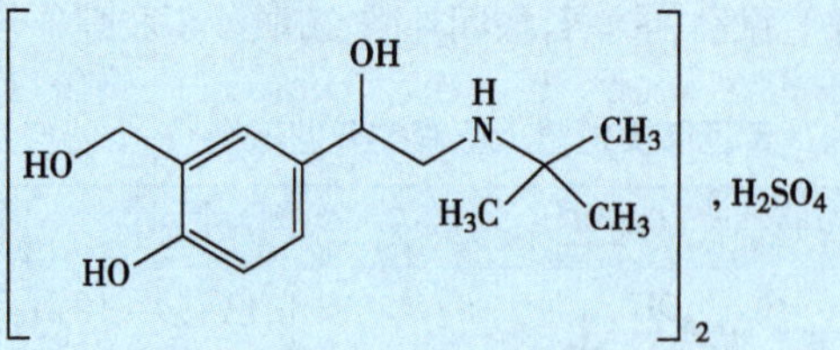 $(C_{13}H_{21}NO_3)_2 \cdot H_2SO_4$ 576.70 | 为白色或类白色的粉末；无臭。在水中易溶，在乙醇中极微溶解，在三氯甲烷或乙醚中几乎不溶 |
| 盐酸甲氧明 methoxamine hydrochloride | 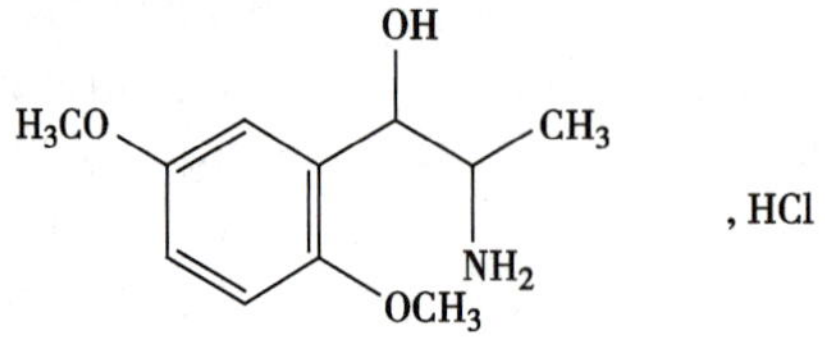 $C_{11}H_{17}NO_3 \cdot HCl$ 247.72 | 为白色结晶或结晶性粉末；无臭或几乎无臭。在水中易溶，在乙醇中溶解，在三氯甲烷或乙醚中几乎不溶。<br>吸收系数（$E_{1cm}^{1\%}$）为 133~141（290nm，水溶液） |

续表

| 药物名称 | 结构式/分子式/分子量 | 性状 |
|---|---|---|
| 盐酸氯丙那林<br>clorprenaline<br>hydrochloride | 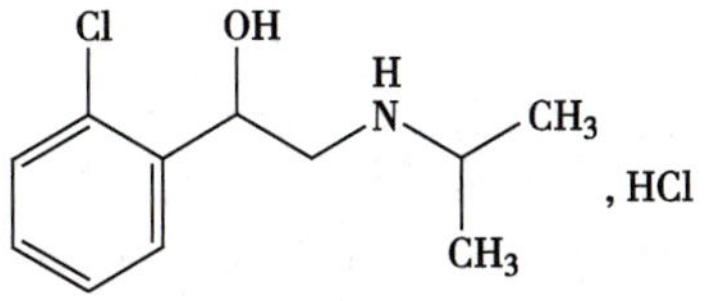<br>$C_{11}H_{16}ClNO \cdot HCl$　250.17 | 为白色或类白色结晶性粉末；无臭。在水或乙醇中易溶，在三氯甲烷中溶解，在丙酮中微溶，在乙醚中不溶。<br>熔点为165~169℃ |
| 盐酸克仑特罗<br>clenbuterol<br>hydrochloride | 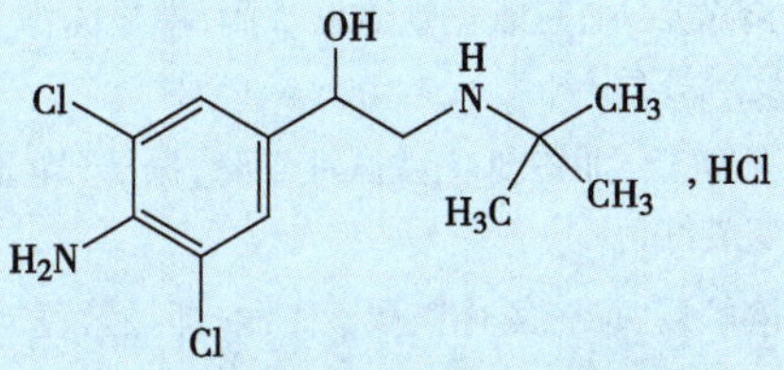<br>$C_{12}H_{18}Cl_2N_2O \cdot HCl$　313.65 | 为白色或类白色的结晶性粉末；无臭。在水或乙醇中溶解，在三氯甲烷或丙酮中微溶，在乙醚中不溶。<br>熔点为172~176℃，熔融时分解 |
| 盐酸麻黄碱<br>ephedrine<br>hydrochloride | 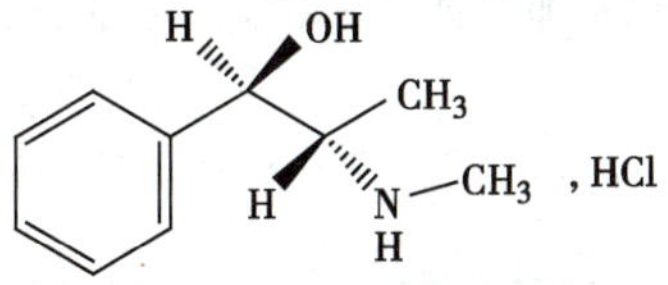<br>$C_{10}H_{15}NO \cdot HCl$　201.70 | 为白色针状结晶或结晶性粉末；无臭。在水中易溶，在乙醇中溶解，在三氯甲烷或乙醚中不溶。<br>熔点为217~220℃。<br>比旋度为-33°~-35.5°（水溶液） |
| 盐酸伪麻黄碱<br>pseudoephedrine<br>hydrochloride | 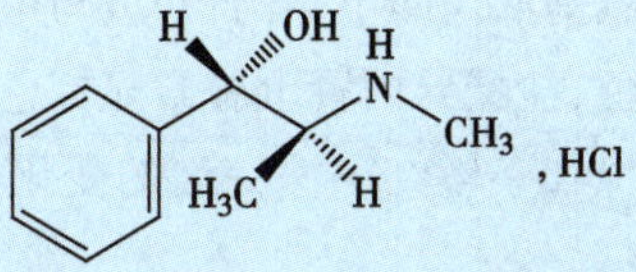<br>$C_{10}H_{15}NO \cdot HCl$　201.70 | 为白色结晶性粉末；无臭。在水中极易溶解，在乙醇中易溶，在三氯甲烷中微溶。<br>熔点为183~186℃。<br>比旋度为+61.0°~+62.5°（水溶液） |
| 盐酸多巴胺<br>dopamine<br>hydrochloride | 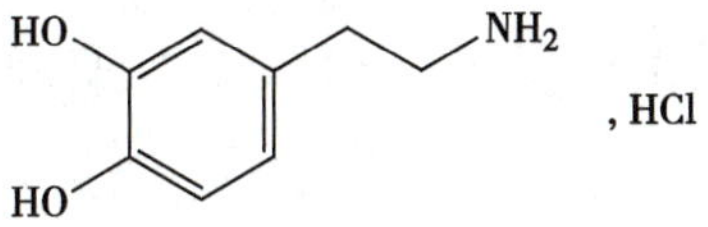<br>$C_8H_{11}NO_2 \cdot HCl$　189.64 | 为白色或类白色有光泽的结晶或结晶性粉末；无臭；露置空气中及遇光色渐变深。在水中易溶，在无水乙醇中微溶，在三氯甲烷或乙醚中极微溶解 |

## 二、主要理化性质

1. 酚羟基特性　一些苯乙胺类拟肾上腺素类药物分子结构中具有邻苯二酚（或酚羟基）结构，可与重金属离子配位呈色，置在空气中或遇光、热易氧化，色泽变深，在碱性溶液中更易变色。

2. 弱碱性　本类药物分子结构中具有苯乙醇胺的结构，游离分子为有机碱，故显弱碱性。但是，游离碱不稳定，又难溶于水，易溶于有机溶剂，因此，临床应用的药物主要是其盐的形式，既可显著改善水溶性，又增加了稳定性。

3. 旋光性　大多数本类药物苯乙醇胺结构存在手性碳原子，具有光学活性，可利用此特性进行分析。

4. 吸收光谱特征　苯乙胺类拟肾上腺素类药物结构中，存在酚羟基、苯基以及成盐的乙醇胺单元，所以，本类药物具有特征的UV及IR吸收谱。由于不同苯环取代基电负性的差异，可使其最大紫外吸收波长以254nm为中心红移或蓝移，用于药物的鉴别与定量分析。

# 第二节　鉴别试验

## 一、化学反应法

1. 与铁盐的反应　具有酚羟基取代的本类药物，可与$Fe^{3+}$离子配位显色（大多为绿色）；加入碱性溶液即变色(大多为紫色),随即被高铁离子氧化并发生颜色变化(大多为紫红色)。ChP 中利用与三氯化铁试液显色反应进行鉴别的部分本类药物及其方法见表 12-2。

表 12-2　与三氯化铁的显色反应鉴别

| 药物 | 鉴别方法 |
| --- | --- |
| 肾上腺素 | 取本品约 2mg,加盐酸溶液(9→1 000)2~3 滴溶解后,加水 2ml 与三氯化铁试液 1 滴,即显翠绿色;再加氨试液 1 滴,即变紫色,最后变成紫红色 |
| 盐酸异丙肾上腺素 | 取本品约 20mg,加水 2ml 溶解后,加三氯化铁试液 2 滴,即显深绿色;滴加新制的 5% 碳酸氢钠溶液,即变蓝色,然后变成红色 |
| 重酒石酸去甲肾上腺素 | 取本品约 10mg,加水 1ml 溶解后,加三氯化铁试液 1 滴,振摇,即显翠绿色;再缓缓加碳酸氢钠试液,即显蓝色,最后变成红色 |
| 盐酸去氧肾上腺素 | 取本品约 10mg,加水 1ml 溶解后,加三氯化铁试液 1 滴,即显紫色 |
| 硫酸沙丁胺醇 | 取本品约 20mg,加水 2ml 溶解后,加三氯化铁试液 1 滴,振摇,溶液显紫色;加碳酸氢钠试液,即成橙黄色浑浊液 |
| 盐酸多巴胺 | 取本品约 10mg,加水 1ml 溶解后,加三氯化铁试液 1 滴,溶液显墨绿色;滴加 1% 氨溶液,即转变成紫红色 |

**2. 与甲醛-硫酸反应**　具有酚羟基或甲氧基取代的本类药物,可与甲醛在硫酸溶液中反应,形成具有醌式结构的有色化合物。肾上腺素显红色,盐酸异丙肾上腺素显棕色至暗紫色,重酒石酸去甲肾上腺素显淡红色,盐酸去氧肾上腺素为显玫瑰红→橙红→深棕红的变化过程,盐酸甲氧明为显紫色→棕色→绿色的变化过程。

**示例 12-1**　盐酸甲氧明的鉴别:取本品约 1mg,加甲醛硫酸试液 3 滴,即显紫色,渐变为棕色,最后成绿色。

**3. 还原性反应**　本类药物分子结构中多数具有酚羟基,易被碘、过氧化氢、铁氰化钾等氧化剂氧化而呈现不同的颜色。ChP 收载的本类药物中,肾上腺素、盐酸异丙肾上腺素和重酒石酸去甲肾上腺素,均利用还原性反应作为定性鉴别方法。

肾上腺素在酸性条件下,被过氧化氢氧化后,生成肾上腺素红显血红色,放置可变为棕色多聚体;盐酸异丙肾上腺素在偏酸性条件下被碘迅速氧化,生成异丙肾上腺素红,加硫代硫酸钠使碘的棕色消退,溶液显淡红色。

重酒石酸去甲肾上腺素在酸性条件下比较稳定,几乎不被碘氧化,利用此特性可与酸性条件下易氧化的本类药物相区别。

肾上腺素和盐酸异丙肾上腺素,在此实验条件下,可被氧化,消除碘的颜色干扰后,溶液分别显深红棕色或紫色。

**示例 12-2**　肾上腺素的鉴别:取本品约 10mg,加盐酸溶液(9→1 000)2ml 溶解后,加过氧化氢试液 10 滴,煮沸,即显血红色。

**示例 12-3**　重酒石酸去甲肾上腺素的鉴别:取本品约 1mg,加酒石酸氢钾饱和溶液 10ml 溶解,加碘试液 1ml,放置 5 分钟后,加硫代硫酸钠试液 2ml,溶液为无色或仅显微红色或淡紫色(与肾上腺素或盐酸异丙肾上腺素的区别)。

4. 胺基醇的双缩脲反应　盐酸麻黄碱、盐酸伪麻黄碱和盐酸去氧肾上腺素等具有胺基醇结构的拟肾上腺素类药物，可显双缩脲特征反应。ChP 收载盐酸麻黄碱和盐酸去氧肾上腺素的鉴别方法之一即为双缩脲反应。

示例 12-4　盐酸麻黄碱的鉴别：取本品约 10mg，加水 1ml 溶解后，加硫酸铜试液 2 滴与 20% 氢氧化钠溶液 1ml，即显蓝紫色；加乙醚 1ml，振摇后，放置，乙醚层即显紫红色，水层变成蓝色。

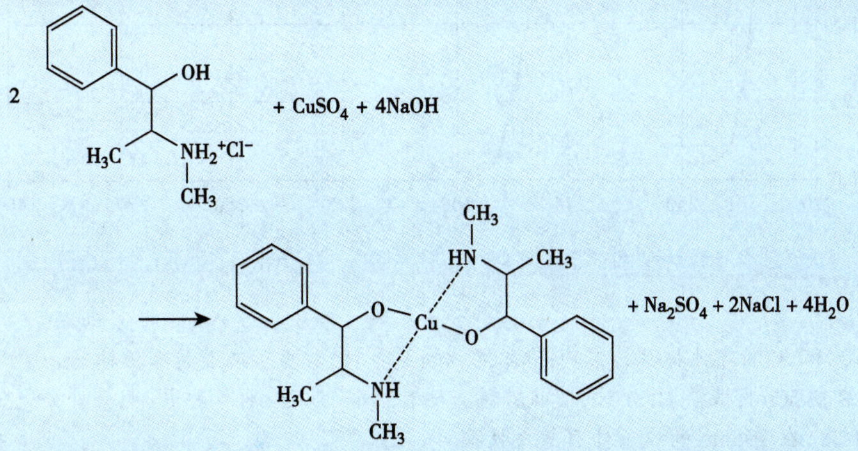


示例 12-5　盐酸去氧肾上腺素的鉴别：取本品 10mg，加水 1ml 溶解后，加硫酸铜试液 1 滴与氢氧化钠试液 1ml，摇匀，即显紫色；加乙醚 1ml 振摇，乙醚层应不显色。

利用上述反应现象可区分盐酸去氧肾上腺素与盐酸麻黄碱。

5. 脂肪伯胺的 Rimini 反应　分子结构中具有脂肪伯氨基的药物，显脂肪族伯胺专属的 Rimini 反应，可用于鉴别。值得注意的是，Rimini 试验中所用的丙酮必须不含甲醛成分。

示例 12-6　重酒石酸间羟胺选择 Rimini 反应进行鉴别：取本品 5mg，加水 0.5ml 使溶解，加亚硝基铁氰化钠试液 2 滴、丙酮 2 滴与碳酸氢钠 0.2g，在 60℃的水浴中加热 1 分钟，即显红紫色。

## 二、吸收光谱特征

ChP 收载的利用紫外吸收光谱进行鉴别的苯乙胺类拟肾上腺素类药物（原料药）见表 12-3。不同的介质可能会导致药物有不同的吸收光谱，如硫酸特布他林原料药（酸性条件，$\lambda_{max}$ 276nm）与片剂（碱性条件，$\lambda_{max}$ 296nm）具有不同的吸收光谱。

表 12-3　紫外吸收光谱特征鉴别

| 药物 | 溶剂 | 浓度/(mg/ml) | $\lambda_{max}$/nm | 吸收度($A$) |
|---|---|---|---|---|
| 盐酸异丙肾上腺素 | 水 | 0.05 | 280 | 0.50 |
| 硫酸特布他林 | 0.1mol/L 盐酸 | 0.1 | 276 | |
| 重酒石酸间羟胺 | 水 | 0.1 | 272 | |
| 硫酸沙丁胺醇 | 水 | 0.08 | 276 | |
| 盐酸克仑特罗 | 0.1mol/L 盐酸 | 0.03 | 243,296 | |
| 盐酸伪麻黄碱 | 水 | 0.5 | 251,257,263 | |
| 盐酸多巴胺 | 0.5% 硫酸溶液 | 0.03 | 280 | |

示例 12-7　硫酸特布他林的鉴别：取本品适量，用 0.1mol/L 盐酸溶液制成每 1ml 中含 0.1mg 的溶液，照紫外分光光度法（通则 0401）测定，在 276nm 的波长处有最大吸收（图 12-1）。

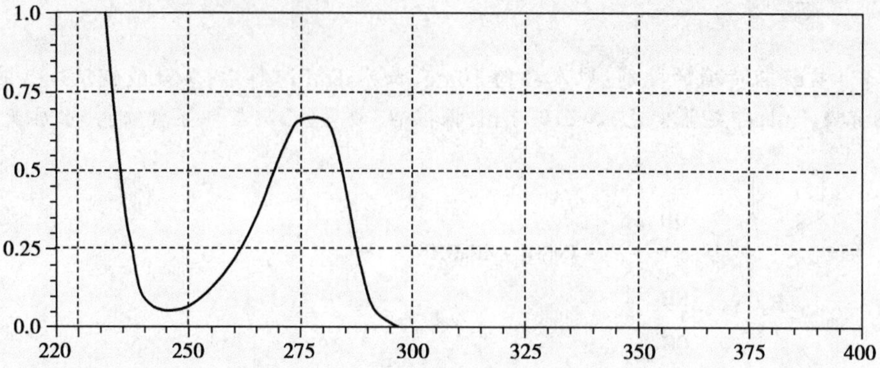


图 12-1　硫酸特布他林的 UV 吸收标准图谱（0.1mg/ml 0.1mol/L HCl 溶液）

示例 12-8　硫酸特布他林片的鉴别：取本品细粉适量（约相当于硫酸特布他林 2mg），加 0.1mol/L 氢氧化钠溶液 50ml，振摇 10 分钟，使硫酸特布他林溶解，滤过，取续滤液，照紫外分光光度法（通则 0401）测定，在 296nm 的波长处有最大吸收。

红外吸收光谱特征常用于专属鉴别，ChP 收载的大多数苯乙胺类拟肾上腺素类药物，采用红外吸收光谱法进行鉴别。

## 三、色谱法

利用比较供试品溶液主峰与对照品溶液主峰的保留时间（$t_R$）是否一致（HPLC），或比较供试品溶液所显主斑点的位置和颜色与对照品溶液主斑点的位置和颜色是否相同进行鉴别（TLC）。HPLC 法一般规定在含量测定项下记录的色谱图中，供试品溶液主峰的保留时间应与对照品溶液主峰的保留时间一致。

示例 12-9　盐酸去氧肾上腺素注射液的 TLC 鉴别：照**有关物质**项下的薄层色谱法（通则 0502）试验。避光操作。

**供试品溶液**　取本品，置水浴上蒸干，加甲醇溶解并稀释制成每 1ml 中约含盐酸去氧肾上腺素 20mg 的溶液。

**对照品溶液（鉴别）**　取盐酸去氧肾上腺素对照品适量，加甲醇制成每 1ml 中约含 20mg 的溶液。

**对照溶液（有关物质检查）**　精密量取供试品溶液适量，用甲醇定量稀释制成每 1ml 中约含 0.10mg 的溶液。

**色谱条件**　采用硅胶 G 薄层板，以异丙醇-三氯甲烷-浓氨溶液（80∶5∶15）为展开剂。

**测定法**　吸取供试品溶液和对照品溶液（鉴别）/对照溶液（杂质检查）各 10μl，分别点于同一薄层板上，展开，晾干，喷以重氮苯磺酸试液以显色。

**杂质限度**　供试品溶液如显杂质斑点，与对照溶液的主斑点比较，颜色不得更深（0.5%）。

**鉴别规定**　供试品溶液所显主斑点的位置和颜色与对照品溶液的主斑点一致。

示例 12-10　硫酸沙丁胺醇片的 HPLC 鉴别规定：在**含量测定**项下记录的色谱图中，供试品溶液主峰的保留时间应与对照品溶液主峰的保留时间一致。

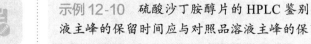

**【含量测定】** 照高效液相色谱法（通则 0512）测定。

**供试品溶液**　取本品 20 片，精密称定，研细，精密称取适量（约相当于沙丁胺醇 4mg），置 50ml 量瓶中，加流动相适量，振摇使硫酸沙丁胺醇溶解，用流动相稀释至刻度，滤过，取续滤液。

**对照品溶液**　取硫酸沙丁胺醇对照品适量，精密称定，加流动相溶解并定量稀释制成 1ml 中约含 96μg 的溶液。

**色谱条件**　用十八烷基硅烷键合硅胶为填充剂，以 0.08mol/L 磷酸二氢钠溶液（用磷酸调节 pH 至 3.10±0.05）- 甲醇溶液（85∶15）为流动相，检测波长为 276nm，进样体积为 20μl。

**系统适用性要求**　理论板数按沙丁胺醇峰计算不低于 3 000。

**测定法**　精密量取供试品溶液与对照品溶液，分别注入液相色谱仪，记录色谱图。按外标法以峰面积计算，并将结果与 0.829 9 相乘。

**限度规定**　本品含硫酸沙丁胺醇按沙丁胺醇（$C_{13}H_{21}NO_3$）计算，应为标示量的 90.0%~110.0%。

**示例分析：** 含量测定结果与 0.829 9 相乘，原因是硫酸沙丁胺醇［$(C_{13}H_{21}NO_3)_2 \cdot H_2SO_4$］制剂的剂量均是按沙丁胺醇［$(C_{13}H_{21}NO_3)_2$］的含量进行标识。由于使用的对照品是硫酸沙丁胺醇，因此按外标法以峰面积计算出硫酸沙丁胺醇的含量后，需要根据它们的分子量再进行折换。

## 第三节　有关物质与检查

### 一、酮体杂质

肾上腺素、重酒石酸去甲肾上腺素、盐酸去氧肾上腺素和盐酸甲氧明等苯乙胺类拟肾上腺素类药物，其生产过程存在酮体氢化还原制备工艺。若氢化过程不完全，易引入杂质酮体影响药品质量。为此，ChP 规定苯乙胺类拟肾上腺素类药物，检查合成过程引入的杂质酮体。ChP 采用紫外分光光度法检查苯乙胺类拟肾上腺素类药物酮体（表 12-4）。

表 12-4　酮体杂质 UV 法检查的条件和限度

| 药物 | 杂质 | 溶剂 | 供试品浓度/(mg/ml) | 检测波长/nm | 吸光度 |
|---|---|---|---|---|---|
| 肾上腺素 | 酮体 | HCl（9→2 000） | 2.0 | 310 | ≤0.05 |
| 重酒石酸去甲肾上腺素 | 酮体 | 水 | 2.0 | 310 | ≤0.05 |
| 盐酸去氧肾上腺素 | 酮体 | 0.01mol/L HCl | 4.0 | 310 | ≤0.20 |
| 盐酸甲氧明 | 酮胺 | 水 | 1.5 | 347 | ≤0.06 |
| 硫酸沙丁胺醇 | 沙丁胺酮 | 0.01mol/L HCl | 2.4 | 310 | ≤0.10 |

### 二、光学纯度

大多数苯乙胺类拟肾上腺素类药物分子结构中存在手性碳原子，具有光学活性特征。ChP 收载的苯乙胺类拟肾上腺素类药物，采用测定比旋度进行光学纯度检查，以控制药品的质量。本类药物比旋度测定的条件和限度见表 12-5。

表 12-5　苯乙胺类拟肾上腺素药物比旋度检查的条件和限度

| 药物 | 溶剂 | 供试品浓度/(mg/ml) | 比旋度 |
|---|---|---|---|
| 肾上腺素 | HCl（9→200） | 20 | -50.0°~-53.5° |

续表

| 药物 | 溶剂 | 供试品浓度/(mg/ml) | 比旋度 |
|---|---|---|---|
| 重酒石酸去甲肾上腺素 | 水 | 50 | −10.0°~−12.0° |
| 盐酸去氧肾上腺素 | 水 | 20 | −42°~−47° |
| 硫酸沙丁胺醇 | 水 | 10 | −0.10°~+0.10° |
| 盐酸麻黄碱 | 水 | 50 | −33°~−35.5° |
| 盐酸伪麻黄碱 | 水 | 50 | +61.0°~+62.5° |

此外，由于手性色谱法可实现对映体的分离分析，是目前手性药物光学纯度检查比较理想的方法。

示例 12-11 重酒石酸去甲肾上腺素的光学纯度的手性 HPLC 检查

**系统适用性溶液** 称取重酒石酸去甲肾上腺素消旋体约 50mg，加水 5ml 溶解，滴加氨水调节 pH 至 7.0~8.0；用适量乙酸乙酯萃取 3 次，合并乙酸乙酯层，用适量水洗涤 2 次，加硫酸钠 1g 脱水，滤过除去硫酸钠，收集滤液置于 50ml 量瓶中，用流动相稀释至刻度，摇匀。

**供试品溶液** (*R*)-重酒石酸去甲肾上腺素供试品，照**系统适用性溶液**项下制备方法，同法制备。

**色谱条件** 用 Chiralpak AD-H 手性色谱柱，以正己烷-乙醇-乙醇胺(800∶200∶2)为流动相，检测波长为 280nm，流速 0.8ml/min。

**系统适用性要求** 对映体的分离度应约为 7。

**测定法** 取供试品溶液 20μl，注入液相色谱仪，记录色谱图。按峰面积归一化法计算重酒石酸去甲肾上腺素的光学纯度。

**限度** 通常约为 1%。

高效毛细管电泳(high performance capillary electrophoresis，HPCE)是一种新型的分析分离技术。与 HPLC 相比，HPCE 在手性分析中的优势为：①高分离效率，可直接分离大部分对映体，适用范围广。②所用的手性试剂消耗极少，运行成本低，利于环境保护。

示例 12-12 盐酸异丙肾上腺素注射液的光学纯度的手性 HPCE 检查

采用毛细管区带电泳，以未涂层熔融石英毛细管柱(50μm×57.5cm，有效长度 50cm)为分离柱，毛细管柱温 20℃；羧甲基-*β*-环糊精(CM-*β*-CD)为手性拆分剂；正极压力进样 3s，分离电压 30kV，检测波长 204nm。

结果(图 12-2)显示：(−)-异丙肾上腺素及(+)-异丙肾上腺素达到了基线分离。满足供试品中光学异构体杂质的检查要求。

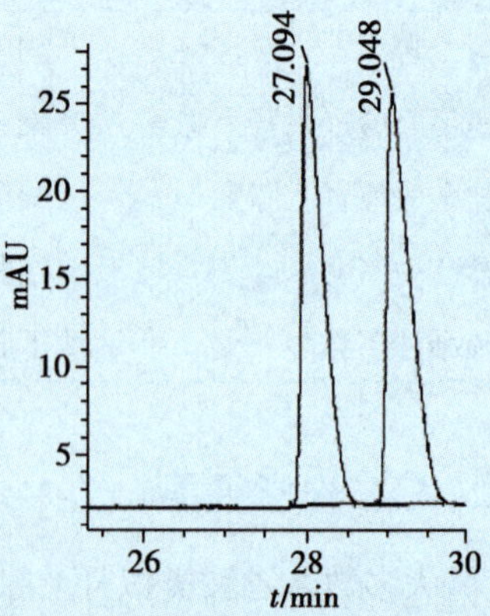


图 12-2 异丙肾上腺素对映体手性 HPCE 分离图

## 三、有关物质

在所列典型药物中，除盐酸克仑特罗外，ChP 收载的苯乙胺类拟肾上腺素类药物均要求进行有关物质检查，其中盐酸去氧肾上腺素选择薄层色谱法，而其他药物均采用高效液相色谱法检查有关物质。

**示例 12-13** 肾上腺素中有关物质的 HPLC 检查：照高效液相色谱法（通则 0512）测定。

**供试品溶液** 取本品约 10mg，置 10ml 量瓶中，加盐酸 0.1ml 使溶解，用流动相稀释至刻度，摇匀。

**对照溶液** 精密量取供试品溶液 1ml，置 500ml 量瓶中，用流动相稀释至刻度，摇匀。

**氧化破坏溶液** 取本品 50mg，置 50ml 量瓶中，加浓过氧化氢溶液 1ml，放置过夜，加盐酸 0.5ml，用流动相稀释至刻度，摇匀。

**系统适用性溶液** 取重酒石酸去甲肾上腺素对照品适量，加氧化破坏溶液溶解并稀释制成每 1ml 中含 20μg 的溶液。

**色谱条件** 用十八烷基硅烷键合硅胶为填充剂；以硫酸氢四甲基铵溶液（取硫酸氢四甲基铵 4.0g，庚烷磺酸钠 1.1g，0.1mol/L 乙二胺四乙酸二钠溶液 2ml，加水溶解并稀释至 950ml）-甲醇（95 : 5）（用 1mol/L 氢氧化钠溶液调节 pH 至 3.5）为流动相；流速为 2ml/min；检测波长为 205nm；进样体积 20μl。

**系统适用性要求** 系统适用性溶液色谱图中，去甲肾上腺素峰与肾上腺素峰间应出现两个未知杂质峰，理论板数按去甲肾上腺素峰计算不低于 3 000，去甲肾上腺素峰、肾上腺素峰与相邻杂质峰之间的分离度均应符合要求。

**测定法** 精密量取供试品溶液与对照溶液，分别注入液相色谱仪，记录色谱图。

**限度** 供试品溶液色谱图中如有杂质峰，单个杂质峰面积不得大于对照溶液的主峰面积（0.2%），各杂质峰面积的和不得大于对照溶液主峰面积的 2.5 倍（0.5%）。

**示例分析**：BP 中有肾上腺素特定杂质的结构与代码，以及杂质对照的典型 HPLC 图（图 12-3）。

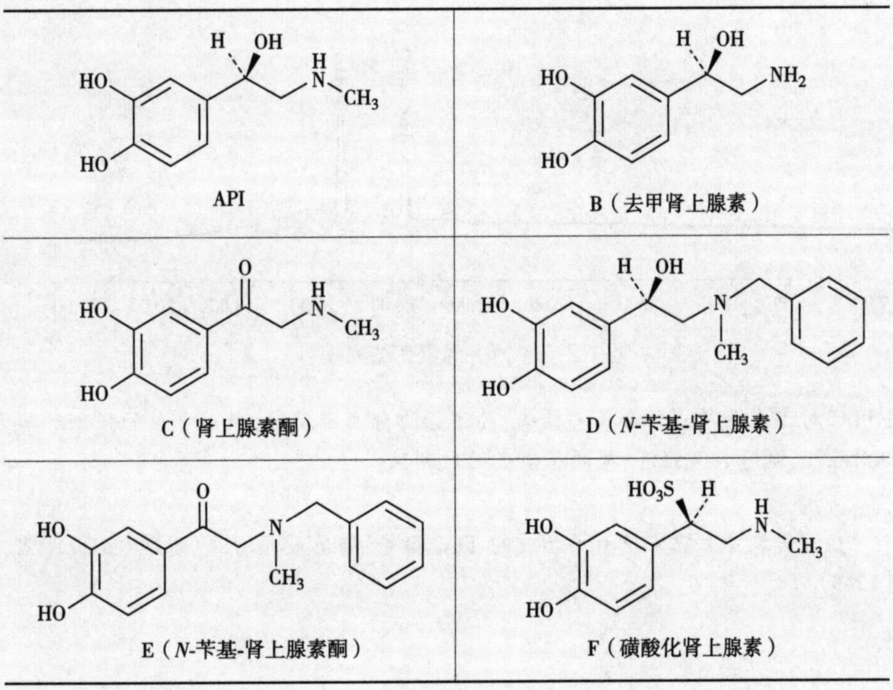

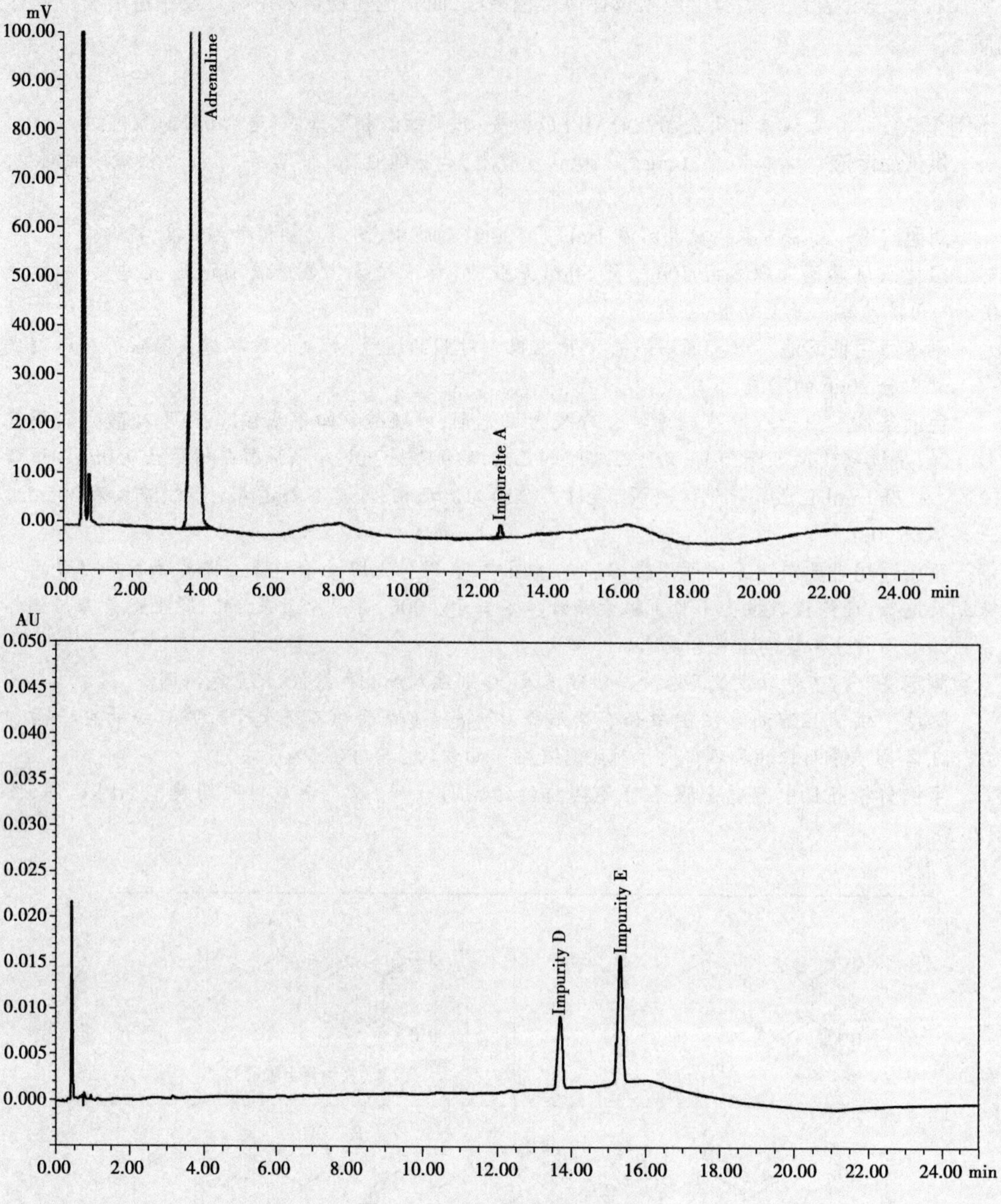


图 12-3 肾上腺素有关物质

采用 HPLC 对潜在杂质进行分离与检查，为了保障分离专属性，采用专属的强制降解方法制备杂质特征对照液，既可靠又经济，提高了检查的便利性。

示例 12-14 盐酸去氧肾上腺素中有关物质的 TLC 检查：照薄层色谱法（通则 0502）试验。避光操作（示例 12-9）。

## 第四节 含量测定

苯乙胺类拟肾上腺素类药物的原料药多采用非水溶液滴定法测定含量，其他药物如盐酸去氧肾上腺素和重酒石酸间羟胺选择溴量法，盐酸克仑特罗选择亚硝酸钠法（永停滴定法）等；其制剂的测定方法主要包括紫外分光光度法、溴量法和高效液相色谱法等。由于高效液相色谱法具有高效分离、高灵敏度和高速等特点，其已越来越广泛地应用于药物鉴别及定量分析。

## 一、非水溶液滴定法

大多数酸碱滴定都在水溶液中进行，但是以水为介质时，解离常数小于 $10^{-7}$ 的弱酸、弱碱不能被准确滴定。因此，在水溶液中进行的滴定会受到一些限制。非水滴定法是在非水溶剂中进行的滴定分析方法，非水溶剂指的是有机溶剂和不含水的无机溶剂。非水滴定法可用于酸碱滴定、氧化还原滴定、配位滴定及沉淀滴定等，在药物分析中，以非水溶液中的酸碱滴定法应用较为广泛。

根据酸碱质子理论，可将非水滴定中常用的溶剂分为下列几种。

1. 质子溶剂　是指能给出质子或接受质子的溶剂，其特点是溶剂分子间有质子转移，根据其接受质子的能力大小，又可分为以下三类。

(1) 酸性溶剂：即给出质子能力较强的溶剂，冰醋酸、丙酸是常用的酸性溶剂。酸性溶剂常作为滴定弱碱性物质的介质。

(2) 碱性溶剂：即接受质子能力较强的溶剂，乙二胺、液氨、乙醇胺等是常用的碱性溶剂。碱性溶剂适于作为滴定弱酸性物质的介质。

(3) 两性溶剂：既易接受质子又能给出质子的溶剂，其酸碱性与水相似。如甲醇、乙醇、异丙醇等。两性溶剂适于作为滴定不太弱的酸、碱性物质的介质。

2. 无质子溶剂

(1) 偶极亲质子溶剂：分子中无转移性质子，但却有较弱的接受质子倾向和程度不同的成氢键能力，如酰胺类、酮类、吡啶等。其中，二甲基甲酰胺、吡啶碱性较为明显，成氢键能力也较强，适于作为滴定弱酸性物质的介质。

(2) 惰性溶剂：溶剂分子不参与酸碱（质子转移）反应，也无形成氢键的能力，如苯、氯仿和二氧六环等。惰性溶剂与质子溶剂混合使用，以改善样品的溶解性，增大滴定突跃。

在本章列举的 13 种苯乙胺类拟肾上腺素类药物中，可采用非水溶液滴定法测定原料药含量的有肾上腺素、盐酸异丙肾上腺素、重酒石酸去甲肾上腺素、硫酸特布他林、硫酸沙丁胺醇、盐酸氯丙那林、盐酸麻黄碱、盐酸伪麻黄碱和盐酸多巴胺等，主要条件见表 12-6。

表 12-6　非水滴定法测定苯乙胺拟肾上腺素类药物的条件

| 药物 | 取样量/g | 冰醋酸/ml | 醋酸汞液/ml | 指示终点 | 终点颜色 | 滴定剂 |
|---|---|---|---|---|---|---|
| 肾上腺素 | 0.15 | 10 | – | 结晶紫 | 蓝绿色 | 高氯酸 |
| 重酒石酸去甲肾上腺素 | 0.2 | 10 | – | 结晶紫 | 蓝绿色 | 高氯酸 |
| 硫酸特布他林 | 0.3 | 30 | –/乙腈(30) | 电位法 | | 高氯酸 |
| 硫酸沙丁胺醇 | 0.4 | 10 | –/醋酐(15) | 结晶紫 | 蓝绿色 | 高氯酸 |
| 盐酸异丙肾上腺素 | 0.15 | 30 | 5 | 结晶紫 | 蓝色 | 高氯酸 |
| 盐酸氯丙那林 | 0.15 | 20 | 3 | 结晶紫 | 蓝绿色 | 高氯酸 |
| 盐酸麻黄碱 | 0.15 | 10 | 4 | 结晶紫 | 翠绿色 | 高氯酸 |
| 盐酸伪麻黄碱 | 0.3 | 10 | 6 | 结晶紫 | 蓝绿色 | 高氯酸 |
| 盐酸多巴胺 | 0.15 | 25 | 5 | 结晶紫 | 蓝绿色 | 高氯酸 |

### （一）基本原理

采用非水溶液滴定法测定本类药物时，肾上腺素等为游离碱，直接与高氯酸反应。盐酸麻黄碱等盐类（$BH^{+}\cdot A^{-}$）药物的高氯酸滴定过程，实际上是一个置换滴定，即强酸（$HClO_4$）置换出与有机弱碱结合较弱的酸（HA）。其反应原理可用下列通式表示。

$$BH^{+}\cdot A^{-}+HClO_4 \longrightarrow BH^{+}\cdot ClO_4^{-}+HA$$

式中,$BH^{+}\cdot A^{-}$ 表示有机弱碱盐;HA 表示被置换出的弱酸。

由于被置换出的 HA 的酸性强弱不同,因而对滴定反应的影响也不同。当 HA 酸性较强时,根据化学反应平衡的原理,反应不能定量完成,除去或降低滴定反应产生的 HA 的酸性,可使反应顺利完成。因此,必须根据不同情况采用相应的滴定条件。

### (二) 滴定方法

除另有规定外,精密称取供试品适量[约消耗高氯酸滴定液(0.1mol/L)8ml],加冰醋酸 10~30ml 使溶解(必要时可温热,放冷),加各品种项下规定的试液(醋酐或醋酸汞试液),指示液 1~2 滴(或以电位滴定法指示终点),用高氯酸滴定液(0.1mol/L)滴定。以终点颜色变化或以电位滴定时的突跃点为准,并将滴定结果用空白试验校正。

应特别注意的是:加入醋酐应防止氨基被乙酰化,氨基乙酰化后碱性显著减弱。如伯氨基的乙酰化物,以结晶紫为指示剂时不能被滴定,用电位滴定法尚可滴定,但滴定突跃很小,滴定结果偏低;仲氨基的乙酰化物,以指示剂法和电位滴定法都不能被滴定。选择低温条件可以防止氨基乙酰化,所以实验操作加冰醋酸溶解样品后,应在放冷的条件下再加醋酐。

### (三) 注意事项

**1. 适用范围** 本法主要用于 $pK_b$>8 的有机弱碱性药物及其盐类的含量测定,包括有机弱碱,氢卤酸盐、磷酸盐、硫酸盐、硝酸盐及有机酸的碱金属盐等。

一般来说,当碱性药物的 $pK_b$ 为 8~10 时,宜选冰醋酸作为溶剂;碱性更弱,$pK_b$ 为 10~12 时,宜选冰醋酸与醋酐的混合溶液作为溶剂;$pK_b$>12 时,应用醋酐作为溶剂。当碱性药物的 $pK_b$>10 时,在冰醋酸中无足以辨认的滴定突跃,不能准确滴定。在冰醋酸中加入不同量的醋酐,随着醋酐量的不断增加,甚至仅以醋酐为溶剂,由于醋酐解离生成的醋酐合乙酰离子[$CH_3CO^{+}\cdot(CH_3CO)_2O$]比醋酸合质子[$H^{+}\cdot CH_3COOH$]的酸性更强,更有利于碱性药物的碱性增强,使滴定突跃显著增大,而获得准确的滴定结果。

例如,咖啡因($pK_b$=14.2)的含量采用非水溶液高氯酸滴定法测定,ChP 采用醋酐-冰醋酸(5∶1)为溶剂,BP 采用甲苯-醋酐-冰醋酸(4∶2∶1)为溶剂。

另外,在冰醋酸中加入不同量的甲酸,也能使滴定突跃显著增大,使碱性极弱的有机碱性药物获得满意的测定结果。

**2. 酸根的影响** 大多数苯乙胺类拟肾上腺素类药物游离碱均难溶于水,且不稳定。因此,它们大都与无机酸成盐制成原料药,改善稳定性和水溶性。

有机弱碱盐类药物非水溶液滴定时被置换出的酸类(HA),在醋酸介质中的酸性以下列排序递减:高氯酸 > 氢溴酸 > 硫酸 > 盐酸 > 硝酸 > 磷酸 > 有机酸。

在非水介质中,高氯酸的酸性最强,因此,有机弱碱的盐均用高氯酸滴定。

若在滴定过程中被置换出的 HA 酸性较强,则反应将不能进行到底。如测定有机碱性药物氢卤酸盐时,由于被置换出的氢卤酸的酸性较强,影响滴定终点,不能直接滴定,需要进行处理。添加醋酸汞冰醋酸溶液,可使氢卤酸转化为在酸中难溶的卤化汞沉淀,达到消除氢卤酸对滴定干扰的目的。

$$2B\cdot HX+Hg(OAc)_2 \longrightarrow 2B\cdot HOAc+HgX_2$$

当醋酸汞加入量不足时,滴定终点仍不准确,而使测定结果偏低,稍过量的醋酸汞(1~3 倍)并不影响测定结果的准确性。**但是,由于汞盐是严重的环境毒害物质,高氯酸非水溶液滴定时,添加醋酸汞冰醋酸溶液消除氢卤酸干扰的方法,已经被严格限制使用。**

**3. 滴定剂的稳定性** 本类药物非水溶液滴定法所用的溶剂为醋酸,具有挥发性,且膨胀系数较大。因此,温度和贮存条件影响滴定剂的浓度。

若滴定供试品与标定高氯酸滴定液时的温度差超过 10℃，则应重新标定；若未超过 10℃，则可根据下式将高氯酸滴定液的浓度加以校正。

$$N_1=N_0/[1+0.001\ 1(t_1-t_0)]$$

式中，0.001 1 为冰醋酸的体积膨胀系数；$t_0$ 为标定高氯酸滴定液时的温度；$t_1$ 为滴定供试品时的温度；$N_0$ 为 $t_0$ 时高氯酸滴定液的浓度；$N_1$ 为 $t_1$ 时高氯酸滴定液的浓度。

**4. 终点指示方法**　非水溶液滴定法的终点确定，常用电位滴定法和指示剂法。

电位滴定时用玻璃电极为指示电极，饱和甘汞电极（玻璃套管内装氯化钾的饱和无水甲醇溶液）为参比电极。

以高氯酸为滴定剂时，常用的指示剂为结晶紫、橙黄Ⅳ、萘酚苯甲醇、喹哪啶红、孔雀绿等。在以冰醋酸作溶剂，用高氯酸滴定碱性药物时，结晶紫的酸式色为黄色，碱式色为紫色，而且不同的酸度下变色极为复杂。由碱性区域到酸性区域的颜色变化为紫色、蓝紫色、蓝绿色、绿色和黄色。滴定不同强度碱性药物时，终点颜色也不同。滴定碱性较强的药物时，应该以蓝色为终点，如盐酸异丙肾上腺素等。碱性次之的以蓝绿色或绿色为终点，如重酒石酸去甲肾上腺素、盐酸伪麻黄碱等。碱性较弱的应以黄绿色或黄色为终点，因此指示剂的终点颜色变化，可通过电位法来确定。

如果测定药物碱性较弱，终点不够明显，可加入醋酐，以提高其碱性，使终点突跃明显。如滴定突跃不明显，指示剂难以判断，则可以用电位法指示终点。

**5. 其他干扰**　制剂中的其他成分对非水溶液滴定法通常均有干扰。若采用高氯酸滴定液滴定法测定，为了消除干扰，对于有机碱性药物大都可以经碱化处理，有机溶剂提取分离出游离碱后，再进行测定。

**示例 12-15**　盐酸异丙肾上腺素的含量测定：取本品约 0.15g，精密称定，加冰醋酸 30ml，微温使溶解，放冷，加醋酸汞试液 5ml 与结晶紫指示液 1 滴，用高氯酸滴定液（0.1mol/L）滴定至溶液显蓝色，并将滴定的结果用空白试验校正。每 1ml 高氯酸滴定液（0.1mol/L）相当于 24.77mg 的 $C_{11}H_{17}NO_3 \cdot HCl$。

**示例 12-16**　硫酸沙丁胺醇的含量测定：取本品约 0.4g，精密称定，加冰醋酸 10ml，微温使溶解，放冷，加醋酐 15ml 与结晶紫指示液 1 滴，用高氯酸滴定液（0.1mol/L）滴定至溶液显蓝绿色，并将滴定结果用空白试验校正。每 1ml 高氯酸滴定液（0.1mol/L）相当于 57.67mg 的 $(C_{13}H_{21}NO_3)_2 \cdot H_2SO_4$。

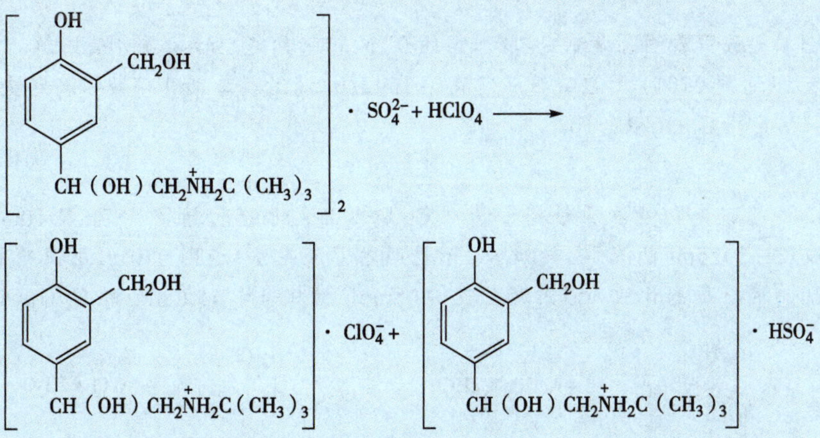

有机碱的硫酸盐，因硫酸在滴定液中酸性很强，只能滴定至 $HSO_4^-$。

## 二、溴量法

ChP 收载的盐酸去氧肾上腺素（原料药和制剂）和重酒石酸间羟胺原料药采用溴量法测定含量。

测定原理是药物分子中的苯酚结构，在酸性溶液中酚羟基的邻、对位活泼氢能与过量的溴定量地发生溴代反应，加入碘化钾与剩余溴定量反应生成碘，然后用硫代硫酸钠滴定。根据与药物定量反应消耗的溴滴定液的量，即可计算供试品的含量。

**示例 12-17** 溴量法测定盐酸去氧肾上腺素含量测定：取本品约 0.1g，精密称定，置碘量瓶中，加水 20ml 使溶解，精密加溴滴定液（0.05mol/L）50ml，再加盐酸 5ml，立即密塞，放置 15 分钟并时时振摇，注意微开瓶塞，加碘化钾试液 10ml，立即密塞，振摇后，用硫代硫酸钠滴定液（0.1mol/L）滴定，至近终点时，加淀粉指示液，继续滴定至蓝色消失，并将滴定的结果用空白试验校正。每 1ml 溴滴定液（0.05mol/L）相当于 3.395mg 的 $C_9H_{13}NO_2 \cdot HCl$。

**示例分析：**测定原理如下所示。

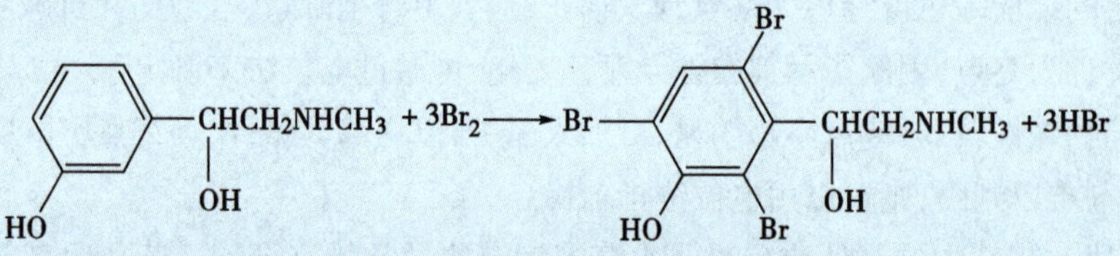


$$Br_2 + 2KI \longrightarrow 2KBr + I_2$$

$$I_2 + 2Na_2S_2O_3 \longrightarrow 2NaI + Na_2S_4O_6$$

故，计量反应摩尔比为 1 : 3。每 1ml 溴滴定液（0.05mol/L）相当于 0.05/3mmol 的盐酸去氧肾上腺素，即 203.67 × 0.05/3=3.395mg 的 $C_9H_{13}NO_2 \cdot HCl$。

## 三、电位滴定法与永停滴定法

有机碱性药物盐酸盐中氯离子能与硝酸银中的银离子反应形成氯化银沉淀，采用银量法滴定至终点时，银离子过量引起指示电极电位突变，此转折点为突变点，常用于盐酸盐药物的容量滴定测定，如盐酸甲氧明等。

盐酸克仑特罗分子结构中含有芳伯氨基，在酸性溶液中可与亚硝酸钠定量发生重氮化反应，生成重氮盐，可用永停滴定法指示反应终点。

**示例 12-18** 盐酸甲氧明含量测定：取本品约 0.2g，精密称定，加水 50ml 使溶解，加硝酸 1ml，照电位滴定法（通则 0701），用硝酸银滴定液（0.1mol/L）滴定。每 1ml 硝酸银滴定液（0.1mol/L）相当于 24.77mg 的 $C_{11}H_{17}NO_3 \cdot HCl$。

**示例 12-19** 盐酸克仑特罗原料药含量测定：取本品约 0.25g，精密称定，置 100ml 烧杯中，加盐酸溶液（1→2）25ml 使溶解，再加水 25ml，照永停滴定法（通则 0701），用亚硝酸钠滴定液（0.05mol/L）滴定。每 1ml 亚硝酸钠滴定液（0.05mol/L）相当于 15.68mg 的 $C_{12}H_{18}Cl_2N_2O \cdot HCl$。

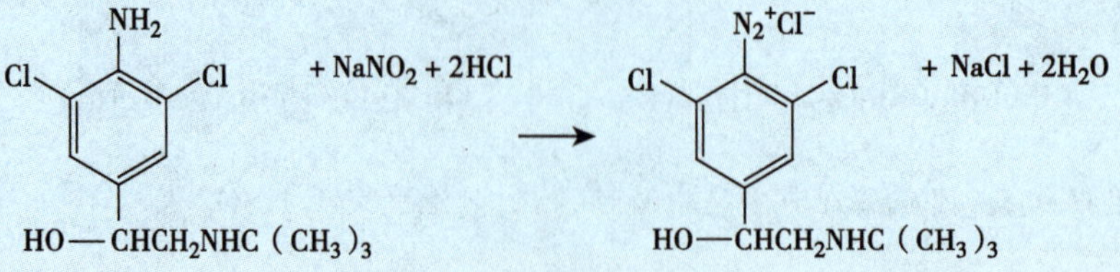

## 四、动物组织中盐酸克仑特罗残留的测定

盐酸克仑特罗是人工合成的 $\beta$ 肾上腺素能受体激动剂类药物，本类药物可以选择性地作用于 $\beta$ 肾上腺素能受体，引起交感神经兴奋，广泛应用于治疗支气管炎。盐酸克仑特罗片剂具有潜在滥用风险，临床价值有限，长期不合理使用可对患者心肺功能产生严重影响，使用风险大于受益。根据《药品管理法》第四十二条规定，原国家食品药品监督管理局决定，于 2011 年停止盐酸克仑特罗片剂在我国的生产、销售和使用，撤销药品批准证明文件。目前仅保留盐酸克仑特罗栓剂在临床应用。

然而，畜牧业中非法使用者却将盐酸克仑特罗高剂量添加在饲料中，使得动物体内脂肪分解代谢增强，蛋白质合成增加，显著提高胴体瘦肉率。这种滥用导致动物组织，特别是盐酸克仑特罗在肝脏中残留，所以我国已禁止将其作为生长促进剂使用。

为了加大对盐酸克仑特罗使用的监管，必须用科学快速的方法测定动物组织中盐酸克仑特罗残留量。2006 年农业部针对动物饲料，动物源性食品，牛、猪可食性组织及动物尿液中残留的 $\beta$ 肾上腺素能受体兴奋剂类药物，制订了一系列气相色谱-质谱联用检测方法，检测灵敏度可达 0.5~2μg/kg 或 1ng/ml。

**示例 12-20**　2006 年中华人民共和国农业行业标准（NY/T 468—2006）"动物组织中盐酸克仑特罗的测定"规定了如下方法。

**1. 提取**　在碱性环境下进行匀浆，使克仑特罗以分子形式存在，以利于有机溶剂提取。称取动物肝脏组织样品 5g±0.05g 于带盖的聚四氟乙烯离心管中，加入乙酸乙酯 15ml，再加入 10.0% 碳酸钠溶液 3ml，然后以 10 000r/min 以上的速度匀质 60 秒，盖上盖子以 5 000r/min 的速度离心 2 分钟，吸取上层有机溶剂于离心管中；在残渣中再加入乙酸乙酯 10ml，在涡旋混合器上混合 1 分钟，离心后吸取有机溶剂并合并提取液。然后，在收集的有机溶剂中加入 0.10mol/L 的盐酸溶液 5ml，涡旋混合 30 秒，以 5 000r/min 的速度离心 2 分钟，吸取下层水溶液；同样步骤重复萃取一次，合并两次萃取液，用 2.5mol/L 氢氧化钠溶液调节 pH 至 5.2。有机溶剂提取液中加入盐酸溶液酸化后，使克仑特罗呈盐酸盐进入水层，而脂溶性内源性物质则仍然在有机层中，减少干扰。

**2. 净化**　SCX（阳离子交换）小柱依次用甲醇 5ml、水 5ml 和 30mmol/L 盐酸 5ml 活化，然后将上述萃取液上样至固相萃取小柱中，依次用水 5ml 和甲醇 5ml 淋洗柱子，在溶剂流过固相萃取柱后，抽干 SCX 小柱，再用 4% 氨化甲醇溶液 5ml 洗脱，收集洗脱液。采用阳离子交换小柱对萃取液进一步净化，在酸性条件下，克仑特罗呈阳离子与小柱结合，酸性或中性物质可用水和甲醇淋洗除去，最后用碱性甲醇溶液洗脱，实现待测成分的净化。

**3. 测定**

(1) **衍生化**：在 50℃水浴中用氮气吹干上述洗脱液，加入甲苯 100μl 和 BSTFA（双三甲基硅烷三氟乙酰胺）100μl，试管加盖后于涡旋混合器上振荡 30 秒，在 80℃的烘箱中加热衍生 1 小时（盖住盖子）；同时吸取标准工作液 0.5ml 加到 4% 氨化甲醇溶液 4.5ml 中，用氮气吹干后同样品操作，待衍生结束后加入甲苯 0.3ml 转入进样小瓶中，进行气相色谱-质谱（GC/MS）分析。

(2) **GC/MS 测定参数**：色谱柱 HP-5MS 5% 苯基甲基聚硅氧烷，30m × 0.25mm（内径），0.25μm（膜厚）；进样口温度 220℃；不分流进样；进样体积 1μl；柱温 70℃（保持 0.6 分钟），以 25℃/min 升温至 200℃（保持 6 分钟），以 25℃/min 升温至 280℃（保持 5 分钟）；载气为氦气；流速 0.9ml/min（恒流）；GC/MS 传输线温度 280℃；溶剂延迟 8 分钟；EM 电压高于调谐电压 200V；离子源（EI）温度 200℃；四极杆温度 160℃；选择离子监测（$m/z$）203.00、131.94、259.08、277.11（图 12-4）。

**4. 定性与定量方法**

(1) 定性：样品峰与标样的保留时间之差不多于 2 秒，人工比较选择离子的丰度，其中试样峰的选择离子相对强度（与基峰的比例）不超过标准相应选择离子相对强度平均值的 64.0%（$m/z$

259.08:*m/z* 203.00)。

(2) 定量:选择试样峰(*m/z* 203.00)的峰面积进行单点或多点校准定量。当单点校准定量时根据样品液中盐酸克仑特罗含量情况,选择峰面积相近的标准工作溶液进行定量,同时标准工作溶液和样品液中盐酸克仑特罗响应值均应在仪器检测线性范围内。

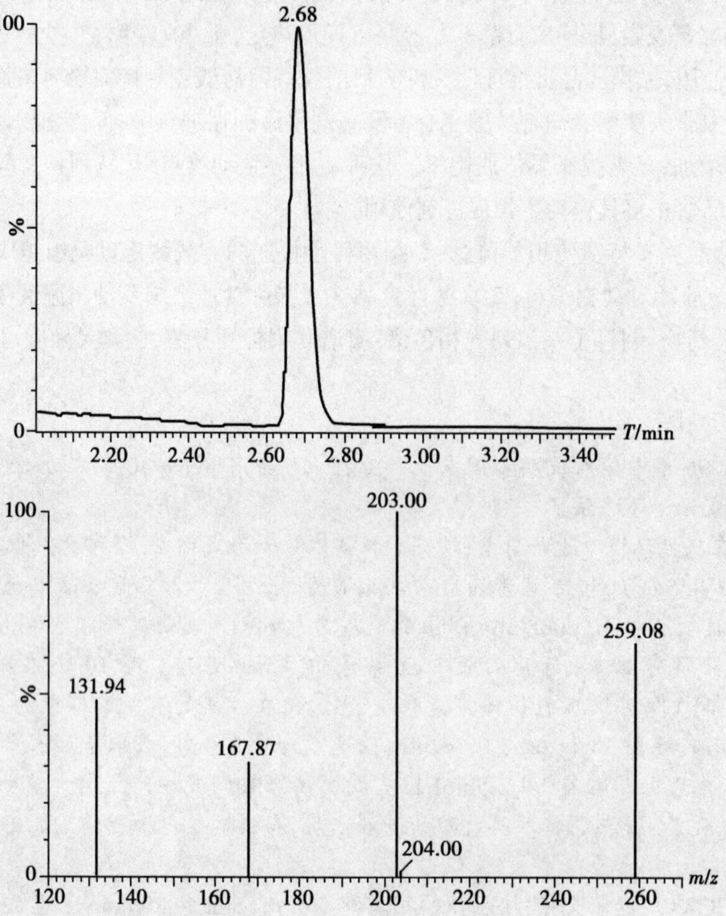


图12-4 克仑特罗典型总离子流图(上)和特征碎片离子峰(下)

5. 分析结果计算 试样中盐酸克仑特罗的含量按下式计算。

$$X=\frac{A\times C_S\times V}{A_S\times m}$$

式中,$X$为试样中克仑特罗残留含量(μg/kg);$A$为样液中经衍生化盐酸克仑特罗的峰面积;$A_S$为标准工作液中经衍生化盐酸克仑特罗的峰面积;$C_S$为标准工作液中盐酸克仑特罗的浓度(μg/L);$V$为样品最终定容体积(ml);$m$为最终样液所代表的试样量(g)。

6. 精密度 在重复条件下获得的测定结果的绝对差值不得超过算术平均值的30%。

## 本章小结

1. 苯乙胺类拟肾上腺素类药物具有儿茶酚胺的类似结构和相应的理化性质。
2. 苯乙胺类拟肾上腺素类药物生产过程中,易引入酮体杂质。
3. 苯乙胺类拟肾上腺素类药物大都以无机酸盐形式存在,既改善了稳定性,又提高了水溶性。
4. 苯乙胺类拟肾上腺素类药物大都是有机弱碱性的无机酸盐状态,可以采用非水溶液滴定法进行含量测定。

5. 由于汞盐是严重的环境毒害物质，高氯酸非水溶液滴定时，添加醋酸汞冰醋酸溶液消除氢卤酸干扰的方法，已经被严格限制使用。

（张振中）

## 思考题

1. 高氯酸非水溶液滴定时，为什么添加醋酸汞冰醋酸溶液消除氢卤酸干扰的方法已经被严格限制使用？针对这些药物有哪些其他方法进行含量测定？

2. 苯乙胺类肾上腺素受体激动药物为什么易在畜牧养殖业中被滥用？如何管理和监测？

## 参考文献

[1] 杭太俊 . 药物分析 .8 版 . 北京：人民卫生出版社，2016.
[2] 国家药典委员会 . 中华人民共和国药典：2020 年版 . 北京：中国医药科技出版社，2020.
[3] 高丽萍，张国庆 . 高效液相色谱手性固定相法拆分重酒石酸去甲肾上腺素对映体 . 应用化学，2008，25(11)：1366-1368.
[4] 刘长海，孙青龑，李翔，等 . 毛细管电泳法拆分肾上腺素手性对映体 . 分析实验室，2007，26(7)：64-66.

第十二章
目标测试

# 第十三章

# 对氨基苯甲酸酯和酰苯胺类局麻药物的分析

第十三章
教学课件

**学习目标**

1. **掌握** 对氨基苯甲酸酯和酰苯胺类局麻药物的结构、性质和分析特点。
2. **熟悉** 主要对氨基苯甲酸酯和酰苯胺类局麻药物杂质的结构、危害、检查方法与含量限度。
3. **了解** 影响对氨基苯甲酸酯和酰苯胺类局麻药物稳定性的主要因素。

局麻药物是一类能在用药部位局部可逆性地阻断感觉神经冲动发生与传导的药物。局麻药物起源于可卡因的结构改造，1890 年首先证实苯佐卡因具有局部麻醉作用，并进一步于 1904 年开发出低毒性的普鲁卡因，确立了简单结构的局麻药物的基本结构特征。局麻药物的化学结构通常包括三个部分：①亲脂性芳香环；②中间连接功能基；③亲水性胺基。连接芳环和胺基的中间功能基是酯键即为对氨基苯甲酸酯类局麻药物，代表药物为普鲁卡因；中间功能基是酰胺键则为酰苯胺类局麻药物，代表药物为 1934 年制成的利多卡因。

## 第一节 结构与性质

掌握对氨基苯甲酸酯和酰苯胺类药物的结构与性质是研究和制定该类药物质量控制方法的前提和基础。

### 一、典型药物与结构特点

对氨基苯甲酸酯和酰苯胺类药物的基本结构如下所示。

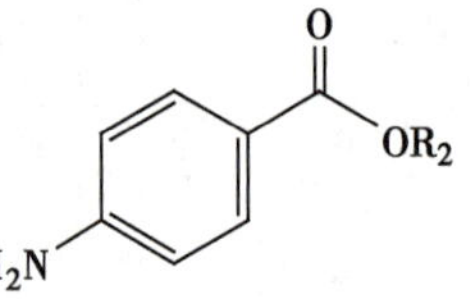

, HX

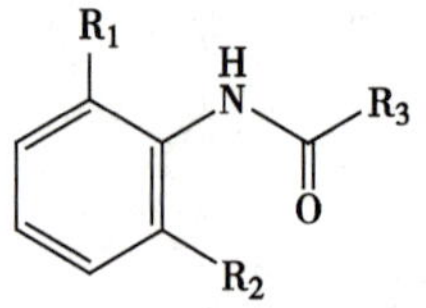

, HX

对氨基苯甲酸酯类药物结构中大多具有芳伯氨基(盐酸丁卡因例外，其芳伯氨基上的 1 个氢被正丁基所取代)，酰苯胺类药物为苯胺的酰基衍生物。这类药物结构中大多含有碱性侧链，如二甲氨基、二乙氨基或哌啶的衍生基团等，临床上常用本类药物的盐酸盐。表 13-1 列举了 ChP 中收载的上述两种结构类型的典型局麻药物。

表 13-1 ChP 收载的对氨基苯甲酸酯和酰苯胺类局麻药物

| 药物 | 结构式/分子式/分子量 | 性状 |
|---|---|---|
| 盐酸普鲁卡因<br>procaine<br>hydrochloride | 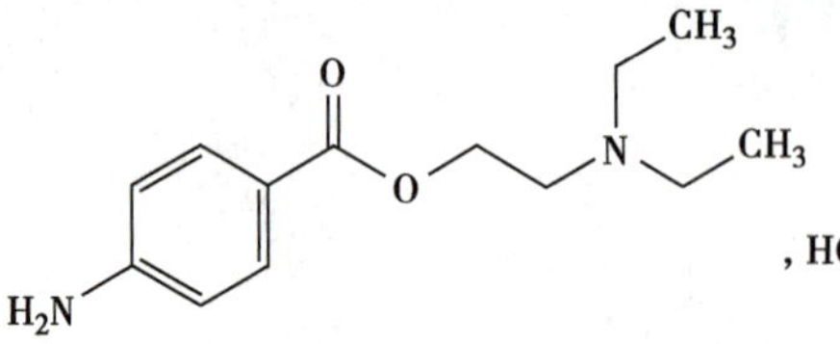  , HCl<br>$C_{13}H_{20}N_2O_2 \cdot HCl$ 272.77 | 为白色结晶或结晶性粉末；无臭。在水中易溶，在乙醇中略溶，在三氯甲烷中微溶，在乙醚中几乎不溶。<br>熔点为 154~157℃ |

续表

| 药物 | 结构式/分子式/分子量 | 性状 |
| --- | --- | --- |
| 盐酸丁卡因<br>tetracaine<br>hydrochloride | 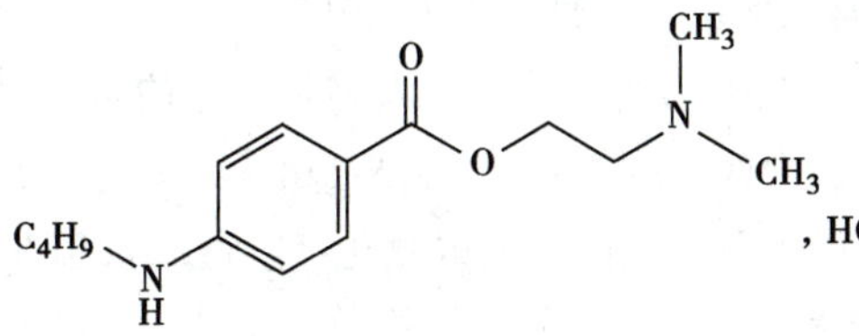 , HCl<br>$C_{15}H_{24}N_2O_2 \cdot HCl$　300.83 | 为白色结晶或结晶性粉末；无臭。在水中易溶，在乙醇中溶解，在乙醚中不溶。<br>熔点为 147~150℃ |
| 盐酸奥布卡因<br>oxybuprocaine<br>hydrochloride | 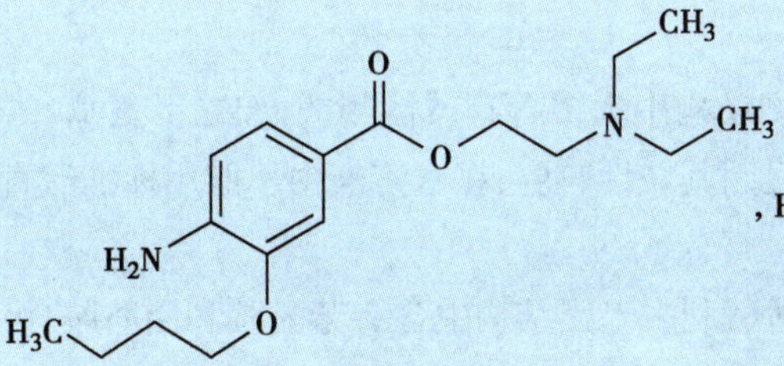 , HCl<br>$C_{17}H_{28}N_2O_3 \cdot HCl$　344.88 | 为白色或类白色的结晶或结晶性粉末；无臭；遇光或空气色渐变深。在水中极易溶解，在乙醇中易溶，在乙醚中几乎不溶。<br>熔点为 158~162℃ |
| 苯佐卡因<br>benzocaine | 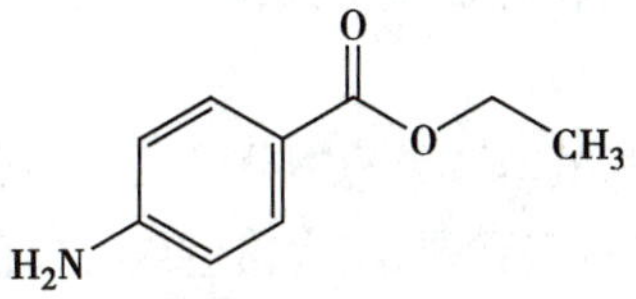<br>$C_9H_{11}NO_2$　165.19 | 为白色结晶性粉末；无臭；遇光色渐变黄。在乙醇、三氯甲烷或乙醚中易溶，在脂肪油中略溶，在水中极微溶解。<br>熔点为 88~91℃ |
| 盐酸利多卡因<br>lidocaine<br>hydrochloride | 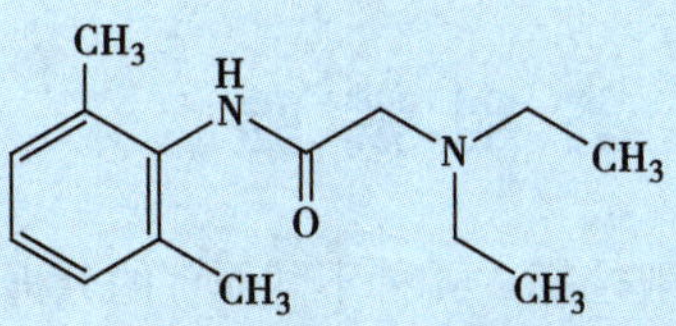 , HCl, $H_2O$<br>$C_{14}H_{22}N_2O \cdot HCl \cdot H_2O$　288.82 | 为白色结晶性粉末；无臭。本品在水或乙醇中易溶，在三氯甲烷中溶解，在乙醚中不溶。<br>熔点为 75~79℃ |
| 盐酸布比卡因<br>bupivacaine<br>hydrochloride | 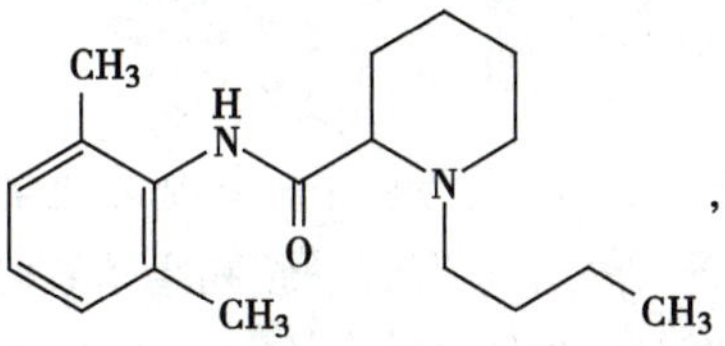 , HCl, $H_2O$<br>$C_{18}H_{28}N_2O \cdot HCl \cdot H_2O$　342.91 | 为白色结晶性粉末；无臭。本品在乙醇中易溶，在水中溶解，在三氯甲烷中微溶，在乙醚中几乎不溶。 |
| 盐酸左布比卡因<br>levobupivacaine<br>hydrochloride | 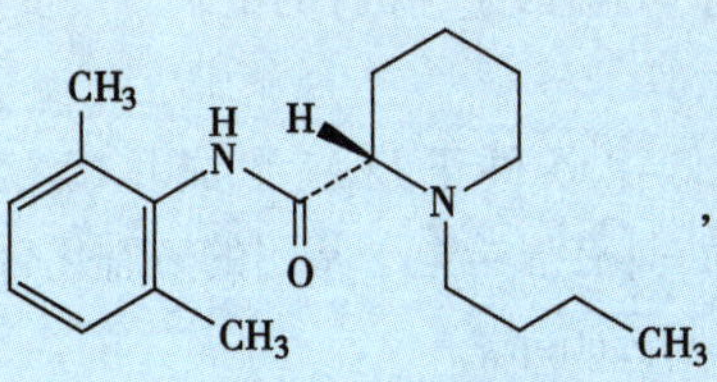 , HCl, $nH_2O$ ( $n$=0 or 1 )<br>$C_{18}H_{28}N_2O \cdot HCl$　324.89<br>$C_{18}H_{28}N_2O \cdot HCl \cdot H_2O$　342.91 | 为白色或类白色结晶性粉末；无臭。本品在乙醇中易溶，在水中溶解，在三氯甲烷中微溶，在乙醚中几乎不溶。<br>比旋度为 -11.0°~-14.0°（水溶液） |
| 盐酸罗哌卡因<br>ropivacaine<br>hydrochloride | 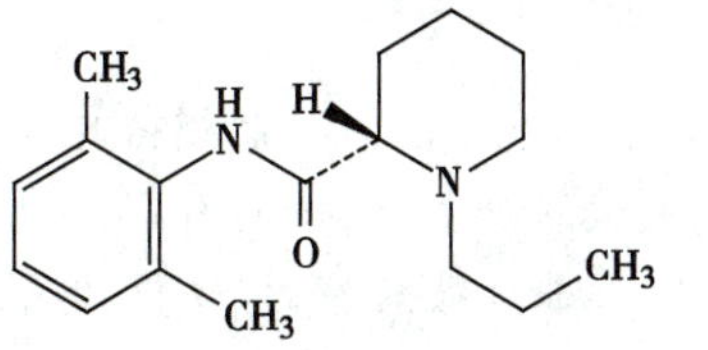 , HCl, $H_2O$<br>$C_{17}H_{26}N_2O \cdot HCl \cdot H_2O$　328.88<br>$C_{17}H_{26}N_2O \cdot HCl$　310.88 | 为白色或类白色结晶或结晶性粉末；无臭。本品在乙醇中易溶，在水中溶解，在乙醚中几乎不溶。<br>比旋度为 -6.5°~-9.0°（水溶液） |

## 二、主要理化性质

对氨基苯甲酸酯和酰苯胺类局麻药物的主要理化性质如下。

1. 芳伯氨基特性 对氨基苯甲酸酯类药物的结构中大多具有芳伯氨基(除盐酸丁卡因外),能发生重氮化-偶合反应;与活泼羰基化合物(醛、酮等)缩合成 Schiff 碱;易氧化变色。理论上,在酸性溶液中水解后可生成芳伯氨基的酰苯胺类药物也可发生重氮化-偶合反应,但在其结构中,酰氨基邻位有两个甲基取代基,导致空间位阻较大,较难水解,所以其盐的水溶液比较稳定。

2. 水解特性 对氨基苯甲酸酯类药物因分子结构中含有酯键,故易水解。水解反应的快慢受光、热或碱性条件的影响。

3. 弱碱性 这两种类型的药物结构中大多含有碱性侧链,如二甲氨基、二乙氨基或哌啶的衍生基团等,显弱碱性,常与盐酸成盐;又因其碱性较弱,在水溶液中不能用标准酸直接滴定,可在水-乙醇混合溶剂或非水溶剂体系中滴定。

4. 与重金属离子反应特性 盐酸利多卡因结构中含有芳酰胺和脂肪胺,可以在碳酸钠溶液中与铜离子络合,生成蓝紫色配位化合物,该化合物在三氯甲烷中易溶,并显黄色。

5. 吸收光谱特性 这类药物结构中均含有苯环、羰基等生色团,以及—$NH_2$、—OR 等助色团,具有特征的紫外吸收光谱和红外吸收光谱。

6. 其他特性 基于对氨基苯甲酸酯和酰苯胺类药物分子结构特点,其游离碱多为碱性油状液体或低熔点固体,难溶于水,可溶于有机溶剂;其盐酸盐均为白色或类白色结晶或结晶性粉末,具有一定的熔点,易溶于水和乙醇,难溶于有机溶剂。

# 第二节 鉴别试验

依据本类药物的结构与性质,各国药典一般选择 2~4 种不同原理的分析方法组成一组鉴别试验,用于所收载的该类药物的鉴别。常用的分析方法包括化学反应法、吸收光谱法、色谱法等。

## 一、化学反应法

依据对氨基苯甲酸酯类药物中芳伯氨基、酰苯胺类药物中酰氨基的化学反应特性,可分别采用重氮化-偶合反应和水解反应进行鉴别。当分子结构中具有芳酰胺和脂肪胺时(如盐酸利多卡因),可利用其与金属离子生成有色配位化合物进行鉴别。此外,用化学反应制备衍生物(结晶沉淀物)并测定其熔点,也被国内外药典用于此类药物中一些品种(如盐酸丁卡因)的鉴别。

### (一) 重氮化-偶合反应

在强酸存在下,芳香第一胺与亚硝酸在低温条件下反应生成重氮盐称为重氮化反应(diazotization)。在弱碱性介质中,重氮盐容易与酚(具有强给电子基团的芳香化合物)反应,芳香环上的氢被取代生成偶联产物,称为偶合反应(coupling reaction)。

苯佐卡因、盐酸普鲁卡因、盐酸奥布卡因的分子结构中具有芳伯氨基,在盐酸溶液中,可直接与亚硝酸钠进行重氮化反应,并可进一步与碱性 $\beta$-萘酚偶合生成有色的偶氮染料。

示例 13-1 芳香第一胺类的鉴别反应(ChP 四部通则 0301):取供试品约 50mg,加稀盐酸 1ml,必要时缓缓煮沸使溶解,加 0.1mol/L 亚硝酸钠溶液数滴,加与 0.1mol/L 亚硝酸钠溶液等体积的 1mol/L 脲溶液,振摇 1 分钟,滴加碱性 $\beta$-萘酚试液数滴,视供试品不同,生成由粉红到猩红色沉淀。

**示例分析:**盐酸普鲁卡因鉴别试验的化学反应式如下。

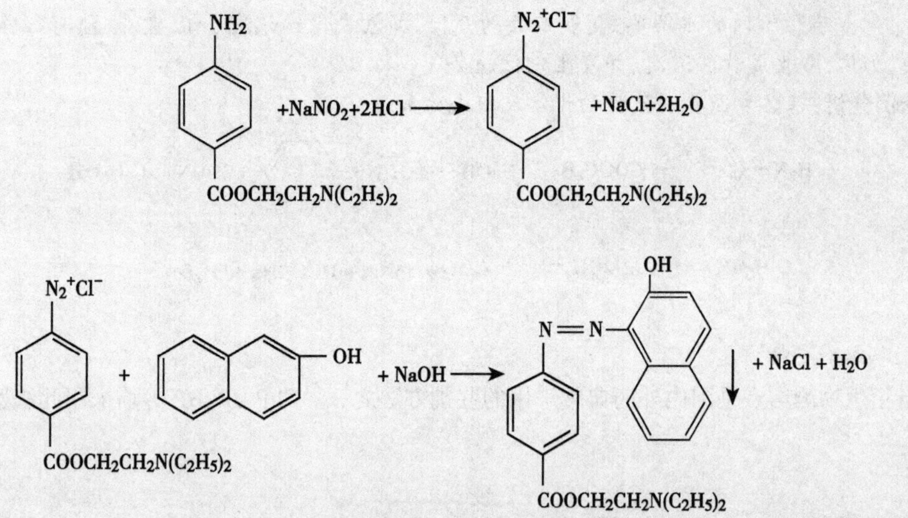

示例中，加"与 0.1mol/L 亚硝酸钠溶液等体积的 1mol/L 脲溶液"的作用是破坏和除去反应体系中残留的亚硝酸，使后续的偶合反应在弱碱性介质中顺利进行。

第二胺也与亚硝酸反应，产物为不溶于稀酸的油状或固体亚硝胺。亚硝胺有强致癌作用，应做好防护避免直接接触。如盐酸丁卡因分子结构中不具有芳伯氨基，不发生重氮化-偶合反应，但其分子结构中的芳香仲胺在酸性溶液中与亚硝酸钠反应，生成 *N*-亚硝基化合物的乳白色沉淀，可与具有芳伯氨基的同类药物区别。化学反应式如下。

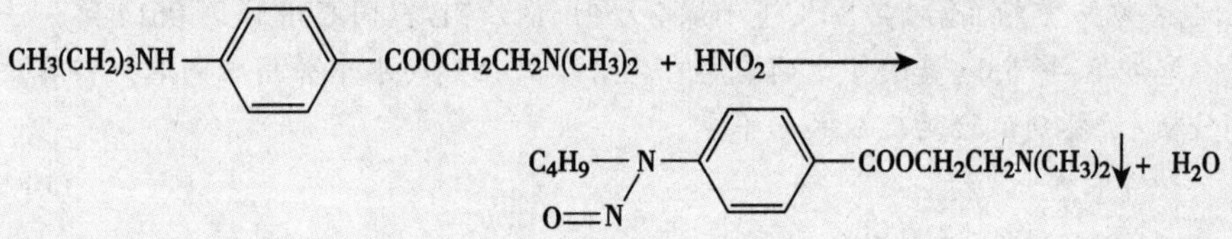

### （二）水解产物反应

对氨基苯甲酸酯类药物分子中具有酯键结构，在碱性条件下可水解，可利用其水解产物的特性或与某些试剂的反应进行鉴别。ChP 采用此法鉴别盐酸普鲁卡因和苯佐卡因。

**示例 13-2**　盐酸普鲁卡因的水解鉴别：取本品约 0.1g，加水 2ml 溶解后，加 10% 氢氧化钠溶液 1ml，即生成白色沉淀（普鲁卡因）；加热，变为油状物（普鲁卡因）；继续加热，产生的水蒸气能使湿润的红色石蕊试纸变为蓝色（部分普鲁卡因水解，生成溶于水的对氨基苯甲酸钠，以及挥发性的二乙氨基乙醇）；热至油状物消失（全部水解，生成对氨基苯甲酸钠）后，冷却，加盐酸酸化，即析出白色沉淀（对氨基苯甲酸，此沉淀能溶于过量的盐酸）。

**示例分析：**盐酸普鲁卡因鉴别试验的化学反应式如下。

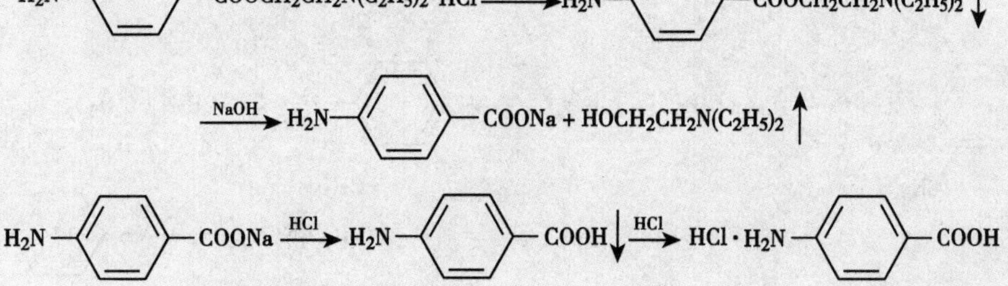

示例 13-3 苯佐卡因的水解鉴别：取本品约 0.1g，加氢氧化钠试液 5ml，煮沸，即有乙醇生成，加碘试液，加热，即生成黄色沉淀，并发生碘仿的臭气。

**示例分析：** 苯佐卡因鉴别试验的化学反应式为如下。

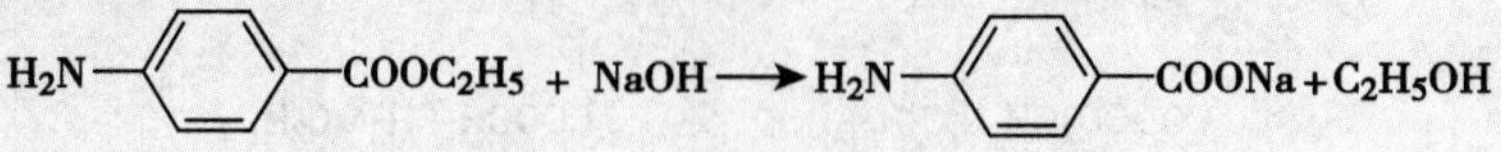

$$C_2H_5OH + 4I_2 + 6NaOH \longrightarrow CHI_3\downarrow + 5NaI + HCOONa + 5H_2O$$

### （三）制备衍生物测定熔点

制备衍生物测熔点是国内外药典常采用的鉴别方法之一。ChP、JP、BP 等均采用此法鉴别盐酸丁卡因。

示例 13-4 盐酸丁卡因的鉴别（ChP）：取本品约 0.1g，加 5% 醋酸钠溶液 10ml 溶解后，加 25% 硫氰酸铵溶液 1ml，即析出白色结晶；滤过，结晶用水洗涤，在 80℃干燥，依法测定（ChP 通则 0612 第一法），熔点约为 131℃。

盐酸丁卡因的鉴别（JP）：将 0.1g 盐酸丁卡因溶解在 8ml 水中，加入 3ml 硫氰酸铵试液，即产生结晶沉淀。收集沉淀，从水中重结晶，在 80℃下干燥 2 小时，测定熔点（同 ChP 通则 0612 第一法），应在 130~132℃之间。

盐酸丁卡因的鉴别（BP）：向 10ml 溶液 S（见检查项下）中添加 1ml 硫氰酸铵溶液，即形成白色结晶沉淀，在水中重结晶后，在 80℃下干燥 2 小时，依法测定（同 ChP 通则 0612 第一法），熔点约为 131℃。（溶液 S：将 5.0g 盐酸丁卡因溶解在不含二氧化碳的水中并用相同溶剂稀释至 50ml。）

**示例分析：** 该鉴别试验的反应式如下。

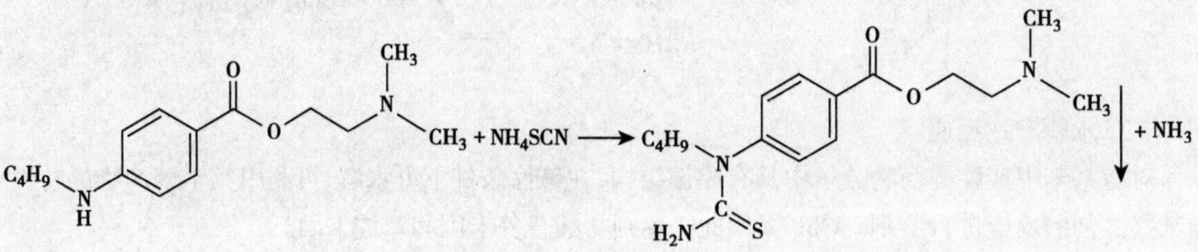

### （四）与金属离子反应

分子结构中具有芳酰胺和脂肪胺的盐酸利多卡因在碳酸钠试液中与硫酸铜反应生成蓝紫色配位化合物，此有色物转溶入三氯甲烷中显黄色。ChP 采用此反应作为盐酸利多卡因的鉴别方法之一。

示例 13-5 盐酸利多卡因鉴别：取本品 0.2g，加水 20ml 溶解后，取溶液 2ml，加硫酸铜试液 0.2ml 与碳酸钠试液 1ml，即显蓝紫色；加三氯甲烷 2ml，振摇后放置，三氯甲烷层显黄色。

**示例分析：** 盐酸利多卡因鉴别试验的化学反应式如下。

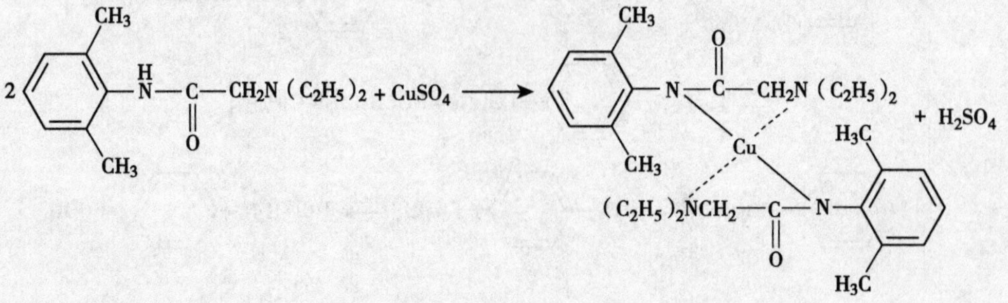

### （五）氯化物的鉴别反应

本类药物（除苯佐卡因外）属于有机碱的盐酸盐。因此，各国药典均采用氯化物的鉴别反应（与硝酸银的沉淀反应）鉴别本类药物及其制剂。一般需先加氨试液使供试品溶液成碱性，将析出的沉淀滤过除去，取滤液进行试验。

该鉴别反应针对的是盐酸酸根，而非药品（原料及制剂）中的有效成分（active pharmaceutical ingredient，API），需与其他原理的鉴别方法结合使用，以达到鉴别试验的目的。

## 二、吸收光谱法

依据药物的红外和紫外光吸收特性，可采用红外分光光度法和紫外分光光度法鉴别本类药物及其制剂。

### （一）红外分光光度法

国内外药典均广泛采用药物的红外吸收光谱作为鉴别方法之一，该法特别适用于化学结构比较复杂的药物的鉴别，也适用于区分具有相似结构的药物。ChP 收录的本类药物，其质量标准鉴别项下均列有红外吸收光谱法。

抗心律失常药盐酸普鲁卡因胺与盐酸普鲁卡因的化学结构仅存在羧酸酯与酰胺的差异，但二者的红外吸收光谱（图 13-1 和图 13-2）存在明显差异。

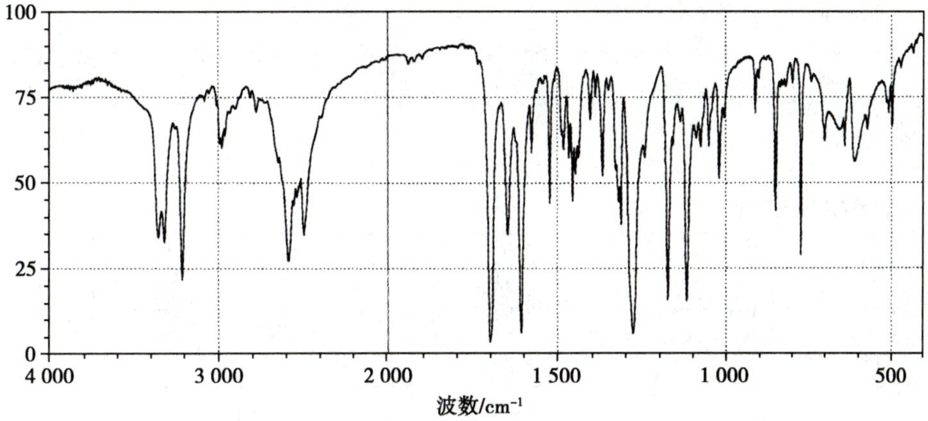


特征吸收峰归属

| 峰位 /$cm^{-1}$ | 归属 | 峰位 /$cm^{-1}$ | 归属 |
|---|---|---|---|
| 3 315，3 200 | $\nu_{NH_2}$（伯胺） | 1 645 | $\delta_{N-H}$（胺基） |
| 2 585 | $\nu_{N^+-H}$（胺基） | 1 604，1 520 | $\nu_{C=C}$（苯环） |
| 1 692 | $\nu_{C=O}$（酯羰基） | 1 271，1 170，1 115 | $\nu_{C-O}$（酯基） |

图 13-1　盐酸普鲁卡因的红外吸收图谱（氯化钾压片）及其特征吸收峰归属

### （二）紫外分光光度法

这类药物结构中均含有苯环、羰基等生色团，以及—$NH_2$、—OR 等助色团，具有特征的紫外吸收光谱。

ChP 采用此法鉴别盐酸布比卡因、盐酸左布比卡因、盐酸罗哌卡因及其注射液、盐酸奥布卡因及其滴眼液等。

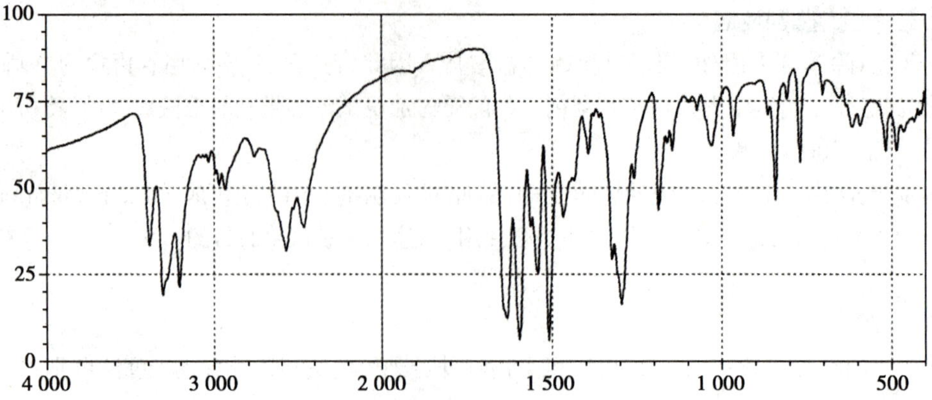

特征吸收峰归属

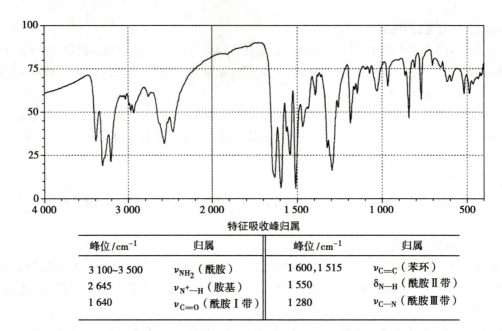

| 峰位/$cm^{-1}$ | 归属 | 峰位/$cm^{-1}$ | 归属 |
|---|---|---|---|
| 3 100~3 500 | $\nu_{NH_2}$（酰胺） | 1 600，1 515 | $\nu_{C=C}$（苯环） |
| 2 645 | $\nu_{N^+—H}$（胺基） | 1 550 | $\delta_{N—H}$（酰胺Ⅱ带） |
| 1 640 | $\nu_{C=O}$（酰胺Ⅰ带） | 1 280 | $\nu_{C—N}$（酰胺Ⅲ带） |

图 13-2　盐酸普鲁卡因胺的红外吸收图谱（氯化钾压片）及其特征吸收峰归属

**示例 13-6**　盐酸布比卡因的 UV 鉴别

(1) JP：按照紫外-可见分光光度法，以 0.01mol/L 盐酸溶液为溶剂制备盐酸布比卡因溶液（1→2 000），测定其吸收光谱，并与对照标准图进行比较，它们在相同波长处显示出相似强度的吸收（图 13-3a）。

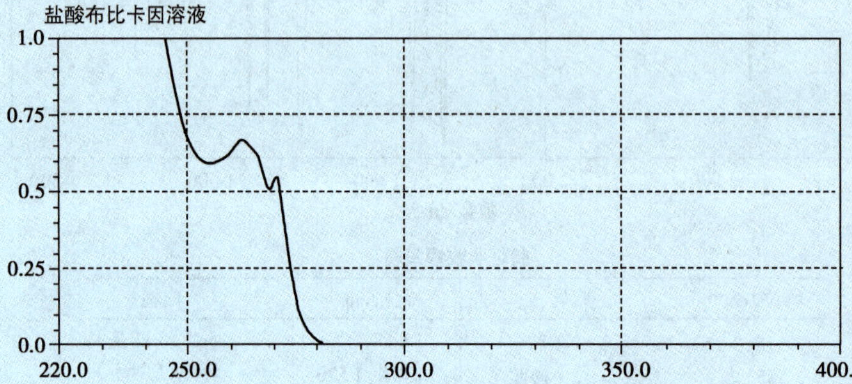


图 13-3a　JP 盐酸布比卡因的紫外吸收图谱

(2) ChP：取本品，精密称定，按干燥品计算，加 0.01mol/L 盐酸溶液溶解并定量稀释成每 1ml 中约含 0.40mg 的溶液，照紫外-可见分光光度法（通则 0401）测定，在 263nm 与 271nm 的波长处有最大吸收，其吸光度分别为 0.53~0.58 与 0.43~0.48。

**示例分析：**各国药典均采用 IR 及 UV 法进行药品的鉴别，并大都提供 IR 标准图谱，仅 JP 同时提供 UV 标准图谱。

**示例 13-7**　盐酸奥布卡因 UV 鉴别

(1) JP：按照紫外-可见分光光度法，测定盐酸奥昔布卡因溶液（1→100 000）的吸收光谱，并与对照标准图谱进行比较，它们在相同波长处显示出相似强度的吸收（图 13-3b）。

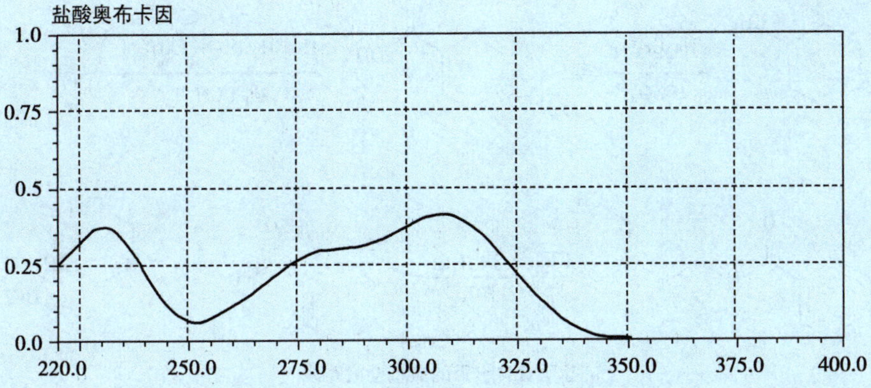


图 13-3b　JP 盐酸奥布卡因的紫外吸收图谱

(2) ChP：取本品，加水溶解并稀释制成每 1ml 中约含 15μg 的溶液，照紫外-可见分光光度法(通则 0401)测定，在 230nm 与 308nm 的波长处有最大吸收。

### 三、色谱法

与原料药不同，制剂的含量测定常采用色谱法进行，在此情况下可将色谱法同时用于鉴别，提高分析效率。本类药物制剂鉴别所用的色谱法一般是高效液相色谱法（HPLC），以供试品溶液与对照品溶液中主峰的保留时间一致作为鉴别依据。

示例 13-8　ChP 盐酸普鲁卡因注射液的 HPLC 鉴别：在含量测定项下（**示例 13-9**）记录的色谱图中，供试品溶液主峰的保留时间应与对照品溶液主峰的保留时间一致。

**【含量测定】**　照高效液相色谱法(通则 0512)测定。

**供试品溶液**　精密量取本品适量，用水定量稀释制成每 1ml 中含盐酸普鲁卡因 0.02mg 的溶液。

**对照品溶液**　取盐酸普鲁卡因对照品适量，精密称定，加水溶解并定量稀释制成每 1ml 中含 0.02mg 的溶液。

**色谱条件**　见**盐酸普鲁卡因　对氨基苯甲酸**项下。用十八烷基硅烷键合硅胶为填充剂；以含 0.1% 庚烷磺酸钠的 0.05mol/L 磷酸二氢钾溶液(用磷酸调节 pH 至 3.0)-甲醇(68：32)为流动相；检测波长为 290nm；进样体积 10μl。

**系统适用性要求**　理论板数按普鲁卡因峰计算不低于 2 000。普鲁卡因峰与相邻杂质峰的分离度应符合要求。

**测定法**　精密量取供试品溶液与对照品溶液，分别注入液相色谱仪，记录色谱图。按外标法以峰面积计算。

## 第三节　有关物质与检查

本类药物的有关物质主要包括残留的原料、中间产物、副产物、酯键或酰胺键水解产生的杂质(图 13-4)。手性药物(如盐酸罗哌卡因)还需进行光学纯度检查。有关物质与药物的结构和性质相似性较高(表 13-2 和表 13-3)，常采用具有分离能力的色谱法进行有关物质检查。

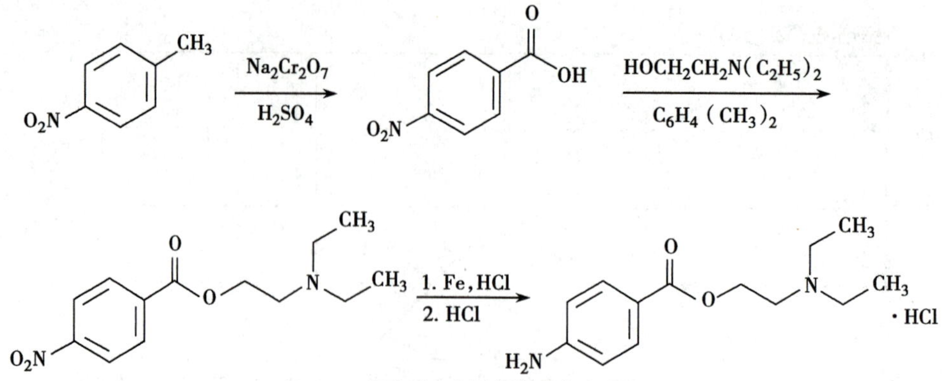

a. 盐酸普鲁卡因的典型合成路线

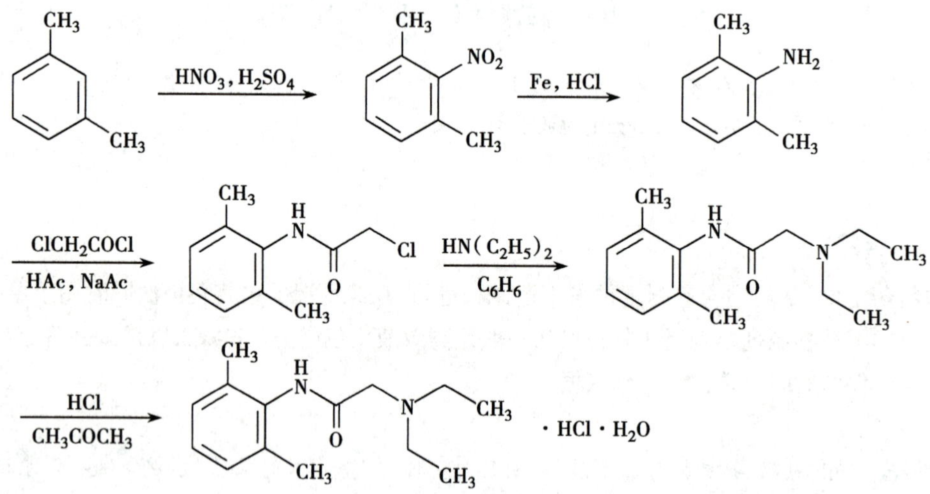

b. 盐酸利多卡因的典型合成路线

图 13-4　本类药物典型合成路线

表 13-2　典型对氨基苯甲酸酯类药物及其有关物质

| 药物及其结构 | 杂质结构及代码 |
| --- | --- |
| 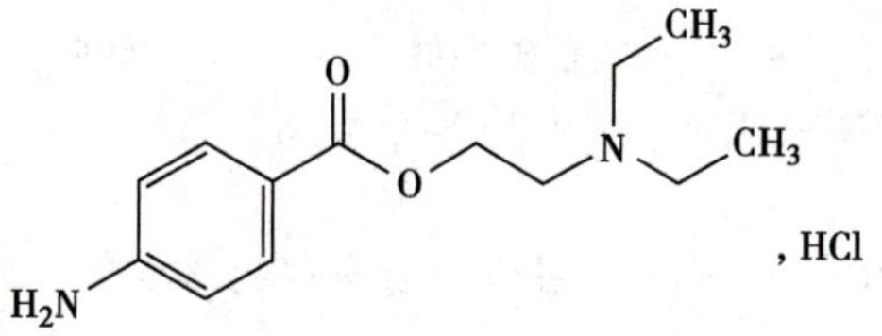<br>盐酸普鲁卡因 | 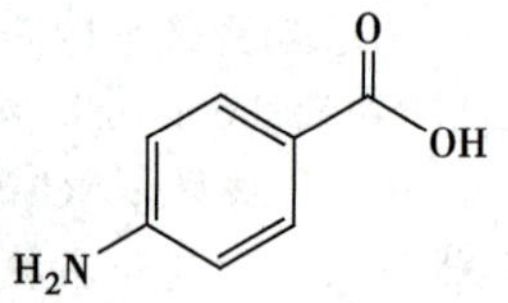<br>杂质Ⅰ[a,b] |
| 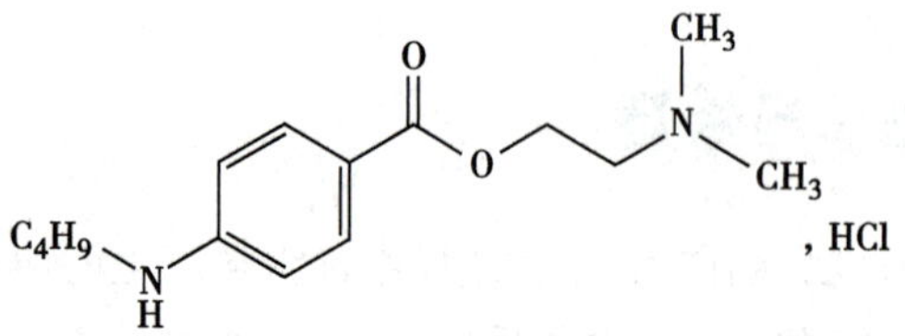<br>盐酸丁卡因 | 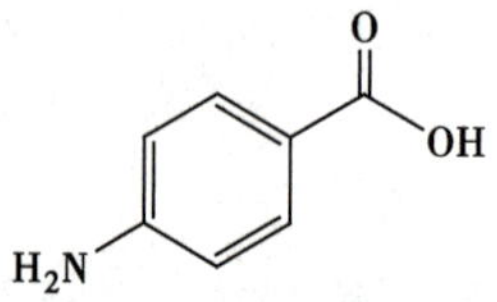<br>杂质Ⅰ[a,b]<br>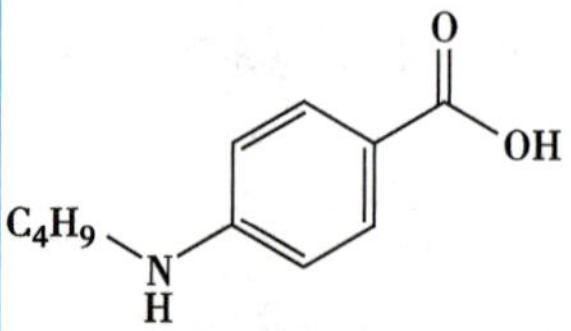<br>杂质Ⅱ[a,b]<br>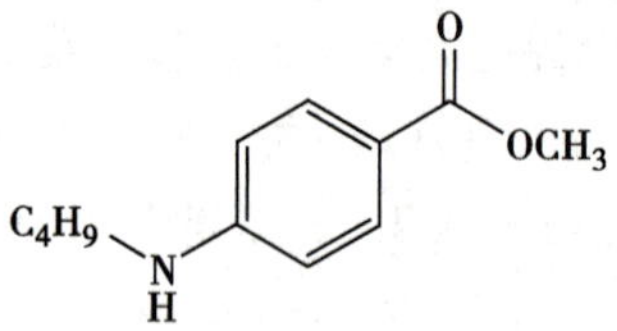<br>杂质Ⅲ[b] |

续表

| 药物及其结构 | 杂质结构及代码 | |
|---|---|---|
| 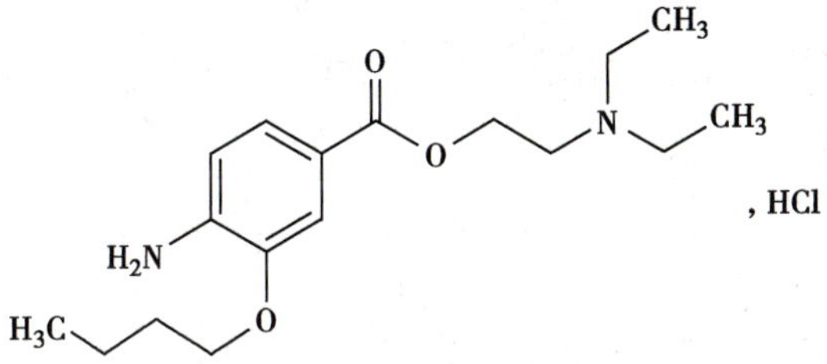<br>盐酸奥布卡因 | 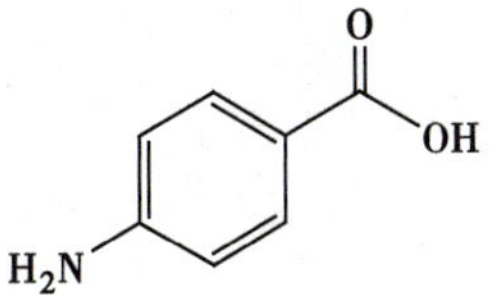<br>杂质Ⅰ[b] | 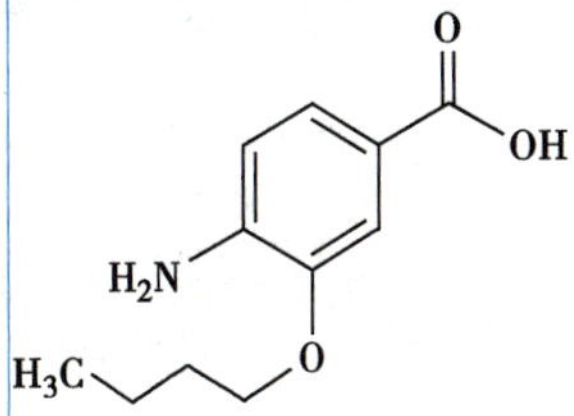<br>杂质Ⅱ[a,b] |
| | 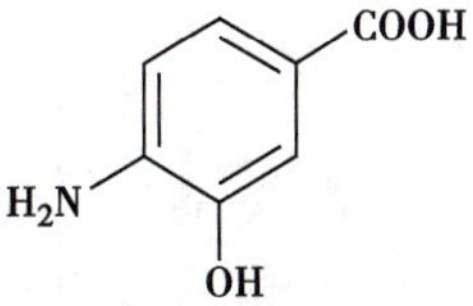<br>杂质Ⅲ[b] | |
| 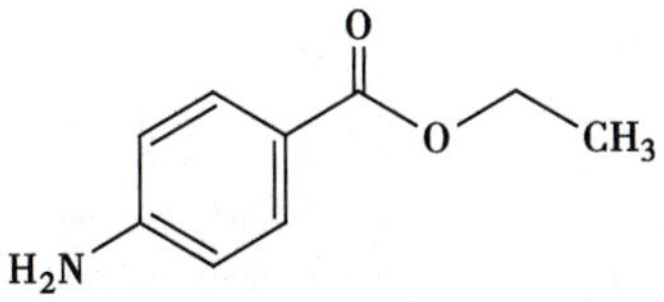<br>苯佐卡因 | 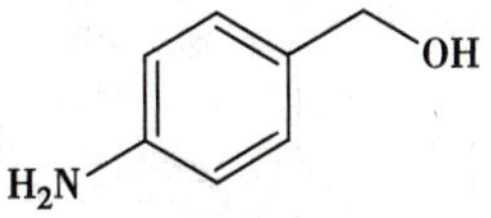<br>杂质A[b] | 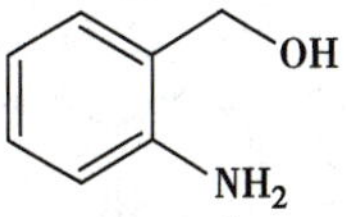<br>杂质B[b] |
| | 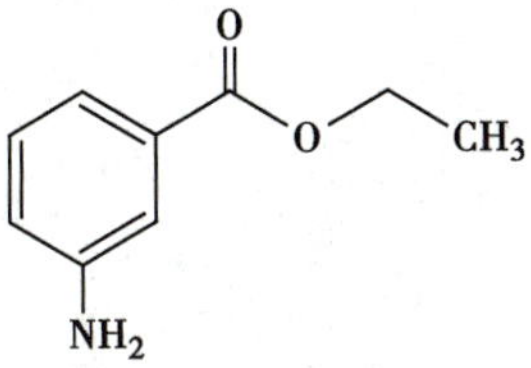<br>杂质C[b] | 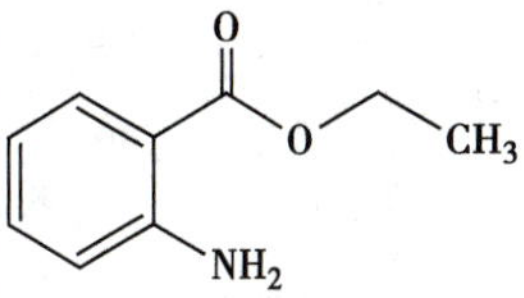<br>杂质D[b] |
| | 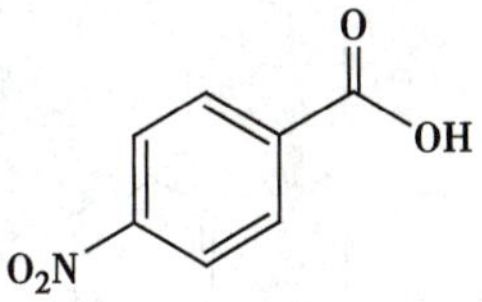<br>杂质E[b] | 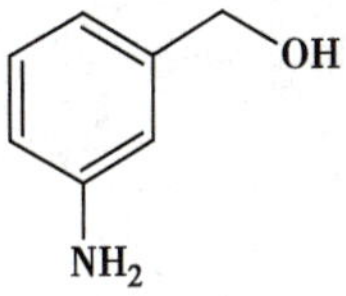<br>杂质F[b] |
| | 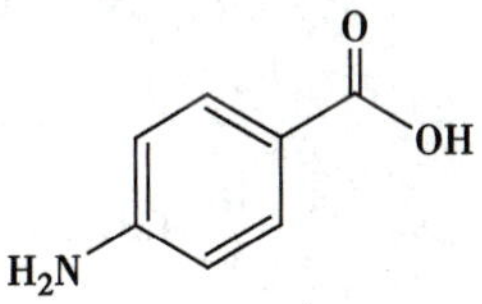<br>杂质G[b] | 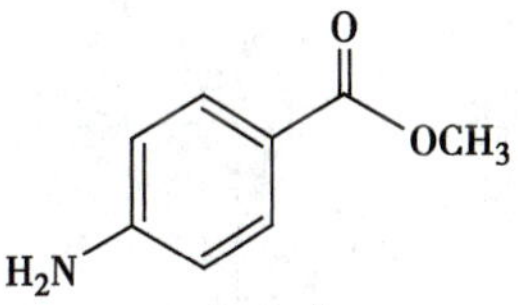<br>杂质H[b] |

注：a. ChP 收录并给出结构的杂质；b. BP 收录并给出结构的杂质。

**表 13-3　典型酰苯胺类药物及其有关物质**

| 药物及其结构 | 杂质结构及代码 | |
|---|---|---|
| 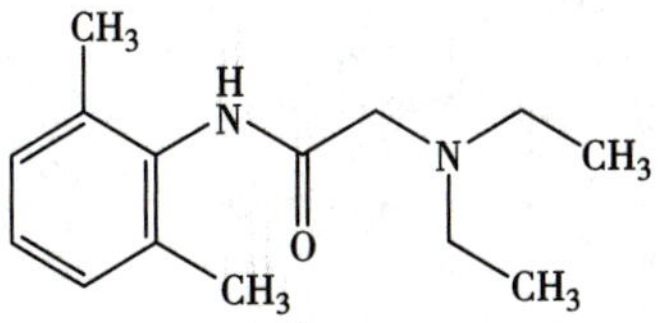<br>利多卡因 | 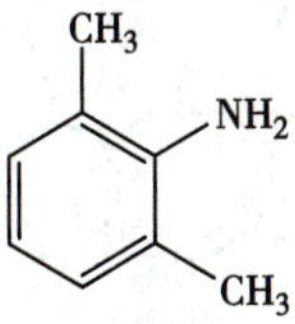<br>杂质A[a,b] | 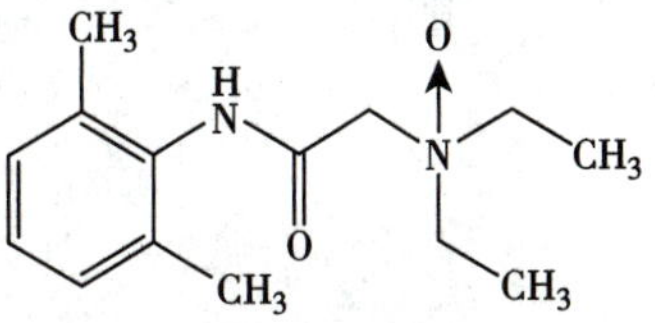<br>杂质B[b] |

续表

| 药物及其结构 | 杂质结构及代码 | |
|---|---|---|
| | 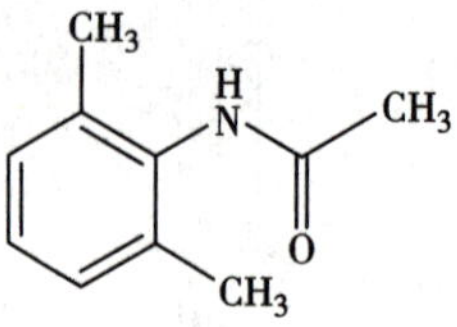<br>杂质C[b] | 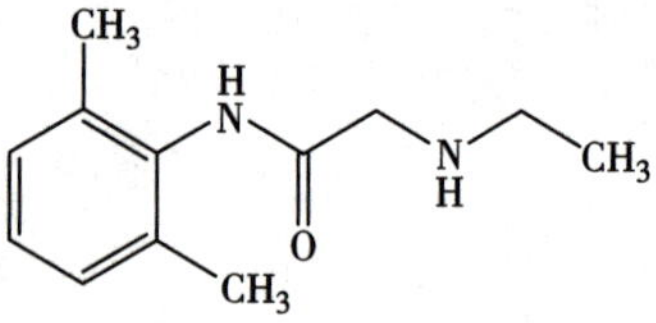<br>杂质D[b] |
| | 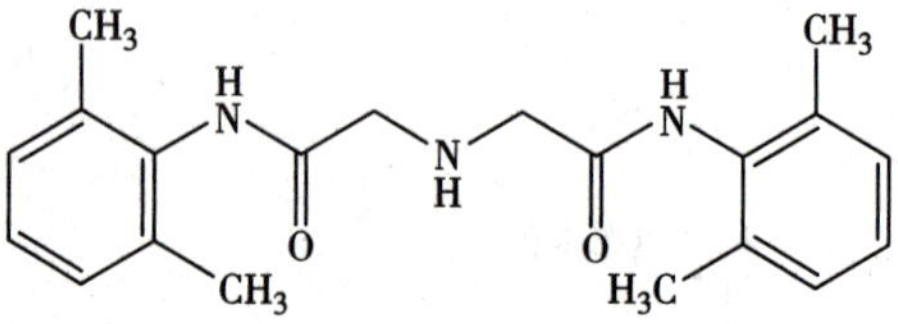<br>杂质E[b] | |
| 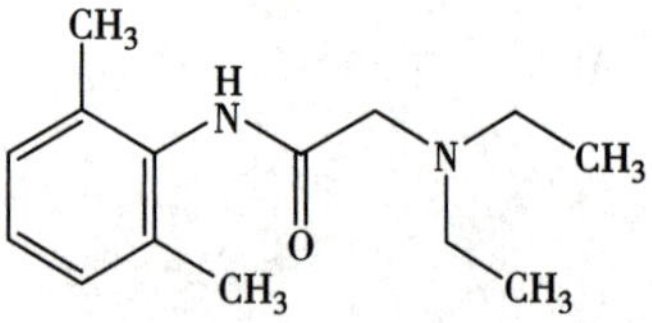<br>利多卡因 | 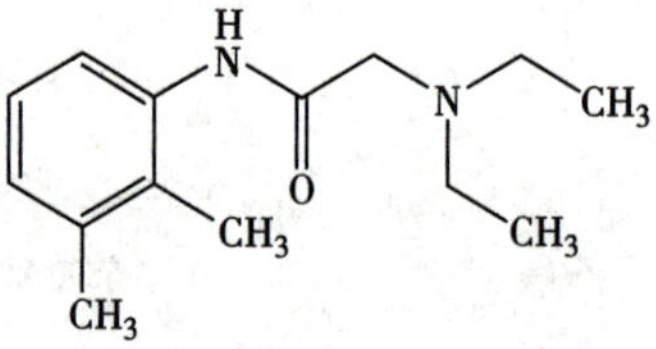<br>杂质F[b] | 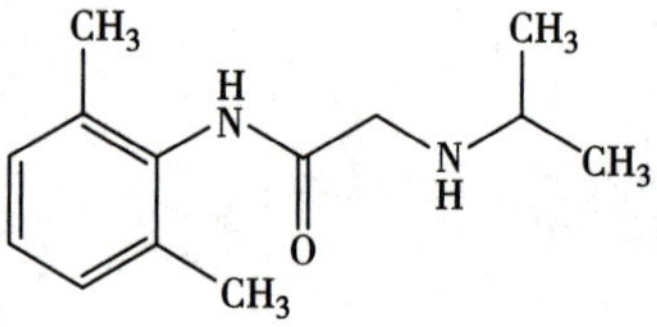<br>杂质G[b] |
| | 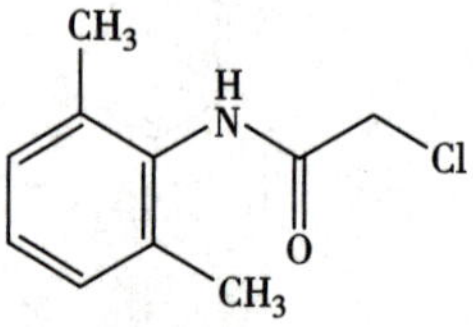<br>杂质H[b] | 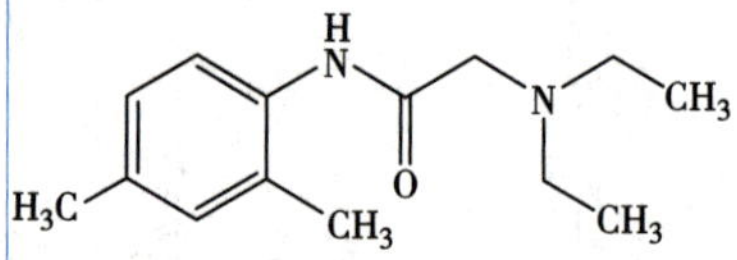<br>杂质I[b] |
| | 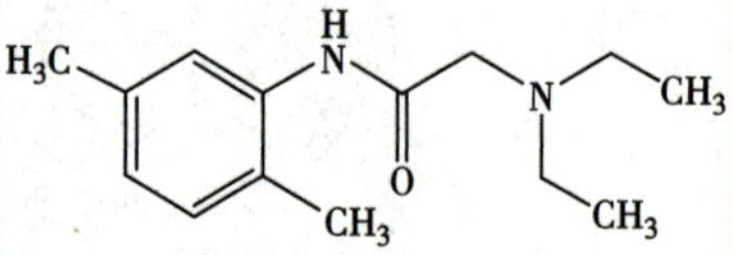<br>杂质J[b] | 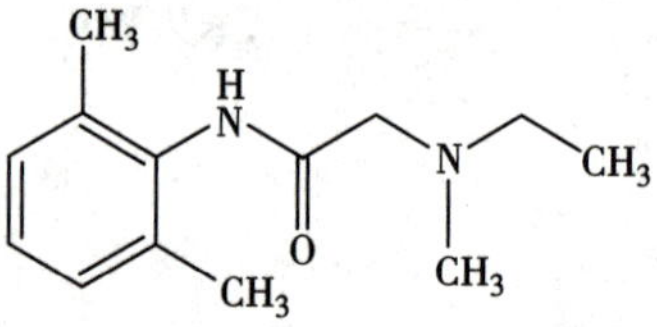<br>杂质K[b] |
| 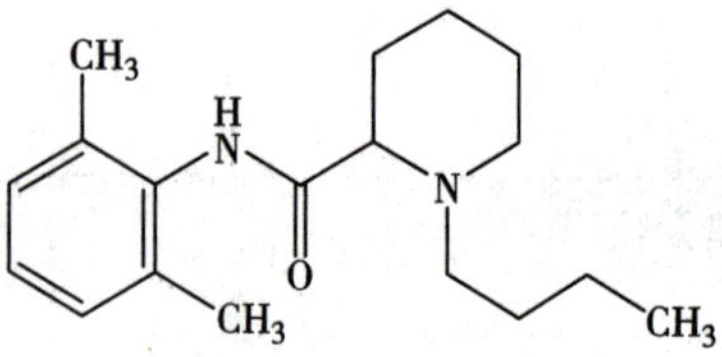<br>布比卡因 | 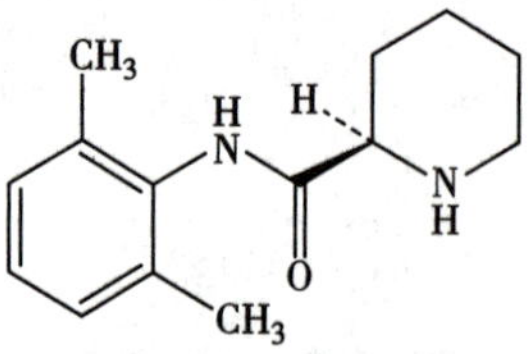<br>杂质A[b] | 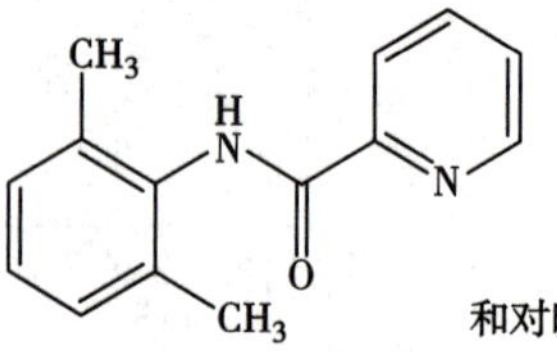 和对映体<br>杂质B[b] |
| | 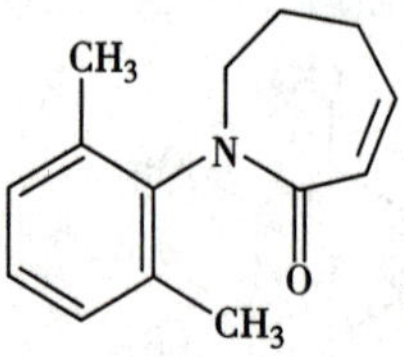 和对映体<br>杂质C[b] | 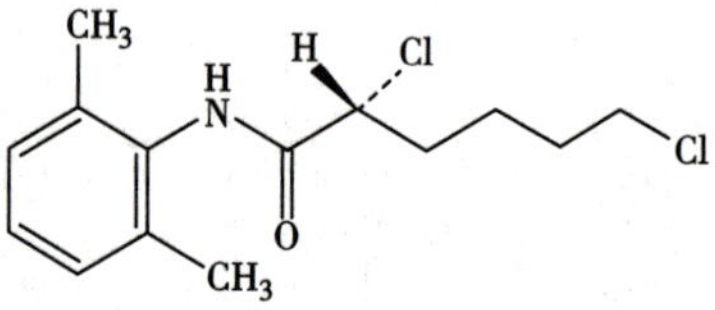<br>杂质D[b] |

续表

| 药物及其结构 | 杂质结构及代码 | |
|---|---|---|
| 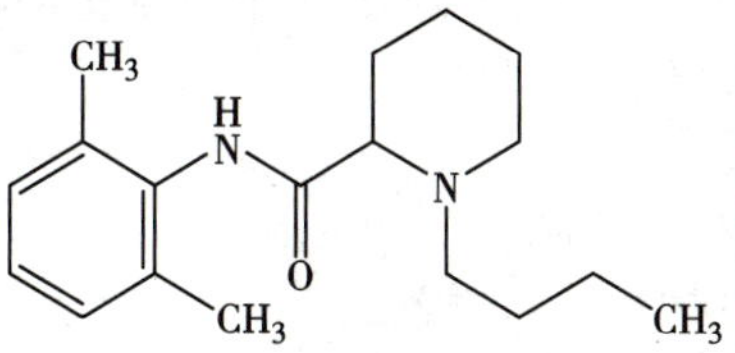<br>布比卡因 | 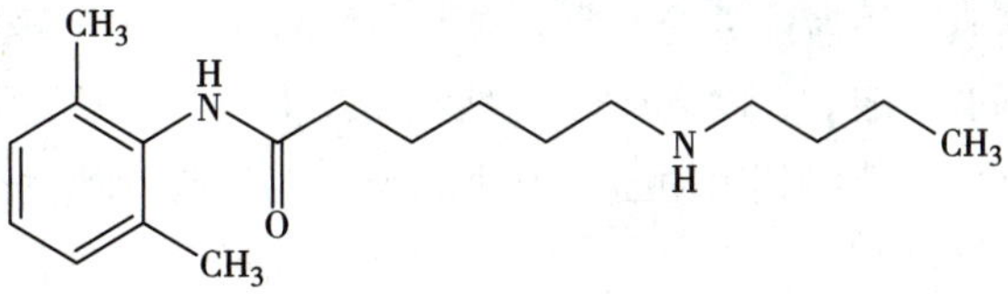<br>杂质E[b] | |
| | 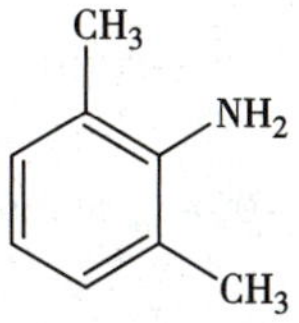<br>杂质F[b] | |
| 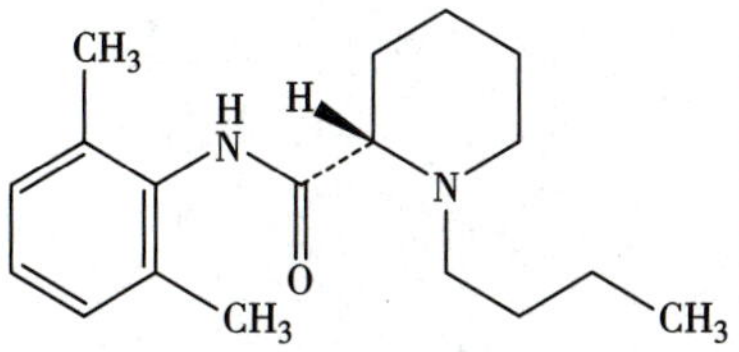<br>左布比卡因 | 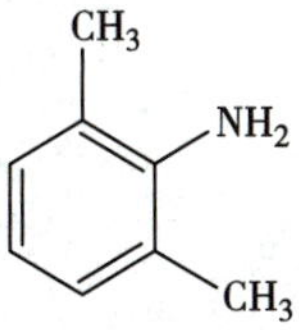<br>杂质A[a] | 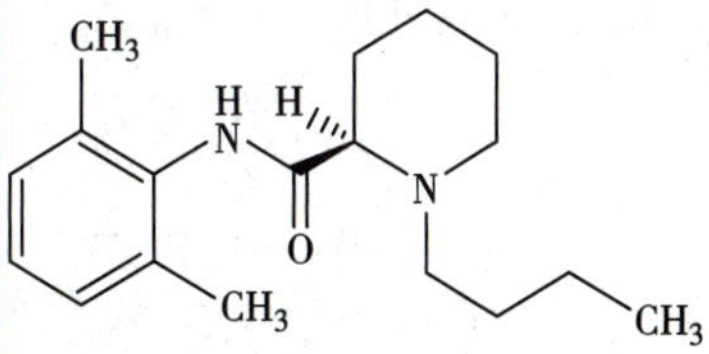<br>杂质B[a] |
| 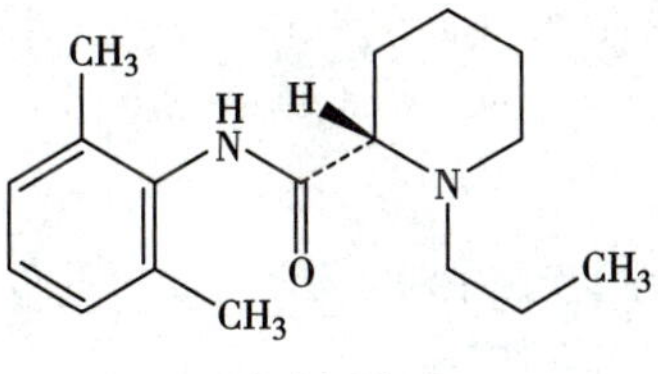<br>罗哌卡因 | 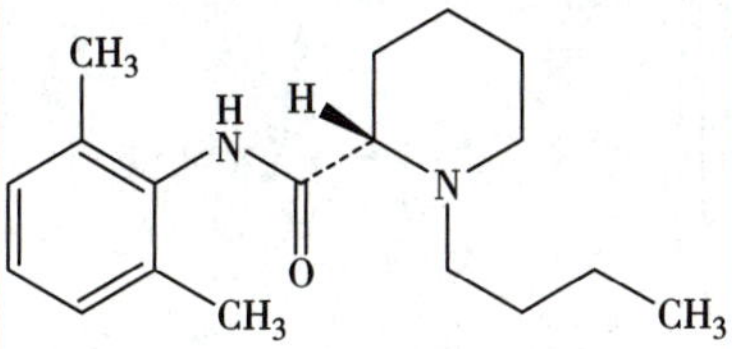<br>杂质A[b] | 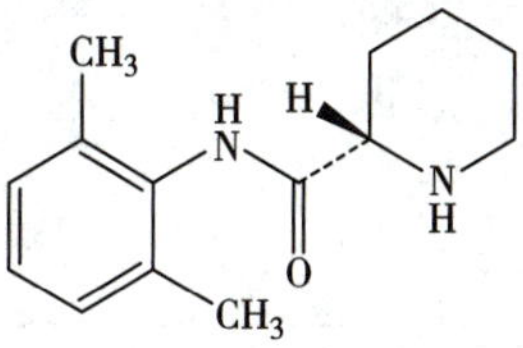<br>杂质B[b] |
| | 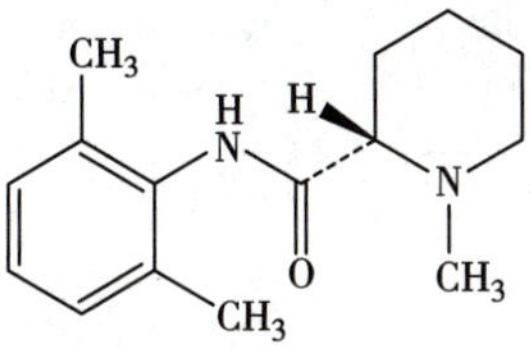<br>杂质C[b] | 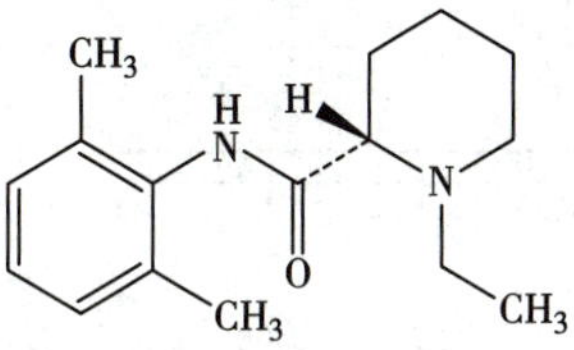<br>杂质D[b] |
| | 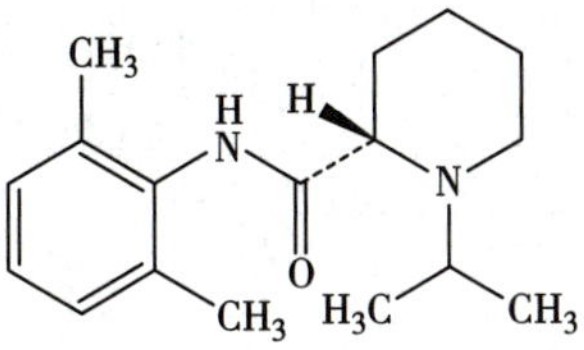<br>杂质E[b] | 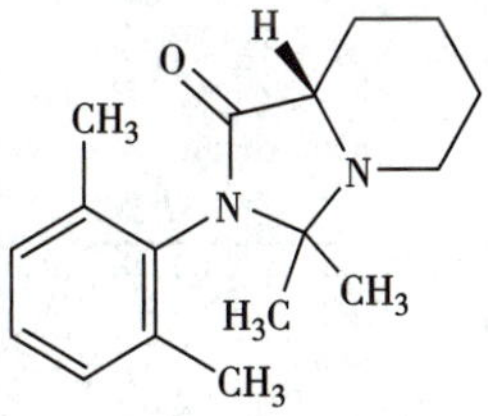<br>杂质F[b] |
| | 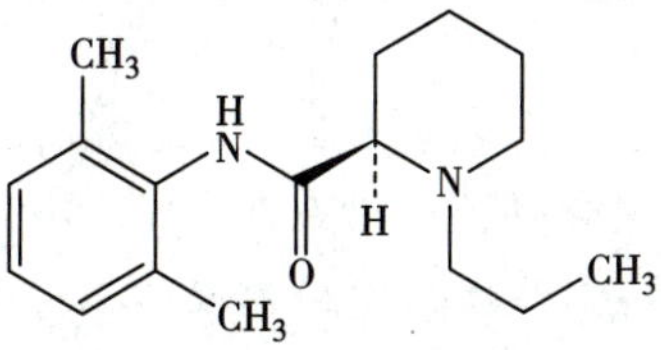<br>杂质G[b] | 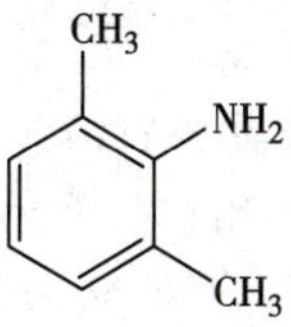<br>杂质H[b] |

注：a. ChP 收录并给出结构的杂质；b. BP 收录并给出结构的杂质。

## 一、对氨基苯甲酸类杂质的检查

对氨基苯甲酸酯类局麻药结构中有酯键,可发生水解反应。特别是在注射液制备过程中受灭菌温度、时间、溶液 pH、贮藏时间、光线和金属离子等因素的影响,易发生水解反应生成对氨基苯甲酸类杂质,其中对氨基苯甲酸可进一步脱羧转化为苯胺,而苯胺又可被氧化为有色物,使注射液变黄、疗效下降、毒性增加。

杂质对氨基苯甲酸的化学变化反应式如下。

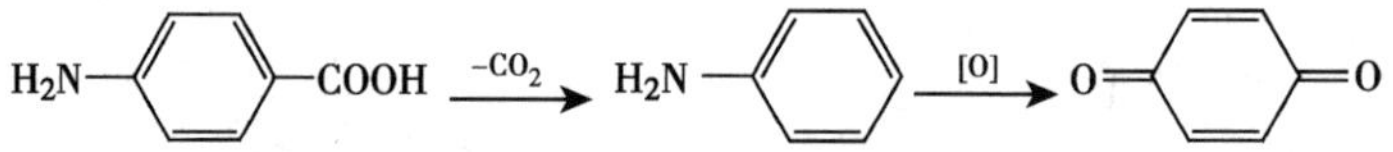

故大多采用具有良好分离专属性的色谱方法针对这些杂质进行检查。

示例 13-9 ChP 盐酸普鲁卡因中**对氨基苯甲酸**的 HPLC 检查:照高效液相色谱法(通则 0512)测定(图 13-5)。

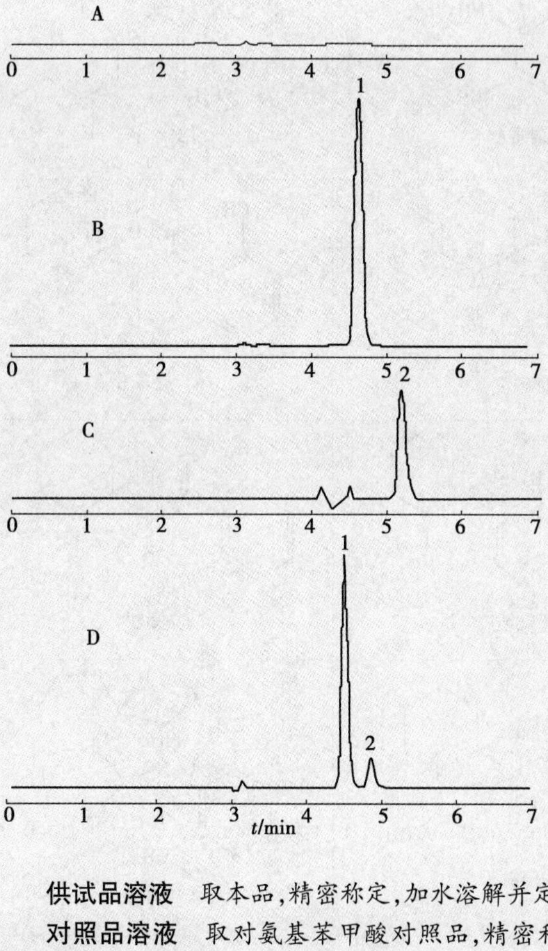


A. 阴性对照溶液;B. 供试品溶液;C. 对氨基苯甲酸对照品;D. 供试品 + 对照品;1. 盐酸普鲁卡因;2. 对氨基苯甲酸。

**图 13-5 盐酸普鲁卡因中对氨基苯甲酸 HPLC 检查的系统适用性实验图谱**

**供试品溶液** 取本品,精密称定,加水溶解并定量稀释制成每 1ml 中含 0.2mg 的溶液。

**对照品溶液** 取对氨基苯甲酸对照品,精密称定,加水溶解并定量稀释制成每 1ml 中约含 1μg 的溶液。

**系统适用性溶液** 取供试品溶液 1ml 与对照品溶液 9ml,混匀。

**色谱条件** 用十八烷基硅烷键合硅胶为填充剂;以含 0.1% 庚烷磺酸钠的 0.05mol/L 磷酸二氢钾溶液(用磷酸调节 pH 至 3.0)- 甲醇(68∶32)为流动相;检测波长为 279nm;进样体积 10μl。

**系统适用性要求** 系统适用性溶液色谱图中,理论板数按对氨基苯甲酸峰计算不低于 2 000,普鲁卡因峰和对氨基苯甲酸峰的分离度应大于 2.0。

**测定法** 精密量取供试品溶液与对照品溶液，分别注入液相色谱仪，记录色谱图。

**限度** 供试品溶液色谱图中如有与对氨基苯甲酸峰保留时间一致的色谱峰，按外标法以峰面积计算，不得超过0.5%。

**示例分析**：对氨基苯甲酸对照品易得，故采用外标法(杂质对照品)计算供试品溶液中对氨基苯甲酸含量，要求其限度不得大于0.5%。

该方法的分析对象为盐酸普鲁卡因和对氨基苯甲酸，它们在常规反相色谱柱上保留较弱，因此采用离子对色谱法，在磷酸调节水相pH至3.0的条件下，庚烷磺酸根阴离子与质子化的待测物阳离子形成离子对，实现色谱保留和分离。杂质对氨基苯甲酸，则同时存在羧酸的离子抑制原理，即在酸性流动相中，抑制对氨基苯甲酸的羧酸解离，从而得到更好的色谱保留和峰形。

示例13-10 ChP盐酸奥布卡因滴眼液有关物质的HPLC检查：照高效液相色谱法(通则0512)测定。

**供试品溶液** 精密量取本品5ml，置100ml量瓶中，加流动相稀释至刻度，摇匀，滤过，取续滤液。

**对照溶液** 精密量取供试品溶液1ml，置100ml量瓶中，用水稀释至刻度，摇匀，再精密量取5ml，置10ml量瓶中，用水稀释至刻度，摇匀。

**对照品溶液** 取杂质Ⅰ适量，精密称定，加流动相溶解并定量稀释成每1ml中约含2μg的溶液。

**系统适用性溶液** 取对照溶液10ml与对照品溶液5ml，混匀。

**灵敏度溶液** 精密量取对照溶液1ml，置10ml量瓶中，用流动相稀释至刻度，摇匀。

**色谱条件** 用十八烷基硅烷键合硅胶为填充剂；以乙腈-pH 2.5缓冲液[取高氯酸溶液(取高氯酸8.5ml，用水稀释至100ml)6ml与稀磷酸溶液(取磷酸70ml，加水885ml，混匀)12ml，加水950ml，用1mol/L氢氧化钠调节pH至2.5，用水稀释至1 000ml](30：70)为流动相；检测波长为309nm；进样体积20μl。

**系统适用性要求** 系统适用性溶液色谱图中，盐酸奥布卡因峰与杂质Ⅰ峰之间的分离度应大于2.0。灵敏度溶液色谱图中，主成分峰高的信噪比应大于10。

**测定法** 精密量取供试品溶液、对照溶液与对照品溶液，分别注入液相色谱仪，记录色谱图至主成分峰保留时间的4倍。

**限度** 供试品色谱图中如有杂质峰，杂质Ⅰ按外标法以峰面积计算，不得过盐酸奥布卡因标示量的1.0%；其他单个杂质峰面积不得大于对照溶液主峰面积(0.5%)，其他各杂质峰面积之和不得大于对照溶液主峰面积的2倍(1.0%)。

**示例分析**：此例中采用外标法和不加校正因子的主成分自身对照法分别对已知杂质(杂质Ⅰ)和其他杂质进行限度控制。盐酸奥布卡因滴眼液为液体制剂，供试品溶液的制备流程相对简单，只需将滴眼液用流动相稀释后过滤即可，但需注意应使用续滤液用于杂质限度检查。

采用反相色谱法分离盐酸奥布卡因和杂质Ⅰ，通过离子对色谱和离子抑制色谱原理，实现它们的良好色谱保留和分离。

## 二、酰苯胺类局麻药中2,6-二甲基苯胺及其他杂质的检查

酰苯胺类局麻药结构中的酰胺键水解会产生2,6-二甲基苯胺等杂质，ChP中规定盐酸利多卡因及其注射液、盐酸罗哌卡因及其注射液以及注射用盐酸罗哌卡因需要检查2,6-二甲基苯胺等有关物质。

示例 13-11 ChP 盐酸利多卡因中 2,6-二甲基苯胺的 HPLC 检查：照高效液相色谱法（通则 0512）测定。**临用新制。**

**供试品溶液** 取本品适量，用流动相溶解并定量稀释制成每 1ml 中约含 5mg 的溶液。

**对照品溶液** 取 2,6-二甲基苯胺对照品适量，精密称定，加流动相溶解并定量稀释制成每 1ml 中约含 0.5μg 的溶液。

**系统适用性溶液** 取 2,6-二甲基苯胺对照品与盐酸利多卡因各适量，加流动相溶解并稀释制成每 1ml 中各约含 50μg 的溶液。

**色谱条件** 用十八烷基硅烷键合硅胶为填充剂；以磷酸盐缓冲液（取 1mol/L 磷酸二氢钠溶液 1.3ml 与 0.5mol/L 磷酸氢二钠溶液 32.5ml，用水稀释至 1 000ml，摇匀）- 乙腈（50 : 50）（用磷酸调节 pH 至 8.0）为流动相；检测波长为 230nm，进样体积 20μl。

**系统适用性要求** 系统适用性溶液色谱图中，2,6-二甲基苯胺峰和利多卡因峰之间的分离度应符合要求。

**测定法** 精密量取供试品溶液与对照品溶液，分别注入液相色谱仪，记录色谱图。

**限度** 供试品溶液色谱图中如有 2,6-二甲基苯胺峰，按外标法以峰面积计算，不得过 0.01%。

**示例分析：**2,6-二甲基苯胺是**基因毒性杂质**，供试品中的含量需要严格检查和控制。此例采用杂质对照的外标法计算供试品溶液中 2,6-二甲基苯胺含量，要求其限度不得大于 0.01%。

利多卡因结构中含二乙胺基，呈弱碱性，与盐酸成盐以供药用。采用反相色谱法分离和分析盐酸利多卡因时，通过调节水相 pH 为弱碱性（pH 8.0），使利多卡因以中性分子形式被反相色谱更强保留，并与其他成分分离。但是，在 pH 8.0 条件下使用烷基硅烷键合硅胶为填充剂，需要注意选择的色谱柱应具有相应的 pH 耐用范围。

## 三、手性酰苯胺类药物的光学纯度检查

盐酸左布比卡因结构中含有 1 个手性碳原子，存在一对对映异构体。布比卡因左旋异构体具有较低的神经和心血管毒性，但其右旋异构体的心肌抑制作用强，因此控制盐酸左布比卡因中的右旋异构体是非常重要的。为控制光学异构体杂质的限度，ChP 采用高效液相色谱手性固定相法进行盐酸左布比卡因中光学异构体杂质检查。

示例 13-12 ChP 盐酸左布比卡因中光学异构体的检查：照高效液相色谱法（通则 0512）测定（图 13-6）。

**供试品溶液** 取本品适量，加水溶解并稀释制成每 1ml 中约含 0.1mg 的溶液。

**对照溶液** 精密量取供试品溶液适量，用水定量稀释制成每 1ml 中约含 0.5μg 的溶液。

**系统适用性溶液** 取盐酸布比卡因对照品适量，加水溶解并稀释制成每 1ml 中约含 10μg 的溶液。

**色谱条件** 用 $\alpha_1$-酸糖蛋白键合硅胶为填充剂；以 0.02mol/L 磷酸盐缓冲液（取磷酸二氢钾 2.72g，用水 800ml 使溶解，用 0.1mol/L 氢氧化钠溶液调节 pH 至 7.0，用水稀释至 1 000ml）- 异丙醇（90 : 10）（用磷酸调节 pH 至 8.0）为流动相；检测波长为 215nm，进样体积 20μl。

**系统适用性要求** 系统适用性溶液色谱图中，出峰顺序依次为杂质Ⅱ（右布比卡因）与左布比卡因，左布比卡因峰与杂质Ⅱ峰之间的分离度应符合要求。

**测定法** 精密量取供试品溶液和对照溶液，分别注入液相色谱仪，记录色谱图。

**限度** 供试品溶液色谱图中如有与杂质Ⅱ保留时间一致的色谱峰，其峰面积不得大于主峰面积（0.05%）。

**示例分析：**此例中采用不加校正因子的主成分自身对照法控制光学异构体杂质。采用 $\alpha_1$-酸性糖蛋白键合硅胶色谱柱实现主成分和光学异构体杂质的分离。

蛋白质键合型手性柱被广泛应用于光学异构体的分离。目前使用较多的是 $\alpha_1$-酸性糖蛋白($\alpha_1$-acid glycoprotein, AGP),人血清白蛋白(human serum albumin, HSA),牛血清白蛋白(bovine serum albumin, BSA)和卵类黏蛋白(ovomucoid, OV)。与普通键合相色谱柱不同,$\alpha_1$-酸性糖蛋白手性色谱柱使用的流动相通常为 pH 4.0~7.0 的磷酸盐缓冲液和很小比例的有机相(一般为异丙醇),使用温度一般为 20~30℃。为了防止高温而导致蛋白质变性,损坏色谱柱的分离能力,蛋白质键合型手性柱应保存在 4℃冰箱中。相对而言,蛋白质键合型手性柱价格昂贵,不易维护,使用寿命相对较短。

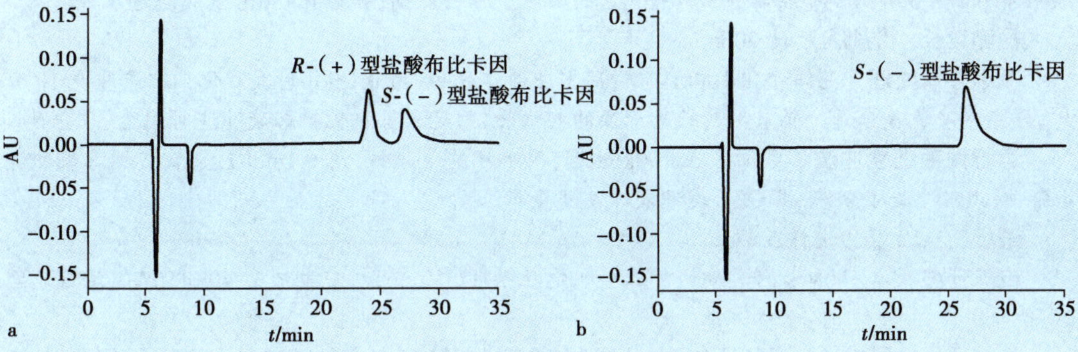


a. 系统适用性溶液;b. 供试品溶液。

图 13-6　盐酸左布比卡因中光学异构体的检查

盐酸罗哌卡因是一种新型长效酰胺类局麻药,与盐酸布比卡因相比,具有更好的安全性以及更广的高、低浓度之间的临床使用范围,主要用于外科手术麻醉和术后镇痛。其作用持续时间长,优于盐酸布比卡因,心脏毒性也较小。盐酸罗哌卡因分子中有 1 个手性碳原子,存在 2 个对映体,由于 *R*-盐酸罗哌卡因心脏毒性较大,目前临床上使用的为 *S*-盐酸罗哌卡因对映体。为了严格控制 *R*-盐酸罗哌卡因的含量,ChP 和 BP 分别采用高效液相色谱手性固定相法和毛细管电泳方法进行盐酸罗哌卡因对映体的纯度(enantiomeric purity)检查,规定供试品 *S*-盐酸罗哌卡因中 *R*-盐酸罗哌卡因的限量不得超过 0.5%(图 13-7)。

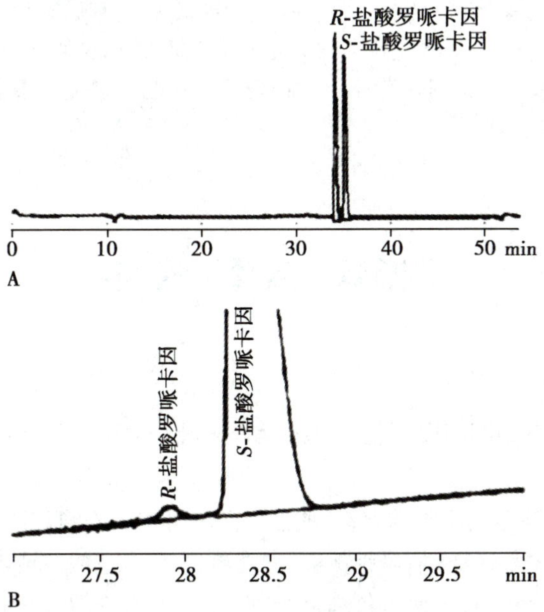


图 13-7　盐酸罗哌卡因中光学杂质的 HPCE 检查

**示例13-13** BP 盐酸罗哌卡因中对映体纯度检查-毛细管电泳(2.2.47):使用标准化程序。

**供试品溶液** 取本品50mg,加水溶解并稀释至25ml。

**对照溶液(a)** 精密量取供试品溶液1.0ml,加水定量稀释至200.0ml。

**对照溶液(b)** 取本品和罗哌卡因杂质G对照品各1.5mg,加水溶解并稀释至100ml。

**毛细管条件** 熔融石英毛细管,有效长度约72cm,总长度80cm,内径50μm,运行温度30℃。

**毛细管区带电泳(CZE)缓冲液** 取二甲基-$\beta$-环糊精适量,加11.5g/L的磷酸溶液(用三乙醇胺调节pH至3.0)溶解并稀释制成13.3g/L的溶液。临用现制,并经0.45μm滤膜滤过。

**检测波长** 分光光度计206nm。

**毛细管预处理** 毛细管在100kPa下,用水冲洗1分钟,用0.1mol/L氢氧化钠溶液冲洗10分钟,再用水冲洗3分钟。弱采用新的或干燥的毛细管,则延长氢氧化钠溶液冲洗时间为30分钟。

**运行间毛细管冲洗** 毛细管在100kPa下,用水冲洗1分钟,用0.1mol/L氢氧化钠溶液冲洗4分钟,用水冲洗1分钟,用CZE缓冲液冲洗4分钟。

**进样** 5kPa压力进样5秒。

**电泳迁移** 以500V/s的速度施加正极性电压至375V/cm,相应电流为40~45μA。运行时间30分钟。

**系统适用性要求** 对照溶液(b)电泳图中,杂质G(第一个峰)和($S$)-罗哌卡因峰的分离度不得小于3.7;必要时增加CZE缓冲液中二甲基-$\beta$-环糊精的浓度、或在2.9~3.1范围调节pH值、或降低温度,使分离度符合要求。对照溶液(a)电泳图谱中主峰的信噪比不得小于10。

**限度** 杂质G的量不得过0.5%。

**示例分析:**此例采用毛细管电泳法,实现主成分和光学异构体杂质G的分离。供试品溶液中如出现杂质G的峰,采用不加校正因子的主成分自身对照法控制光学异构体杂质G的含量,其峰面积与对照溶液主成分峰面积相比,不得更大(0.5%)。

此例中采用的分离模式是毛细管区带电泳(capillary zone electrophoresis,CZE),也称为毛细管自由溶液区电泳,是毛细管电泳中最基本也是应用最广的一种操作模式。

在CZE中,需要优化的主要操作条件是电压、缓冲液及其pH和浓度、添加剂等。采用毛细管电泳分离手性药物及光学异构体杂质,柱成本低,分离效率高。$\alpha$-环糊精、$\beta$-环糊精、$\gamma$-环糊精(cyclodextrin,CD)及其衍生物、冠醚、胆汁盐、手性混合胶束等是毛细管电泳中用得较多的手性选择剂,其中以环糊精最为常用。

虽然毛细管电泳具有高效、高选择性、消耗试剂少、运行成本低等特点,但在常规分析中远未达到高效液相色谱的普及性。主要是因为组分迁移时间和峰面积等重现性较差(有时误差在5%以上),限制了其推广应用。在采用毛细管电泳进行手性药物及其光学异构体杂质分析时,应注意优化操作条件并保持稳定,以改善毛细管电泳结果重现性。

## 第四节 含量测定

### 一、基本方法要略

依据药物的结构与性质,可选用容量分析法、紫外分光光度法、高效液相色谱法进行原料药和制剂的含量测定。

分子结构中具有芳伯氨基的本类药物,在酸性溶液中可用永停滴定法用亚硝酸钠滴定液测定其原料药含量。此外,这类药物大多含有碱性侧链,如二甲氨基、二乙氨基或哌啶的衍生基团等,因而表现出弱碱性,在水溶液中不能用标准酸直接滴定,可在水-乙醇混合溶剂或非水溶剂体系中滴定。

利用本类药物的紫外光吸收特性,可采用紫外分光光度法测定本类药物的含量。而采用高效液相色谱法在分离排除有关物质的干扰后进行药物的含量测定，则具有更高的可靠性。本类药物多是有机弱碱的盐酸盐，在常规反相色谱柱上的保留较弱，故多采用反相离子对色谱法进行含量测定（表 13-4）。

表 13-4　对氨基苯甲酸酯和酰苯胺类药物的含量测定（容量分析法）

| 药物 | 含氮基团 | ChP | BP | USP |
|---|---|---|---|---|
| 盐酸普鲁卡因 | 芳伯氨基<br>二乙氨基 | 永停滴定法 | 永停滴定法 | 永停滴定法 |
| 盐酸奥布卡因 | 芳伯氨基<br>二乙氨基 | 非水碱量法<br>（电位滴定法） | 非水碱量法<br>（电位滴定法） | / |
| 盐酸丁卡因 | 芳仲氨基<br>二甲氨基 | 酸碱滴定法<br>（电位滴定法） | 酸碱滴定法<br>（电位滴定法） | HPLC 法 |
| 盐酸布比卡因 | 酰化芳伯氨基<br>哌啶衍生基团 | 非水碱量法<br>（电位滴定法） | 酸碱滴定法<br>（电位滴定法） | 非水碱量法 |
| 盐酸罗哌卡因 | 酰化芳伯氨基<br>哌啶衍生基团 | 酸碱滴定法 | 酸碱滴定法<br>（电位滴定法） | 酸碱滴定法<br>（电位滴定法） |
| 盐酸利多卡因 | 酰化芳伯氨基<br>二乙氨基 | HPLC 法 | 酸碱滴定法<br>（电位滴定法） | HPLC 法 |

## 二、特征方法——永停滴定法

对氨基苯甲酸酯类药物分子结构中具有芳伯氨基，在盐酸性酸性溶液中，与亚硝酸钠发生定量的重氮化反应，可用亚硝酸钠滴定液永停滴定法测定含量。

$$Ar-NH_2+NaNO_2+2HCl \longrightarrow Ar-N_2^+Cl^-+2NaCl+2H_2O$$

由于本法适用范围广，常被国内外药典所采用。ChP 用本法测定苯佐卡因和盐酸普鲁卡因等的含量。

**ChP 永停滴定法**（通则 0701，图 13-8）：采用两支相同的铂电极，当在电极间加一个低电压（例如 50mV）时，若电极在溶液中极化，则在未到滴定终点时，仅有很小或无电流通过；但当到达终点时，滴定液略有过剩，使电极去极化，溶液中即有电流通过，电流计指针突然偏转，不再回复。反之，若电极由去极化变为极化，则电流计指针从有偏转回到零点，也不再变动。

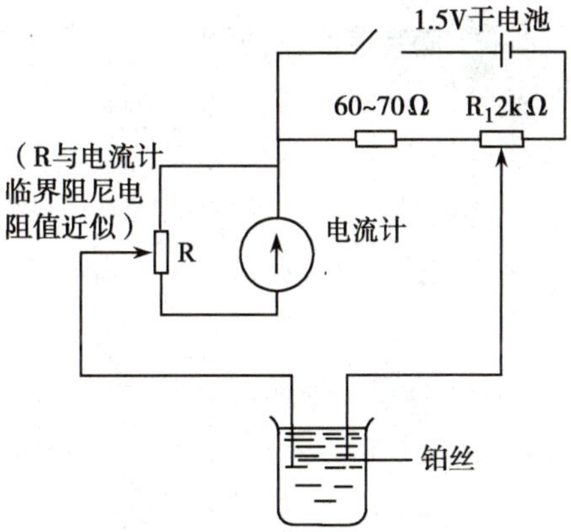

图 13-8　永停滴定装置

用作重氮化法的终点指示时，调节 $R_1$ 使加于电极上的电压约为 50mV。取供试品适量，精密称定，置烧杯中，除另有规定外，可加水 40ml 与盐酸溶液（1→2）15ml，而后置电磁搅拌器上，搅拌使溶解，再加溴化钾 2g，插入铂-铂电极后，将滴定管的尖端插入液面下约 2/3 处，用亚硝酸钠滴定液（0.1mol/L 或 0.05mol/L）迅速滴定，随滴随搅拌，至近终点时，将滴定管的尖端提出液面，用少量水淋洗尖端，洗液并入溶液中，继续缓缓滴定，至电流计指针突然偏转，并不再回复，即为滴定终点。

重氮化法测定含芳伯氨基药物含量时，重氮化反应的速度受多种因素的影响，反应生成的重氮盐也不够稳定。

因此，重氮化法滴定过程中，需要时刻关注以下**注意事项**。

（1）**加入适量溴化钾加快反应速度**：在不同无机酸体系中，重氮化反应速度不同，即氢溴酸 > 盐酸

> 硝酸、硫酸。由于氢溴酸既不稳定又价格较高，故多用盐酸溶液进行重氮化法滴定。

重氮化的反应过程如下。

$$NaNO_2+HCl \longrightarrow HNO_2+NaCl$$

$$HNO_2+HCl \longrightarrow NOCl+H_2O$$

$$Ar—NH_2 \xrightarrow[\text{慢}]{NO^+Cl^-} Ar—NH—NO \xrightarrow[\text{快}]{} Ar—N{=}N—OH \xrightarrow[\text{快}]{} Ar—\overset{+}{N_2}Cl^-$$

溶液中添加溴化钾，与盐酸作用产生氢溴酸，后者与亚硝酸作用生成 NOBr。

$$HNO_2+HBr \longrightarrow NOBr+H_2O \qquad \text{式①}$$

若供试溶液中仅有盐酸，则生成 NOCl。

$$HNO_2+HCl \longrightarrow NOCl+H_2O \qquad \text{式②}$$

由于式①的平衡常数比式②的约大 300 倍，即形成 NOBr 的量和速度比 NOCl 的大得多，使滴定反应液中持续快速地获得较高浓度的 $NO^+$，保障了重氮化反应的稳定与定量进行。

(2) **添加过量的盐酸加速定量反应**：因胺类药物的盐酸盐较其硫酸盐的溶解度大，反应速度也较快，所以多采用盐酸。按照重氮化反应的计量关系式，亚硝酸钠滴定过程中消耗盐酸的摩尔比为 1∶2，实际测定时盐酸的用量要大得多，尤其是某些在酸中较难溶解的药物，往往需要添加更多的盐酸，以达到：①促进重氮化反应速度的作用；②提高重氮盐在酸性溶液中稳定性的作用；③抑制/防止生成偶氮氨基化合物而影响测定结果的作用。生成偶氮氨基化合物的化学反应式如下。

$$Ar—\overset{+}{N_2}Cl^-+NH_2—Ar \longrightarrow Ar—N{=}N—NH—Ar+HCl$$

酸度加大，反应向左进行，可防止偶氮氨基化合物的生成。但是酸度过大，游离芳伯氨基成盐比例增大，也会影响重氮化反应的速度。过高浓度的盐酸中，亚硝酸还会分解。所以，一般按芳胺类药物与盐酸的摩尔比为 1∶(2.5~6)，添加过量的盐酸。

(3) **反应温度**：重氮盐易分解，因此重氮化反应宜在较低的温度(0~5℃)下进行，供试品溶液须经冰水浴预冷却。过低的温度，使反应速度减慢，而在约 15℃时滴定速度较快、结果较准确。因此，ChP2020 和 USP2022 均采用约 15℃为滴定反应的温度。

(4) **滴定速度**：重氮化反应速度相对较慢，故滴定速度不宜太快。为了避免滴定过程中亚硝酸挥发和分解，滴定时宜将滴定管尖端插入液面下约 2/3 处，一次性将大部分亚硝酸钠滴定液在搅拌条件下迅速加入，使其尽快反应。然后将滴定管尖端提出液面，用少量水淋洗尖端，再缓缓滴定。尤其是在近终点时，因尚未反应的芳伯氨基药物的浓度极稀，须在最后一滴加入后，充分搅拌，再确定终点是否真正到达。这样既可以缩短滴定时间，又保障了滴定结果的准确性。

**示例 13-14**　盐酸普鲁卡因的亚硝酸钠滴定法含量测定：取本品约 0.6g，精密称定，照永停滴定法(通则 0701)，在 15~25℃，用亚硝酸钠滴定液(0.1mol/L)滴定。每 1ml 亚硝酸钠滴定液(0.1mol/L)相当于 27.28mg 的 $C_{13}H_{20}N_2O_2·HCl$。

**限度**　本品为 4-氨基苯甲酸-2-(二乙氨基)乙酯盐酸盐。按干燥品计算，含 $C_{13}H_{20}N_2O_2·HCl$ 不得少于 99.0%。

## 本章小结

1. 对氨基苯甲酸酯类局麻药物具有芳伯氨基特性、酰苯胺局麻药物具有有机弱碱性。

2. 对氨基苯甲酸酯和酰苯胺类局麻药物结构中，存在多种有机官能团，这些官能团的理化特性可以为它们的分析检验方法的建立提供依据。

3. 这类药物成品中易引入多种有关物质。

4. 对氨基苯甲酸酯类药物分子结构中具有芳伯氨基，在盐酸性溶液中可用永停滴定法指示终点的亚硝酸钠滴定液测定含量。

(杭太俊　宋 瑞)

## 思 考 题

1. 采用永停滴定法测定对氨基苯甲酸酯类药物含量的原理是什么？有哪些注意事项？

2. 由于对氨基苯甲酸酯和酰苯胺类局麻药物结构中含有氨基，它们的反相 HPLC 分析有哪些保留特征？如何获得较好的色谱分离行为？

## 参 考 文 献


[1] 邓朝晖，胡文军，李爱红，等 . HPLC 法测定浓盐酸普鲁卡因注射液含量及杂质对氨基苯甲酸 . 解放军药学学报，2017，33(3)：240-243.

[2] 符义刚，李莉娥，李杰，等 .HPLC 法测定盐酸左布比卡因有关物质及对映体纯度 . 化学与生物工程，2011，28(8)：91-94.

[3] 郭怀忠，毕开顺，孙毓庆 . 影响毛细管电泳分析结果重现性的因素及其控制 . 分析仪器，2005，2：42-45.

[4] FALLER T，ENGELHARDT H. How to achieve higher repeatability and reproducibility in capillary electrophoresis. Journal of Chromatography A，1999，853(1-2)：83-94.

[5] NOWAK PM，WOŹNIAKIEWICZ M，GŁADYSZ M，et al. Improving repeatability of capillary electrophoresis-a critical comparison of ten different capillary inner surfaces and three criteria of peak identification. Analytical and Bioanalytical Chemistry，2017，409(18)：4383-4393.


第十三章
目标测试

# 第十四章

# 二氢吡啶类钙通道阻滞药物的分析

第十四章
教学课件

**学习目标**

1. **掌握** 二氢吡啶类药物的结构、性质和分析特点。
2. **熟悉** 影响二氢吡啶类药物稳定性的主要因素，有关物质的来源、特征与控制要求。
3. **了解** 二氢吡啶类药物生物药剂学特点和制剂的关键质量属性。

二氢吡啶(dihydropyridine，DHP)类钙通道阻滞药物，也称钙拮抗剂(calcium antagonist)，是目前临床上特异性最高、作用最强的一类钙拮抗剂，广泛应用于缺血性心血管疾病、高血压、脑血管疾病等的治疗。自从第一个DHP类的代表药物硝苯地平上市以来，至今已有数十个品种。

ChP收载硝苯地平、尼群地平、尼莫地平、尼索地平、非洛地平、拉西地平、苯磺酸氨氯地平、苯磺酸左氨氯地平等药物及其制剂；国外药典还收载了依拉地平(USP、EP)、尼伐地平(JP)、盐酸贝尼地平(JP)及其制剂等。

## 第一节　结构与性质

### 一、特征结构

本类药物的共同特征是均含有苯基-1,4-二氢吡啶的母核，其基本骨架如下。

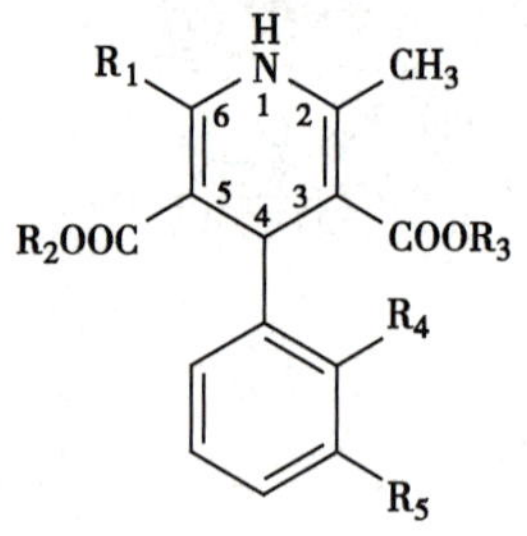


随取代基$R_1$、$R_2$、$R_3$、$R_4$、$R_5$的不同，形成不同的二氢吡啶类药物，具有不同的理化性质。常见二氢吡啶类药物结构与物理性质如表14-1所示。

### 二、主要理化性质

1. 二氢吡啶环的还原性　二氢吡啶类药物分子中二氢吡啶环，具有还原性。利用其还原性，可用氧化还原反应鉴别或氧化还原滴定法进行含量测定。

2. 硝基的氧化性　苯环上大多有硝基，硝基具有氧化性，可被还原剂还原为芳伯氨基，进一步可用重氮化-偶合反应鉴别。

3. 二氢吡啶环氨基质子解离性　二氢吡啶类药物与碱作用，二氢吡啶环1,4-位氢均可发生解离，二氢吡啶芳构化，形成$p$-$\pi$共轭而发生颜色变化，利用该反应可鉴别本类药物。

表 14-1　常见二氢吡啶类药物的结构与物理性质

| 药物名称 | 结构式/分子式/分子量 | 物理性质 |
|---|---|---|
| 苯磺酸氨氯地平<br>amlodipine besilate | 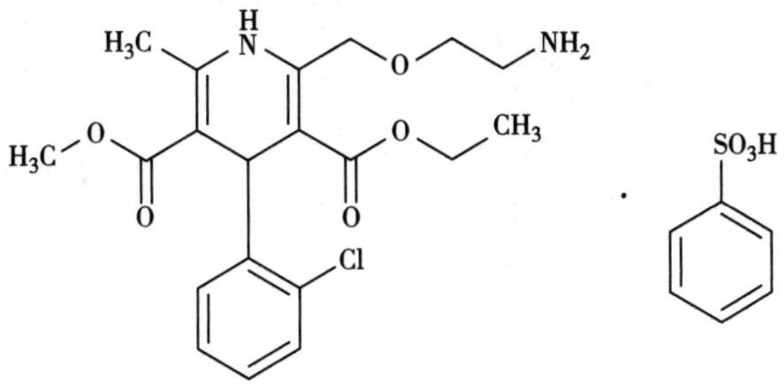<br>$C_{20}H_{25}ClN_2O_5 \cdot C_6H_6O_3S$　567.05 | 白色或类白色粉末。在甲醇或 *N*,*N*-二甲基甲酰胺中易溶，在乙醇中略溶，在水或丙酮中微溶。<br>$[\alpha]_D^{20}$（*c*=10mg/ml，甲醇）−0.10°～+0.10°<br>（**苯磺酸左氨氯地平 levamlodipine besilate**<br>$[\alpha]_D^{20}$（*c*=50mg/ml，甲醇）−24.2°～−28.3°） |
| 盐酸贝尼地平<br>benidipine hydrochloride | 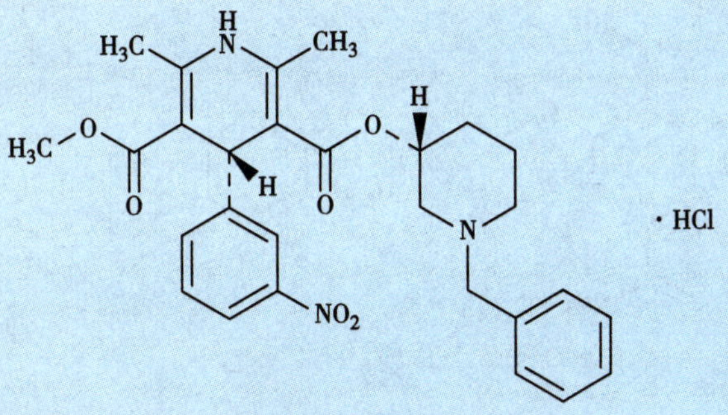<br>$C_{28}H_{31}N_3O_6 \cdot HCl$　542.02 | 黄色结晶性粉末。在甲酸中易溶，在甲醇中溶解，在乙醇中略溶，在水中微溶。<br>熔点约为 200℃ |
| 西尼地平<br>cilnidipine | 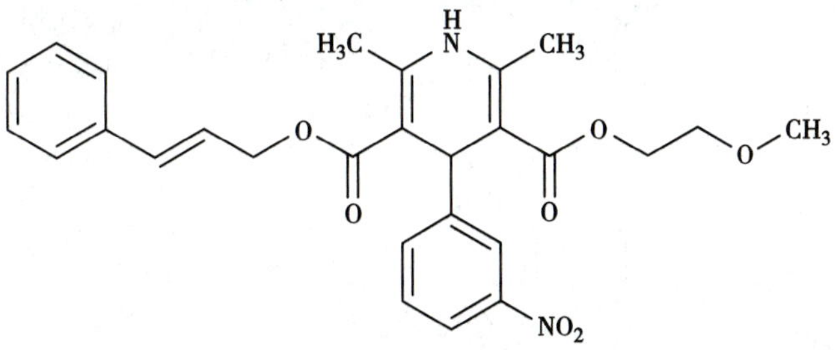<br>$C_{27}H_{28}N_2O_7$　492.53 | 淡黄色粉末。在丙酮或乙酸乙酯中易溶，在甲醇或乙醇中略溶，在水中几乎不溶。<br>熔点为 107~112℃ |
| 非洛地平<br>felodipine | 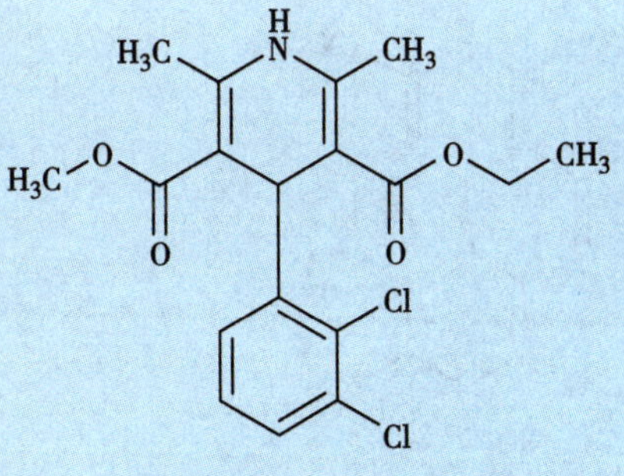<br>$C_{18}H_{19}Cl_2NO_4$　384.25 | 白色至淡黄色结晶或结晶性粉末；无臭；遇光不稳定。在丙酮、甲醇或乙醇中易溶，在水中几乎不溶。<br>熔点为 141~145℃ |
| 依拉地平<br>isradipine | 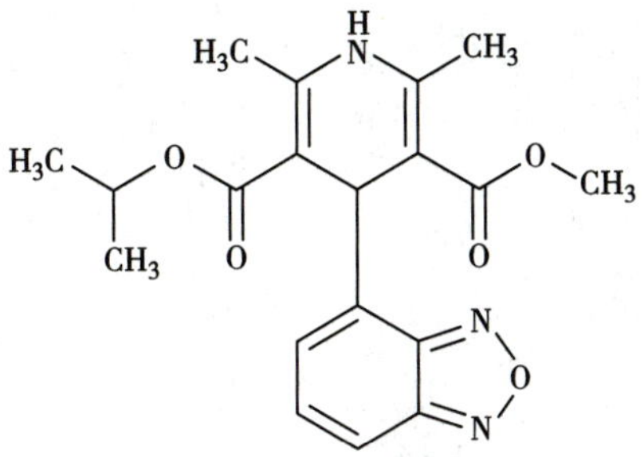<br>$C_{19}H_{21}N_3O_5$　371.39 | 黄色结晶性粉末。在丙酮中易溶，在甲醇中溶解，在水中几乎不溶。<br>熔点约为 168℃ |

续表

| 药物名称 | 结构式/分子式/分子量 | 物理性质 |
|---|---|---|
| 拉西地平<br>lacidipine | 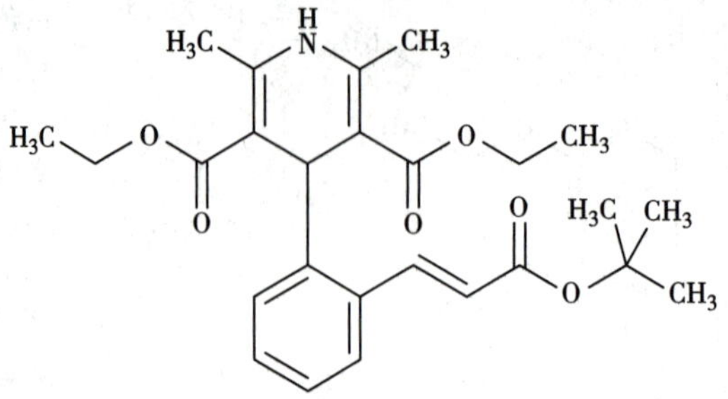<br>$C_{26}H_{33}NO_6$ 455.54 | 白色至淡黄色结晶性粉末，无臭无味，遇光不稳定。在乙酸乙酯中易溶，在丙酮中溶解，在甲醇、乙醇中略溶，在水中几乎不溶。<br>熔点为 175~179℃ |
| 盐酸尼卡地平<br>nicardipine hydrochloride | 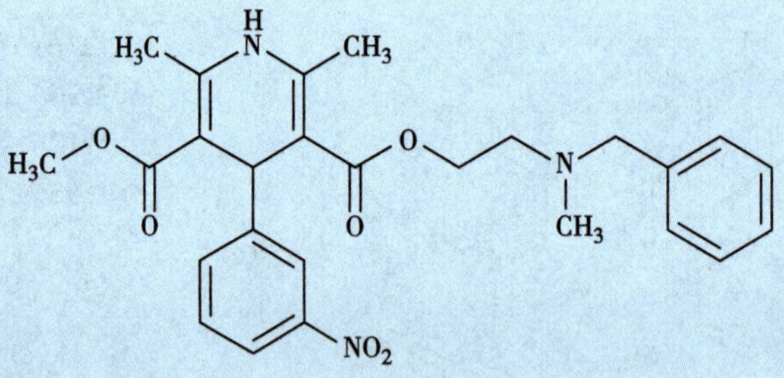 · HCl<br>$C_{26}H_{29}N_3O_6 \cdot HCl$ 515.99 | 淡黄色粉末或黄色结晶性粉末；无臭，几乎无味。在甲醇中溶解，在乙醇、三氯甲烷中略溶，在水或乙醚中几乎不溶；在冰醋酸中溶解。<br>熔点为 179~185℃，熔融时同时分解 |
| 硝苯地平<br>nifedipine | 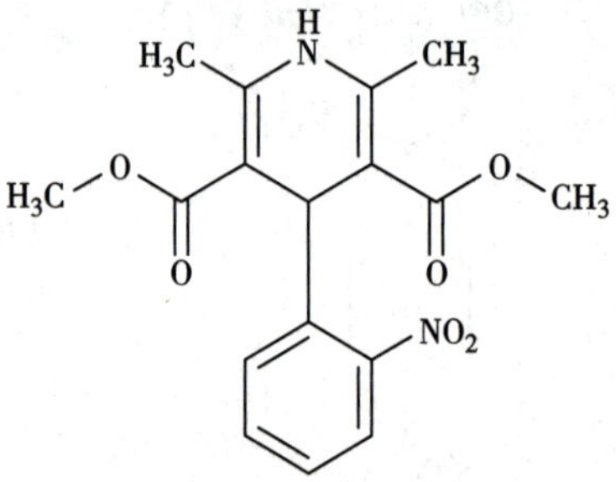<br>$C_{17}H_{18}N_2O_6$ 346.34 | 黄色结晶性粉末；无臭；遇光不稳定。在丙酮或三氯甲烷中易溶，在乙醇中略溶，在水中几乎不溶。<br>熔点为 171~175℃ |
| 尼伐地平<br>nilvadipine | 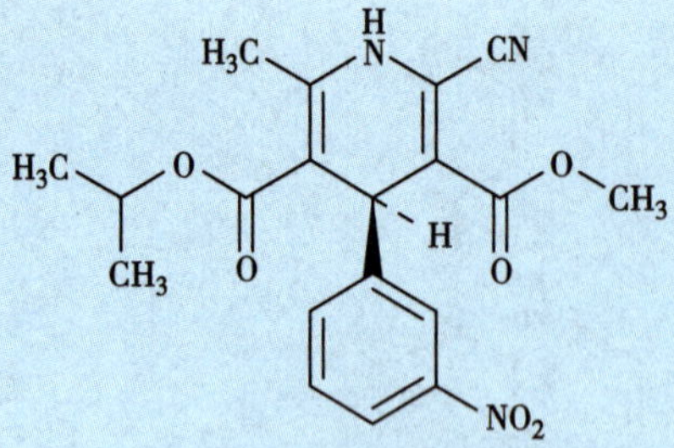<br>$C_{19}H_{19}N_3O_6$ 385.37 | 黄色结晶性粉末。在乙腈中易溶，在甲醇中溶解，在乙醇中略溶，在水中几乎不溶。<br>熔点为 167~171℃ |
| 尼莫地平<br>nimodipine | 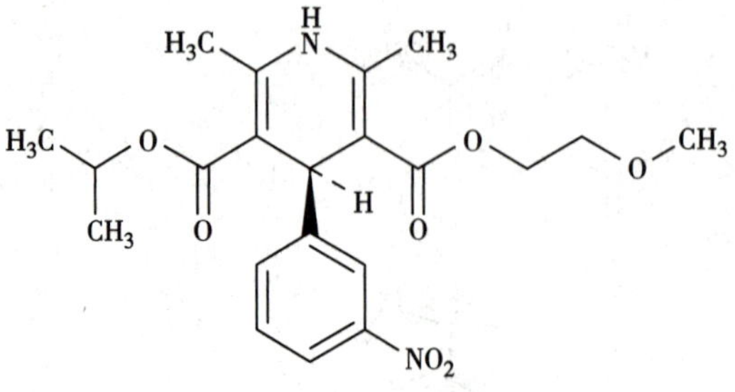<br>$C_{21}H_{26}N_2O_7$ 418.45 | 淡黄色结晶性粉末或粉末；无臭；遇光不稳定。在丙酮、三氯甲烷或乙酸乙酯中易溶，在乙醇中溶解，在乙醚中微溶，在水中几乎不溶。<br>熔点为 124~128℃。<br>$[\alpha]_D^{20}$($c$=50mg/ml，丙酮) −0.10°~+0.10° |

续表

| 药物名称 | 结构式/分子式/分子量 | 物理性质 |
|---|---|---|
| 尼索地平 nisoldipine | 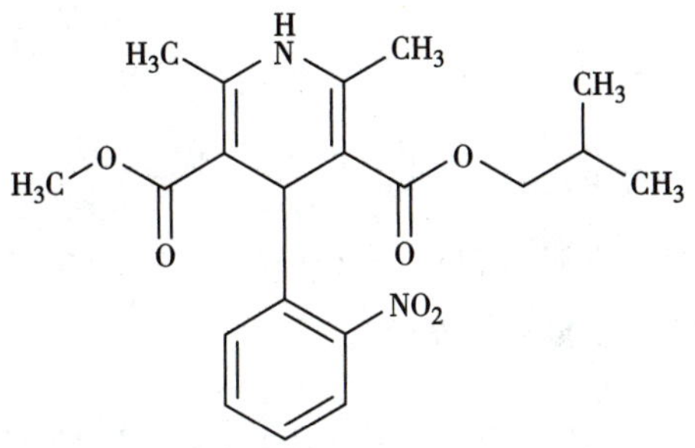 $C_{20}H_{24}N_2O_6$ 388.41 | 黄色结晶性粉末；无臭；遇光不稳定。在丙酮或三氯甲烷中易溶，在乙醇中略溶，在水中几乎不溶。熔点为 148~152℃ |
| 尼群地平 nitrendipine | 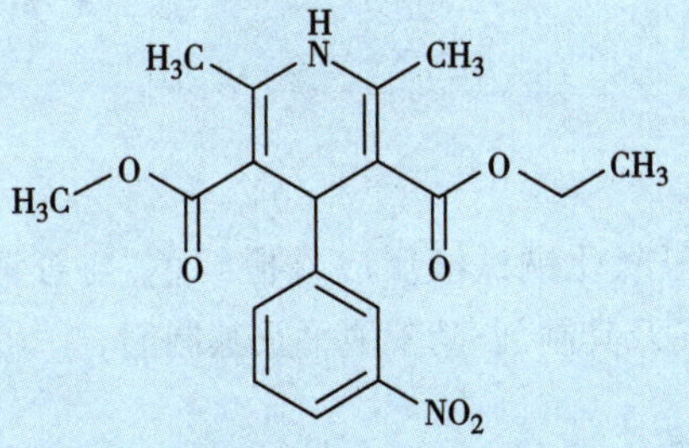 $C_{18}H_{20}N_2O_6$ 360.37 | 黄色结晶或结晶性粉末；无臭；遇光易变质。在丙酮或三氯甲烷中易溶，在甲醇或乙醇中略溶，在水中几乎不溶。熔点为 157~161℃ |

4. 光不稳定性 二氢吡啶类药物结构中，二氢吡啶环 3,5-位同时被羧酸酯取代，使二氢吡啶环 1,4-位的两个氢原子的解离和反应活性特别活泼，遇光极不稳定，既易被氧化，又易在光照条件下发生光催化歧化反应，因此，二氢吡啶类药物的分析应避光操作，同时应检查引入的特殊杂质。

5. 旋光性 本类药物二氢吡啶环的 C-4 位多为手性碳原子，手性对映体具有旋光性，如苯磺酸左氨氯地平。但是，临床所用二氢吡啶类药物大多为消旋体。

6. 吸收光谱特性 本类药物均具有芳环，在紫外光区有特征吸收，紫外吸收特征见表 14-2。此外，本类药物均具有特征的红外吸收光谱。

表 14-2 常见二氢吡啶类药物的紫外吸收特征

| 药物 | 溶剂 | 浓度/(μg/ml) | $\lambda_{max}$(nm) | $\lambda_{min}$(nm) | $E_{1cm}^{1\%}$ 或吸光度比值 |
|---|---|---|---|---|---|
| 苯磺酸氨氯地平/苯磺酸左氨氯地平 | 盐酸溶液(0.9→1 000) | 10 | 239,365 | 225 | |
| 西尼地平 | 无水乙醇 | 50 | 356 | 305 | |
| 非洛地平 | 乙醇 | 20 | 238,361 | | |
| 拉西地平 | 乙醇、甲醇-水(75 : 25) | 30 | 210,239,284,368 | | |
| 盐酸尼卡地平 | 甲醇 | 8 | 236 | 219 | 507~539(236nm) |
| 硝苯地平 | 三氯甲烷、无水乙醇 | 15 | 237,320~355 宽吸收 | | |
| 尼莫地平 | 乙醇 | 10 | 237 | | |
| 尼索地平 | 无水乙醇 | 10 | 237 | | |
| 尼群地平 | 无水乙醇 | 20 | 236,353 | 303 | $A_{353}/A_{303}$ 2.1~2.3 |

## 第二节 鉴别试验

### 一、化学鉴别法

#### (一) 与亚铁盐反应

二氢吡啶类药物苯环上硝基具有氧化性,可将氢氧化亚铁氧化为红棕色氢氧化铁沉淀。ChP 用该反应鉴别尼莫地平及其片剂、分散片、胶囊和软胶囊。

**示例 14-1** ChP 尼莫地平鉴别法:取本品约 20mg,加乙醇 2ml 溶解后,加新制的 5% 硫酸亚铁铵溶液 2ml,1.5mol/L 硫酸溶液 1 滴与 0.5mol/L 氢氧化钾溶液 1ml,强烈振摇,1 分钟内沉淀由灰绿色变为红棕色。

#### (二) 与碱性试液反应

二氢吡啶类药物的丙酮溶液与氢氧化钠试液反应显橙红色,与氢氧化钾试液反应显橙黄色。ChP 用该反应鉴别尼索地平、尼群地平及其制剂、硝苯地平及其制剂。

**示例 14-2** ChP 硝苯地平鉴别法:取本品约 25mg,加丙酮 1ml 溶解,加 20% 氢氧化钠溶液 3~5 滴,振摇,溶液显橙红色。

#### (三) 沉淀反应

二氢吡啶类药物具有 1,4-二氢吡啶的结构,具有生物碱性,可与重金属盐类形成沉淀。

ChP 采用该反应鉴别本类药物,如尼莫地平与氯化汞反应生成白色沉淀、尼群地平与碘化铋钾反应生成橙红色沉淀、盐酸尼卡地平与硫氰酸铬铵反应生成粉红色沉淀,可用于鉴别。

但是,重金属盐类试剂既易产生环境污染,方法专属性又不高,应该尽量避免使用。

#### (四) 重氮化-偶合反应

二氢吡啶类药物苯环上硝基具有氧化性,在酸性下被锌粉还原为芳伯氨基,可用重氮化-偶合反应鉴别。ChP 采用该反应鉴别西尼地平,BP、EP 和 JP 均采用该反应鉴别硝苯地平。

**示例 14-3** ChP 西尼地平鉴别法:取本品 20mg,加锌粉少许,加稀盐酸 1ml,水浴中加热 10 分钟,放冷,滴加亚硝酸钠试液 2 滴,再滴加碱性 β-萘酚试液数滴,即生成橙红色沉淀。

### 二、分光光度法

#### (一) 紫外分光光度法

本类药物均具有芳环,在紫外光区有特征吸收,可用紫外分光光度法鉴别。各国药典均采用该法鉴别二氢吡啶类药物的原料或制剂(图 14-1)。

**示例 14-4** ChP 尼群地平软胶囊鉴别法:避光操作,取本品的内容物约 1g,置 100ml 量瓶中,用无水乙醇稀释至刻度,摇匀,取 10ml,置 100ml 量瓶中,用无水乙醇稀释至刻度,照紫外-可见分光光度法(通则 0401)测定,在 353nm 与 303nm 的波长处分别测定吸光度,在 353nm 与 303nm 的吸光度比值应为 2.1~2.3。

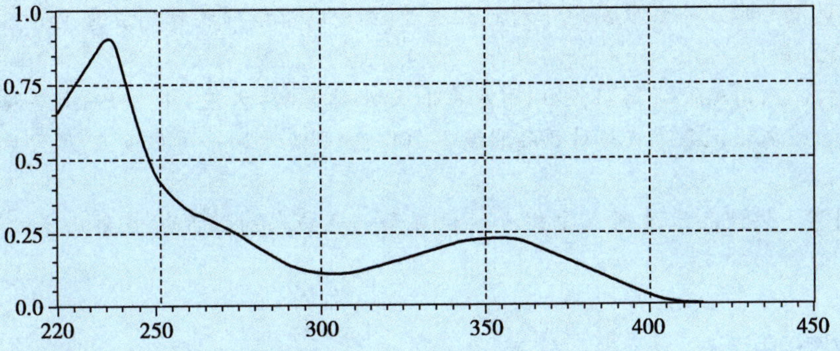


图 14-1 尼群地平的 UV 吸收图谱（12.5μg/ml 甲醇溶液）

### （二）红外分光光度法

红外分光光度法是一种有效而可靠的定性分析手段，各国药典收载的二氢吡啶类药物原料均采用红外分光光度法鉴别，部分制剂亦采用红外分光光度法鉴别。

示例 14-5 ChP 尼群地平片鉴别法：避光操作。取本品（约相当于尼群地平 100mg），研细，加丙酮 10ml，振摇使溶解，滤过，滤液暗处挥干，残渣经减压干燥，依法测定。本品的红外光吸收图谱应与对照的图谱（光谱集 600 图，图 14-2）一致。

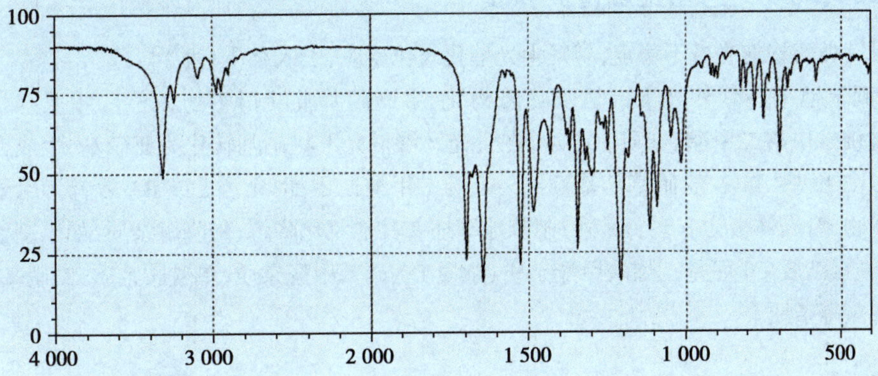


图 14-2 尼群地平的红外吸收图谱

## 三、色谱法

二氢吡啶类药物具有不同的分子结构，其色谱行为亦不同，可用于鉴别。常用薄层色谱法和高效液相色谱法。

### （一）薄层色谱法

薄层色谱法设备简单、操作简便，具有分离功能，用于药物的鉴别，可排除原料中有关物质、制剂中辅料等的干扰。

ChP 收载的苯磺酸氨氯地平及其制剂、苯磺酸左氨氯地平及其制剂；BP 收载的硝苯地平及其制剂，非洛地平及其制剂，尼莫地平片和静脉注射液，氨氯地平口服溶液；EP 收载的非洛地平、硝苯地平均采用 TLC 鉴别。

示例 14-6 ChP 苯磺酸氨氯地平鉴别法：照薄层色谱法（通则 0502）试验。

**供试品溶液** 取本品适量，加甲醇溶解并稀释制成每 1ml 中约含氨氯地平约 5mg 的溶液。

**对照品溶液** 取苯磺酸氨氯地平对照品适量，加甲醇溶解并稀释制成每1ml中约含氨氯地平约5mg的溶液。

**色谱条件** 采用硅胶G薄层板，以甲基异丁基酮-冰醋酸-水(2∶1∶1)的上层液为展开剂。

**测定法** 吸取供试品溶液与对照品溶液各10μl，分别点于同一薄层板上，展开后，晾干，喷以稀碘化铋钾试液。

**结果判定** 供试品溶液所显主斑点的位置和颜色应与对照品溶液主斑点的位置和颜色相同。

### （二）高效液相色谱法

当药物采用高效液相色谱法测定含量时，可同时进行保留时间一致性的鉴别。ChP收载的10个二氢吡啶类药物品种的制剂，除尼群地平软胶囊以外，均采用HPLC鉴别；同时，拉西地平和苯磺酸左氨氯地平原料药也采用HPLC鉴别。USP收载的硝苯地平及其制剂、依拉地平及其制剂、盐酸尼卡地平及其制剂、非洛地平及其制剂、苯磺酸氨氯地平及其制剂、尼莫地平；BP收载的拉西地平及其制剂、硝苯地平除胶囊外的其他制剂，均采用HPLC鉴别。

## 第三节 有关物质与检查

### 一、二氢吡啶类药物主要有关物质

二氢吡啶类药物遇光极不稳定，易发生光催化歧化反应，引入杂质(表14-3)。

例如，硝苯地平在紫外光下二氢吡啶芳构化，生成硝苯吡啶衍生物2,6-二甲基-4-(2-硝基苯基)-3,5-吡啶二甲酸二甲酯(杂质Ⅰ或A)，在日光及漫射光下将硝基转化为亚硝基，生成亚硝基吡啶衍生物2,6-二甲基-4-(2-亚硝基苯基)-3,5-吡啶二甲酸二甲酯(杂质Ⅱ或B)，后者为硝苯地平的主要光降解产物，对人体极为有害。另外，硝苯地平还有其他氧化降解、碱降解杂质，如硝基亚甲叉氧代丁酸甲酯杂质(杂质C)、氨基丁烯酸甲酯杂质(杂质D)、硝苯甲醛杂质、单酰胺杂质、二硝基嘧啶杂质、硝苯环己烯酮等杂质。

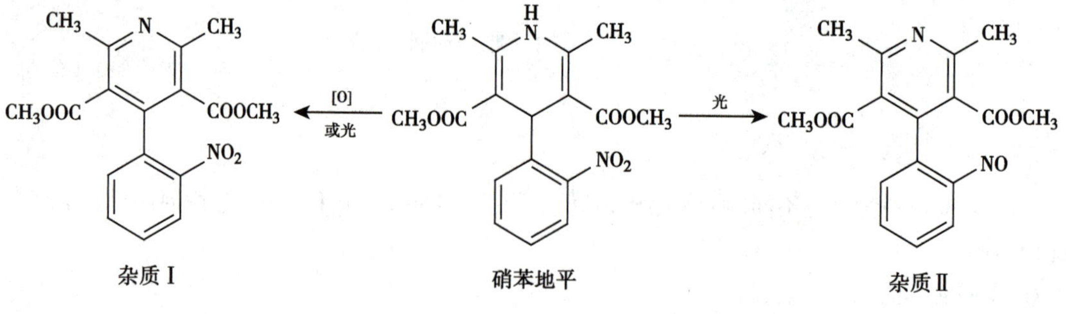


因此，各国药典二氢吡啶类药物标准中，均规定在避光条件下进行有关物质检查，大多采用HPLC，亦可采用TLC。

表 14-3　常见二氢吡啶类药物的主要有关物质（EP/ChP 杂质代码）

| | | |
|---|---|---|
| 苯磺酸氨氯地平 | 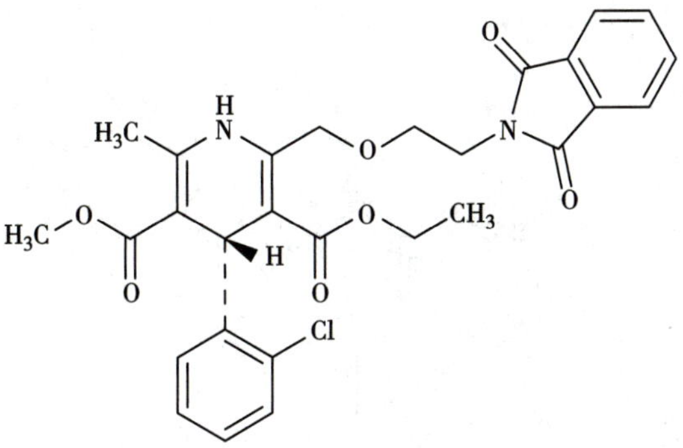<br>A | |
| | 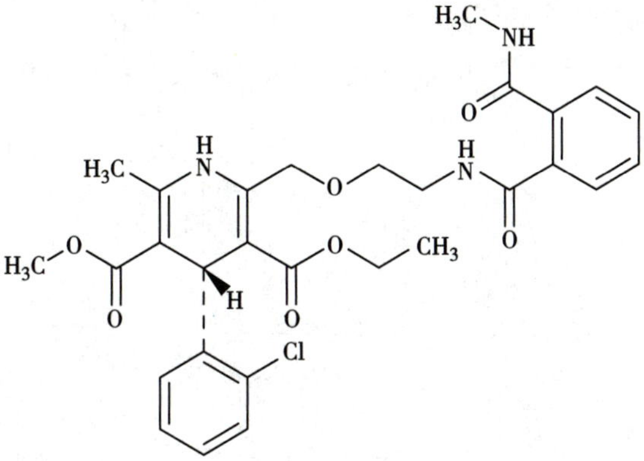<br>B | |
| | 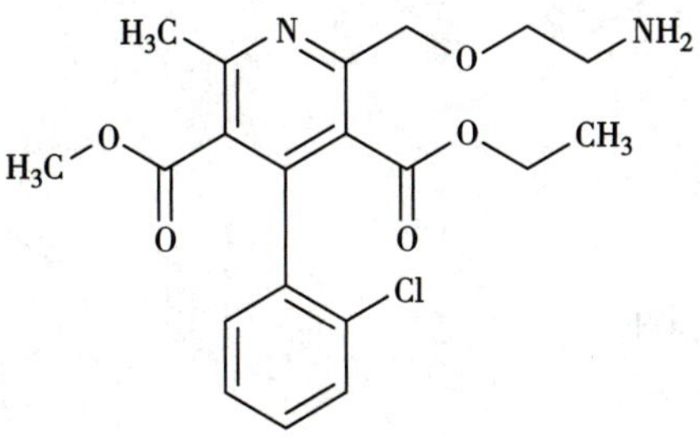<br>D/ I | 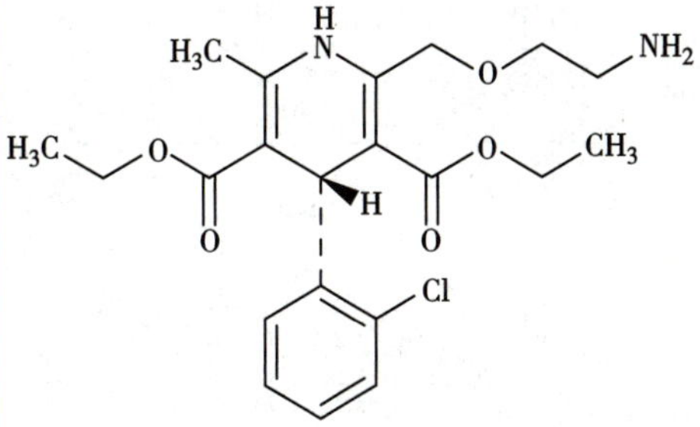<br>E |
| | 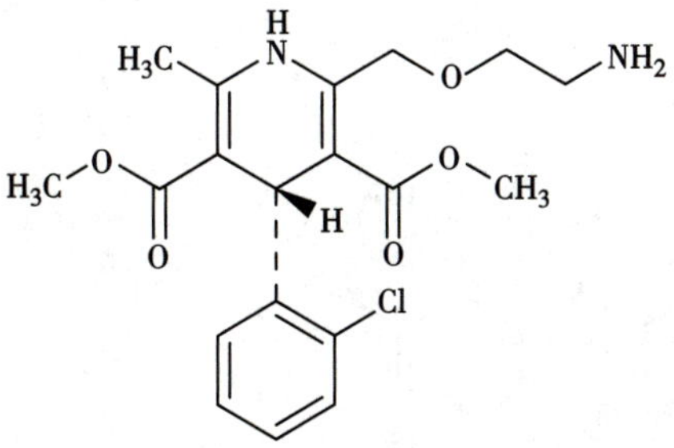<br>F | 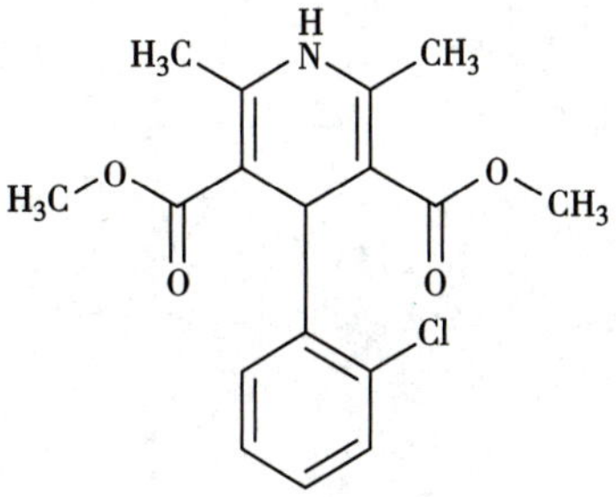<br>G |

续表

| | |
|---|---|
| 苯磺酸氨氯地平 | 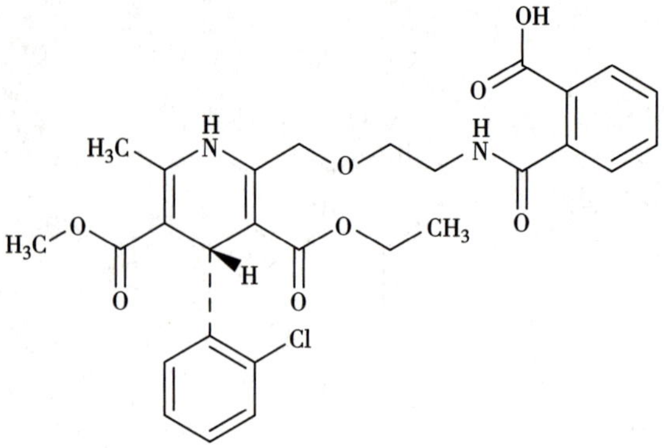 H |
| 西尼地平 | 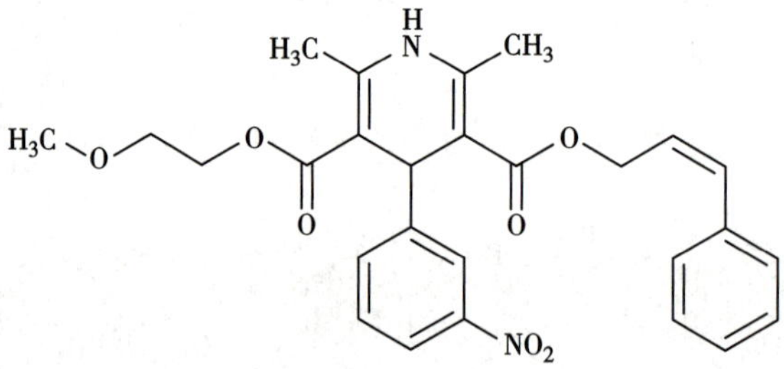 Z-异构体 |
| | 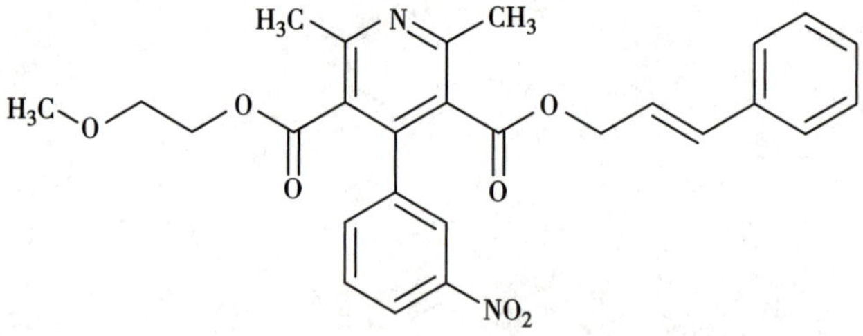 I |
| 非洛地平 | 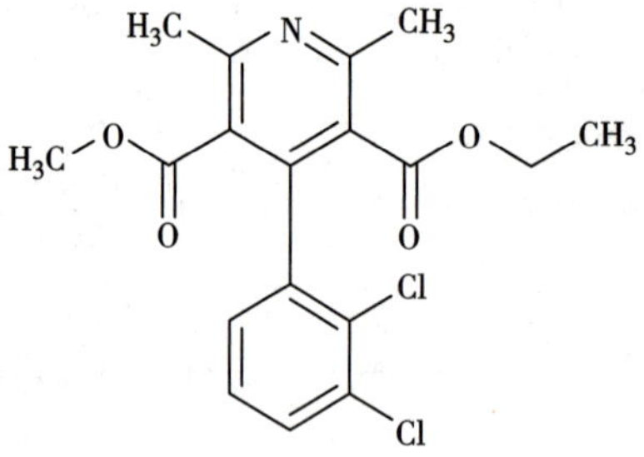 A/I 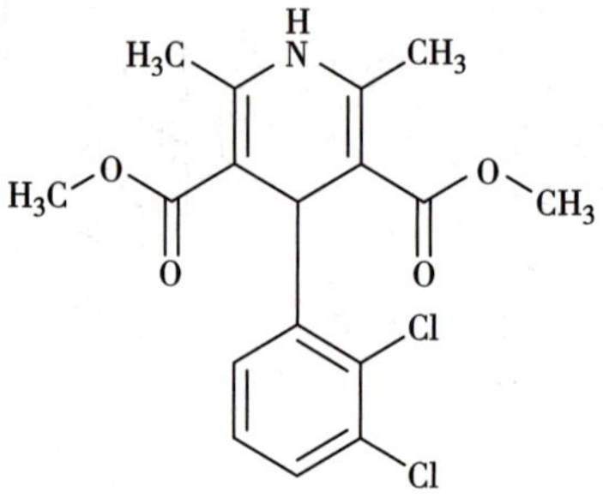 B |
| | 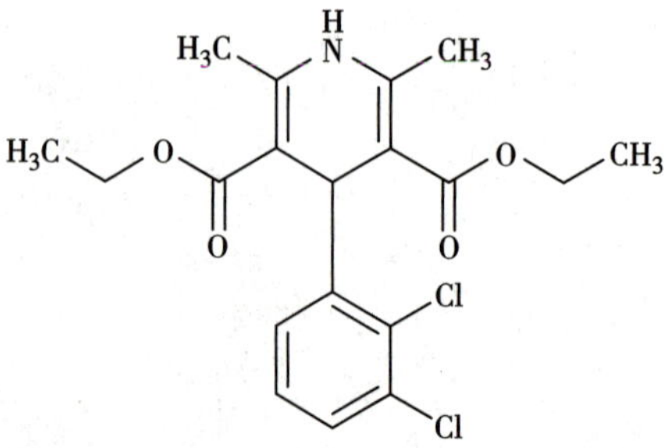 C |

续表

| | | |
|---|---|---|
| 依拉地平 | 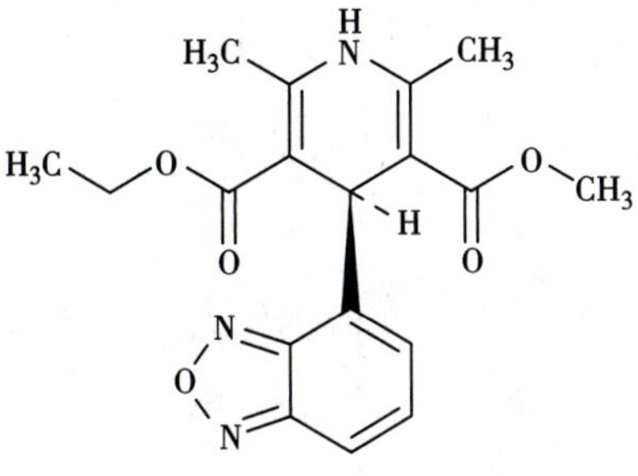<br>A | 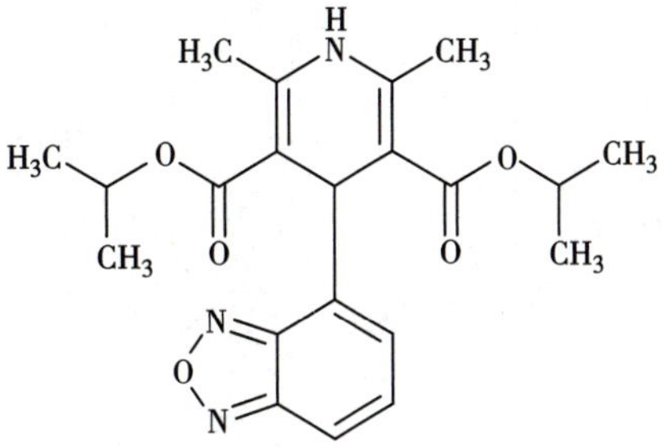<br>B |
| | 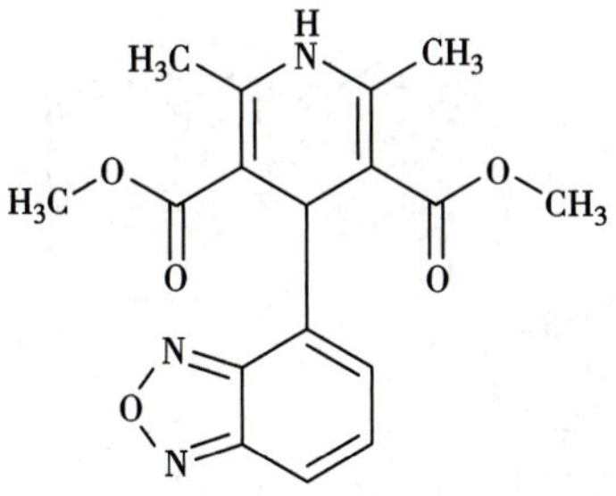<br>C | 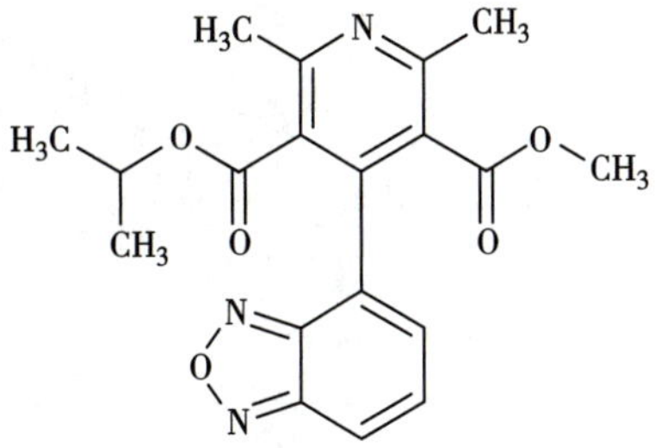<br>D |
| | 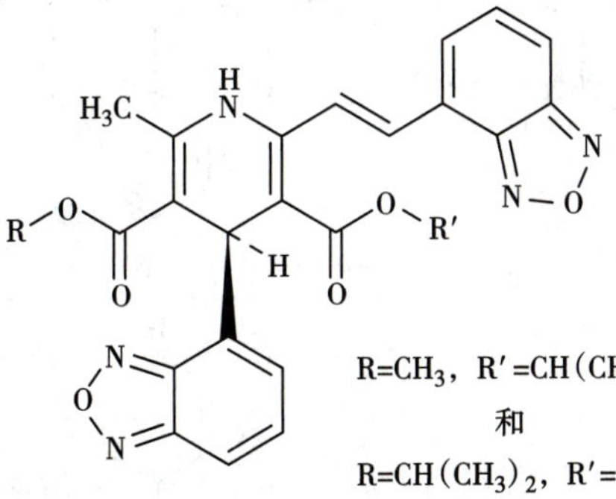<br>$R=CH_3$，$R'=CH(CH_3)_2$<br>和<br>$R=CH(CH_3)_2$，$R'=CH_3$<br>E | |
| 拉西地平 | 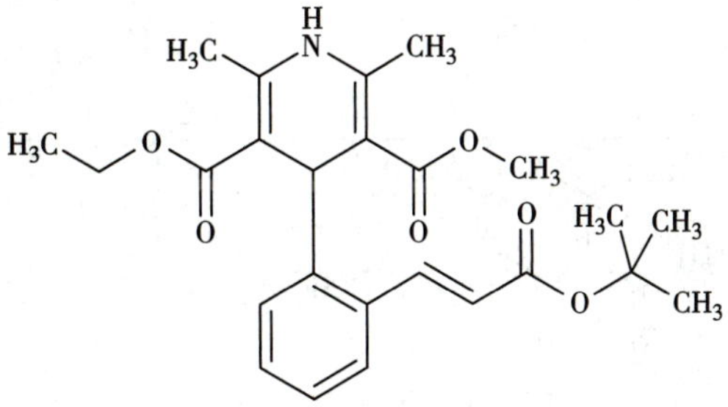<br>A/Ⅰ | |
| | 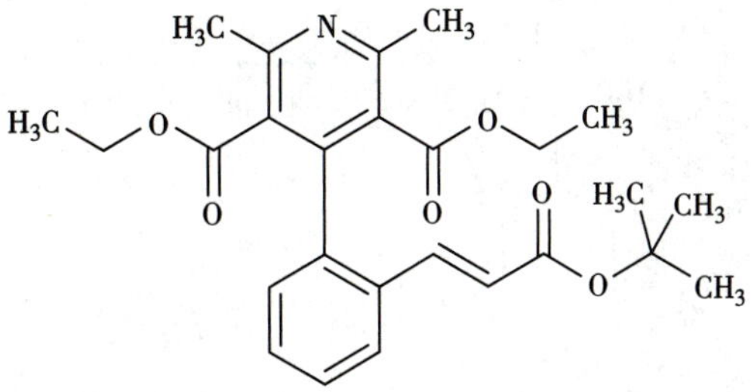<br>B/Ⅱ | |

续表

| | | |
|---|---|---|
| 拉西地平 | 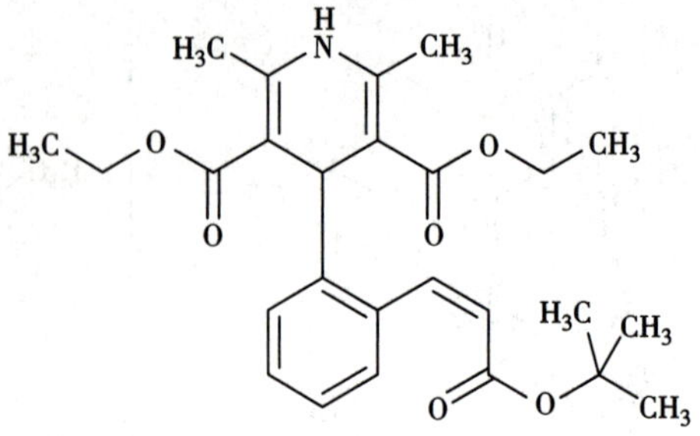<br>C/Ⅲ | |
| 盐酸尼卡地平 | 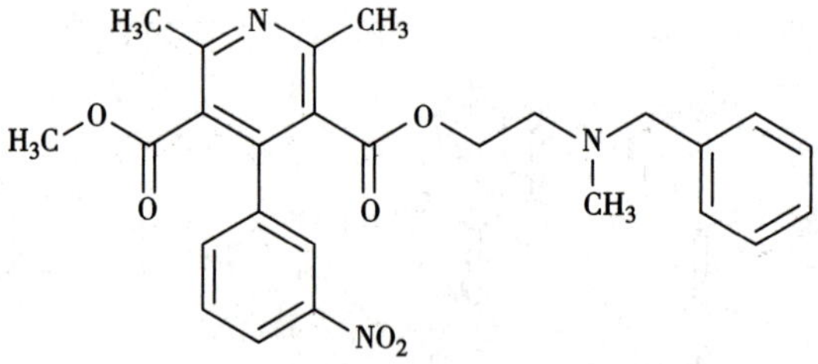<br>A/Ⅰ | |
| | 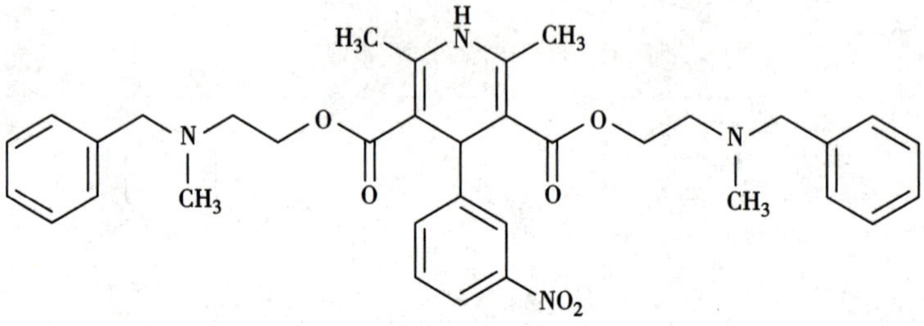<br>B | |
| | 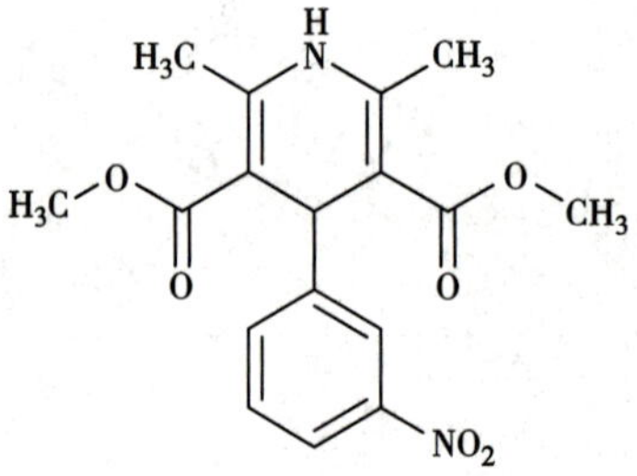<br>C | |
| 硝苯地平 | 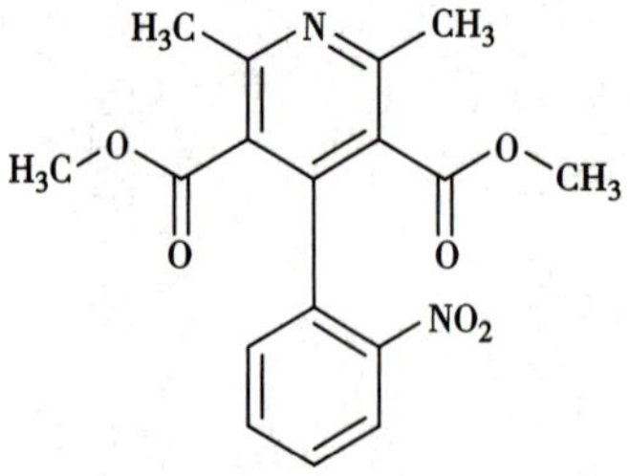<br>A/Ⅰ | 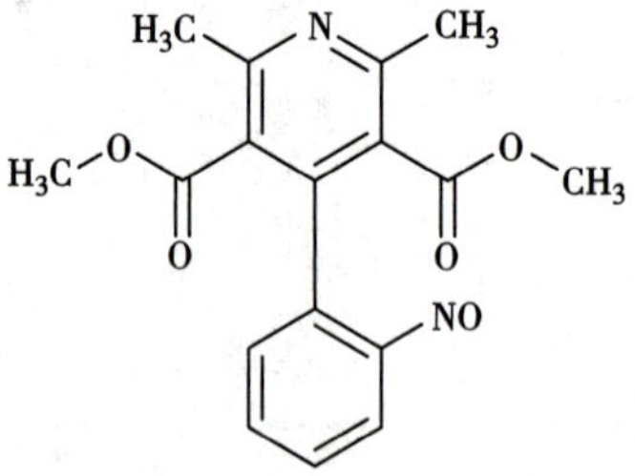<br>B/Ⅱ |
| | 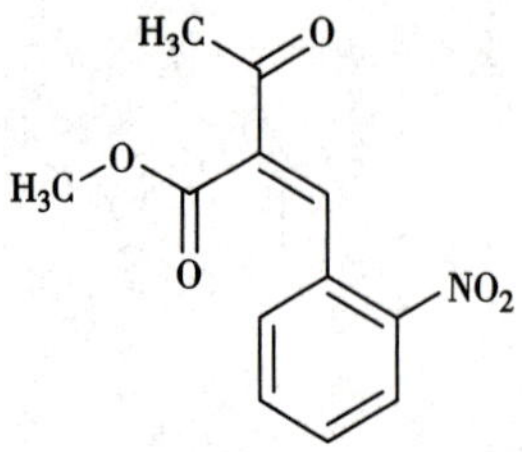<br>C | 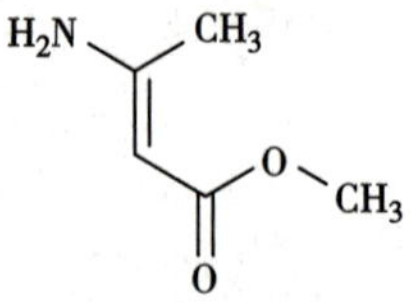<br>D |

续表

| | | |
|---|---|---|
| 尼莫地平 | 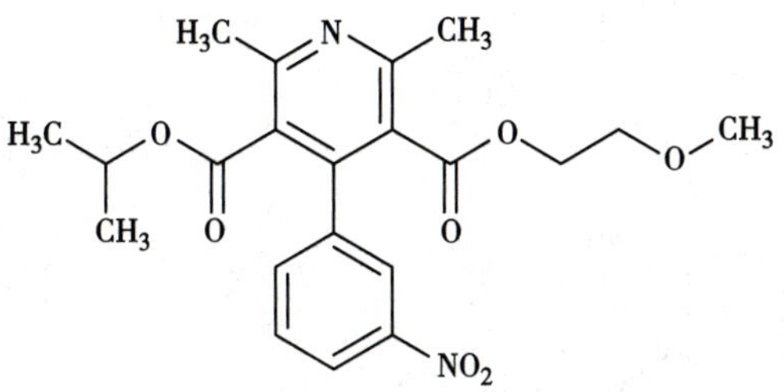<br>A/Ⅰ | 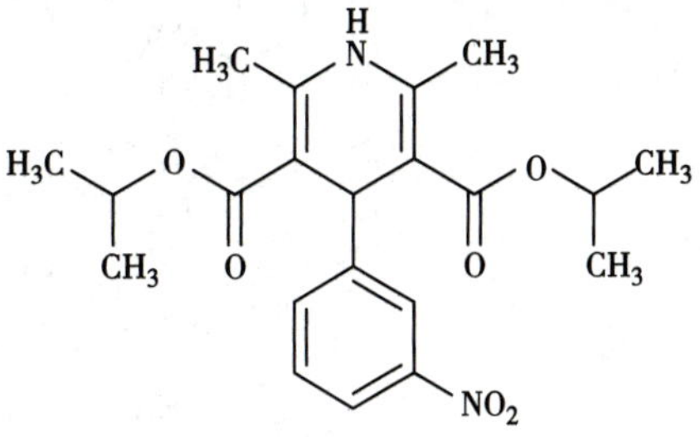<br>B |
| | 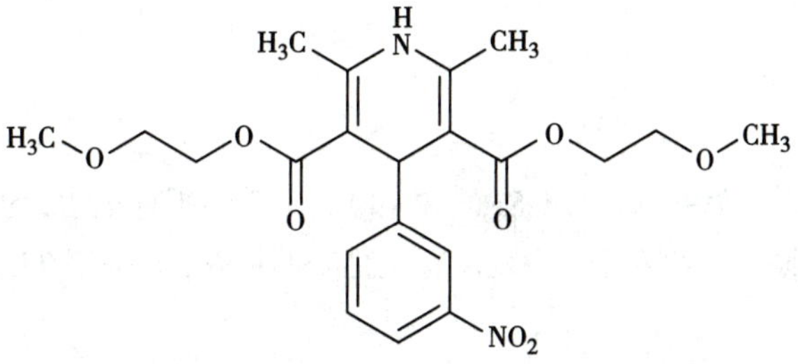<br>C | |
| 尼索地平 | 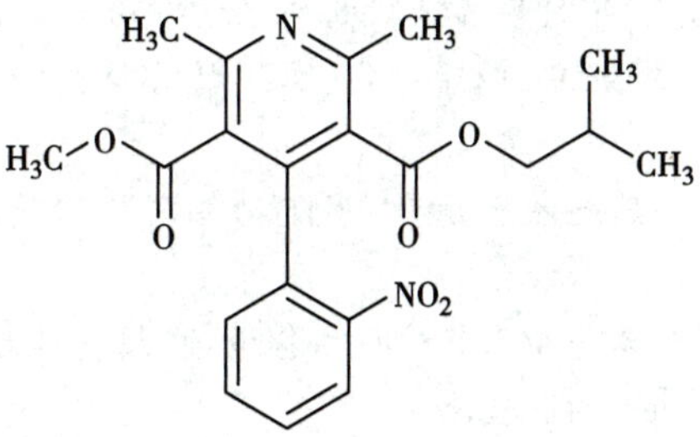<br>/Ⅰ | 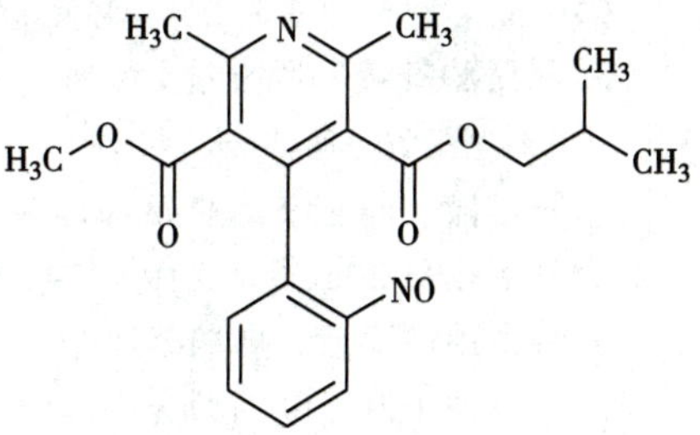<br>/Ⅱ |
| 尼群地平 | 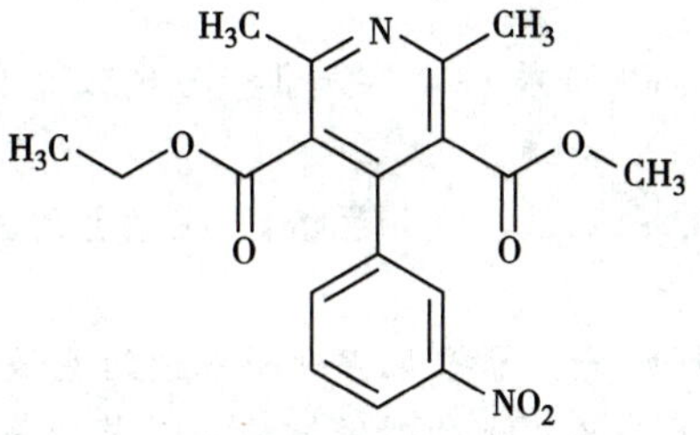<br>A/Ⅰ | 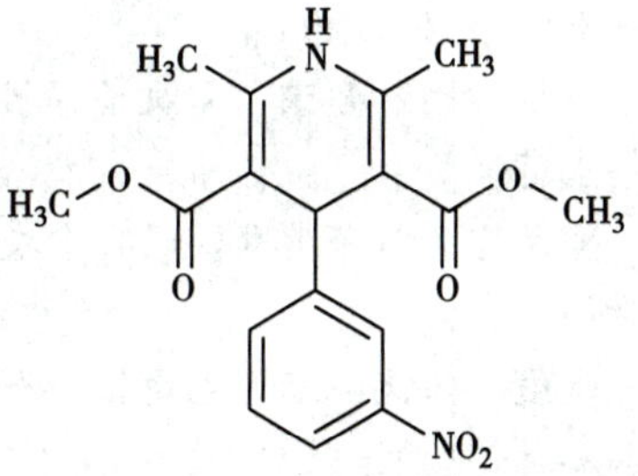<br>B |
| | 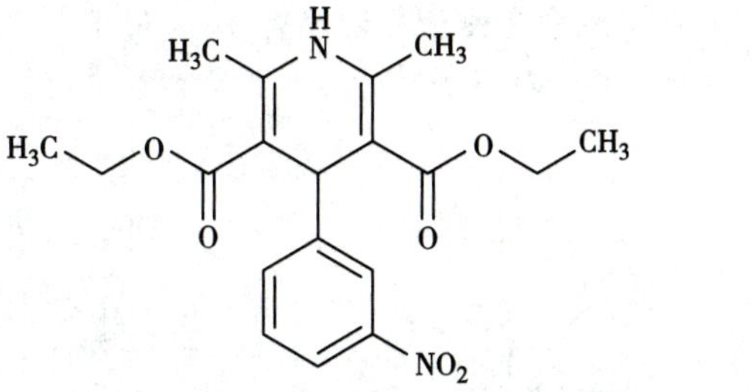<br>C | |

注：A、B、C 等为 EP10 杂质代码；Ⅰ、Ⅱ、Ⅲ为 ChP 杂质代码。

## 二、硝苯地平中有关物质的检查

二氢吡啶类药物的杂质，主要为降解杂质，还可能来自它们的合成中间体和副产物。硝苯地平主要合成路线如下。

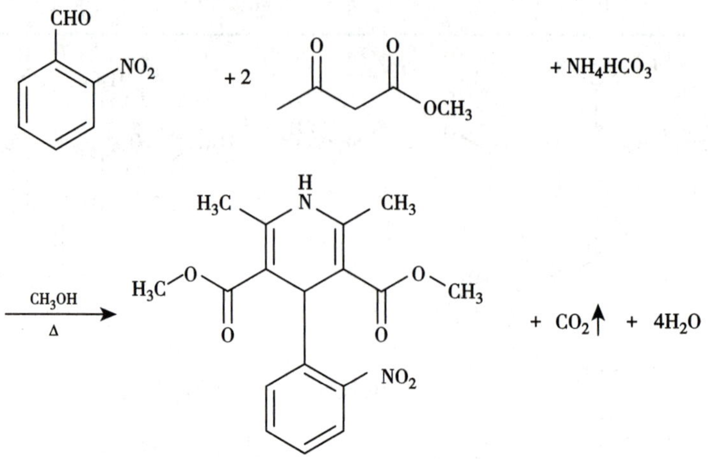


**1. 分降解杂质的检查** ChP、USP、BP 和 EP 硝苯地平标准中，均规定采用 HPLC 进行氧化降解产物杂质Ⅰ(A)、光降解产物杂质Ⅱ(B)及有关物质的检查，JP 采用 TLC 法检查光降解杂质Ⅱ。

**示例 14-7** ChP 硝苯地平有关物质检查：照高效液相色谱法（通则 0512）测定。**避光操作。**

**供试品溶液** 取本品，精密称定，加甲醇溶解并定量稀释制成每 1ml 中约含 1mg 的溶液。

**对照品贮备液** 取杂质Ⅰ对照品与杂质Ⅱ对照品，精密称定，加甲醇溶解并定量稀释制成每 1ml 中各约含 10μg 的混合溶液。

**对照溶液** 精密量取供试品溶液与对照品贮备液各适量，用流动相定量稀释制成每 1ml 中分别含硝苯地平 2μg、杂质Ⅰ1μg 与杂质Ⅱ1μg 的混合溶液。

**系统适用性溶液** 取硝苯地平、杂质Ⅰ对照品与杂质Ⅱ对照品各适量，精密称定，加甲醇溶解并稀释制成每 1ml 中分别约含 1mg、10μg 与 10μg 的混合溶液。

**色谱条件** 用十八烷基硅烷键合硅胶为填充剂；以甲醇-水(60∶40)为流动相；检测波长为 235nm；进样体积 20μl。

**系统适用性要求** 系统适用性溶液色谱图中，杂质Ⅰ峰、杂质Ⅱ峰与硝苯地平峰之间的分离度均应符合要求。

**测定法** 精密量取供试品溶液与对照溶液，分别注入液相色谱仪，记录色谱图至主成分峰保留时间的 2 倍。

**限度** 供试品溶液色谱图中如有与杂质Ⅰ峰、杂质Ⅱ峰保留时间一致的色谱峰，按外标法以峰面积计算，均不得过 0.1%；其他单个杂质峰面积不得大于对照溶液中硝苯地平峰面积(0.2%)；杂质总量不得过 0.5%。

**示例分析：**ChP 硝苯地平有关物质的检查，既采用了杂质对照品外标对照法检查特定杂质Ⅰ和Ⅱ，又采用主成分自身稀释对照法对其他非特定杂质进行检查和总量控制（图 14-3）。

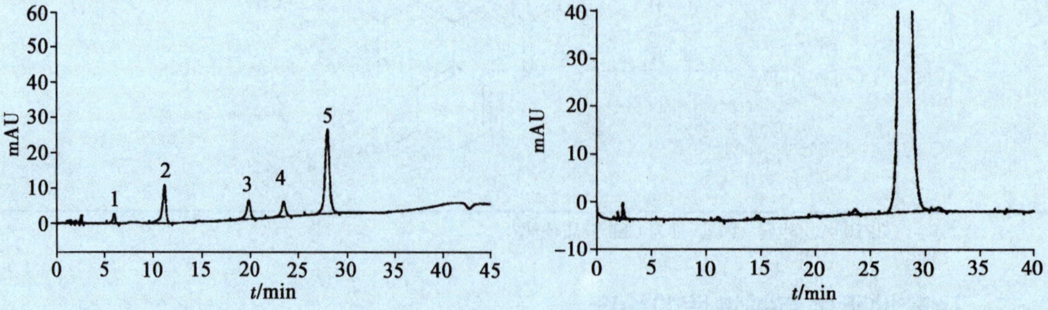


1. 杂质 D；2. 杂质 C；3. 杂质 A(Ⅰ)；4. 杂质 B(Ⅱ)；5. 硝苯地平

图 14-3 硝苯地平有关物质检查系统适用性溶液和供试品溶液色谱图

**2. 其他碱性杂质的检查**　硝苯地平除了采用 HPLC 进行有关物质检查，USP、BP、EP 和 JP 还对合成工艺过程中可能引入的氨基丁烯酸甲酯（杂质 D）等碱性杂质进行检查。

硝苯地平结构中二氢吡啶环上氮原子的相对碱性极弱，利用杂质 D 与硝苯地平的碱性差异，采用非水溶液滴定法，以消耗高氯酸滴定液的体积，对杂质 D 等碱性杂质进行限度控制。

示例 14-8　EP 硝苯地平杂质 D 和其他碱性杂质检查：取本品 4g，精密称定，置于 250ml 锥形瓶中，加冰醋酸 160ml 超声使溶解，加 0.25ml 对萘酚苯甲醇指示剂，用高氯酸滴定液（0.1mol/L）滴定，至溶液由棕黄色变为绿色。消耗高氯酸滴定液不得过 0.48ml（限度为 0.14%）。

## 三、溶出度检查

二氢吡啶类药物通常口服给药，但其在水中大都几乎不溶。因此，它们的晶型、粒度状态和处方工艺，对本类药物口服制剂的溶出行为、口服生物利用度和临床药效均产生显著影响。

为保证二氢吡啶类药物口服给药的临床有效性，其口服固体制剂大多要求检查与口服吸收程度密切相关的溶出度。

ChP 对尼莫地平片、分散片、软胶囊和胶囊，以及 BP 对尼莫地平片的溶出度测定，均采用含 0.3% 十二烷基硫酸钠的醋酸盐缓冲液，来促进制剂中尼莫地平的溶解。该测定方法使用了含较高浓度表面活性剂的溶出介质，区分制剂特性和难溶性药物释放的能力有限，不能够有效控制难溶性药物制剂在口服给药后的有效释放及药效的稳定、可靠和均一。

JP 收载的硝苯地平细颗粒剂、尼伐地平片，采用微粉化和固体分散制剂技术，可促进并保障制剂在水中的快速释放和溶出，实现临床口服给药的平稳和有效吸收，从而获得稳定与一致的药效。它们的溶出度采用水为介质进行检查，这对于水难溶药物口服制剂的体内外一致性的控制，则更为有效，能够保障相应制剂临床疗效的稳定性和一致性。

示例 14-9　ChP 尼莫地平分散片溶出度检查：照溶出度与释放度测定法（通则 0931 第二法）测定。**避光操作。**

**溶出条件**　以醋酸盐缓冲液（取醋酸钠 0.299g，加水 50ml，振摇使溶解，加冰醋酸 0.174g，用水稀释至 100ml，摇匀，即得，pH 4.5）（含 0.3% 十二烷基硫酸钠）900ml 为溶出介质，转速为 75r/min，依法操作，经 30 分钟时取样。

**供试品溶液**　取溶出液滤过，精密量取续滤液 5ml，置 10ml 量瓶中，用溶出介质稀释至刻度，摇匀。

**对照品溶液**　取尼莫地平对照品约 10mg，精密称定，置 100ml 量瓶中，加乙醇 10ml，振摇使溶解，用溶出介质稀释至刻度，摇匀，精密量取 5ml，置 50ml 量瓶中，用溶出介质稀释至刻度，摇匀。

**测定法**　取供试品溶液与对照品溶液，照紫外-可见分光光度法（通则 0401），在 238nm 的波长处分别测定吸光度，计算每片的溶出量。

**限度**　标示量的 85%，应符合规定。

示例 14-10　JP 硝苯地平细颗粒剂溶出度检查

**限度规定**　照桨法测定，以水 900ml 为溶出介质，转速为 50r/min，依法操作，经 15 分钟时的溶出度不得小于 85%。

**测定法**　**使用遮光容器，避光操作。**取本品适量（约相当于硝苯地平 10mg），精密称定，照桨法操作。在规定的采样时间，取溶液至少 20ml，用孔径不大于 0.45μm 的微孔滤膜滤过，弃去初滤液 10ml,取续滤液作为供试品溶液。另取预先经 105℃干燥 2 小时的硝苯地平对照品约 28mg,精密称定,置于 100ml 量瓶中,加甲醇 50ml 使溶解,加水稀释至刻度,精密量取该溶液 2ml,置于 50ml 量瓶中,加水稀释至刻度,作为对照品溶液。照含量测定项下的高效液相色谱法,取供试品溶液和对照品溶液各 50μl,分别注入液相色谱仪,记录色谱图。按外标法以峰面积计算,即得硝苯地平的溶出量。

$$溶出量 = M_S/M_T \times A_T/A_R \times 1/C \times 36$$

式中,$M_S$ 为细颗粒剂溶出度测定取样量中硝苯地平的质量(mg);$M_T$ 为细颗粒剂溶出度测定的取样量(g);$A_T$ 和 $A_R$ 分别为供试品溶液和对照品溶液色谱中硝苯地平的峰面积;$C$ 为每 1g 细颗粒剂中硝苯地平($C_{17}H_{18}N_2O_6$)的标示量(mg);36 为稀释倍数。

# 第四节 含量测定

## 一、基本方法要略

二氢吡啶类药物具有氨基,呈弱碱性,可采用非水碱量法进行含量测定。

二氢吡啶类药物具有特征的共轭体系,在紫外光区有特征吸收,也可采用紫外-可见分光光度法进行含量测定。

二氢吡啶类药物既水溶性差,又易被分降解,所以采用反相-高效液相色谱法,分离消除有关物质及辅料干扰后的含量测定法,更为专属可靠,被广泛应用于它们的原料及制剂的有关物质检查与含量测定。

## 二、特征方法——铈量法

二氢吡啶类药物具有特征的还原性,国内外药典对多种这类药物,采用铈量法进行含量测定。

铈量法也称硫酸铈法(cerium sulphate method),是以 $Ce(SO_4)_2$ 为滴定液,利用 $Ce^{4+}$ 的氧化性进行定量的氧化还原滴定法。由于酸度较低时 $Ce^{4+}$ 易水解,故滴定时须在强酸性条件下进行。

$Ce^{4+}$ 为黄色,$Ce^{3+}$ 为无色,故 $Ce^{4+}$ 自身可作指示剂,但不够灵敏。铈量法通常以邻二氮菲(pH 2.0~9.0,橙红色邻二氮菲亚铁离子)作指示剂,终点敏锐。试剂 $Ce(SO_4)_2 \cdot (NH_4)_2SO_4 \cdot 2H_2O$ 易于提纯,因而可以作为基准物质直接配制标准溶液。

$Ce(SO_4)_2$ 标准溶液稳定,长时间放置、曝光、加热都不会引起浓度的变化,且 $Ce^{4+}$ 还原为 $Ce^{3+}$ 是单电子转移,不生成中间价态的产物,反应简单,副反应少;大部分有机物不与 $Ce(SO_4)_2$ 作用,不干扰测定。

**示例 14-11** ChP 硝苯地平含量测定:取本品约 0.4g,精密称定,加无水乙醇 50ml,微温使溶解,加高氯酸溶液(取 70% 高氯酸 8.5ml,加水至 100ml)50ml、邻二氮菲指示液 3 滴,立即用硫酸铈滴定液(0.1mol/L)滴定,至近终点时,在水浴中加热至 50℃左右,继续缓缓滴定至橙红色消失,并将滴定的结果用空白试验校正。每 1ml 硫酸铈滴定液(0.1mol/L)相当于 17.32mg 的 $C_{17}H_{18}N_2O_6$。

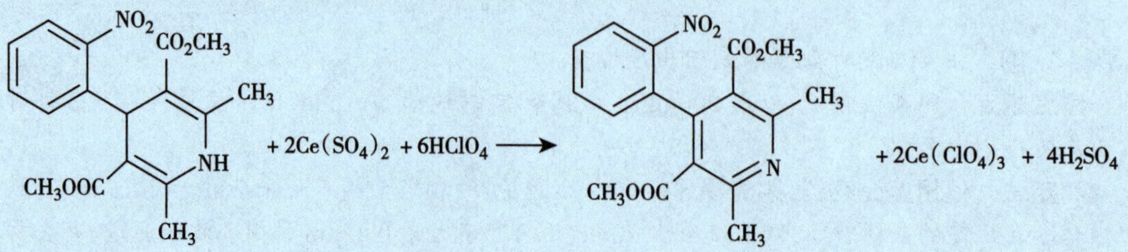

硝苯地平与硫酸铈反应的摩尔比为 1∶2，邻二氮菲指示液指示终点。终点时微过量的 $Ce^{4+}$ 将指示液中的 $Fe^{2+}$ 氧化成 $Fe^{3+}$，使橙红色消失，以指示终点。邻二氮菲指示液应临用新制。

## 三、体内二氢吡啶类药物的分析

大多数二氢吡啶类药物属BCS(生物药剂学分类系统)Ⅱ类药物，具有低溶解性、高渗透性的特点。为满足临床用药的需要，常采用特殊功能的辅料和制剂工艺。如微粉化、固体分散或微球等，控制它们的释放和体内吸收行为；或将它们制成缓释、控释或透皮等制剂，以满足不同的临床用药要求。

二氢吡啶类药物大都经 CYP3A 酶代谢成无活性的脱氢代谢物。制剂、种族、基因多态性、食物、合并用药等因素，均会对它们的药动学产生影响，进而影响药效。

示例 14-12　贯叶连翘提取物（CYP3A4 诱导剂）对硝苯地平人体药动学的影响（草药-药物相互作用，图 14-4 至图 14-6）

**试验设计**　健康志愿者 12 人，男女各半。禁食过夜后（2 人因健康原因退出），用 200ml 温开水送服 10mg 硝苯地平片。给药 2 小时后可以饮水，4 小时低脂餐。**避光操作**，给药前及给药后 0.25 小时、0.5 小时、0.75 小时、1 小时、1.5 小时、2 小时、3 小时、5 小时、8 小时、12 小时和 24 小时采集静脉血，置肝素抗凝管，4℃ 1 500 × *g* 离心分取血浆，-70℃冰冻保存待测。

**血样处理（避光操作）**　取血浆 0.5ml，加尼群地平（内标）甲醇溶液（1μg/ml）20μl 和乙醚-正己烷（3∶1，*V*/*V*）2ml，涡旋提取处理，2 000 × *g* 离心，分取有机相，离心浓缩挥干，残留物用甲醇-水（80∶20）0.15ml 涡旋复溶，高速离心，取上清液 10μl 进样分析。

**色谱条件**　Hypersil BDS $C_{18}$ 柱（50mm × 2.1mm，3μm），甲醇-水（80∶20）流动相，流速 0.2ml/min。

**质谱条件**　ESI 正离子化三重四极质谱检测。脱溶剂和雾化 $N_2$ 气流速分别为 500L/h 和 50L/h，喷雾电压 3.0kV，离子源和脱溶剂气温度分别为 110℃和 350℃，CID 氩气压力 0.2Pa。硝苯地

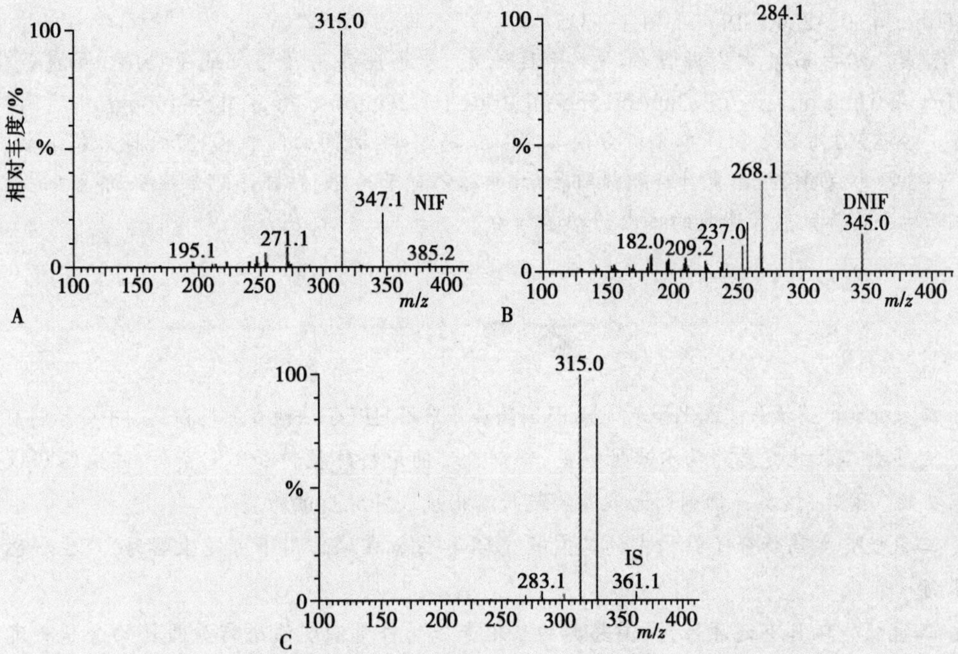


A. 硝苯地平（NIF）；B. 脱氢硝苯地平（DNIF）；C. 内标尼群地平（IS）。

图 14-4　对照品 ESI 正离子化[M+H]$^+$ 离子的 MS/MS 图

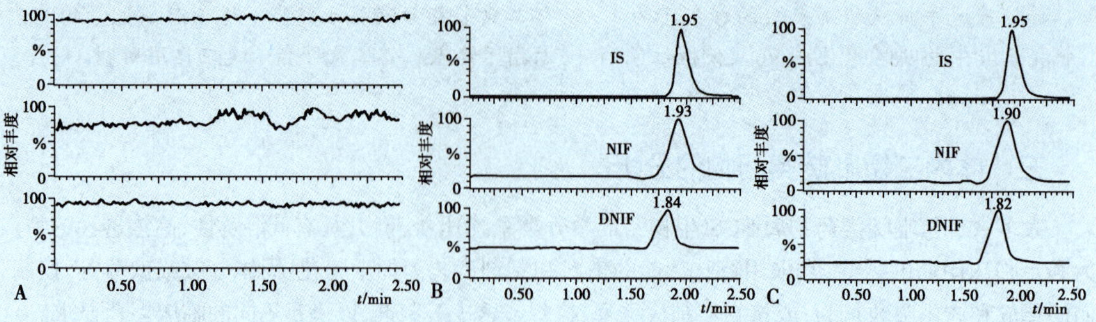


A. 空白;B. 血浆 LLOQ(0.5ng/ml);C. 口服 10mg 硝苯地平片后 10 小时样本。

图 14-5 LC-MS/MS 测定受试者口服 10mg 硝苯地平片后血浆样本的典型图谱

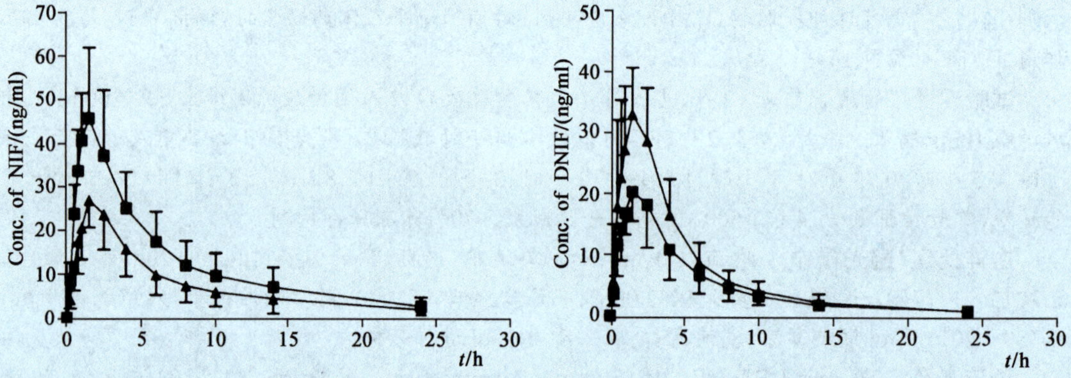


■单用硝苯地平;▲ 连续使用贯叶连翘提取物(900mg/d)14 天后给药硝苯地平。

图 14-6 10 名健康受试者口服 10mg 硝苯地平片后血药浓度(ng/ml)-时间(h)曲线($n$=10)

平(NIF)、脱氢代谢物(DNIF)和尼群地平(内标,IS)MRM 检测离子对分别为:NIF $m/z$347.1→315.0,DNIF $m/z$345.0→284.1,IS $m/z$361.1→315.0。

**结果** 空白血浆中内源性物质不干扰测定,专属性良好。硝苯地平(NIF)和脱氢代谢物(DNIF)在 0.5ng/ml、1ng/ml、2ng/ml、5ng/ml、10ng/ml、25ng/ml、50ng/ml 和 100ng/ml 范围均线性良好。经验证,满足生物样本分析方法要求。血药浓度-时间曲线表明:贯叶连翘提取物是已知的 CYP3A4 诱导剂,服用贯叶连翘提取物后,再给药硝苯地平,增强了硝苯地平的代谢转化,改变了硝苯地平及其脱氢代谢物的体内药动学行为。

## 本章小结

1. 二氢吡啶类药物易被氧化和光降解,各国药典多采用 HPLC 法检查原料和制剂中分降解有关物质。

2. 大多数二氢吡啶类药物水溶性较差,制剂大都使用特殊辅料和工艺条件,控制溶出或释放,保障临床功效。因此,该类药物制剂大多需要进行溶出度或释放度的检查。

3. 二氢吡啶类药物分子结构中的二氢吡啶环 4-位氢在碱作用下可发生解离,产生颜色变化,可用于鉴别。

4. 二氢吡啶环具有还原性,多国药典均采用专属的铈量滴定法进行原料药的含量测定;也可利用二氢吡啶氨基等的弱碱性,采用非水碱量法进行原料药的含量测定。制剂的含量则可采用分光光度法或 HPLC 法测定。

(高晓霞)

## 思 考 题

1. 二氢吡啶类药物的结构特点和主要理化性质有哪些?
2. 二氢吡啶类药物典型有关物质的来源有哪些?
3. 二氢吡啶类药物制剂的关键工艺要求和关键质量属性分别是什么?

## 参 考 文 献


[1] 杭太俊．药物分析．北京:化学工业出版社,2019.

[2] 李公春,田源,李存希,等．硝苯地平的合成．浙江化工,2015,46(3):26-29.

[3] 孙晓岩,李清 .HPLC 法同时检测 29 家硝苯地平制剂的有关物质．沈阳药科大学学报,2018,35(6):469-476.

[4] WANG D,JIANG K,YANG S,et al.Determination of nifedipine in human plasma by ultra performance liquid chromatography-tandem mass spectrometry and its application in a pharmacokinetic study. J Chromatogr B Analyt Technol Biomed Life Sci,2011,879(20):1827-1832.

[5] WANG X D,LI J L,LU Y,et al. Rapid and simultaneous determination of nifedipine and dehydronifedipine in human plasma by liquid chromatography-tandem mass spectrometry:Application to a clinical herb-drug interaction study. J Chromatogr B Analyt Technol Biomed Life Sci,2007,852(1-2):534-544.


第十四章
目标测试

# 第十五章

# 苯并二氮杂䓬类镇静催眠药物的分析

第十五章
教学课件

**学习目标**

1. **掌握** 苯并二氮杂䓬类药物的结构、性质和分析特点。
2. **熟悉** 苯并二氮杂䓬类药物有关物质的来源、特征与控制要求。
3. **了解** 苯并二氮杂䓬类药物制剂的关键质量属性。

苯并二氮杂䓬类药物主要具有镇静、催眠、抗惊厥、抗焦虑等多种功效，常用的药物包括氯氮䓬、地西泮、劳拉西泮、氯硝西泮、艾司唑仑、阿普唑仑等共计 30 余种，此类药物基本都属于国家管制的二类精神药物。三唑仑由于药效比普通苯并二氮杂䓬类药物强 45~100 倍，而且违禁过量使用可以迅速使人晕倒、昏迷，被列为一类精神药物。

根据药物及其活性代谢产物消除半衰期的长短或作用时间的长短，本类药物可以分为长效、中效和短效三类。它们不仅在临床上被广泛使用，也易被非正常过量使用，或违法用作毒品添加剂和麻醉抢劫药。因此，苯并二氮杂䓬类药物的分析与控制十分重要。

## 第一节 结构与性质

### 一、典型药物与结构特点

苯并二氮杂䓬类药物主要为苯环与 1，4-二氮杂䓬七元环稠合而成的三环药物，少数为额外有 1，2-并五元氮杂环的唑仑类四环药物。前者以地西泮为代表，后者以三唑仑为代表。典型药物的结构及物理性质见表 15-1。

表 15-1 典型苯并二氮杂䓬类药物的结构与物理性质

| 药物名称 | 结构式/分子式/分子量 | 物理性质 |
|---|---|---|
| 地西泮<br>diazepam | 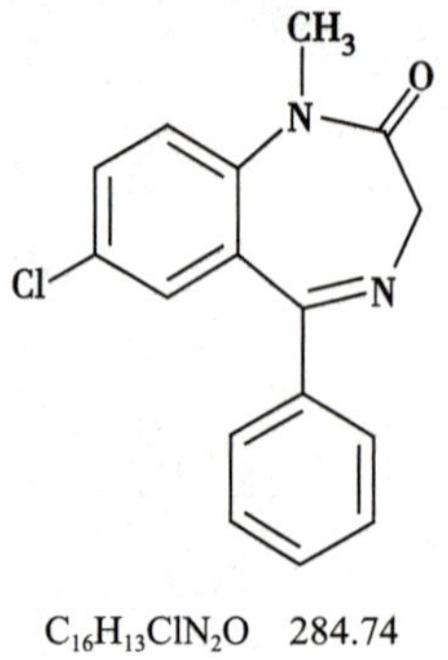<br>$C_{16}H_{13}ClN_2O$ 284.74 | 白色或类白色的结晶粉末；无臭。在丙酮或三氯甲烷中易溶，在乙醇中溶解，在水中几乎不溶。<br>熔点：130~134℃。<br>UV（10μg/ml 0.5% 硫酸甲醇溶液）$\lambda_{max}$242nm、284nm、366nm；$E_{1cm}^{1\%}$（$\lambda_{max}$284nm）440~468 |

续表

| 药物名称 | 结构式/分子式/分子量 | 物理性质 |
|---|---|---|
| 奥沙西泮<br>oxazepam | 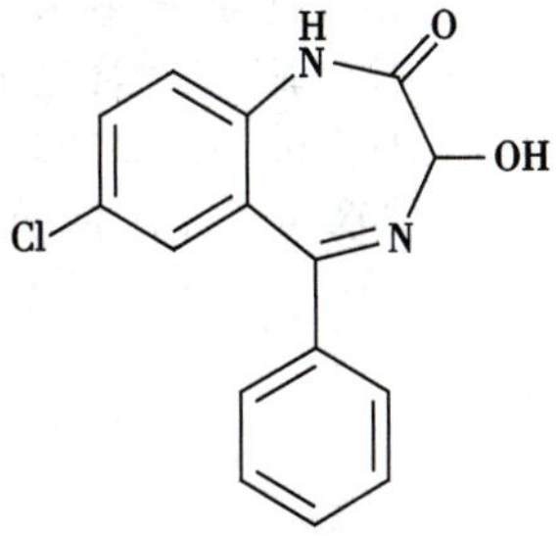<br>$C_{15}H_{11}ClN_2O_2$　286.72 | 白色或类白色结晶性粉末；几乎无臭。在乙醇、三氯甲烷或丙酮中微溶，在乙醚中极微溶解，在水中几乎不溶。<br>熔点：198~202℃。<br>UV（10μg/ml 乙醇）$\lambda_{max}$229nm、315nm |
| 劳拉西泮<br>lorazepam | 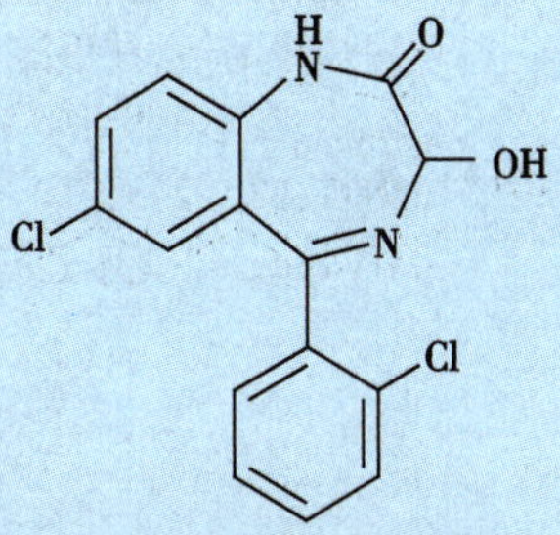<br>$C_{15}H_{10}Cl_2N_2O_2$　321.16 | 白色或类白色结晶性粉末；无臭。在乙醇中略溶，在水中几乎不溶。<br>UV（5μg/ml 乙醇）$\lambda_{max}$230nm，$E_{1cm}^{1\%}$1 070~1 170 |
| 氯硝西泮<br>clonazepam | 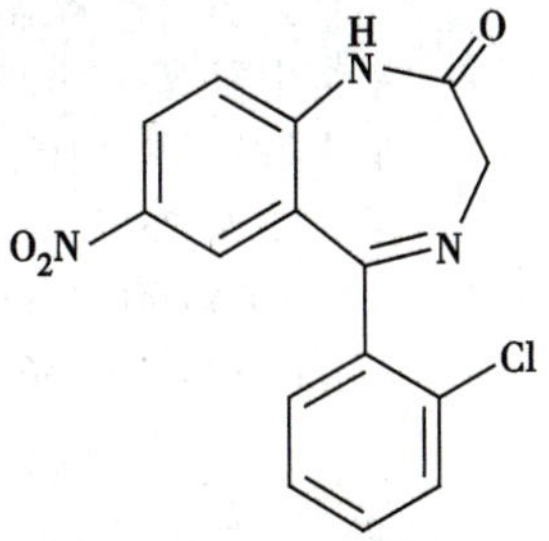<br>$C_{15}H_{10}ClN_3O_3$　315.72 | 微黄色或淡黄色结晶性粉末；几乎无臭。在丙酮或三氯甲烷中略溶，在甲醇或乙醇中微溶，在水中几乎不溶。<br>熔点：237~240℃。<br>UV（10μg/ml 0.5% 硫酸乙醇溶液）$\lambda_{max}$252nm 与 307nm |
| 盐酸氟西泮<br>flurazepam hydrochloride | 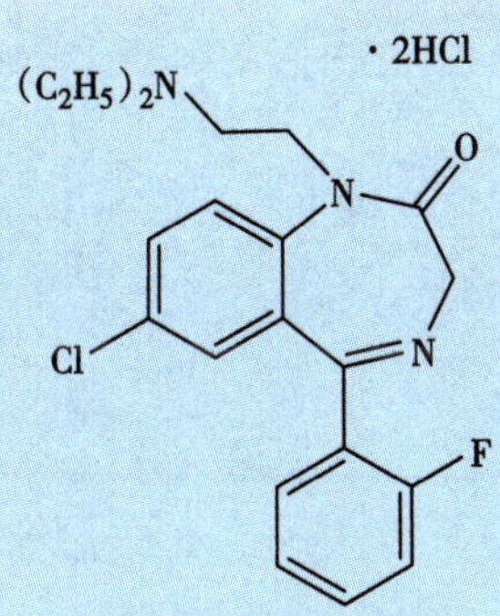<br>$C_{21}H_{23}ClFN_3O \cdot 2HCl$　460.81 | 类白色至微黄色结晶性粉末；几乎无臭；有强引湿性；遇光变质。在水中极易溶解，在甲醇中易溶，在乙醇或三氯甲烷中溶解。<br>UV（10μg/ml 0.5% 硫酸甲醇溶液）在 239nm、284nm 与 363nm 的波长处有最大吸收，在 239nm 与 284nm 处的吸光度比值为 1.95~2.50 |
| 硝西泮<br>nitrazepam | 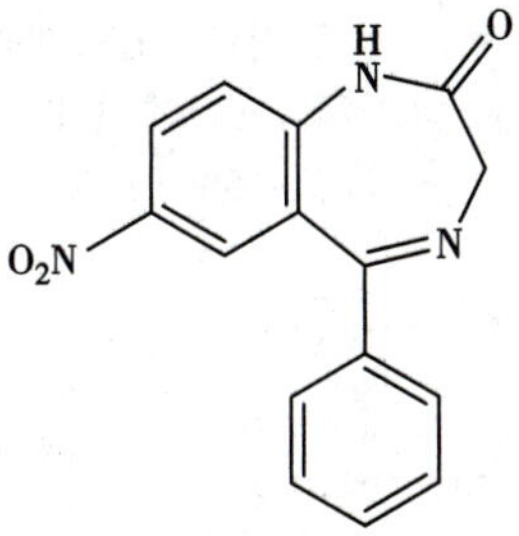<br>$C_{15}H_{11}N_3O_3$　281.27 | 淡黄色结晶性粉末；无臭。在三氯甲烷中略溶，在乙醇或乙醚中微溶，在水中几乎不溶。<br>UV（8μg/ml 无水乙醇溶液）$\lambda_{max}$ 220nm、260nm 与 310nm；260nm 与 310nm 波长处的吸光度的比值应为 1.45~1.65 |

续表

| 药物名称 | 结构式/分子式/分子量 | 物理性质 |
|---|---|---|
| 氯氮䓬<br>chlordiazepoxide | 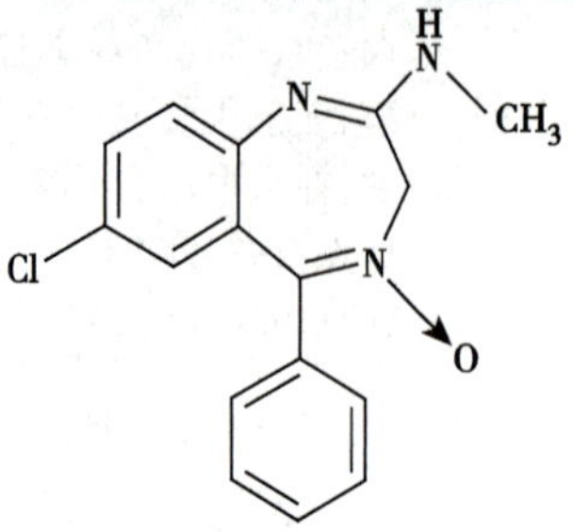<br>$C_{16}H_{14}ClN_3O$ 299.76 | 淡黄色结晶性粉末；无臭。在乙醚、三氯甲烷或二氯甲烷中溶解，在水中微溶。<br>UV（0.1mol/L HCl）$\lambda_{max}$（7μg/ml）245nm 与 308nm；$E_{1cm}^{1\%}$（15μg/ml，$\lambda_{max}$ 308nm）309~329 |
| 三唑仑<br>triazolam | 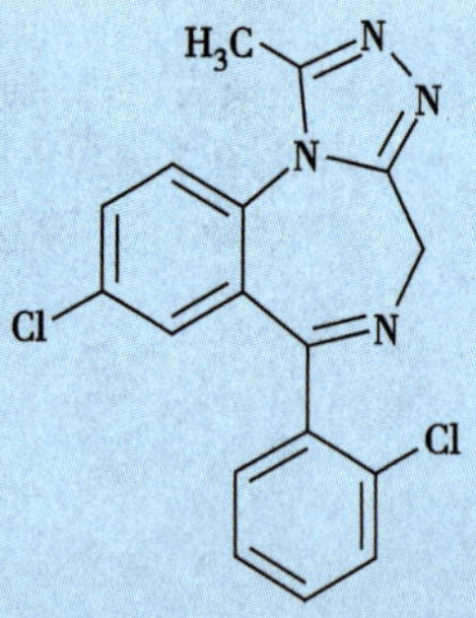<br>$C_{17}H_{12}Cl_2N_4$ 343.21 | 白色或类白色结晶性粉末。在冰醋酸或三氯甲烷中易溶，在甲醇中略溶，在乙醇或丙酮中微溶，在水中几乎不溶。<br>熔点：239~243℃。<br>UV（5μg/ml 无水乙醇）$\lambda_{max}$ 221nm |
| 艾司唑仑<br>estazolam | 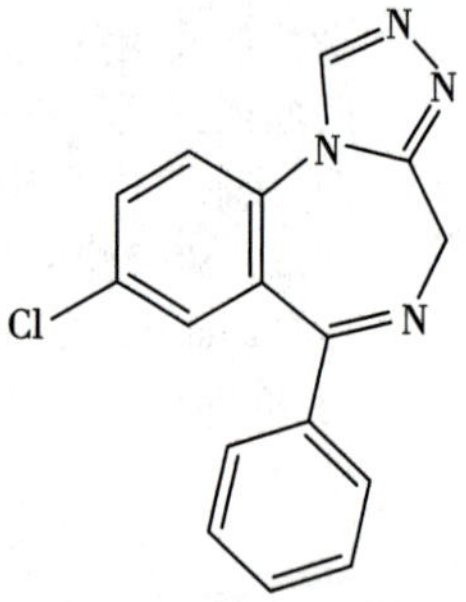<br>$C_{16}H_{11}ClN_4$ 294.74 | 白色或类白色的结晶性粉末；无臭。在三氯甲烷中易溶，在甲醇中溶解，在乙酸乙酯或乙醇中略溶，在水中几乎不溶；在醋酐中易溶。<br>熔点：229~232℃。<br>UV（10μg/ml 0.1mol/L HCl）$\lambda_{max}$（10μg/ml）271nm；$E_{1cm}^{1\%}$ 349~367 |
| 阿普唑仑<br>alprazolam | 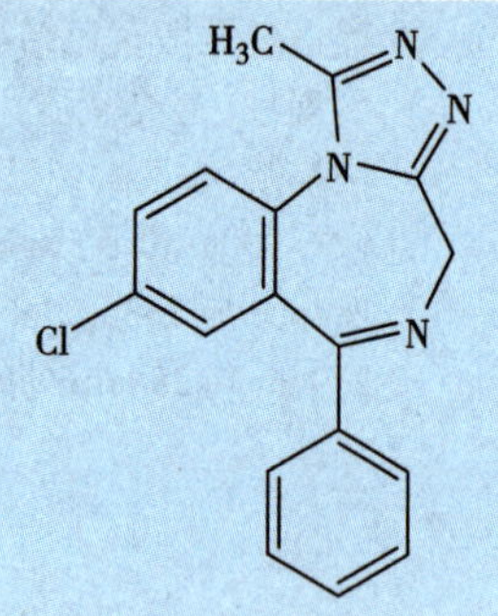<br>$C_{17}H_{13}ClN_4$ 308.77 | 白色或类白色结晶性粉末。在三氯甲烷中易溶，在乙醇或丙酮中略溶，在水或乙醚中几乎不溶 |
| 咪达唑仑<br>midazolam | 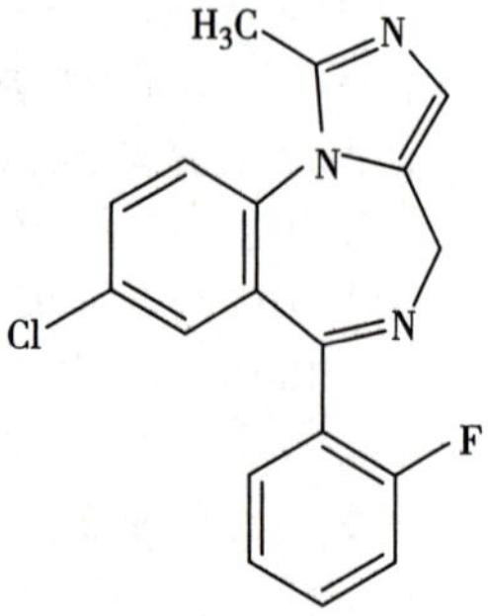<br>$C_{18}H_{13}ClFN_3$ 325.77 | 白色至微黄色的结晶或结晶性粉末；无臭；遇光渐变黄。在冰醋酸或乙醇中易溶，在甲醇中溶解，在水中几乎不溶。<br>熔点：160~164℃ |

续表

| 药物名称 | 结构式/分子式/分子量 | 物理性质 |
| --- | --- | --- |
| 氯氮平 clozapine | 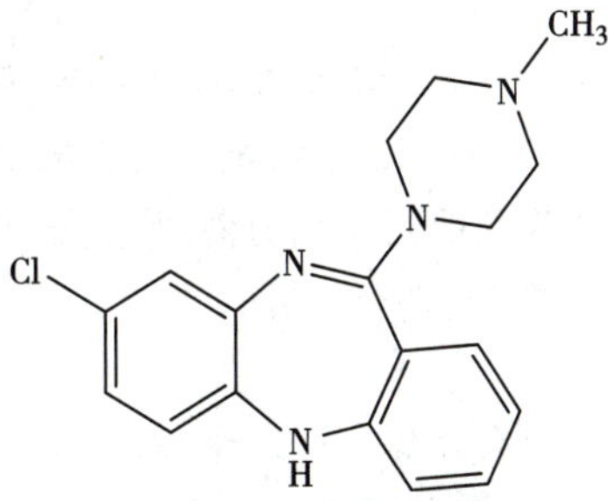 $C_{18}H_{19}ClN_4$　326.84 | 淡黄色结晶性粉末；无臭。在三氯甲烷中易溶，在乙醇中溶解，在水中几乎不溶。UV［10μg/ml 0.5mol/L 硫酸溶液-乙醇(1∶99)］溶液 $\lambda_{max}$ 242nm 与 296nm；$E_{1cm}^{1\%}$($\lambda_{max}$ 242nm) 710~770，$E_{1cm}^{1\%}$($\lambda_{max}$ 296nm) 293~320 |

## 二、主要理化性质

苯并二氮杂䓬类药物通常为白色或微黄色结晶或结晶性粉末；具有一定的熔点。该类药物一般不溶或极微溶于水，溶于丙酮或三氯甲烷等有机溶剂。苯并二氮杂䓬类药物的结构特点决定了其具有以下的主要理化性质。

**1. 弱碱性**　本类药物结构中二氮杂䓬环为七元环，环上的氮原子具有碱性，苯基的取代使碱性降低，因此，本类药物具有弱碱性。能与生物碱沉淀剂发生沉淀反应；能在非水介质中以高氯酸进行滴定。

奥沙西泮、劳拉西泮等分子结构中具有共轭仲酰胺和亚胺结构，能随介质的 pH 改变发生共轭异构化，并具有两个 $pK_a$ 值，显酸碱两性。亦可采用非水酸量法进行含量测定。它们分子结构的共轭异构形式与 $pK_a$ 值溶液 pH 的关系，如下式所示。

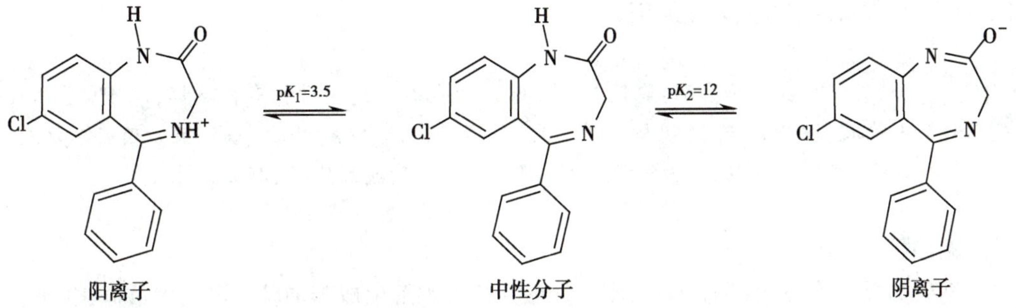


**2. 水解性**　在强酸性溶液中，本类药物可水解，形成相应的二苯甲酮衍生物。这也是本类药物的主要有关物质。其水解产物所呈现的某些特性，也可用于本类药物的鉴别和含量测定。

**3. 硫酸-荧光反应**　苯并二氮杂䓬类药物溶于硫酸后，在紫外光下显不同颜色的荧光，可用于药物的鉴别。

**4. 吸收光谱特性**　本类药物均含有较大的共轭体系和特征的有机官能团，具有特征的紫外和红外吸收光谱特征。

# 第二节　鉴别试验

苯并二氮杂䓬类药物的鉴别依据其不同的结构与性质，主要采用化学反应法、吸收光谱法和色谱法进行。

## 一、化学反应法

### (一) 沉淀反应

一些苯并二氮杂䓬类药物具有生物碱的性质,可与生物碱沉淀剂作用。如氯氮䓬的盐酸溶液(9→1 000),遇碘化铋钾试液,生成橙红色沉淀。阿普唑仑的盐酸溶液遇硅钨酸溶液生成白色沉淀;遇碘化铋钾溶液,生成橙红色沉淀。ChP2020 用此法鉴别地西泮注射液、盐酸氟西泮及其胶囊剂、氯硝西泮及其注射液、氯氮䓬及其片剂、阿普唑仑及其片剂、三唑仑片等。

**示例 15-1** 三唑仑片的碘化铋钾反应鉴别:取三唑仑片的细粉适量(约相当于三唑仑 2mg),加三氯甲烷 10ml,振摇使溶解,滤过,滤液置水浴上蒸干,加稀盐酸 1ml,使残渣溶解,滴加碘化铋钾试液即生成橙色沉淀,放置后,色渐变深。

### (二) 硫酸-荧光反应

苯并二氮杂䓬类药物溶于硫酸后,在紫外光(365nm)下,显不同颜色的荧光。如地西泮为黄绿色,氯氮䓬为黄色。若在稀硫酸中,其荧光颜色略有差异,地西泮为黄色,氯氮䓬为紫色。ChP2020 用此法鉴别艾司唑仑及其片剂与注射剂、地西泮及其片剂等。

**示例 15-2** 艾司唑仑片的硫酸-荧光反应鉴别:取艾司唑仑片的细粉适量(约相当于艾司唑仑 10mg),加乙醇 10ml,振摇,使艾司唑仑溶解,滤过,滤液蒸干,残渣加稀硫酸 1~2 滴,置紫外光灯(365nm)下检视,显天蓝色荧光。

### (三) 氯化物的鉴别反应

本类药物大多为有机氯化合物,用氧瓶燃烧法破坏后显氯化物反应。ChP2020 用此法鉴别地西泮、咪达唑仑、盐酸氟西泮及其胶囊剂等。

**示例 15-3** 地西泮的氯化物鉴别:取地西泮 20mg,用氧瓶燃烧法进行有机破坏,以 5% 氢氧化钠溶液 5ml 为吸收液,燃烧完全后,用稀硝酸酸化,并缓缓煮沸 2 分钟,放冷后,滴加硝酸银试液,即生成白色凝乳状沉淀;分离,沉淀加氨试液即溶解,再加稀硝酸酸化后,沉淀复生成。

### (四) 芳伯胺的反应

本类药物如果 1-位 N 未发生取代,则与盐酸共热可水解生成芳伯胺。可利用重氮化-偶合反应进行鉴别。

如氯氮䓬的盐酸溶液(1→2),缓慢加热煮沸,放冷,依次加入亚硝酸钠和碱性 $\beta$-萘酚试液,即生成橙红色沉淀。ChP2020 采用此法鉴别氯氮䓬、劳拉西泮、艾司唑仑及其片剂、硝西泮及其片剂、奥沙西泮及其片剂等。

USP2022 选用此法进行鉴别时,常采用盐酸萘乙二胺作显色剂。

反应原理如下。

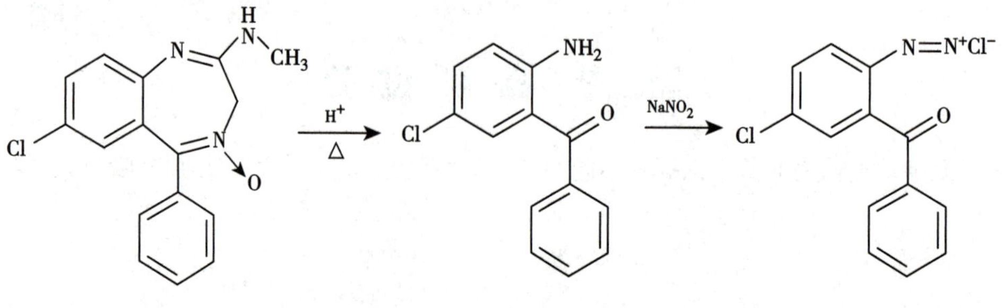

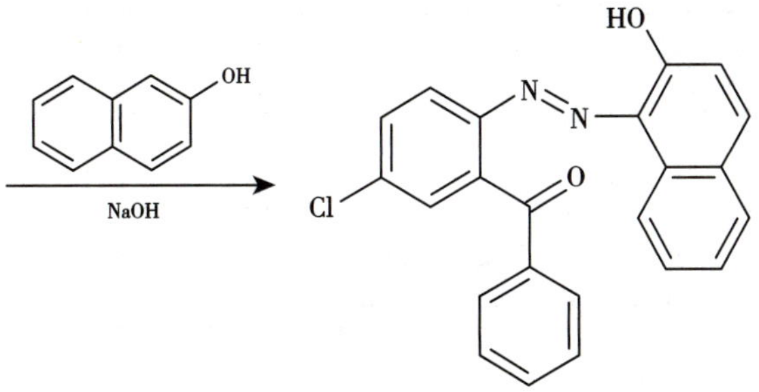


示例 15-4　USP2022 氯氮䓬的芳伯胺反应鉴别：取氯氮䓬约 20mg，加盐酸 5ml 与水 10ml，缓缓煮沸，冷却后，加 1mg/ml 亚硝酸钠试液 2ml，振摇，加 5mg/ml 氨基磺酸铵水溶液 1ml，振摇 2 分钟后，加入 1mg/ml 盐酸萘乙二胺水溶液 1ml，显红紫色。

## 二、光谱法

依据苯并二氮杂䓬类药物的紫外和红外光吸收特性，可对本类药物原料和制剂进行专属鉴别。

### (一) 紫外分光光度法

本类药物均含有较大的共轭体系。常利用紫外最大吸收波长，以及最大吸收波长处的吸光度或吸光度比值进行鉴别(表 15-2，图 15-1)。

表 15-2　典型苯并二氮杂䓬药物的 ChP2020 紫外吸收光谱鉴别条件与特征

| 药物 | 溶剂 | 浓度/(μg/ml) | $\lambda_{max}$/nm | 吸光度/比值 |
|---|---|---|---|---|
| 地西泮 | 0.5% 硫酸甲醇溶液 | 5 | 242，284，366 | 0.51(242nm)；0.23(284nm) |
| 氯氮䓬 | 盐酸溶液(9→1 000) | 7 | 245，308 | |
| 盐酸氟西泮 | 硫酸甲醇溶液(1→36) | 10 | 239，284，363 | $A_{239}/A_{284}$=1.95~2.50 |
| 硝西泮 | 无水乙醇 | 8 | 220，260，310 | $A_{260}/A_{310}$=1.45~1.65 |
| 氯硝西泮 | 0.5 % 硫酸乙醇溶液 | 10 | 252，307 | |
| 奥沙西泮 | 乙醇 | 10 | 229，315 | |
| 三唑仑 | 无水乙醇 | 5 | 221 | |

### (二) 红外吸收光谱

红外吸收光谱特征性强、专属性好，为各国药典最常采用的方法。

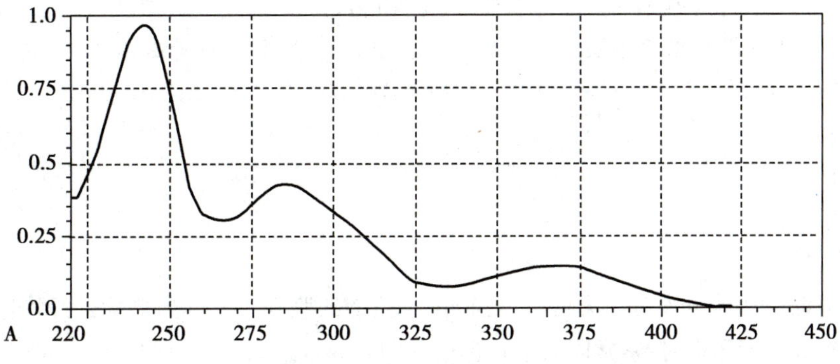


A. 10μg/ml 地西泮的 0.3% 硫酸乙醇(99.5%)溶液

图 15-1　地西泮和硝西泮的 UV 吸收 JP 对照图谱

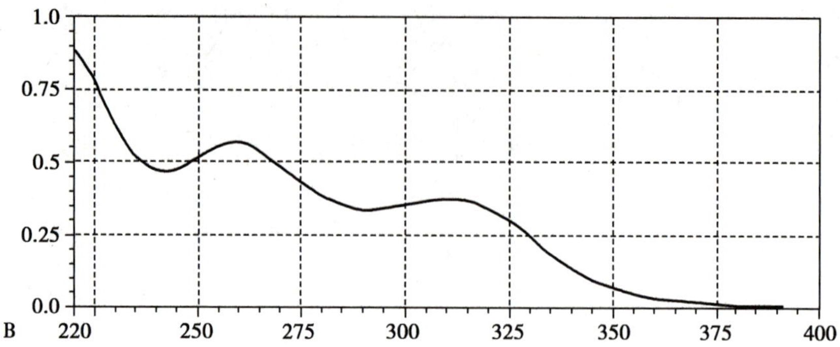


B. 10μg/ml 硝西泮的乙醇(99.5%)溶液。

图 15-1(续)

ChP 收载的苯并二氮杂䓬类药物原料药均采用红外分光光度法(IR)进行鉴别。本类药物的制剂可采用提取后红外分光光度法(IR)进行鉴别。

**示例 15-5** ChP 地西泮鉴别法:本品的红外光吸收图谱应与对照的图谱(图 15-2,光谱集 138 图)一致。

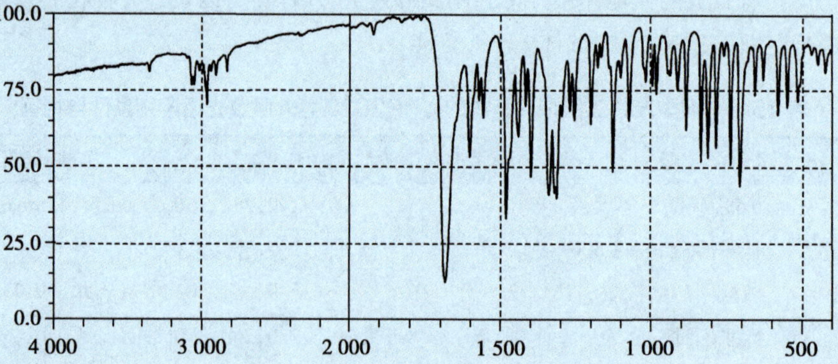


图 15-2 地西泮的 IR 吸收对照图谱

### (三) 核磁共振法

核磁共振可获得关于药物分子骨架、构型及构象的直接信息,具有非常强的特征性。核磁共振光谱中的化学位移、偶合常数和共振峰积分强度,可作为鉴别的依据。

**示例 15-6** JP18 中阿普唑仑鉴别法:取阿普唑仑 0.05g,加氘代三氯甲烷 0.7ml 溶解,以四甲基硅烷为内标,照核磁共振波谱法(0441)测定 $^{1}$H-NMR。在 δ2.6 附近有单峰 A,在 δ4.0 和 δ5.4 附件有双峰 B 和 C,在 δ7.1 至 δ7.9 范围有多重峰 D。各峰的积分强度比 A : B : C : D 应约为 3 : 1 : 1 : 8。

## 三、色谱法

色谱法作为最常用的分离分析方法,广泛应用于药物的鉴别。尤其当药物已经采用色谱法进行有关物质的检查或含量测定时,常常同时进行色谱鉴别。

采用薄层色谱法(TLC)鉴别苯并二氮杂䓬类药物及其制剂时,供试品溶液主斑点与对照品溶液主斑点的 $R_f$ 值应一致。

如 ChP 中硝西泮片、BP 中氯硝西泮及氯氮䓬、USP 中地西泮及盐酸氟西泮等，均采用 TLC 法鉴别。

ChP 中劳拉西泮原料及其制剂、咪达唑仑及其注射液、氯硝西泮片、氯氮䓬片和地西泮注射液等，均采用高效液相色谱法（HPLC）鉴别。采用 HPLC 鉴别药物及其制剂时，供试品溶液主峰的保留时间应与对照品溶液主峰的保留时间一致。

示例 15-7　USP 盐酸氟西泮的 TLC 鉴别法：取盐酸氟西泮供试品，以甲醇溶解制成浓度为 3mg/ml 的供试品溶液，另取盐酸氟西泮对照品，同法制成相同浓度的对照品溶液。各取 10μl 分别点于同一 0.25mm 硅胶薄层板上，待溶剂挥发后，放入层析缸。以乙酸乙酯-氨水（200∶1）为展开剂，待溶剂前沿至薄层板 3/4 处，将薄板取出，标记溶剂前沿，晾干，置低波长紫外光灯下检视，供试品溶液所显主斑点的位置及颜色应与对照品溶液的主斑点相同。

## 第三节　有关物质与检查

### 一、有关物质检查

苯并二氮杂䓬类药物在生产或储藏过程中易引入药物的中间体、副产物或分降解产物等有关物质（表 15-3）。典型杂质具有“**二苯甲酮结构**”。由于它们在结构和性质上与 API 较为接近，因此，这些有关物质宜采用色谱分离后的检查方法进行控制。

表 15-3　典型苯并二氮䓬类药物的主要有关物质

| 药物名称 | 有关物质结构/代码 | |
|---|---|---|
| 氯硝西泮 | 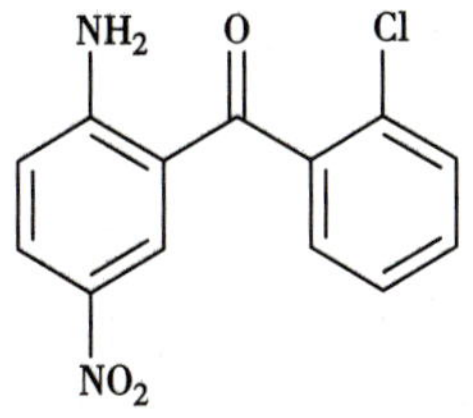 A | 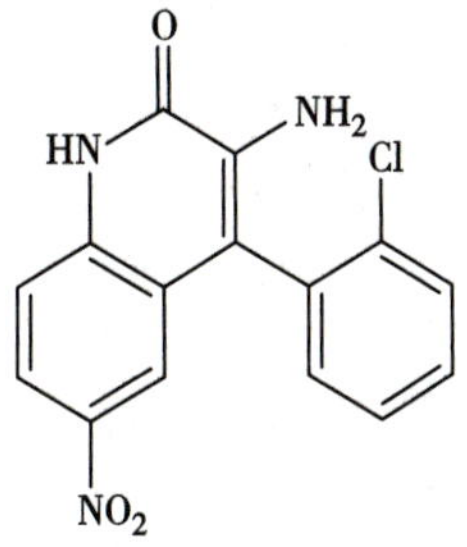 B |
| 硝西泮 | 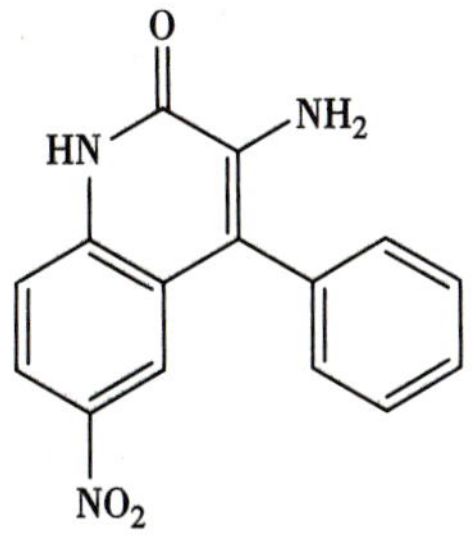 A | 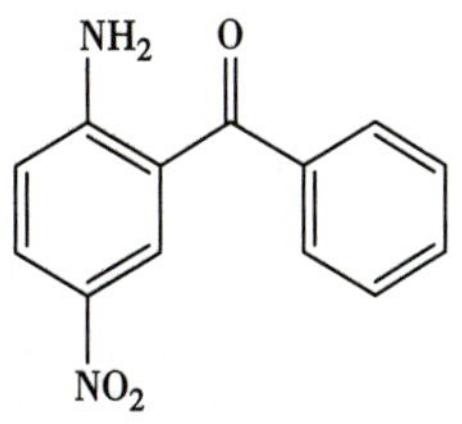 B |

续表

| 药物名称 | 有关物质结构/代码 | |
|---|---|---|
| 硝西泮 | 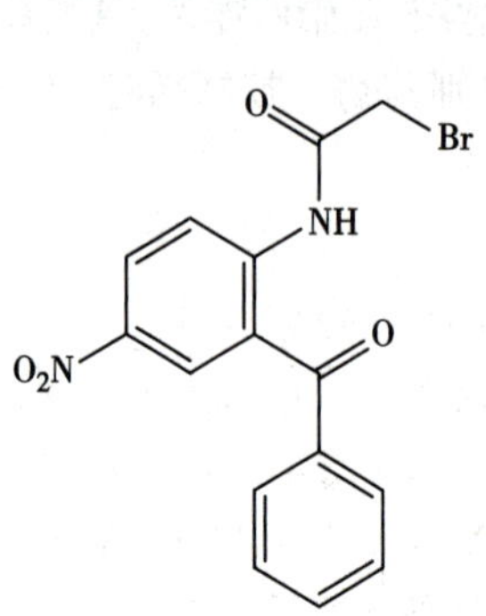<br>C | 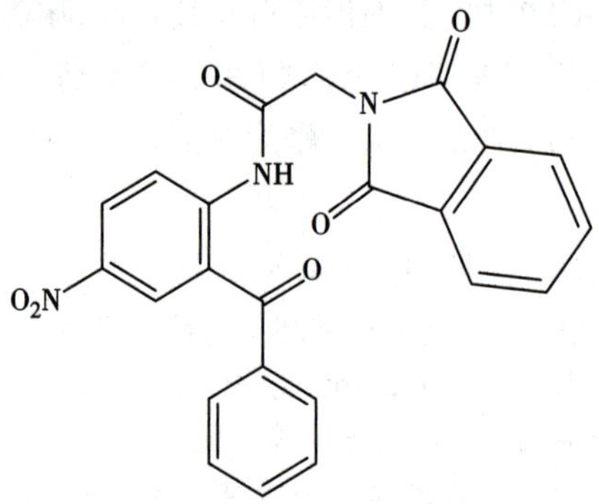<br>D |
| 劳拉西泮 | 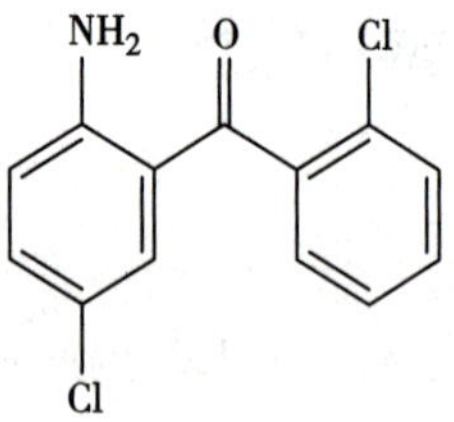<br>A | 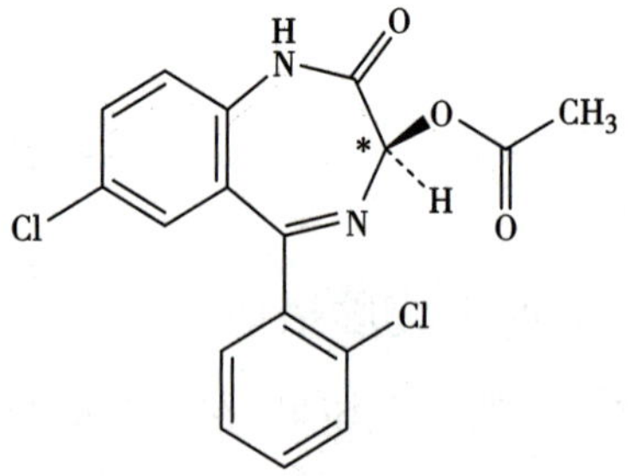<br>B |
| | 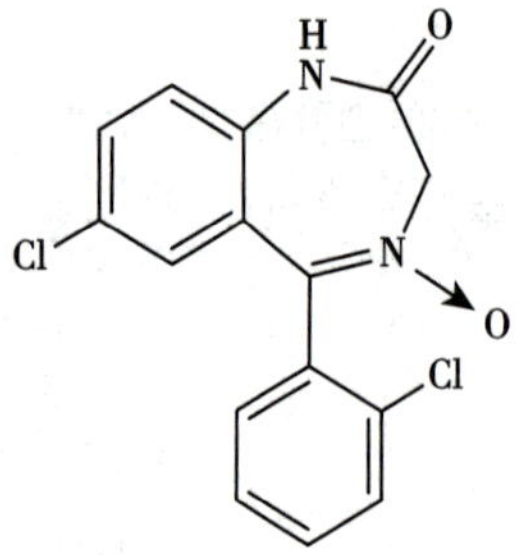<br>C | 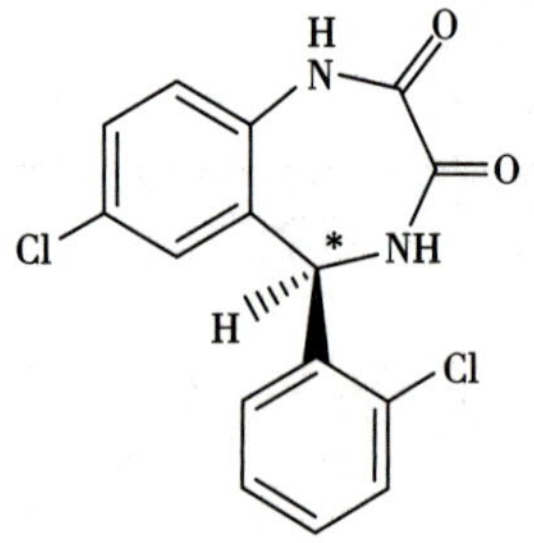<br>D |
| | 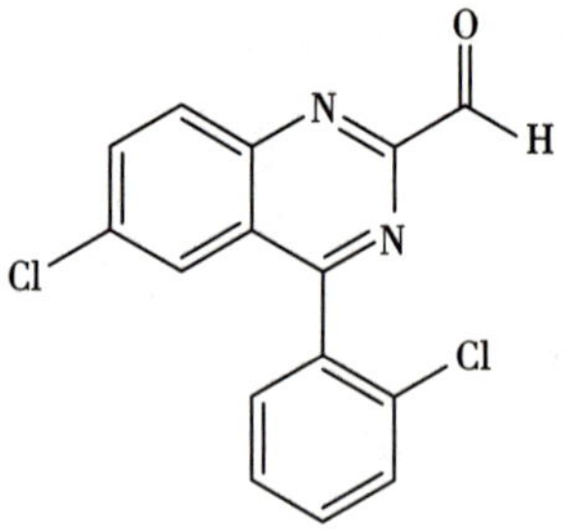<br>E | |
| 奥沙西泮 | 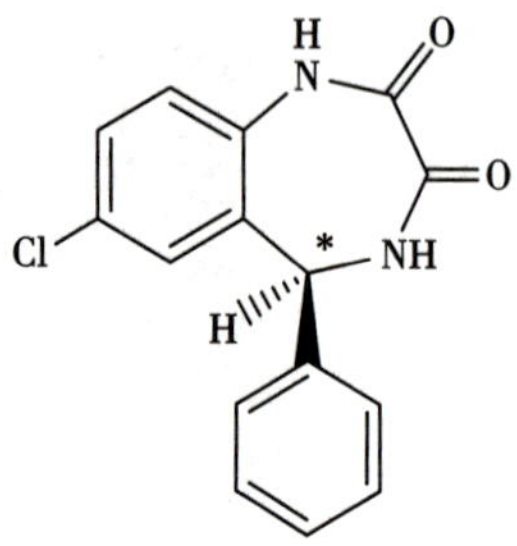<br>A | 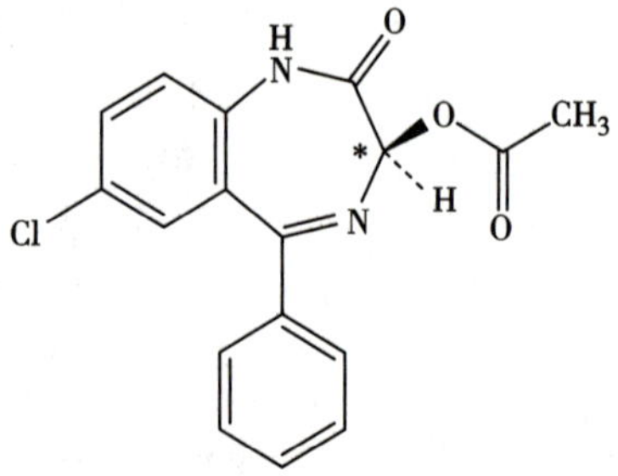<br>B |

续表

| 药物名称 | 有关物质结构/代码 | |
|---|---|---|
| 奥沙西泮 | 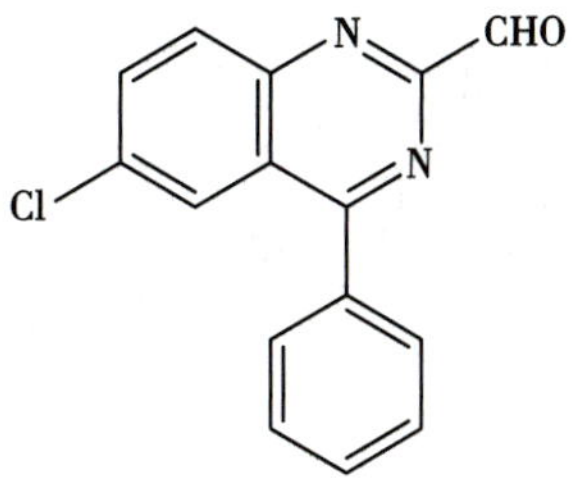<br>C | 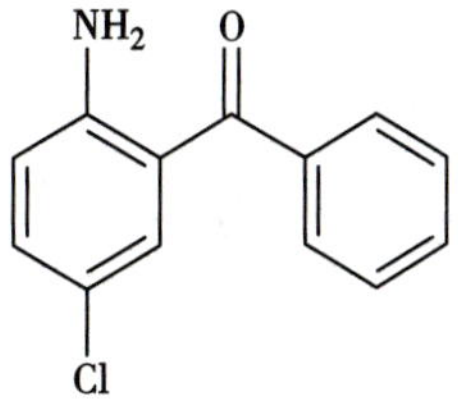<br>D |
| | 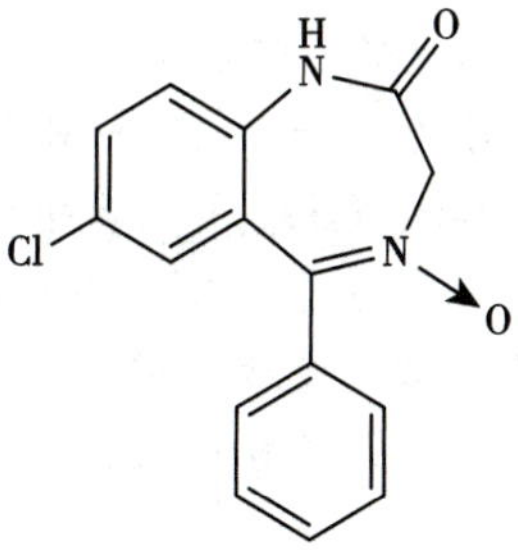<br>E | |
| 盐酸氟西泮 | 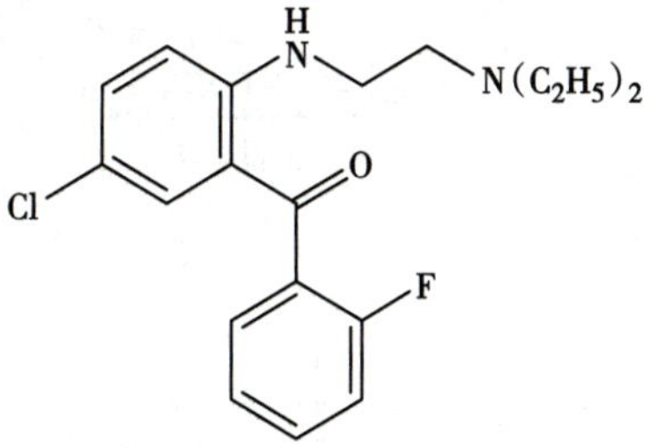<br>A | 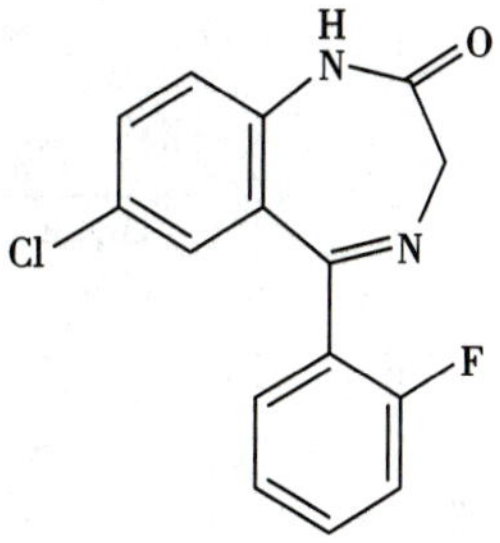<br>B |
| | 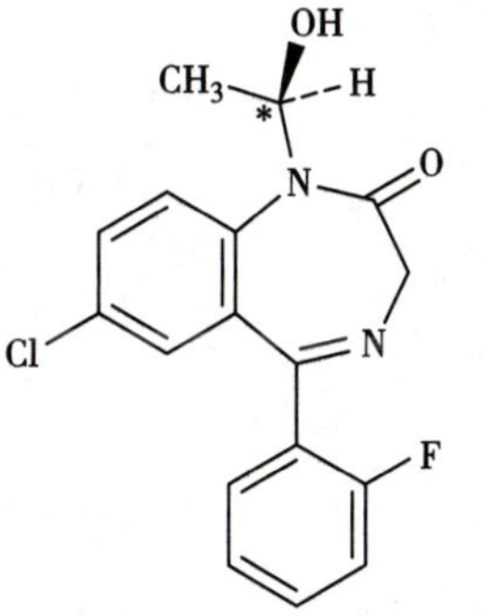<br>C | |
| 氯氮䓬 | 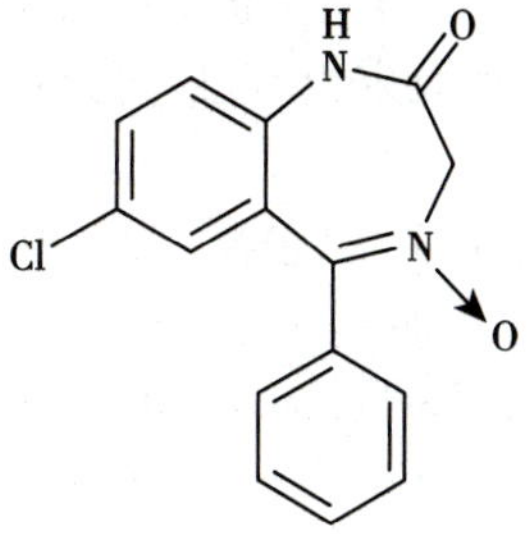<br>A | 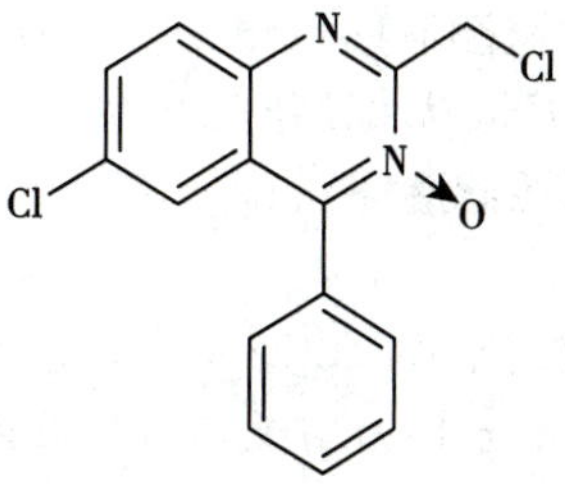<br>B |

续表

| 药物名称 | 有关物质结构/代码 |
|---|---|
| 氯氮䓬 | 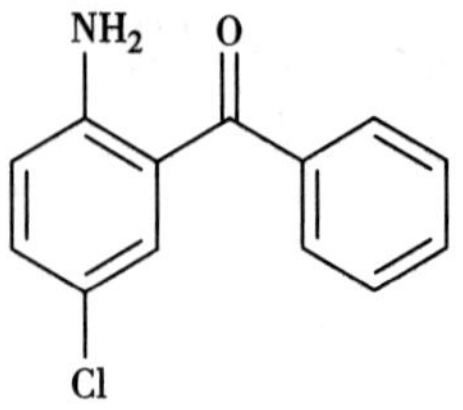 C |

示例 15-8 BP 地西泮中有关物质的 HPLC 检查

**合成路线** 地西泮中的有关物质与其合成路线相关。典型路线中，地西泮的合成以5-氯-3-苯基苯并-2,1-异噁唑为原料，在甲苯中以硫酸二甲酯经甲基化反应引入*N*-甲基，乙醇中用铁粉还原得到2-甲氨基-5-氯-二苯甲酮，再与氯乙酰氯经酰化反应，生成2-(*N*-甲基-氯乙酰氯氨基)-5-氯二苯甲酮，最后在甲醇中与盐酸乌洛托品作用环合得到地西泮。合成过程中，若1-位N甲基化不完全，可能产生去甲地西泮，同时可产生2-甲氨基-5-氯二苯甲酮等杂质。

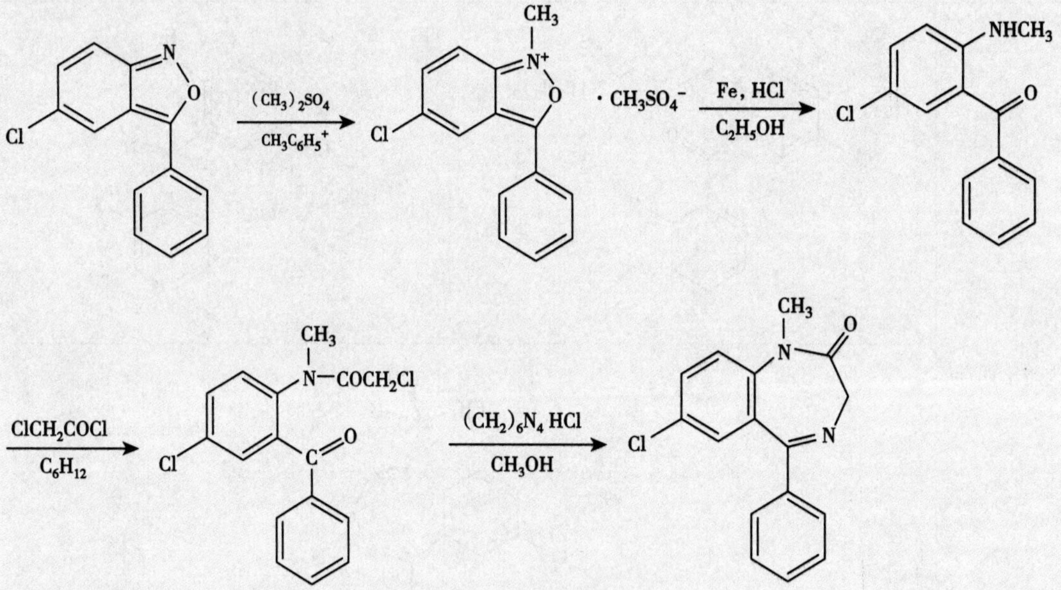


**有关物质** 不同药典标准对地西泮有关物质的控制条件略有不同。BP采用加校正因子的主成分自身对照法对地西泮进行有关物质的检查，并明确了6种特定杂质与限度(表15-4，图15-3)。

**有关物质检查法** 照高效液相色谱法(0512)，避光操作。

**供试品溶液** 取本品25.0mg，加乙腈0.5ml溶解后，加流动相稀释至50.0ml。

**对照溶液(a)** 精密移取供试品溶液1.0ml，用流动相稀释至100.0ml，精密移取此稀释液1.0ml，用流动相稀释至10.0ml。

**对照溶液(b)** 取地西泮系统适用性试验用对照品1支(含杂质**A**、**B**及**E**)，加流动相1.0ml溶解。

**色谱条件** 以球形封端辛基硅烷键合硅胶为填充剂(15mm×4.6mm，5μm)，柱温30℃。乙腈-甲醇-pH 5.0磷酸二氢钾溶液(3.4g/L)(22∶34∶44)为流动相，流速1.0ml/min，检测波长为254nm，进样体积20μl。

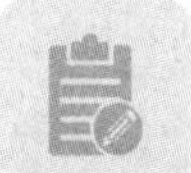

表 15-4　BP2022 规定的地西泮特定杂质与结构

| 杂质 A | 杂质 B | 杂质 C |
|---|---|---|
| 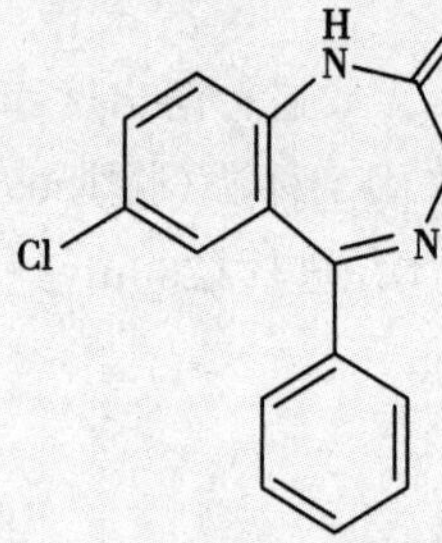 | 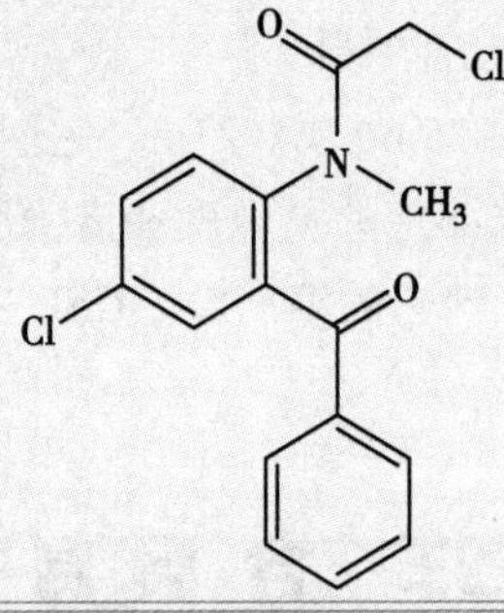 | 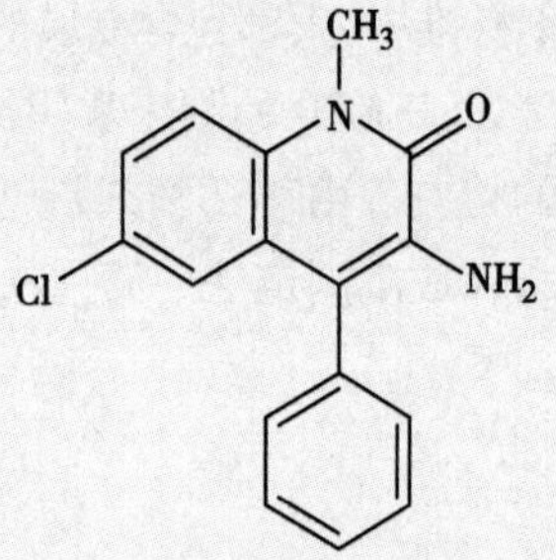 |
| **杂质 D** | **杂质 E** | **杂质 F** |
| 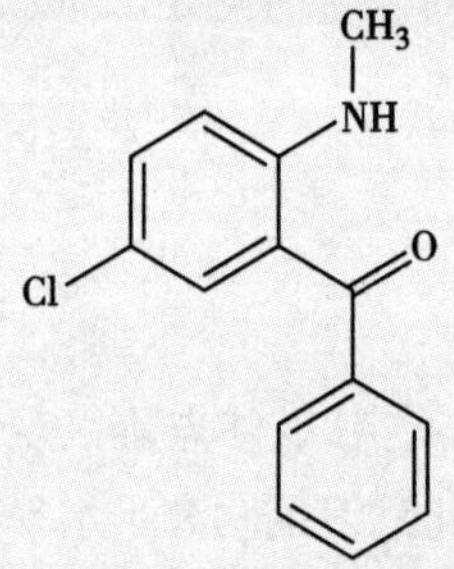 | 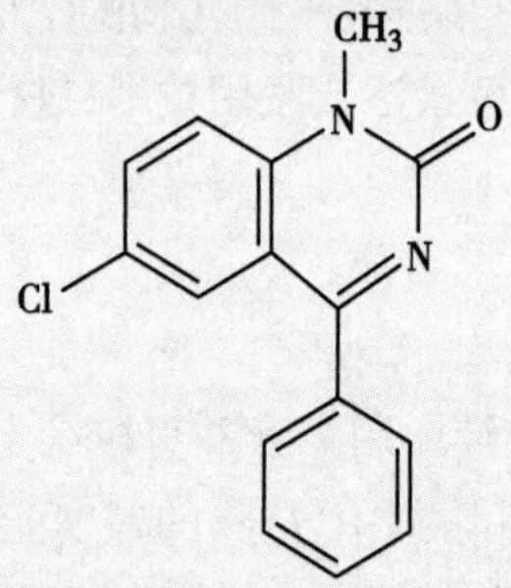 | 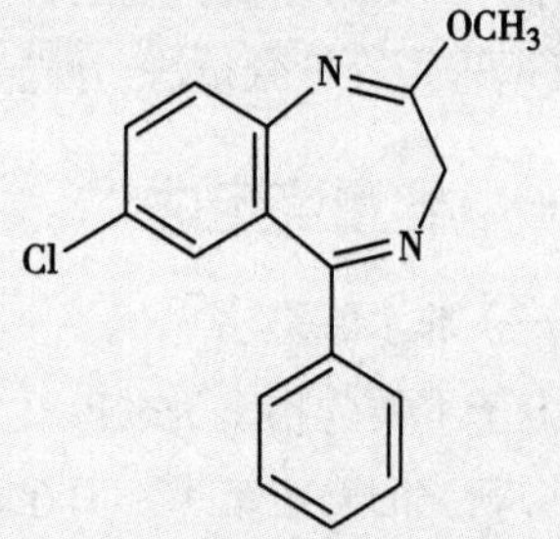 |

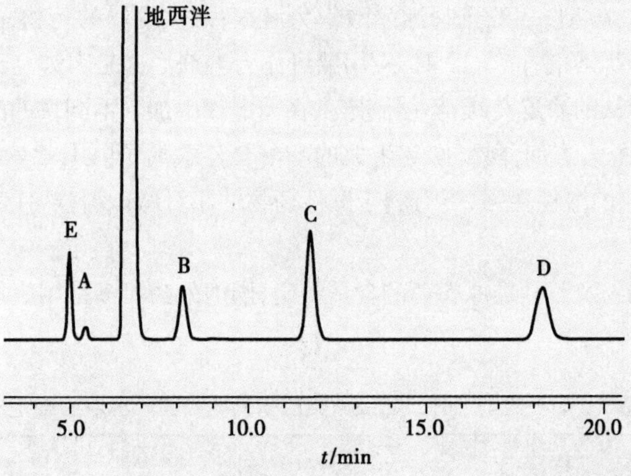


图 15-3　地西泮与其特定杂质 HPLC 分离的系统适用性典型图

**系统适用性要求**　精密量取供试品溶液与对照溶液，分别注入液相色谱仪，记录色谱图至地西泮峰保留时间的 4 倍。对照溶液（b）的色谱图中，地西泮峰的保留时间约为 9 分钟，杂质 E、A、B 峰的相对保留分别为 0.7、0.8 及 1.3。杂质 E 与 A 峰的分离度应不低于 2.5，杂质 A 与地西泮峰的分离度应不低于 6.0。

**限度规定**　供试品溶液色谱图中如有杂质峰，依如下方法计算含量。

**校正因子**　杂质 B 和 E 的含量，按峰面积乘以相应校正因子进行计算：杂质 B 和 E 的校正因子均为 1.3。

**杂质 A、B、E 的限度**　均不得大于**对照溶液（a）**主峰的面积（**0.1%**）。

**非特定杂质的限度**　其他单个杂质峰的面积，均不得大于**对照溶液（a）**主峰的面积（**0.10%**）。

**杂质总量限度**　各杂质的和，不得大于**对照溶液（a）**主峰面积的 2 倍（**0.20%**）。

**舍弃限度**　小于**对照溶液（a）**主峰面积 0.05 倍的峰忽略不计（忽略限 0.05%）。

## 二、有效性检查

苯并二氮杂䓬类药物活性强、剂量小、特殊剂型多。为了保障临床应用的有效性和安全性，它们的制剂标准中，大都包含专属的有效性检查项目。

例如，三唑仑的临床常用剂量为 0.125mg 或 0.25mg，它们的制剂通常需要进行溶出度和含量均匀度的检查。由于药物剂量低，为保证测定的灵敏度和准确度，ChP 中采用小杯法（通则 0931　溶出度与释放度测定法　第三法）测定三唑仑的溶出度。USP 采用浆法大体积进样（200μl）进行色谱测定。

# 第四节　含 量 测 定

苯并二氮杂䓬类药物的含量测定可依据其不同药物的结构与性质、剂型与剂量等，不同目的与要求，可以采用容量分析法、分光光度法、色谱法或联用技术，进行测定。

## 一、容量滴定法

### （一）非水碱量法

由于本类药物多为弱碱性，在水溶液中用标准酸直接滴定没有明显的突跃，终点难以观测，常不能获得满意的测定结果。而在非水酸性溶剂中，药物的碱度能被溶剂均化到溶剂阴离子水平，相对碱强度显著增强，从而使滴定能顺利地进行。

当药物的 $pK_b$ 为 8~10 时，一般选择冰醋酸作为溶剂；碱性更弱的药物，$pK_b$ 为 10~12 时，宜选冰醋酸与醋酐的混合液作为溶剂；$pK_b$>12 时，应用醋酐作为溶剂。这是因为：当碱性药物的 $pK_b$>10 时，在冰醋酸中没有足以辨认的滴定突跃，不能滴定。在冰醋酸中加入不同量的醋酐为溶剂，随着醋酐量的不断增加，甚至以醋酐为溶剂，醋酐解离生成的醋酐合乙酰离子［$CH_3C{\equiv}O^+\cdot(CH_3CO)_2O$］比醋酸合质子［$H^+\cdot CH_3COOH$］的酸性更强，更有利于碱性药物的相对碱性增强，使突跃显著增大，而获得满意的滴定结果。

苯并二氮杂䓬类药物及其盐类原料药的含量测定，国内外药典多采用高氯酸非水溶液滴定法（表 15-5）。

表 15-5　典型苯并二氮杂䓬类药物的高氯酸非水溶液滴定法

| 药物名称 | 取样量/g | 溶剂 | 终点指示 | 终点颜色 |
|---|---|---|---|---|
| 氯氮䓬 | 0.3 | 冰醋酸 20ml | 结晶紫 | 蓝色 |
| 地西泮 | 0.2 | 冰醋酸与醋酐各 10ml | 结晶紫 | 绿色 |
| 硝西泮 | 0.2 | 冰醋酸 15ml，醋酐 5ml | 结晶紫 | 黄绿色 |
| 氯硝西泮 | 0.25 | 醋酐 35ml | 电位法 | |
| 奥沙西泮 | 0.25 | 冰醋酸 5ml，醋酐 45ml | 电位法 | |
| 盐酸氟西泮 | 0.2 | 醋酐 20ml，醋酸汞 5ml | 电位法 | |
| 艾司唑仑 | 0.1 | 醋酐 50ml | 结晶紫 | 黄色 |
| 阿普唑仑 | 0.12 | 醋酐 10ml | 结晶紫 | 黄绿色 |
| 咪达唑仑 | 0.12 | 冰醋酸 35ml，醋酐 20ml | 电位法 | |

示例 15-9　ChP 艾司唑仑的含量测定：取本品约 0.1g，精密称定，加醋酐 50ml 溶解后，加结晶紫指示液 2 滴，用高氯酸滴定液（0.1mol/L）滴定至溶液显黄色，并将滴定的结果用空白试验校正。每 1ml 高氯酸滴定液（0.1mol/L）相当于 14.74mg 的 $C_{16}H_{11}ClN_4$。

### （二）非水酸量法

本类药物中仅有奥沙西泮及劳拉西泮能在碱性介质中去质子化，具有一定的酸性，因此对这两种药物，也可采用氢氧化四丁基铵滴定液（0.1mol/L）以非水酸量法进行含量测定（表 15-6）。

表 15-6　典型苯并二氮杂䓬类药物的氢氧化四丁基铵非水溶液滴定法

| 药物名称 | 取样量/g | 溶剂 | 终点指示 | 备注 |
| --- | --- | --- | --- | --- |
| 劳拉西泮 | 0.25 | 二甲基甲酰胺 30ml | 电位法 | BP2020、EP10.0（隔绝空气中二氧化碳） |
| 劳拉西泮 | 0.4 | 丙酮 50ml | 电位法 | JP18 |

示例 15-10　JP 中劳拉西泮的含量测定：取预先干燥的劳拉西泮约 0.4g，精密称定，加 50ml 丙酮溶解，用氢氧化四丁基铵滴定液（0.1mol/L）滴定，以电位法指示终点，并将滴定的结果用空白试验校正。每 1ml 氢氧化四丁基铵滴定液（0.1mol/L）相当于 32.12mg 的 $C_{15}H_{10}Cl_2N_2O_2$。

## 二、体内苯并二氮杂䓬类药物的分析

不同的苯并二氮杂䓬类药物临床的抗焦虑、镇静催眠、抗惊厥、肌肉松弛等作用，各有侧重。

这类药物又易被误用、滥用或刑事犯罪使用。为了强化对本类药物的监管，公共安全行业也规定了对生物样本中多种苯并二氮杂䓬类药物的监测检查方法。目前，主要采用 GC-MS 及 LC-MS/MS 等方法进行专属、灵敏和准确的监测分析。

示例 15-11　法庭科学血液样本中地西泮等十种苯并二氮杂䓬类药物气相色谱-质谱检验方法

**仪器条件**　气相色谱质谱联用仪（配电子轰击离子源）。

**对照溶液**　取地西泮、奥沙西泮、氯氮䓬、三唑仑、阿普唑仑、硝西泮、艾司唑仑、氯硝西泮、劳拉西泮、咪达唑仑、多沙普仑（内标）、$SKF_{525A}$（内标）标准物质各适量，加甲醇溶解并定量稀释制成 0.10mg/ml 的混合标准工作溶液。

**氘代内标溶液**　取各分析物质的多氘代标准物质，加甲醇溶解并定量稀释制成 1.0mg/ml 混合氘代内标溶液（冰箱中冷藏保存可在 6 个月内使用）。试验中所用其他浓度的氘代内标工作溶液均由此溶液用甲醇稀释制得。

**样本处理**（液-液或固相萃取任选）　①**液-液萃取法**：精密量取样本 1.0ml，准确添加适量氘代内标溶液（各约 500ng），分别加入 1.0mol/L NaOH 溶液 0.5ml，调节 pH 大于 10，加入苯-乙酸乙酯（1∶1）混合溶剂[或乙醚、正己烷-二氯甲烷（5∶3）]5ml，振荡提取，以 4 000r/min 离心分取有机相，适宜温度和方法浓缩至干，残留物加入甲醇 0.1ml 复溶，取适量进行分析。②**固相萃取法**：精密量取样本 1.0ml，准确添加适量氘代内标溶液（各约 500ng），加入 1.0ml 水混合均匀后，控制流量过预先处理好的 HLB 柱（HLB 柱依次用甲醇 1ml 及水 1ml 预淋洗活化和平衡）富集，然后依次用 2% 氨水 5% 甲醇溶液 1ml、正己烷 1ml、5% 甲醇溶液 1ml 淋洗，抽干后，用二氯甲烷 1ml 洗脱，收集洗脱液，60℃下浓缩至干，残留物加入甲醇 0.1ml 复溶，取适量进行分析。

**色谱条件及系统适用性试验**　DB-5MS 毛细管气相色谱柱（30m × 0.25mm，0.25μm），柱温 100℃保持 1 分钟，以 20℃/min 升温至 280℃，保持 20 分钟；进样口温度 260℃，传输线温度 280℃，离子源温度 230℃，高纯氦载气，柱流量 1.0ml/min，溶剂延迟 3 分钟，分流进样[（5~50）∶1]，各监测成分采用选择性离子监测(SIM)。

**结果** 十种苯并二氮杂䓬类药物及内标的GC-MS检测参数见表15-7,代表性图谱见图15-4。

表15-7 十种苯并二氮杂䓬类药物及内标的GC-MS检测参数

| 序号 | 药物名称 | 参考保留时间/min | 质谱特征离子 |
|---|---|---|---|
| 1 | SKF525A(内标) | 10.63 | 86*,99,165 |
| 2 | 奥沙西泮 | 10.85 | 205*,239,268 |
| 3 | 劳拉西泮 | 11.29 | 239*,274,302 |
| 4 | 地西泮 | 11.48 | 256*,283,221 |
| 5 | 去氧氯氮䓬/氯氮䓬 | 12.09/14.97 | 282*,220,165/282*,299,241 |
| 6 | 咪达西泮 | 12.57 | 310*,325 |
| 7 | 硝西泮 | 14.37 | 253*,280,206,234 |
| 8 | 氯硝西泮 | 15.31 | 280*,314,234 |
| 9 | 多沙普仑(内标) | 15.48 | 100*,378,347 |
| 10 | 艾司唑仑 | 16.04 | 259*,294,205,239 |
| 11 | 阿普唑仑 | 16.68 | 279*,308,204 |
| 12 | 三唑仑 | 18.33 | 313*,342,238,279 |

注:* 表示定量离子。

**结果定性判断** 记录各样本目标物及内标物峰面积比值,与平行空白和标准对照进行比较。

如果案件样本未出现与标准物质 $t_R$ 相同的色谱峰,添加内标的回收率≥60%,则阴性结果可靠。如果添加内标的回收率<60%,则阴性结果不可靠,样本应重新提取检验。

如果空白样本中出现与标准物质 $t_R$ 相同的色谱峰,且质谱特征离子碎片及相对丰度一致,则阳性结果不可靠。样本应重新提取检验。

如果案件样本出现与标准物质 $t_R$ 相同的色谱峰,且质谱特征离子碎片及相对丰度一致,空白样本无干扰,则阳性结果可靠。

**结果定量判断** 本标准的检测限:奥沙西泮、劳拉西泮、硝西泮和氯硝西泮为200ng/ml;艾司唑仑、阿普唑仑和三唑仑为50ng/ml;地西泮、氯氮䓬、咪达唑仑为20ng/ml。

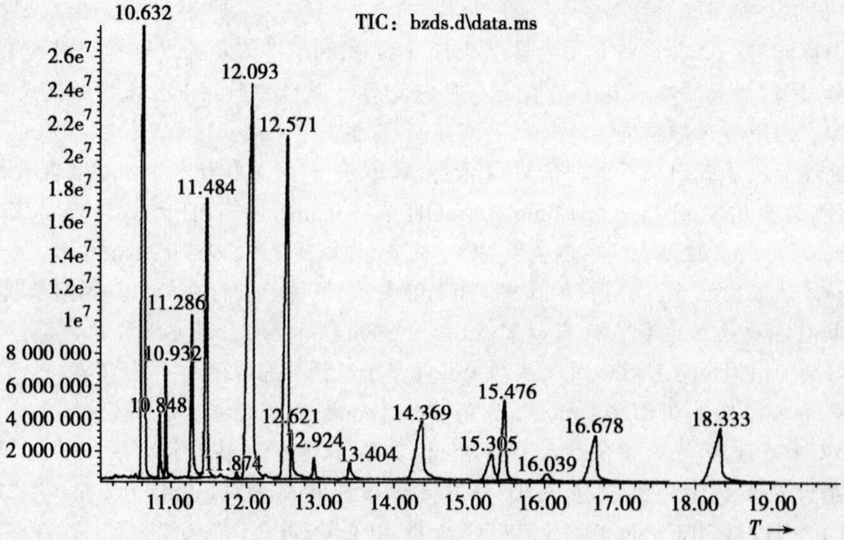


图15-4a 10种苯并二氮杂䓬类药物的GC-MS总离子流图

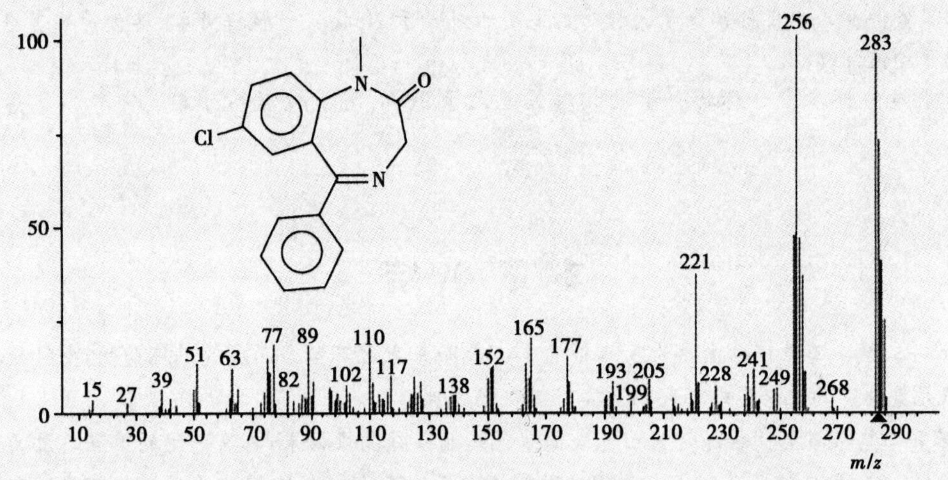


图 15-4b　地西泮质的 EI-MS 图

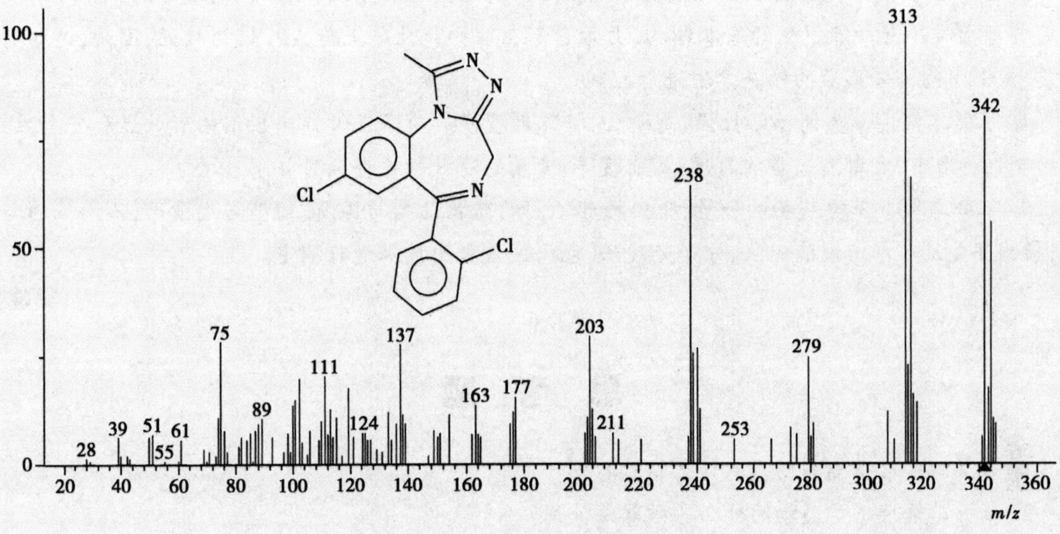


图 15-4c　三唑仑的 EI-MS 图

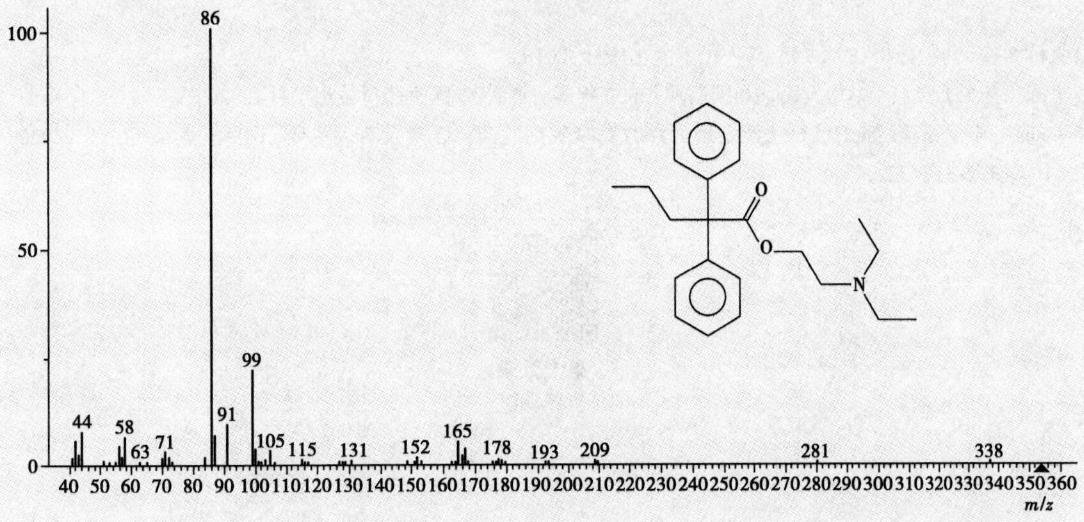


图 15-4d　内标 $SKF_{525A}$ 的 EI-MS 图

如果案件样本中目标物含量的相对偏差小于或等于20%，定量数据可靠，其含量按2份案件样本的平均值计算。

如果案件样本中目标物含量的相对偏差大于20%，定量数据不可靠。样本应重新提取检验。

## 本章小结

1. 苯并二氮杂䓬类药物主要为苯环与1,4-二氮杂䓬七元环稠合而成的三环药物，少数为额外有1,2-并五元氮杂环的唑仑类四环药物。具有有机弱碱性。

2. 苯并二氮杂䓬类药物通常为白色或微黄色结晶或结晶性粉末；具有一定的熔点。该类药物一般不溶或极微溶于水，溶于丙酮或三氯甲烷等有机溶剂。药物结构中，存在多种有机官能团和较大的共轭体系，具有特征理化性质，可以为它们的分析检验方法的建立提供依据。

3. 苯并二氮杂䓬类药物在生产或储藏过程中易引入药物的中间体、副产物或分解产物等有关物质。典型杂质具有二苯甲酮的基本结构，由于它们在结构和性质上与API较为接近，因此，这些有关物质，宜采用色谱分离后的检查方法进行控制。

4. 苯并二氮杂䓬类药物活性强、剂量小、特殊剂型多。为了保障临床应用的有效性和安全性，它们的制剂标准中，大都有含量均匀度、溶出度等，专属的有效性检查项目要求。

5. 苯并二氮杂䓬类药物的含量，可依据其不同的药物结构与性质、剂型与剂量等，不同目的与要求，采用高氯酸非水溶液滴定法、分光光度法、色谱法或联用技术进行测定。

（梁建英）

## 思考题

1. 苯并二氮杂䓬类药物具有什么结构特点？
2. 苯并二氮杂䓬类药物为什么易被非法使用？

## 参考文献

[1] 杭太俊. 药物分析. 8版. 北京：人民卫生出版社，2016.
[2] 国家药典委员会. 中华人民共和国药典：2020年版. 北京：中国医药科技出版社，2020.
[3] 刘燕，李蒙，高静等. HPLC法测定地西泮直肠凝胶剂的药物含量及有关物质. 国际药学研究杂志，2020，47(04)：312-317+322.

1502

第十五章
目标测试

# 第十六章

# 维生素类药物的分析

**学习目标**

1. **掌握** 典型维生素类药物的结构、性质和分析特点。
2. **熟悉** 典型维生素类药物有关物质的来源、特征与控制要求。
3. **了解** 维生素类药物的关键质量属性。

1601

第十六章
教学课件

维生素(vitamin)是维持正常生命活动过程所必需的一组低分子量有机化合物。它不是机体组织的组成成分,也不是供能物质,但在调节人体物质代谢和维持正常生理功能等方面发挥着极其重要的作用。维生素在人体内不能合成或合成量很少,必须从食物中摄取。如果摄取量不足或过多,都可能引起疾病。迄今为止,人类已发现的维生素有60余种,根据发现的先后顺序,将其命名为维生素A、维生素B、维生素C、维生素D、维生素E等。天然维生素最初是从食物中分离得到的,目前临床使用的维生素药物大多是化学合成及生物合成的代用品及衍生物,ChP收载了维生素原料及制剂共40多个品种。

## 第一节 结构与性质

### 一、典型药物与结构特点

维生素种类繁多,理化性质和功能各异,各维生素间缺乏类缘关系,通常按其溶解性不同,分为脂溶性维生素和水溶性维生素两大类。

#### (一)脂溶性维生素

脂溶性维生素的化学结构中通常有一个较长的脂肪烃链,主要包括维生素A、维生素D、维生素E、维生素K等。

**1. 维生素A** 维生素A(vitamin A)包括维生素$A_1$(视黄醇,retinol)、去氢维生素A(维生素$A_2$,dehydroretinol)和去水维生素A(维生素$A_3$,anhydroretinol)等。其中,维生素$A_1$的活性最高,故通常所说的维生素A系指维生素$A_1$。其在自然界中主要来自鲛类无毒海鱼肝脏中提取的脂肪油(通称为鱼肝油),含量高达600 000IU/g。目前维生素A主要采用人工合成方法制取。为提高稳定性和生物利用度,临床常用其各种酯类。ChP收载的维生素A是指人工合成的维生素A醋酸酯结晶加精制植物油制成的油溶液,还收载维生素A软胶囊、维生素AD软胶囊和维生素AD滴剂等。USP收载的是维生素A及其醋酸酯、棕榈酸酯混合物的食用油溶液。BP收载的人工合成浓缩维生素A油是维生素A醋酸酯、丙酸酯和棕榈酸酯混合物的植物油溶液。

维生素A醇及其酯结构(表16-1)中含有共轭多烯醇侧链,因而具有多个立体异构体。其侧链上有4个双键,理论上应有16个顺反异构体,但由于立体位阻原因,只有少数障碍较小的异构体存在。现已发现的有6种异构体,除维生素A为全反式外,其中5种均为混合型异构体(结构如下)。这些异构体具有相似的化学性质,但各具不同的光谱特性和生物效价(表16-2)

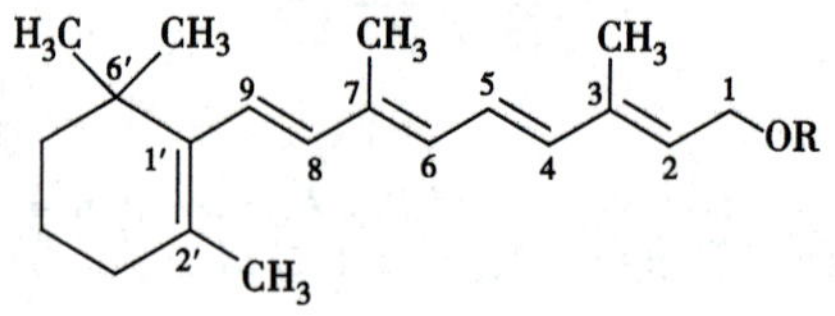


维生素 A 醇及其酯

**表 16-1 维生素 A 醇及其酯**

| 名称 | —R | 分子式 | 摩尔质量 | 晶型及熔点 |
|---|---|---|---|---|
| 维生素 A 醇（retinol） | —H | $C_{20}H_{30}O$ | 286.5 | 黄色棱形结晶 62~64℃ |
| 维生素 A 醋酸酯（vitamin A acetate） | —$COCH_3$ | $C_{22}H_{32}O_2$ | 328.5 | 淡黄色棱形结晶 57~58℃ |
| 维生素 A 丙酸酯（vitamin A propionate） | —$COC_2H_5$ | $C_{23}H_{34}O_2$ | 342.5 | 黄色液体 |
| 维生素 A 棕榈酸酯（vitamin A palmitate） | —$COC_{15}H_{31}$ | $C_{36}H_{60}O_2$ | 524.9 | 无定形或结晶 28~29℃ |

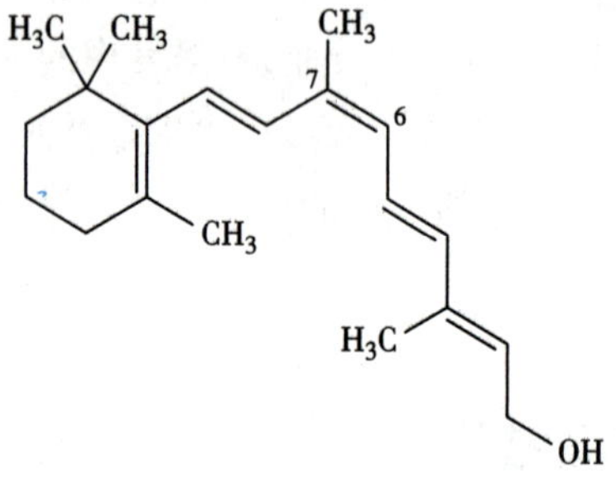


异维生素Aa

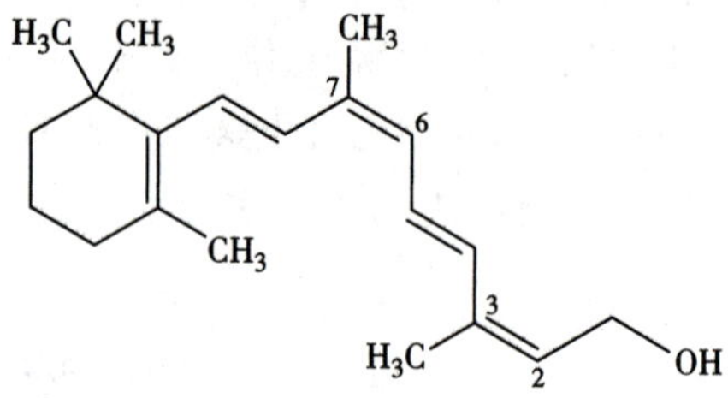


异维生素Ab

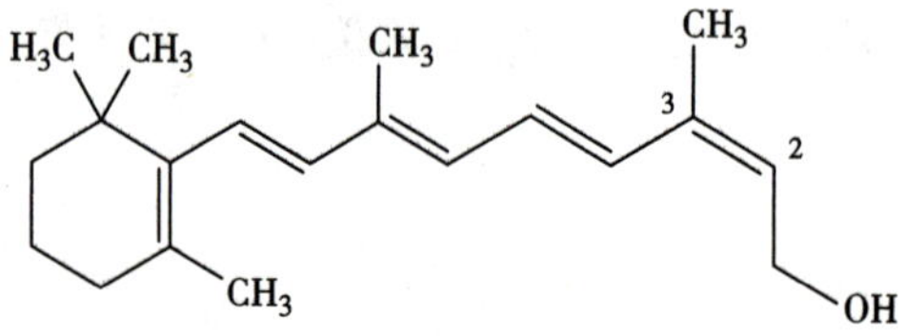


新维生素Aa

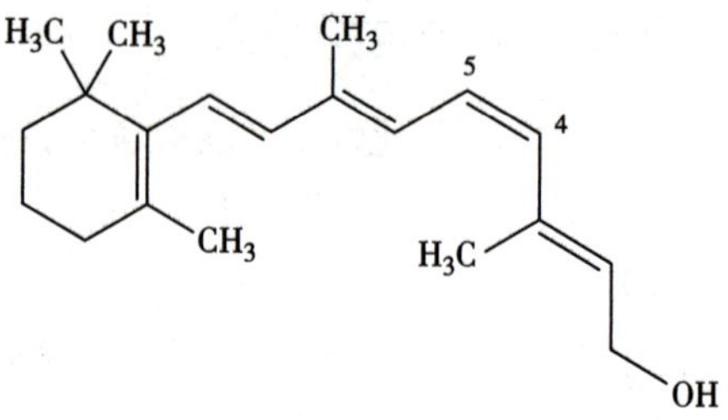


新维生素Ab

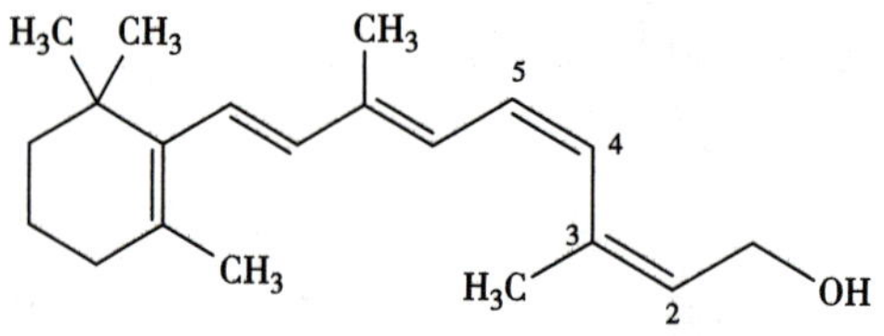


新维生素Ac

**表 16-2 维生素 A 及其异构体的性质**

| 名称 | 形式 | 紫外吸收（乙醇） | | 相对生物效价/% | 顺反异构 |
|---|---|---|---|---|---|
| | | $\lambda_{max}$/nm | $E_{1cm}^{1\%}$ | | |
| 维生素 A | 醇 | 325 | 1 832 | 100 | 全反式 |
| | 醋酸酯 | 325.5 | 1 584 | | |

续表

| 名称 | 形式 | 紫外吸收(乙醇) | | 相对生物效价/% | 顺反异构 |
|---|---|---|---|---|---|
| | | $\lambda_{max}$/nm | $E_{1cm}^{1\%}$ | | |
| 新维生素 Aa | 醇<br>醋酸酯 | 328<br>328 | 1 686<br>1 431 | 75 | 2-顺 |
| 新维生素 Ab | 醇<br>醋酸酯 | 319<br>320.5 | 1 376<br>972.7 | 24 | 4-顺 |
| 新维生素 Ac | 醇<br>醋酸酯 | 311<br>310.5 | 907.8<br>858.8 | 15 | 2,4-二顺 |
| 异维生素 Aa | 醇<br>醋酸酯 | 323<br>323 | 1 477<br>1 199 | 21 | 6-顺 |
| 异维生素 Ab | 醇<br>醋酸酯 | 324<br>324 | 1 379<br>806.5 | 24 | 2,6-二顺 |

**2. 维生素 E** 维生素 E(vitamin E)是一类与生育功能有关的脂溶性维生素的统称,为苯并二氢吡喃衍生物,苯环上有酚羟基,故又称为生育酚(tocopherol)。其有 $\alpha$、$\beta$、$\gamma$ 和 $\delta$ 等多种异构体,以 $\alpha$-异构体的生理活性最强。通常所称的维生素 E 即为 $\alpha$-生育酚,临床上常用其各种酯类。维生素 E 有天然型和合成型之分。天然型为右旋体(*d*-$\alpha$),合成型为外消旋体(*dl*-$\alpha$),右旋体与消旋体的效价比为 1.4 : 10。ChP 收载合成型或天然型维生素 E 的醋酸酯和维生素 E 片剂、软胶囊、粉剂与注射液。合成型为(±)-2,5,7,8-四甲基-2-(4,8,12-三甲基十三烷基)-6-苯并二氢吡喃醇醋酸酯或 *dl*-$\alpha$-生育酚醋酸酯(*dl*-$\alpha$-tocopheryl acetate);天然型为(+)-2,5,7,8-四甲基-2-(4,8,12-三甲基十三烷基)-6-苯并二氢吡喃醇醋酸酯或 *d*-$\alpha$-生育酚醋酸酯(*d*-$\alpha$-tocopheryl acetate)。结构式如下。

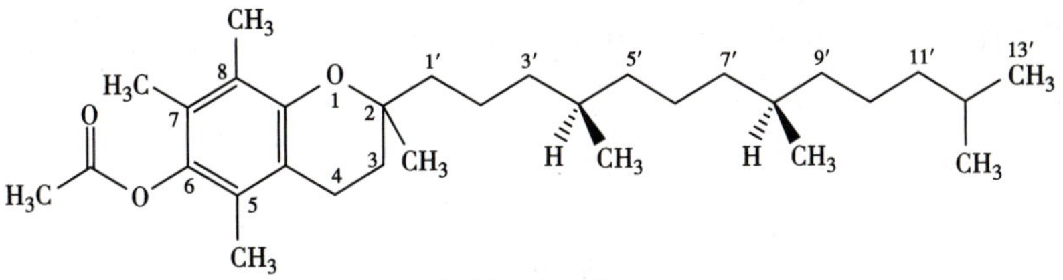

合成型维生素 E 醋酸酯

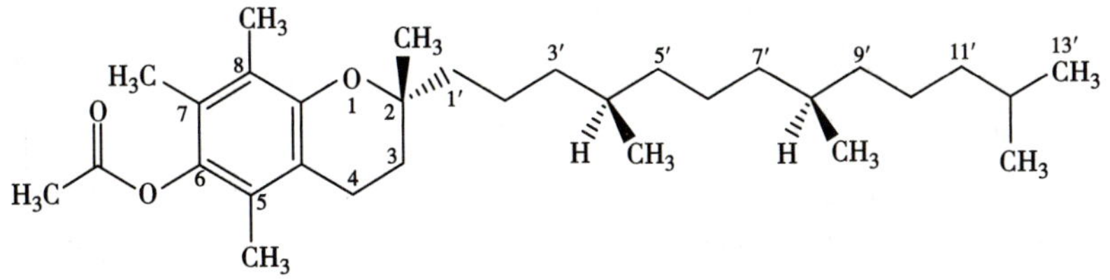

天然型维生素 E 醋酸酯

USP 收载右旋或消旋 $\alpha$-生育酚及其醋酸酯和琥珀酸酯,JP 收载消旋 $\alpha$-生育酚和 $\alpha$-生育酚醋酸酯,EP 收载右旋和消旋 $\alpha$-生育酚及其醋酸酯。

**3. 其他脂溶性维生素** 临床常用的其他脂溶性维生素还有维生素 $D_2$、维生素 $D_3$、维生素 $K_1$ 等,其结构式分别如下。

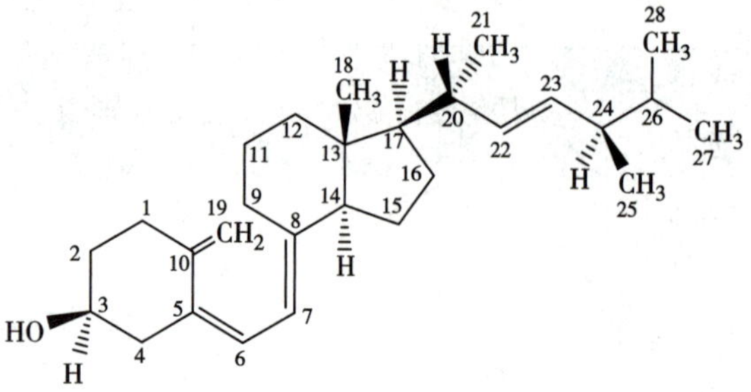

维生素 $D_2$

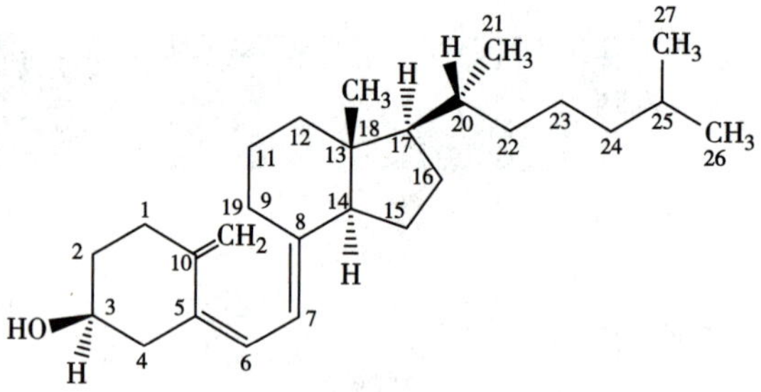

维生素 $D_3$

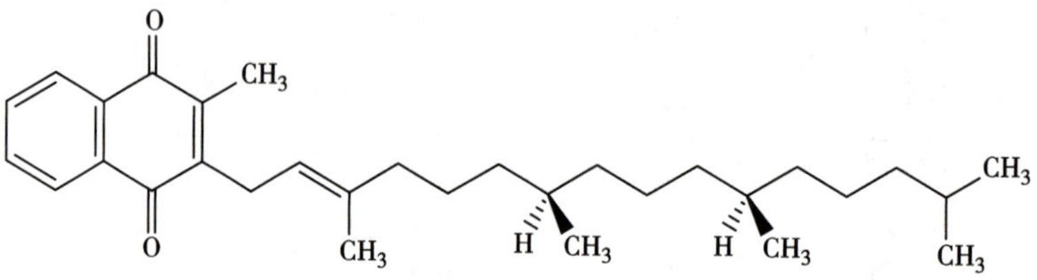

维生素 $K_1$

### （二）水溶性维生素

水溶性维生素一般指只溶于水而不溶于油脂的维生素（有些水溶性维生素微溶于有机溶剂），主要包括维生素 C 和 9 种不同类型的 B 族维生素［维生素 $B_1$（硫胺素）、维生素 $B_2$（核黄素）、维生素 $B_3$（烟酸）、维生素 $B_4$（6-氨基嘌呤）、维生素 $B_5$（泛酸）、维生素 $B_6$（吡多辛）、维生素 $B_7$（生物素）、维生素 $B_{12}$（氰钴胺）、维生素 Bc（叶酸）］。

**1. 维生素 $B_1$**　维生素 $B_1$（vitamin $B_1$）是由含硫原子的噻唑环通过一个亚甲基与含氨基的嘧啶环连接而成，故也称为硫胺素（thiamine）。由于噻唑环上的氮原子为 4 价，显正电性，因此，临床上用的都是硫胺素的盐，常见的是盐酸盐和硝酸盐。ChP 收载的是其盐酸盐，也称盐酸硫胺（thiamine hydrochloride）。硫胺素嘧啶环上的氨基以及噻唑环上 4 价氮离子均成盐，是一个双盐，也可称为氯化硫胺盐酸盐。化学名：氯化 4-甲基-3［（2-甲基-4-氨基-5-嘧啶基）甲基］-5-（2-羟乙基）噻唑鎓盐酸盐。其结构式如下。

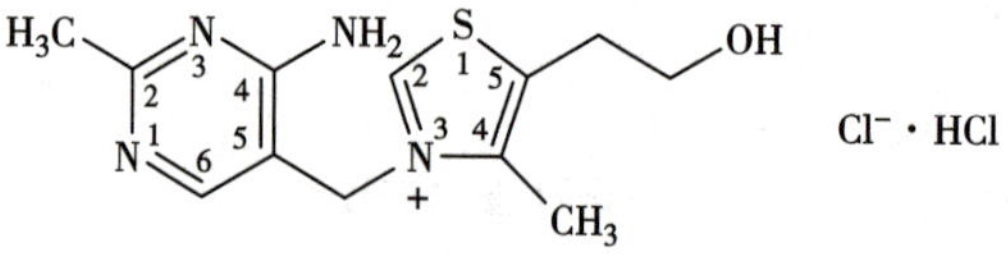

维生素$B_1$

**2. 维生素 C**　维生素 C（vitamin C）又名抗坏血酸（ascorbic acid），是一类含有六个碳原子的酸性多羟基化合物。其分子中含有两个手性碳原子，因此，产生了 4 个光学异构体：L-（+）-抗坏血酸、D-（−）-抗坏血酸、D-（−）-异抗坏血酸、L-（+）-异抗坏血酸。这 4 个异构体的活性差别较大，L-（+）-抗坏血酸的活性最高，是 D-（−）-抗坏血酸的活性的 20 倍，后两个异构体几乎无活性。因此，习惯上将 L-（+）-抗坏血酸称为维生素 C。ChP2020 收载的也是 L-（+）-抗坏血酸。因维生素 C 的立体结构与 L 系的己糖相似，故又称 L-抗坏血酸，化学名为 L-（+）-苏型-2,3,4,5,6-五羟基-2-己烯酸-4-内酯。其分子结构中具有烯二醇结构和内酯环，且有 2 个手性碳原子（C-4、C-5），不仅使维生素 C 的性质极为活泼，且具旋光性。另外，维生素 C 的衍生物维生素 C 钠和维生素 C 钙也在临床上应用。其结构式如下。

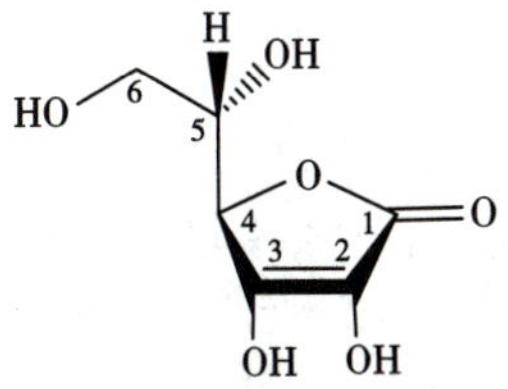

维生素C

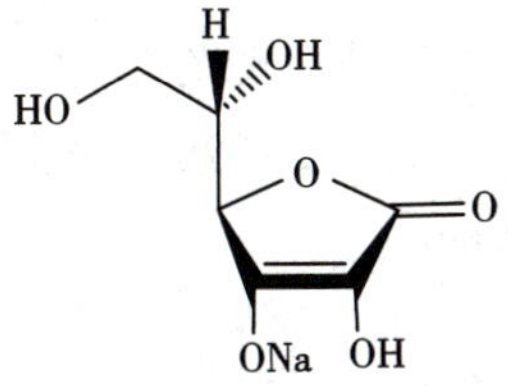

维生素C钠

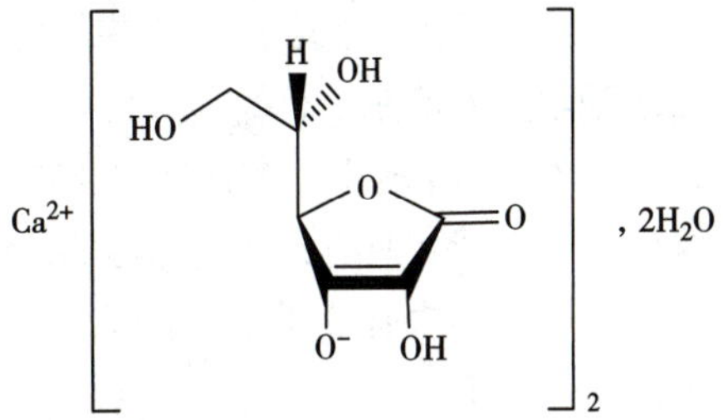

维生素C钙

**3. 其他水溶性维生素**　临床常用其他水溶性维生素的结构如下。

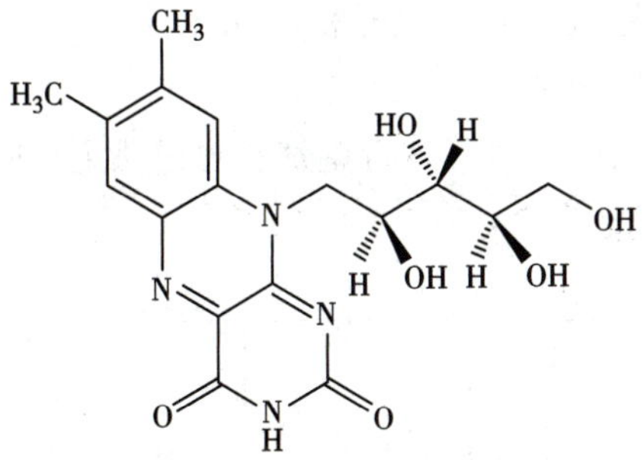

维生素$B_2$

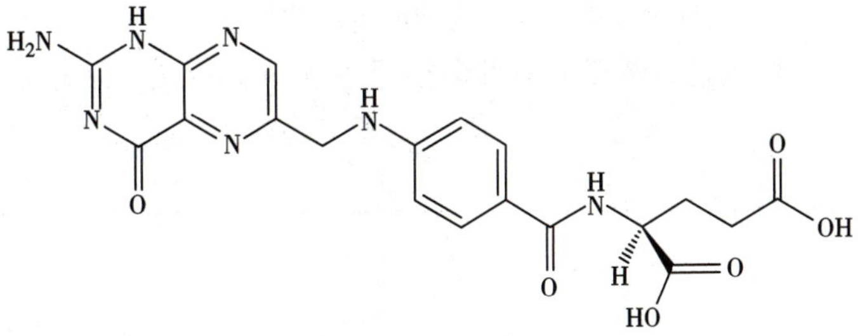

叶酸

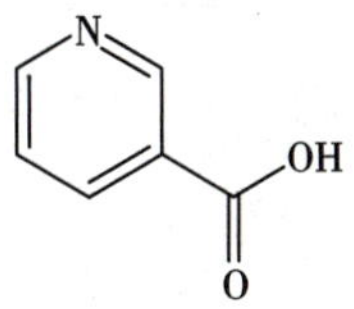

烟酸

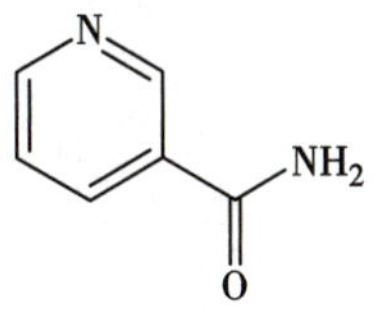

烟酰胺

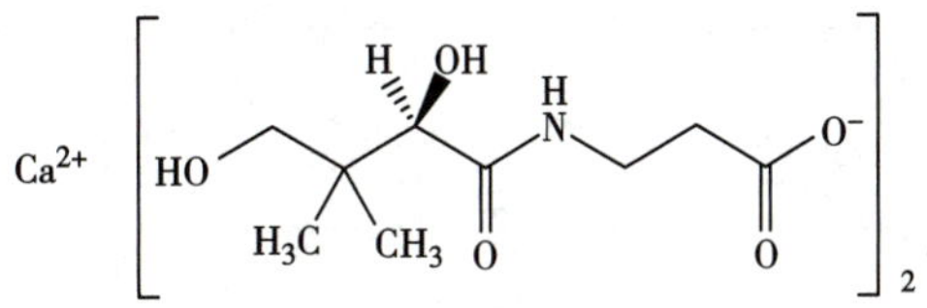

泛酸钙

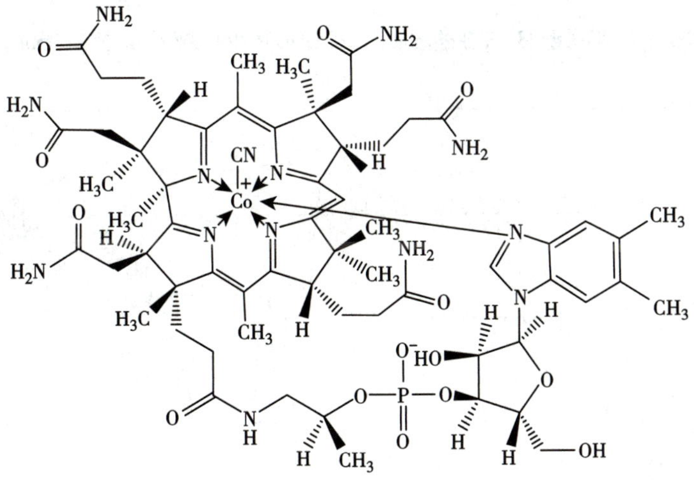

维生素$B_{12}$

## 二、主要理化性质

### （一）溶解性

脂溶性维生素在水中不溶，在三氯甲烷、乙醚、丙酮、环己烷、石油醚或植物油中易溶，在乙醇中微溶。

水溶性维生素在水中易溶，一般在三氯甲烷或乙醚中不溶，在乙醇中略溶。

### （二）吸收光谱特性

维生素类药物结构中大多具有共轭体系，具有紫外吸收光谱特征。

维生素 A 分子中具有共轭多烯醇的侧链结构，在 325~328nm 范围内有最大吸收。

维生素 E 结构中有苯环，其无水乙醇液在 284nm 的波长处有最大吸收，在 254nm 的波长处有最小吸收。

维生素 $B_1$ 的盐酸溶液（9→1 000）在 246nm 的波长处有最大吸收，其吸收系数（$E_{1cm}^{1\%}$）为 406~436。

维生素 C 具有共轭双键，其稀盐酸溶液在 243nm 的波长处有最大吸收，$E_{1cm}^{1\%}$ 为 560，若在中性或碱性条件下，则最大吸收红移至 265nm 处。

维生素 $B_2$ 在 1% 冰醋酸溶液中有三个最大吸收波长，分别是 267nm、375nm 和 444nm。

另外，维生素类药物结构中的特征取代基可产生红外吸收光谱特征。

依据这些特征可采用紫外 - 可见分光光度法和红外分光光度法对其进行鉴别和含量测定（图 16-1）。

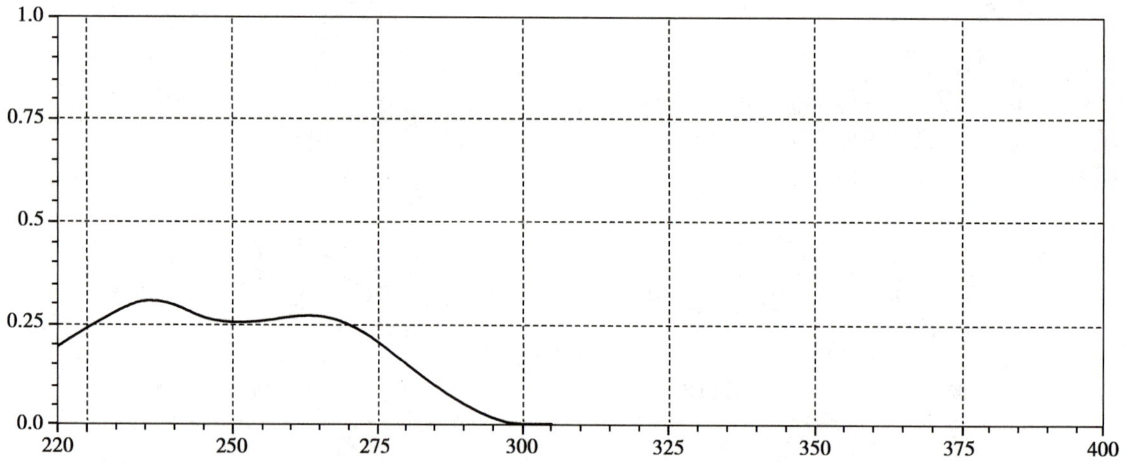


图 16-1a　维生素 $B_1$ 在盐酸溶液（9→1 000）中的 UV 标准图谱（15μg/ml）

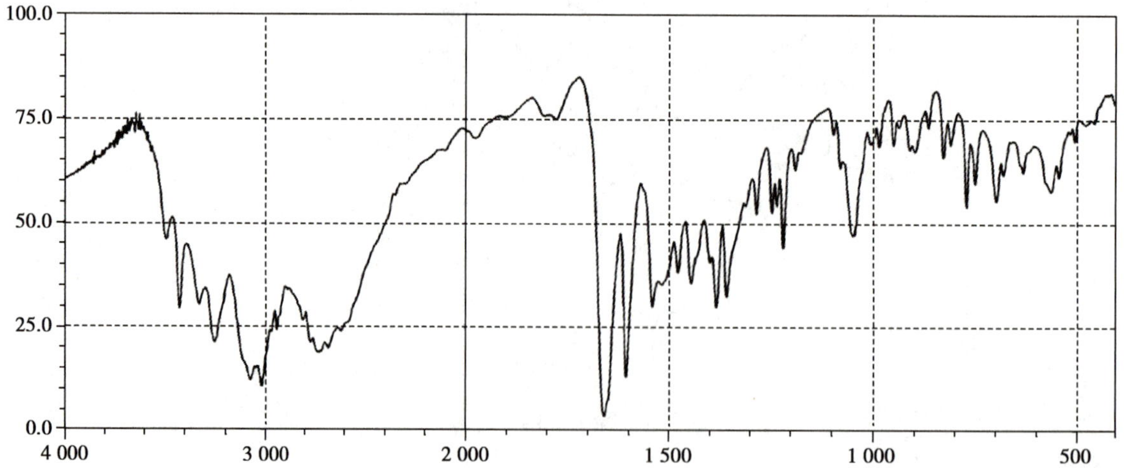


图 16-1b　维生素 $B_1$ 的 IR 标准图谱

### （三）旋光性

维生素 C 具有 2 个手性碳原子，维生素 $D_2$ 具有 6 个手性碳原子，维生素 $D_3$ 有 5 个手性碳原子，维生素 E 具有 3 个手性碳原子，叶酸具有 1 个手性碳原子，均具有旋光性，可依据此性质进行鉴别。

### （四）典型维生素类药物的化学性质

**1. 维生素A** 维生素A在三氯甲烷中能与三氯化锑试剂作用，产生不稳定的蓝色配位化合物，可据此进行鉴别或用比色法测定含量。

维生素A中含有多个双键，性质不稳定，易被空气氧化，光照、加热或金属离子可促进氧化降解，生成无生物活性的环氧化合物、维生素A醛或维生素A酸。维生素A对酸不稳定，遇Lewis酸或无水氯化氢乙醇溶液可发生脱水反应，生成去水维生素A。维生素A醋酸酯较维生素A稳定，但70℃以上会产生部分异构的顺式异构体及二聚物。因此，维生素A及其制剂除需密封在凉暗处保存外，还需充氮气或加入合适的抗氧剂以提高药物的稳定性。

**2. 维生素E** 维生素E的苯环上有乙酰化的酚羟基，在酸性或碱性溶液中加热可水解生成游离生育酚。有氧情况下，由于生育酚具有较强的还原性，一旦生成就能迅速氧化成醌，这种氧化反应在碱性溶液中进行得更快。故常将生育酚作为特殊杂质进行检查。

维生素E在无氧条件下对热稳定，加热至200℃仍不被破坏，但对氧十分敏感，遇光、空气可被氧化，其氧化产物为$\alpha$-生育醌和维生素E二聚体。维生素E可被三价铁离子氧化成生育醌，后者与2,2′-联吡啶作用生成血红色的亚铁络合物。维生素E的乙醇溶液，可被硝酸水解并氧化生成生育红，溶液显橙红色。

**3. 维生素$B_1$** 维生素$B_1$可发生硫色素荧光反应。其噻唑环在碱性介质中可开环，再与嘧啶环上的氨基环合，经铁氰化钾等氧化剂氧化成具有荧光的硫色素。硫色素溶于正丁醇中，呈蓝色荧光，加酸呈酸性，荧光消失，碱化后荧光又显现。

维生素$B_1$分子中含有2个杂环（嘧啶环和噻唑环），故可与某些生物碱沉淀试剂（如碘化汞钾、三硝基酚、碘溶液和硅钨酸等）反应生成组成恒定的沉淀，可用于鉴别和含量测定。

维生素$B_1$为盐酸盐，故其水溶液显氯化物的鉴别反应（可参见第二章鉴别）。

**4. 维生素C** 维生素C的分子中有烯二醇基，两个烯醇羟基极易游离，所以其水溶液呈酸性。C-3位的—OH由于受共轭效应的影响，酸性较强（$pK_1$ 4.17）；C-2位的—OH与C-1位的—C═O形成分子内氢键，酸性极弱（$pK_2$ 11.57）。故维生素C一般表现为一元酸，可与碳酸氢钠作用生成钠盐。

维生素C分子中的烯二醇基具极强的还原性，易被氧化为二酮基而生成去氢维生素C，加氢又可还原为维生素C。

维生素C中的双键使内酯环变得较稳定，与碳酸钠作用可生成单钠盐，不致发生水解。但在强碱如浓氢氧化钠溶液中，内酯环被水解，生成2-酮基古洛糖酸钠盐。

维生素C的化学结构与糖类相似，具有糖类的性质和反应。

# 第二节 鉴别试验

维生素类药物的鉴别常用化学反应法、光谱法和色谱法等。

对于具有旋光性（如维生素E、叶酸）或者呈黏稠液体状的脂溶性维生素（如维生素E、维生素$K_1$），可分别通过规定其比旋度或折光率进行鉴别。

## 一、化学反应法

本部分内容重点介绍维生素A、维生素E、维生素$B_1$和维生素C的化学反应鉴别。

### （一）维生素A的三氯化锑反应（Carr-Price反应）

维生素A在饱和无水三氯化锑的无醇三氯甲烷溶液中即显蓝色，渐变成紫红色。其机制为维生素 A 和三氯化锑发生亲电脱羧/脱水作用，形成不稳定的蓝色共轭碳正离子，并进一步与三氯化锑作用形成共轭离子或多聚体，而显色。反应式如下。

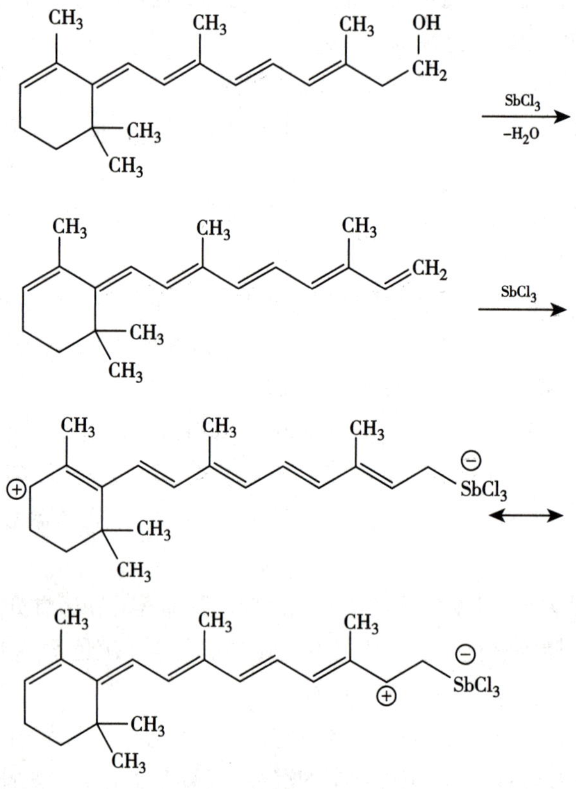


$\lambda_{max}$ 620nm

取本品 1 滴，加三氯甲烷 10ml 振摇使溶解；取 2 滴，加三氯甲烷 2ml 与 25% 三氯化锑的三氯甲烷溶液 0.5ml，即显蓝色，渐变成紫红色。

反应需在无水、无醇条件下进行，因为水可使三氯化锑水解成氯化氧锑（SbOCl），而乙醇可以和碳正离子作用使其正电荷消失。要求仪器和试剂必须干燥无水，三氯甲烷中必须无醇。

### （二）维生素 E 的化学反应

**1. 硝酸反应**　维生素 E 在硝酸酸性条件下水解生成生育酚，生育酚被硝酸氧化为邻醌结构的生育红而显橙红色。

取本品约 30mg，加无水乙醇 10ml 溶解后，加硝酸 2ml，摇匀，在 75℃加热约 15 分钟，溶液应显橙红色。

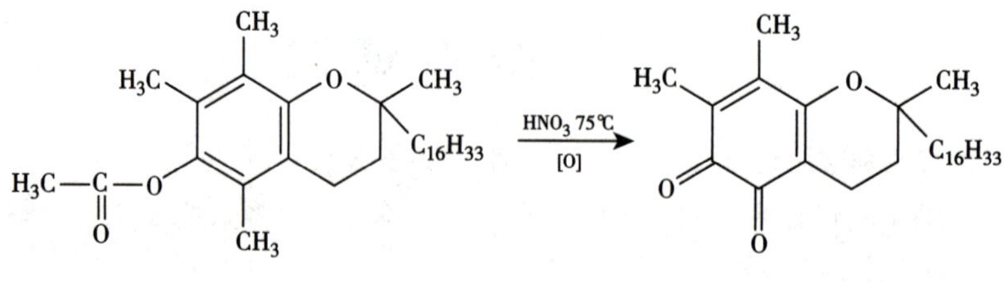


维生素E　　　　生育红（橙红色）

本法简便、快速，呈色反应明显。ChP、USP 和 JP 均采用本法进行鉴别。

**2. 三氯化铁反应**　维生素 E 在碱性条件下水解生成游离的生育酚，生育酚经乙醚提取后，可被 $FeCl_3$ 氧化成对-生育醌；同时 $Fe^{3+}$ 被还原为 $Fe^{2+}$，$Fe^{2+}$ 与联吡啶生成血红色的亚铁络合物。

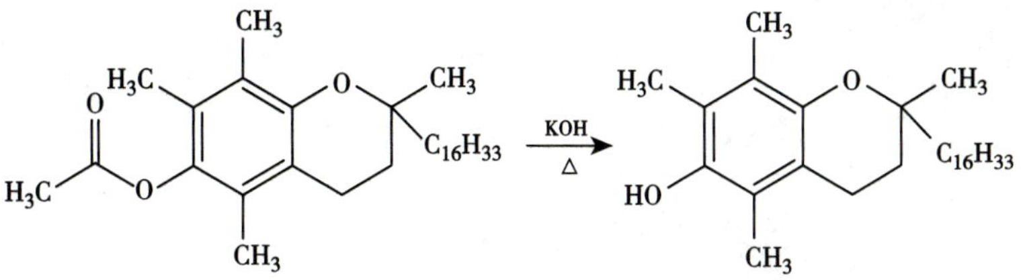

α-生育酚

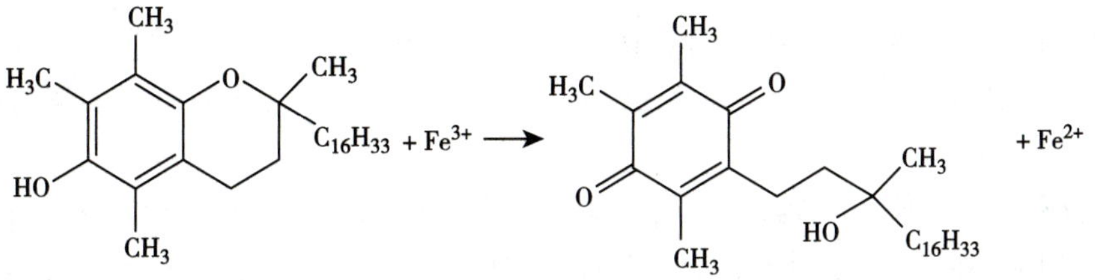

对-生育醌

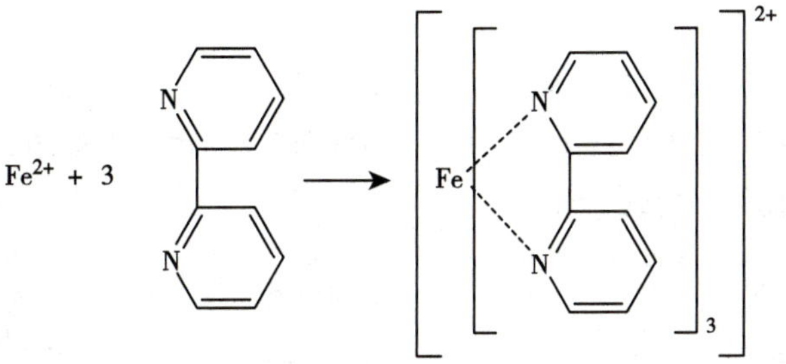

血红色

取本品约 10mg，加乙醇制氢氧化钾试液 2ml，煮沸 5 分钟，放冷，加水 4ml 与乙醚 10ml，振摇，静置使分层；取乙醚液 2ml，加 2,2′-联吡啶的乙醇溶液（0.5→100）数滴和三氯化铁的乙醇液（0.2→100）数滴，应显血红色。

USP 曾将维生素 E 与三氯化铁反应用作维生素 E 的比色测定，但由于测定前需将维生素 E 水解成 α-生育酚，操作烦琐且专属性不高，复方维生素中维生素 A 对测定也有干扰，故已被气相色谱法所取代。

### （三）维生素 $B_1$ 的化学反应

**1. 硫色素荧光反应**　维生素 $B_1$ 在碱性溶液中可被铁氰化钾氧化生成硫色素，硫色素溶于正丁醇（或异丁醇等）中显蓝色荧光。

硫色素反应为维生素 $B_1$ 的专属性鉴别反应，ChP 和 EP 采用此反应对维生素 $B_1$ 进行鉴别。反应式如下。

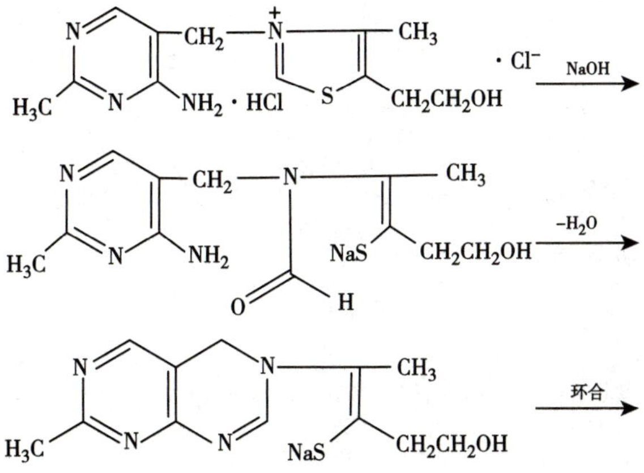

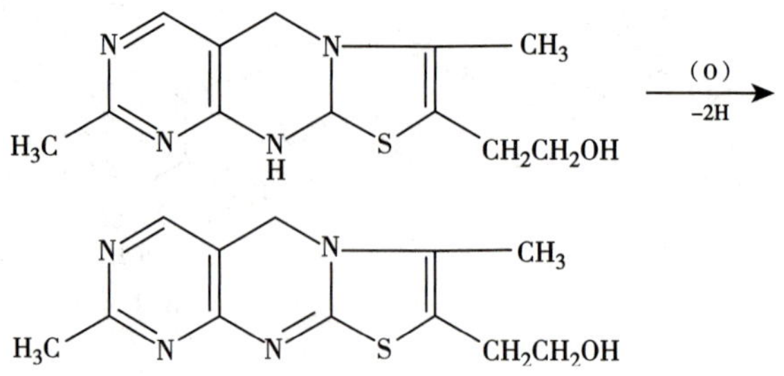

取本品约 5mg,加氢氧化钠试液 2.5ml 溶解后,加铁氰化钾试液 0.5ml 与正丁醇 5ml,强力振摇 2 分钟,放置使分层,上面的醇层显强烈的蓝色荧光;加酸使呈酸性,荧光即消失;再加碱使呈碱性,荧光又显出。

**2. 沉淀反应** 维生素 $B_1$ 结构中具有嘧啶环和氨基,显生物碱的特征,可与多种生物碱沉淀剂或显色剂反应。如与碘化汞钾生成淡黄色沉淀[B]·$H_2HgI_4$,与碘生成红色沉淀[B]·HI·$I_2$,与硅钨酸生成白色沉淀$[B]_2\cdot SiO_2(OH)_2\cdot 12WO_3\cdot 4H_2O$,与苦酮酸生成扇形白色结晶。

**3. 与氯化物的反应** 维生素 $B_1$ 的水溶液显氯化物的鉴别反应。ChP、EP 和 USP 均采用此法进行鉴别。

### (四) 维生素 C 的化学反应

**1. 与硝酸银反应** 维生素 C 分子中有烯二醇基,具有强的还原性,可被硝酸银氧化为去氢维生素 C,同时产生黑色的金属银沉淀。反应式如下。

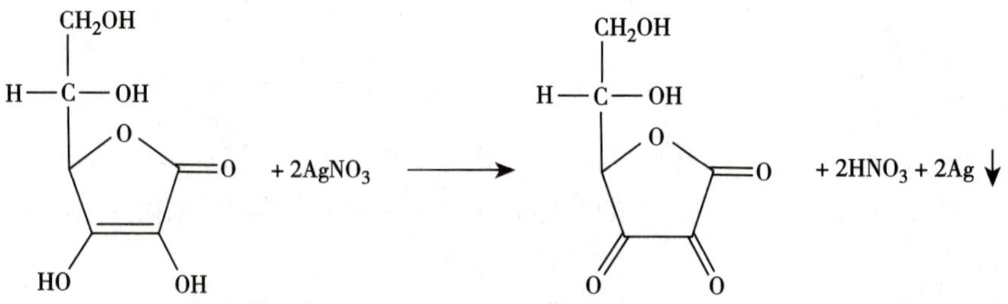

取本品 0.2g,加水 10ml 溶解。取该溶液 5ml,加硝酸银试液 0.5ml,即生成金属银的黑色沉淀。ChP、BP 和 EP 均采用该法进行鉴别。

**2. 与二氯靛酚反应** 2,6-二氯靛酚为一染料,其氧化型在酸性介质中为玫瑰红色、在碱性介质中为蓝色,与维生素 C 作用后生成还原型的无色的酚苯胺。反应式如下。

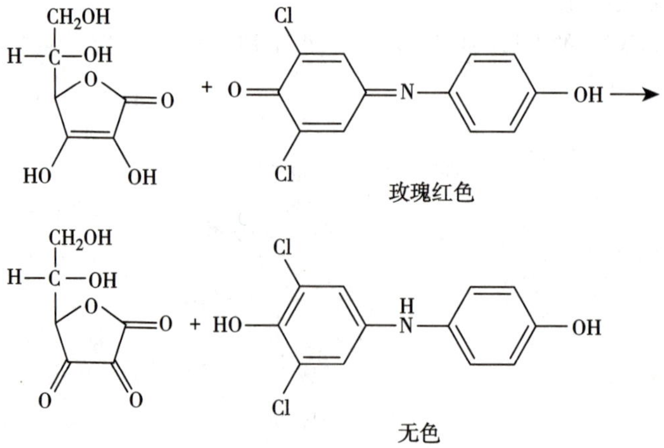


取本品 0.2g,加水 10ml 溶解。取该溶液 5ml,加二氯靛酚钠试液 1~2 滴,试液的颜色即消失。ChP 采用该法进行鉴别。

**3. 与其他氧化剂反应**　维生素C还可被亚甲蓝、高锰酸钾、碱性酒石酸铜试液、磷钼酸等氧化剂氧化为去氢维生素C，同时维生素C可使其试剂褪色，产生沉淀或呈现颜色。

**示例16-1**　ChP维生素C注射液的鉴别：取维生素C注射液，用水稀释制成1ml中含维生素C 10mg的溶液，取4ml，加0.1mol/L盐酸溶液4ml，混匀，加0.05%亚甲蓝乙醇溶液4滴，置40℃水浴中加热，3分钟内溶液应由深蓝色变为浅蓝色或完全褪色。

**示例16-2**　ChP维生素C钠的鉴别：取本品水溶液（1→50）4ml，加0.1mol/L盐酸溶液1ml，加碱性酒石酸铜试液数滴，加热，生成红色沉淀。

**4. 糖类的反应**　维生素C可在三氯醋酸或盐酸存在下水解、脱羧生成戊糖，再失水，转化为糖醛，加入吡咯，加热至50℃产生蓝色。

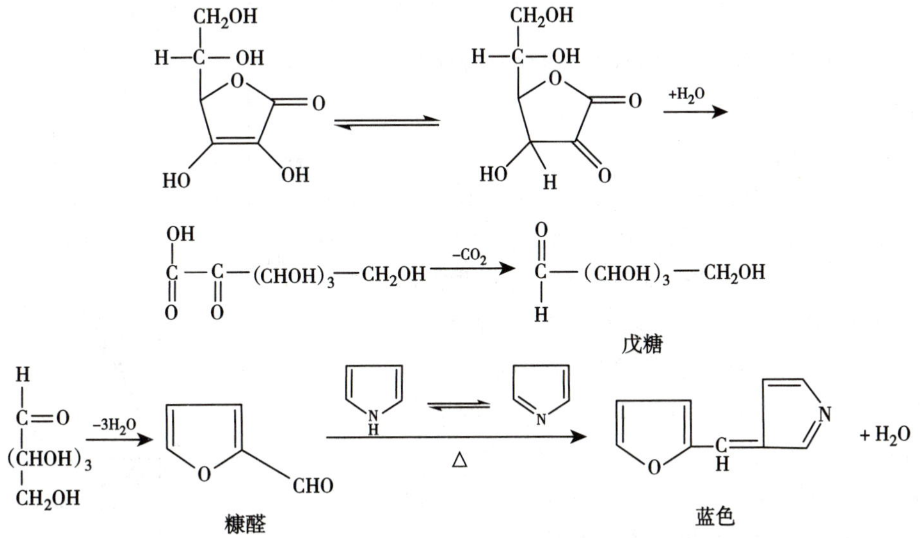


## 二、吸收光谱法

### （一）紫外吸收光谱法

**1. 规定最大（或最小）吸收波长和吸光度比值**　对于在紫外光谱区有明显最大吸收和最小吸收或者具有较明显2个或3个最大吸收峰的维生素类药物，常通过规定最大（或最小）吸收波长和吸光度比值进行鉴别。如维生素$B_2$、维生素$B_{12}$及其注射液、维生素$K_1$、烟酰胺、烟酸、叶酸。

**示例16-3**　ChP维生素$B_2$的鉴别：取含量测定项下的供试品溶液（浓度为0.03mg/ml的1%冰醋酸溶液），照紫外-可见分光光度法（通则0401）测定，在267nm、375nm与444nm的波长处有最大吸收。375nm波长处的吸光度与267nm波长处的吸光度的比值应为0.31~0.33；444nm波长处的吸光度与267nm波长处的吸光度的比值应为0.36~0.39。

**示例16-4**　ChP维生素$B_{12}$注射液的鉴别：取含量测定项下的供试品溶液（浓度为25μg/ml的水溶液），照紫外-可见分光光度法（通则0401）测定，在361nm与550nm的波长处有最大吸收。361nm波长处的吸光度与550nm波长处的吸光度的比值应为3.15~3.45。

**示例16-5**　ChP烟酰胺的鉴别：取本品，加水溶解并稀释制成每1ml中约含20μg的溶液，照紫外-可见分光光度法（通则 0401）测定，在 261nm 的波长处有最大吸收，在 245nm 的波长处有最小吸收，245nm 波长处的吸光度与 261nm 波长处的吸光度的比值应为 0.63~0.67。

**2. 规定吸收波长和吸收系数** 在性状项下，通过规定在某溶液中最大吸收波长处的吸收系数，也可对维生素类药物进行鉴别。

**示例 16-6** ChP 维生素 $B_1$ 的吸收系数测定：取维生素 $B_1$，精密称定，加盐酸溶液（9→1 000）溶解并定量稀释制成每 1ml 约含 12.5μg 的溶液，照紫外-可见分光光度法（通则 0401），在 246nm 的波长处测定吸光度，吸收系数（$E_{1cm}^{1\%}$）为 406~436。

**示例 16-7** BP 维生素 C 的鉴别：维生素 C 在 0.01mol/L 盐酸溶液中的最大吸收波长在 243nm 处，规定其吸收系数 $E_{1cm}^{1\%}$ 为 545~585。

**3. 测定最大吸收波长或同时测定最小吸收波长** 测定最大吸收波长或同时测定最小吸收波长，也可用于维生素类药物的鉴别。

维生素 A 分子中含有 5 个共轭双键，其无水乙醇溶液在 326nm 波长处有最大吸收峰。当在盐酸催化下加热，则发生脱水反应生成去水维生素 A。后者比维生素 A 多 1 个共轭双键，故其最大吸收峰向长波长位移（红移），同时在 350~390nm 波长之间出现 3 个吸收峰。

具体鉴别方法（图 16-2）：取约相当于 10IU 的维生素 A 供试品，加无水乙醇-盐酸（100 : 1）溶液溶解，立即用紫外分光光度计在 300~400nm 波长范围内进行扫描，应在 326nm 的波长处有单一的吸收峰。将此溶液置水浴上加热 30 秒，迅速冷却，照上法进行扫描，则应在 348nm、367nm 和 389nm 波长处有 3 个尖锐的吸收峰，且在 332nm 波长处有较低的吸收峰或拐点。

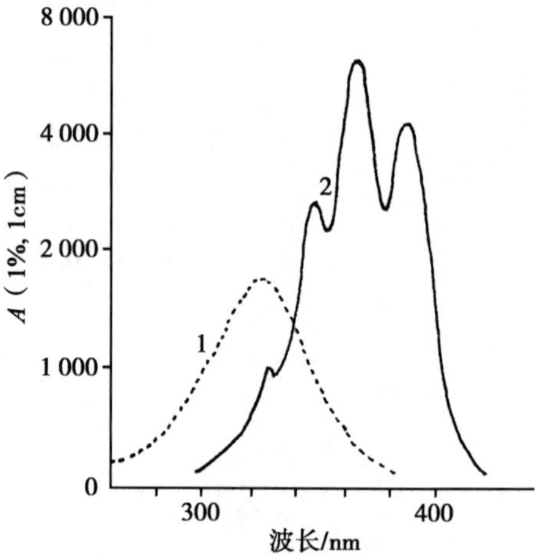


1. 维生素 A；2. 去水维生素 A

图 16-2 维生素 A 和去水维生素 A 的紫外吸收光谱图

### （二）红外分光光度法

红外分光光度法主要用于维生素类药物的原料药鉴别，多采用溴化钾压片法，并与对照图谱对照。

**示例 16-8** ChP 维生素 $B_1$ 的鉴别：取本品适量，加水溶解，水浴蒸干，在 105℃干燥 2 小时测定。本品的红外光吸收图谱应与对照图谱一致（图 16-1b）。

## 三、色谱法

### （一）薄层色谱法

尽管薄层色谱法在分离效能上低于高效液相色谱法和气相色谱法，但由于其操作简便，结果快速，在维生素类药物的鉴别中仍有应用。

ChP 采用薄层色谱法对维生素 C 制剂（颗粒剂、泡腾片、泡腾颗粒、注射剂）和烟酸注射液进行了鉴别。

**示例 16-9**　ChP 维生素 C 泡腾片的 TLC 鉴别：照薄层色谱法（通则 0502）试验。

**供试品溶液**　取本品细粉适量（约相当于维生素 C 10mg），加水 10ml，振摇使维生素 C 溶解，滤过，取滤液。

**对照品溶液**　取维生素 C 对照品适量，加水溶解并稀释制成每 1ml 中约含 1mg 的溶液。

**色谱条件**　采用硅胶 $GF_{254}$ 薄层板，以乙酸乙酯-乙醇-水（5∶4∶1）为展开剂。

**测定法**　吸取供试品溶液与对照品溶液各 2μl，分别点于同一薄层板上，展开，取出，晾干，立即（1 小时内）置紫外光灯（254nm）下检视。

**结果判定**　供试品溶液所显主斑点的位置和颜色应与对照品溶液的主斑点相同。

EP、BP 和 USP 分别采用薄层色谱法对合成维生素 A 及其酯进行了鉴别，均采用乙醚-环己烷（20∶80）为展开剂，通过比较供试品和对照品溶液所显的斑点进行鉴别。

BP 和 EP 均采用硅胶 $GF_{254}$ 为吸附剂，供试品溶液和对照品溶液均采用环己烷配制，展开后薄层板置紫外灯 254nm 处检视，$R_f$ 值大小顺序为：维生素 A 棕榈酸酯 > 维生素 A 丙酸酯 > 维生素 A 醋酸酯。

USP 则采用硅胶为吸附剂，供试品溶液和对照品溶液均采用三氯甲烷配制，展开后薄层板以磷钼酸为显色剂显色，维生素 A 醋酸酯和棕榈酸酯均显蓝绿色斑点，其 $R_f$ 值分别为 0.45±0.10 和 0.7±0.1。

### （二）高效液相色谱法

采用高效液相色谱法进行含量测定的药物，其鉴别也常采用高效液相色谱法。采用和含量测定用相同的供试品溶液和色谱条件，通过考察供试品溶液和对照品溶液色谱峰保留时间的一致性进行鉴别，一般要求："在含量测定项下记录的色谱图中，供试品溶液主峰的保留时间应与对照品溶液主峰的保留时间一致。"ChP 中维生素 $B_6$ 及其片剂和注射剂，维生素 $D_2$、维生素 $D_3$ 原料及其注射剂，维生素 $K_1$ 原料及其注射剂，维生素 AD 软胶囊和滴剂的鉴别都采用了高效液相色谱法。

### （三）气相色谱法

气相色谱法用于有挥发性或沸点较低，且对热稳定的化合物的分析。ChP 维生素 E 及其片剂、软胶囊和注射液、EP 中维生素 E 的含量测定均采用了气相色谱法，因此其鉴别也采用了气相色谱法。与高效液相色谱法相同，要求"在含量测定项下记录的色谱图中，供试品溶液主峰的保留时间应与对照品溶液主峰的保留时间一致"。

## 第三节　质 量 检 查

有关物质的检查是维生素类药物质量检查的重要内容。对于可获得对照品的结构明确的主要杂质，可在检查项下单独列出，其他杂质往往以有关物质的形式进行检查。根据杂质和药物的性质差别，可选用合适的方法进行有关物质检查。本节主要介绍维生素 A、维生素 E、维生素 $B_1$ 和维生素 C 有关物质的检查方法。

## 一、维生素 A 有关物质的检查

### （一）有关物质

目前维生素 A 大多是化学合成产品，且维生素 A 不稳定，易受光照、氧、热等的作用发生降解产生杂质。因此，其有关物质包括各种合成过程中产生的中间体、副产物和降解杂质。其降解杂质主要包括以下几类。

1. **氧化产物**　环氧化物、维生素 A 醛和维生素 A 酸。

2. **光照条件下产生的无活性的二聚体**　鲸醇。

3. **异构体**　新维生素 Aa（2-顺式）、新维生素 Ab（4-顺式）、新维生素 Ac（2，4-二顺式）、异维生素

Aa(6-顺式)、异维生素 Ab(2,6-二顺式),结构见第一节。

### 4. 去氢维生素 A(即维生素 $A_2$)和去水维生素 A(即维生素 $A_3$)。

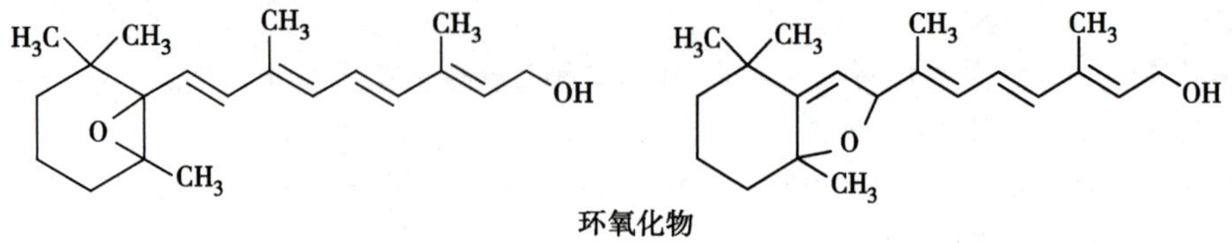

环氧化物

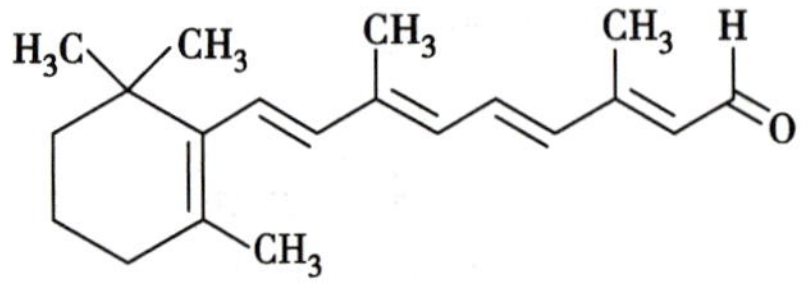

维生素A醛

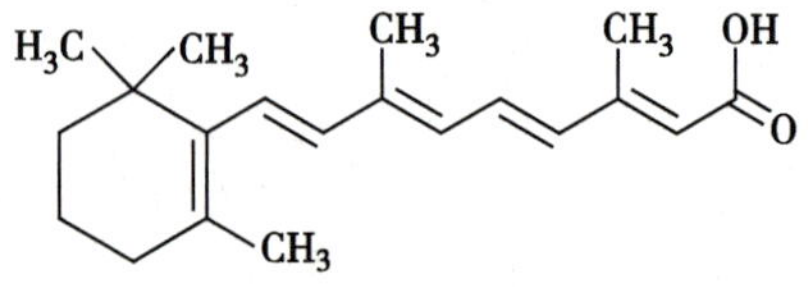

维生素A酸

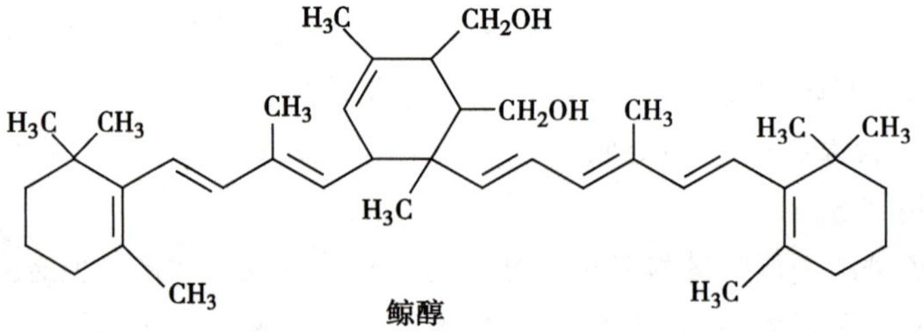

鲸醇

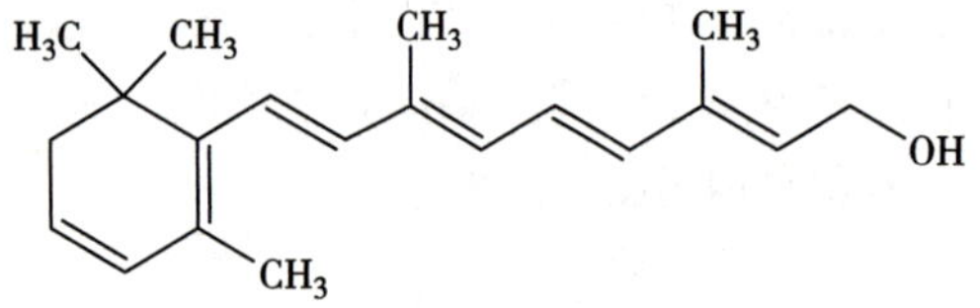

去氢维生素A

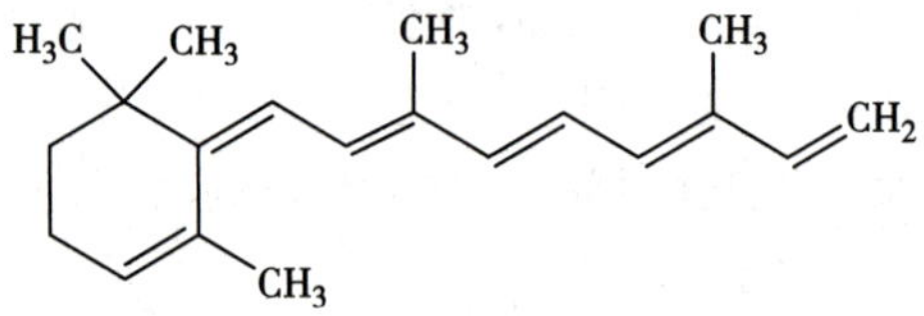

去水维生素A

维生素 A 在 300~370nm 范围呈吸收峰型,$\lambda_{max}$=325nm;而维生素 A 的主要杂质(氧化杂质)在该波长范围内,吸光度随波长增大逐渐减小。利用维生素 A 与其降解杂质的紫外吸收特征不同,可通过规定特定波长处的吸光度比控制杂质限量。EP 和 USP 均通过限定三个波长处的吸光度比控制有关物质的量,但限定方法有所异同。二者均采用含量测定项下的供试品溶液(异丙醇为溶剂)进行测定,均对 300nm、326nm 和 370nm 三个波长处的吸光度比进行了相同限定。除此之外,USP 还对 325nm 处的校正吸光度大小进行了限定。

**示例 16-10** EP 维生素 A 对紫外吸收的限定:取维生素 A 活性测定项下的供试品溶液,照紫外-可见分光光度法进行测定。最大吸收应在 325~327nm 波长范围,并且吸光度比应符合如下规定:$A_{300}/A_{326}$ 不得大于 0.60;$A_{350}/A_{326}$ 不得大于 0.54;$A_{370}/A_{326}$ 不得大于 0.14。

**示例 16-11** USP 维生素 A 对紫外吸收的限定:照含量测定项下方法计算,在 325nm 处的校正吸光度($A_{325}$=6.815$A_{325}$-2.555$A_{310}$-4.260$A_{334}$)与测得吸光度($A_{325}$)之比,不得小于 0.85。最大吸收应在 325~327nm 波长范围,并且吸光度比应符合如下规定:$A_{300}/A_{326}$ 不得大于 0.60;$A_{350}/A_{326}$ 不得大于 0.54;$A_{370}/A_{326}$ 不得大于 0.14。

### (二) 游离维生素 A 醇

各国供临床使用的维生素 A 大多是维生素 A 醇的成酯形式。因此,维生素 A 醇也应作为杂质进行控制。EP 规定维生素 A 中需检查维生素 A 醇,采用的是薄层色谱法。

**示例 16-12**　EP 中维生素 A 中游离维生素 A 醇的检查：采用薄层色谱法。

**供试品溶液**　取本品适量，加环己烷（含 1g/L 的抗氧剂丁羟甲苯）溶解，并稀释制成每 1μl 中约含维生素 A 为 330IU 的溶液。

**对照溶液**　取供试品溶液 1ml，加 0.1mol/L 四丁基氢氧化铵异丙醇溶液 20ml，振摇 2 分钟，再加环己烷（含 1g/L 的抗氧剂丁羟甲苯）稀释至 100ml。

**色谱条件**　采用硅胶 $GF_{254}$ 薄层板，以乙醚-环己烷（80：20）为展开剂。

**测定法**　吸取上述两种溶液各 3μl，分别点于同一薄层板上，展开至 15cm 以上，取出，晾干，在紫外灯 254nm 下检视。

**系统适用性要求**　对照溶液色谱中，不得显或仅显十分微弱的维生素 A 酯的斑点。

**结果判定**　供试品溶液色谱中如显维生素 A 醇斑点，与对照溶液所显的斑点比较不得更深（1.0%）。

### （三）酸值和过氧化值

ChP 采用了“酸值”和“过氧化值”对维生素 A 中精制油溶液进行杂质控制。EP 对酸值进行了控制。

**示例 16-13**　ChP 维生素 A 酸值测定：取乙醇与乙醚各 15ml，置锥形瓶中，加酚酞指示液 5 滴，滴加氢氧化钠滴定液（0.1mol/L）至微显粉红色，再加本品 2.0g，振摇使溶解，用氢氧化钠滴定液（0.1mol/L）滴定，酸值应不大于 2.0。

**示例 16-14**　ChP 维生素 A 过氧化值测定：取本品 1.0g，加冰醋酸-三氯甲烷（6：4）30ml，振摇使溶解，加碘化钾的饱和溶液 1ml，振摇 1 分钟，加水 100ml 与淀粉指示液 1ml，用硫代硫酸钠滴定液（0.01mol/L）滴定至紫蓝色消失，并将滴定的结果用空白试验校正。消耗硫代硫酸钠滴定液（0.01mol/L）不得过 1.5ml。

## 二、维生素 E 有关物质的检查

### （一）酸度

为控制维生素 E 制备过程中引入的游离醋酸，需进行酸度检查。

取乙醇与乙醚各 15ml，置锥形瓶中，加酚酞指示液 0.5ml，滴加氢氧化钠滴定液（0.1mol/L）至微显粉红色，加本品 1.0g，溶解后，用氢氧化钠滴定液（0.1mol/L）滴定，消耗的氢氧化钠滴定液（0.1mol/L）不得过 0.5ml。

### （二）生育酚（天然型）

ChP 采用硫酸铈滴定法检查制备过程中未酯化的生育酚。生育酚具有还原性，可被硫酸铈定量氧化，故在一定条件下，可以用消耗的硫酸铈滴定液（0.01mol/L）的体积来控制游离生育酚的限量。游离生育酚被氧化成生育醌后失去 2 个电子，滴定反应的摩尔比为 1：2，生育酚的分子量为 430.7，即 1mol 的硫酸铈相当于 1/2mol 的生育酚。

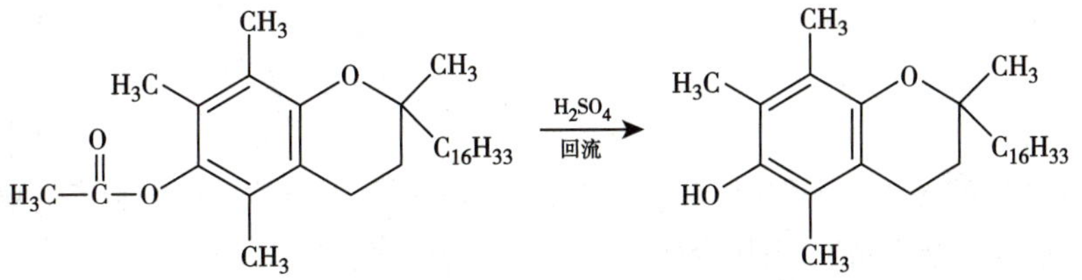

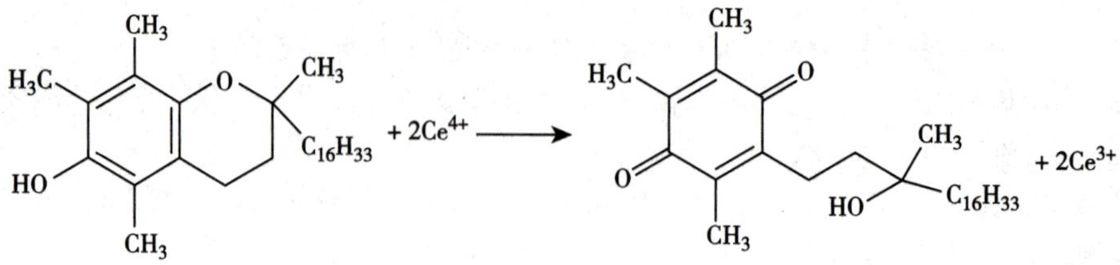

取本品 0.10g，加无水乙醇 5ml 溶解后，加二苯胺试液 1 滴，用硫酸铈滴定液（0.01mol/L）滴定，消耗的硫酸铈滴定液（0.01mol/L）不得过 1.0ml。

每 1ml 硫酸铈滴定液（0.01mol/L）相当于 0.002 154g 的游离生育酚，所以维生素 E 中所含的游离生育酚的限量不得过 2.15%。

$$L=\frac{T\times V}{S}\times 100\%=\frac{0.002\,154\times 1.0}{0.10}\times 100\%=2.15\%$$

### （三）有关物质（合成型）

消旋维生素 E 醋酸酯的主要合成方法是采用 2,3,5-三甲基氢醌和异植物醇在催化剂的作用下于有机溶剂中缩合制得。

该反应特别容易发生形成五元环杂质（杂质 **A**、**B**）的副反应，这些五元环杂质与维生素是同分异构体，难于分离，其含量高低直接影响维生素 E 的质量；副产物还包括，产物 *α*-生育酚醋酸酯的合成过程中，酯化未完全或水解引入的 *α*-生育酚杂质（**C**）；以及多烯化的杂质 **D** 和 **E**（表 16-3）。

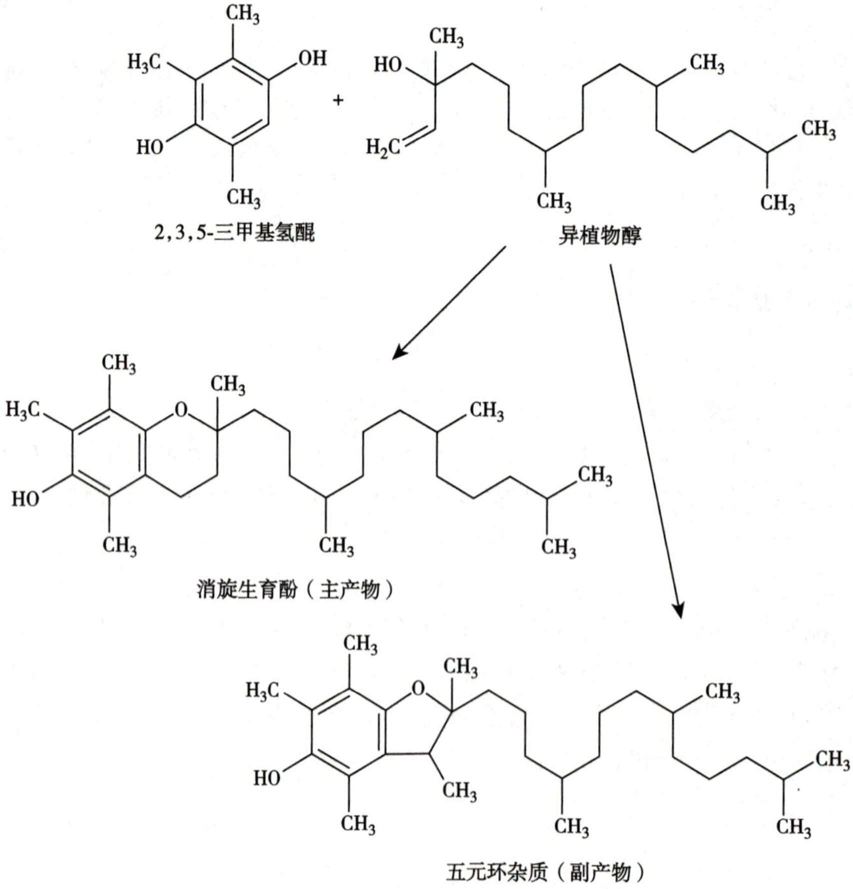


消旋维生素 E 醋酸酯的有关物质检查，ChP 采用不加校正因子的主成分自身对照法；EP 采用特定杂质对照品对照确定杂质峰位，再用峰面积归一化法进行检查。

**表 16-3　合成型维生素 E（消旋维生素 E 醋酸酯）中有关物质的结构与 BP 代码**

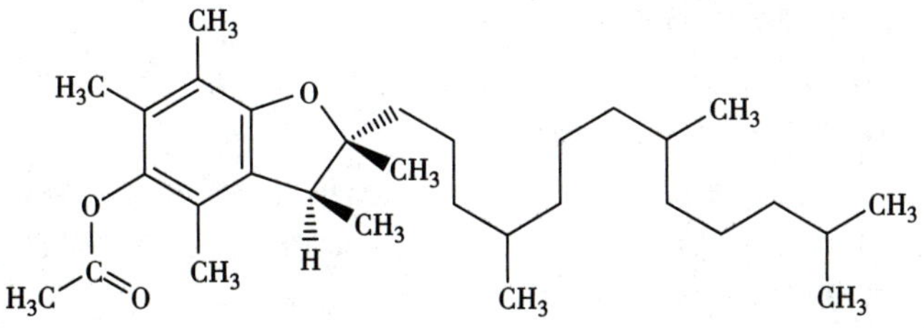

**A**（消旋）

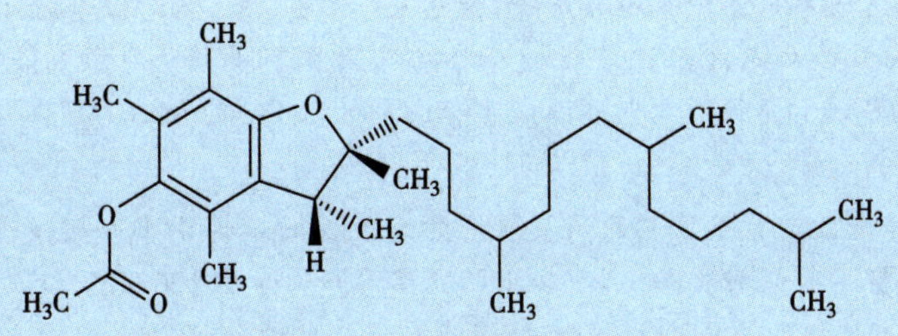

**B**（消旋）

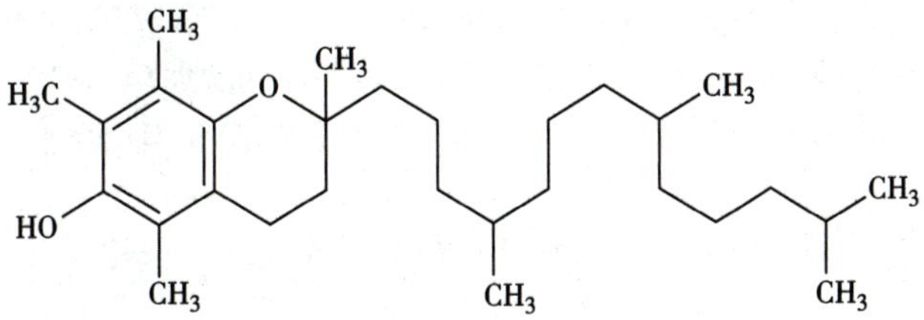

**C**［（消旋）*α*-生育酚］

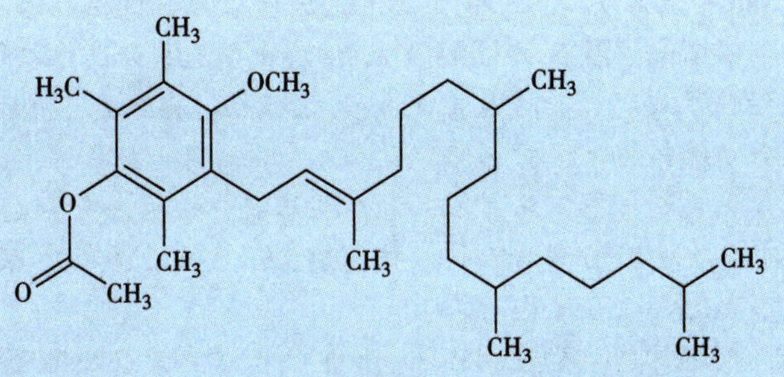

**D**（消旋*E*）

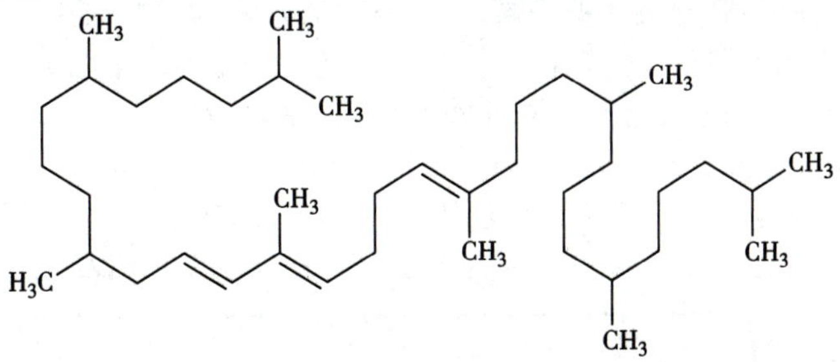

**E**（消旋*E*）

**示例 16-15**　ChP 维生素 E（合成型）有关物质的检查：照气相色谱法（通则 0521）测定。

**供试品溶液**　取本品，用正己烷稀释制成每 1ml 中约含 2.5mg 的溶液。

**对照溶液**　精密量取供试品溶液适量，用正己烷定量稀释制成每 1ml 中约含 25μg 的溶液。

**系统适用性溶液**　取维生素E与正三十二烷各适量，加正己烷溶解并稀释制成每1ml中约含维生素E 2mg与正三十二烷1mg的混合溶液。

**色谱条件**　用硅酮(OV-17)为固定液，涂布浓度为2%的填充柱，或用100%二甲基聚硅氧烷为固定液的毛细管柱；柱温为265℃；进样体积1μl。

**系统适用性要求**　系统适用性溶液色谱图中，理论板数按维生素E峰计算不低于500(填充柱)或5 000(毛细管柱)，维生素E峰与正三十二烷峰之间的分离度应符合规定。

**测定法**　精密量取供试品溶液与对照溶液，分别注入气相色谱仪，记录色谱图至主成分峰保留时间的2倍。

**限度**　供试品溶液色谱图中如有杂质峰，杂质**C**(*α*-生育酚，相对保留时间约为0.87)峰面积不得大于对照溶液主峰面积(1.0%)，其他单个杂质峰面积不得大于对照溶液主峰面积的1.5倍(1.5%)，各杂质峰面积的和不得大于对照溶液主峰面积的2.5倍(2.5%)。

示例16-16　EP消旋维生素E醋酸酯有关物质的GC检查：峰面积归一化法进行测定。

**内标溶液**　称取角鲨烷对照品1.0g，加正己烷溶解并稀释至100.0ml。

**供试品溶液a**　称取本品0.100g，加内标溶液溶解并稀释至10.0ml。

**供试品溶液b**　称取本品0.100g，加正己烷溶解并稀释至10ml。

**对照溶液a**　称取维生素E醋酸酯对照品0.100g，加内标溶液溶解，并稀释至10.0ml。

**对照溶液b**　称取本品和杂质**C**(*α*-生育酚)对照品各10mg，加正己烷溶解并稀释至100.0ml。

**对照溶液c**　称取本品色谱峰鉴定用对照品(包含杂质**A**和**B**)10mg，加正己烷溶解并稀释至1ml。

**对照溶液d**　取**供试品溶液b** 1.0ml，加正己烷稀释至100.0ml；取上述溶液1.0ml，加正己烷稀释至10.0ml。

**色谱条件**　采用甲基聚硅氧烷为固定液的熔融石英毛细管柱(30m×0.25mm，0.25μm)，以氦气为载气，流速1ml/min，分流比1∶100，柱温280℃，进样口和FID检测器温度均为290℃。

**测定法**　精密量取**供试品溶液b**，**对照溶液a**、**b**、**c**、**d**各1μl，分别注入气相色谱仪(可采用自动进样器直接注入或经惰性玻璃衬管的进样口注入，也可采用其他具有重现性的注入方式)，记录色谱图至供试品溶液b主峰保留时间的2倍。

**杂质鉴定**　采用本品色谱峰鉴定用对照品和对照溶液c的色谱图鉴定杂质**A**和**B**。以维生素E醋酸酯峰(保留时间约为15分钟)为对照，**角鲨烷**、**A**、**B**、**C**、**D**和**E**(**表16-3**)的相对保留分别约为0.4、0.7、0.8、0.9、1.05和1.05。

**系统适用性要求**　对照溶液b的色谱图中，杂质**C**和维生素E醋酸酯峰的分离度不得小于3.5；在对照溶液a的色谱图中，杂质**C**峰的面积不得超过维生素E醋酸酯峰面积的0.2%。

**限度**　供试品溶液b色谱图中如有杂质峰，杂质**A**和杂质**C**峰面积均不得大于总峰面积的0.5%，杂质**B**峰面积不得大于总峰面积的1.5%，杂质**D**和**E**峰面积之和不得大于总峰面积的1.0%，其他单个杂质峰面积不得大于总峰面积的0.25%，各杂质峰面积的和不得大于总峰面积的2.5%，小于对照溶液d色谱图中主成分峰面积的色谱峰(0.1%)忽略不计。

**示例分析：**EP针对全合成消旋维生素E醋酸酯的起始原料药：(消旋)*α*-生育酚，采用了完全相同的GC色谱条件进行其有关物质的检查并规定了一致的限度(图16-3)。

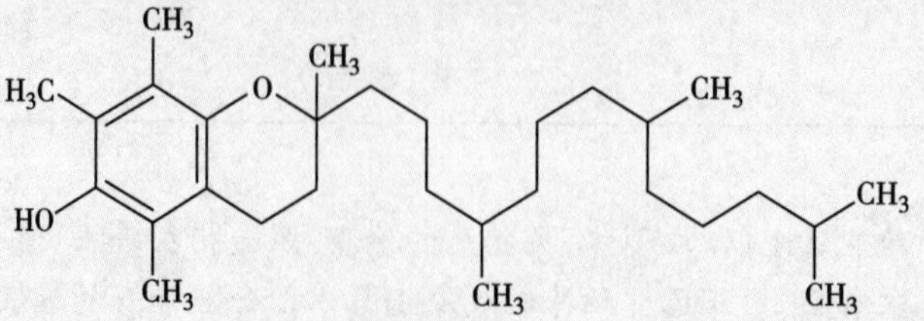


(消旋)*α*-生育酚

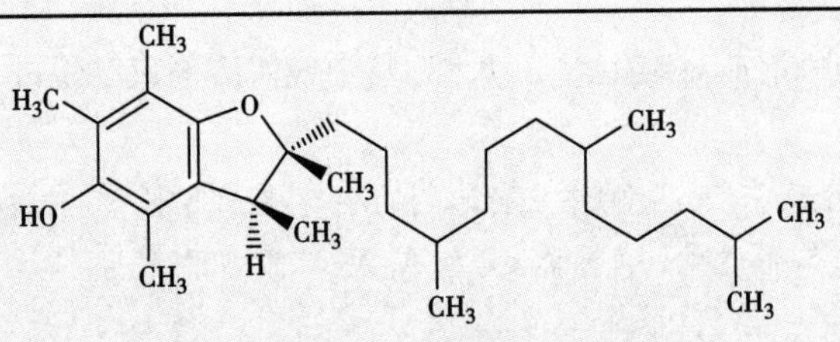

A（消旋）

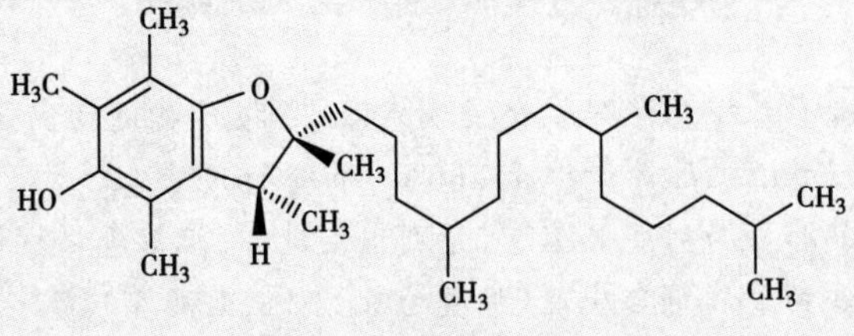

B（消旋）

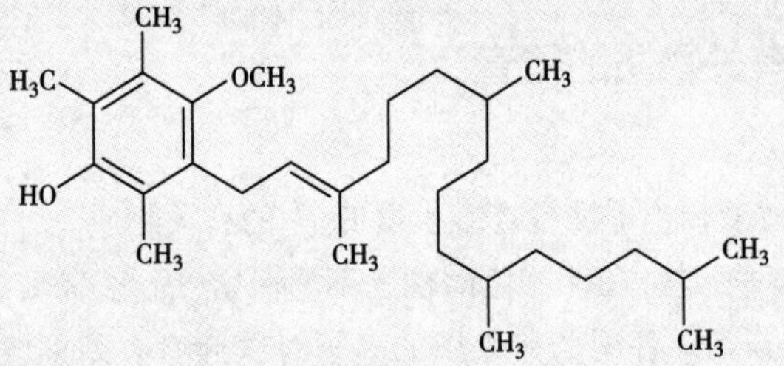

C（消旋*E*）

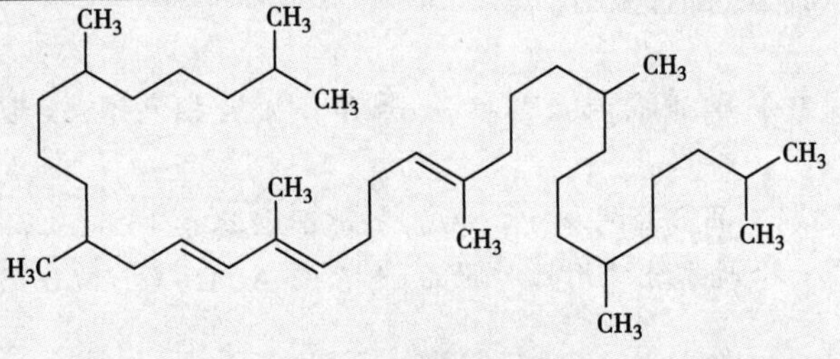

D（消旋*E*）

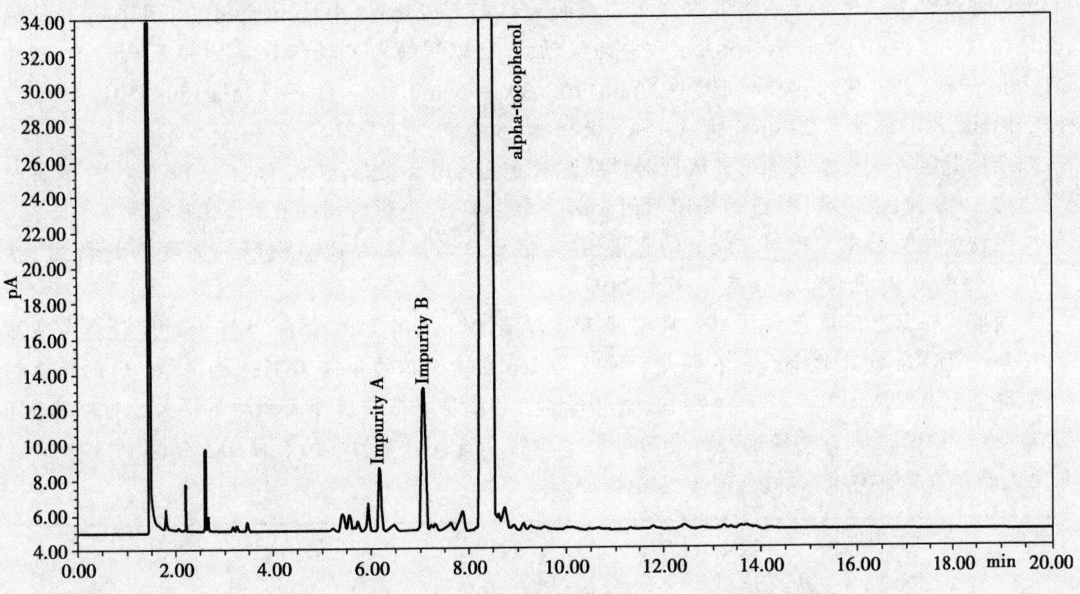


图 16-3　(消旋)$\alpha$-生育酚有关物质的 GC 检查的典型图

以(消旋)$\alpha$-生育酚(保留时间约 9 分钟)为对照，**角鲨烷、A、B、C** 和 **D** 的相对保留分别约为 0.5、0.7、0.8、1.05 和 1.05［紧邻(消旋)$\alpha$-生育酚］。

### （四）残留溶剂

ChP 采用顶空气相色谱法对维生素 E（天然型）中残留溶剂正己烷进行了检查。

示例 16-17 ChP 维生素 E（天然型）中残留溶剂的测定：照残留溶剂测定法（通则 0861 第一法）测定。

**供试品溶液** 取本品适量，精密称定，加 *N*,*N*-二甲基甲酰胺溶解并定量稀释制成每 1ml 中约含 50mg 的溶液。

**对照品溶液** 取正己烷适量，精密称定，加 *N*,*N*-二甲基甲酰胺定量稀释制成每 1ml 中约含 10μg 的溶液。

**色谱条件** 以 5% 苯基甲基聚硅氧烷为固定液（或极性相近的固定液），起始柱温为 50℃，维持 8 分钟，然后以 45℃/min 的速率升温至 260℃，维持 15 分钟。

**测定法** 取供试品溶液与对照品溶液，分别顶空进样，记录色谱图。

**限度** 正己烷的残留量应符合规定（限度为 0.029%，天然型）。

## 三、维生素 $B_1$ 有关物质的检查

### （一）有关物质

各国药典均采用高效液相色谱法检查维生素 $B_1$ 中的有关物质。

由于维生素 $B_1$ 是一种双盐，在反相色谱柱上不易保留，因此，需要在流动相中添加离子对试剂，采用离子对色谱法进行分离。各国药典采用的离子对试剂略有差别，己烷磺酸钠（EP）、庚烷磺酸钠（ChP）、辛烷磺酸钠（USP、JP）都有应用。

示例 16-18 EP 维生素 $B_1$ 有关物质的检查：采用高效液相色谱法，己烷磺酸钠为离子对试剂（图 16-4）。

**供试品溶液** 称取本品 0.35g，加 5%（*V*/*V*）的冰醋酸溶液 15.0ml 溶解，用水稀释至 100.0ml。

**对照溶液 a** 取一小瓶系统适用性对照品（含杂质 **A**、**B**、**C**），加 0.75%（*V*/*V*）冰醋酸溶液 1ml 溶解。

**对照溶液 b** 取供试品溶液 1.0ml，加水稀释至 100.0ml；取上述溶液 1.0ml，加水稀释至 10.0ml。

**色谱条件** 以封端十八烷基硅烷键合硅胶为填充剂（25cm × 4.0mm，5μm），以 3.764mg/ml 的己烷磺酸钠溶液（用磷酸调节 pH 至 3.1）为流动相 A，以甲醇为流动相 B，梯度洗脱（A：B）程序为：0min（90：10）→2min（90：10）→27min（70：30）→35min（50：50）→42min（50：50）。流速为 1.0ml/min，检测波长为 248nm，柱温 45℃，进样量 25μl。

**杂质鉴定** 采用系统适用性试剂和对照溶液 a 色谱图鉴定杂质 **A**、**B**、**C**。维生素 $B_1$ 保留时间约为 30 分钟，杂质 **A**、**B**、**C** 的保留时间分别为维生素 $B_1$ 保留时间的 0.3 倍、0.9 倍和 1.2 倍。

**系统适用性要求** 对照溶液 a 的色谱图中，杂质 **B** 与维生素 $B_1$ 色谱峰分离度不小于 3.0，杂质 **C** 与维生素 $B_1$ 色谱峰分离度不小于 2.0。

**限度** 供试品溶液色谱图中如有杂质峰，以对照溶液 b 中维生素 $B_1$ 主峰为对照计算各杂质的百分含量。杂质 **B** 的峰面积不得大于对照溶液 b 主峰面积的 3 倍（0.3%），杂质 **A**、**C** 的峰面积均不得大于对照溶液 b 主峰面积的 1.5 倍（0.15%），其他单个杂质的峰面积均不得大于对照溶液 b 主峰面积（0.10%），各杂质峰面积的和不得大于对照溶液 b 主峰面积的 5 倍（0.5%）；小于对照溶液 b 主峰面积 0.5 倍（0.05%）的色谱峰忽略不计。

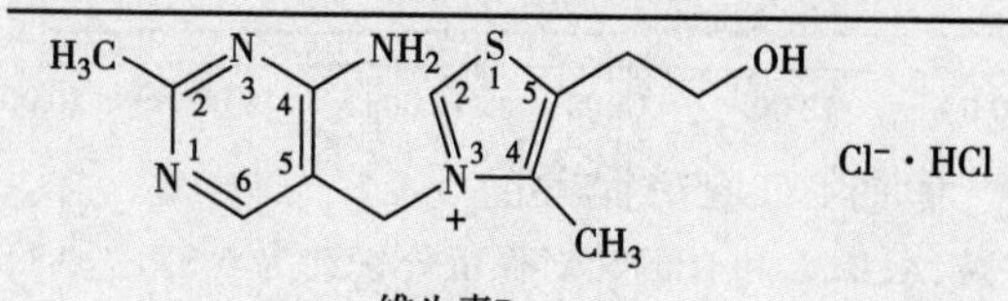


维生素 $B_1$

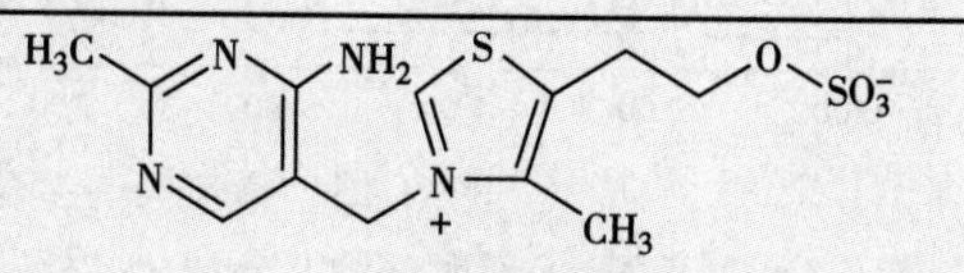


**A**（硫胺素硫酸酯）

| | |
|---|---|
| 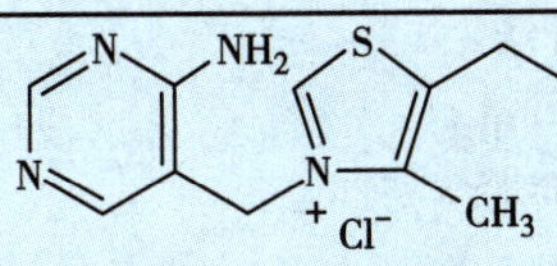 **B**（去甲基硫胺） | 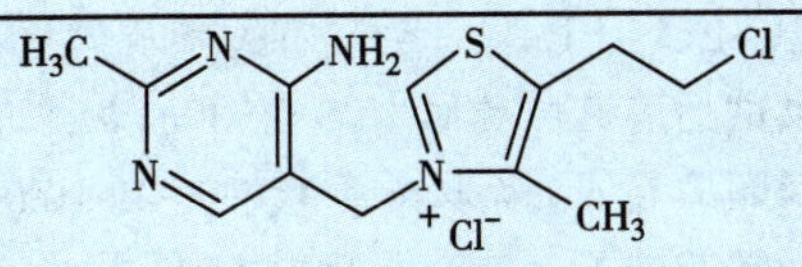 **C**（氯硫胺） |

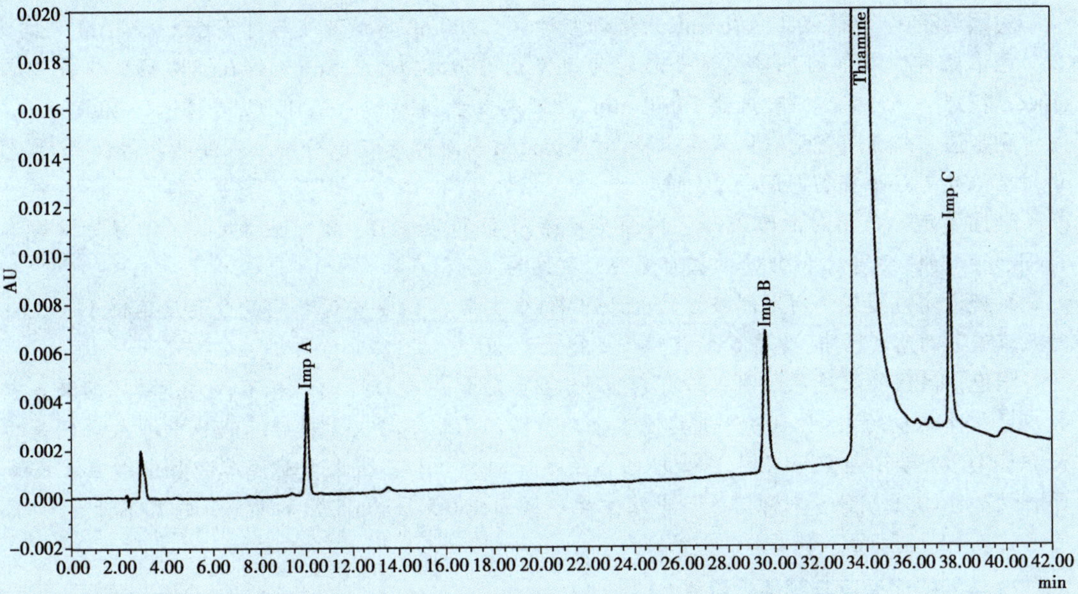


图 16-4　维生素 $B_1$ 系统适用性对照溶液 a 典型色谱图

### （二）总氯量

因维生素 $B_1$ 是盐酸盐，ChP 采用硝酸银滴定法对其总氯量进行了规定。

示例 16-19　ChP 维生素 $B_1$ 中总氯量的检查：取本品约 0.2g，精密称定，加水 20ml 溶解后，加稀醋酸 2ml 与溴酚蓝指示液 8~10 滴，用硝酸银滴定液（0.1mol/L）滴定至显蓝紫色。每 1ml 硝酸银滴定液（0.1mol/L）相当于 3.54mg 的氯（Cl）。

**限度规定**　按干燥品计算，含总氯量应为 20.6%~21.2%。

## 四、维生素 C 有关物质的检查

### （一）有关物质

BP 和 EP 采用高效液相色谱法对维生素 C 有关物质进行检查，并对 2-酮基-L 古洛糖酸（杂质 **C**）和 2-酮基-L 古洛糖酸甲酯（杂质 **D**）这两个杂质进行了限量控制。维生素 C 大多采用微生物转化方法制备前体 2-酮基-L 古洛糖酸，经甲醇-硫酸溶液洗脱，再内酯化、烯醇化，最终合成维生素 C。2-酮基-L 古洛糖酸和 2-酮基-L 古洛糖酸甲酯是两个重要的中间体。ChP 和 USP 中维生素 C 质量标准项下未收载有关物质检查项。

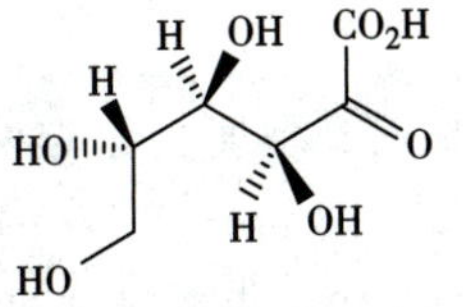
杂质**C**：2-酮基-L古洛糖酸

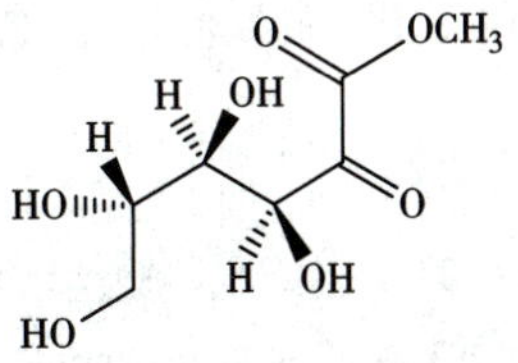
杂质**D**：2-酮基-L古洛糖酸甲酯

**示例 16-20**　EP 维生素 C 有关物质的检查：采用高效液相色谱法。

**供试品溶液**　称取本品 0.500g，加流动相溶解并稀释至 10.0ml。

**对照溶液 a**　称取杂质 **C** 对照品 10.0mg，加流动相溶解并稀释至 5.0ml。

**对照溶液 b**　称取杂质 **D** 对照品 5.0mg 和维生素 C 对照品 5.0mg，加流动相溶解，再加入对照溶液 a 2.5ml，用流动相稀释至 100.0ml。

**对照溶液 c**　取供试品溶液 1ml，用流动相稀释至 200ml。取该溶液与对照溶液 a 各 1ml，混匀。

**色谱条件**　以氨丙基硅烷键合硅胶为填充剂（250 × 4.6mm，5μm），以 0.68% 磷酸二氢钾溶液 - 乙腈（25：75）为流动相，流速 1.0ml/min，检测波长为 210nm，柱温 45℃，进样体积 20μl。

**测定法**　分别精密量取供试品溶液、对照溶液 b 与对照溶液 c，分别注入液相色谱仪，记录色谱图至维生素 C 峰保留时间的 2.5 倍。

**杂质鉴定**　采用对照溶液 b 色谱图鉴定杂质 **C** 和杂质 **D**。以维生素 C 峰（保留时间约为 11min）为对照，杂质 **C** 和 **D** 峰的相对保留分别约为 1.7 和 0.4。

**系统适用性要求**　对照溶液 c 的色谱图中，维生素 C 和杂质 **C** 之间的分离度不得小于 3.0；对照溶液 b 的色谱图中，杂质 **C** 的信噪比不得小于 20。

**限度**　供试品溶液色谱图中若有杂质峰，杂质 **C** 和杂质 **D** 峰的面积不得大于对照溶液 b 中相应色谱峰面积的 1.5 倍（0.15%），其他单个杂质峰的面积不得大于对照溶液 b 中维生素 C 峰的面积（0.10%），除杂质 **C** 和杂质 **D** 峰外的各杂质峰面积的和不得大于对照溶液 b 中维生素 C 峰面积的 2 倍（0.2%），低于对照溶液 b 中维生素 C 峰面积 0.5 倍（0.05%）的色谱峰忽略不计。

### （二）溶液的澄清度与颜色检查

维生素 C 的水溶液在高于或低于 pH 5.0~6.0 时受空气、光线和温度的影响，分子中的内酯环可发生水解，并进一步发生脱羧反应生成糠醛聚合呈色。因此，维生素 C 及其制剂在贮存期间易变色，且颜色随贮存时间的延长而逐渐加深。为保证产品质量，需控制有色杂质的量。ChP 采用控制吸光度法进行检查。维生素 C 制剂在加工过程中有色杂质增加，故限量比原料药稍宽一些。片剂和注射剂中所含的有色杂质的吸收峰略有不同，故限量测定时所用的波长也不同。

**示例 16-21**　ChP 维生素 C 溶液的澄清度与颜色检查：取本品 3.0g，加水 15ml，振摇使溶解，溶液应澄清无色；如显色，将溶液经 4 号垂熔玻璃漏斗滤过，取滤液，照紫外 - 可见分光光度法（通则 0401），在 420nm 的波长处测定吸光度，不得过 0.03。

**示例 16-22**　ChP 维生素 C 片溶液的颜色检查：取本品的细粉适量（约相当于维生素 C 1.0g），加水 20ml，振摇使维生素 C 溶解，滤过，滤液照紫外 - 可见分光光度法（通则 0401），在 440nm 的波长处测定吸光度，不得过 0.07。

**示例 16-23**　ChP 维生素 C 注射液的颜色检查：取本品，用水稀释制成每 1ml 中含维生素 C 50mg 的溶液，照紫外 - 可见分光光度法（通则 0401），在 420nm 的波长处测定吸光度，不得过 0.06。

### （三）铁、铜的检查

维生素 C 中可能存在一定量的铁和铜盐，各国药典采用原子吸收分光光度法对其进行检查。

**示例 16-24**　ChP 维生素 C 中铁的检查：取本品 5.0g 两份，分别置 25ml 量瓶中，一份中加 0.1mol/L 硝酸溶液溶解并稀释至刻度，摇匀，作为供试品溶液（B）；另一份中加标准铁溶液（精密称取硫酸铁铵 863mg，置 1 000ml 量瓶中，加 1mol/L 硫酸溶液 25ml，用水稀释至刻度，摇匀，精密量取

10ml，置100ml量瓶中，用水稀释至刻度，摇匀）1.0ml，加0.1mol/L硝酸溶液溶解并稀释至刻度，摇匀，作为对照溶液（A）。照原子吸收分光光度法（通则0406），在248.3nm的波长处分别测定，应符合规定[若A和B溶液测得的吸光度分别为 $a$ 和 $b$，则要求 $b<(a-b)$]。

示例16-25　ChP维生素C中铜的检查：取本品2.0g两份，分别置25ml量瓶中，一份中加0.1mol/L硝酸溶液溶解并稀释至刻度，摇匀，作为供试品溶液（B）；另一份中加标准铜溶液（精密称取硫酸铜393mg，置1 000ml量瓶中，加水溶解并稀释至刻度，摇匀，精密量取10ml，置100ml量瓶中，加水稀释至刻度，摇匀）1.0ml，加0.1mol/L硝酸溶液溶解并稀释至刻度，摇匀，作为对照溶液（A）。照原子吸收分光光度法（通则0406），在324.8nm波长处分别测定，应符合规定（要求同上计算）。

**示例分析：**对于有本底吸收的原子吸收分光光度法限度检查，采用标准添加法，在完全相同的基质条件下进行测定，保障了限度检查的可靠性。

#### （四）草酸的检查

维生素C易被氧化，首先被氧化为去氢抗坏血酸后，共轭体系被破坏，更易水解，生成2,3-二酮古洛糖酸，进一步氧化为草酸和苏糖酸。草酸与钙等金属离子作用易形成沉淀，所以维生素C原料特别是其注射液需对草酸进行检查。

示例16-26　ChP维生素C中草酸的检查：取本品0.25g，加水4.5ml，振摇使维生素C溶解，加氢氧化钠试液0.5ml、稀醋酸1ml与氯化钙试液0.5ml，摇匀，放置1小时，作为供试品溶液；另精密称取草酸75mg，置500ml量瓶中，加水溶解并稀释至刻度，摇匀，精密量取5ml，加稀醋酸1ml与氯化钙试液0.5ml，摇匀，放置1小时，作为对照溶液。供试品溶液产生的浑浊不得浓于对照溶液（0.3%）。

## 第四节　含量测定

### 一、基本方法要略

维生素类药物结构各异，因此，含量测定方法种类也较多，包括多种容量分析方法、紫外-可见分光光度法、荧光法、高效液相色谱法和气相色谱法。

容量分析方法相对误差可低于0.2%，不需要使用昂贵的精密仪器，具有操作简便、分析快速、测定准确度较高等特点，在维生素类原料药和制剂测定中均有应用。主要有碘量法、二氯靛酚滴定法、非水滴定法、酸碱滴定法、配位滴定法。维生素C有还原性，各国药典采用碘量法或二氯靛酚滴定法对其进行含量测定；维生素 $B_1$ 是硫胺的盐酸盐，硫胺有碱性，因此可采用非水滴定法，以醋酐为溶剂，高氯酸为滴定剂进行测定。烟酸结构中有羧基，具有较强的酸性，ChP采用酸碱滴定法对烟酸及其片剂进行测定，以酚酞为指示剂，氢氧化钠滴定液进行滴定。泛酸钙中有钙离子，可采用乙二胺四醋酸二钠为滴定剂，利用配位滴定法进行测定。

紫外-可见分光光度法用于在紫外可见区有明显吸收的化合物的测定。常采用吸收系数法进行多种B族维生素制剂的含量测定，如维生素 $B_1$ 片及注射剂、维生素 $B_2$ 注射液、维生素 $B_{12}$ 及其制剂、烟酰胺片注射液、烟酸注射液、叶酸片等。叶酸片溶出度的测定也采用该法。维生素A在紫外区有明显吸收，各国药典常采用紫外分光光度法（三点校正法）进行其含量测定。利用维生素A与三氯化锑的无水三氯甲烷溶液作用可产生蓝色物质的原理，可采用三氯化锑比色法进行测定，但其反应专属性差、呈色不稳定，逐渐被紫外分光光度法替代。

荧光法主要用于有荧光或经反应能产生荧光的化合物的测定。维生素 $B_1$ 可发生硫色素荧光反应，因此也可采用该法进行测定。

高效液相色谱法具有较好的分离能力，在成分复杂的维生素及其制剂含量测定中应用较广。如维生素 AD 制剂，维生素 $D_2$、维生素 $D_3$ 及其制剂，维生素 $B_2$ 及其片剂，叶酸及其片剂、泛酸钙片剂。叶酸和泛酸钙片剂的含量均匀度测定也采用 HPLC 法。JP 采用高效液相色谱法测定维生素 E（指 *dl*-*α*-生育酚）的含量。

气相色谱法主要用于沸点较低或挥发性较好，且对热稳定的化合物测定。除 JP 外，各国药典均采用该法对维生素 E 及其制剂进行含量测定。

本节主要介绍维生素类药物含量测定的几种特征方法。

## 二、维生素 A 的含量测定——紫外-可见分光光度法（三点校正法）

ChP2020（通则 0721）收载了两种维生素 A 测定法：紫外-可见分光光度法和高效液相色谱法。早期维生素 A 测定仅有紫外分光光度法，用于维生素 A 及其全部制剂的含量测定。由于高效液相色谱法良好的分离能力，ChP2010 始收载了高效液相色谱法，维生素 AD 软胶囊和维生素 AD 滴剂中维生素 A 的测定则由紫外分光光度法改为了高效液相色谱法。维生素 A 具有强的脂溶性，因此采用的是正相高效液相色谱法，用硅胶为填充剂，以正己烷-异丙醇（997∶3）为流动相。目前，ChP 中维生素 A 和维生素软胶囊中维生素 A 的测定仍采用的是紫外分光光度法，该方法是计算分光光度法的经典应用，测定三个波长处的吸光度，经过公式校正和计算消除干扰。因此也称之为“三点校正法”。以下进行重点介绍。

### （一）三点校正法的建立依据

维生素 A 在 325~328nm 波长范围内具有最大吸收，可用于含量测定。但维生素 A 原料中常混有其他杂质，包括合成中间体、副产物、多种异构体、氧化降解产物（见第三节 维生素 A 有关物质的检查）等有关物质，且维生素 A 制剂中常含稀释用油。这些杂质在紫外区也有吸收（310~340nm 波长），以致在维生素 A 的最大吸收波长处测得的吸光度并非维生素 A 所独有的吸收，干扰维生素 A 的测定。为了消除非维生素 A 物质的无关吸收的干扰，故采用“三点校正法”测定，即在 3 个波长处测得吸光度后，在规定的条件下以校正公式进行校正，再进行计算，这样可消除无关吸收的干扰，求得维生素 A 的真实含量。

维生素 A 在 325~328nm 波长范围内具有最大吸收峰，其最大吸收峰的位置随溶剂的不同而异，表 16-4 为维生素 A 在不同溶剂中的最大吸收波长、吸收系数和换算因子。

表 16-4　维生素 A 在不同溶剂中的紫外吸收数据

| 溶剂 | 维生素 A 醋酸酯 | | | 维生素 A 醇 | | |
|---|---|---|---|---|---|---|
| | $\lambda_{max}$/nm | $E_{1cm}^{1\%}$ | 换算因子 | $\lambda_{max}$/nm | $E_{1cm}^{1\%}$ | 换算因子 |
| 环己烷 | 327.5 | 1 530 | 1 900 | 326.5 | 1 755 | 1 900 |
| 异丙醇 | 325 | 1 600 | 1 830 | 325 | 1 820 | 1 830 |

### （二）测定原理

本法是在 3 个波长处测得吸光度，根据校正公式计算吸光度 *A* 的校正值后，再计算含量，故称为“三点校正法”。其原理主要基于以下两点。

1. 杂质的无关吸收在 310~340nm 波长范围内几乎呈一条直线，且随波长的增大吸光度下降。

2. 物质对光的吸收呈加和性的原理。即在某一样品的吸收曲线上，各波长处的吸光度是维生素 A 与杂质的吸光度的代数和，因而吸收曲线也是两者吸收的叠加。

### （三）波长选择

三个波长的选择原则为一个选择在维生素 A 的最大吸收波长处（即 $\lambda_1$），其他两个在 $\lambda_1$ 的两侧各选一点（$\lambda_2$ 和 $\lambda_3$）。

**1. 等波长差法**　使 $\lambda_3-\lambda_1=\lambda_1-\lambda_2$。ChP 规定，测定维生素 A 醋酸酯时，$\lambda_1$=328nm，$\lambda_2$=316nm，$\lambda_3$=340nm，$\Delta\lambda$=12nm。

**2. 等吸收比法**　使 $A_{\lambda_2}=A_{\lambda_3}=6/7A_{\lambda_1}$。ChP 规定，测定维生素 A 醇时，$\lambda_1$=325nm，$\lambda_2$=310nm，$\lambda_3$=334nm。

### （四）测定方法

合成的维生素 A 和天然鱼肝油中的维生素 A 均为酯式维生素 A，如供试品中干扰测定的杂质较少，能符合下列直接测定法的规定时，可用溶剂溶解供试品后直接测定，否则应按皂化法进行，经皂化提取除去干扰后测定。

**1. 直接测定法**　直接测定法适用于纯度高的维生素 A 醋酸酯的测定。

（1）方法：取供试品适量，精密称定，加环己烷溶解并定量稀释制成每 1ml 中含 9~15 单位的溶液，测定其吸收峰的波长（若吸收峰波长不在 326~329nm 之间，则应按皂化法测定含量），并在下表中 5 个波长处分别测定吸光度，计算各吸光度与 328nm 处吸光度的比值和波长 328nm 处的（$E_{1cm}^{1\%}$）值。

维生素 A 三点校正法测定规定的吸光度比值见表 16-5。

**表 16-5　ChP 维生素 A 三点校正法测定规定的吸光度比值**

| 波长/nm | 实测吸光度 | 药典规定吸光度比值 | 实测吸光度比值 | 两比值的差值（阈值 ±0.02） |
|---|---|---|---|---|
| 300 | $A_0$ | 0.555 | $A_0/A_2$ | |
| 316 | $A_1$ | 0.907 | $A_1/A_2$ | |
| 328 | $A_2$ | 1.000 | $A_2/A_2$ | |
| 340 | $A_3$ | 0.811 | $A_3/A_2$ | |
| 360 | $A_4$ | 0.299 | $A_4/A_2$ | |

（2）计算：维生素 A 效价或制剂占标示量的百分含量。

1）求 $E_{1cm}^{1\%}$：此处 $E_{1cm}^{1\%}$ 不是维生素 A 自身的吸收系数，而是根据供试品溶液测得的表观吸收系数值。

根据 $A=E_{1cm}^{1\%}\times C\times L$ 公式，可得下式。

$$E_{1cm}^{1\%}=\frac{A}{C\times L}=\frac{A\times D}{W\times L\times 100}$$

式中，$C$ 为供试品溶液的浓度（g/100ml）；$L$ 为比色皿厚度；$D$ 为供试品的稀释倍数；$W$ 为称取供试品重（g）；$A$ 为吸光度。吸光度 $A$ 有以下两种可能。①如果吸收峰波长在 326~329nm 之间，且所测得各波长吸光度比值不超过表中规定的±0.02，则直接用 328nm 波长处测得的吸光度 $A_{328}$ 求得 $E_{1cm}^{1\%}$。②如果吸收峰波长在 326~329nm 之间，但所测得的各波长吸光度比值超过表中规定值的±0.02，应按下式求出校正后的吸光度，再进行如下判断后，计算含量。

$$A_{328(校正)}=3.52(2A_{328}-A_{316}-A_{340})$$

判断方法：首先计算 328nm 处的校正吸光度与未校正吸光度相差百分数 $\frac{A_{328(校正)}-A_{328}}{A_{328}}\times 100\%$，如果相差不超过±3.0%，则不用校正，仍以未经校正的吸光度，即直接测得的 $A_{328}$ 计算。如果相差在 −15% 至 −3% 之间，则以校正吸光度 $A_{328(校正)}$ 计算。如果相差 <−15% 或 >+3%，则应按皂化法测定含量。

上述判断方法的示意图如下。

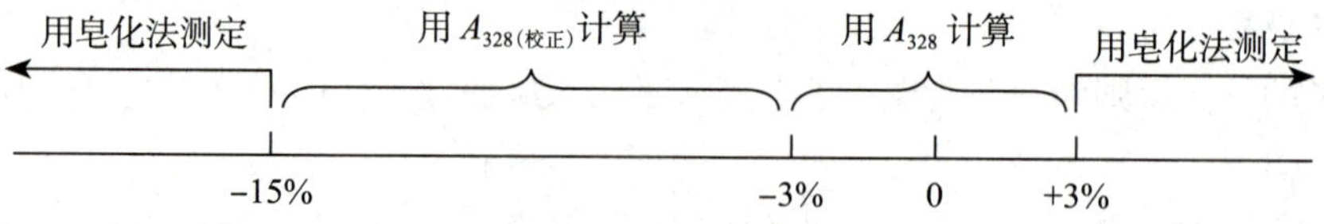


2）求效价（IU/g）：效价系指每 1g 供试品中所含的维生素 A 醋酸酯的国际单位数（IU/g），即 IU/g=$E_{1cm}^{1\%}$(328nm)×1 900。式中，1 900 为换算因子。

换算因子的定义为单位 $E_{1cm}^{1\%}$ 数值所相当的效价。计算公式如下。

$$换算因子=\frac{效价(IU/g)}{E_{1cm}^{1\%}(\lambda_{max})}$$

维生素 A 的含量用生物效价即国际单位（IU/g）来表示。维生素 A 的国际单位规定为：1IU=0.344μg 全反式维生素 A 醋酸酯，1IU=0.300μg 全反式维生素 A 醇。因此，每 1g 全反式维生素 A 醋酸酯相当的国际单位数如下。

$$\frac{1\times10^6\mu g}{0.344\mu g/IU}=2\ 907\ 000IU$$

每 1g 全反式维生素 A 醇相当的国际单位数如下。

$$\frac{1\times10^6\mu g}{0.300\mu g/IU}=3\ 330\ 000IU$$

已知维生素 A 的 $E_{1cm}^{1\%}$ 值见表 16-6。

表 16-6　维生素 A 的 $E_{1cm}^{1\%}$ 值

| 药物名称 | 溶剂 | $\lambda_{max}$ | $E_{1cm}^{1\%}$ |
|---|---|---|---|
| 维生素 A 醋酸酯 | 环己烷 | 328nm | 1 530 |
| 维生素 A 醇 | 异丙醇 | 325nm | 1 820 |

根据换算因子计算公式可知，全反式维生素 A 醋酸酯换算因子如下。

$$换算因子=\frac{2\ 907\ 000}{1\ 530}=1\ 900$$

全反式维生素 A 醇换算因子如下。

$$换算因子=\frac{3\ 330\ 000}{1\ 820}=1\ 830$$

3）求制剂中维生素 A 醋酸酯占标示量的百分含量：公式如下。

$$标示量\%=\frac{效价\times\overline{W}}{标示量}\times100\%=\frac{E_{1cm}^{1\%}\times1\ 900\times\overline{W}}{标示量}\times100\%=\frac{A\times D\times1\ 900\times\overline{W}}{W\times L\times100\times 标示量}\times100\%$$

式中，$A$ 为直接测得的 $A_{328}$ 或校正后的 $A_{328(校正)}$；$D$ 为供试品的稀释体积；1 900 为维生素 A 醋酸酯在环己烷溶液中测定的换算因子；$\overline{W}$ 为软胶囊的平均内容物重量；$W$ 为称取供试品重（g）；$L$ 为比色池厚度（cm）；效价指测得的每克供试品中含有的维生素 A 醋酸酯的国际单位数；标示量为处方中规定的每单位制剂中含有的维生素 A 醋酸酯的国际单位数。

**2. 皂化法**　皂化法适用于维生素 A 醇的测定。

（1）方法：精密称取供试品适量（约相当于维生素 A 的总量 500IU 以上，重量不多于 2g），置皂化瓶中，加乙醇 30ml 与 50% 氢氧化钾溶液 3ml，置水浴中煮沸回流 30 分钟，冷却后，得到的皂化液再经乙醚提取、洗涤、滤过、浓缩等处理后，迅速加异丙醇溶解并定量稀释制成每 1ml 中含维生素 A 为 9~15IU 的溶液，在 300nm、310nm、325nm 与 334nm 4 个波长处测定吸光度，并测定吸收峰的波长。如果吸收峰不在 323~327nm 之间，则应采用色谱法将未皂化的部分纯化后再进行测定。如果吸收峰在 323~327nm 之间，则进行以下计算和判断测定结果。

(2) 计算

1) 求 $E_{1cm}^{1\%}$：由 $A=E_{1cm}^{1\%}\times C\times L$ 公式，求得 $E_{1cm}^{1\%}=A/(C\times L)$。

式中的 $A$ 值可能是 325nm 波长下测得的吸光度 $A_{325}$，也可能是用校正公式计算出的吸光度校正值 $A_{325(校正)}$，校正式如下。

$$A_{325(校正)}=6.815A_{325}-2.555A_{310}-4.260A_{334}$$

如果 $A_{300}/A_{325}\leqslant 0.73$，$A_{325(校正)}$ 与 $A_{325}$ 的差值 $\dfrac{A_{325(校正)}-A_{325}}{A_{325}}\times 100\%$ 不超过±3%，则仍直接采用 325nm 处的吸光度值 $A_{325}$ 计算；若差值超过±3%，则需用校正吸光度 $A_{325(校正)}$ 计算。

如果 $A_{300}/A_{325}>0.73$ 时，表示供试品中的杂质含量过高，应采用色谱法纯化后再进行测定。

2) 求效价(IU/g)：IU/g=$E_{1cm}^{1\%}$(325nm，校正)×1 830。

3) 求维生素 A 醇占标示量的百分含量：公式如下。

$$标示量\%=\frac{效价\times\overline{W}}{标示量}\times 100\%=\frac{E_{1cm}^{1\%}\times 1\,830\times\overline{W}}{标示量}\times 100\%=\frac{A\times D\times 1\,830\times\overline{W}}{W\times L\times 100\times 标示量}\times 100\%$$

式中，$A$ 为直接测得的 $A_{325}$ 或校正后的 $A_{325(校正)}$；1 830 为换算因子；$D$、$\overline{W}$、$W$ 和 $L$ 与直接测定法计算式中的含义相同。

### (五) 注意事项

1. 维生素 A 醋酸酯的吸光度校正公式是用线性方程式法(即代数法)推导而来的；维生素 A 醇的吸光度校正公式是用相似三角形法(几何法或称 6/7 定位法)推导而来的。

2. 采用三点校正法时，除其中一点是在吸收峰波长处测得外，其他两点分别在吸收峰两侧的波长处测定，因此，若仪器的波长不够准确，会有较大误差。故在测定前应校正仪器波长，测定应在半暗室中尽快进行。

3. ChP 收载的维生素 A、维生素 A 软胶囊及维生素 AD 软胶囊中维生素 A 的含量均采用本法测定。

**示例 16-27** 维生素 A 软胶囊中维生素 A 的含量测定。

(1) 方法：精密称取维生素 A 软胶囊装量差异项下的内容物重 0.128 7g(每粒内容物的平均装量为 0.079 85g，标示量每粒含维生素 A 5 000IU)，置 10ml 烧杯中，加环己烷溶解并定量转移至 50ml 量瓶中，用环己烷稀释至刻度，摇匀；精密量取 2ml，置另一 25ml 量瓶中，用环己烷稀释至刻度，摇匀。以环己烷为空白，测得最大吸收波长为 328nm，并分别于 300nm、316nm、328nm、340nm 和 360nm 波长处测得吸光度如表 16-7，计算软胶囊中的维生素 A 占标示量的百分含量。

表 16-7 吸光度测定结果

| 波长/nm | 实测吸光度($A$) | 波长/nm | 实测吸光度($A$) |
|---|---|---|---|
| 300 | 0.374 | 340 | 0.553 |
| 316 | 0.592 | 360 | 0.228 |
| 328 | 0.663 | | |

(2) 计算

1) 计算各波长处的吸光度与 328nm 波长处的吸光度比值，并与规定比值比较(见表 16-8)。

表 16-8　吸光度比值与规定值之差计算结果

| 波长/nm | 实测吸光度比值($A_i/A_{328}$) | 规定吸光度比值 | 比值之差 |
|---|---|---|---|
| 300 | 0.564 | 0.555 | +0.009 |
| 316 | 0.893 | 0.907 | −0.014 |
| 328 | 1.000 | 1.000 | 0 |
| 340 | 0.834 | 0.811 | +0.023 |
| 360 | 0.344 | 0.299 | +0.045 |

其中,比值 $A_{360}/A_{328}$ 与规定比值之差为 +0.045,超过规定的限度(±0.02),故需计算校正吸光度。

2) 计算校正吸光度,并与实测值比较。

$$A_{328(校正)}=3.52(2A_{328}-A_{316}-A_{340})$$
$$=3.52(2\times0.663-0.592-0.553)=0.637$$
$$\frac{A_{328(校正)}-A_{328(实测)}}{A_{328(实测)}}\times100\%=\frac{0.637-0.663}{0.663}\times100\%=-3.92\%$$

因校正吸光度与实测值之差已超过实测值的 −3.0%,故应以 $A_{328(校正)}$ 计算含量。

3) 计算供试品的吸收系数 $E_{1cm}^{1\%}$(328nm)值。

$$E_{1cm}^{1\%}(328nm)=\frac{A_{328(校正)}\times D}{W\times L\times100}=\frac{0.637\times625}{0.128\,7\times100}=30.93$$

式中,$A_{328(校正)}$ 为经校正的在 328nm 波长处测得的吸光度;$W$ 为取样量;$D$ 为稀释体积。

4) 计算供试品维生素 A 占标示量的百分含量。

$$标示量\%=\frac{E_{1cm}^{1\%}(328nm)\times1\,900\times\overline{W}}{标示量}\times100\%=\frac{30.93\times1\,900\times0.079\,85}{5\,000}\times100\%=93.9\%$$

## 三、维生素 E 的含量测定——气相色谱法

气相色谱法是集分离与测定于一体的分析方法,适用于多组分混合物的定性、定量分析。该法具有高度选择性,可分离维生素 E 及其异构体,选择性地测定维生素 E,目前为各国药典所采用。维生素 E 的沸点虽高达 350℃,但仍不需衍生化反应,以正三十二烷为内标,采用气相色谱法直接溶液进样测定。维生素 E 片、维生素 E 软胶囊、维生素 E 粉和维生素 E 注射剂均采用气相色谱法测定含量。

示例 16-28　ChP 维生素 E 含量的气相色谱法(通则 0521)测定

**内标溶液**　取正三十二烷适量,加正己烷溶解并稀释成每 1ml 中含 1.0mg 的溶液。

**供试品溶液**　取本品约 20mg,精密称定,置棕色具塞锥形瓶中,精密加内标溶液 10ml,密塞,振摇使溶解。

**对照品溶液**　取维生素 E 对照品约 20mg,精密称定,置棕色具塞锥形瓶中,精密加内标溶液 10ml,密塞,振摇使溶解。

**色谱条件**　同有关物质检查(**示例 16-15**)。用硅酮(OV-17)为固定液,涂布浓度为 2% 的填充柱,或用 100% 二甲基聚硅氧烷为固定液的毛细管柱;柱温为 265℃;进样体积 1~3μl。

**系统适用性溶液与系统适用性要求**　同有关物质检查。取维生素 E 与正三十二烷各适量,加正己烷溶解并稀释制成每 1ml 中约含维生素 E 2mg 与正三十二烷 1mg 的混合溶液作为系统适用性溶液。系统适用性溶液色谱图中,理论板数按维生素 E 峰计算不低于 500(填充柱)或 5 000(毛细管柱),维生素 E 峰与正三十二烷峰之间的分离度应符合规定。

**测定法**　精密量取供试品溶液与对照品溶液,分别注入气相色谱仪,记录色谱图。按内标法以峰面积计算。

## 四、维生素 $B_1$ 的含量测定——硫色素荧光法

维生素 $B_1$ 及其制剂常用的含量测定方法有非水滴定法、紫外分光光度法和硫色素荧光法。ChP 用非水溶液滴定法测定原料药，片剂和注射液均采用紫外分光光度法。硫色素荧光反应为维生素 $B_1$ 的专属性反应，可用于维生素 $B_1$ 及其制剂的含量测定。尽管 USP 中硫色素荧光法已被高效液相色谱法替代，但仍不失为一种特征方法。

### （一）原理

维生素 $B_1$ 在碱性溶液中可被铁氰化钾氧化成硫色素，用异丁醇提取后，在紫外光（$\lambda_{ex}$ 365nm）照射下呈现蓝色荧光（$\lambda_{em}$ 435nm），通过与对照品的荧光强度比较，即可测得供试品的含量。

### （二）方法

1. 氧化试剂的制备　取新鲜配制的 1.0% 铁氰化钾溶液 4.0ml，加 3.5mol/L 氢氧化钠溶液制成 100ml，于 4 小时内使用。

2. 对照品溶液的制备　取维生素 $B_1$ 对照品约 25mg，精密称定，溶于 300ml 稀醇溶液（1→5）中，用 3mol/L 盐酸溶液调节至 pH 4.0，加稀醇稀释成 1 000ml，作为贮备液，避光冷藏，每月配制 1 次。取贮备液适量，用 0.2mol/L 盐酸溶液逐步定量稀释至 0.2μg/ml 的溶液。

3. 供试品溶液的制备　取供试品适量，用 0.2mol/L 盐酸液溶解，制成 100μg/ml 的溶液（若供试品难溶，可在水浴上加热使溶解），精密量取 5ml，逐步定量稀释至 0.2μg/ml 的溶液。

4. 测定方法　取 40ml 具塞试管 3 支或 3 支以上，各精密加入对照品溶液 5ml，于其中 2 支（或 2 支以上）试管中迅速（1~2 秒内）加入氧化试剂各 3.0ml，在 30 秒内再加入异丁醇 20.0ml，密塞，剧烈振摇 90 秒。于另 1 支试管中加 3.5mol/L 氢氧化钠溶液 3.0ml 以代替氧化试剂，并照上述方法操作，作为空白。

另取 3 支或 3 支以上的相同试管，各精密加入供试品溶液 5ml，照上述对照品溶液管的方法同法处理。

于上述 6 支或 6 支以上试管中各加入无水乙醇 2ml，旋摇数秒钟，待分层后，取上层澄清的异丁醇液约 10ml，置荧光计测定池内测定其荧光强度（输入和输出的最大波长分别为 365nm 和 435nm）。

$$5\text{ml 供试品溶液中维生素 } B_1 \text{ 的量}(\mu g)=\frac{A-b}{S-d}\times 0.2\times 5$$

式中，$A$ 和 $S$ 分别为供试品溶液和对照品溶液测得的平均荧光读数；$b$ 和 $d$ 则分别为其相应的空白读数；0.2 为对照品溶液的浓度（μg/ml）；5 为测定时对照品溶液的取样体积（ml）。

### （三）注意事项

1. 硫色素荧光反应为维生素 $B_1$ 的专属性反应，虽非定量完成，但在一定条件下形成的硫色素与维生素 $B_1$ 的浓度成正比，可用于维生素 $B_1$ 及制剂的含量测定。

2. 本法以维生素 $B_1$ 特有的硫色素反应为原理，故不受氧化破坏产物的干扰，测定结果较为准确。但操作烦琐，且荧光测定的干扰因素较多。

3. 本法中使用的氧化剂除铁氰化钾外，尚可用氯化汞或溴化氰。溴化氰能将维生素 $B_1$ 完全定量地氧化为硫色素，在一定浓度范围内与荧光强度成正比，故适用于临床体液分析。

## 五、维生素 C 的含量测定——碘量法

维生素 C 的含量测定大多是基于其具有强的还原性，可被不同的氧化剂定量氧化而进行的。维生素 C 的碘量法、二氯靛酚法等容量分析法操作简便、快速，结果准确，被各国药典广泛采用。ChP 采用碘量法测定维生素 C 及其制剂的含量。

### （一）原理

维生素 C 在醋酸酸性条件下可被碘定量氧化，根据消耗的碘滴定液的体积，即可计算维生素 C 的含量。反应式如下。

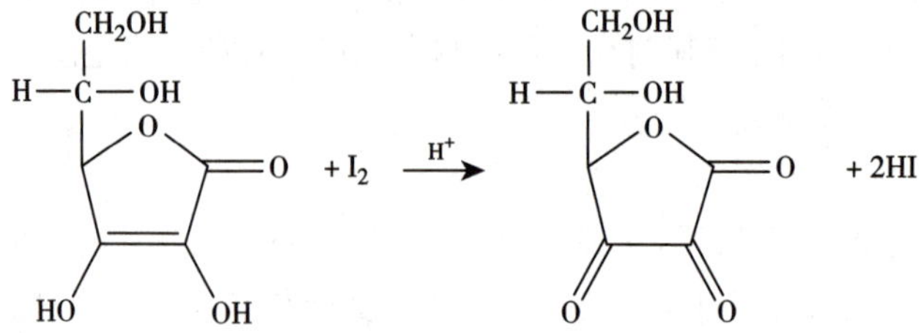

### （二）方法

取本品约 0.2g，精密称定，加新沸过的冷水 100ml 与稀醋酸 10ml 使溶解，加淀粉指示液 1ml，立即用碘滴定液（0.05mol/L）滴定，至溶液显蓝色并在 30 秒内不褪。每 1ml 碘滴定液（0.05mol/L）相当于 8.806mg 的 $C_6H_8O_6$。

### （三）注意事项

1. 维生素 C 在酸性介质中受空气氧化的速度可减慢，所以滴定时需加入稀醋酸 10ml 使滴定在酸性溶液中进行。但样品溶于稀酸后仍需立即进行滴定。

2. 加新沸过的冷水，目的是减少水中溶解的氧对测定的影响。

3. ChP 采用本法对维生素 C 原料、片剂、泡腾片、颗粒剂和注射剂进行含量测定。为消除制剂中辅料对测定的干扰，滴定前要进行必要的处理。如片剂溶解后应滤过，取续滤液测定；注射剂测定前加丙酮 2ml，使之生成加成物以消除注射剂中的抗氧剂亚硫酸氢钠对测定的影响。

## 六、体内样本中维生素的测定

维生素是维持人体健康不可或缺的成分，准确测定体内维生素，对于评估个体营养状况，识别潜在疾病具有重要意义。液质联用技术由于其超高的灵敏度和专属性，越来越多地用于维生素的体内分析检测。不同于其他药物，维生素天然地存在于各种食物中，进行维生素体内分析时，很难获得不含维生素的空白生物样品，因此体内维生素测定时需注意排除背景干扰。目前最常用的方法是背景扣除标准添加法、采用人或牛血清白蛋白模拟空白基质法。本部分内容以脂溶性维生素为代表，举例说明体内样本中维生素的测定。

**示例 16-29** HPLC-MS/MS 法测定心血管疾病患者血浆中维生素 A、25-羟基维生素 $D_2$、25-羟基维生素 $D_3$ 和维生素 E

脂溶性维生素在刺激营养物质的产生和降解、调节免疫功能和促进生长方面起着关键作用，与动脉粥样硬化和心血管疾病的发展过程密切相关，因此，监测其血药浓度对于这些疾病的诊断和治疗具有重要意义。维生素 A（VA）在视力、皮肤健康等许多方面发挥着重要作用；维生素 D 有维生素 $D_2$ 和维生素 $D_3$ 两种形式，25-羟基维生素 $D_2$（25-OH-$D_2$）、25-羟基维生素 $D_3$（25-OH-$D_3$）分别是其体内活性形式；维生素 E（VE）是一种重要的生物抗氧剂，$\alpha$-生育酚是其吸收和储存的主要形式。文献报道了人血浆中 VA、25-OH-$D_2$、25-OH-$D_3$ 和 VE 的 HPLC-MS/MS 同时测定法。

采用 HPLC Kinetex F5 色谱柱，以 0.1% 甲酸水溶液为流动相 A，以含 0.1% 甲酸的甲醇为流动相 B，梯度洗脱。采用三重四级杆质谱仪，电喷雾离子源，多反应监测模式。采用同位素内标 VA-d5，25-OH-$D_3$-d6，VE-d6。血浆样品采用正己烷进行液-液萃取，有机相挥干复溶后进行测定。采用背景扣除标准添加法，根据血浆样品加入和不加入标准品产生的峰面积之差作为纵坐标绘制标准曲线，VA、25-OH-$D_2$、25-OH-$D_3$ 和 VE 标准曲线线性范围分别为 0.02~2μg/ml、5~100ng/ml、

2~100ng/ml 和 0.5~20μg/ml，日内、日间精密度和准确度、基质效应均符合要求。

采用建立的方法，可对心血管疾病患者血浆中 4 种维生素的浓度监测（图 16-5）。

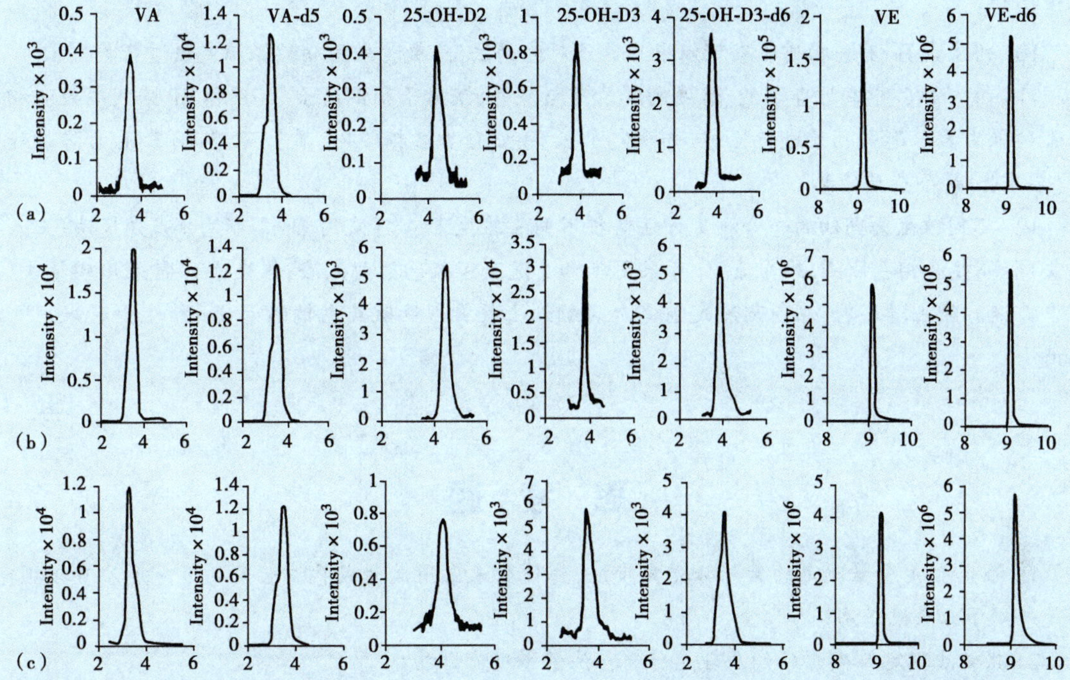


a. LLOQ 的标准添加样品；b. 1μg/ml VA、75ng/ml 25-OH-$D_2$、75ng/ml 25-OH-$D_3$、15μg/ml VE 的标准添加样品；c. 患者血浆样品。

图 16-5　4 种脂溶性维生素测定 HPLC-MS/MS 色谱图

## 本章小结

1. 脂溶性维生素主要包括维生素 A、维生素 $D_2$、维生素 $D_3$、维生素 E 等；水溶性维生素主要包括维生素 $B_1$、维生素 C、烟酸、叶酸等。

2. 维生素 A 的结构含有共轭多烯醇侧链，故其性质不稳定，易被氧化；在特定波长下具有紫外吸收特性；可与三氯化锑作用生成蓝色配位化合物。

3. 维生素 E 具有苯并二氢吡喃的结构，易水解为游离生育酚；具有强还原性，可被硝酸氧化为橙红色的生育红，也可在碱性条件下发生三氯化铁反应。

4. 维生素 $B_1$ 常以盐酸盐的形式存在，又称盐酸硫胺，结构中包含嘧啶环与氨基，可与多种沉淀试剂反应。碱性条件下可发生硫色素反应，显蓝色荧光。

5. 维生素 C 含有烯二醇结构，呈酸性和强还原性，并有紫外吸收和旋光性。

6. 维生素类药物常用化学反应法进行鉴别。与三氯化锑反应用于鉴别维生素 A；与硝酸反应、三氯化铁反应用于鉴别维生素 E；硫色素荧光反应是维生素 $B_1$ 的专属性鉴别反应；与硝酸银、二氯靛酚等氧化剂的反应可用于鉴别维生素 C。

7. 维生素类药物可用紫外分光光度法进行鉴别。常采用方法有规定最大（或最小）吸收波长和吸光度比值、规定吸收波长和吸收系数、测定最大吸收波长或同时测定最小吸收波长。

8. 维生素 A 有关物质包括各种合成过程中产生的中间体、副产物和氧化产物、二聚体、异构体、去氢维生素 A、去水维生素 A 等多种降解杂质，可通过紫外吸收的限定控制其限量。EP 采用薄层色谱法控制维生素 A 醇，ChP 采用酸值和过氧化值控制精制油溶液。

9. 维生素 E 通过酸度控制游离醋酸的量；ChP 采用硫酸铈滴定法检查生育酚，有关物质检查采用气相色谱法；EP 有关物质检查还同时控制了两个五元环杂质的量；残留溶剂正己烷可采用气相色谱法控制。

10. 维生素 $B_1$ 有关物质检查可以采用离子对色谱法；总氯量采用硝酸银滴定法进行控制。

11. 维生素 C 中需检查草酸、溶液的澄清度与颜色、铁离子和铜离子。BP 和 EP 采用高效液相色谱法对维生素 C 有关物质进行检查，并规定了 2-酮基-L 古洛糖酸（杂质Ⅰ）和 2-酮基-L 古洛糖酸甲酯（杂质Ⅱ）两个杂质的量。

12. 不同维生素药物的含量测定方法特征不同。维生素 A 可采用紫外-可见分光光度法（三点校正法）和高效液相色谱法；维生素 $B_1$ 可采用非水滴定法和硫色素荧光法；维生素 C 常采用碘量法（片剂中需过滤除去滑石粉，注射剂测定前需加丙酮除去抗氧剂亚硫酸氢钠的干扰）；维生素 E 采用气相色谱法。

（王　巧）

## 思 考 题

1. 维生素 A 含量测定的紫外分光光度法，为什么未采用最大吸收波长处的吸光度法直接测定，而是采用了三点校正法？

2. 碘量法测定维生素 C 的原理是什么？注意事项有哪些？

## 参 考 文 献

[1] 杭太俊 . 药物分析 .8 版 . 北京：人民卫生出版社，2016.

[2] 尤启冬 . 药物化学 .8 版 . 北京：人民卫生出版社，2016.

[3] 查锡良，药立波 . 生物化学与分子生物学 .8 版 . 北京：人民卫生出版社，2013.

[4] KILDAHL-ANDERSEN G，NAESS S N，ASLAKSEN P B，et al.Studies on the mechanism of the Carr-Price blue colour reaction. Org Biomol Chem，2007，5（18）：3027-3033.

[5] KARAŹNIEWICZ-BADA M，GŁÓWKA A，KOMOSA A，et al.Analysis of retinol，α-tocopherol，25-hydroxyvitamin D2 and 25-hydroxyvitamin D3 in plasma of patients with cardiovascular disease by HPLC-MS/MS method. Biomedical Chromatography，2018，32（9）：e4278.

1602

第十六章
目标测试

# 第十七章

# 甾体激素类药物的分析

**学习目标**

1. **掌握** 甾体激素类药物的分类的结构、性质和分析特点。
2. **熟悉** 典型甾体激素类药物有关物质的来源、特征与控制要求。
3. **了解** 甾体激素类药物的关键质量属性以及临床的合理使用。

第十七章
教学课件

甾体激素(steroid hormone)类药物是一类具有环戊烷并多氢菲母核的激素类药物,包括天然激素及其衍生物和人工合成药物。

甾体激素类不同结构的药物,临床药效功能不同,剂型与剂量要求不同。不同甾体激素类药物的生产工艺、理化性质、质量控制要求也不同。需要有针对性地进行分析检验与质量控制。

## 第一节　结构与性质

甾体激素类药物均具有环戊烷并多氢菲的母核,其基本骨架及位次编号如图 17-1 所示。按 C-10、C-13、C-17 位次上取代基的不同,分为雄甾烷(androstane)、雌甾烷(estrane)和孕甾烷(pregnane)。

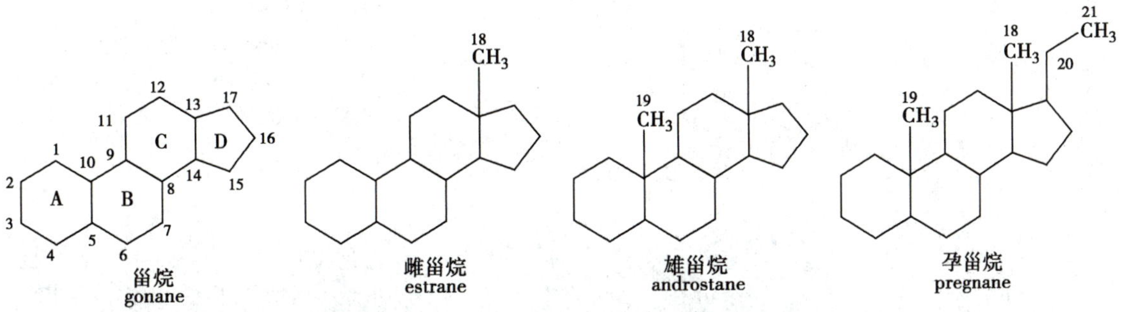


图 17-1　甾体激素类药物环戊烷并多氢菲的典型母核结构

### 一、典型药物与结构特点

甾体激素类药物(表 17-1)按药理作用不同,可分为肾上腺皮质激素(adrenocortical hormone)和性激素(sex hormone)两大类。性激素又可分为雄激素及蛋白同化激素(androgen and anabolic agent)、孕激素(progestin)和雌激素(estrogen)等。

#### (一) 肾上腺皮质激素

肾上腺皮质激素简称皮质激素,在临床上应用广泛,均具有孕甾烷母核。这类药物有的是天然的皮质激素,有的是对天然的皮质激素进行结构改造而成的,代表性药物主要有氢化可的松(hydrocortisone)、醋酸地塞米松(dexamethasone acetate)、地塞米松磷酸钠(dexamethasone sodium phosphate)、醋酸去氧皮质酮(desoxycortone acetate)和醋酸曲安奈德(triamcinolone acetonide acetate)等。

表 17-1 典型甾体激素类药物的结构与物理性质

| 药物名称 | 结构式/分子式/分子量 | 物理性质 |
| --- | --- | --- |
| 氢化可的松<br>hydrocortisone | 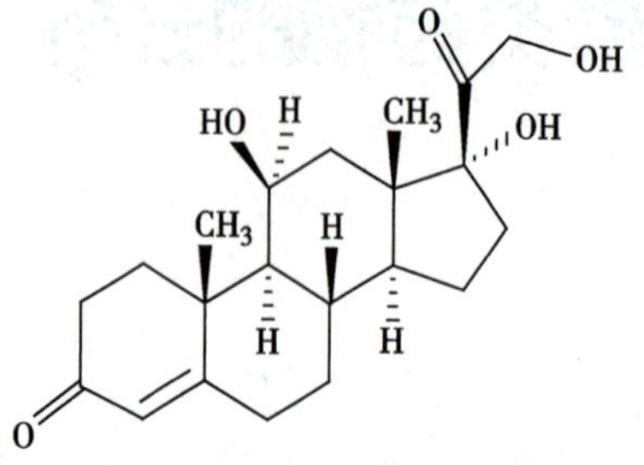<br>$C_{21}H_{30}O_5$ 362.47 | 白色或类白色结晶性粉末。在乙醇或丙酮中略溶，在三氯甲烷中微溶，在乙醚中几乎不溶，在水中不溶。<br>[ $\alpha$ ]$_D$(10mg/ml 乙醇)为 +162°~+169°。<br>UV(10μg/ml 乙醇)：$E_{1cm}^{1\%}$ ($\lambda_{max}$ 242nm)为 422~448 |
| 地塞米松磷酸钠<br>dexamethasone sodium phosphate | 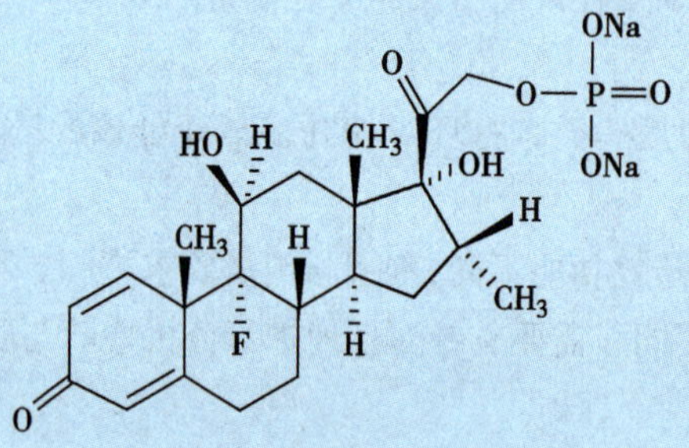<br>$C_{22}H_{28}FNa_2O_8P$ 516.41 | 白色至微黄色粉末。在水或甲醇中溶解，在丙酮或乙醚中几乎不溶。<br>[ $\alpha$ ]$_D$(10mg/ml 水)为 +72°~+80° |
| 醋酸去氧皮质酮<br>desoxycortone acetate | 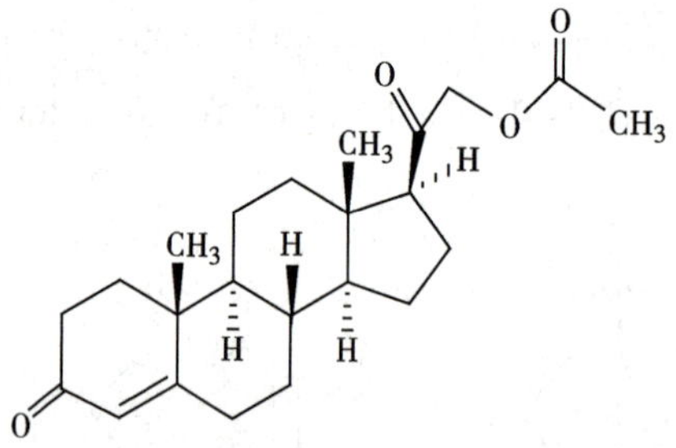<br>$C_{23}H_{32}O_4$ 372.51 | 白色或类白色结晶性粉末。在乙醇或丙酮中略溶，在植物油中微溶，在水中不溶。<br>熔点为 155~161℃。<br>[ $\alpha$ ]$_D$(10mg/ml 乙醇)为 +175°~+185°。<br>UV(10μg/ml 乙醇)：$E_{1cm}^{1\%}$ ($\lambda_{max}$ 240nm)为 430~460 |
| 醋酸曲安奈德<br>triamcinolone acetonide acetate | 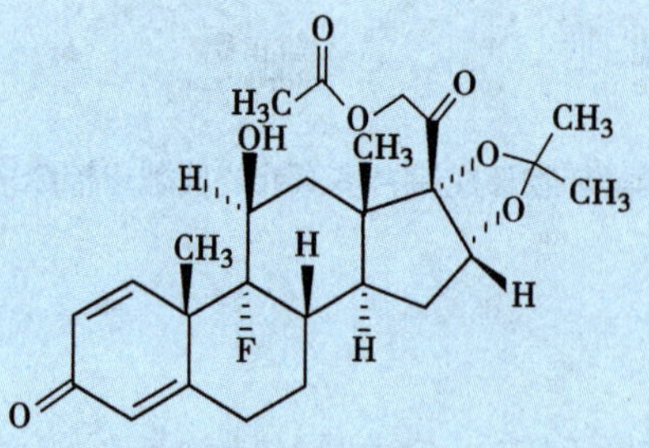<br>$C_{26}H_{33}FO_7$ 476. 54 | 白色或类白色结晶性粉末。在三氯甲烷中溶解，在丙酮中略溶，在甲醇或乙醇中微溶，在水中不溶。<br>[ $\alpha$ ]$_D$(10mg/ml 二氧六环)为 +92°~+98° |
| 甲睾酮<br>methyltestosterone | 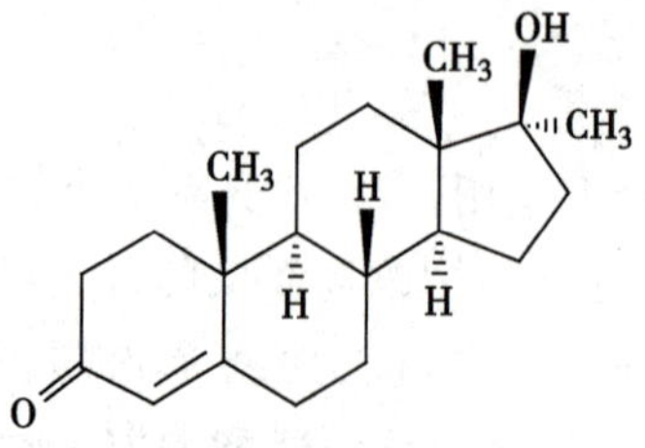<br>$C_{20}H_{30}O_2$ 302.46 | 白色或类白色结晶性粉末。在乙醇、丙酮或三氯甲烷中易溶，在乙醚中略溶，在植物油中微溶，在水中不溶。<br>熔点为 163~167℃。<br>[ $\alpha$ ]$_D$(10mg/ml 乙醇)为 +79°~+85° |

续表

| 药物名称 | 结构式/分子式/分子量 | 物理性质 |
|---|---|---|
| 苯丙酸诺龙 nandrolone phenylpropionate | 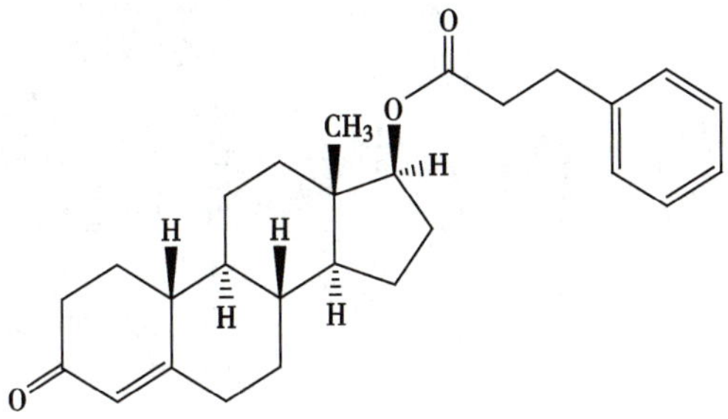 $C_{27}H_{34}O_3$ 406.57 | 白色或类白色结晶性粉末。在甲醇或乙醇中溶解，在植物油中略溶，在水中几乎不溶。熔点为 93~99℃。$[\alpha]_D$(10mg/ml 二氧六环) 为 +48°~+51° |
| 黄体酮 progesterone | 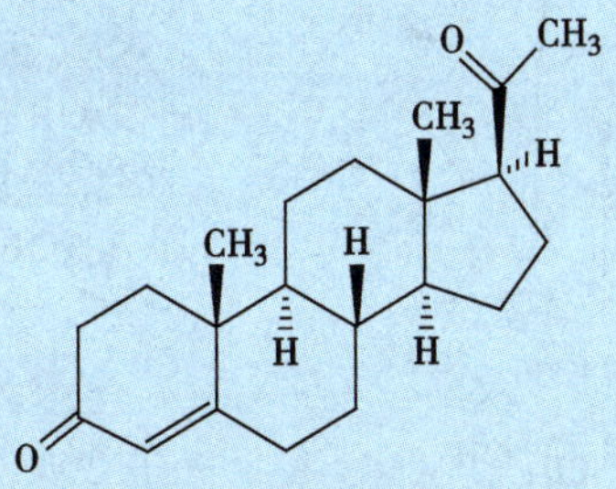 $C_{21}H_{30}O_2$ 314.47 | 白色或类白色结晶性粉末。在三氯甲烷中极易溶解，在乙醇、乙醚或植物油中溶解，在水中不溶。熔点为 128~131℃。$[\alpha]_D$(10mg/ml 乙醇) 为 +186°~+198° |
| 醋酸甲地孕酮 megestrol acetate | 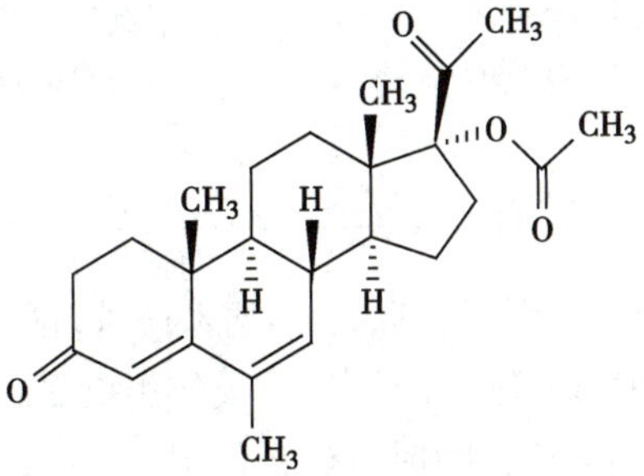 $C_{24}H_{32}O_4$ 384.52 | 白色或类白色结晶性粉末。在三氯甲烷中易溶，在丙酮或乙酸乙酯中溶解，在乙醇中略溶，在乙醚中微溶，在水中不溶。熔点为 213~220℃。$[\alpha]_D$(50mg/ml 三氯甲烷) 为 +9°~+12° |
| 炔诺酮 norethisterone | 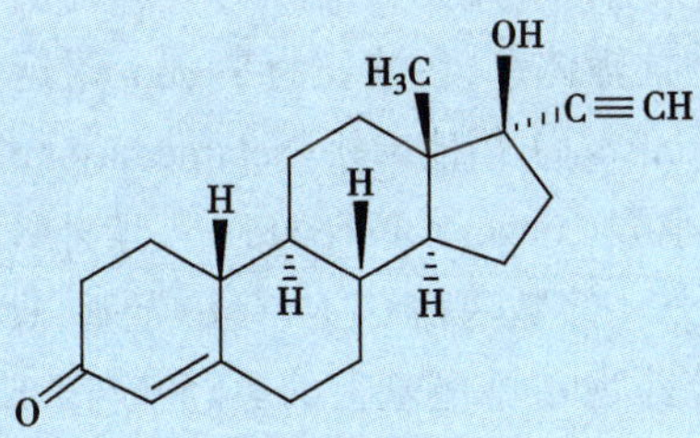 $C_{20}H_{26}O_2$ 298.43 | 白色或类白色粉末或结晶性粉末。在三氯甲烷中溶解，在乙醇中微溶，在丙酮中略溶，在水中不溶。熔点为 202~208℃。$[\alpha]_D$(10mg/ml 丙酮) 为 −32°~−37° |
| 左炔诺孕酮 levonorgestrel | 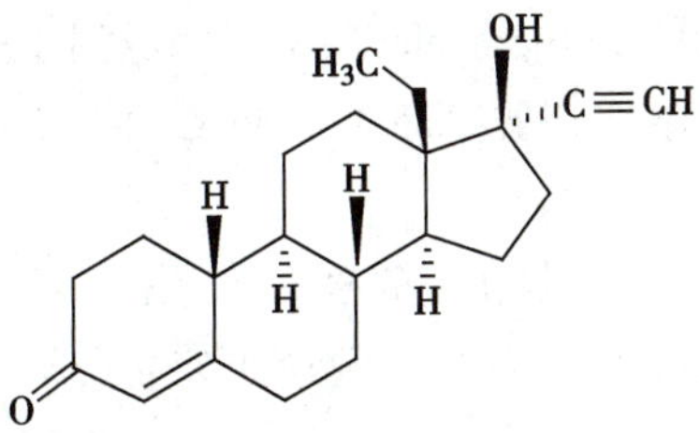 $C_{21}H_{28}O_2$ 312.47 | 白色或类白色结晶性粉末。在三氯甲烷中溶解，在甲醇中微溶，在水中不溶。熔点为 233~239℃。$[\alpha]_D$(20mg/ml 三氯甲烷) 为 −30°~−35° |

续表

| 药物名称 | 结构式/分子式/分子量 | 物理性质 |
|---|---|---|
| 米非司酮<br>mifepristone | 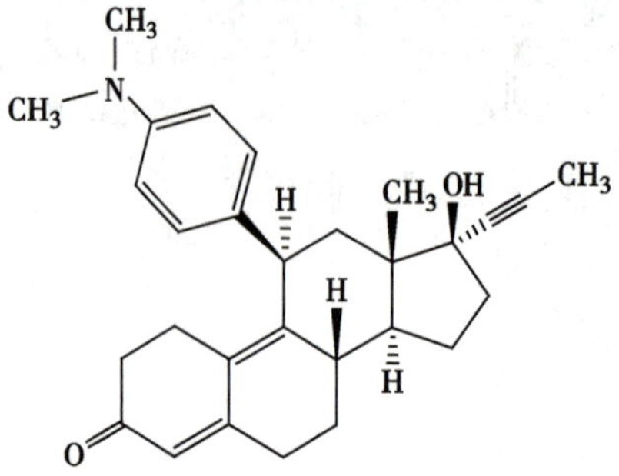<br>$C_{29}H_{35}NO_2$ 429.61 | 淡黄色结晶性粉末。在甲醇或二氯甲烷中易溶，在乙醇或乙酸乙酯中溶解，在水中几乎不溶。<br>熔点为192~196℃。<br>$[\alpha]_D$(5mg/ml二氯甲烷)为+124°~+129°。<br>UV(10μg/ml乙醇)：$\lambda_{max}$为304nm与260nm |
| 雌二醇<br>estradiol | 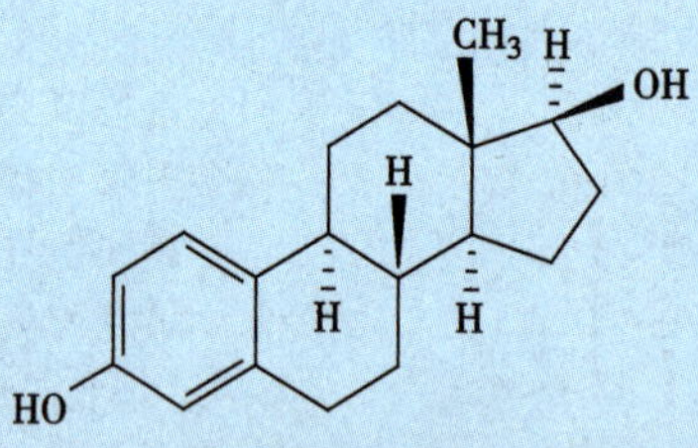<br>$C_{18}H_{24}O_2$ 272.39 | 白色或乳白色结晶性粉末。在二氧六环或丙酮中溶解，在乙醇中略溶，在水中不溶。<br>熔点为175~180℃。<br>$[\alpha]_D$(10mg/ml乙醇)为+76°~+83° |
| 炔雌醇<br>ethinylestradiol | 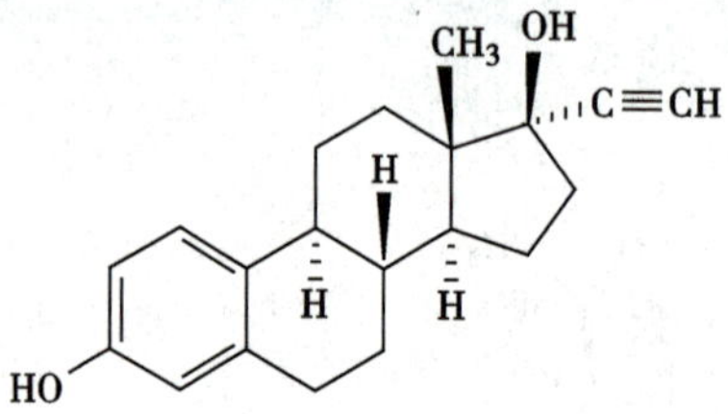<br>$C_{20}H_{24}O_2$ 296.41 | 白色或类白色结晶性粉末。在乙醇、丙醇或乙醚中易溶，在三氯甲烷中溶解，在水中不溶。<br>熔点为180~186℃。<br>$[\alpha]_D$(10mg/ml吡啶)为−26°~−31° |

氢化可的松为天然的皮质激素，在临床上用作抗炎药。地塞米松A环的C-1、C-2和C-4、C-5之间为双键。C-9的α位引入了氟原子，C-16引入了甲基，抗炎作用更强。地塞米松磷酸钠则是地塞米松C-21位上的羟基与磷酸形成的酯，肌内注射时可延长作用的时间，磷酸部分再成钠盐，以增大药物的水溶性。曲安奈德A环的结构与地塞米松相同，C-9上也有F原子取代，C-16、C-17上的羟基与丙酮缩合形成环状结构。本类药物具有以下结构特征。

**1. A环有$\Delta^4$-3-酮基** $\Delta^4$-3-酮基为共轭体系，在波长为240nm附近有紫外吸收；部分药物在C-1与C-2之间为双键如醋酸泼尼松(prednisone)、倍他米松(betamethasone)、泼尼松龙(prednisolone)等，或C-6与C-7之间为双键如醋酸甲地孕酮(megestrol acetate)等，紫外吸收波长向长波方向移动。

**2. C-17位上为α-醇酮基，具有还原性** 多数药物C-17有α-羟基，具有还原性，可与四氮唑反应。如氢化可的松、地塞米松磷酸钠；部分药物α-醇酮基上的醇羟基与酸成酯，如地塞米松磷酸钠、醋酸去氧皮质酮、醋酸曲安奈德。

**3. 部分药物的C-6或C-9位有卤素取代** 有卤素取代的药物包括丙酸倍氯米松(beclometasone dipropionate，C-9-Cl)、丙酸氯倍他索(clobetasolpropionate，C-9-F)、地塞米松(dexamethasone，C-9-F)、醋酸氟轻松(fluocinonide，C-6-F，C-9-F)、哈西奈德(halcinonide，C-9-F，C-21-Cl)。在一定条件下，可以显有机氟化物或氯化物的反应。

**4. 部分药物$C_{-11}$位上有羟基或酮基取代** 氢化可的松C-11位上有羟基取代。

皮质激素类药物上述的这些结构特征，是针对它们进行定性、定量分析控制的主要依据。

### (二)雄性激素与蛋白同化激素

天然雄激素主要是睾酮。经过结构改造的合成品有甲睾酮、丙酸睾酮等。

C-17 位烃基取代(如甲睾酮),或 C-9 位氟取代,可使这类药物的活性更强。

C-17 位上羟基酯化,可使吸收减缓,作用时间延长。

雄性激素一般同时具有蛋白同化激素的作用。对雄性激素进行结构改造,使雄性激素作用大为减弱,同化作用仍然保留或有所增强,成为蛋白同化激素药物。常用的蛋白同化激素药物有苯丙酸诺龙、癸酸诺龙等。本类药物具有以下结构特征。

1. A 环有$\triangle^4$-3-酮基,具有紫外吸收。

2. C-17 位上有羟基,部分药物的羟基被酯化。

3. 雄性激素的母核有 19 个碳原子,蛋白同化激素在 C-10 上一般无角甲基,母核只有 18 个碳原子。

### (三) 孕激素

黄体酮是天然孕激素,在临床上应用广泛。但黄体酮口服后被迅速代谢失效,非口服给药疗效更稳定。

人工合成的孕激素,根据结构分为两种类型。

C-17 位 $\alpha$-羟孕酮类黄体酮衍生物,如醋酸甲地孕酮(megestrol acetate)、醋酸甲羟孕酮(medroxyprogesterone acetate)。

19-去甲睾酮类,如炔诺酮(norethisterone)、左炔诺孕酮(levonorgestrel)等(少数例外,C-19 位含甲基,如炔孕酮),它们与雌激素合用是一类重要的口服避孕药。

醋酸甲地孕酮是经结构改造制成的孕激素药物。C-6 上引入双键,显著增强了其孕激素活性;C-17 上引入乙酰氧基,获得了良好的口服给药代谢稳定性与生物利用度。本类药物的结构特点如下。

1. A 环有$\triangle^4$-3-酮基。

2. C-17 位上有甲酮基(17$\alpha$-羟孕酮类,如黄体酮、醋酸甲地孕酮、醋酸甲羟孕酮)或乙炔基(19-去甲睾丸酮类,如炔诺酮、左炔诺孕酮)。

3. 多数在 C-17 位上有羟基,部分药物的羟基被酯化(如己酸羟孕酮)。

米非司酮为抗孕激素药物,具有甾体的母核结构,C-11 上有对二甲氨基苯基取代,除具有甾体的性质外,二甲氨基还具有碱性。

### (四) 雌激素

雌二醇为天然的雌性激素。对雌二醇进行结构修饰,得到一系列高效和长效的雌激素类药物,如炔雌醇、戊酸雌二醇、苯甲酸雌二醇等。本类药物的结构特点如下。

1. A 环为苯环,C-3 位上有酚羟基,有的药物 C-3 位上的酚羟基成酯或成醚。如苯甲酸雌二醇、炔雌醚(quinestrol)。

2. C-17 位上有羟基,有些药物 C-17 位上羟基成酯。如戊酸雌二醇(estradiol valerate)。

3. 有些药物在 C-17 位上有乙炔基,构成 19-去甲孕甾烷母核。如炔雌醇、炔雌醚。

## 二、主要理化性质

甾体激素类药物均为具有甾体母核的弱极性有机化合物。因此,均具有旋光性、脂溶性和吸收光谱特性。

在本类药物性状项下,多收载有药物的熔点、溶解性、比旋度、吸收系数等物理常数的测定项目,用以区分不同的药物。

**1. 性状与溶解度**　本类药物为白色至微黄色粉末或结晶性粉末。除钠盐外,多数在三氯甲烷中微溶至易溶,在甲醇或乙醇中微溶至溶解,在乙醚或植物油中极微溶解至略溶,在水中不溶或几乎不溶。

**2. 比旋度**　甾体激素类药物均有多个立体刚性手性碳原子。具有特征旋光性。

测定比旋度是鉴别不同甾体激素药物和检查药物纯净程度的重要依据(ChP 通则 0621)。ChP 中多数甾体激素药物的性状项下,收载有比旋度的测定项目。

多数甾体激素类药物在二氧六环、三氯甲烷、丙酮或醇等有机溶剂中显示右旋特征，而左炔诺孕酮、炔诺酮和炔雌醇等显示左旋特性。

示例 17-1 地塞米松磷酸钠比旋度规定：取本品，精密称定，加无水乙醇溶解并定量稀释制成每1ml 约含 10mg 的溶液，依法测定，比旋度为 +72°~+80°。

**3. 熔点** 熔点是药物重要的物理常数，测定熔点不仅具有鉴定的意义，还可以反映药物的纯度。在本类药物质量标准的性状项下，多数收载有熔点的测定项目。如 ChP 中丙酸睾酮的性状项下规定：本品的熔点为 118~123℃。又如炔诺酮的性状项下规定：本品的熔点为 202~208℃。

**4. 吸收系数** 甾体激素类药物结构中有特征的共轭基团，具有紫外吸收。最大吸收波长和吸收系数（$E_{1cm}^{1\%}$）可以反映药物的紫外吸收特征，具有鉴别的意义。

具 α,β-不饱和酮基团（$\Delta^4$-3-酮结构）的药物，通常均在 240nm 波长附近有最大吸收，所以紫外吸收的专属性不强（图 17-2）。若 C-6 与 C-7 之间有双键，紫外吸收波长向长波方向有较大移动，特征性较高。

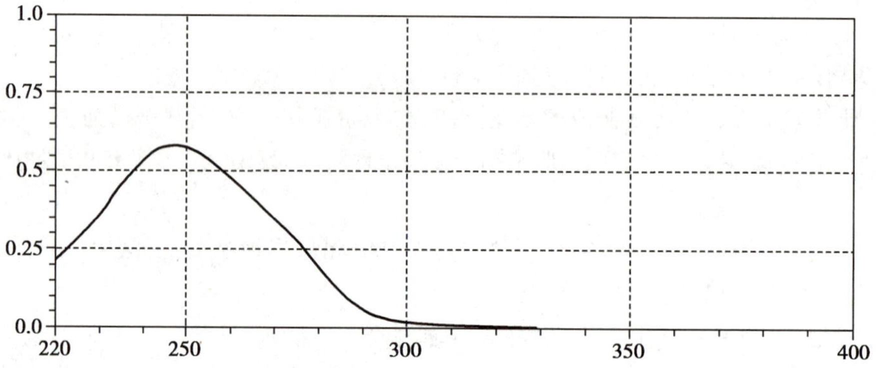


图 17-2 泼尼松龙磷酸钠（prednisolone sodium phosphate）的 UV 标准谱（20μg/ml 水溶液）

ChP 中有少数甾体激素药物的性状项下，收载有吸收系数的测定项目。如醋酸泼尼松龙、氢化可的松、曲安奈德等。

示例 17-2 泼尼松龙（prednisolone）吸收系数规定：取本品，精密称定，加乙醇溶解并定量稀释制成每 1ml 约含 10μg 的溶液，照紫外-可见分光光度法（ChP 通则 0401），在 243nm 的波长处测定吸光度，吸收系数（$E_{1cm}^{1\%}$）为 400~430。

## 第二节 鉴别试验

甾体激素类药物的鉴别，可以根据它们的结构和基团特征，采用化学反应法、吸收光谱法或色谱法进行。

### 一、化学反应法

#### （一）与强酸的显色反应

甾体激素类药物大都能与硫酸、高氯酸等强酸反应呈色。甾体激素类药物与硫酸的呈色最常用。反应机制是：硫酸使酮基质子化形成正碳离子，与 $HSO_4^-$ 作用呈色。加水或醇后，颜色进一步发生变化（表 17-2）。

采用硫酸-乙醇或硫酸-甲醇显色鉴别的药物有醋酸甲羟孕酮、甲睾酮、十一酸睾酮、雌性激素药物等。甚至使用与硫酸-乙醇的呈色进行含量测定或薄层显色。

甾体激素与硫酸的显色反应，操作简便、反应灵敏。不同药物形成的颜色或荧光有差异而相互区别，被广泛使用。

表 17-2　典型甾体激素药物与硫酸的呈色反应

| 药品 | 颜色 | 加水稀释后的颜色变化 |
|---|---|---|
| 醋酸可的松 | 黄色或微带橙色 | 颜色消失溶液澄清 |
| 氢化可的松 | 棕黄至红色并显绿色荧光 | 黄至橙黄色，微带绿色荧光，有少量絮状沉淀 |
| 地塞米松 | 淡红棕色 | 颜色消失 |
| 泼尼松 | 橙色 | 将此液倒入 10ml 水中，溶液即变成黄色，渐渐变为蓝绿色 |
| 醋酸泼尼松 | 橙色 | 黄色渐变成蓝绿色 |
| 泼尼松龙 | 深红色 | 红色消失，有灰色絮状沉淀 |
| 醋酸泼尼松龙 | 玫瑰红色 | 红色消失，有灰色絮状沉淀 |
| 地塞米松磷酸钠 | 黄或红棕色 | 黄色絮状沉淀 |
| 炔雌醇 | 橙红色并显黄绿色荧光 | 玫瑰红色絮状沉淀 |
| 炔雌醚 | 橙红色并显黄绿色荧光 | 红色沉淀 |
| 苯甲酸雌二醇 | 黄绿色并显蓝色荧光 | 淡橙色 |
| 雌二醇 | 黄绿色荧光，加三氯化铁后呈草绿色 | 红色 |
| 己酸羟孕酮 | 微黄色 | 由绿色经红色至带蓝色荧光的红紫色 |
| 炔孕酮 | 红色 | 紫外线灯（365nm）下呈亮红色荧光 |

示例 17-3　ChP 醋酸甲羟孕酮的显色鉴别：取本品约 5mg，置试管中，加硫酸 5ml 使溶解，沿管壁缓缓加入乙醇 5ml，使成两液层，接界面显蓝紫色。

### （二）官能团的反应

不同的甾体激素药物具有不同的官能团，可以利用官能团的特征反应进行区分鉴别。甾体激素类药物的典型官能团鉴别反应如下。

**1. C-17-α-醇酮基的呈色反应**　皮质激素类药物分子结构中 C-17 位上的 α-醇酮基具有还原性，能与四氮唑试液、氨制硝酸银试液（多伦试液）以及碱性酒石酸酮试液（斐林试液）发生特征反应呈色（示例 17-4~示例 17-6）。

四氮唑盐具有氧化性，与具有 C-17-α-醇酮基的皮质激素类药物反应，被还原为有色的甲臜（formazan）而显色。该反应既可以用于皮质激素类药物的显色鉴别，又可用于它们的薄层色谱显色以及比色含量测定（原理见本章第四节）。

示例 17-4　ChP 醋酸地塞米松的鉴别方法为：取本品约 10mg，加甲醇 1ml，微热溶解后，加碱性酒石酸铜试液 1ml，混匀，置水浴上加热，即生成砖红色沉淀。

示例 17-5　ChP 醋酸泼尼松的鉴别方法为：取本品 1mg，加乙醇 2ml，使溶解，加 10% 氢氧化钠溶液 2 滴与氯化三苯四氮唑试液 1ml，即显红色。

**示例 17-6** ChP 醋酸去氧皮质酮的鉴别方法为：取本品约 5mg，加乙醇 0.5ml 溶解后，加氨制硝酸银试液 0.5ml，即生成黑色沉淀。

**2. 酮基的呈色反应** 皮质激素、孕激素、雄激素和蛋白同化激素药物结构中，均含有 C-3-酮基和 C-20-酮基，它们可以与一些羰基试剂（如 2，4-二硝基苯肼、硫酸苯肼、异烟肼等）在酸性条件下发生缩合反应，形成黄色的腙，可用于鉴别。

**示例 17-7** ChP 黄体酮的鉴别：取本品约 0.5mg，加异烟肼约 1mg 与甲醇 1ml 溶解后，加稀盐酸 1 滴，即显黄色。

**3. C-17 位甲酮基的呈色反应** 甾体激素类药物分子结构中含有甲酮基以及活泼亚甲基时，能与亚硝基铁氰化钠[ $Na_2Fe(CN)_5NO$ ]、间二硝基酚、芳香醛类反应呈色。

黄体酮 C-17 位有甲基酮，可与亚硝基铁氰化钠反应，生成蓝紫色产物。其他常用甾体激素均不显蓝紫色，或呈现淡橙色或不显色。该反应作为黄体酮的专属、灵敏的鉴别方法。

**示例 17-8** ChP 黄体酮的鉴别：取本品约 5mg，加甲醇 0.2ml 溶解后，加亚硝基铁氰化钠细粉约 3mg，碳酸钠与醋酸铵各约 50mg，摇匀，放置 10~30 分钟，显紫蓝色。

**4. 炔基的沉淀反应** 一些具有炔基的甾体激素药物，如炔雌醇、炔诺酮、炔诺孕酮等，可与硝酸银试液反应生成炔银沉淀进行鉴别。

$$R—C\equiv CH+AgNO_3 \longrightarrow R—C\equiv CAg\downarrow +HNO_3$$

**示例 17-9** ChP 炔诺酮片的鉴别：取本品的细粉适量（约相当于炔诺酮 10mg），加乙醇 1ml 溶解后，离心，取上清液，加硝酸银试液 5~6 滴，即生成白色沉淀。

**5. 卤素的反应** 有的甾体激素药物在 C-6、C-9 或其他位置上有氟或氯取代，鉴别时需要对取代的卤素原子进行确认。

由于这些卤素原子以共价键连接在甾体骨架上，需采用氧瓶燃烧法或回流水解法，将它们转化无机卤素离子后，再进行鉴别。

**示例 17-10** ChP 丙酸氯倍他索的氯化物鉴别法：取本品少许，加乙醇 1ml，混合，置水浴上加热 2 分钟，加硝酸（1→2）2ml，摇匀，加硝酸银试液数滴，即生成白色沉淀。

**示例分析：**丙酸氯倍他索结构中的氯原子连接在 C-17 位甲酮基上，易水解，未采用氧瓶燃烧法破坏处理。若卤素原子连接在甾体骨架上，则大都需要采用氧瓶燃烧法破坏处理后，再进行氯化物的鉴别试验。如 BP 中的丙酸倍氯米松的 9-$\alpha$-氯取代的鉴别等。

**6. 酯的反应** 一些甾体药物的 C-17 或 C-21 位上有羟基的酯结构。如醋酸地塞米松、醋酸泼尼松、醋酸甲地孕酮、戊酸雌二醇、己酸羟孕酮等。这些药物中酯结构的鉴别，一般先进行水解，生成相应的羧酸，再根据羧酸的性质来进行鉴别。

醋酸酯类的药物先水解生成醋酸，在硫酸存在下与乙醇形成乙酸乙酯，通过乙酸乙酯的香气进行鉴别。

戊酸或己酸酯类药物，如戊酸雌二醇、己酸羟孕酮等，先在碱性溶液中水解，经酸化后加热，产生戊酸、己酸的特臭，进行鉴别。

示例 17-11　ChP 醋酸去氧皮质酮的鉴别法：取本品约 50mg，加乙醇制氢氧化钾试液 2ml，置水浴中加热 5 分钟，放冷，加硫酸溶液（1→2）2ml，缓缓煮沸 1 分钟，即产生乙酸乙酯的香气。

## 二、吸收光谱法

### （一）紫外光谱法

甾体激素类药物结构中有 $\Delta^4$-3-酮、苯环或其他共轭时，在紫外区均有特征吸收。

A 环有 $\Delta^4$-3-酮基的甾体激素类药物，在 240nm 附近有最大吸收。

若 $\Delta^4$-3-酮基的 C-1 位再引入双键，最大吸收波长没有显著改变。如地塞米松、泼尼松龙等，在 C-1 和 C-2 间有双键，其最大吸收波长，仍然在 240nm 附近。

若 $\Delta^4$-3-酮基的 C-6 和 C-7 位间有双键，最大吸收波长会发生明显红移。如醋酸甲地孕酮等，在 280nm 附近有最大吸收。

A 环具有酚羟基的雌激素类药物，具有苯酚的紫外吸收曲线特征。如雌三醇的紫外图谱（图 17-3）。

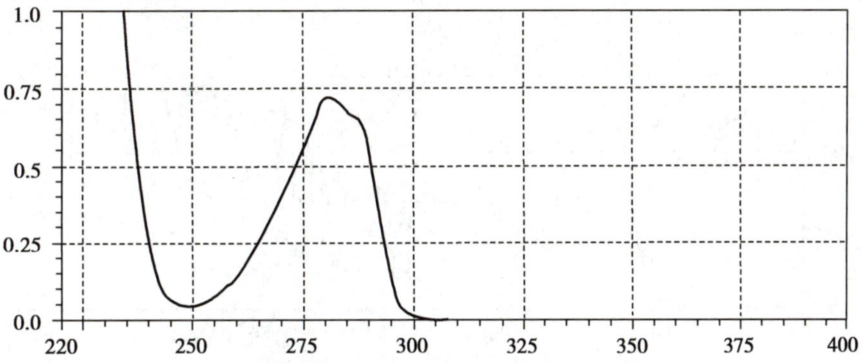


图 17-3　雌三醇的 UV 标准图谱（100μg/ml 95% 乙醇溶液）

紫外吸收光谱常用作鉴别试验。但是，由于甾体激素类药物常具有相似的骨架和共轭结构，它们的紫外吸收光谱也十分相似而缺乏专属性。

因此，国内外药典标准中，仅有少数甾体激素类药物采用紫外吸收光谱法进行鉴别。如醋酸去氧皮质酮、丙酸倍氯米松等，采用 UV 鉴别。

示例 17-12　ChP 丙酸倍氯米松的 UV 鉴别：取本品，精密称定，加乙醇溶解并定量稀释制成每 1ml 中约含 20μg 的溶液，照紫外-可见分光光度法（通则 0401）测定，在 239nm 的波长处有最大吸收，吸光度为 0.57~0.60；在 239nm 与 263nm 的波长处的吸光度比值应为 2.25~2.45。

### （二）红外光谱法

甾体激素类药物母核骨架、共轭单元和取代基团的差异均很小，仅靠化学鉴别和 UV 吸收光谱鉴别，专属性较差。

而甾体激素类药物的母核骨架、共轭单元和取代基团的红外吸收光谱特征，则具有指纹专属性。各国药典均广泛采用红外吸收光谱法对于甾体激素类药物进行专属鉴别（图 17-4 和图 17-5）。甾体激素类药物结构中的特征基团，在红外吸收光谱中均显示特征的吸收峰。

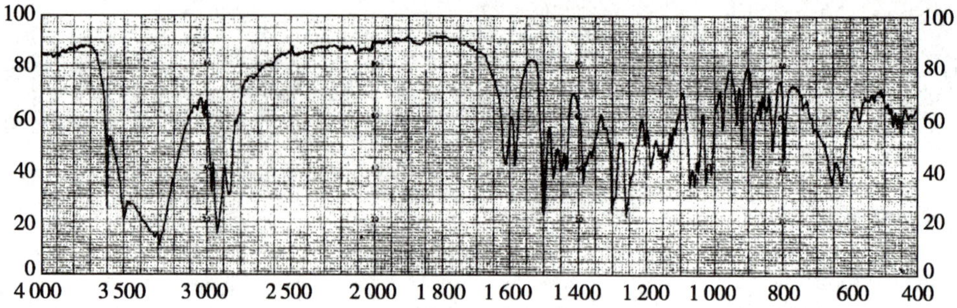


特征吸收峰归属

| 峰位 /cm$^{-1}$ | 归属 | 峰位 /cm$^{-1}$ | 归属 |
|---|---|---|---|
| 3 600~3 300 | $\nu_{O-H}$ | 1 300，1 260，1 185 | $\nu_{C-O}$ |
| 1 620，1 580，1 500 | $\nu_{C=C}$ | 885，795 | $\delta_{Ar-H}$ |

图 17-4　炔雌醇的红外吸收标准图谱与特征峰归属

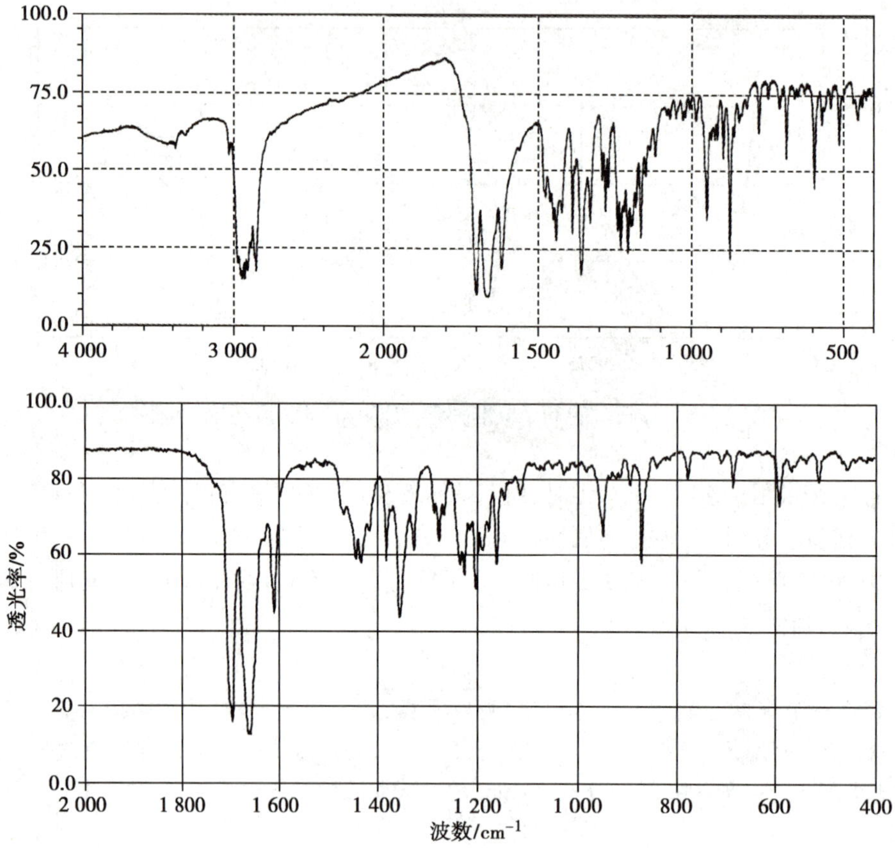


特征吸收峰归属

| 峰位 /cm$^{-1}$ | 归属 | 峰位 /cm$^{-1}$ | 归属 |
|---|---|---|---|
| 1 700 | $\nu_{C=O}$(20 位酮基) | 1 615 | $\nu_{C=C}$(双键) |
| 1 665 | $\nu_{C=O}$(3 位酮基) | 870 | $\delta_{C-H}$(双键) |

图 17-5　黄体酮的红外吸收标准图谱与特征峰归属

## 三、色谱法

高效液相色谱法是甾体激素药物原料和制剂含量测定的主要方法。与对照品 HPLC 保留时间的一致性，可同时用于甾体激素药物的鉴别。

甾体激素类药物的薄层色谱检查法，具有简便、快捷、分离和显色专属可靠的特点。在甾体激素类药物鉴别中也应用广泛（表 17-3）。

表 17-3　ChP 中典型甾体激素药物制剂的 TLC 鉴别

| 药物制剂 | 样品处理 | 薄层板 | 展开剂 | 显色方法 |
|---|---|---|---|---|
| 十一酸睾酮注射液 | 正己烷溶解 | 硅胶 G | 正己烷-丙酮（6：1） | 2,4-二硝基苯肼 |
| 苯丙酸诺龙注射液 | 石油醚提取，丙酮溶解 | 硅胶 G | 正庚烷-丙酮（2：1） | 硫酸-乙醇 |
| 己酸羟孕酮注射液 | 三氯甲烷溶解 | 硅胶 $HF_{254}$ | 环己烷-乙酸乙酯（1：1） | UV（254nm） |
| 丙酸睾酮注射液 | 无水乙醇提取 | 硅胶 $GF_{254}$ | 二氯甲烷-甲醇（19：0.5） | UV（254nm） |
| 苯甲酸雌二醇注射液 | 无水乙醇提取 | 硅胶 G | 苯-乙醚-冰醋酸（50：30：0.5） | 硫酸-乙醇，UV（365nm） |
| 醋酸甲羟孕酮片 | 三氯甲烷溶解 | 硅胶 G | 三氯甲烷-乙酸乙酯（10：1） | 硫酸-乙醇，UV（365nm） |
| 醋酸泼尼松片 | 石油醚提取，三氯甲烷溶解 | 硅胶 G | 二氯甲烷-乙醚-甲醇-水（385：60：15：2） | 碱性四氮唑蓝 |
| 哈西奈德软膏 | 三氯甲烷提取 | 硅胶 G | 三氯甲烷-乙酸乙酯（3：1） | 碱性四氮唑蓝 |

示例 17-13　复方炔诺酮片的鉴别

复方炔诺酮片中炔诺酮和炔雌醇的剂量小、差异大（分别为 0.6mg 和 0.035mg），经薄层色谱分离后，与对照品比较的显色鉴别方法，专属性强、灵敏适宜。

照薄层色谱法（通则 0502）试验。

**供试品溶液**　取本品 2 片，研细，加三氯甲烷-甲醇（9：1）5ml，充分搅拌使炔诺酮与炔雌醇溶解，滤过，滤液置水浴上浓缩至约 0.5ml。

**炔诺酮对照品溶液**　取炔诺酮对照品适量，加三氯甲烷-甲醇（9：1）溶解并稀释制成每 1ml 中含 2.4mg 的溶液。

**炔雌醇对照品溶液**　取炔雌醇对照品适量，加三氯甲烷-甲醇（9：1）溶解并稀释制成每 1ml 中含 0.14mg 的溶液。

**色谱条件**　采用硅胶 G 薄层板，以苯-乙酸乙酯（4：1）为展开剂。

**测定法**　吸取上述三种溶液各 10μl，分别点于同一薄层板上，展开，晾干，喷以硫酸-无水乙醇（7：3），在 100℃加热 5 分钟使显色。

**结果判定**　供试品溶液所显两个主斑点的位置和颜色应分别与相应的对照品溶液主斑点相同。

# 第三节　有关物质与检查

## 一、有关物质

甾体激素类药物大都由其他甾体化合物经结构改造制得。因此，在甾体激素类药物的检查项下，大都对易引入的“其他甾体”杂质有针对性的“有关物质”检查项目，以及与生产工艺过程相关的“游离磷酸盐”“硒”“残留溶剂”等的检查。

示例 17-14 ChP 中甲睾酮有关物质的检查

甲睾酮与睾酮的分子结构仅 C-17 位相差一个甲基。为获得有效分离与检查控制，国内外药典标准中，主要采用主成分自身对照法控制有关物质的限量。

照高效液相色谱法（通则 0512）测定。

**供试品溶液** 取本品适量，加甲醇溶解并稀释制成每 1ml 中约含 0.6mg 的溶液。

**对照溶液** 精密量取供试品溶液 2ml，置 100ml 量瓶中，用甲醇稀释至刻度，摇匀。

**系统适用性溶液** 取甲睾酮与睾酮适量，加甲醇溶解并稀释制成每 1ml 中各约含 0.1mg 的溶液。

**色谱条件** 用十八烷基硅烷键合硅胶为填充剂；以甲醇-水（72∶28）为流动相；检测波长为 241nm；进样体积 10μl。

**系统适用性要求** 系统适用性溶液色谱图中，理论板数按甲睾酮峰计算不低于 1 500，甲睾酮峰与睾酮峰之间的分离度应符合要求。

**测定法** 精密量取供试品溶液与对照溶液，分别注入液相色谱仪，记录色谱图至主成分峰保留时间的 2 倍。

**限度** 供试品溶液色谱图中如有杂质峰，不得多于 3 个，单个杂质峰面积不得大于对照溶液主峰面积的 0.5 倍（1.0%），各杂质峰面积的和不得大于对照溶液主峰面积的 0.75 倍（1.5%），小于对照溶液主峰面积 0.025（0.05%）倍的峰忽略不计。

示例 17-15 ChP 地塞米松磷酸钠中游离磷酸盐的检查

肾上腺皮质激素的磷酸钠盐，均是由相应皮质激素的 C-21 位羟基与磷酸酯化形成的磷酸钠盐（地塞米松磷酸钠、倍他米松磷酸钠等）。这些药物在精制过程中有可能残留游离磷酸盐，在贮存过程中酯键水解也产生游离磷酸盐，需要检查。药典主要以一定浓度的磷酸二氢钾溶液作为标准磷酸盐对照，采用磷钼酸比色法进行游离磷酸盐的检查。

**游离磷酸盐** 照紫外-可见分光光度法（通则 0401）测定。

**供试品溶液** 精密称取本品 20mg，置 25ml 量瓶中，加水 15ml 使溶解，精密加钼酸铵硫酸试液 2.5ml 与 1-氨基-2-萘酚-4-磺酸溶液（取无水亚硫酸钠 5g，亚硫酸氢钠 94.3g 与 1-氨基-2-萘酚-4-磺酸 0.7g，充分混合，临用时取此混合物 1.5g 加水 10ml 使溶解，必要时过滤）1ml，加水至刻度，摇匀，在 20℃放置 30~50 分钟。

**对照溶液** 取标准磷酸盐溶液［精密称取经 105℃干燥 2 小时的磷酸二氢钾 0.35g，置 1 000ml 量瓶中，加硫酸溶液（3→10）10ml 与水适量使溶解，用水稀释至刻度，摇匀；临用时再稀释 10 倍］4.0ml，置 25ml 量瓶中，加水 11ml，自“精密加钼酸铵硫酸试液 2.5ml”起，制备方法同供试品溶液。

**测定法** 取供试品溶液与对照溶液，在 740nm 的波长处分别测定吸光度。

**限度**（0.5%） 供试品溶液的吸光度不得大于对照溶液的吸光度。

**示例分析**：标准磷酸盐溶液中磷酸二氢钾（$KH_2PO_4$）的浓度为 0.035mg/ml，相当于磷酸的浓度为 0.025mg/ml，供试品中游离磷酸盐的限量（%），按磷酸计算为：0.025mg/ml × 4ml/20mg × 100%=0.5%。

示例 17-16 醋酸地塞米松中硒的检查

有些甾体激素类药物（醋酸地塞米松、醋酸氟轻松、醋酸曲安奈德等）在生产工艺过程中使用二氧化硒脱氢，易在成品中引入杂质硒。

ChP 中收载有“硒检查法（通则 0804）”：经氧瓶燃烧破坏后，以硝酸溶液（1→30）为吸收液，用二氨基萘比色法测定硒的含量，应符合药物各自项下质量标准规定。

醋酸地塞米松中硒的检查：取本品 0.10g，依法检查（通则 0804），应符合规定（0.005%）。

## 二、有效性

甾体激素类药物大都活性强、剂量低、剂型多样。故临床使用的制剂大都需要进行针对性的含量均匀度检查，以及与制剂特性相应的制剂通则要求的检查等，以保障它们安全、有效和质量可靠。

示例 17-17　地塞米松片含量均匀度及溶出度的检查

取本品 1 片，置研钵中，加流动相 2ml，研磨，用流动相分次转移至 25ml 量瓶中，超声使地塞米松溶解，放冷，用流动相稀释至刻度，摇匀，滤过，取续滤液作为供试品溶液。照含量测定项下的方法测定，按外标法以峰面积计算每片的含量，应符合规定（通则 0941）。溶出度与释放度测定法（通则 0931 第一法）测定，以盐酸溶液（9→1 000）1 000ml 为溶出介质，转速为 75r/min，依法操作，经 45 分钟时取样，按照含量测定项下方法计算每片的溶出量。限度为标示量的 75%，应符合规定。其他应符合片剂项下有关的各项规定（通则 0101）。

# 第四节　含量测定

甾体激素类药物特征结构和基团的化学、光谱和色谱特性，均可用于这些药物的定量分析。

## 一、基本方法

甾体激素类药物典型的 $\Delta^4$-3-酮基结构，在紫外区域 240nm 附近有最大吸收，采用分光光度法，可以进行含量测定，但专属性不强。

经 HPLC 分离后进行 UV 检测，既可用于有关物质的检查，也广泛用于含量测定。

示例 17-18　ChP 醋酸曲安奈德乳膏的含量测定

醋酸曲安奈德乳膏（规格①4g:4mg；②10g:2.5mg；③10g:5mg；④10g:40mg）含较多的脂溶性基质。样品处理过程中，析出滤过可去除大部分的脂溶性基质，以抑制它们对色谱系统的污染。基质析出的过程，对主成分也有吸附，故必须采用内标法定量。

照高效液相色谱法（通则 0512）测定。

**内标溶液**　取炔诺酮适量，加甲醇溶解并稀释制成每 1ml 中约含 0.15mg 的溶液。

**供试品溶液**　取本品适量（约相当于醋酸曲安奈德 1.25mg），精密称定，置 50ml 量瓶中，加甲醇约 30ml，置 80℃水浴中加热 2 分钟，振摇使醋酸曲安奈德溶解，放冷，精密加内标溶液 5ml，用甲醇稀释至刻度，摇匀，置冰浴中冷却 2 小时以上，取出，迅速滤过，取续滤液放至室温。

**对照品溶液**　取醋酸曲安奈德对照品适量，精密称定，加甲醇溶解并定量稀释制成每 1ml 中约含 0.125mg 的溶液，精密量取 10ml 与内标溶液 5ml，置 50ml 量瓶中，用甲醇稀释至刻度，摇匀。

**色谱条件**　用十八烷基硅烷键合硅胶为填充剂；以甲醇-水（60∶40）为流动相；检测波长为 240nm；进样体积 20μl。

**系统适用性要求**　理论板数按醋酸曲安奈德峰计算不低于 2 500，醋酸曲安奈德峰与内标物质峰的分离度应符合要求。

**测定法**　精密量取供试品溶液与对照品溶液，分别注入液相色谱仪，记录色谱图。按内标法以峰面积计算。

**限度**　制剂限度通常采用百分标示量表示。

## 二、特征方法

甾体激素类药物紫外吸收的灵敏度和专属性常常不能够满足含量测定的要求。为了避免干扰或提高灵敏度，可以采用甾体激素类药物的专属显色反应，进行比色法含量测定。

比色法是待测物质与适当的显色剂反应显色后，用分光光度法进行含量测定的方法。比色法影响因素较多，需要以试剂为空白、采用平行操作的对照品比较法测定。

典型的甾体激素类药物比色法为四氮唑比色法和柯柏（Kober）比色法。

皮质激素类药物的 C-17-$\alpha$-醇酮基有还原性，可以定量还原四氮唑盐生成有色甲臜。因此，四氮唑比色法可用于皮质激素类药物的含量测定。

柯柏（Kober）反应是指雌激素与硫酸-乙醇的呈色反应，在 520nm 附近有最大吸收，可用于雌性激素类药物含量测定。

### （一）四氮唑比色法

**1. 四氮唑盐的种类**　常用的四氮唑盐有两种。①氯化三苯四氮唑，即 2,3,5-三苯四氮唑（2,3,5-triphenyltetrazolium chloride，TTC），其还原产物为不溶于水的深红色三苯甲臜，$\lambda_{max}$ 在 480~490nm，也称红四氮唑（red tetrazoline）。②蓝四氮唑（blue tetrazolium，BT），即 3,3′-二甲氧苯基-双-4,4′-(3,5-二苯基）氯化四氮唑 {3,3′-dianisole-bis［4,4′-(3,5-dipheny) tetrazolium chlorid］}，其还原产物为暗蓝色的双甲臜，$\lambda_{max}$ 在 525nm 附近。TTC 和 BT 的显色反应机制如下。

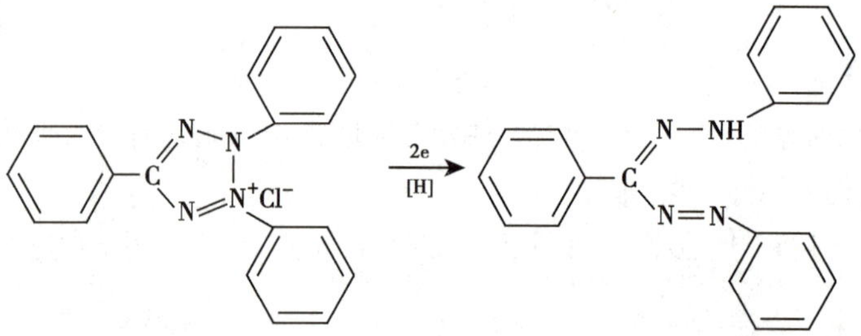


TTC　　formazan（红色）

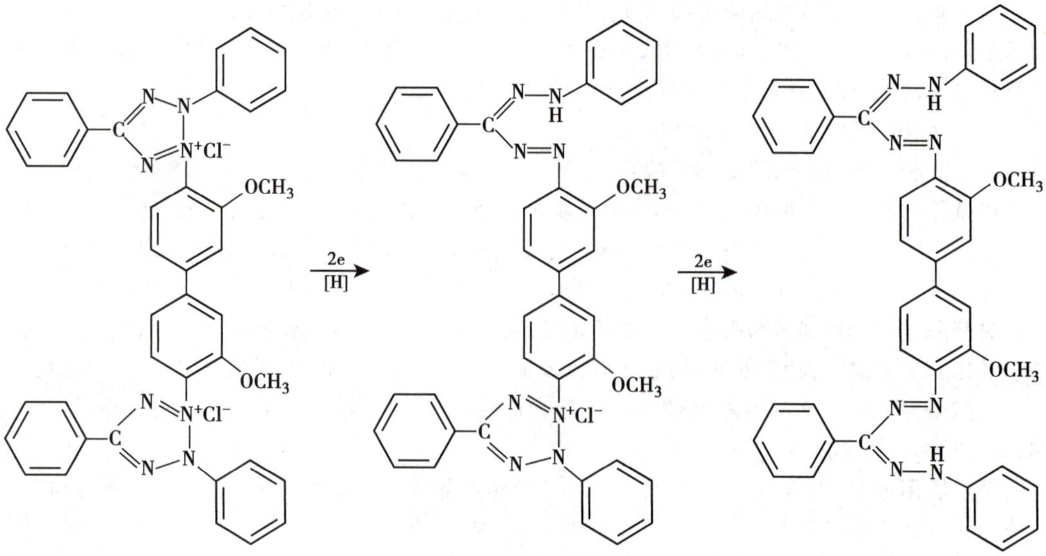


BT　　单formazan（红色）　　双formazan（蓝色）

**2. 反应原理**　皮质激素 C-17-$\alpha$-醇酮基（—CO—$CH_2OH$）具有还原性，在强碱性溶液中能将四氮唑盐定量地还原为甲臜，而自身失去 2e 被氧化为 20-酮-21-醛。生成的颜色随所用的试剂和条件的不同而不同。

3. 测定方法　典型方法见醋酸地塞米松注射液的四氮唑比色法含量测定（示例 17-19）。

示例 17-19　ChP 醋酸地塞米松注射液的含量测定法：照紫外-可见分光光度法（通则 0401）测定。

**供试品溶液**　取本品，摇匀，精密量取 5ml（约相当于醋酸地塞米松 25mg），置 100ml 量瓶中，加无水乙醇适量，振摇使醋酸地塞米松溶解并稀释至刻度，摇匀，滤过，取续滤液。

**对照品溶液**　取醋酸地塞米松对照品约 25mg，精密称定，置 100ml 量瓶中，加无水乙醇溶解并稀释至刻度，摇匀。

**测定法**　精密量取供试品溶液与对照品溶液各 1ml，分别置干燥具塞试管中，各精密加无水乙醇 9ml 与氯化三苯四氮唑试液 1ml，摇匀，再各精密加氢氧化四甲基铵试液 1ml，在 25℃的暗处放置 40~50 分钟，在 485nm 的波长处分别测定吸光度，计算。

USP 曾采用 BT 为试剂，反应液在暗处放置 90 分钟后，立即于 525nm 波长处测定供试液与对照液的吸光度。

$$\text{百分标示量}=\frac{A_x}{A_r}\times\frac{C_r}{V\times\text{标示量}}\times 100\%$$

式中，$A_x$ 和 $A_r$ 分别为供试品溶液和对照品溶液的吸光度；$C_r$ 为对照品的称样量（mg）；$V$ 为取样量（ml）；标示量的单位为 mg/ml。

4. 讨论　本法测定时各种因素如溶剂、反应温度和时间、水分、碱的浓度、空气中的氧等，对甲臜形成的速度、呈色强度和稳定性、皮质激素的结构都有影响。

（1）溶剂和水分的影响：含水量大时，会使显色速度减慢。但含水量不超过 5% 时，对结果几乎无影响。故一般使用无水乙醇作为溶剂。醛具有一定还原性，会使吸光度增大，所以最好采用无醛乙醇作溶剂。

（2）碱的种类及加入顺序的影响：在各种碱性试剂中，采用氢氧化四甲基铵能得到满意结果。故最为常用，反应液的 pH 应在 13.75 以上。

（3）空气中氧及光线的影响：反应及其产物对光敏感。因此，必须用避光容器置于暗处进行。同时达到最大显色时间后，立即测定吸光度。

TTC 形成的甲臜对空气中的氧气敏感，氧气能明显影响颜色强度和稳定性。因此，BP 规定，在加入试剂后，要往反应容器中充氮气以除去氧气。

（4）温度和时间的影响：呈色反应速度随温度升高而加快。一般在室温或 30℃恒温条件下显色，结果的重现性较好。ChP 用 TTC 的反应条件是在 25℃暗处反应 40~50 分钟。

（5）基团的影响：一般认为，C-11-酮基取代的甾体反应速度快于 C-11-羟基取代的甾体；C-21-羟基酯化后其反应速度减慢；当酯化的基团为三甲基醋酸酯、磷酸酯或琥珀酸酯时，反应速度更慢。

本法虽然存在着以上干扰因素，但因样品降解最易发生在 C-17 位侧链上，氧化产物和水解产物并不与四氮唑反应。故本法能选择性地用于 C-17 位未被氧化或降解的药物主成分的含量测定。

## （二）Kober 比色法

Kober 比色法是雌性激素类药物含量的灵敏测定方法。反应机制是：雌激素分子的质子化、重排、硫酸氧化形成共轭双键发色团。

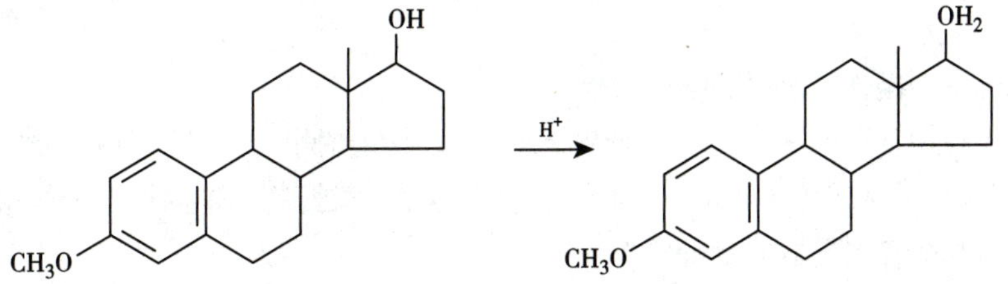

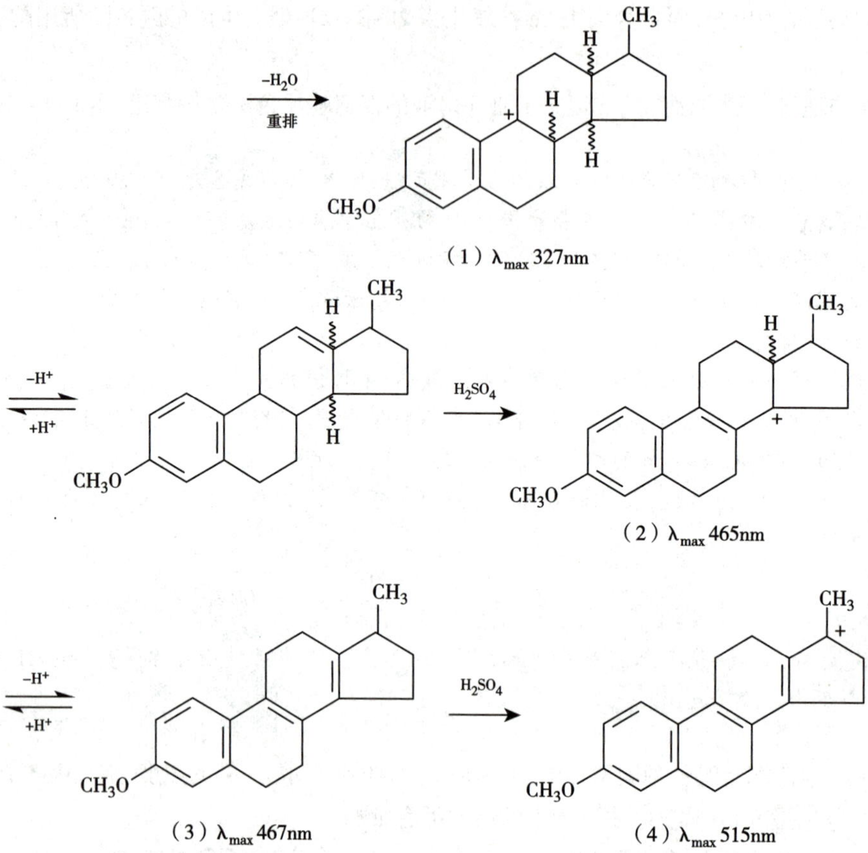


Kober 反应中，加少量铁盐可加速呈色反应的速率和提高稳定性，同时加入苯酚可消除反应产生的荧光，并加速红色产物的形成。改进后的 Kober 反应称为铁-酚试剂法。

Kober 比色法测定前，采用分离提取步骤，严格控制反应条件，并扣除背景干扰，可以减少误差，获得良好测定结果。

**示例 17-20** ChP 复方炔诺孕酮滴丸中炔雌醇的含量测定：照紫外-可见分光光度法（通则 0401）测定。

复方炔诺孕酮滴丸，采用柯柏比色法测定炔雌醇的含量，炔诺孕酮不干扰测定。炔诺孕酮则采用与三硝基苯酚的比色法测定。

**供试品溶液** 取本品 10 丸，除去包衣后，置 20ml 量瓶中，加乙醇约 12ml，微温使炔诺孕酮与炔雌醇溶解，放冷，用乙醇稀释至刻度，摇匀，滤过，取续滤液。

**对照品溶液** 取炔诺孕酮对照品与炔雌醇对照品各适量，精密称定，加乙腈溶解并定量稀释制成每 1ml 中约含炔诺孕酮 0.15mg 与炔雌醇 15μg 的溶液。

**测定法** **炔诺孕酮：**精密量取供试品溶液与对照品溶液各 1ml，分置具塞锥形瓶中，各精密加乙醇 3ml 与碱性三硝基苯酚溶液 4ml，密塞，在暗处放置 80 分钟，在 490nm 的波长处分别测定吸光度，计算。**炔雌醇：**精密量取供试品溶液与对照品溶液各 2ml，分置具塞锥形瓶中，置冰浴中冷却 30 秒后，各精密加硫酸-乙醇（4∶1）8ml（速度必须一致），随加随振摇，加完后继续冷却 30 秒，取出，在室温放置 20 分钟，在 530nm 的波长处分别测定吸光度，计算。

## （三）体内样本中甾体激素类药物的分析

甾体激素类药物常需要进行体内药动学研究、治疗药物监测，以及体育竞技违禁使用监测。由于有内源性本底、潜在干扰或代谢转化物，因此，针对甾体激素类药物的体内样本分析检测，大都需要专属的前处理制备和高专属灵敏的定量分析方法。

例如,人尿液中睾酮(testosterone,T)和表睾酮(epitestosterone,E)的浓度和T/E比值的监测,是打击违禁使用兴奋剂的重要手段(示例17-21)。在线固相微萃取(solid-phase microextraction,SPME)技术和LC-MS联用,具有简便、快速、高灵敏度和高选择性的特点,用于检测尿样中睾酮、诺龙等违禁甾体激素药物,已成为反兴奋剂分析检测的有力工具之一。

示例17-21　尿液中违禁蛋白质同化激素的SPME/LC-MS检查

**尿样样本**　男性健康志愿者和服用了违禁药物甲睾酮5mg受试者的尿液。

**采集时间**　服药前和服药后5小时。

**游离型药物监测样本的制备**　精密量取尿液样本0.1ml,添加内标物溶液50μl($\Delta^9$-苯丙酸诺龙,100ng/ml),加水稀释至1ml。

**结合型药物监测样本的制备**　精密量取尿液样本0.3ml,加pH 7.4磷酸盐缓冲液0.4ml和$\beta$-葡糖醛酸酶(5IU),在50℃孵育水解3小时,离心后,取上清液0.2ml,照"游离型药物监测样本的制备"方法处理。

**SPME**　制备好的样本,经$C_{18}$固相萃取柱分离纯化,收集液浓缩挥干后,复溶进样,LC-MS分析。

**色谱条件**　$C_{18}$柱(150mm×4.6mm),甲酸铵(5mmol/L)-甲醇(35∶65)流动相,流速1.0ml/min,柱温30℃。

**质谱条件**　ESI正离子化,雾化氮气流速为11L/min,温度为350℃,碎片电压为120V,喷雾电压为2kV,各监测成分$[M+H]^+$选择性离子检测(SIM)。

**结果**　检测离子分别为十一烯酸去氢睾酮(boldenone)$m/z$287,苯丙酸诺龙(nandrolone)$m/z$275,睾酮(testosterone)$m/z$289,甲睾酮(methyltestosterone)$m/z$303,异雄酮和雄酮(epiandrosterone and androsterone)$m/z$308,司坦唑醇(stanozolol,康力龙)$m/z$329,$\Delta^9$-苯丙酸诺龙($\Delta^9$-methyltestosterone)$m/z$301(内标物)。尿样中内源性杂质无干扰。采用内标峰面积比法,浓度均在0.5~20ng/ml范围色谱响应线性良好($r$>0.995),检测限($S/N$=3)浓度范围9~182pg/ml,精密度和回收率均达到生物样本分析方法要求。满足违禁药物监测研究的需要(图17-6)。

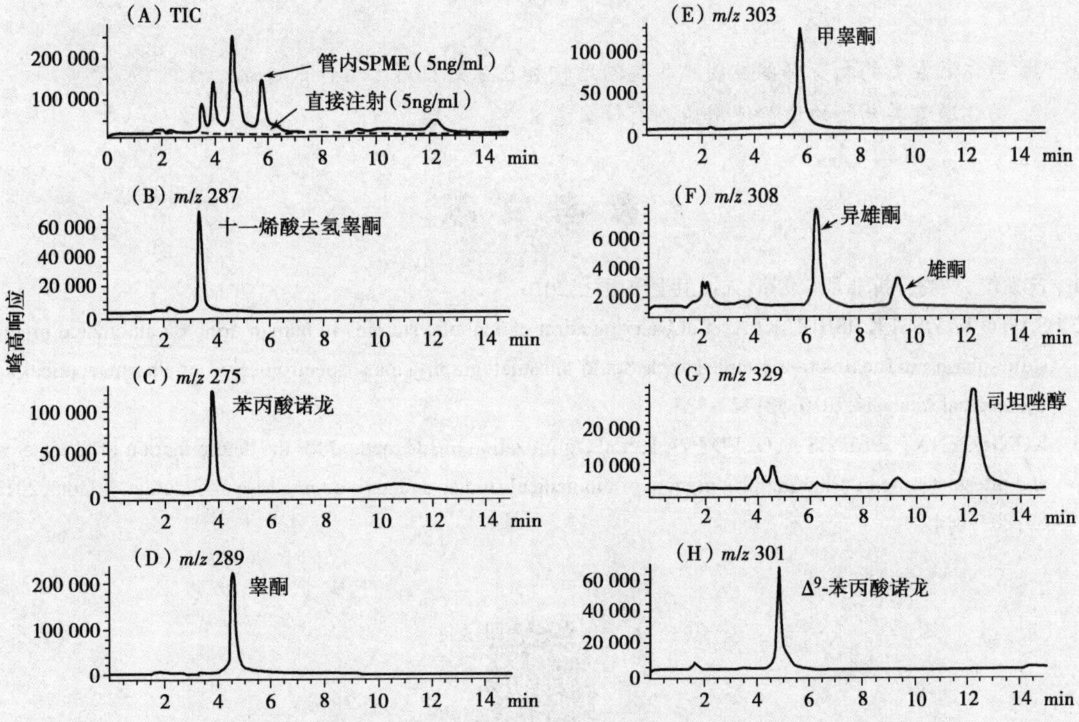


(A)总离子流色谱图;(B)~(H)不同监测成分的选择性正离子的色谱图。

图17-6　人体尿样中睾酮等七种违禁甾体激素药物的LC-MS测定

# 本章小结

1. 甾体激素类药物均具有环戊烷并多氢菲的母核，按药理作用不同，可分为肾上腺皮质激素(adrenocortical hormone)和性激素(sex hormone)两大类。性激素又可分为雄激素及蛋白同化激素(androgen and anabolic agent)、孕激素(progestin)和雌激素(estrogen)等。

2. 甾体激素类药物均为具有甾体母核的弱极性有机化合物。均具有旋光性、脂溶性和吸收光谱特性。

3. 可以根据甾体激素类药物的结构和基团特征，采用化学反应法、吸收光谱法或色谱法进行鉴别。

4. 甾体激素类药物大都由其他甾体化合物经结构改造制得。因此，在甾体激素类药物的检查项下，大都对易引入的“其他甾体”杂质有针对性的“有关物质”检查项目，以及与生产工艺过程相关的“游离磷酸盐”“硒”“残留溶剂”等的检查。

5. 甾体激素类药物大都活性强、剂量低、剂型多样。故临床使用的制剂大都需要进行针对性的含量均匀度检查，以及与制剂特性相应的制剂通则要求的检查等，以保障它们安全、有效和质量可靠。

6. 经 HPLC 分离后进行 UV 检测，既可用于甾体激素类药物的有关物质检查，也广泛用于它们的含量测定。

7. 甾体激素类药物紫外吸收的灵敏度和专属性常常均不能够满足含量测定的要求。为了避免干扰或提高灵敏度，可以采用甾体激素类药物的专属显色反应，进行比色法含量测定。

8. 典型的甾体激素类药物比色测定法为四氮唑比色法和柯柏(Kober)比色法。

(吴 红)

# 思考题

1. 甾体激素类药物有哪些类别？各类的结构和在分析应用上有什么特点？
2. 甾体激素类药物的违禁使用监测有什么意义？

# 参考文献

[1] 杭太俊 . 药物分析 .8 版 . 北京：人民卫生出版社，2016.
[2] SAITO K，YAGI K，ISHIZAKI A，et al.Determination of anabolic steroids in human urine by automated in-tube solid-phase microextraction coupled with liquid chromatography-mass spectrometry.J of Pharmaceutical and Biomedical Analysis，2010，52：727-733.
[3] KONIECZNA L，PLENIS A，OLEDZKA I，et al.Optimization of LC method for the determination of testosterone and pitestosterone in urine samples in view of biomedical studies and anti-doping research studies.Talanta，2011，83：804-814.

第十七章
目标测试

# 第十八章

# 抗生素类药物的分析

**学习目标**

1. **掌握** 抗生素类药物的类型、结构与性质，以及质量控制特点。
2. **熟悉** 各类抗生素药物的稳定性特性及其质量控制策略。
3. **了解** 抗生素药物临床使用的安全性风险与主要控制项目和方法。

第十八章
教学课件

抗生素(antibiotic)类药物是由微生物(包括细菌、真菌、放线菌属)或高等动植物代谢产生的能干扰或抑制其他微生物生长活动甚至杀灭其他微生物的次级代谢化学物质。青霉素于1928年被弗莱明发现，至1943年链霉素的发现者赛尔曼·瓦克斯曼才给出了抗生素的定义。

目前，临床常用的抗生素主要由微生物发酵提取、化学合成或半合成，再经纯化、精制或化学修饰等过程制得，最后制成适当制剂。抗生素的应用也远远超出了抗菌范围。ChP2020收载的抗生素类药物原料及制剂有近500个。

抗生素类药物的质量也是基于它们的结构、性质、稳定性和药物状态特征(原料药或制剂，及其使用目的与要求)，通过鉴别、检查、含量(效价)测定三个主要方面来控制。与其他药物质量控制不同之处，某些抗生素类药物的质量，仍然使用生物活性的直接测定法(微生物检定法)进行检验。

## 第一节　结构与性质

### 一、抗生素类药物的特点

与化学合成药物相比，抗生素类药物的结构、组成更复杂，通常表现有以下三方面的特点。

1. 化学纯度较低　有三多：即同系物多，如庆大霉素、新霉素等含有多个组分；异构体多，半合成$\beta$-内酰胺类抗生素、氨基糖苷类抗生素具有旋光性，均存在光学异构体，如药用巴龙霉素为两个立体异构体巴龙霉素Ⅰ和巴龙霉素Ⅱ的混合物；降解物多，如四环素类存在脱水、差向异构体。

2. 活性组分易发生变异　微生物菌株的变化、发酵条件改变等，均可导致产品质量发生变化。如组分的组成或比例的改变。

3. 稳定性差　抗生素分子结构中通常含有活泼基团。它们往往既是抗生素的活性中心，又是结构脆弱易分降解的部位，导致抗生素大都具有相对较差的稳定性。如青霉素、头孢菌素类结构中的$\beta$-内酰胺环，链霉素结构中的醛基等。

### 二、抗生素类药物的分类

抗生素类药物的种类繁多，性质复杂，用途又各异。有多种分类方法。

1. 依生物来源分类　细菌产生的抗生素、真菌产生的抗生素、放线菌产生的抗生素、高等植物产生的抗生素、动物产生的抗生素。

**2. 依作用对象分类**　抗革兰氏阳性菌的抗生素、抗革兰氏阴性菌的抗生素、广谱抗生素、抗真菌的抗生素、抗肿瘤的抗生素、抗病毒及抗原虫系昆虫的抗生素、抗结核分枝杆菌的抗生素。这种分类便于抗生素的临床选用。

**3. 依作用机制分类**　抑制细胞壁合成的抗生素、影响细胞膜功能的抗生素、抑制和干扰细胞蛋白质合成的抗生素、抑制细胞核酸合成的抗生素、抑制细菌生物能作用的抗生素。

**4. 依化学结构分类**　依抗生素药物化学结构的不同进行分类，既常用又有利于抗生素工业生产和质量分析控制。按照化学结构，抗生素的代表性类别如下。

(1) $\beta$-内酰胺类抗生素：$\beta$-内酰胺类抗生素化学结构中，都含有一个四元的内酰胺环。包括青霉素、头孢菌素以及它们的衍生物。

青霉素类药物有青霉素钾、阿莫西林等。头孢菌素类药物有头孢克洛、头孢呋辛酯、盐酸头孢他美酯、头孢曲松钠等。

其他$\beta$-内酰胺类药物有氨曲南、头孢西丁、拉氧头孢、亚胺培南等。

(2) 氨基糖苷类抗生素：氨基糖苷类抗生素化学结构中，都有氨基糖苷和氨基环醇。典型药物有硫酸链霉素、硫酸庆大霉素、硫酸依替米星、硫酸新霉素等。

(3) 四环素类抗生素：四环素类抗生素化学结构中，都含有一个四并苯的母核。典型药物有盐酸四环素、盐酸多西环素、盐酸米诺环素等。

(4) 大环内酯类抗生素：大环内酯类抗生素的化学结构中，都有一个大环内酯作为苷元。典型药物有红霉素、阿奇霉素等。

(5) 糖肽类抗生素：糖肽类抗生素是由多种氨基酸经肽键缩合成线状、环状或带侧链的环状糖肽类化合物。典型药物有盐酸万古霉素、硫酸多黏菌素 B 等。

(6) 氯霉素和林可酰胺类抗生素：氯霉素类和林可酰胺类抗生素有氯霉素、甲砜霉素、林可酰胺、克林霉素等。

(7) 喹诺酮类抗生素：喹诺酮类抗生素有环丙沙星、诺氟沙星、司帕沙星、妥舒沙星等。

(8) 磺胺类抗生素：磺胺类抗生素有磺胺嘧啶、磺胺甲噁唑、磺胺二甲氧嘧啶、磺胺米隆等。

(9) 其他合成抗生素：凡不属于上述类别的抗生素，可归类为其他抗生素。如呋喃妥因、呋喃唑酮、甲硝唑、替硝唑等。

临床应用的抗生素还有其他类型，新型抗生素也不断研发成功。本章主要讨论$\beta$-内酰胺类、氨基糖苷类、四环素类抗生素的质量分析控制特点。

## 三、典型药物与结构特点

### （一）$\beta$-内酰胺类抗生素

本类抗生素包括青霉素类和头孢菌素类，它们的分子结构中均含有$\beta$-内酰胺环，因此统称为$\beta$-内酰胺类抗生素。

青霉素和头孢菌素分子中都有一个游离羧基和酰胺侧链，氢化噻唑环或氢化噻嗪环与$\beta$-内酰胺并合的杂环分别构成两者的母核。青霉素类分子中的母核为 6-氨基青霉烷酸(6-aminopenicillanic acid，6-APA)；头孢菌素类分子中的母核为 7-氨基头孢菌烷酸(7-aminocephalosporanic acid，7-ACA)。

因此，青霉素类的分子结构由侧链 R—CO—与母核 6-APA 组成，头孢菌素类是由侧链 R—CO—与母核 7-ACA 组成。

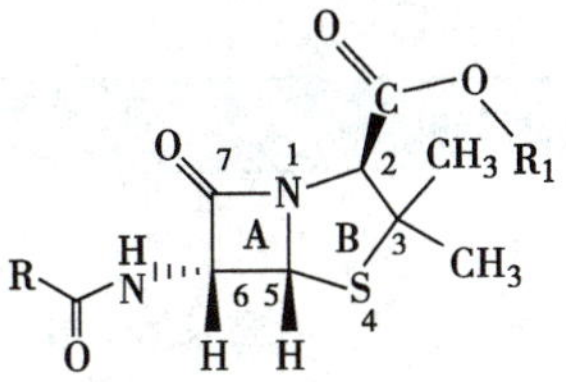

A：β-内酰胺环
B：氢化噻唑环
青霉素（penicillin）类

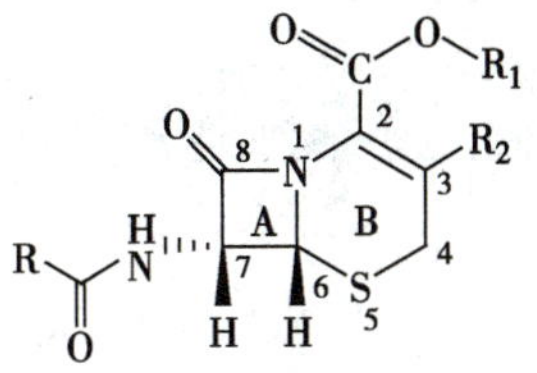

A：β-内酰胺环
B：氢化噻嗪环
头孢菌素（cephalosporin）类

通常青霉素类分子中含有三个手性碳原子（C-2、C-5、C-6），头孢菌素类分子中含有两个手性碳原子(C-6、C-7)。由于酰胺基上R以及$R_1$的不同，构成各种不同的青霉素和头孢菌素类药物（表18-1）。

**表18-1　典型β-内酰胺类抗生素药物的结构和物理性质**

| 药物名称 | 结构式/分子式/分子量 | 物理性质 |
|---|---|---|
| 阿莫西林<br>amoxicillin | 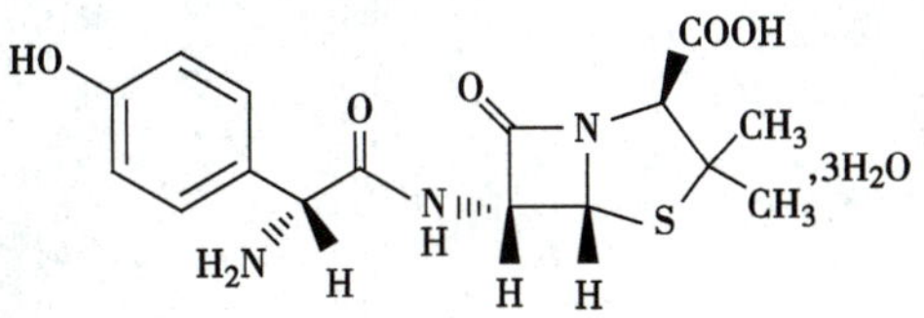<br>$C_{16}H_{19}N_3O_5S \cdot 3H_2O$　419.46 | 白色或类白色结晶性粉末。在水中微溶，在乙醇中几乎不溶。<br>$[\alpha]_D$（水溶液）+290°~+315° |
| 阿莫西林钠<br>amoxicillin sodium | 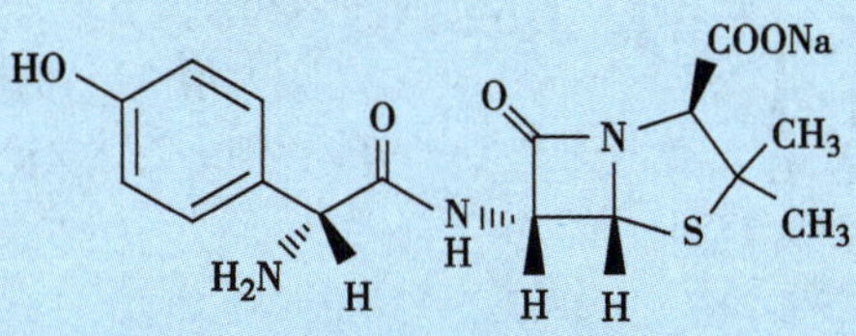<br>$C_{16}H_{18}N_3NaO_5S$　387.40 | 白色或类白色粉末或结晶；无臭或微臭，味微苦；有引湿性。在水中易溶，在乙醇中略溶，在乙醚中不溶。<br>$[\alpha]_D$（水溶液）+240°~+290° |
| 青霉素V钾<br>Phenoxymethyl penicillin potassium | 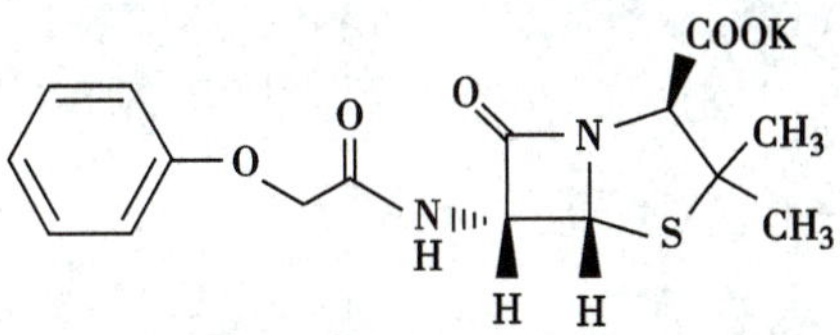<br>$C_{16}H_{17}KN_2O_5S$　388.49 | 白色结晶或结晶性粉末；无臭或微臭，微苦。在水中易溶，在乙醚或液状石蜡中几乎不溶。<br>$[\alpha]_D$（水溶液）+215°~+230° |
| 青霉素钠<br>benzylpenicillin sodium | 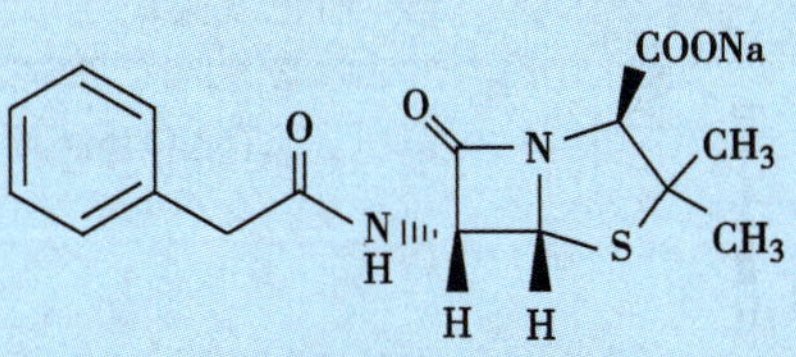<br>$C_{16}H_{17}N_2NaO_4S$　356.38 | 白色结晶性粉末；无臭或微有特异性臭；有引湿性；遇酸、碱或氧化剂等即迅速失效，水溶液在室温放置易失效。在水中极易溶解，在乙醇中溶解，在脂肪油或液状石蜡中不溶 |
| 氨苄西林<br>ampicillin | 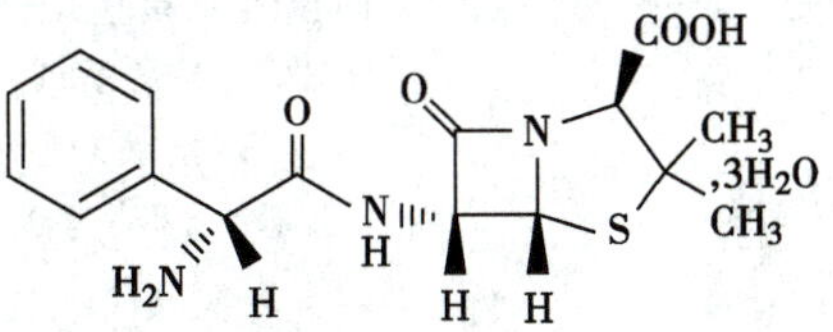<br>$C_{16}H_{19}N_3O_4S \cdot 3H_2O$　403.45 | 白色结晶性粉末；味微苦。在水中微溶，在乙醇、乙醚或不挥发油中不溶；在稀酸溶液或稀碱溶液中溶解。<br>$[\alpha]_D$（水溶液）+280°~+305° |

续表

| 药物名称 | 结构式/分子式/分子量 | 物理性质 |
|---|---|---|
| 普鲁卡因青霉素<br>procaine benzylpenicillin | 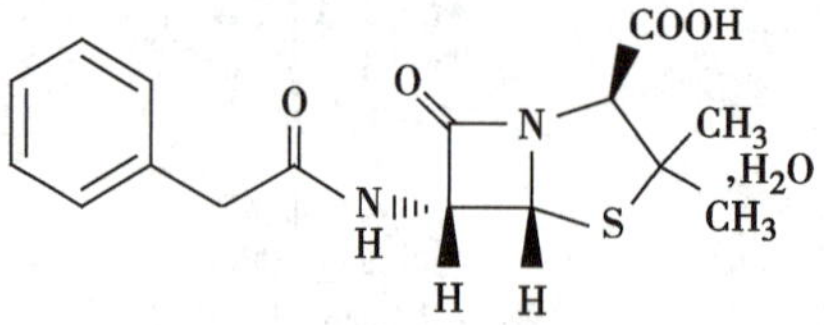<br>普鲁卡因盐基<br>$C_{13}H_{20}N_2O_2 \cdot C_{16}H_{18}N_2O_4S \cdot H_2O$<br>588.72 | 白色微晶性粉末；遇酸、碱或氧化剂等即迅速失效。在甲醇中易溶，在乙醇中略溶，在水中微溶。<br>$[\alpha]_D$[水-丙酮(2∶3)溶液]+160°~+180° |
| 头孢他啶<br>ceftazidime | 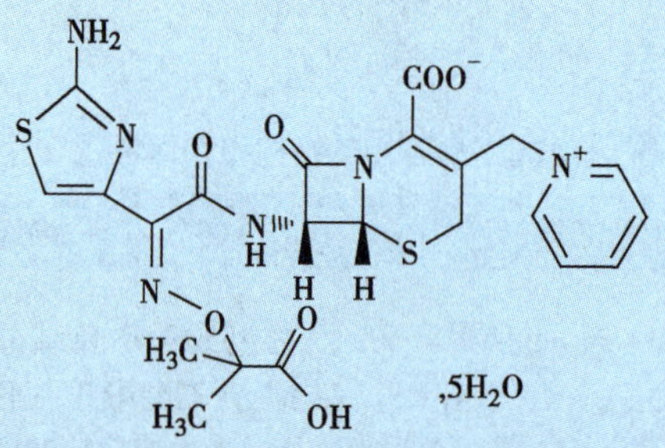<br>$C_{22}H_{22}N_6O_7S_2 \cdot 5H_2O$ 636.65 | 白色或类白色结晶性粉末；无臭或微有特臭。在水或甲醇中微溶，在丙酮中不溶，在磷酸盐缓冲液(pH 6.0)中略溶。<br>$E^{1\%}_{1cm}$(磷酸盐缓冲液 pH 6.0)为 400~430 |
| 头孢克洛<br>cefaclor | 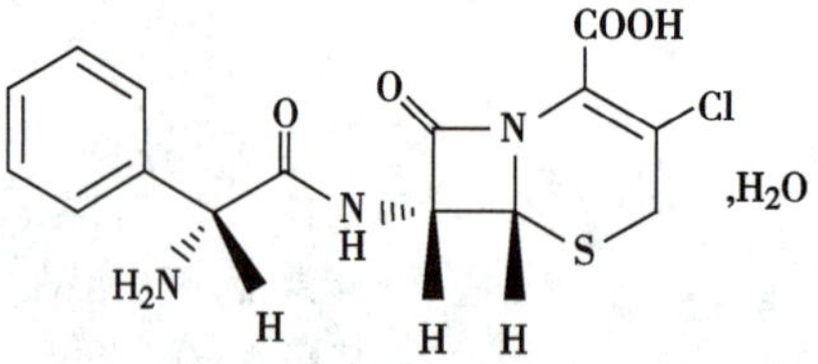<br>$C_{15}H_{14}ClN_3O_4S \cdot H_2O$ 385.82 | 白色至微黄色粉末或结晶性粉末，微臭。在水中微溶，在甲醇、乙醇或二氯甲烷中几乎不溶。<br>$[\alpha]_D$(水溶液)+105°~+120°。<br>$E^{1\%}_{1cm}$(水溶液)为 230~255 |
| 头孢呋辛酯<br>cefuroxime axetil | 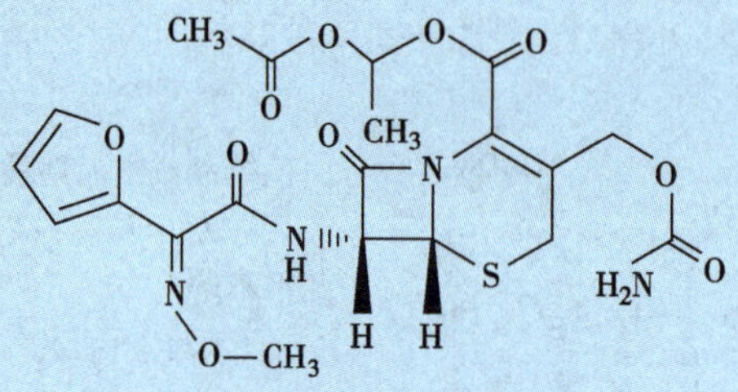<br>$C_{20}H_{22}N_4O_{10}S$ 510.48 | 白色或类白色粉末；几乎无臭。在丙酮中易溶，在甲醇或乙醇中略溶，在乙醚中微溶，在水中不溶。<br>$E^{1\%}_{1cm}$(甲醇)为 390~420 |
| 头孢拉定<br>cephradine | 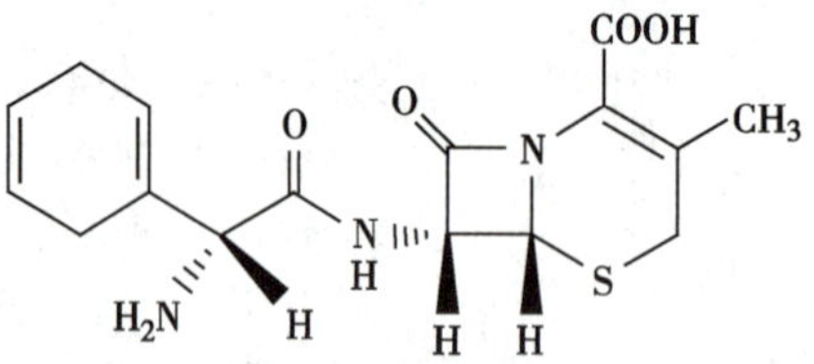<br>$C_{16}H_{19}N_3O_4S$ 349.40 | 白色或类白色结晶性粉末；微臭。在水中略溶，在乙醇或乙醚中几乎不溶。<br>$[\alpha]_D$(醋酸盐缓冲液 pH 4.6)+80°~+90° |
| 头孢氨苄<br>cefalexin | 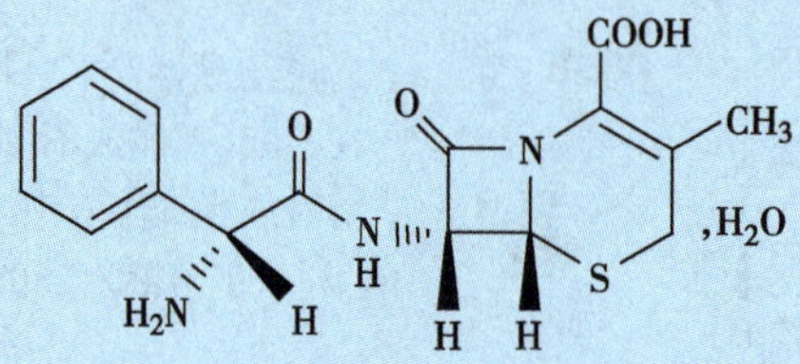<br>$C_{16}H_{17}N_3O_4S \cdot H_2O$ 365.41 | 白色至微黄色结晶性粉末；微臭。在水中微溶，在乙醇或乙醚中不溶。<br>$[\alpha]_D$(水溶液)+149°~+158°。<br>$E^{1\%}_{1cm}$(水溶液)为 220~245 |

续表

| 药物名称 | 结构式/分子式/分子量 | 物理性质 |
|---|---|---|
| 头孢羟氨苄<br>cefadroxil | 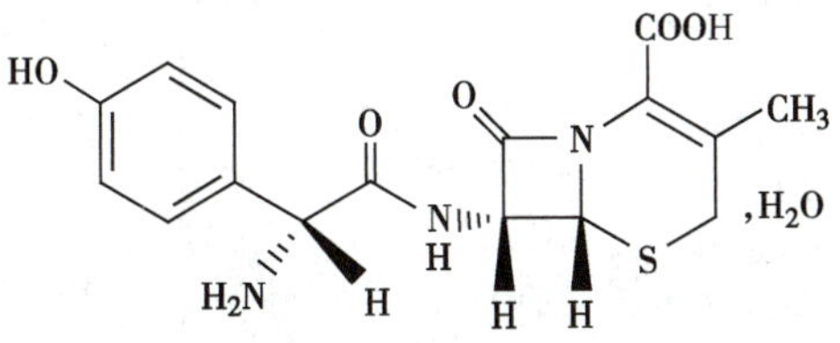<br>$C_{16}H_{17}N_3O_5S \cdot H_2O$　381.41 | 白色或类白色结晶性粉末，有特异臭味。在水中微溶，在乙醇或乙醚中几乎不溶。<br>$[\alpha]_D$（水溶液）+165°~+178° |
| 头孢替唑钠<br>ceftezole sodium | 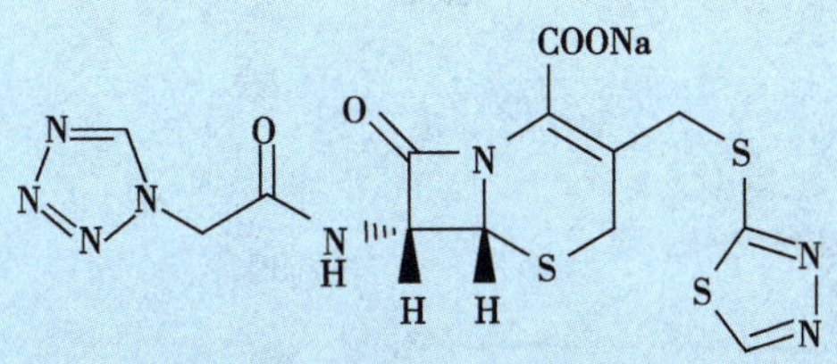<br>$C_{13}H_{11}N_8NaO_4S_3$　462.47 | 白色至淡黄色结晶性粉末；无臭，有引湿性。在水中易溶，在甲醇中微溶，在乙醇和乙醚中几乎不溶。<br>$[\alpha]_D$（水溶液）-5°~-9°。<br>$E_{1cm}^{1\%}$（水溶液）为270~300 |
| 头孢噻吩钠<br>cefalotin sodium | 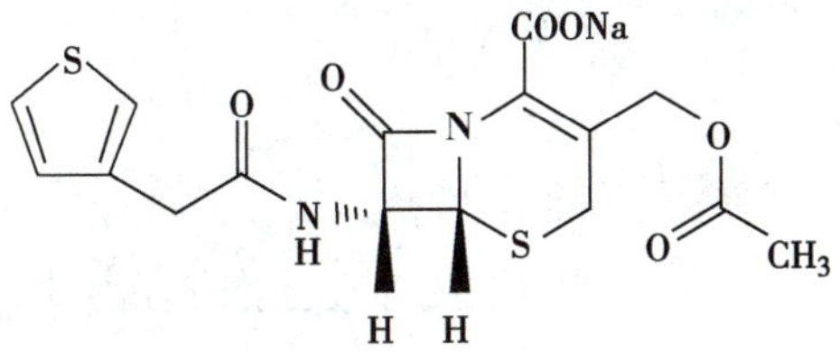<br>$C_{16}H_{15}N_2NaO_6S_2$　418.43 | 白色或类白色的结晶性粉末；几乎无臭。在水中易溶，在乙醇中微溶，在乙醚中不溶。<br>$[\alpha]_D$（水溶液）+124°~+134° |

## （二）氨基糖苷类抗生素

氨基糖苷类抗生素的化学结构都是以碱性环已多元醇为苷元，与氨基糖缩合而成的苷，故称为氨基糖苷类抗生素（aminoglycosides antibiotics）。主要有硫酸链霉素、硫酸庆大霉素、硫酸小诺霉素、硫酸依替米星等，它们的抗菌谱和化学性质都有共同之处（表18-2）。

**表18-2　典型氨基糖苷类抗生素药物的结构与物理性质**

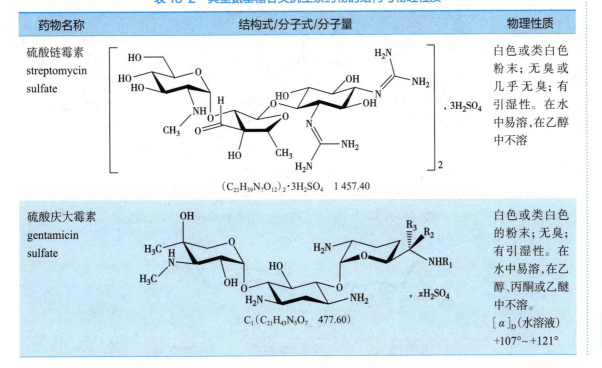

| 药物名称 | 结构式/分子式/分子量 | 物理性质 |
|---|---|---|
| 硫酸链霉素<br>streptomycin sulfate | 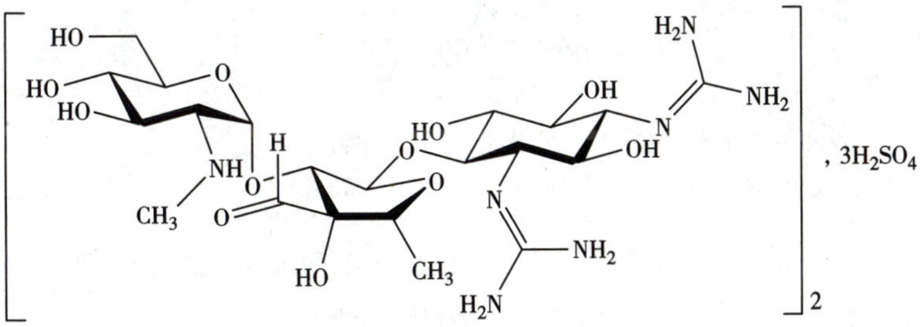<br>$(C_{21}H_{39}N_7O_{12})_2 \cdot 3H_2SO_4$　1 457.40 | 白色或类白色粉末；无臭或几乎无臭；有引湿性。在水中易溶，在乙醇中不溶 |
| 硫酸庆大霉素<br>gentamicin sulfate | 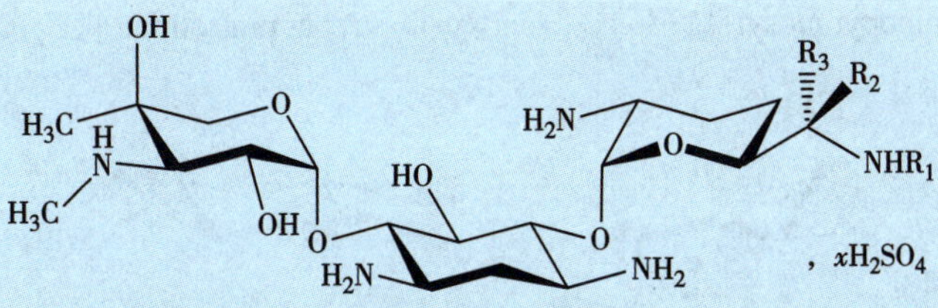<br>$C_1(C_{21}H_{43}N_5O_7$　477.60) | 白色或类白色的粉末；无臭；有引湿性。在水中易溶，在乙醇、丙酮或乙醚中不溶。<br>$[\alpha]_D$（水溶液）+107°~+121° |

续表

| 药物名称 | 结构式/分子式/分子量 | 物理性质 |
|---|---|---|
| 硫酸奈替米星 netilmicin sulfate | 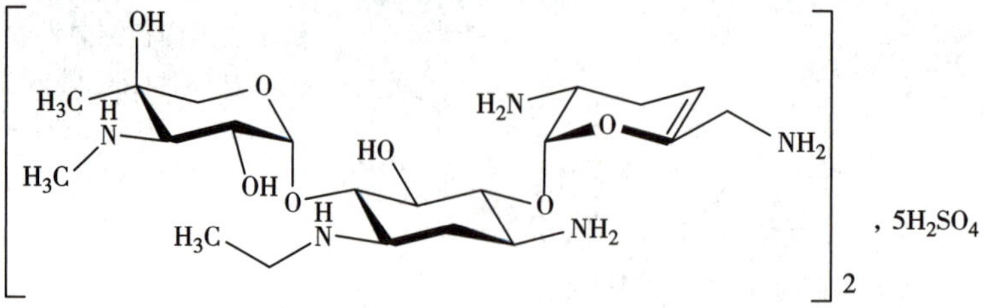 $(C_{21}H_{41}N_5O_7)_2\cdot 5H_2SO_4$ 1 441.54 | 白色或类白色的粉末或疏松块状物；无臭；有引湿性。在水中易溶，在乙醇或乙醚中不溶。[α]$_D$(水溶液)+88°~+96° |
| 硫酸巴龙霉素 paromomycin sulfate | 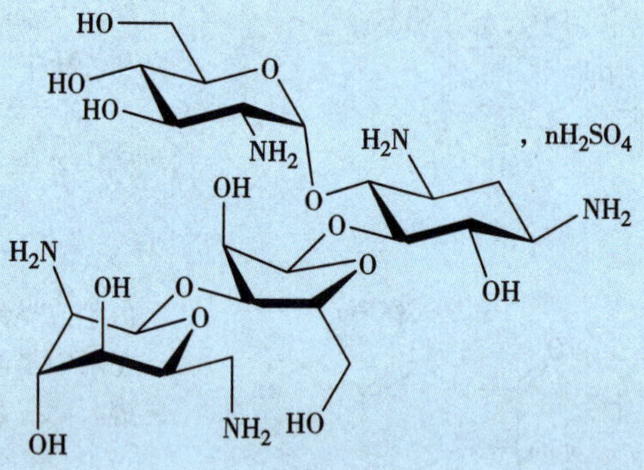 $C_{23}H_{45}N_5O_{14}$ 615.63 | 白色至微黄色的粉末；无臭，引湿性极强，遇光易变色。在水中易溶，在甲醇、乙醇、丙酮或乙醚中不溶。[α]$_D$(水溶液)+50°~+55° |

链霉素[streptomycin，即链霉素A；*O*-2-deoxy-2-methylamino-α-L-glucopyranosyl-(1→2)-*O*-5-deoxy-3-*C*-formyl-α-L-lyxofuranosyl-(1→4)-*N*,*N*′-diamidino-D-streptamine]的结构为一分子链霉胍和一分子链霉双糖胺结合而成的碱性苷。其中链霉双糖胺是由链霉糖与*N*-甲基-L-葡萄糖胺所组成的。链霉胍与链霉双糖胺间的苷键结合较弱，链霉糖与*N*-甲基-L-葡萄糖胺间的苷键结合较牢。

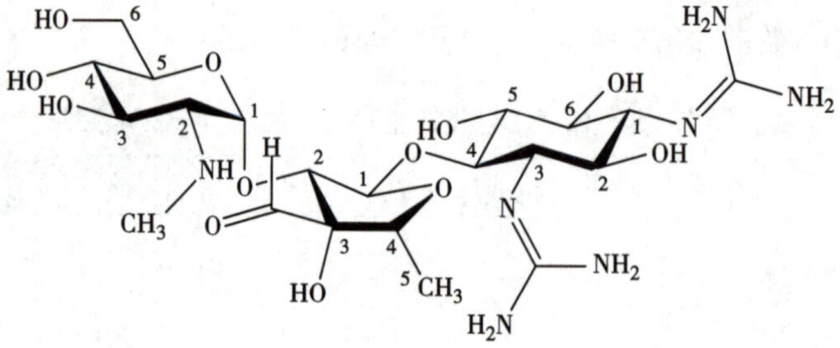

*N*-甲基-L-葡萄糖胺　　链霉糖　　链霉胍

链霉双糖胺

庆大霉素(gentamicin)是由绛红糖胺、脱氧链霉胺和加洛糖胺缩合而成的苷。它是庆大霉素C复合物，尚有少量次要成分(如庆大霉素$A_1$、$A_2$、$A_3$、$A_4$、B、$B_1$、X……)。主要组分$C_1${*O*-(6*R*)-2-amino-2,3,4,6-tetradeoxy-6-methylamino-6-methyl-α-D-*erythro*-hexopyranosyl-(1→4)-[*O*-3-deoxy-4-*C*-methyl-3-methylamino-β-L-arabinopyranosyl-(1→6)]-2-deoxy-D-streptamine sulfate}、$C_2$、$C_{1a}$及$C_{2a}$的结构如下。

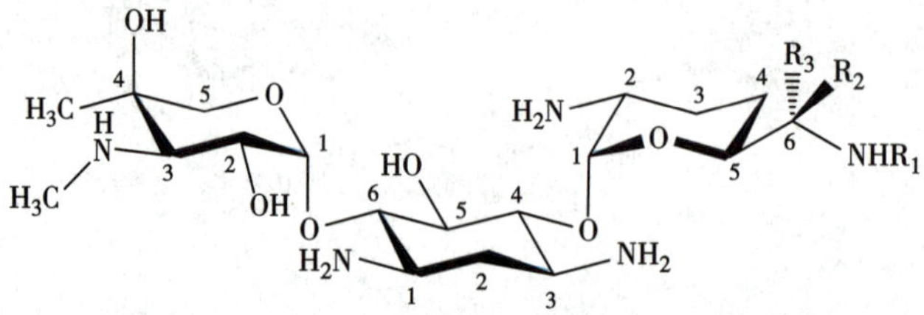

加洛糖胺　　2-脱氧链霉胺　　绛红糖胺

| 庆大霉素 | $R_1$ | $R_2$ | $R_3$ | 分子式 | 分子量 |
|---|---|---|---|---|---|
| $C_1$ | $CH_3$ | $CH_3$ | H | $C_{21}H_{43}N_5O_7$ | 477.60 |
| $C_{1a}$ | H | H | H | $C_{19}H_{39}N_5O_7$ | 449.54 |
| $C_2$ | H | $CH_3$ | H | $C_{20}H_{41}N_5O_7$ | 463.57 |
| $C_{2a}$ | H | H | $CH_3$ | $C_{20}H_{41}N_5O_7$ | 463.57 |

庆大霉素 $C_1$、$C_2$、$C_{1a}$ 三者结构相似，仅在绛红糖胺 C-6 位及氨基上的甲基化程度不同。$C_{2a}$ 是 $C_2$ 的异构体。

奈替米星（netilmicin）的分子结构与庆大霉素 $C_{1a}$ 基本相同，主要差异在于绛红糖胺环的 4′-位，5′-位是双键。

巴龙霉素 {paromomycin；*O*-2，6-diamino-2，6-dideoxy-*β*-L-idopyranosyl-(1→3)-*O*-*β*-D-ribofuranosyl-(1→5)-*O*-[2-amino-2-deoxy-*α*-D-glucopyranosyl-(1→4)]-2-deoxystreptamine)} 是由巴龙胺和巴龙二糖胺结合而成的苷，其化学结构如下。

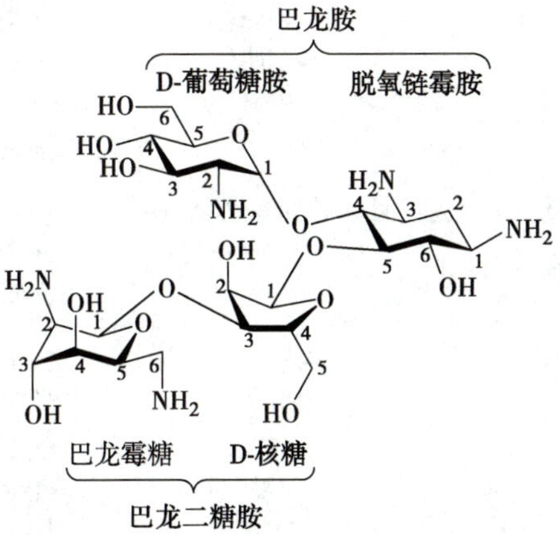


巴龙霉素有两个立体异构体：巴龙霉素Ⅰ和巴龙霉素Ⅱ，式中 $R_1=CH_2NH_2$，$R_2=H$，为巴龙霉素Ⅰ；$R_1=H$，$R_2=CH_2NH_2$，为巴龙霉素Ⅱ。药用巴龙霉素为巴龙霉素Ⅰ和巴龙霉素Ⅱ的混合物，而以巴龙霉素Ⅰ为主要成分，巴龙霉素Ⅱ为微量成分。

### （三）四环素类抗生素

四环素类抗生素在化学结构上都具有四并苯环构成，故统称为四环素（tetracycline）类抗生素。

四环素类抗生素，可以看作四并苯或萘并萘的衍生物，基本结构如下。

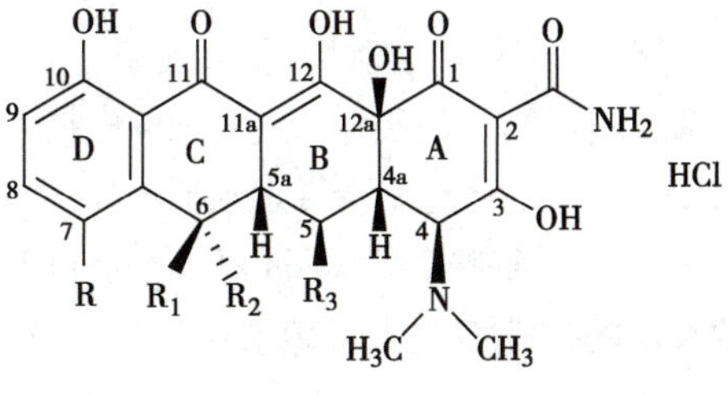

结构中各取代基 R、$R_1$、$R_2$ 及 $R_3$ 的不同构成各种四环素类抗生素（表 18-3）。个别四环素类抗生素，如盐酸多西环素分子结构中含有 1/2 分子乙醇和 1/2 分子水。

表 18-3　典型四环素类抗生素药物的结构和物理性质

| 药物名称 | 取代基 R | 取代基 $R_1$ | 取代基 $R_2$ | 取代基 $R_3$ | 分子式/分子量 | 物理性质 |
|---|---|---|---|---|---|---|
| 盐酸土霉素 oxytetracycline hydrochloride | H | OH | $CH_3$ | OH | $C_{22}H_{24}N_2O_9 \cdot HCl$ 496.90 | 黄色结晶性粉末；无臭，有引湿性；在日光下颜色变暗，在碱溶液中易破坏失效。在水中易溶，在甲醇或乙醇中略溶，在乙醚中不溶。$[\alpha]_D$[(9→1 000) 盐酸水溶液]为 −200°~−188° |
| 盐酸四环素 tetracycline hydrochloride | H | OH | $CH_3$ | H | $C_{22}H_{24}N_2O_8 \cdot HCl$ 480.90 | 黄色结晶性粉末；无臭；略有引湿性；遇光色渐变深，在碱性溶液中易破坏失效。在水中溶解，在乙醇中略溶，在乙醚中不溶。$[\alpha]_D$(0.01mol/L 盐酸溶液)为 −258°~−240° |
| 盐酸多西环素 doxycycline hydrochloride | H | H | $CH_3$ | OH | $C_{22}H_{24}N_2O_8 \cdot HCl \cdot 1/2C_2H_5OH \cdot 1/2H_2O$ 512.93 | 淡黄色至黄色结晶性粉末；无臭。在水或甲醇中易溶，在乙醇或丙酮中微溶。$[\alpha]_D$[盐酸溶液(9→1 000)的甲醇溶液(1→100)]为 −120°~−105° |
| 盐酸米诺环素 minocycline hydrochloride | $N(CH_3)_2$ | H | H | H | $C_{23}H_{27}N_3O_7 \cdot HCl$ 493.94 | 黄色结晶性粉末；无臭；有引湿性。在甲醇中溶解，在水中略溶，在乙醇微溶，在乙醚中几乎不溶 |
| 盐酸金霉素 chlortetracycline hydrochloride | Cl | OH | $CH_3$ | H | $C_{22}H_{23}ClN_2O_8 \cdot HCl$ 515.35 | 金黄色或黄色结晶；无臭；遇光色渐变暗。在水或乙醇中微溶，在丙酮或乙醚中几乎不溶。$[\alpha]_D$(水溶液)为 −250°~−235° |
| 盐酸美他环素 metacycline hydrochloride | H | $=CH_2$ | | OH | $C_{22}H_{22}N_2O_8 \cdot HCl$ 478.89 | 黄色结晶性粉末；无臭。在水或甲醇中略溶 |

## 四、理化性质

### （一）β-内酰胺类抗生素

**1. β-内酰胺环的不稳定性**　β-内酰胺环是该类抗生素的结构活性中心，其性质活泼，是分子结构中最不稳定的部分，其稳定性与水分含量及纯度都有很大关系。

干燥条件下青霉素和头孢菌素类药物均较稳定，室温条件下密封保存可贮存 3 年以上。它们的水溶液很不稳定，并随 pH 和温度有很大的变化。青霉素水溶液在 pH 6.0~6.8 时较稳定。

本类药物在酸、碱、青霉素酶、羟胺及某些金属离子（铜、铅、汞和银）或氧化剂等作用下，均易发生水解和分子重排，导致 β-内酰胺环的破坏而失去抗菌活性。本类药物在不同条件下的降解反应见图 18-1 和图 18-2。

**2. 旋光性**　青霉素类分子中含有三个手性碳原子，头孢菌素类含有两个手性碳原子，故都具有旋光性。根据此性质，可用于定性和定量分析。

**3. 酸性与溶解度**　青霉素类和头孢菌素类分子中的游离羧基具有相当强的酸性。大多数青霉素类化合物的 p*K*a 在 2.5~2.8 之间，能与无机碱或某些有机碱形成盐。

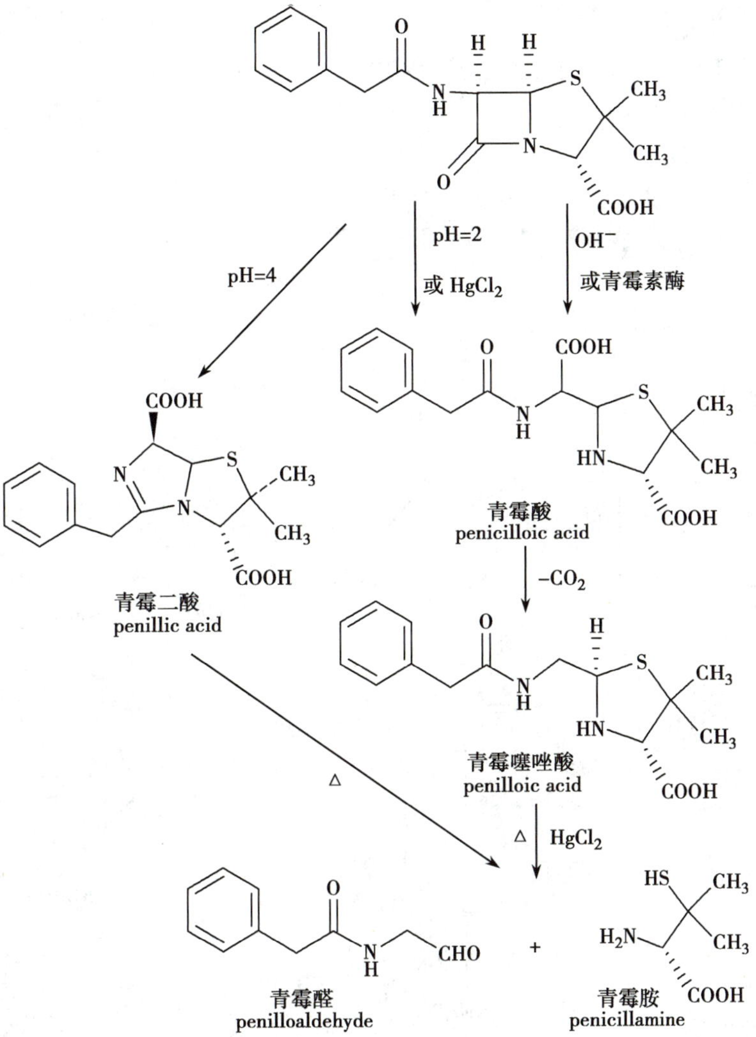


图 18-1　青霉素的降解条件与产物

其碱金属盐易溶于水，而有机碱盐难溶于水，易溶于甲醇等有机溶剂。

青霉素的碱金属盐水溶液遇酸则析出游离酸的白色沉淀。

4. 紫外吸收特性　青霉素类分子中的母核部分无共轭系统，但其侧链酰胺基上 R 取代基若有苯环等共轭系统，则有紫外吸收特征。

如青霉素钾（钠）的 R 为苄基，因而其水溶液在 264nm 波长处具有较强的紫外吸收。而头孢菌素类母核部分具有 O═C—N—C═C 结构，R 取代基具有苯环等共轭系统，有紫外吸收。

## （二）氨基糖苷类抗生素

氨基糖苷类抗生素分子结构中，均含有多个/种氨基和糖苷键。它们具有相似的理化性质。

1. 溶解度与碱性　该类抗生素分子中含有多个/种氨基和糖单元，既具有碱性，又具有良好的水溶性，并能与多种无机酸或有机酸成盐。主要为硫酸盐，易溶于水，不溶于乙醇、三氯甲烷、乙醚等有机溶剂。

2. 旋光性　本类抗生素分子结构中含有多个氨基糖，具有旋光性。

如 ChP 二部中，硫酸奈替米星的比旋度为 +88°～+96°（水溶液）；硫酸庆大霉素的比旋度为 +107°～+121°（水溶液）；硫酸巴龙霉素的比旋度为 +50°～+55°（水溶液）。

3. 糖苷键的水解与稳定性　含有二糖胺结构的抗生素（如链霉素、巴龙霉素、新霉素），分子中氨基葡萄糖与链霉糖或 D-核糖之间的糖苷键较强。

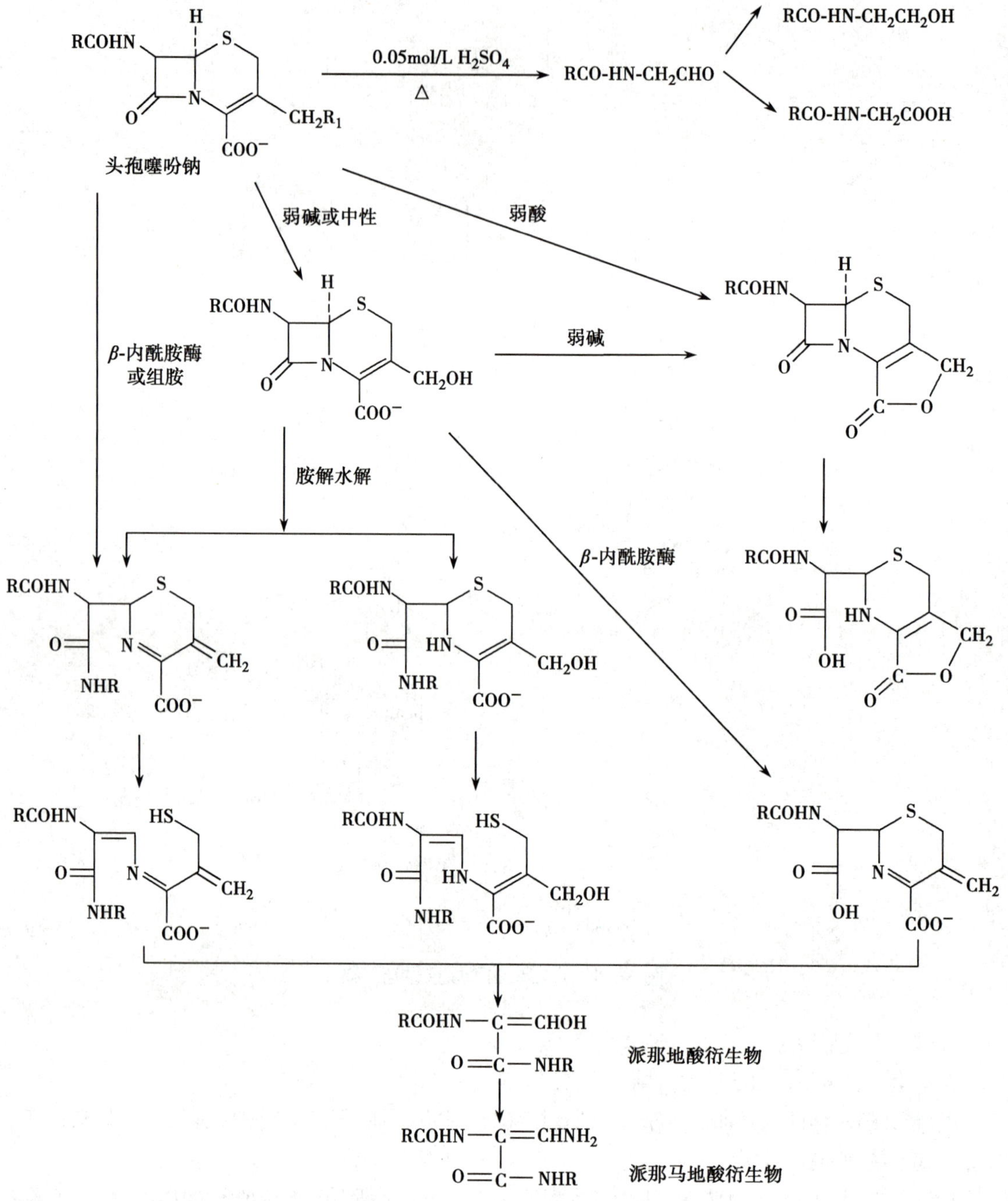


图 18-2　头孢噻吩钠的降解条件与产物

而链霉胍与链霉双糖胺(苷元与二糖胺)间的糖苷键结合较弱,一般的化学反应只能将它们分解为一分子苷元和一分子双糖。

链霉素的硫酸盐水溶液,一般以 pH 5.0~7.5 最为稳定,过酸或过碱条件下易水解失效。在酸性条件下,链霉素水解为链霉胍和链霉双糖胺,进一步水解则得 *N*-甲基-L-葡萄糖胺;碱性也能使链霉素水解为链霉胍及链霉双糖胺,并使链霉糖部分发生分子重排,生成麦芽酚(maltol)。这一性质为链霉素特有,可用于鉴别和定量。

硫酸庆大霉素、硫酸奈替米星等,对光、热、空气均相对较稳定,水溶液亦稳定,pH 2.0~12.0 时,100℃加热 30 分钟活性无明显变化。

**4. 紫外吸收光谱**　链霉素在 230nm 处有紫外吸收。硫酸庆大霉素、奈替米星等无紫外吸收。

### (三) 四环素类抗生素

**1. 酸碱性与溶解度** 四环素类药物结构的母核上 C-4 位上的二甲氨基[—N($CH_3$)$_2$]显弱碱性；C-10 位上的酚羟基(—OH)和 2 个含有酮基和烯醇基的共轭双键系统显弱酸性。故四环素类药物是两性化合物。遇酸或碱均能生成相应的盐，临床上多应用盐酸盐。

四环素类药物大都是结晶性物质，具引湿性。其盐酸盐易溶于水，并溶于碱或酸性溶液中，而不溶于三氯甲烷、乙醚等有机溶剂。

四环素类药物的游离碱，在水中的溶解度较小，并与溶液的 pH 有关。在 pH 4.5~7.2 之间时难溶于水；当 pH 高于 8.0 或低于 4.0 时，水中溶解度明显增加。其盐类在水中会水解，当溶液浓度较大时，还会析出游离碱。

**2. 旋光性**

四环素类药物分子结构中有多个不对称碳原子，有旋光性。可用于定性、定量分析。

ChP 规定：盐酸土霉素在盐酸(9→1 000)溶液中的比旋度为 -200°~-188°；盐酸四环素在 0.01mol/L 盐酸溶液中的比旋度为 -258°~-240°；盐酸多西环素在盐酸溶液(9→100)甲醇溶液(1→100)中的比旋度为 -120°~-105°。

**3. 紫外吸收和荧光性质** 四环素类药物分子结构中含有较大的共轭体系，有特征紫外吸收。

ChP 规定：盐酸多西环素的甲醇溶液在 269nm 和 354nm 波长处有最大吸收，在 234nm 和 296nm 波长处有最小吸收。盐酸美他环素的水溶液在 345nm、282nm 和 241nm 波长处有最大吸收，在 264nm 和 222nm 波长处有最小吸收。

四环素类药物在紫外光照射下产生荧光，它们的降解产物也具有荧光性。如盐酸土霉素经酸性降解后，在紫外光下呈绿色荧光；盐酸金霉素经碱降解后，在紫外光下呈蓝色荧光；盐酸土霉素经碱降解后，呈绿色荧光，加热，荧光转为蓝色；盐酸四环素经碱降解后，在紫外光下呈黄色荧光。利用这些性质，可区分不同的四环素类药物，或者在 TLC 鉴别时用于斑点的检出。

**4. 稳定性** 四环素类药物对各种氧化剂(包括空气中的氧在内)、酸、碱，都不稳定。

干燥的四环素类药物游离碱和它们的盐类，在避光条件下保存均较稳定。但其水溶液随 pH 的不同会发生差向异构化、降解等反应，尤其是碱性水溶液特别容易氧化，颜色很快变深，形成色素。

(1) 差向异构化性质：四环素类药物在弱酸性(pH 2.0~6.0)溶液中，A 环上手性碳原子 C-4 构型发生改变，导致差向异构化，形成差向四环素类。磷酸根、枸橼酸根、醋酸根等酸根阴离子，可促进异构化反应的进行。

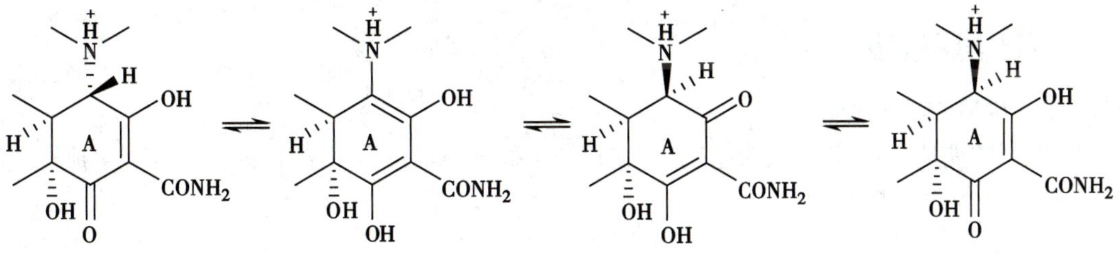


四环素类（TC）　　差向四环素类（ETC）

差向异构化是可逆反应。达到平衡时，溶液中差向化合物的含量可达 40%~60%。四环素、金霉素都易发生差向异构化，生成差向四环素(4-epitetracycline，ETC)和差向金霉素(具有蓝色荧光)，它们的抗菌性能极弱或完全消失。

土霉素、多西环素、美他环素，由于 C-5 上的羟基和 C-4 上的二甲氨基形成氢键，相对稳定，C-4 上不易发生差向异构化。

(2) 降解性质

1) 酸性降解：四环素类药物在酸性条件下(pH<2)，特别是在加热时，四环素类药物 C-6 上的醇

羟基和 C-5a 上的氢发生反式消去反应，生成脱水四环素(anhydrotetracycline，ATC)。

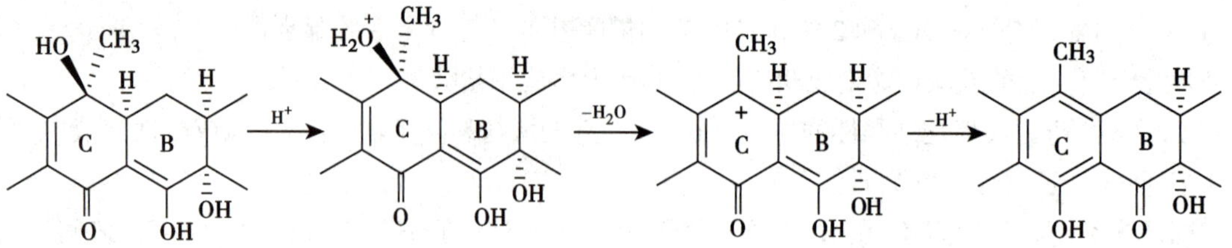


金霉素在酸性溶液中也能生成脱水金霉素。在脱水四环素和脱水金霉素的分子中，共轭双键的数目增加，因此，色泽加深，对光的吸收程度也增大。

橙黄色的脱水金霉素或脱水四环素分别在 435nm 及 445nm 处有最大吸收。

2）碱性降解：四环素类药物在碱性溶液中，由于氢氧离子的作用，C-6 上的羟基形成氧负离子，向 C-11 发生分子内亲核进攻，经电子转移，C 环破裂，生成无活性的具有内酯结构的异四环素(isotetracycline，ITC)异构体。

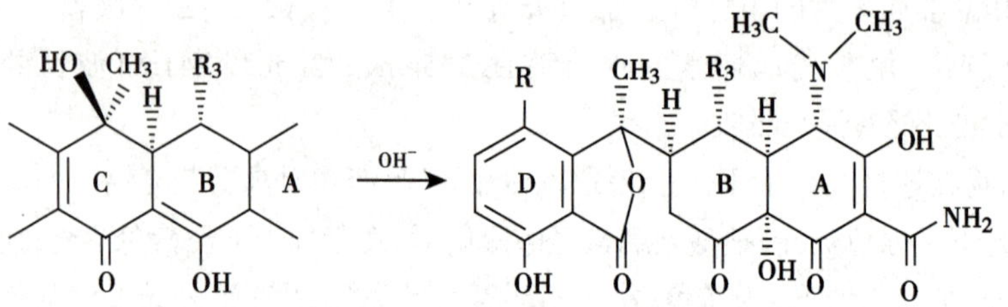


脱水四环素亦可形成差向异构体，称差向脱水四环素(4-epianhydro-tetracycline，EATC)。

## 第二节　鉴别试验

不同类型的抗生素药物，结构基团特征不同，可以利用它们的特征化学反应、光谱特征，或不同的色谱保留机制等，进行专属的鉴别。

### 一、化学反应法

#### (一) $\beta$-内酰胺类抗生素

(1) 羟肟酸铁反应：青霉素及头孢菌素，在碱性条件下与羟胺作用，$\beta$-内酰胺环开裂生成羟肟酸，可在稀酸性条件下与高铁离子呈色。

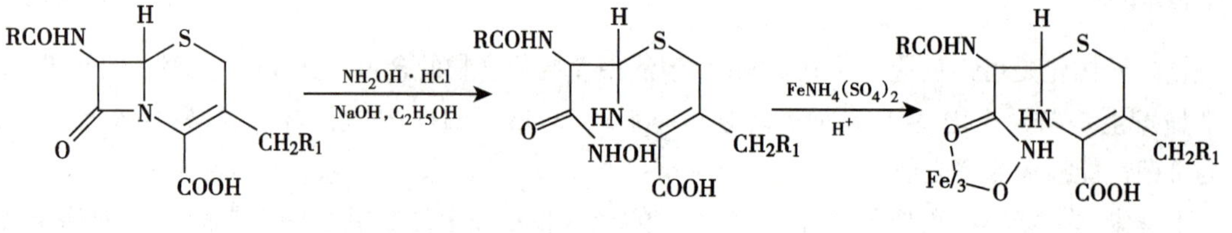


哌拉西林(钠)、头孢哌酮、拉氧头孢钠采用此法鉴别。

(2) 肽键反应：青霉素及头孢菌素药物结构中，在 $\beta$-内酰胺环上有些还具有 $\alpha$-氨基酸的—CONH—取代结构。可显类似肽键的双缩脲和茚三酮反应。

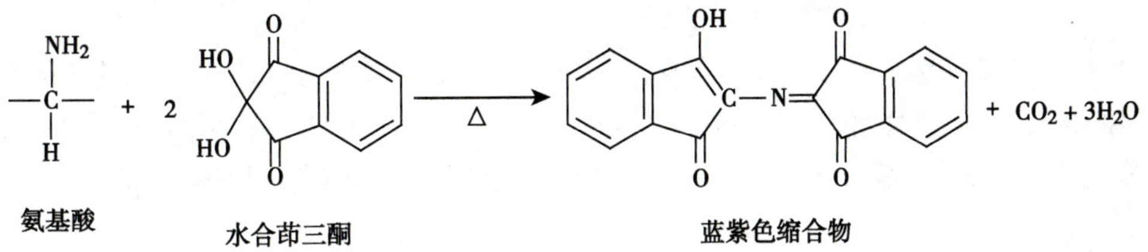


(3) 其他反应：青霉素及头孢菌素药物结构中的侧链含有羟基苯单元（$—C_6H_5—OH$）时，能与重氮苯磺酸试液等，发生偶合反应而呈色。

青霉素及头孢菌素类药物的钾、钠盐等，通常使用相应金属离子的特征火焰反应鉴别。

### （二）氨基糖苷类抗生素

(1) 茚三酮反应：氨基糖苷类药物中的多羟基胺具有 α-氨基酸的性质，可与茚三酮缩合成蓝紫色化合物（示例 18-1）。

**示例 18-1**　硫酸小诺霉素的茚三酮反应鉴别：取本品约 5mg，加水溶解后，加 0.1% 茚三酮的水饱和正丁醇溶液 1ml 与吡啶 0.5ml，在水浴中加热 5 分钟，即呈紫蓝色。

(2) Molisch 试验：具有五碳糖或六碳糖结构的氨基糖苷类抗生素经酸水解后，在盐酸（或硫酸）作用下脱水生成糠醛（五碳糖）或羟甲基糠醛（六碳糖）。这些产物遇 α-萘酚或蒽酮呈色。

1) α-萘酚呈色原理：见下反应式。

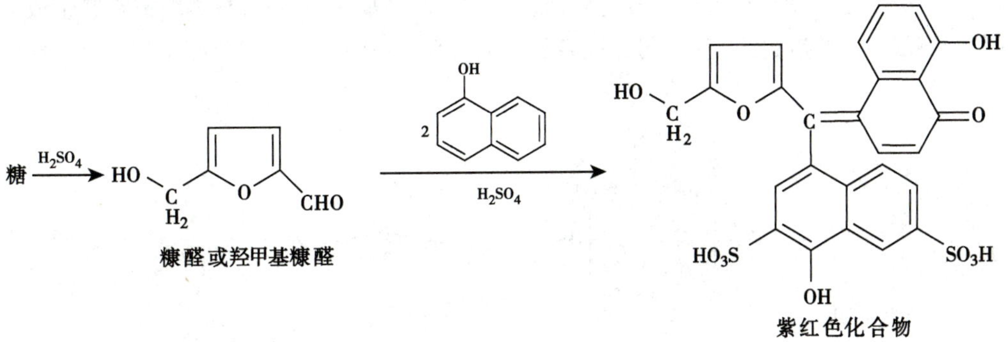


2) 蒽酮的呈色原理（示例 18-2）：见下反应式。

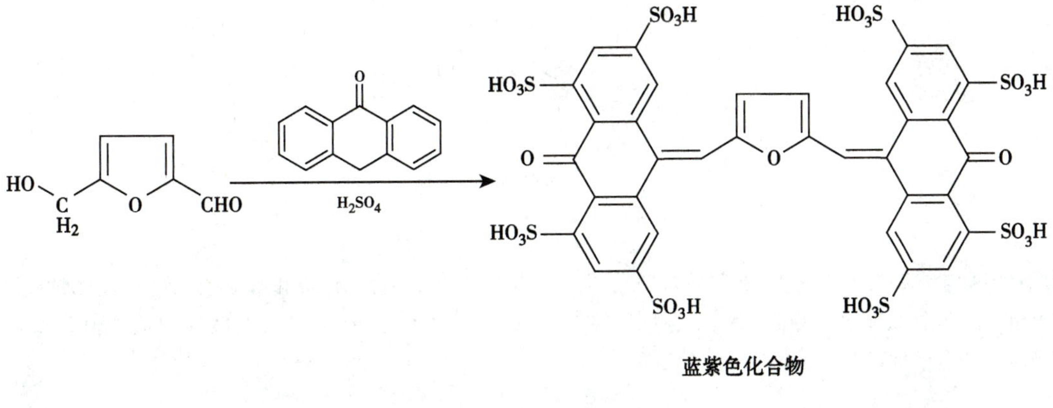


**示例 18-2**　阿米卡星的蒽酮呈色鉴别：取本品约 10mg，加水 1ml 溶解后，加 0.1% 蒽酮的硫酸溶液 4ml，即显蓝紫色。

(3) *N*-甲基葡萄糖胺反应(Elson-Morgan 反应):氨基糖苷类药物,经水解产生的葡萄糖胺类物质(*N*-甲基葡萄糖胺、D-葡萄糖胺),可在碱性溶液中,首先与乙酰丙酮缩合成吡咯衍生物(Ⅰ),再与对二甲氨基苯甲醛的酸性醇溶液(ehrlich 试剂)反应生成樱桃红色缩合物(Ⅱ)(示例 18-3)。

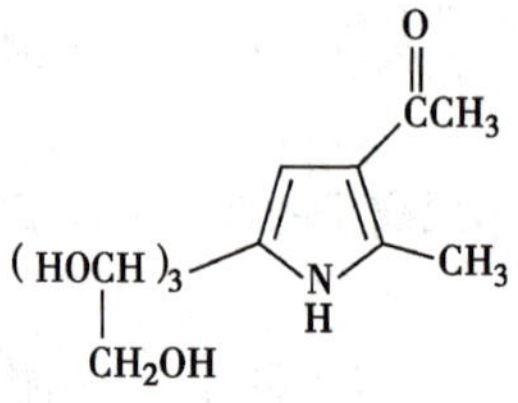

(Ⅰ)

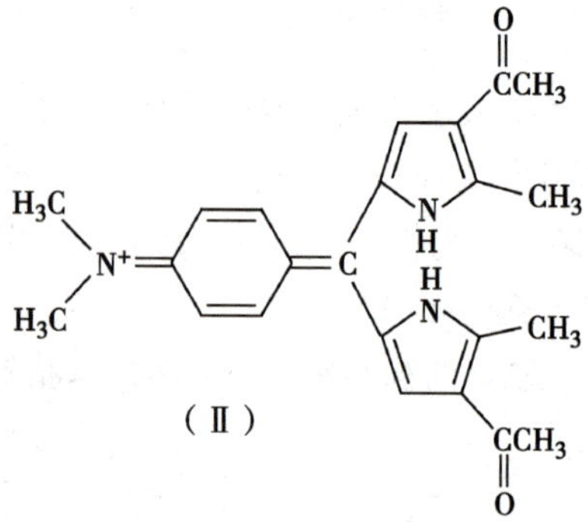

(Ⅱ)

**示例 18-3** 硫酸新霉素的 *N*-甲基葡萄糖胺反应鉴别:取本品约 10mg,加水 1ml 溶解后,加盐酸溶液(9→100)2ml,在水浴中加热 10 分钟,加 8% 氢氧化钠溶液 2ml 与 2% 乙酰丙酮水溶液 1ml,置水浴中加热 5 分钟,冷却后,加对二甲氨基苯甲醛试液 1ml,即显樱桃红色。

(4) 麦芽酚(maltol)反应:麦芽酚反应是链霉素的特征反应(示例 18-4)。链霉素在碱性溶液中,链霉糖经分子重排使环扩大形成六元环,然后消除 *N*-甲基葡萄糖胺,再消除链霉胍生成麦芽酚($\alpha$-甲基-$\beta$-羟基-$\gamma$-吡喃酮),麦芽酚与高铁离子在微酸性溶液中形成紫红色配位化合物。反应原理如下。

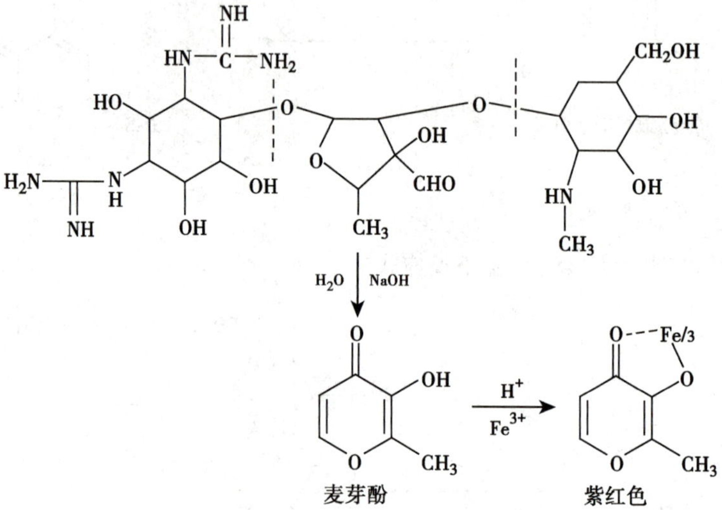


**示例 18-4** 硫酸链霉素的麦芽酚反应鉴别:取本品约 20mg,加水 5ml 溶解后,加氢氧化钠试液 0.3ml,置水浴上加热 5 分钟,加硫酸铁铵溶液(取硫酸铁铵 0.1g,加 0.5mol/L 硫酸溶液 5ml 使溶解)0.5ml,即显紫红色。

(5) 坂口(Sakaguchi)反应:坂口反应为链霉素水解产物链霉胍的特有反应(示例 18-5)。链霉素在碱性溶液中,水解生成链霉胍。链霉胍和 8-羟基喹啉(或 $\alpha$-萘酚)分别与次溴酸钠反应,其各自产物再相互作用生成橙红色化合物。反应原理如下。

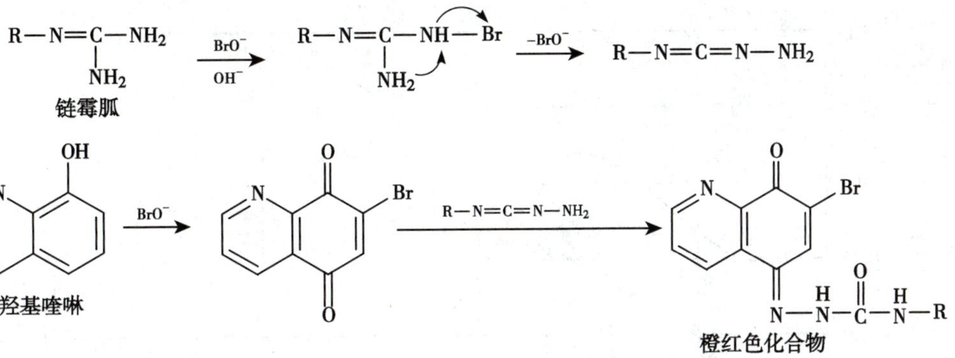


**示例 18-5**　硫酸链霉素的坂口反应鉴别：取本品约 0.5mg，加水 4ml 溶解后，加氢氧化钠试液 2.5ml 与 0.1% 8-羟基喹啉的乙醇溶液 1ml，放冷至约 15℃，加次溴酸钠试液 3 滴，即显橙红色。

(6) 硫酸盐反应：氨基糖苷类药物大多为硫酸盐。因此，各国药典都将硫酸根的鉴定作为鉴别这类药物的一种方法。

### （三）四环素类抗生素

四环素类药物遇硫酸立即产生颜色，不同的四环素类药物具有不同的颜色，甚至有颜色变化。四环素类药物结构中具有酚羟基等多种配位基团，遇三氯化铁试液即呈色。这些呈色反应均可用于四环素类药物的鉴别（表 18-4）。

表 18-4　四环素类药物的典型呈色反应

| 药物 | 与浓硫酸的呈色 | 与三氯化铁的呈色 |
|---|---|---|
| 盐酸四环素 | 深紫色 | 红棕色 |
| 盐酸金霉素 | 蓝色，橄榄绿色→加水 1ml 后，金黄色或棕黄色 | |
| 盐酸土霉素 | 深朱红色→黄色 | |

## 二、吸收光谱法

### （一）紫外吸收光谱

抗生素类药物除氨基糖苷类，大都具有特征的共轭结构。因而，具有特征的紫外吸收光谱。这些光谱特征，也广泛用于它们的鉴别（示例 18-6 和示例 18-7，图 18-3）。

**示例 18-6**　ChP 头孢呋辛酯的 UV（吸收系数）鉴别：取本品，精密称定，加甲醇溶解并定量稀释制成每 1ml 中约含 15μg 的溶液，照紫外-可见分光光度法（通则 0401）测定，在 276nm 波长处有最大吸收，吸收系数为（$E_{1cm}^{1\%}$）为 390~420。

**示例 18-7**　JP 盐酸米诺环素的 UV 鉴别：盐酸米诺环素 16μg/ml 的 0.01mol/L 盐酸溶液，在 265nm 和 358nm 的波长处有最大吸收，在 237nm 和 299nm 的波长处有最小吸收。

**示例分析**：药物共轭结构不同，其 UV 吸收特征具有明显不同，既可用于定性鉴别，又可以根据最大吸收波长处的特征吸收系数为（$E_{1cm}^{1\%}$）进行定量测定。

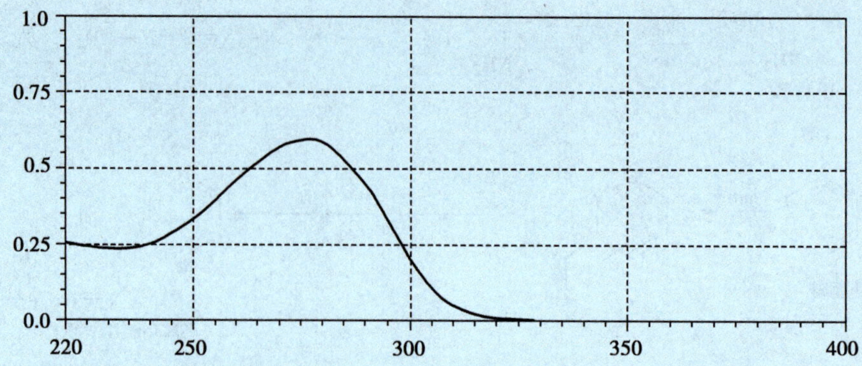


图 18-3a 头孢呋辛酯的紫外吸收对照图谱（15μg/ml 甲醇溶液）

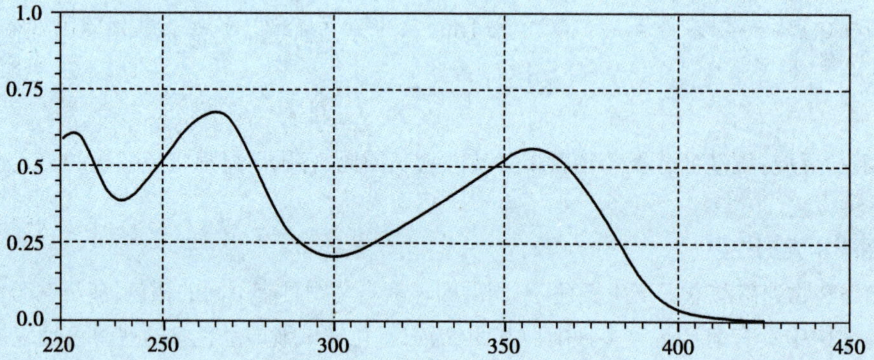


图 18-3b 盐酸米诺环素的紫外吸收对照图谱（16μg/ml 0.01mol/L 盐酸溶液）

### （二）红外吸收光谱

抗生素药物大都具有特征结构和特殊官能团，并具有一定的结晶形态特征。各国药典标准中，广泛使用红外吸收光谱法进行它们的专属鉴别（图 18-4a）。但是，氨基糖苷类药物由于有多组分，并含有较高结晶水含量，仅少数品种标准中仍然收载了它们的 IR 鉴别法（图 18-4b），更多的则是采用色谱分离鉴别。

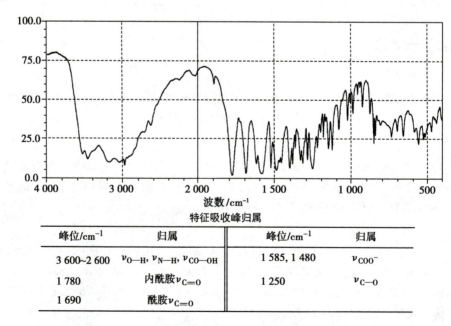

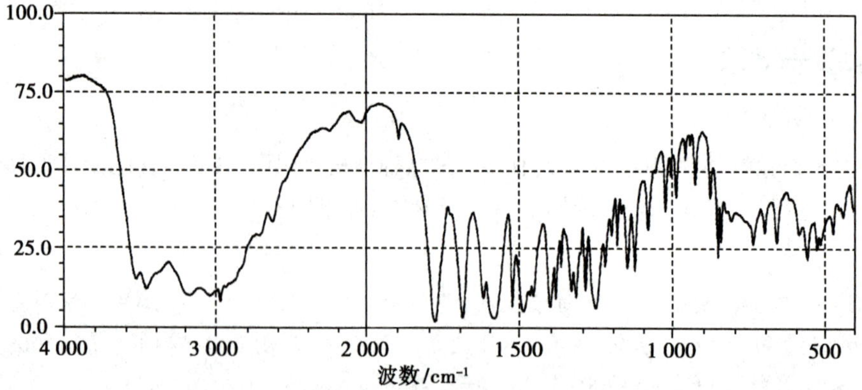


特征吸收峰归属

| 峰位/cm$^{-1}$ | 归属 | 峰位/cm$^{-1}$ | 归属 |
|---|---|---|---|
| 3 600~2 600 | $\nu_{O-H}$, $\nu_{N-H}$, $\nu_{CO-OH}$ | 1 585, 1 480 | $\nu_{COO^-}$ |
| 1 780 | 内酰胺$\nu_{C=O}$ | 1 250 | $\nu_{C-O}$ |
| 1 690 | 酰胺$\nu_{C=O}$ | | |

图 18-4a 阿莫西林的红外吸收标准图谱（KBr 压片法）

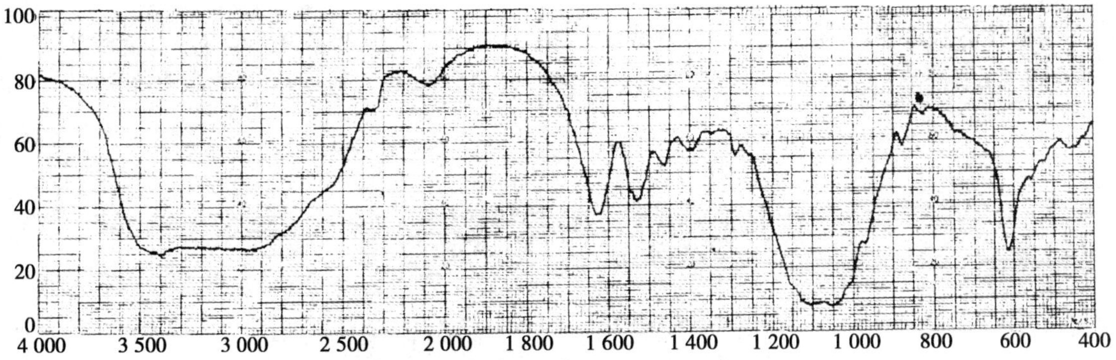


图 18-4b　硫酸庆大霉素的红外吸收标准图谱（KBr 压片法）

## 三、色谱法

对于含较多杂质成分或多组分的抗生素，经 HPLC 或 TLC 等色谱分离后的保留特性鉴别，具有良好的专属性和可靠性。通常还结合它们的有关物质、异构体或组分的检查或测得，同步进行，既保障了鉴别的可靠性，又提高了方法的经济性（示例 18-8）。

示例 18-8　BP 硫酸庆大霉素的色谱鉴别。

**(1) 照薄层色谱法（通则 0502）试验**

**供试品溶液**　取本品，加水制成每 1ml 中含庆大霉素 2.5mg 的溶液。

**标准品溶液**　取庆大霉素标准品，加水制成每 1ml 中含庆大霉素 2.5mg 的溶液。

**色谱条件**　采用硅胶 G 薄层板（临用前于 105℃活化 2 小时），二氯甲烷-甲醇-浓氨水等体积（1∶1∶1）混合液的下层溶液为展开剂。

**测定法**　吸取供试品溶液和标准品溶液各 10μl，分别点于同一薄层板上，展开至约 2/3 处，取出，晾干，喷以茚三酮试液（取茚三酮 1.0g，加乙醇 50ml 溶解后，再加冰醋酸 10ml，混匀）后，于 110℃加热 5 分钟显色。

**结果判定**　供试品溶液所显 3 个主斑点的位置、颜色和大小应与标准品溶液的 3 个主斑点相同（图 18-5A）。

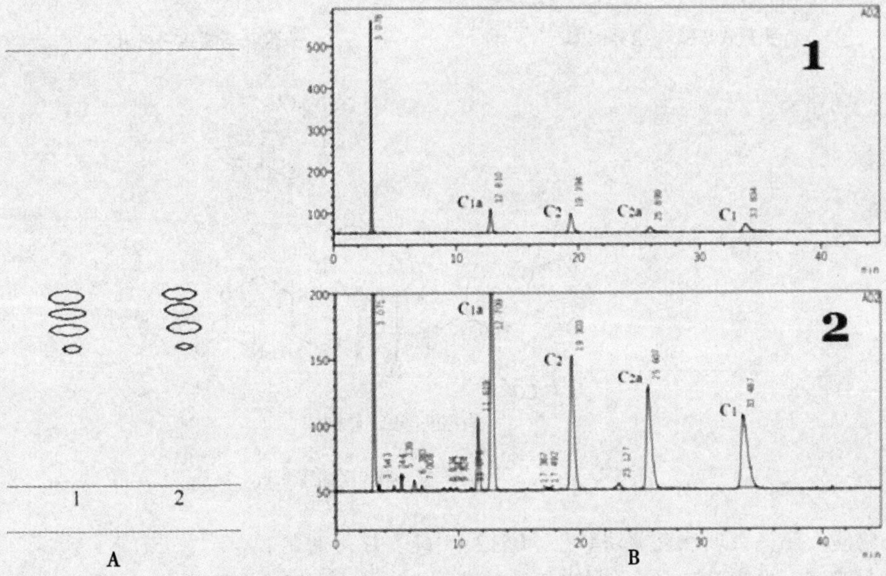


A. TLC；B. HPLC；1. 标准品溶液；2. 供试品溶液。

图 18-5　硫酸庆大霉色谱鉴别的典型图

**（2）照高效液相色谱法（通则 0512）试验**　在庆大霉素C组分测定项下记录的色谱图中，供试品溶液各主峰（庆大霉素 $C_1$、$C_{1a}$、$C_2$、$C_{2a}$ 色谱峰）保留时间应与标准品溶液各主峰保留时间一致（图 18-5B）。

## 第三节　质量检查

由于抗生素类药物采用生物合成、发酵和提纯制得，或者进一步利用化学合成或半合成方法制备，成品中大都含有较多的有关物质、异构体、多组分，甚至高分子聚合物等杂质。因此，为了保障抗生素类药物的安全、有效和质量可靠，它们的质量标准中，大都有针对性的质量控制项目和指标要求（示例 18-9~示例 18-11）。

此外，抗生素类药物临床注射给药应用较多。因此，抗生素类药物大都需要进行严格的安全性检查。如热原、无菌或细菌内毒性、异常毒性、降压物质等。这些指标，大都照通则的规定，采用生物学方法（ChP 四部通则 1100、通则 1200）进行检查，甚至方法验证。

示例 18-9　头孢呋辛酯中有关物质和异构体的检查

头孢呋辛酯为口服头孢菌素前药，以 A 和 B 两种异构体形式存在（图 18-6a）。体内吸收后，经羧酸酯经酯酶水解后形成头孢呋辛起抗菌作用。

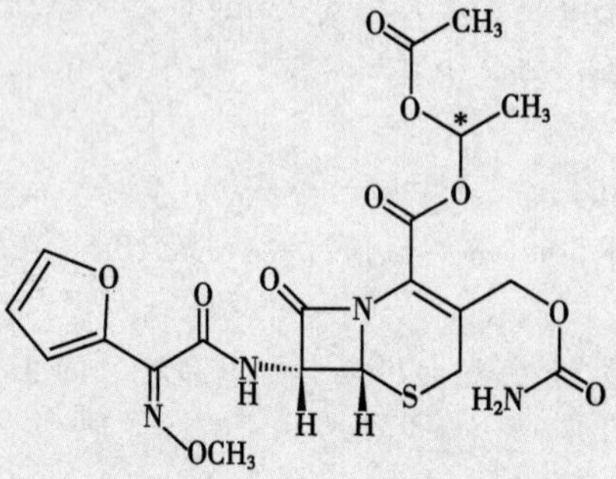

头孢呋辛酯A、B异构体

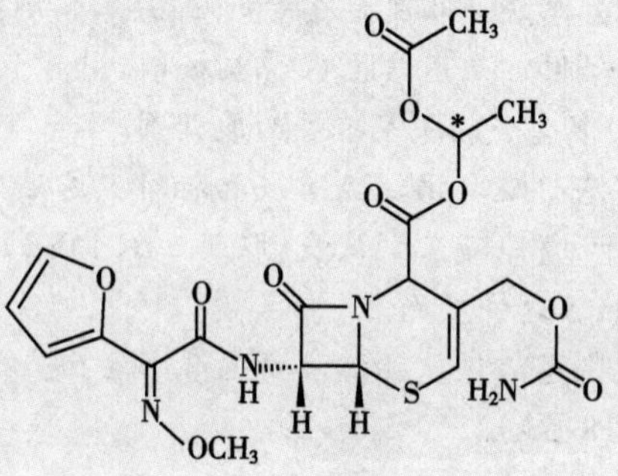

头孢呋辛酯 $\Delta^3$-异构体

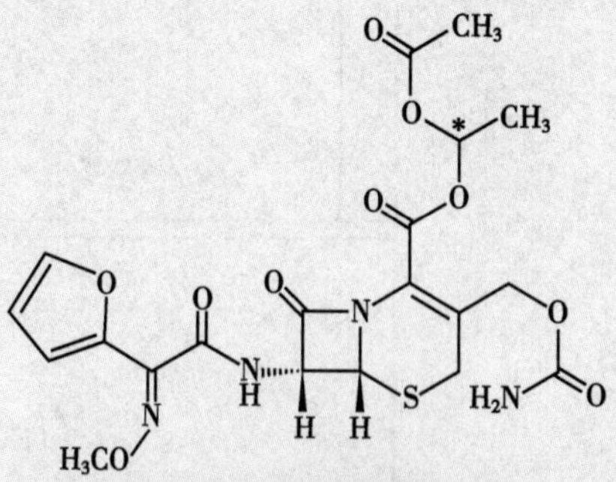

头孢呋辛酯E异构体

图 18-6a　头孢呋辛酯异构体的结构式

**有关物质**　照高效液相色谱法（通则 0512）测定。临用新制。

**供试品溶液**　取本品适量（约相当于头孢呋辛 50mg），置 100ml 量瓶中，加甲醇 10ml，强力振摇使溶解，再用流动相稀释至刻度，摇匀。

**对照溶液**　精密量取供试品溶液 1ml，置 100ml 量瓶中，用流动相稀释至刻度，摇匀。

**系统适用性溶液(1)**　取头孢呋辛酯对照品适量,加流动相溶解并稀释制成每1ml中约含0.2mg的溶液,在60℃水浴中加热至少1小时,冷却,得含头孢呋辛酯$\Delta^3$-异构体的溶液。

**系统适用性溶液(2)**　取头孢呋辛酯对照品适量,加流动相溶解并稀释制成每1ml中约含0.2mg的溶液,经紫外光照射24小时,得含头孢呋辛酯E异构体的溶液。

**色谱条件**　用十八烷基硅烷键合硅胶为填充剂;以0.2mol/L磷酸二氢铵溶液-甲醇(62∶38)为流动相;检测波长为278nm;进样体积20μl。

**系统适用性要求**　系统适用性溶液色谱图中,头孢呋辛酯A、B异构体,$\Delta^3$-异构体与E异构体的相对保留时间分别约为1.0、0.9、1.2与1.7和2.1。头孢呋辛酯A、B异构体峰之间,头孢呋辛酯A异构体峰与$\Delta^3$-异构体峰之间的分离度应符合要求。

**测定法**　精密量取供试品溶液与对照溶液,分别注入液相色谱仪,记录色谱图至头孢呋辛酯A异构体峰保留时间的3.5倍。

**限度**　供试品溶液色谱图(图18-6b)中如有杂质峰,两个E异构体峰面积的和不得大于对照溶液两主峰面积之和(1.0%),$\Delta^3$-异构体峰面积不得大于对照溶液两个主峰面积之和的1.5倍(1.5%),其他单个杂质峰面积不得大于对照溶液两个主峰面积之和的0.5倍(0.5%),各杂质峰面积的和不得大于对照溶液两主峰面积之和的3倍(3.0%),小于对照溶液两主峰面积之和0.05倍的峰忽略不计。

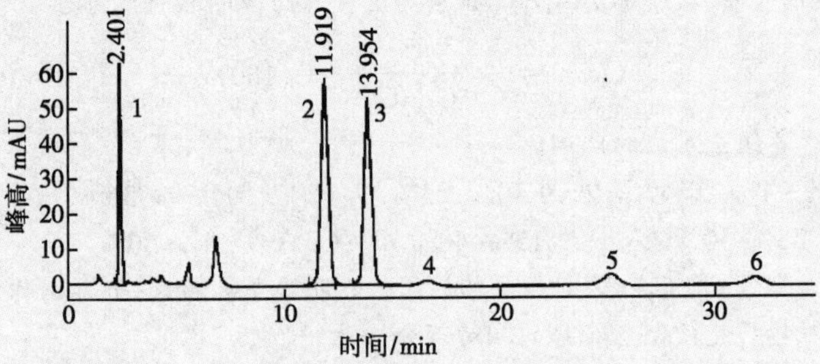


1. 头孢呋辛;2. 异构体B;3. 异构体A;4. $\Delta^3$-异构体;5和6. E异构体。

图18-6b　头孢呋辛酯的HPLC色谱图

**异构体**　照有关物质测定法,供试品溶液(0.25mg/ml)色谱图中,头孢呋辛酯A异构体峰面积与头孢呋辛酯A、B异构体峰面积的和之比应为0.48~0.55。

示例18-10　ChP庆大霉素C组分的检查:照高效液相色谱法(通则0512)测定。

**供试品溶液**　取本品适量,精密称定,加流动相溶解并定量稀释制成每1ml中约含庆大霉素2.5mg的溶液。

**标准品溶液(1)**　取庆大霉素标准品适量,精密称定,加流动相溶解并定量稀释制成每1ml中约含庆大霉素总C组分1.0mg的溶液。

**标准品溶液(2),庆大霉素标准品溶液**　取庆大霉素标准品适量,精密称定,加流动相溶解并定量稀释制成每1ml中约含庆大霉素总C组分2.5mg的溶液。

**标准品溶液(3)**　取庆大霉素标准品适量,精密称定,加流动相溶解并定量稀释制成每1ml中约含庆大霉素总C组分5.0mg的溶液。

**小诺霉素标准品溶液**　取小诺霉素标准品适量,加流动相溶解并稀释制成每1ml中约含小诺霉素0.1mg的溶液。

**西索米星对照品溶液**　取西索米星对照品适量,加流动相溶解并稀释制成每1ml中约含西索米星25μg的溶液。

**色谱条件**　用十八烷基硅烷键合硅胶为填充剂(pH适应范围0.8~8.0);以0.2mol/L三氟醋

酸溶液-甲醇(96∶4)为流动相;流速为0.6~0.8ml/min;蒸发光散射检测器(高温型不分流模式:漂移管温度105~110℃,载气流量为2.5L/min;低温型分流模式:漂移管温度45~55℃,载气压力为350kPa)测定;进样体积20μl。

**系统适用性要求**　庆大霉素标准品溶液色谱图应与标准图谱一致(图18-5B),西索米星峰和庆大霉素$C_{1a}$峰之间,庆大霉素$C_2$峰、小诺霉素峰和庆大霉素$C_{2a}$峰之间的分离度应符合要求;西索米星对照品色谱图中,主成分峰峰高的信噪比应大于20。精密量取小诺霉素标准品溶液连续进样5次,峰面积的相对标准偏差应符合要求。标准品溶液(1)~(3)色谱图中,计算标准品溶液浓度对数值与相应峰面积对数值的线性回归方程,相关系数(*r*)应不小于0.99。

**测定法**　精密量取供试品溶液与标准品溶液(1)~(3),分别注入液相色谱仪,记录色谱图。用庆大霉素各组分的线性回归方程分别计算供试品中对应组分的量($C_{tC_x}$),并按下面公式计算出各组分的含量(%,mg/mg)。

$$C_x(\%)=\frac{C_{tC_x}}{\frac{m_t}{V_t}}\times 100\%$$

式中,$C_x$为庆大霉素各组分的含量(%,mg/mg);$C_{tC_x}$为由回归方程计算出的各组分的含量(mg/ml);$m_t$为供试品的质量(mg);$V_t$为体积(ml)。

根据所得组分的含量,按下面公式计算出庆大霉素各组分的相对比例。

$$C'_x(\%)=\frac{C_x}{C_1+C_{1a}+C_2+C_{2a}}\times 100\%$$

式中$C'_x$为庆大霉素各组分对应的比例。

**限度**　$C_1$应为14%~22%,$C_{1a}$应为10%~23%,$C_{2a}+C_2$应为17%~36%,四个组分总含量不得低于50%;$C'_1$应为25%~50%,$C'_{1a}$应为15%~40%,$C'_{2a}+C'_2$应为20%~50%。

**示例分析:**庆大霉素$C_1$、$C_2$、$C_{1a}$对微生物的活性无明显差异,但它们毒副作用和耐药性不同。因此,多国药典标准均规定控制各组分的相对百分含量。

庆大霉素等氨基糖苷类药物无特征紫外吸收。故,大都采用电化学、蒸发光散射、电喷雾等方法检测。

目前,USP2022和BP2022均对庆大霉素C组分经HPLC分离柱后的碱化脉冲安培电化学检测法进行测定。

庆大霉素C组分结构中的氨基,曾经利用其与邻苯二醛(*o*-phthalaldehyde,OPA)和巯基醋酸在pH 10.4的硼酸盐缓冲液中反应,生成1-烷基-2-烷基硫代异吲哚衍生物,在330nm波长处有强吸收的方法进行UV检测。由于衍生化系统及其产物的不稳定性,致使检测结果的可靠性不足,现在很少使用。

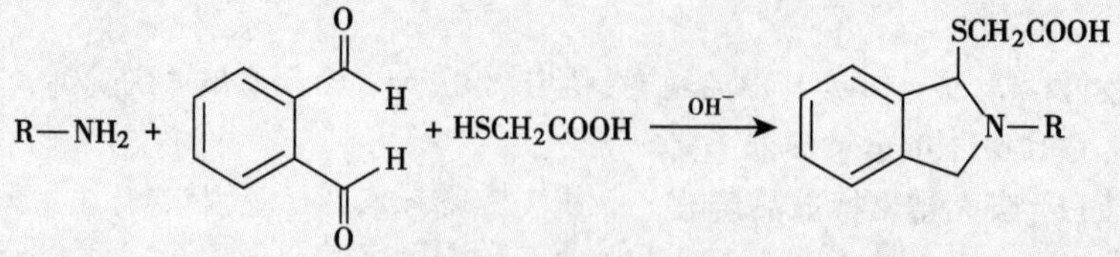

示例18-11　青霉素钠中青霉素聚合物的检查:照分子排阻色谱法(通则0514)测定。**临用新制**。

**供试品溶液**　取本品约0.4g,精密称定,置10ml量瓶中,加水适量使溶解后,用水稀释至刻度,摇匀。

**对照溶液**　取青霉素对照品适量,精密称定,加水溶解并定量稀释制成每1ml中约含0.1mg的溶液。

**系统适用性溶液(1)**　取蓝色葡聚糖2000适量,加水溶解并稀释制成每1ml中约含0.1mg的溶液。

**系统适用性溶液(2)**　取青霉素钠约0.4g，置10ml量瓶中，加0.05mg/ml的蓝色葡聚糖2000溶液溶解并稀释至刻度，摇匀。

**色谱条件**　用葡聚糖凝胶G-10(40~120μm)为填充剂；玻璃柱内径为1.0~1.4cm，柱长为30~40cm；以pH 7.0的0.1mol/L磷酸盐缓冲液[0.1mol/L磷酸氢二钠溶液-0.1mol/L磷酸二氢钠溶液(61∶39)]为流动相A，以水为流动相B；流速为1.5ml/min；检测波长为254nm；进样体积100~200μl。

**系统适用性要求**　系统适用性溶液(1)分别在以流动相A与流动相B为流动相记录的色谱图中，按蓝色葡聚糖2000峰计算，理论板数均不低于400，拖尾因子均应小于2.0，蓝色葡聚糖2000的保留时间的比值应在0.93~1.07之间。系统适用性溶液(2)在以流动相A为流动相记录的色谱图中，高聚体的峰高与单体和高聚体之间的谷高比应大于2.0。对照溶液色谱图中主峰与供试品溶液色谱图中聚合物峰，与相应色谱系统中蓝色葡聚糖2000峰的保留时间的比值均应在0.93~1.07之间。以流动相B为流动相，精密量取对照溶液连续进样5次，峰面积的相对标准偏差应不大于5.0%。

**测定法**　以流动相A为流动相，精密量取供试品溶液，注入液相色谱仪，记录色谱图；以流动相B为流动相，精密量取对照溶液，注入液相色谱仪，记录色谱图(图18-7)。

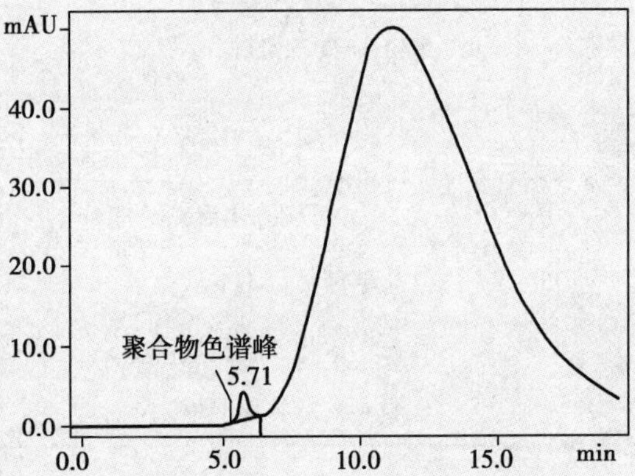


图18-7　葡聚糖凝胶G-10色谱法检查青霉素钠中青霉素聚合物的典型图

**限度**　按外标法以青霉素峰面积计算，青霉素聚合物的量不得过0.08%。

**示例分析**

1. 高分子杂质的来源　*β*-内酰胺类抗生素药物易发生速发型过敏反应，主要是其高分子杂质引起。这些高分子杂质的分子量大都在1 000D以上，个别可至10 000D。有外源性和内源性两种来源。

外源性源于生产过程，发酵工艺中的蛋白、多肽、多糖等杂质，及其与抗生素的结合杂质。

内源性源于抗生素药物自身的分降解与聚合。聚合物既可来自生产过程，又可在贮藏过程，甚至在用药时产生。抗生素聚合物的免疫原性通常较弱，但作为多价半抗原，可引发速发型过敏反应。

随着*β*-内酰胺类药物生产工艺的不断改进和提高，目前的*β*-内酰胺类药物成品中外源性杂质日趋减少。而内源性聚合物杂质的控制，则是当前抗生素高分子杂质控制的主要对象。

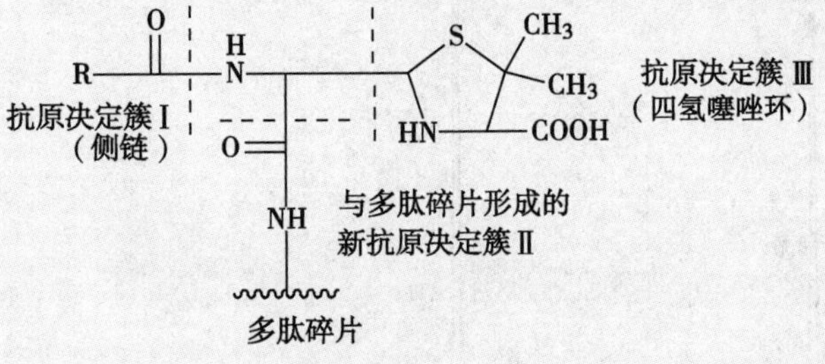


*β*-内酰胺类药物的聚合反应有两种主要方式：母核参反应，侧链反应。

侧链上含有氨基的青霉素类，如氨苄西林等，可按两种方式聚合，有多种聚合物存在(表18-5)。

侧链上无氨基等活泼基团的青霉素，如羧苄西林，只按第一种方式聚合。

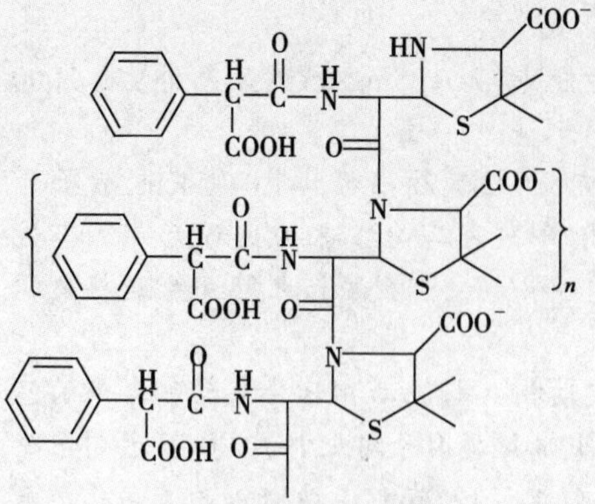

与母核有关的青霉素聚合物结构
（羧苄西林聚合物）
$n$=0 二聚物；$n$=1 三聚物。

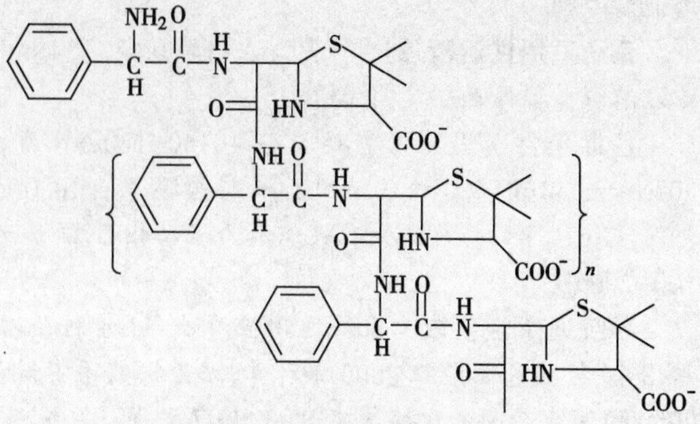

与侧链有关的青霉素聚合物结构
（氨苄西林聚合物）
$n$=0 二聚物；$n$=1 三聚物。

表 18-5 氨苄西林中的寡聚物的典型 MS 特征

| *m/z* | 可能的化合物结构 | *m/z* | 可能的化合物结构 |
|---|---|---|---|
| 350 | 氨苄西林［M+1］$^+$ | 1 046 | 氨苄西林三聚物［M+1］$^+$ |
| 699 | 氨苄西林二聚物［M+1］$^+$ | 1 064 | 氨苄西林开环三聚物［M+1］$^+$ |
| 717 | 氨苄西林开环二聚物［M+1］$^+$ | | |

头孢菌素中高分子杂质类型与青霉素一样，有母核聚合和侧链聚合两种类型。不同之处是不能形成类似于青霉噻唑基（penicilloyl group）那样的头孢噻嗪基（cephalosporeyl group）结构，而是进一步裂解成以 7 位侧链为主的衍生物。

2. 高分子杂质的控制 高分子杂质可以通过反相高效液相色谱、凝胶色谱和离子色谱等进行控制。

根据分子量差异进行分离的凝胶色谱法是一种简易的高分子杂质总量检查法。此时，$\beta$-内酰胺类药物的寡聚物（如二聚物等）和其他高分子杂质与主成分达到了良好的分离，可采用自身对照外标法定量检查。

但是，越来越多 $\beta$-内酰胺类药物，直接采用梯度洗脱的 HPLC 方法进行有关物质灵敏可靠的全面检查（包括常见聚合物，图 18-8）。

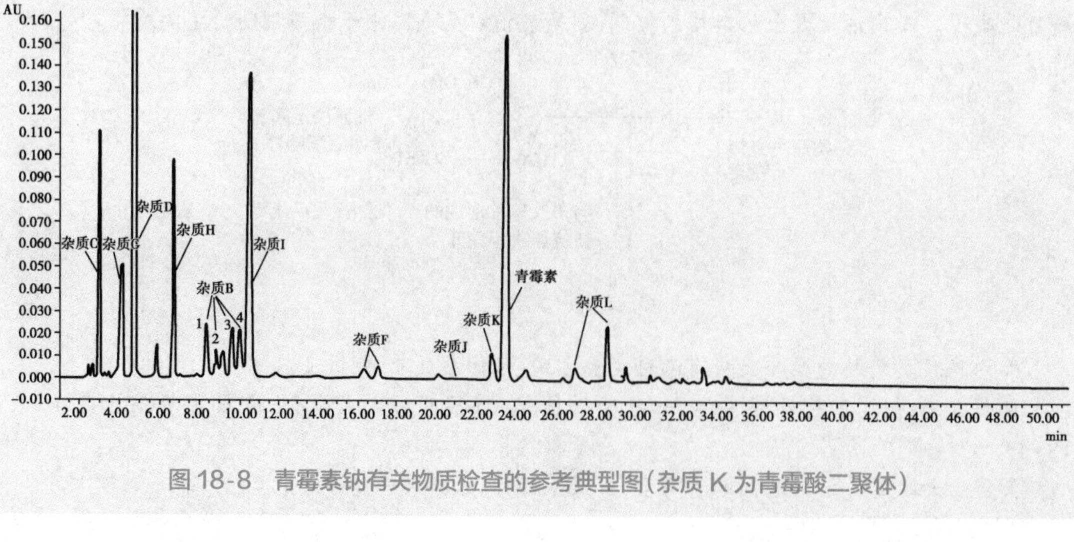


图 18-8 青霉素钠有关物质检查的参考典型图（杂质 K 为青霉酸二聚体）

## 第四节　含量或效价测定

抗生素药物的含量大多采用 HPLC 方法测定，用所含活性成分（active pharmaceutical ingredient，API）的绝对质量的百分含量或百分标示量表示（示例 18-12）。

少数多组分药物，在组分采用专属的色谱方法控制后，仍然采用微生物检定法测定其总体活性效价（示例 18-13）。抗生素的活性以效价单位（U）或微克（μg）表示。通常是指每 1mg 药物中含有的抗生素有效成分的量（μg，U）。效价是衡量抗生素质量的相对标准。不同抗生素的效价基准规定常常不同。同一种抗生素的各种盐类的效价可根据其分子量与标准盐类进行换算。

如 1mg 庆大霉素定为 590U，1mg 硫酸卡那霉素定为 670U。

如 1mg 青霉素钠定义为 1 670U，则 1mg 青霉素钾相应效价是 1 598U（=1 670 × 356.4/372.5）。

示例 18-12　USP 头孢克洛含量的 HPLC 测定

**流动相**　取 1-戊烷磺酸钠 1g 加 780ml 水与 10ml 三乙胺的混合溶液溶解，用磷酸调节 pH 至 2.5±0.1，再加 220ml 甲醇，混匀。

**系统适用性溶液**　取头孢克洛与 *δ*-3-异构体的对照品各适量，加流动相溶解并稀释制成每 1ml 中各约含 0.3mg 的混合溶液。

**对照品溶液**　取头孢克洛对照品适量，精密称定，加流动相溶解并定量稀释制成 1ml 中约含 0.3mg 的溶液。必要时，简短超声溶解，不得加热。标准溶液在室温保存，可 8 小时内使用；或冷藏保存，可 20 小时内使用。

**供试品溶液**　照对照品溶液，同法制备。

**色谱条件**　用十八烷基硅烷键合硅胶为填充剂（25mm × 4.6mm，5μm），流速 1.5ml/min，检测波长 265nm；进样体积 20μl。

**系统适用性要求**　头孢克洛及 *δ*-3-异构体的相对保留时间约为 1.0 和 1.35，头孢克洛与 *δ*-3-异构体峰的分离度不小于 2.5，头孢克洛峰拖尾因子不大于 1.5，头孢克洛峰的相对标准偏差小于 0.73%。

**测定法**　精密量取供试品溶液与对照品溶液，分别注入液相色谱仪，记录色谱图。按外标法以峰面积计算供试品中头孢克洛（$C_{15}H_{14}ClN_3O_4S$）的含量。

**限度**　按无水物计算，含 $C_{15}H_{14}ClN_3O_4S$ 应为 950~1 020μg/mg。

**示例分析：***β*-内酰胺类等抗生素药物的水溶液均不稳定性。在它们的分析检验和使用过程中，均应该依规定配制、保存和使用。

基于色谱分离和对照品对照法的含量测定结果，均以质量单位表示它们的含量。

示例 18-13　硫酸庆大霉素的含量测定。

**测定法**　精密称取本品适量，加灭菌水溶解并定量稀释制成每 1ml 中约含 1 000 单位的溶液，照抗生素微生物检定法（通则 1201）测定。可信限率不得大于 7%。1 000 庆大霉素单位相当于 1mg 庆大霉素。

**限度**　本品为庆大霉素 $C_1$、$C_{1a}$、$C_2$、$C_{2a}$ 等组分为主混合物的硫酸盐。按无水物计算，每 1mg 的效价不得少于 590 庆大霉素单位。

**示例分析：**抗生素微生物检定法，可直接测定它们的活性，采用效价单位表示它们的活力，结果直接与临床效应相应。

## 本章小结

1. 抗生素(antibiotic)类药物是对病原菌性微生物具有杀灭作用的药物。临床使用的抗生素主要由生物合成、发酵和提纯制得,甚至利用化学合成或半合成方法制得。

2. 抗生素的种类繁多,性质复杂,用途又各异,有多种分类方法。依抗生素药物化学结构的不同进行分类,既常用又有利于抗生素工业生产和质量分析控制。按照化学结构,抗生素主要类别包括$\beta$-内酰胺类、氨基糖苷类、四环素类、大环内酯类、糖肽类等。

3. 不同类别的抗生素药物,它们的结构、性质、稳定性和药物状态特征(原料药或制剂,及其使用目的与要求)差异很大。均通过鉴别、检查、含量(效价)测定三个主要方面来控制质量。不同之处,某些抗生素类药物的质量,仍然使用生物活性的直接测定法(微生物检定法)进行检验。

4. 抗生素类药物成品中大都含有较多的有关物质、异构体、多组分,甚至高分子聚合物等杂质。为了保障抗生素类药物的安全、有效和质量可靠,它们的质量标准中,大都有针对性的质量控制项目和指标要求。

5. 抗生素类药物临床注射给药应用较多。因此,抗生素类药物大都需要进行严格的安全性检查。如热原、无菌或细菌内毒性、异常毒性、降压物质等。这些指标,大都照通则的规定,采用生物学方法(ChP 四部通则 1100、通则 1200)进行检查,甚至方法验证。

6. $\beta$-内酰胺类抗生素药物易发生速发型过敏反应,主要是其高分子杂质引起。随着$\beta$-内酰胺类药物生产工艺的不断改进和提高,目前的$\beta$-内酰胺类药物成品中外源性杂质日趋减少。而内源性聚合物杂质,则是当前抗生素高分子杂质控制的主要对象,且大都采用 HPLC 方法进行检查。

7. 抗生素药物的含量大多采用 HPLC 方法测定,用所含 API 的绝对质量的百分含量或百分标示量表示。少数多组分药物,在组分采用专属的色谱方法控制后,仍然采用微生物检定法测定其总体活性效价。

(王嗣岑)

## 思考题

1. 抗生素药物如何分类?临床应用的抗生素药物主要有哪些类型?
2. 抗生素滥用有哪些危害?

## 参考文献

[1] 胡昌勤 . 抗生素质控分析中 HPLC 分析方法的理论与实践 . 北京:气象出版社,2001.
[2] 杭太俊 . 药物分析 .8 版 . 北京:人民卫生出版社,2016.

1802
第十八章
目标测试

# 第十九章

# 替尼类抗肿瘤药物的分析

**学习目标**

1. **掌握** 替尼类典型药物的结构、性质与分析特点。
2. **熟悉** 替尼类典型药物的关键工艺路线与关键质量属性。
3. **了解** 典型替尼类药物的临床应用与体内药动学特征。

1901

第十九章
教学课件

酪氨酸蛋白激酶的异常表达会使细胞增殖调节紊乱，最终导致肿瘤的形成，已经成为治疗性药物开发的靶标。目前大部分已上市的小分子靶向抗肿瘤药物是酪氨酸蛋白激酶抑制剂，主要包括替尼类药物。自甲磺酸伊马替尼作为全球第一个小分子靶向治疗药物上市以来，已有数十个替尼类药物成功用于多种肿瘤的临床治疗。

## 第一节 结构与性质

### 一、典型药物与结构特点

替尼类药物的结构与性质是对它们进行关键质量属性研究的基础。EP 和 BP 收载了甲磺酸伊马替尼、吉非替尼和盐酸尼洛替尼，结构中有 2-氨基嘧啶或喹唑啉等含氮杂环母核（表 19-1）。

表 19-1 典型替尼类药物的结构与物理性质

| 药物 | 结构式/分子式/分子量 | 性状 |
| --- | --- | --- |
| 甲磺酸伊马替尼<br>imatinib mesilate | 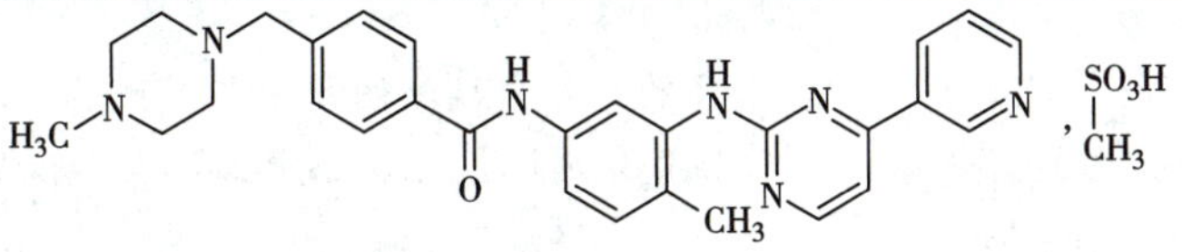<br>$C_{30}H_{35}N_7SO_4$ 589.7 | 白色或类白色，微褐色或微黄色粉末；无定形粉末为黄色或淡黄色，吸湿性强。在水中易溶，在乙醇（96%）中微溶，在二氯甲烷中几乎不溶 |
| 吉非替尼<br>gefitinib | 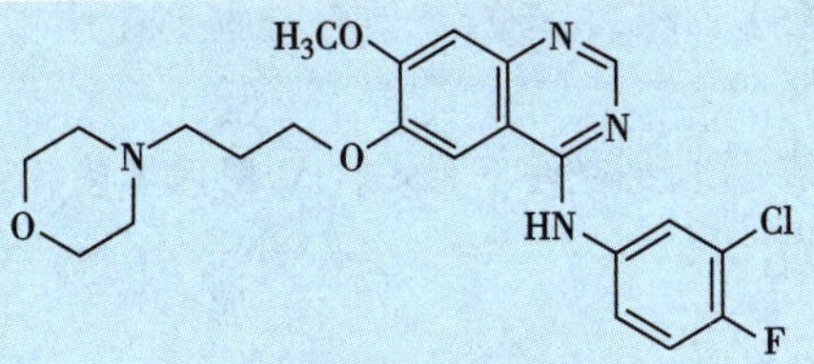<br>$C_{22}H_{24}ClFN_4O_3$ 446.9 | 白色或类白色结晶性粉末。在水或庚烷中几乎不溶，在无水乙醇中微溶 |
| 盐酸尼洛替尼<br>nilotinib hydrochloride | 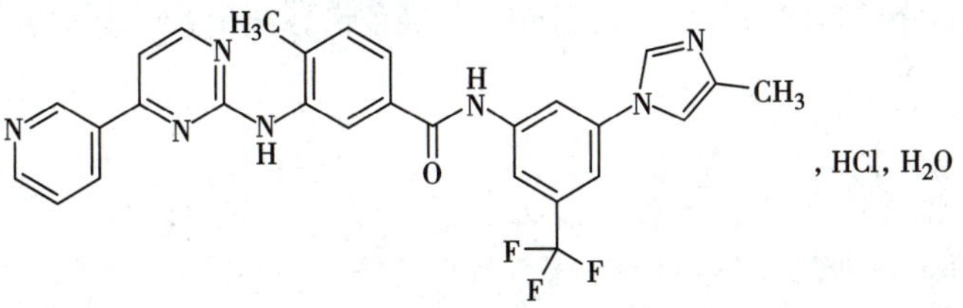<br>$C_{28}H_{23}ClF_3N_7O, H_2O$ 584.0 | 白色或微黄色或微黄绿色结晶性粉末，有引湿性。在水中几乎不溶，在无水乙醇中微溶，在庚烷中极微溶解 |

## 二、主要理化性质

替尼类药物结构中的含氮杂环母核等官能团决定了它们的理化性质。

1. 弱碱性 多样的含氮杂环结构使替尼类药物呈现出有机弱碱性，可以与多种无机或有机酸成盐，从而改善它们的溶解度和稳定性。

2. 吸收光谱特性 替尼类药物分子结构中具有共轭骨架基团和多种极性官能团，从而表现出专属的紫外和红外吸收光谱特征。

3. 元素特性 一些替尼类药物分子结构中，还有不同的卤素原子取代。工艺控制和质量检验时，需要体现相应卤素原子的特征。

# 第二节 鉴别试验

依据替尼类药物结构中所含骨架与官能团特征，可以采用化学、光谱或色谱方法进行鉴别。

## 一、化学反应法

通常针对它们的盐类酸根、卤素元素进行鉴别，也可以通过含氮杂环母核的化学反应进行鉴别。但由于专属性不高，目前化学鉴别法在本类药物的质量标准中收载较少。

## 二、吸收光谱法

替尼类药物均表现出专属的紫外和红外吸收光谱特征，广泛应用于它们的鉴别（示例 19-1 和示例 19-2）。

示例 19-1 吉非替尼片的 UV 鉴别：取本品 1 片，加水-乙腈-三氟乙酸（295：200：5）溶液适量，超声使吉非替尼溶解，并定量稀释制成每 1ml 中含吉非替尼约为 10μg 的溶液，滤过，取续滤液，照紫外-可见分光光度法（通则 0401）测定，在 224nm、254nm 和 344nm 的波长处有最大吸收，在 302nm 的波长处有最小吸收。

示例 19-2 EP 甲磺酸伊马替尼的 IR 鉴别：本品的红外光吸收图谱应与对照品的图谱一致。如果固体样品的图谱不一致，则需将供试品与对照品分别溶于无水乙醇，蒸干，残渣的红外光吸收图谱应一致。

**示例分析：**甲磺酸伊马替尼是多晶型药物，最稳定的晶型是 $\beta$ 晶型，此外还有 $\alpha$ 晶型、无定型等。将供试品与对照品分别溶于无水乙醇，挥干后重新平行测定红外光吸收图谱，可以排除晶型对 IR 图谱的影响。

但对 UV 吸收图谱而言，由于在稀溶液条件下测定，UV 图谱不受供试品晶型的影响。

## 三、色谱法

替尼类药物具有不同的分子结构，其色谱行为亦不同，经色谱分离进行的鉴别法具有专属性强的优点（示例 19-3 和示例 19-4）。

示例 19-3 甲磺酸伊马替尼片的 TLC 鉴别：照薄层色谱法（通则 0502）试验

**供试品溶液** 取本品的细粉适量（约相当于甲磺酸伊马替尼 100mg），加甲醇-二氯甲烷（1：1）50ml，超声 5 分钟，离心，取上清液。

**对照品溶液**　取甲磺酸伊马替尼对照品适量，加甲醇-二氯甲烷（1∶1）制成每1ml中约含2mg的溶液。

**色谱条件**　采用硅胶$GF_{254}$薄层板，以乙酸乙酯-甲醇（8∶2）为展开剂。

**测定法**　吸取供试品溶液和对照品溶液各5μl，分别点于同一薄层板上，浓氨水饱和，展开，晾干，置紫外光灯（254nm）下检视。

**结果判定**　供试品溶液所显主斑点的位置和颜色应与对照品溶液的主斑点相同。

**示例分析**：薄层色谱法设备简单、操作方便，但手动操作费时，展开剂消耗多。目前，越来越多的品种采用分离分析能力更强的HPLC进行药物的鉴别。当药物采用HPLC进行有关物质检查或含量测定时，同时进行鉴别尤为便利（示例19-4）。

示例19-4　甲磺酸伊马替尼片鉴别法：在含量测定项下记录的色谱图中，供试品溶液主峰的保留时间应与对照品溶液主峰的保留时间一致。

**【含量测定】项下的色谱条件**　照高效液相色谱法（通则0512）测定（表19-2）。

表19-2　甲磺酸伊马替尼片HPLC鉴别的梯度程序

| 时间/min | 流动相A/% | 流动相B/% |
|---|---|---|
| 0 | 80 | 20 |
| 6 | 80 | 20 |
| 10 | 20 | 80 |
| 15 | 20 | 80 |
| 15.1 | 80 | 20 |
| 20 | 80 | 20 |

**色谱条件**　用十八烷基硅烷键合硅胶（Waters Symmetry $C_{18}$，150mm×3.9mm，5μm）为填充剂，以辛烷磺酸钠溶液（取辛烷磺酸钠7.5g，加水800ml使溶解，用10%磷酸溶液调节pH至2.5，加水稀释至1 000ml）-甲醇（420∶580）为流动相A，以辛烷磺酸钠溶液-甲醇（40∶960）为流动相B，按下表进行梯度洗脱，流速为1.2ml/min，柱温为25℃，检测波长为268nm。

**测定法**　取本品10片（规格0.1g，按$C_{29}H_{31}N_7O$计），置200ml量瓶中，加甲醇-0.1mol/L盐酸溶液（6∶4）适量，超声30分钟使溶解，并用甲醇-0.1mol/L盐酸溶液（6∶4）稀释至刻度，摇匀，离心，精密量取上清液6ml，置50ml量瓶中，用甲醇-0.1mol/L盐酸溶液（6∶4）稀释至刻度，摇匀，作为供试品溶液，精密量取10μl注入液相色谱仪，记录色谱图。另取甲磺酸伊马替尼对照品适量，精密称定，加甲醇-0.1mol/L盐酸溶液（6∶4）溶解并定量稀释制成每1ml中含伊马替尼0.6mg的溶液（甲磺酸伊马替尼与伊马替尼的分子量比值为1.195），作为对照品溶液，同法测定，供试品溶液主峰的保留时间应与对照品溶液主峰的保留时间一致。

## 第三节　有关物质与检查

有关物质在结构和性质上与API具有相似性，因此多采用色谱法对有关物质进行分离与检查。以甲磺酸伊马替尼为例（示例19-5），讨论如下。

示例19-5　EP甲磺酸伊马替尼中的杂质与检查

1. 合成路线与杂质来源　甲磺酸伊马替尼的典型合成路线如图19-1所示，有关物质包括合成起始原料、中间体、副产物以及降解产物。EP收载了甲磺酸伊马替尼的代表性特殊杂质（表19-3）。

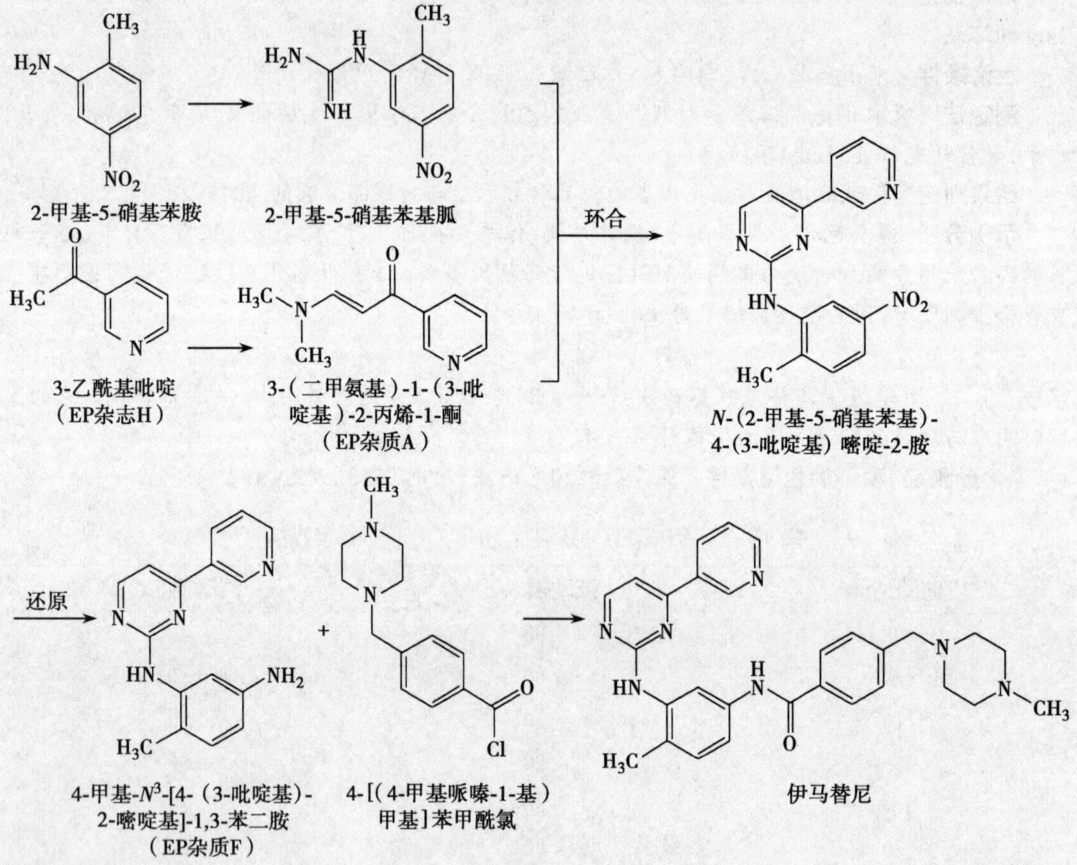


图 19-1　伊马替尼的典型合成路线

表 19-3　伊马替尼主要有关物质及其 EP10 代码

| |
|---|
| 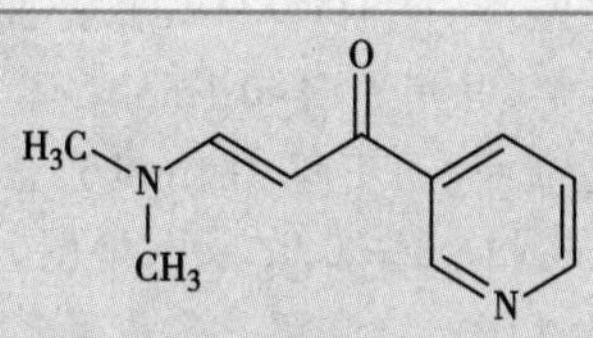<br>A |
| 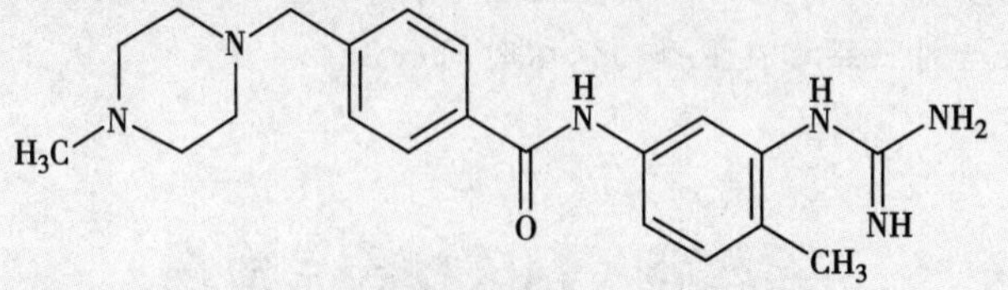<br>B |
| 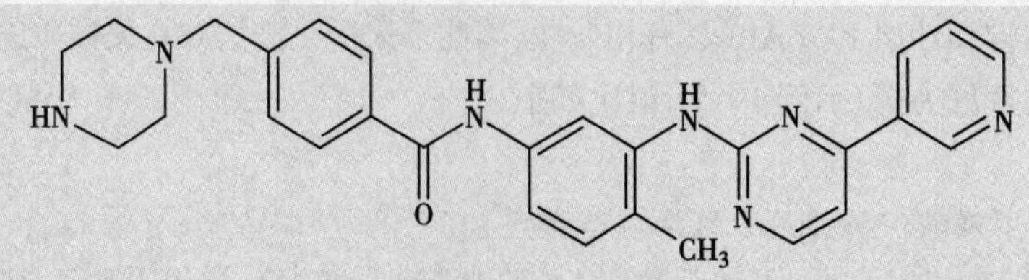<br>C |

续表

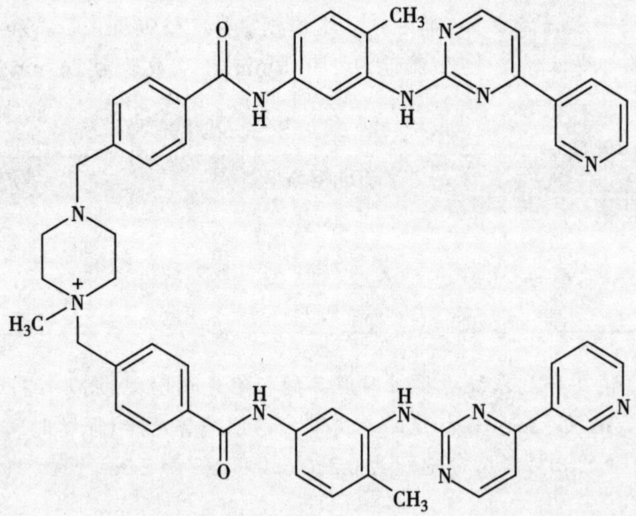

D

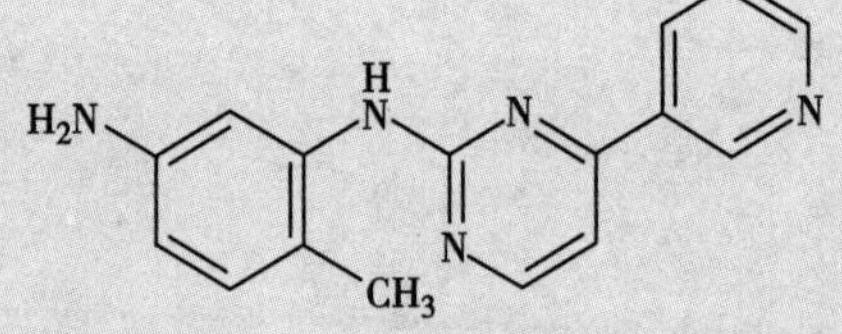

F

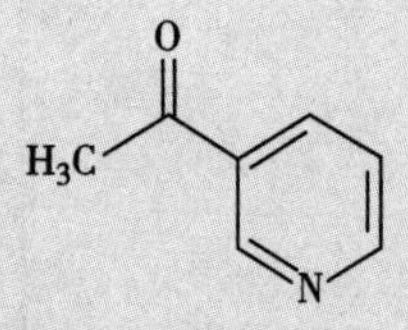

H

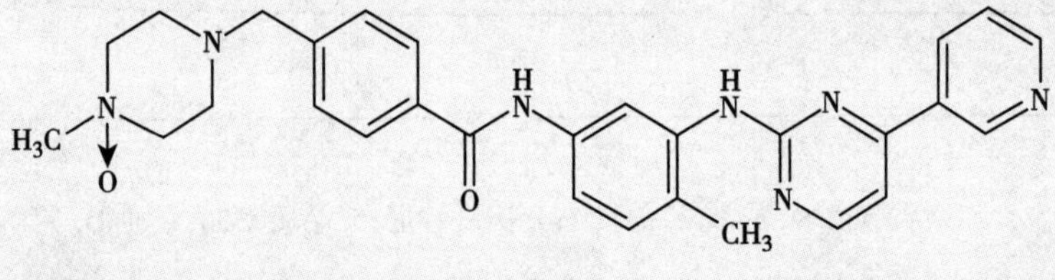

J

杂质F(工艺杂质/降解产物)含有芳香伯氨基,是潜在的遗传毒性杂质;杂质**H**(工艺杂质)含有芳香酮羰基,可发生迈克尔加成反应。这两个杂质都具有安全性风险,需要根据甲磺酸伊马替尼临床使用剂量下的潜在暴露毒性风险(PDE)进行严格的限度控制。EP10规定杂质**H**的限度为0.02%,杂质**F**的限度为20ppm。

受检测灵敏度的限制,杂质**F**和杂质**H**均不能在"**有关物质**"项下同时检查。故EP10在有关物质检查的基础上,将供试品溶液的浓度提高30倍(0.5mg/ml→15mg/ml)并改变检测波长(267nm→227nm),对杂质**H**进行检查。更低限度的杂质**F**,则采用灵敏度更高的液质联用法单独进行检查。

本品为甲磺酸盐,合成过程中用到的甲醇、乙醇、异丙醇等溶剂可能在成盐时与甲磺酸反应,生成具有遗传毒性的甲磺酸烷基酯,应照磺酸酯类遗传毒性杂质的控制方法进行检查(**示例4-29**)。

2. 甲磺酸伊马替尼有关物质检查　照高效液相色谱法(通则0512)测定。

**溶剂**　乙腈-水(30∶70)。

**供试品溶液**　取本品25.0mg,加溶剂溶解并定量稀释至50.0ml。

**对照溶液(a)**　取供试品溶液1.0ml,用溶剂稀释至100.0ml,精密量取1.0ml,用溶剂稀释至10.0ml。

**对照溶液(b)**　取伊马替尼系统适用性对照品(含杂质**A**、**B**、**C**、**D**、**J**)1mg,加溶剂溶解并稀释至2ml。

**色谱条件**　用端基封尾十八烷基硅烷键合硅胶为填充剂(250mm×4.6mm,5μm);柱温35℃;

以［取辛烷磺酸钠一水合物 2.3g，加 700ml 水溶解，再加入 300ml 乙腈和 1.2ml 稀磷酸］为流动相 A，以［取辛烷磺酸钠一水合物 2.3g，加 100ml 水溶解，再加入 900ml 乙腈和 1.2ml 稀磷酸］为流动相 B，按表 19-4 进行线性梯度洗脱；流速为 2.3ml/min；检测波长为 267nm；进样体积为 10μl。

表 19-4　甲磺酸伊马替尼有关物质检查的梯度洗脱程序

| 时间/min | 流动相 A/% | 流动相 B/% |
|---|---|---|
| 0 | 98 | 2 |
| 16 | 98 | 2 |
| 30 | 50 | 50 |

**杂质识别**　根据伊马替尼系统适用性对照品的标准色谱附图（图 19-2）和对照溶液（b）的色谱图，确定与杂质 **A**、**B**、**C**、**D** 和 **J** 相应的色谱峰。以伊马替尼峰（保留时间约 11 分钟）为对照，杂质 **A**、**B**、**J**、**C** 和 **D** 峰的相对保留分别约为 0.2、0.6、0.9、1.2 和 2.3。

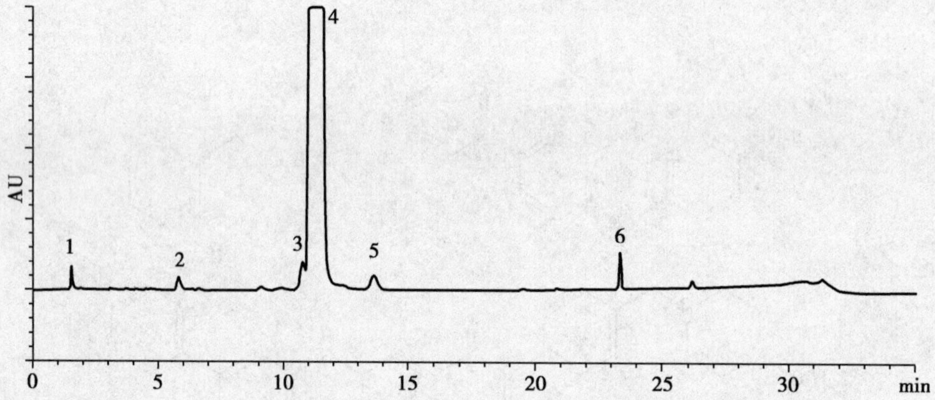


1. 杂质 **A**；2. 杂质 **B**；3. 杂质 **J**；4. 伊马替尼；5. 杂质 **C**；6. 杂质 **D**。

图 19-2　伊马替尼有关物质检查系统适用性对照品溶液的标准色谱图

**系统适用性要求**　对照溶液（b）色谱图中，伊马替尼峰与杂质 **C** 峰之间的分离度应不小于 3.0，杂质 **J** 的峰高与杂质 **J** 峰和主成分峰之间的峰谷比应不小于 1.3。对照溶液（a）色谱图中，主成分色谱峰的信噪比应不小于 45。

**测定法**　精密量取供试品溶液与对照溶液（a），分别注入液相色谱仪，记录色谱图。

**限度**　供试品溶液色谱图中如有杂质峰，杂质峰面积（杂质 **A** 和杂质 **B** 分别乘以校正因子 2.2、2.0）与对照溶液（a）主峰面积比较，均不得过如表 19-5 的限度值。

表 19-5　甲磺酸伊马替尼中有关物质的限度

| 杂质 | 限度/% | 杂质 | 限度/% |
|---|---|---|---|
| **A** | 0.15 | 其他单个非特定杂质 | 0.10 |
| **B** | 0.15 | 杂质总量 | 0.8 |
| **C** | 0.3 | 报告限 | 0.05 |
| **D** | 0.2 | | |

**示例分析：**

（1）供试品中不同的杂质规定了不同的限度。这些限度通常根据它们各自潜在毒性风险（如 F 与 H）以及 GMP 良好风险管理前提下实际产品中的杂质水平，分析评估后进行合理设定。杂质的控制限度，既要满足安全性要求，又要符合 GMP 生产工艺实际。

(2) 有关物质检查方法中，采用不同品牌、不同型号的 $C_{18}$ 色谱柱分析样品时，由于色谱柱选择性的差异，分离度甚至出峰顺序都可能出现较大的差异。欧洲药品质量管理局(EDQM)数据库推荐本品有关物质检查采用 Symmetry $C_{18}$ 色谱柱。

同时采用杂质与主成分的混合物，即伊马替尼系统适用性对照品(含杂质 **A**、**B**、**C**、**D**、**J**)及其标准色谱图进行杂质峰的确认，并规定了相对保留，提高了有关物质检查方法的可操作性和可靠性。

(3) 杂质 **J**(相对保留约为 0.9)和杂质 **C**(相对保留约为 1.2)色谱峰的保留时间与伊马替尼峰最为接近，故系统适用性试验对这两个杂质与主成分峰的分离情况进行了规定。由于杂质 **J** 与主成分的色谱峰未能基线分离，标准规定了峰谷比的分离度要求。

(4) 杂质 **A** 和杂质 **B** 的紫外吸收显著弱于伊马替尼，因此采用加校正因子的主成分自身对照法对杂质进行测定与计算。

此法既可以解决杂质对照品获取困难、成本高等问题，又可计算出杂质的真实含量，因此广泛用于药物的质量控制。

(5) 制备溶液时，称取和量取的精度随溶液的用途不同而有所区别。

对照溶液(b)用于系统适用性试验，精度要求较低。

对照溶液(a)和供试品溶液用于杂质定量测定，精度要求高。

(6) 本法为离子对高效液相色谱法，流动相中加入稀磷酸，有利于药物质子化，从而与离子对试剂辛烷基磺酸根形成离子对，改善色谱保留与分离行为。但离子对色谱法需要充分的流动相平衡，才能够获得稳定的色谱行为。

由于本品检查的有关物质极性差异较大，采用梯度洗脱才能同时满足不同物质的分离要求。两相中保持离子对试剂辛烷基磺酸钠和 pH 改性剂稀磷酸一致，有利于系统快速达到平衡。标准中没有规定梯度结束后的平衡时间，但实际运行时，梯度洗脱结束后必须使用初始比例的流动相进行充分平衡后，才能够进行连续分析。

3. 甲磺酸伊马替尼中杂质 H 的检查　在有关物质检查的基础上，改变梯度洗脱程序，提高供试品溶液浓度(0.5mg/ml→15mg/ml)并改变检测波长(267nm→227nm)，对杂质 **H** 进行检查。

**溶剂**　乙腈-水(30∶70)。

**供试品溶液**　取本品 75.0mg，加溶剂溶解并定量稀释至 5.0ml。

**对照溶液(a)**　取杂质 **A** 对照品一支，加溶剂 1.0ml 溶解。

**对照溶液(b)**　取伊马替尼杂质 **H** 对照品 60.0mg，加溶剂溶解并定量稀释至 20.0ml，精密量取 1.0ml，用溶剂稀释至 100.0ml。

**对照溶液(c)**　取对照溶液(b)5.0ml，用溶剂稀释至 50.0ml。

**对照溶液(d)**　取本品 0.150g，加溶剂适量使溶解，加入对照溶液(a)和对照溶液(b)各 1.0ml，用溶剂稀释至 10.0ml。

**色谱条件**　照有关物质检查项下色谱条件，使用如表 19-6 中的线性梯度程序，在 227nm 波长处进行检测。

表 19-6　甲磺酸伊马替尼中杂质 H 检查的梯度程序

| 时间/min | 流动相 A/% | 流动相 B/% |
|---|---|---|
| 0 | 98 | 2 |
| 6 | 98 | 2 |
| 8 | 20 | 80 |
| 10 | 20 | 80 |

**杂质识别**　根据对照溶液(d)的色谱图(图 19-3)，确定与杂质 **A** 和杂质 **H** 对应的色谱峰。以伊马替尼峰(保留时间约为 8 分钟)为对照，杂质 **A** 峰和 **H** 峰的相对保留分别约为 0.17 和 0.2。

**系统适用性要求**　杂质 **A** 峰与杂质 **H** 峰之间的分离度应不小于 1.5。

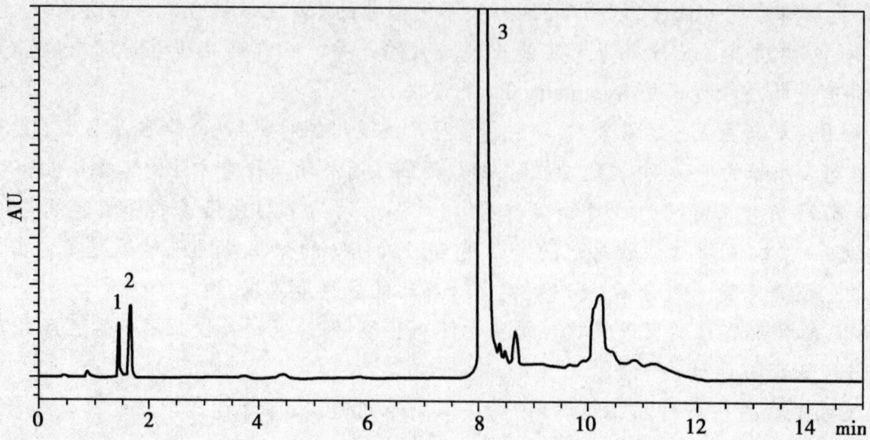


1. 杂质 **A**；2. 杂质 **H**；3. 伊马替尼。

图 19-3 伊马替尼杂质 H 检查的对照溶液（d）标准色谱图

**测定法** 精密量取供试品溶液与对照溶液（c），分别注入液相色谱仪，记录色谱图。供试品溶液色谱图中如有与杂质 **H** 保留时间一致的色谱峰，按外标法以峰面积计算。

**限度** 杂质 **H** 的含量不得过 0.02%。

**示例分析：**杂质 **A** 和杂质 **H** 的结构较为相近，在采用的检查色谱条件下，保留弱且保留时间较为接近，必须在系统适用性试验中规定两者之间的分离度。

杂质 **H** 检查的初始色谱条件与有关物质项下的条件相同。由于仅针对杂质 **H** 进行检查，不需要考虑其他峰的分离要求，故在完成杂质 **H** 检查后，于 6 分钟时开始快速提升乙腈的比例至 80%，完成伊马替尼及其他成分的迅速洗脱，从而缩短分析时间。

由于杂质 **H** 化学结构与伊马替尼相差较大，且对照品易得，故质量标准中采用杂质对照品的外标定量法进行检查。

4. 甲磺酸伊马替尼中杂质 F 的检查 杂质 **F** 是合成甲磺酸伊马替尼的中间体，也是潜在的降解产物，化学结构中的苯胺基团是遗传毒性警示结构。为了保证用药安全，需要对其进行严格控制。EP10 设置了更低的限度要求（20ppm），因此，采用液-质联用法进行准确专属的检查。

**供试品溶液** 取本品 50.0mg，加溶剂溶解并定量稀释至 100.0ml。

**对照品溶液** 取杂质 **F** 对照品 2.0mg，加溶剂溶解并定量稀释至 100.0ml，精密量取 1.0ml，用溶剂稀释至 200.0ml，精密量取 1.0ml，用溶剂稀释至 10.0ml。

**色谱条件** 用端基封尾十八烷基硅烷键合无定形有机硅聚合物为填充剂（150mm × 3.0mm，3.5μm）；柱温 40℃；以无水甲酸调节 pH 至 3.4~3.5 的 1.26g/L 甲酸铵溶液为流动相 A，0.05% 无水甲酸的乙腈溶液为流动相 B，按表 19-7 进行线性梯度洗脱；流速 0.5ml/min；进样体积 10μl。

表 19-7 甲磺酸伊马替尼中杂质 F 检查的梯度程序

| 时间/min | 流动相 A/% | 流动相 B/% |
|---|---|---|
| 0 | 80 | 20 |
| 6 | 80 | 20 |
| 10 | 20 | 80 |
| 15 | 20 | 80 |

注：3.5~6 分钟，洗脱液进入质谱。其余时间切换为废液。

**质谱条件** 照系统适用性要求设置仪器参数。典型参数如下：电喷雾正离子化；雾化气温度 350℃；干燥气流速 12L/min；雾化气压力 414kPa；喷雾电压 3kV；SIM 检测 *m/z* 为 278.2（图 19-4）。

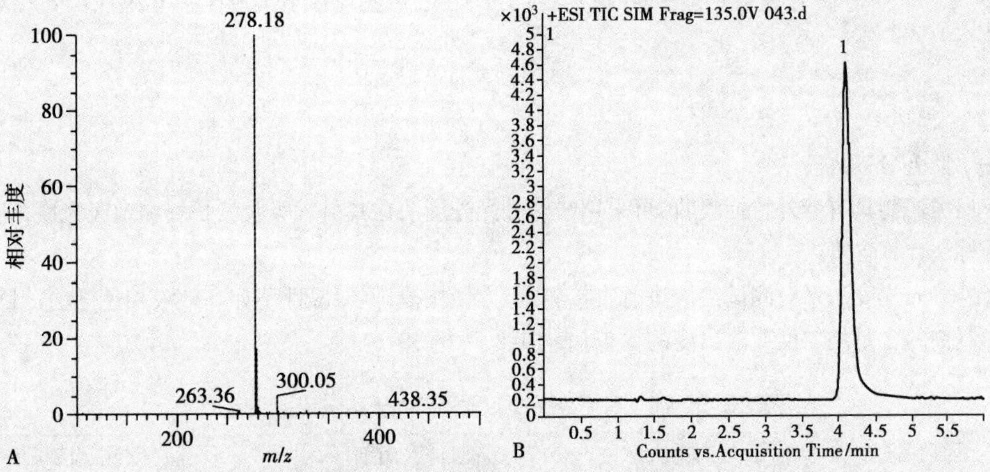


A. 杂质 F 的母离子扫描质谱图；B. 对照品溶液的 LC-MS 图。

图 19-4　液-质联用检查甲磺酸伊马替尼中杂质 F 的系统适用性溶液图谱

**系统适用性要求**　对照品溶液色谱图（图 19-4）中主成分峰的信噪比不得低于 20；对照品溶液连续 6 次进样测定，主峰面积的相对标准偏差不得大于 10%。

**测定法**　精密量取供试品溶液与对照品溶液，分别注入液相色谱仪，记录色谱图。供试品溶液色谱图中如有杂质 **F**，按外标法以峰面积计算。

**限度**　不得过 20ppm。

**示例分析：**

（1）杂质 **F** 的限度为 20ppm，相应的对照品溶液浓度为 10ng/ml，常规 HPLC-UV 即使增加供试品溶液浓度，也很难达到专属、准确和灵敏检查的要求。液-质联用技术具有选择性好、灵敏度高、分析高通量等优点，被广泛用于微量杂质的定量分析测定。

（2）LC-MS 定量方法包括选择离子监测（SIM）和多反应监测（MRM）等，专属性、灵敏度和准确度显著高于 UV 检测等其他方法。但是，SIM 仍然会受到具有相同质荷比的其他成分的干扰，MRM 具有更好的定量专属性。

（3）杂质 **F** 为弱碱性化合物，流动相中加入甲酸铵，并采用甲酸调节流动相为酸性，既有助于改善峰形，又有助于提高待测物离子化成$[M+H]^+$加合离子的效率，保障质谱检测信号的稳定性和检查的准确度。

端基封尾的 $C_{18}$ 色谱柱，欧洲药品质量管理局（EDQM）数据库推荐了 XTerra MS $C_{18}$。这种填料具有分离效率高、峰形优异、稳定性好以及耐受 pH 范围宽等特点。但是，由于采用了专属、灵敏和准确的 MS 检测，对于色谱柱的性能要求，不必要十分严苛。

# 第四节　含 量 测 定

## 一、基本方法要略

替尼类药物可依据不同药物的结构与性质、剂型与剂量、分析检查目的，采用多种方法进行含量测定。

紫外分光光度法可以用于药物制剂的溶出度及含量均匀度的检查。为保证分析方法的专属性，需选择可以排除辅料等其他成分干扰的检测波长。

高效液相色谱法由于专属性强、检测手段多样、灵敏度适宜、分析速度快等优点，已经成为具有良好稳定性指示能力（stability-indicating power）的常用方法，广泛用于替尼类药物的含量测定。

液-质联用方法集液相色谱和质谱的优点于一体，是目前分析复杂生物样品中痕量小分子药物的首选技术。

## 二、特征方法

### (一) 紫外分光光度法

替尼类药物具有紫外特征吸收，可采用紫外分光光度法在其最大吸收波长处测定吸光度，利用对照品外标法计算含量。

紫外分光光度法系对测试溶液进行直接测定，方便快捷，但专属性不如高效液相色谱法。目前主要用于制剂的含量均匀度或溶出度的检查(表 19-8，示例 19-6)。

表 19-8　典型替尼类药物的紫外分光光度法定量测定

| 药物名称 | 项目 | 溶剂 | 测定波长/nm |
|---|---|---|---|
| 甲磺酸伊马替尼片 | 溶出度 | 0.1mol/L 盐酸溶液 | 264 |
| 吉非替尼片 | 含量均匀度 | 水-乙腈-三氟乙酸(295：200：5) | 344 |
| 吉非替尼片 | 溶出度 | 5% 吐温-80 | 334 |

示例 19-6　甲磺酸伊马替尼片(规格 0.1g，按 $C_{29}H_{31}N_7O$ 计)的溶出度检查

照溶出度与释放度测定法(通则 0931 第二法)测定。

**溶出条件**　以 0.1mol/L 盐酸溶液 1 000ml 为溶出介质，转速为 50r/min，依法操作，经 15 分钟时取样。

**供试品溶液**　取溶出液适量，经 0.45μm 微孔滤膜滤过，精密量取续滤液 5ml，置 50ml 量瓶中，用溶出介质稀释至刻度，摇匀。

**对照品溶液**　取甲磺酸伊马替尼对照品适量，精密称定，加溶出介质溶解并定量稀释制成每 1ml 中约含 12μg 的溶液。

**测定法**　取供试品溶液与对照品溶液，照紫外-可见分光光度法(通则 0401)，在 264nm 的波长处分别测定吸光度，计算每片的溶出量。

**限度**　标示量的 80%，应符合规定。

**示例分析：**

(1) 测定波长：采用紫外分光光度法测定制剂的含量或溶出度时，应考察空白辅料是否对测定有干扰。0.1mol/L 盐酸溶液中，甲磺酸伊马替尼在 240nm 和 264nm 处均有较强吸收。但是，空白辅料在波长 240nm 处有弱吸收(图 19-5)。为了避免制剂中辅料的干扰，选择 264nm 作为甲

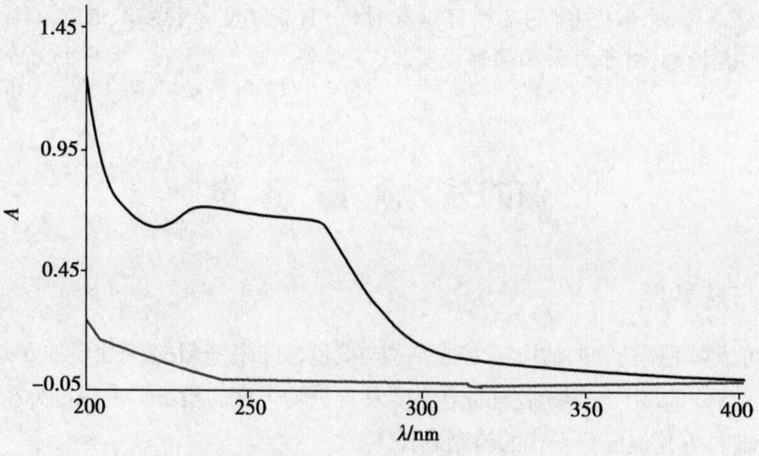


——：空白辅料；——：甲磺酸伊马替尼。

图 19-5　甲磺酸伊马替尼在 0.1mol/L 盐酸溶液中的紫外光吸收图谱

磺酸伊马替尼溶出度的测定波长。

(2) 供试品溶液浓度：甲磺酸伊马替尼片是普通片，规格 0.1g 的片剂完全溶出后，溶出液中伊马替尼的浓度约为 100μg/ml。

在 264nm 的波长处测定吸光度的方法学验证表明，甲磺酸伊马替尼在 0.1mol/L 盐酸溶液中的线性范围是 5~15μg/ml。因此检查方法中设置了"每 1ml 中约含 12μg 的甲磺酸伊马替尼对照品溶液"（相当于伊马替尼 10μg/ml），而溶出液在测定前要进行定量稀释处理，制成相当浓度的供试品溶液。

### （二）高效液相色谱法

EP10 中替尼类药物的含量主要采用反相 HPLC 外标法进行测定（表 19-9），含量的限度范围通常为 98.0%~102.0%（按无水物或干燥品计算）。

表 19-9　替尼类药物含量测定的 HPLC 色谱条件

| 药物 | 色谱柱 | 流动相 | 检测波长/nm |
| --- | --- | --- | --- |
| 甲磺酸伊马替尼 | $C_{18}$ | 辛烷磺酸钠-乙腈-稀磷酸溶液为流动相，梯度洗脱 | 267 |
| 吉非替尼 | $C_{18}$ | 醋酸铵溶液-乙腈为流动相，等度洗脱 | 247 |
| 盐酸尼洛替尼 | $C_{18}$ | pH 3.0 磷酸二氢钾溶液-乙腈为流动相，梯度洗脱 | 240 |

### （三）体内样本的液-质联用测定

替尼药物的体内药动学决定了它们的临床用药方案。体内样本通常采用专属灵敏的液-质联用技术进行分析（示例 19-7，图 19-6）。

**示例 19-7**　人血浆中伊马替尼及其代谢物的液-质联用测定

伊马替尼口服吸收后以原型发挥临床治疗作用，经 CYP3A4 代谢产生 *N*-去甲基伊马替尼，仍然保留了原型药物相似的药理活性。CYP3A4 活性有个体差异，故针对伊马替尼进行治疗药物监测及药代动力学研究具有临床意义。

**血样处理**　精密量取血浆样本 0.4ml，精密加入内标（帕洛诺司琼）工作液（2 000ng/ml），加入甲醇 1.2ml 沉淀蛋白，涡旋混合后，4℃下于 10 000 × *g* 离心 10 分钟，取上清液 10μl，进行 LC-MS/MS 分析。

**色谱条件**　用十八烷基硅烷键合硅胶为填充剂（4.6mm × 100mm，2.4μm），柱温 40℃，以 0.2% 醋酸铵溶液（含 0.1% 甲酸）-甲醇（45 : 55）为流动相，流速为 0.7ml/min（进样 2.4 分钟后，分流切入质谱）。

**质谱条件**　电喷雾正离子化 MRM 检测（图 19-6a），伊马替尼 *m/z* 494→394，*N*-去甲基伊马替尼 *m/z* 480→394，帕洛诺司琼（内标）*m/z* 297→110。

**方法验证**　照生物样本分析指南要求进行方法学验证。空白血浆中的内源性物质对测定没有干扰，伊马替尼和 *N*-去甲基伊马替尼的线性范围分别为 8~5 000ng/ml 和 3~700ng/ml，定量下限分别为 8ng/ml 和 3ng/ml，满足高通量监测血浆中伊马替尼及其代谢物浓度的要求（图 19-6b）。

**临床应用**　测定健康受试者单剂量给药甲磺酸伊马替尼胶囊（400mg）后 120 小时内的血浆样本，绘制血浆中伊马替尼及其代谢物的药-时曲线（图 19-6c）。据此，可以估算出伊马替尼及其代谢物的药动学特征，为临床用药提供参考。

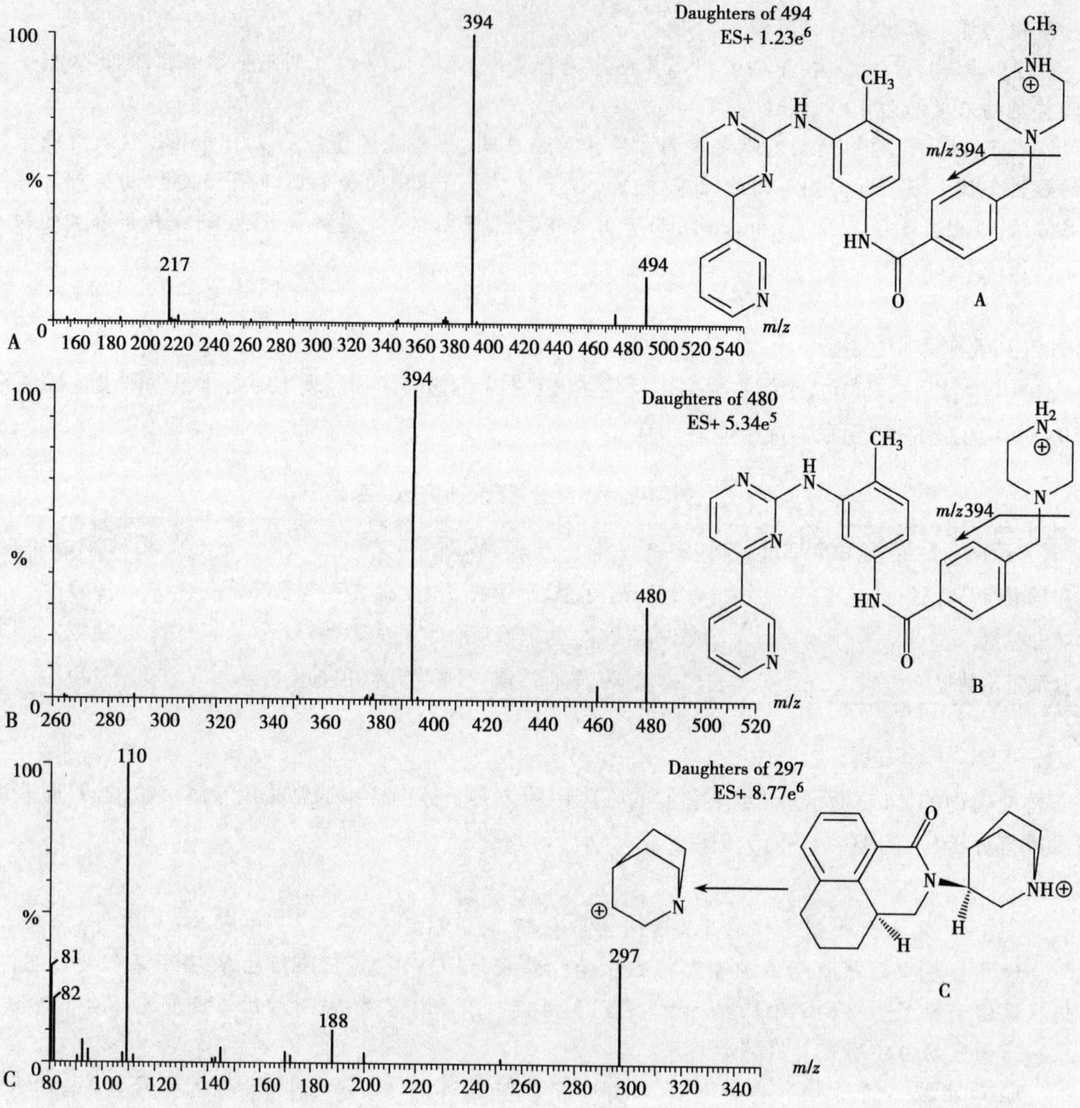


A. 伊马替尼；B. *N*-去甲基伊马替尼；C. 帕洛诺司琼。

图 19-6a 伊马替尼血浆样本 MRM 检测成分[M+H]+ 的子离子谱

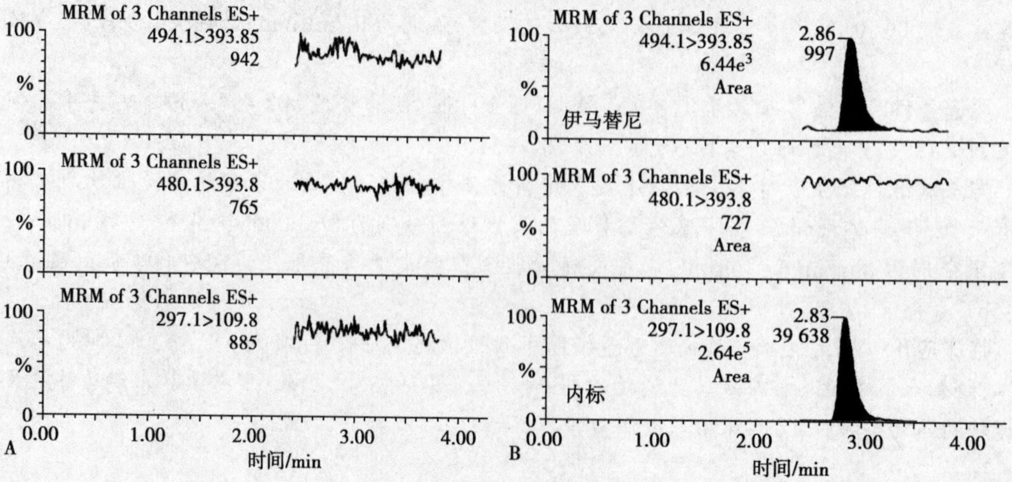


A. 空白血浆；B. 空白血浆添加伊马替尼（8ng/ml，LLOQ）和内标（200ng/ml）；

图 19-6b 液-质联用法测定血浆中伊马替尼及其代谢物浓度的典型 MRM 图

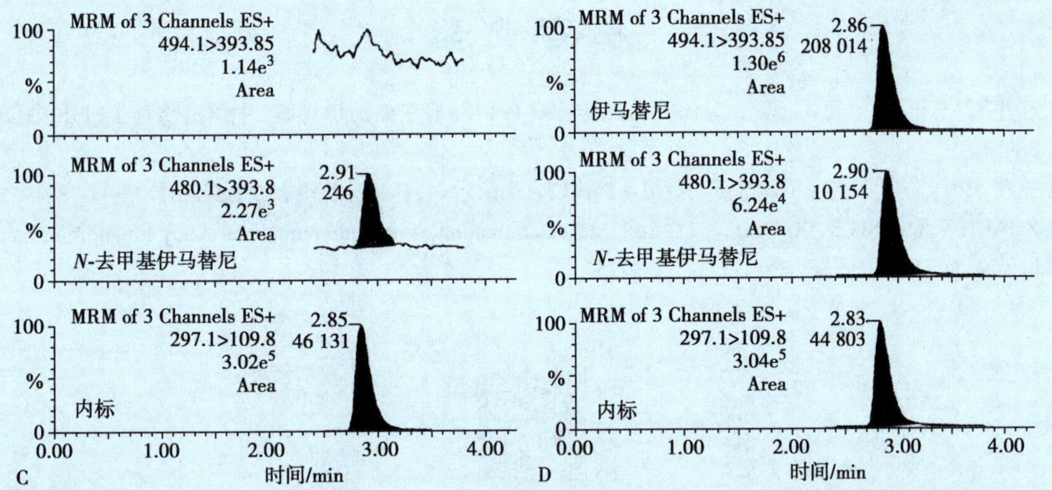


C. 空白血浆添加 *N*-去甲基伊马替尼(3ng/ml, LLOQ)和内标(200ng/ml);D. 健康受试者单剂量给药甲磺酸伊马替尼胶囊(400mg)4 小时后的血浆样本。

图 19-6b(续)

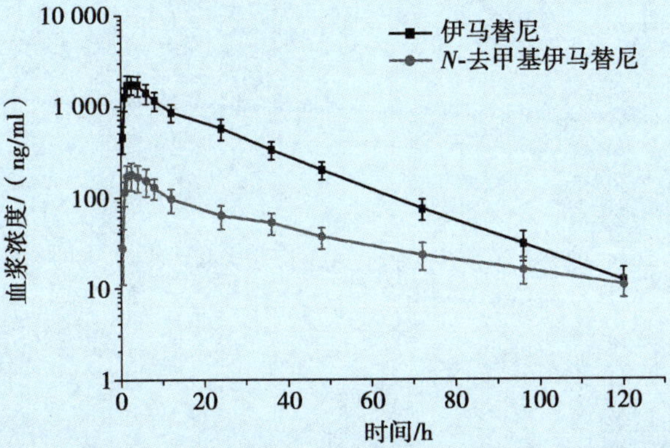


图 19-6c 健康受试者单剂量口服甲磺酸伊马替尼胶囊(400mg)后血浆中伊马替尼及 *N*-去甲基伊马替尼的药-时曲线(mean ± SD, *n*=24)

## 本章小结

1. 替尼类药物是小分子靶向酪氨酸激酶抑制剂。
2. 替尼类药物大多有 2-氨基嘧啶或喹唑啉等含氮杂环母核。
3. 替尼类药物结构中所含氮杂环骨架与官能团特征,可以用于化学、光谱或色谱分析。
4. 替尼药物的体内样本通常采用专属灵敏的 LC-MS 方法进行准确分析。体内药动学特征可为合理用药提供参考。

(杭太俊 吴春勇)

## 思考题

1. 替尼类小分子酪氨酸激酶抑制剂药物都有哪些?各自的主要临床适应证有哪些?
2. 替尼类药物的理化性质有哪些特点可用于定性定量分析?

## 参考文献

[1] 连小刚,李孝璧,赵军军,等.LC-MS/MS 测定甲磺酸伊马替尼中的伊马胺.中国医药科学,2013,3(20):36-38.

[2] 张晖,张伟,陈叶廷,等.甲磺酸伊马替尼片溶出度方法的建立.药物分析杂志,2015,35(11):2045-2049.

[3] ZHANG Y,QIANG S,YU Z,et al. LC-MS-MS determination of imatinib and N-desmethy limatinib in human plasma. J Chromatogr Sci,2014,52(4):344-350.

第十九章
目标测试

# 第二十章

# 核苷类抗病毒药物的分析

**学习目标**

1. **掌握** 核苷类抗病毒药物的结构、性质和质量分析控制特点。
2. **熟悉** 核苷类抗病毒药物的关键工艺条件和关键质量属性。
3. **了解** 核苷类抗病毒药物的体内药动学和临床应用特点。

第二十章
教学课件

抗病毒药物品种繁多，结构多样，主要以破坏病毒转录，干扰或终止病毒核酸的合成为目的，用于各种病毒性相关疾病的控制或治疗。

抗病毒药物的问世比抗生素药物晚近20年，发展速度则显著落后于抗生素药物。自从1977年阿昔洛韦问世后，抗病毒药物市场才真正起步。随着获得性免疫缺陷综合征（acquired immunodeficiency syndrome，AIDS，又称艾滋病）、病毒性肝炎等疾病在全球的蔓延，对治疗药物的需求急剧增加，促进了抗病毒新药的迅速发展。特别是2019年末以来的全球新冠肺炎疫情，使抗病毒药物的研发显得更为迫切。

## 第一节　结构与性质

### 一、典型药物与结构特点

核苷类抗病毒药物结构中主要包括两部分：①嘌呤或嘧啶碱基类似物；②核糖或其类似物。典型核苷类抗病毒药物（表20-1）有利巴韦林、阿德福韦酯、恩替卡韦等。

表20-1　典型核苷类抗病毒药物的结构与物理性质

| 药物 | 结构式/分子式/分子量 | |
|---|---|---|
| 利巴韦林<br>ribavirin | 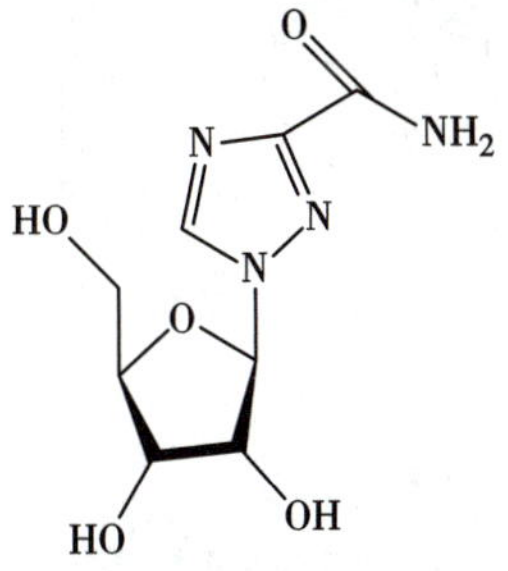<br>$C_8H_{12}N_4O_5$　244.21 | 为白色或类白色结晶性粉末；无臭。在水中易溶，在乙醇中微溶，在乙醚或二氯甲烷中不溶。<br>比旋度为-35.0°~-37.0°（水溶液） |
| 拉米夫定<br>lamivudine | 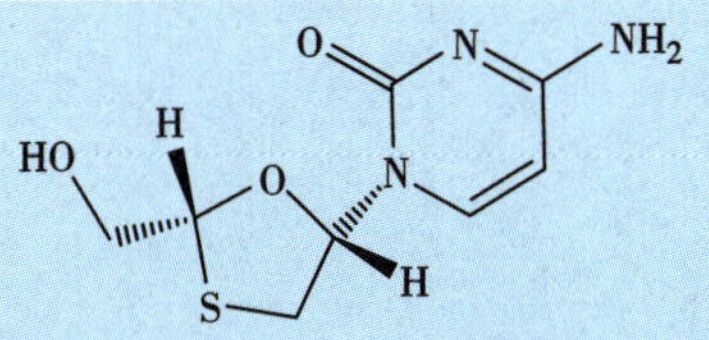<br>$C_8H_{11}N_3O_3S$　229.26 | 为白色或类白色结晶性粉末。在水中溶解，在甲醇中略溶。<br>熔点为174~179℃。<br>比旋度为-97°~-99°（水溶液） |

续表

| 药物 | 结构式/分子式/分子量 | |
|---|---|---|
| 单磷酸阿糖腺苷<br>Vidarabine monophosphate | 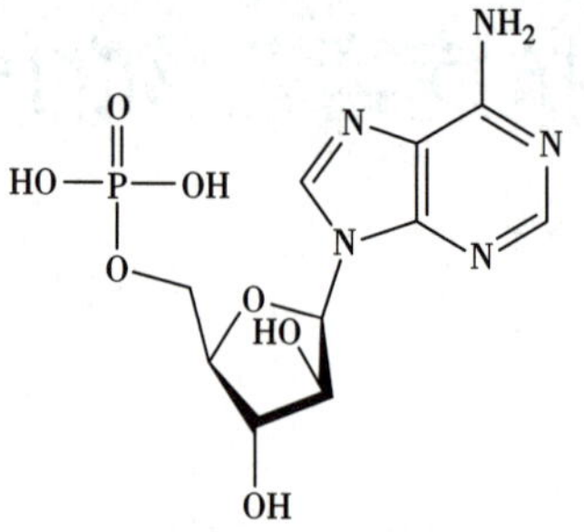<br>$C_{10}H_{14}N_5O_7P$ 347.22 | 白色或类白色针状结晶或结晶性粉末，无臭，味微酸。在水中微溶，在甲醇、乙醇、乙醚中几乎不溶。<br>比旋度为 +14°~+18°（氢氧化钠溶液） |
| 齐多夫定<br>zidovudine | 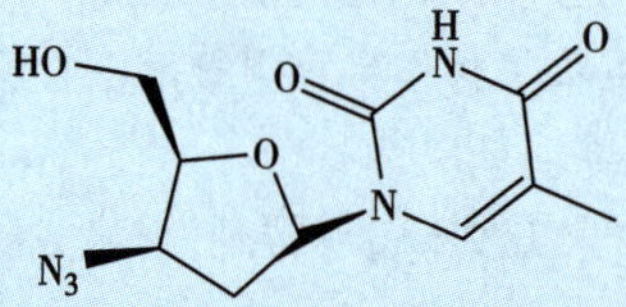<br>$C_{10}H_{13}N_5O_4$ 267.24 | 为白色至浅黄色结晶性粉末。在甲醇、*N*,*N*-二甲基甲酰胺或二甲基亚砜中易溶，在乙醇中溶解，在水中略溶。<br>熔点为 122~126°C。<br>比旋度为 +60.5°~+63.0°（乙醇溶液） |
| 阿昔洛韦<br>aciclovir | 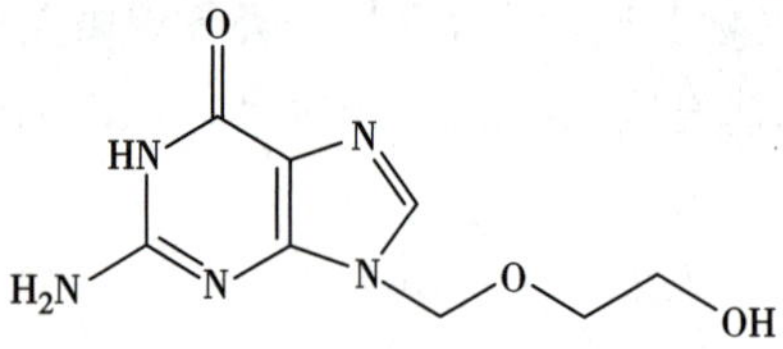<br>$C_8H_{11}N_5O_3$ 225.21 | 为白色结晶性粉末；无臭。在冰醋酸或热水中略溶，在乙醚或二氯甲烷中几乎不溶；在氢氧化钠溶液中易溶 |
| 阿德福韦酯<br>adefovir dipivoxil | 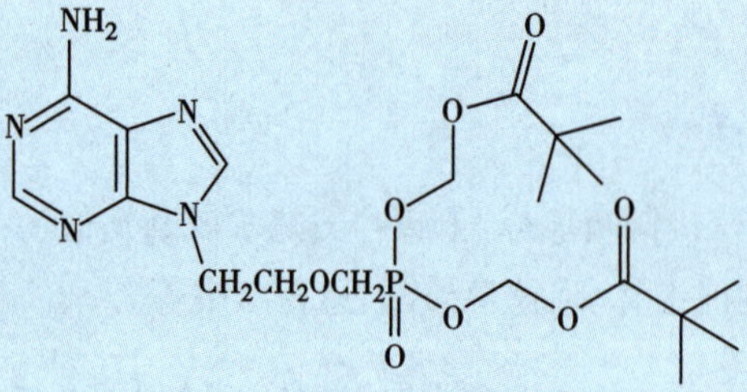<br>$C_{20}H_{32}N_5O_8P$ 501.47 | 为白色或类白色结晶性粉末。在乙醇中易溶，在水中几乎不溶 |
| 替诺福韦酯<br>Tenofovir disoproxil fumarate | 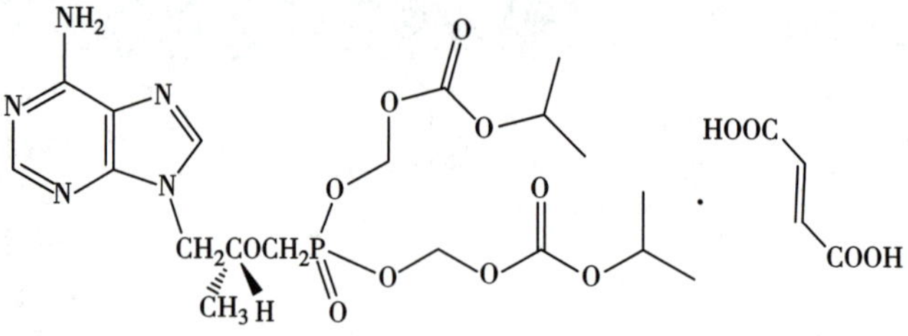<br>$C_{19}H_{30}N_5O_{10}P \cdot C_4H_4O_4$ 635.5 | 为白色到类白色结晶性粉末。在甲醇中易溶，在水中微溶，在二氯甲烷极微溶 |
| 恩替卡韦<br>entecavir | 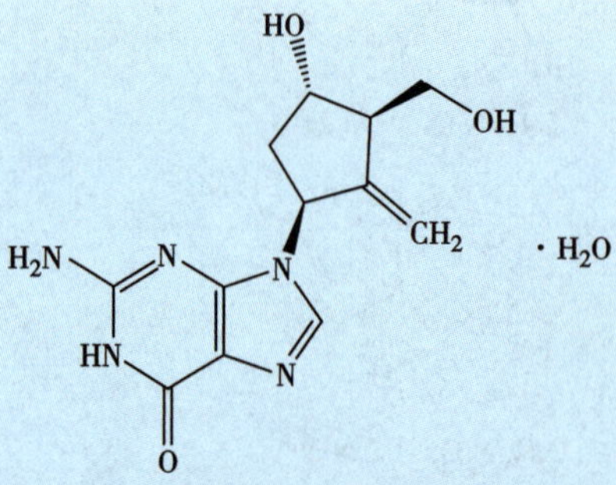<br>$C_{12}H_{15}N_5O_3 \cdot H_2O$ 295.28 | 为白色或类白色粉末。比旋度应为 +24°~+28°（*N*,*N*-二甲基甲酰胺-甲醇溶液，50 : 50，*V*/*V*） |

续表

| 药物 | 结构式/分子式/分子量 | |
|---|---|---|
| 泛昔洛韦<br>famciclovir | 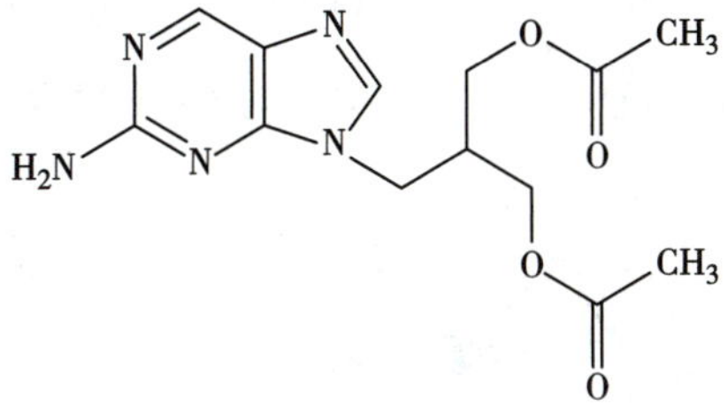<br>$C_{14}H_{19}N_5O_4$　321.34 | 为白色或类白色结晶性粉末；无臭。在水、甲醇、乙醇或二氯甲烷中易溶，在乙酸乙酯中略溶，在乙醚中几乎不溶。<br>熔点为102~104℃。<br>吸收系数（$E_{1cm}^{1\%}$）为205~220（305nm，水溶液） |
| 盐酸伐昔洛韦<br>valacyclovir hydrochloride | 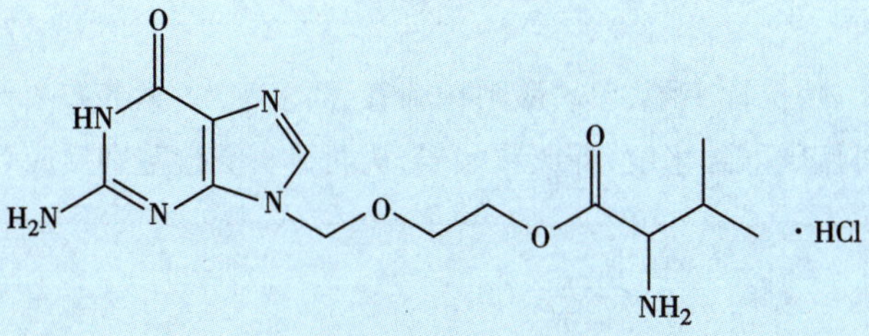<br>$C_{13}H_{20}N_6O_4\cdot HCl$　360.80 | 为白色或类白色结晶性粉末；无臭；有引湿性。在水中易溶，在甲醇中微溶，在乙醇中极微溶解，在二氯甲烷中不溶。<br>比旋度-8.5°~-11.5°（水溶液） |
| 更昔洛韦<br>ganciclovir | 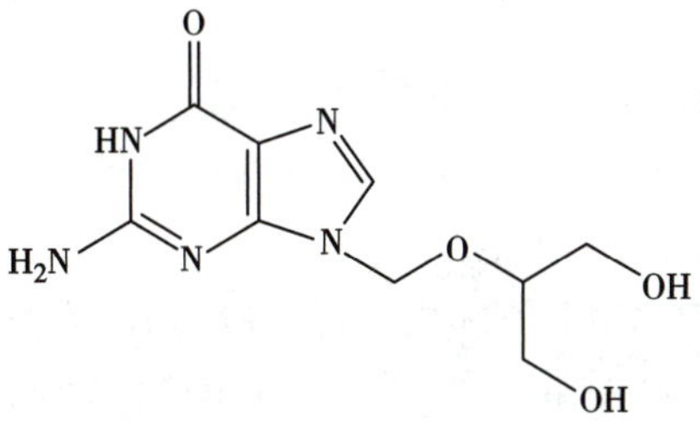<br>$C_9H_{13}N_5O_4$　255.21 | 为白色结晶性粉末；无臭；有引湿性。在水或冰醋酸中微溶，在甲醇中几乎不溶，在二氯甲烷中不溶，在盐酸溶液或氢氧化钠溶液中略溶 |
| 西多福韦<br>cidofovir | 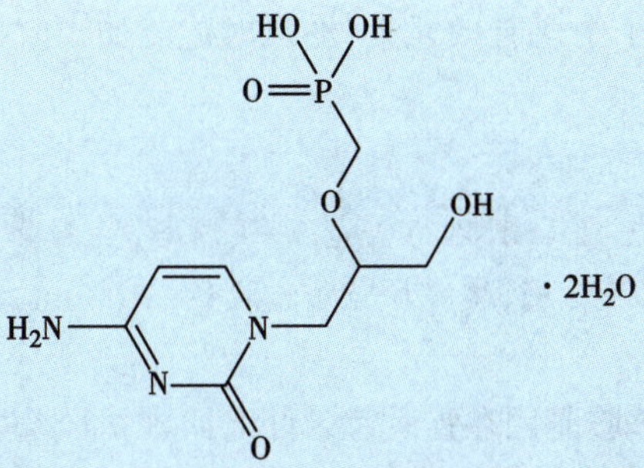<br>$C_8H_{14}N_3O_6P\cdot 2H_2O$　315.22 | 为蓬松的白色粉末。<br>熔点为260℃（分解） |
| 碘苷<br>idoxuridine | 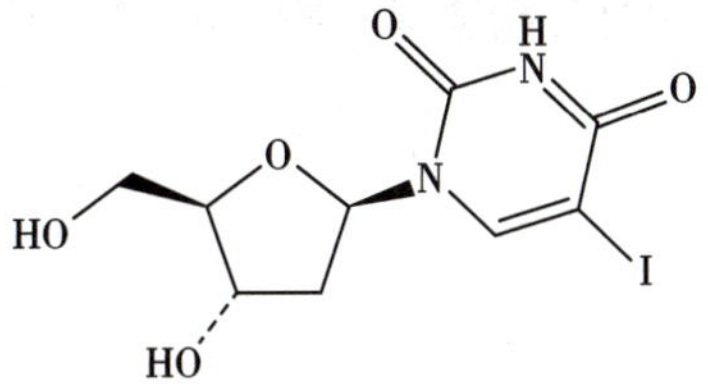<br>$C_9H_{11}IN_2O_5$　354.10 | 为白色结晶性粉末。在水、甲醇、乙醇或丙酮中微溶，在三氯甲烷或乙醚中几乎不溶；在氢氧化钠试液中易溶，在稀盐酸中微溶。<br>熔点为176~184℃，熔融时同时分解。<br>比旋度为+25°~+30°（氢氧化钠试液） |

## 二、主要理化性质

1. 紫外吸收特性　核苷类抗病毒药物含有嘌呤或嘧啶及其类似物结构，因此具有特征的紫外吸收。这些特征紫外吸收常用于药物鉴别。

2. 旋光性 一些核苷类抗病毒药物含有核糖及其类似结构，这些基团中含有1个或多个不对称碳原子，使得这类药物具有旋光性。

3. 化学不稳定性 大多数核苷类抗病毒药物结构中均含有羧酸酯或磷酸酯价键，易发生水解。化学稳定性比较脆弱。

## 第二节 鉴别试验

### 一、化学反应法

1. 磷酸盐的鉴别反应 阿德福韦酯、单磷酸阿糖腺苷、西多福韦、索非布韦等结构中含有磷酸酯基团，在碱性条件下加热，可使磷酸酯水解，释放磷酸根，从而显磷酸盐鉴别反应（示例20-1）。

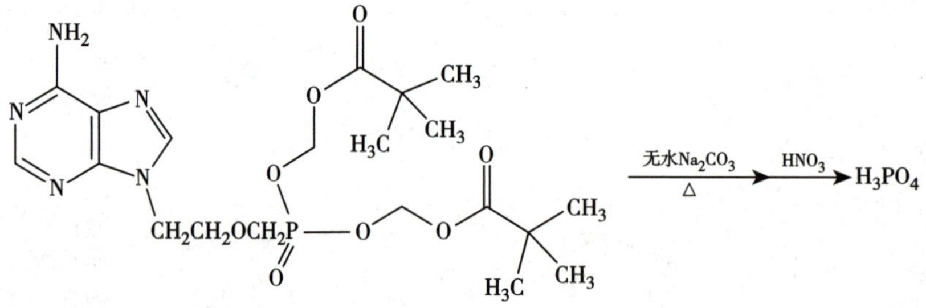


示例20-1 阿德福韦酯的鉴别：取本品约0.1g与无水碳酸钠1g，置瓷坩埚中，混匀，加热熔融后，放冷，加水20ml使溶解，滤过，滤液加硝酸使成中性后，显磷酸盐的鉴别反应（通则0301）。

2. 碘元素的反应 碘苷的分子中含有碘元素，加热融化或加半胱氨酸和强酸可释放出游离碘（示例20-2）。

示例20-2 ChP碘苷的鉴别反应：①取本品约2mg，加热熔融，放出紫色蒸气。②取本品约2mg，加水0.2ml与5%盐酸半胱氨酸溶液2滴，缓缓加硫酸溶液（7→10）2ml，初显粉色，渐显棕红色。

3. 铵盐的反应 利巴韦林中酰胺基团在强碱性条件下加热，即分解，产生氨臭；遇水湿润过的红色石蕊试纸，能使之变蓝色。

4. 与间苯三酚反应 单磷酸阿糖腺苷等药物经强酸水解后，可脱水生成糠醛。糠醛可与间苯三酚缩合而显色（示例20-3）。

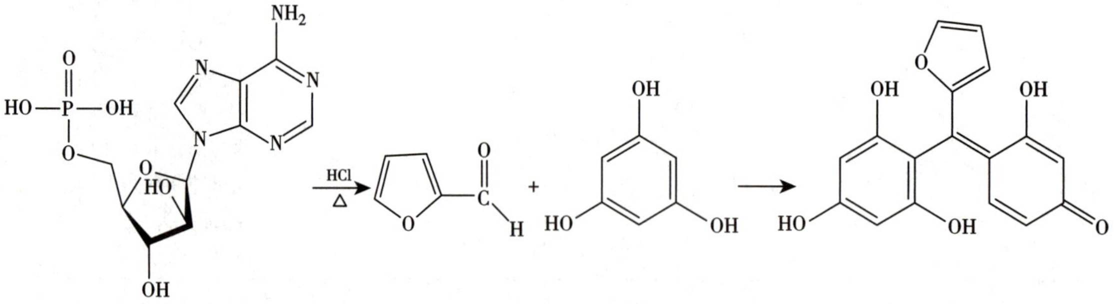


示例20-3 单磷酸阿糖腺苷的鉴别：取本品约20mg，加6mol/L盐酸溶液约2ml溶解后，加间苯三酚10mg，振摇，置水浴中加热，呈紫红色。

5. 氯化物的反应　盐酸伐昔洛韦的水溶液显氯化物鉴别(1)的反应(通则 0301)。

## 二、吸收光谱法

1. 紫外光谱法　核苷类抗病毒药物结构中含有嘌呤或嘧啶及其类似物结构的共轭基团,具有特征的紫外吸收(图 20-1)。通过比较最大吸收波长、最小吸收波长、百分吸收系数 $E_{1cm}^{1\%}$ 等,均可进行鉴别(示例 20-4)。

示例 20-4　ChP 齐多夫定的 UV 鉴别:取本品,加水溶解并定量稀释制成每 1ml 中含 10μg 的溶液,照紫外-可见分光光度法(通则 0401)测定,在 267nm 的波长处有最大吸收,在 234nm 的波长处有最小吸收。在 267nm 波长处的吸收系数($E_{1cm}^{1\%}$)应为 361~399。

2. 红外光谱法　核苷类抗病毒药物结构中含有特征官能团,药品标准中广泛采用红外吸收光谱法进行鉴别(示例 20-5)。如出现与标准或对照品图谱不一致的情况,须将对照品与样品按同样的方式处理后,同步测定红外光图谱,并进行比较,应一致。

示例 20-5　ChP 拉米夫定片的 IR 鉴别:取本品的细粉适量(约相当于拉米夫定 0.3g),加甲醇 5ml,振摇 15 分钟使拉米夫定溶解,滤过,滤液在缓缓通入氮气的条件下蒸干,残渣的红外光吸收图谱应与对照的图谱(光谱集 975 图,图 20-1)一致。如不一致,取拉米夫定对照品同法处理后测定,本品的红外光吸收图谱应与拉米夫定对照品的图谱一致(通则 0402)。

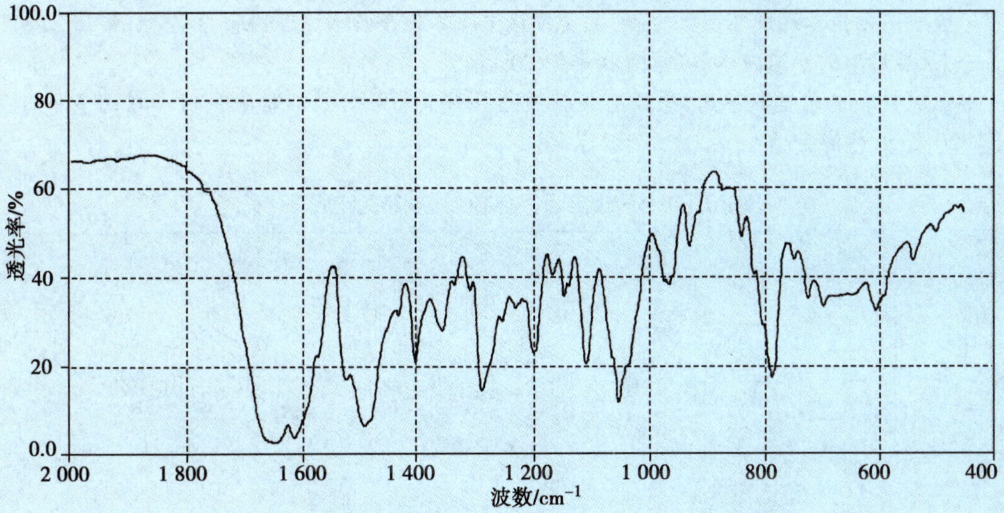


图 20-1　拉米夫定的红外光吸收对照的图谱

## 三、色谱法

色谱法具有良好的分离专属性,广泛应用于各类药物的鉴别。尤其针对辅料或其他组分潜在干扰的制剂,照其有关物质检查或含量测定的色谱条件,与对照品平行比较的方法进行鉴别,既简便又可靠。

# 第三节　有关物质与检查

核苷类抗病毒药物的有关物质主要包括合成起始原料、中间体、副产物以及分降解产物等。大都采用色谱法进行检查(示例 20-6)。

示例 20-6 BP 阿昔洛韦有关物质的检查

(1) **阿昔洛韦的合成工艺与有关物质来源**：阿昔洛韦合成工艺路线多样，主要以鸟嘌呤及其衍生物为起始原料进行制备(图 20-2)。

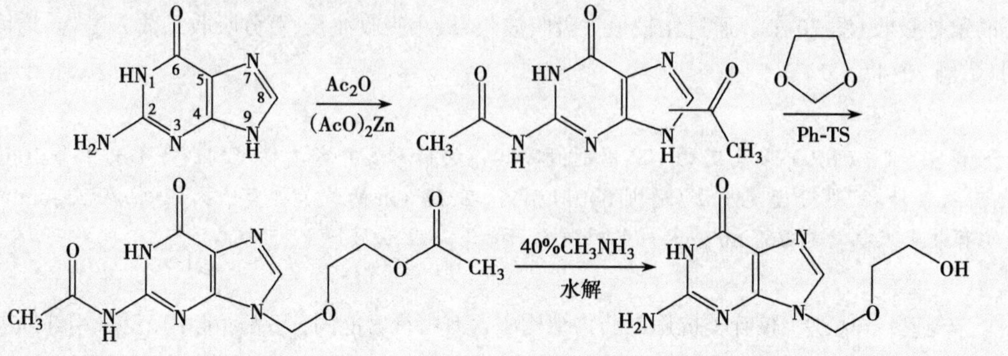


图 20-2 阿昔洛韦的典型合成路线

以鸟嘌呤为原料时，先用醋酸酐乙酰化，制得 $N,N'$-二乙酰鸟嘌呤，与 2-氧杂-1,4-丁二醇二乙酸酯缩合，再用甲醇钠醇解制得(得率约 43%)。由于鸟嘌呤乙酰化时，可以得到 $N^2,N^9$-二乙酰鸟嘌呤和 $N^2,N^7$-二乙酰鸟嘌呤两种二乙酰异构体，所以缩合后生成的主产物，包括 $N^2$-乙酰基-9-(2-乙酰氧乙氧甲基)鸟嘌呤(得率约 66%)和副产物 $N^7$-乙酰基-9-(2-乙酰氧乙氧甲基)鸟嘌呤(得率约 26%)。

若反应时加入少量的路易斯酸和醋酸锌，可减少副产物 $N^2,N^7$-二乙酰鸟嘌呤的生成，再用对甲苯磺酸催化与二氧戊环缩合，得到主要目标中间体化合物 $N^2$-乙酰基-9-(2-乙酰氧乙氧甲基)鸟嘌呤，最后用甲胺水溶液水解制得(收率约 70%)。

起始原料和工艺过程不同，导致有关物质差异较大。故其药品标准中对潜在的多种有关物质(表 20-2)进行检查。

表 20-2 BP 规定阿昔洛韦的主要有关物质与代码

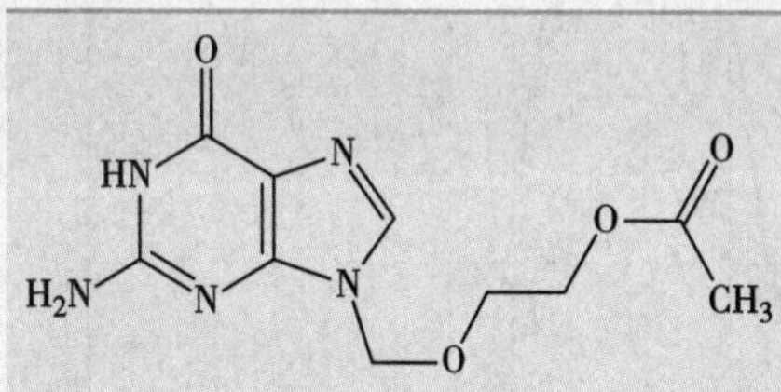

A

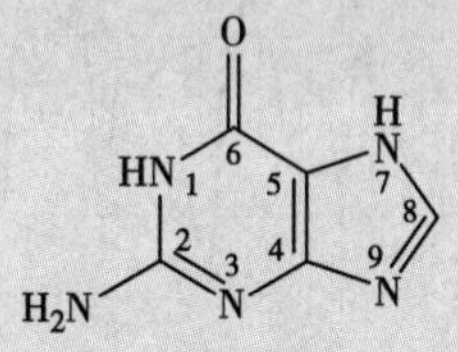

B(鸟嘌呤)

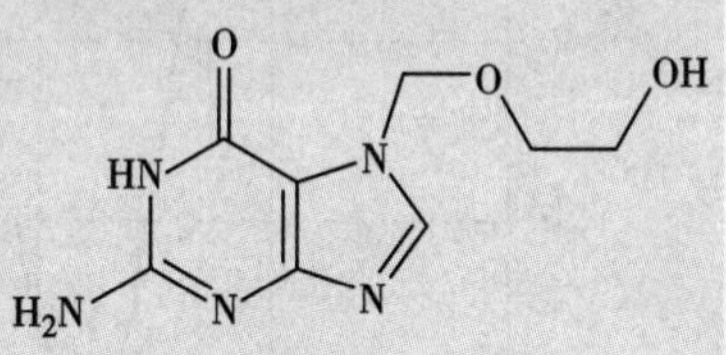

C

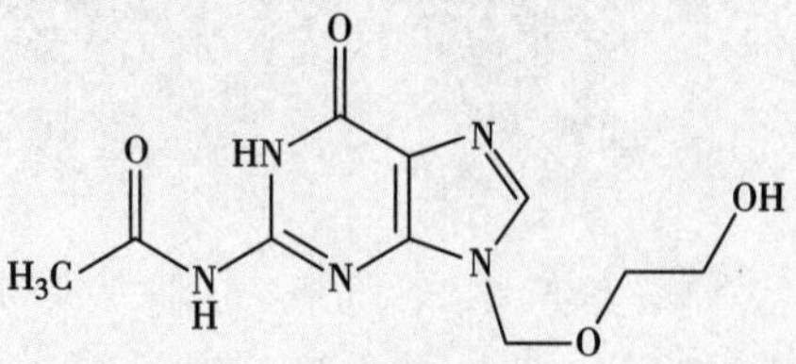

F

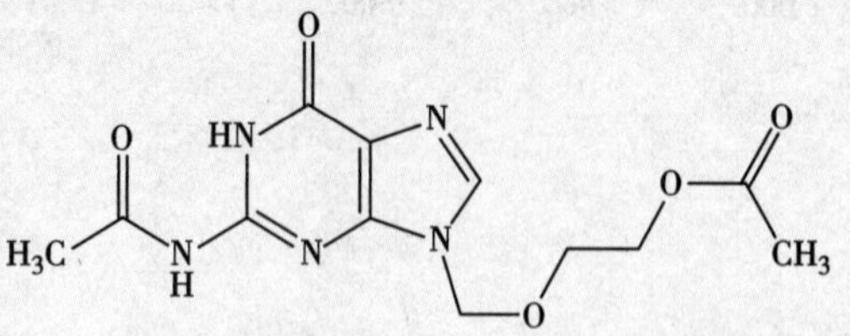

G

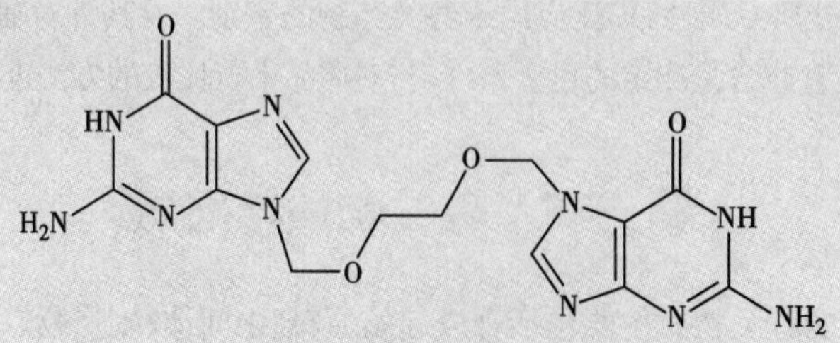

I

续表

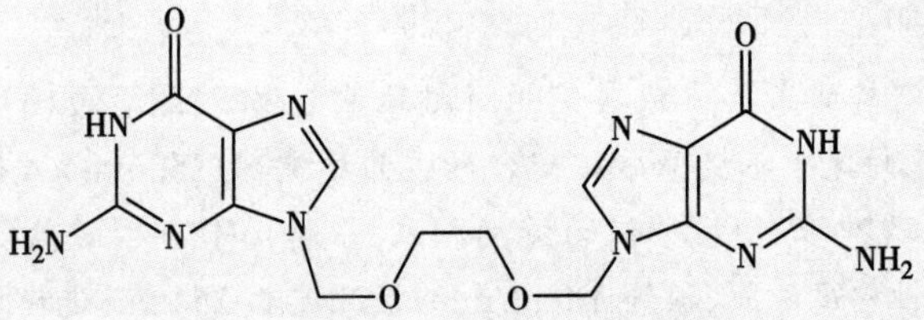

J

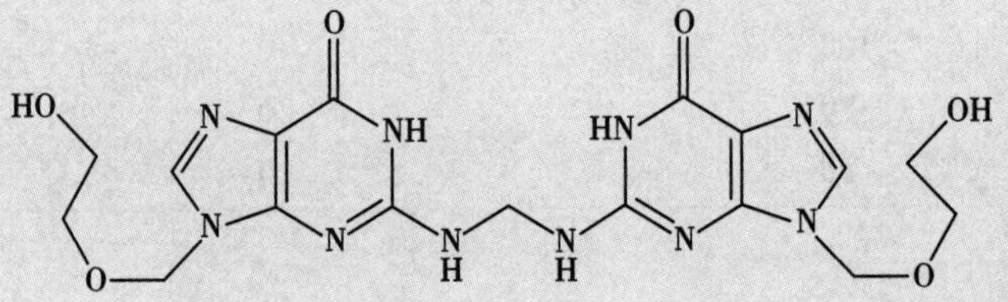

K

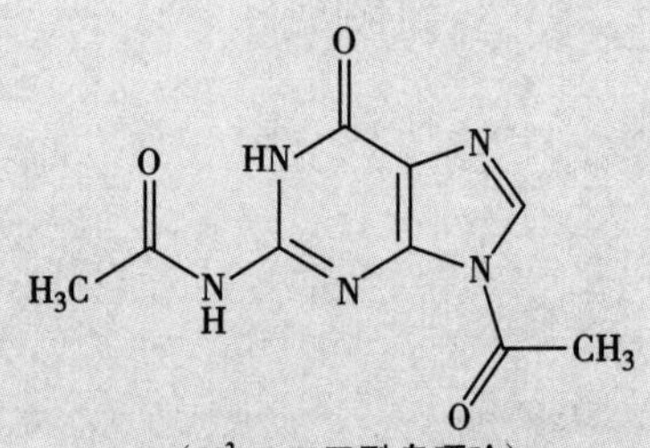

L（$N^2$,9-二乙酰鸟嘌呤）

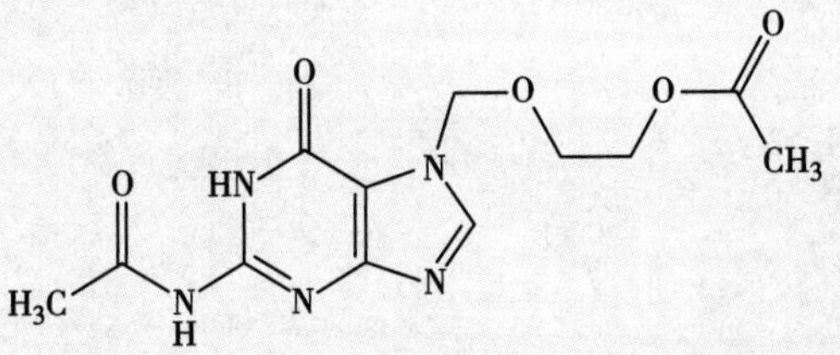

M

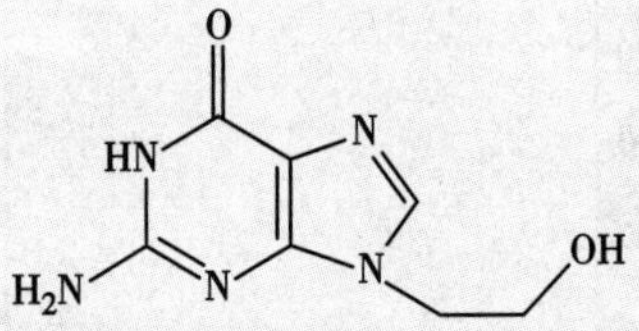

P

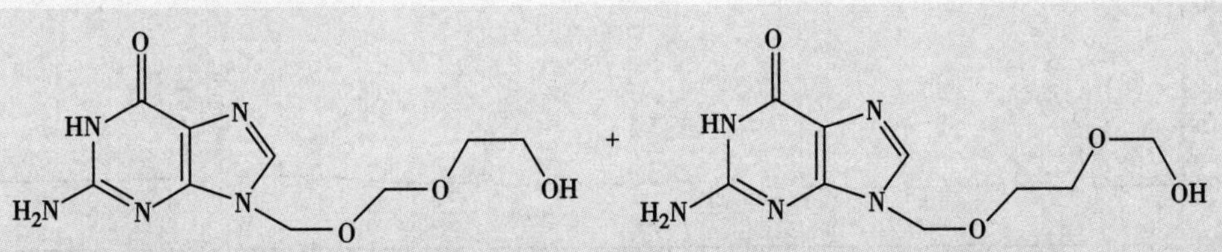

Q（混合物：2-（羟乙氧基）甲氧基｛甲基［鸟嘌呤和 2-（羟甲氧基）乙氧基］甲基｝鸟嘌呤）

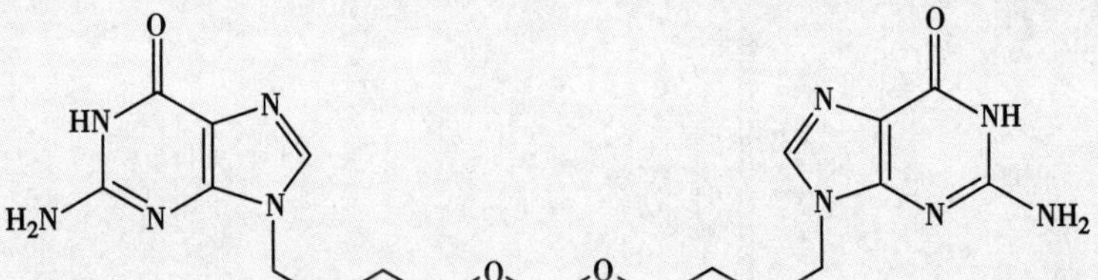

R

（2）**阿昔洛韦有关物质的 HPLC 检查**（图 20-3）：照高效液相色谱法（通则 0512）测定。溶液现配现用。

**混合溶剂**　二甲亚砜-水（20∶80）。

**pH 2.5 磷酸盐缓冲溶液**　取磷酸氢二钾 3.48g，加水 1 000ml 溶解，加磷酸调节 pH 至 2.5。

**pH 3.1 磷酸盐缓冲溶液**　取磷酸氢二钾 3.48g，加水 1 000ml 溶解，加磷酸调节 pH 至 3.1。

**供试品溶液**　取本品 25mg，加二甲亚砜 5.0ml 溶解并用水定量稀释至 25.0ml。

**对照溶液（a）**　取阿昔洛韦系统适用性 A 对照品（含杂质 B、J、K、N、O 和 P）5mg，加二甲亚砜 1ml 溶解并用水稀释至 5ml。

**对照溶液（b）**　取供试品溶液 1.0ml，用混合溶剂定量稀释至 100.0ml，精密量取 1.0ml，用混合溶剂定量稀释至 10.0ml。

**对照溶液(c)** 取阿昔洛韦杂质C鉴定用对照品1支,加二甲亚砜200μl溶解并用水稀释至1ml。

**对照溶液(d)** 取阿昔洛韦杂质G鉴定用对照品1支,加**对照溶液(a)**1ml溶解。

**色谱条件** 用端基封尾十八烷基硅烷键合硅胶为填充剂(250mm×4.6mm,5μm);柱温35℃;以乙腈-pH 3.1磷酸盐缓冲溶液(1∶99)为流动相A,乙腈-pH2.5磷酸盐缓冲溶液(50∶50)为流动相B,按下表进行线性梯度洗脱;流速1.0ml/min;检测波长254nm;进样体积为10μl。

| 时间/min | 流动相A/% | 流动相B/% |
|---|---|---|
| 0 | 100 | 0 |
| 5 | 100 | 0 |
| 27 | 80 | 20 |
| 40 | 80 | 20 |

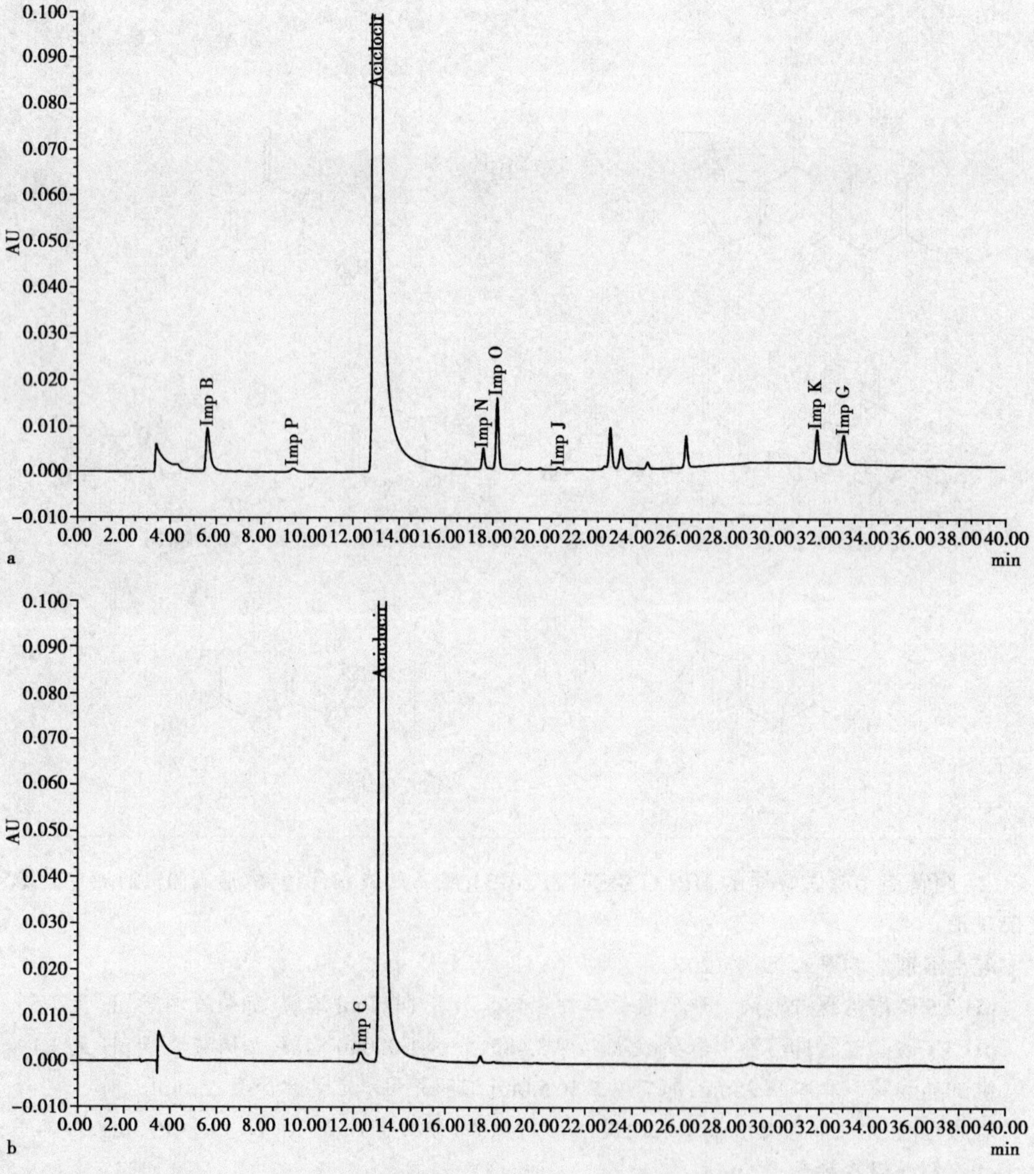


a. BP阿昔洛韦系统适用性A对照品的标准图;b. BP阿昔洛韦杂质C对照品的标准色谱附图;

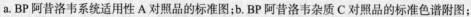

图20-3 阿昔洛韦有关物质检查典型图

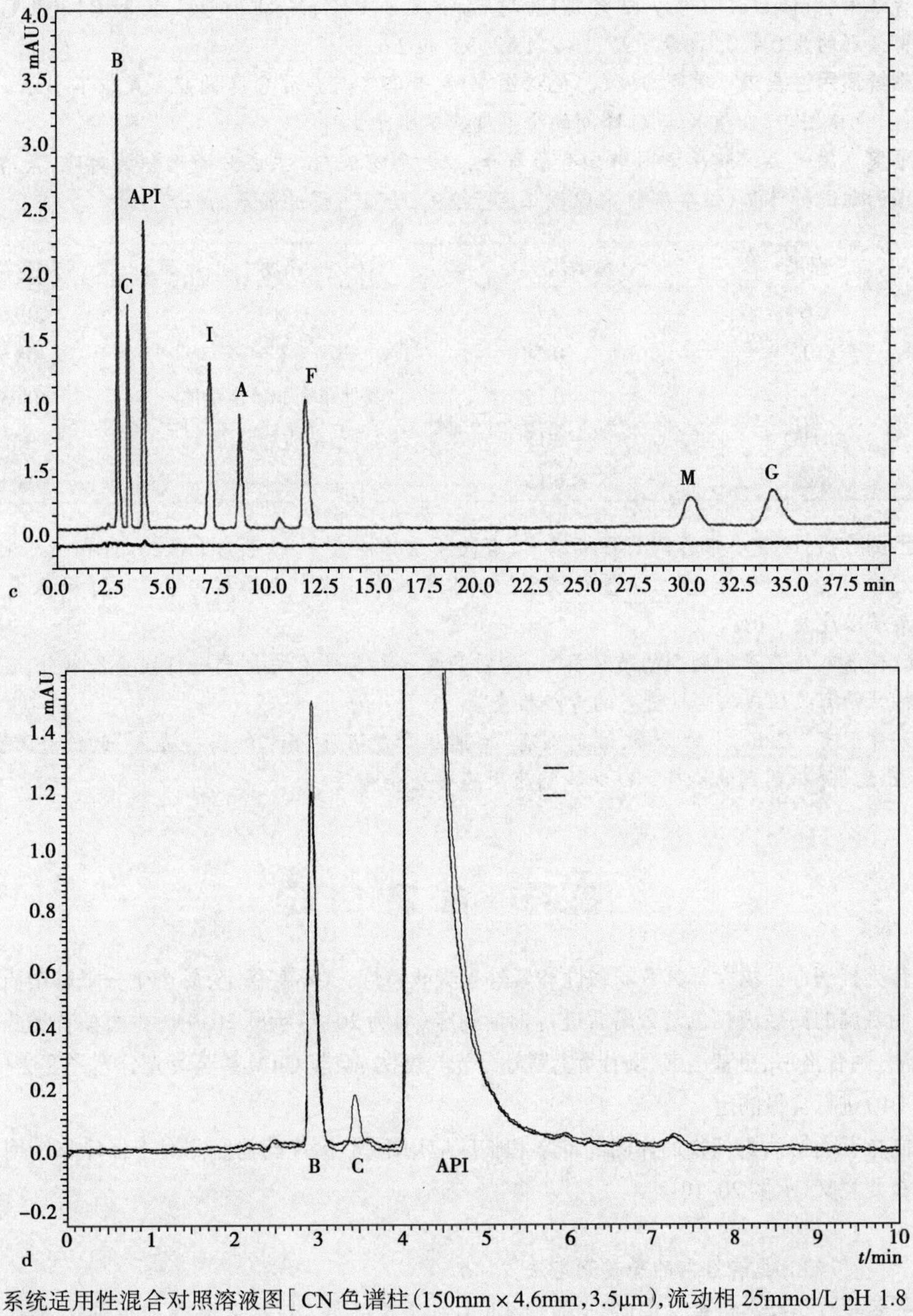

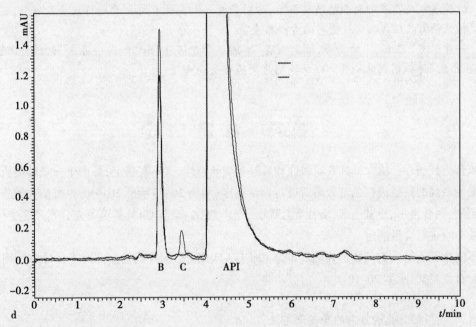


c. 系统适用性混合对照溶液图［CN 色谱柱（150mm × 4.6mm，3.5μm），流动相 25mmol/L pH 1.8 磷酸盐缓冲溶液-乙腈（96 ∶ 4）等度洗脱，流速 0.6ml/min，UV 检测波长 254nm，供试品溶液浓度 0.4mg/ml，系统适用性混合对照溶液浓度各 0.8μg/ml］；d. 供试品溶液（—）和添加 0.2% 水平杂质 B 和 C 的对照溶液（—）。

图 20-3（续）

**测定法**　精密量取供试品溶液与对照溶液（b）、（c）和（d），分别注入液相色谱仪，记录色谱图，以对照溶液（b）主成分峰面积为对照，按外标法以峰面积进行计算。

**杂质识别**　根据阿昔洛韦杂质 C 对照品的标准色谱附图和对照溶液（c）的色谱图（图 20-3b），确定与杂质 C 相应的色谱峰；以阿昔洛韦系统适用性 A 对照品、杂质 G 鉴定用对照品的标准色谱附图和对照溶液（d）的检测色谱图（图 20-3a），确定与杂质 B、J、K、N、O 和 P 相应的色谱峰。

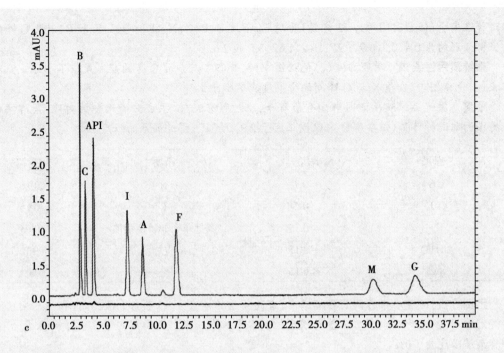

以阿昔洛韦峰（保留时间约为13分钟）为对照，杂质B、P、C、N、O和Q、J、K和R，以及G峰的相对保留分别约为0.4、0.7、0.9、1.37、1.42、1.62、2.5和2.6。

**系统适用性要求**　对照溶液（c）色谱图中，阿昔洛韦与杂质C峰的分离度应不小于1.5；对照溶液（d）色谱图中，杂质K与G峰间的分离度应不小于1.5。

**限度**　供试品溶液色谱图中如有杂质峰，以对照溶液（b）主成分峰面积为对照，杂质按校正后的峰面积进行计算（仅杂质C乘以校正因子2.2），均应不得过如下的限度。

| 杂质 | 限度/% | 杂质 | 限度/% |
|---|---|---|---|
| B | 0.7 | N | 0.15 |
| J | 0.2 | P | 0.15 |
| K+R | 0.15 | 其他单个非特定杂质 | 0.05 |
| O+Q | 0.15 | 杂质总量 | 1.0 |
| C | 0.15 | 忽略限 | 0.03 |

**示例分析**：阿昔洛韦各国药品标准中，有关物质的检查方法、条件（图20-3）和个别杂质的限度规定略有差异。但是，杂质总量的限度控制水平基本一致。大都规定了鸟嘌呤的限度为0.7%和总杂质限度为1.0%。

阿昔洛韦及其多种制剂的质量标准，除对鸟嘌呤和其他有关物质进行检查控制外，还有针对剂型特性的有效性或安全性进行的专属检查。

如片剂有"溶出度"的检查，注射剂有"渗透压摩尔浓度"和"细菌内毒素"的检查，滴眼液有"羟苯乙酯"等抑菌剂的检查。以保障临床用药安全和有效。

## 第四节　含量测定

核苷类抗病毒药物大都具有弱碱性和紫外光吸收特性，又不甚稳定，易产生分降解杂质。故它们大多采用专属的高效液相色谱分离后进行含量测定（示例20-7~示例20-9）。少数核苷类药物采用非水滴定法（阿昔洛韦、更昔洛韦、碘苷等）、紫外分光光度法（碘苷ChP）甚至荧光分光光度法（阿昔洛韦口服液BP）进行含量测定。

不同核苷类抗病毒药物的体内药动学和临床应用不同，治疗药物监测对于保障临床用药的合理性具有重要意义（示例20-10）。

示例20-7　ChP更昔洛韦的含量测定法

取本品约0.15g，精密称定，加冰醋酸40ml，加热使溶解，放冷，加结晶紫指示液1滴，用高氯酸滴定液（0.1mol/L）滴定至溶液显绿色，并将滴定的结果用空白试验校正。每1ml的高氯酸滴定液（0.1mol/L）相当于25.52mg的$C_9H_{13}N_5O_4$。

**限度**　按干燥品计算，含$C_9H_{13}N_5O_4$不得少于99.0%。

示例20-8　USP碘苷的含量测定法

取本品约0.25g，精密称定，用中性二甲基甲酰胺20ml溶解，加3mg/ml百里酚蓝甲醇溶液为指示剂。用甲醇钠甲苯滴定液（0.1mol/L）滴定至溶液显蓝色，并将滴定的结果用空白试验校正。每1ml的甲醇钠滴定液（0.1mol/L）相当于35.41mg的碘苷（$C_9H_{11}IN_2O_5$）。

滴定过程中应防止吸收空气中的二氧化碳引起偏差。

**限度**　按干燥品计算，含$C_9H_{11}IN_2O_5$应为98.0%~101.0%。

**示例 20-9**　ChP 阿昔洛韦片的含量测定法

**供试品溶液**　取本品 20 片，精密称定，研细，精密称取细粉适量（约相当于阿昔洛韦 50mg），置 250ml 量瓶中，加 0.4% 氢氧化钠溶液 5ml，超声 1 分钟，加水适量，于热水浴振摇 10 分钟，放冷，用水稀释至刻度，摇匀，滤过，精密量取续滤液适量，用水定量稀释制成每 1ml 中约含 20μg 的溶液。

**对照品溶液、系统适用性溶液、色谱条件、系统适用性要求与测定法**　见阿昔洛韦含量测定项下［即 HPLC 等度洗脱的外标法峰面积定量方法。**色谱条件：**用十八烷基硅烷键合硅胶为填充剂，以甲醇-水（10：90）为流动相，检测波长为 254nm，进样体积 20μl。**系统适用性要求：**含阿昔洛韦（17μg/ml）与鸟嘌呤（33μg/ml）的系统适用性溶液的色谱图中，阿昔洛韦与鸟嘌呤的峰间分离度应符合要求（参考图 20-3）］。

**限度**　本品含阿昔洛韦（$C_8H_{11}N_5O_3$）应为标示量的 93.0%~107.0%。

**示例 20-10**　恩替卡韦的人体药动学研究

恩替卡韦（entecavir）是一种强效选择性鸟嘌呤核苷类似物，具有显著的抗乙型肝炎病毒 HBV 的活性。临床研究证实，恩替卡韦较拉米夫定具有更加显著的病毒抑制作用，几乎没有副作用，且耐药性很低，为慢性乙型肝炎抗病毒治疗药物的重要药物。

恩替卡韦口服剂量小（单次 0.5mg），吸收后以原形发挥临床治疗作用，$C_{max}$ 低（$C_{max}$ 约 7.0ng/ml），消除半衰期长（$t_{1/2}$ 约 50h），为了准确临床监测，须采用专属灵敏的 LC-MS/MS 法进行分析（图 20-4）。

**试验设计**　中国健康受试者（$n$=24）单次口服 0.5mg 恩替卡韦片，采集服药前及服药后 10 分钟、20 分钟、30 分钟和 45 分钟，以及 1.0 小时、1.5 小时、2.0 小时、3.0 小时、5.0 小时、8.0 小时、12 小时、24 小时、36 小时、48 小时、72 小时和 96 小时（至半衰期 3~5 倍或约为峰值浓度的 1/20）静

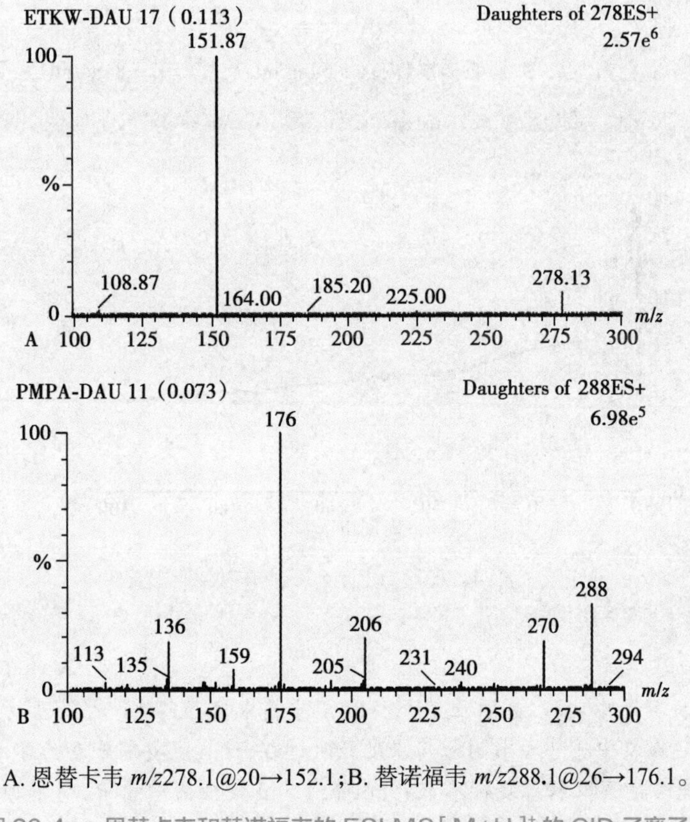


A. 恩替卡韦 $m/z$278.1@20→152.1；B. 替诺福韦 $m/z$288.1@26→176.1。

图 20-4a　恩替卡韦和替诺福韦的 ESI-MS［M+H］$^+$ 的 CID 子离子谱

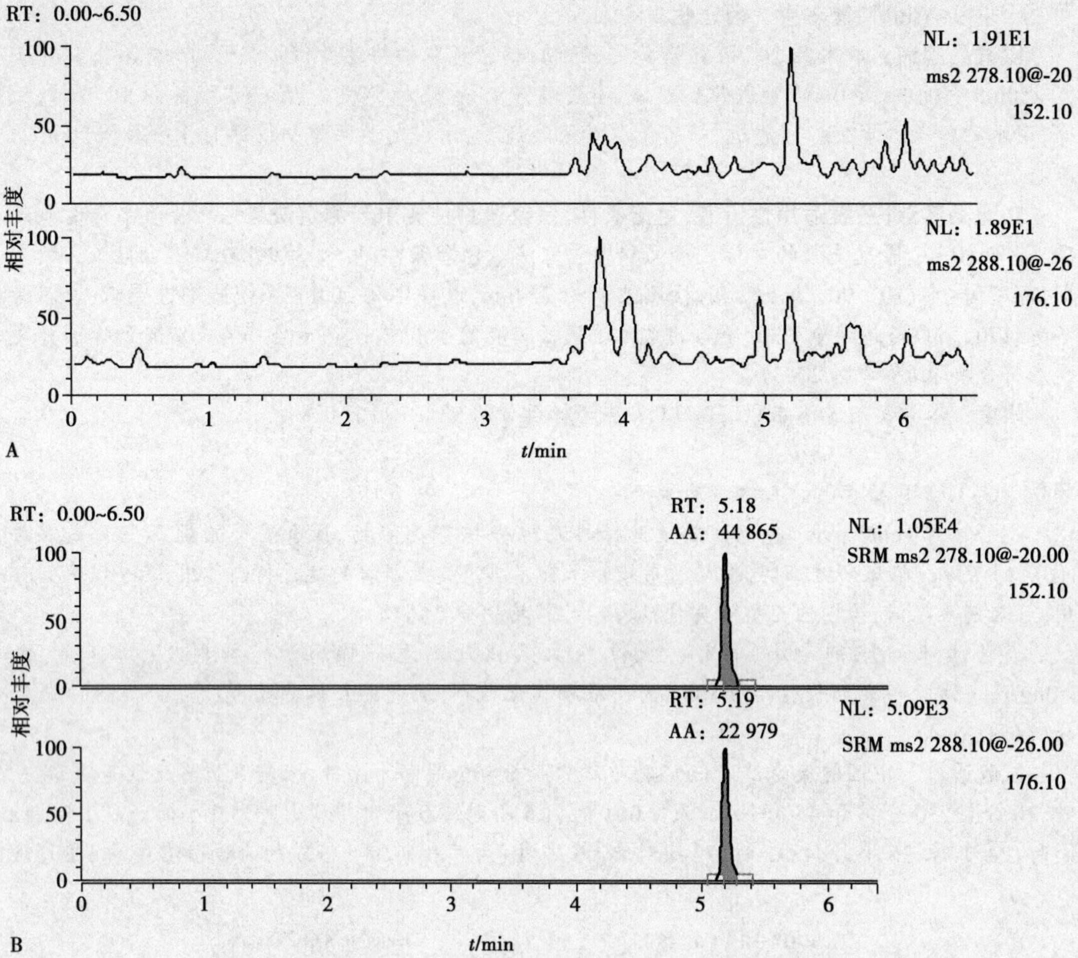


A. 空白血浆；B. 血浆样本（内标 9.54ng/ml，恩替卡韦 6.84ng/ml）。

图 20-4b　受试者血浆样本恩替卡韦浓度 LC-MS/MS 分析典型图谱

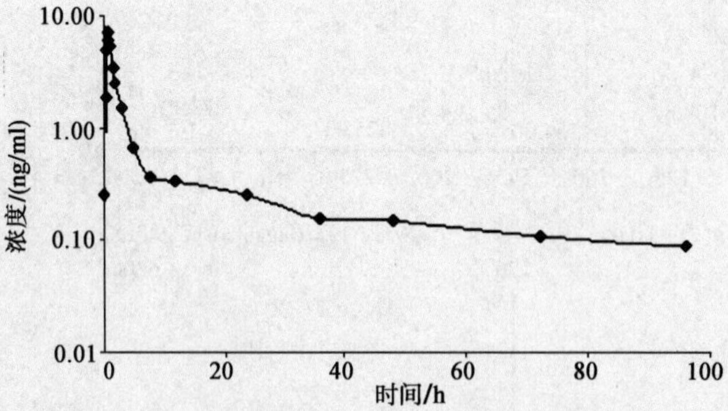


图 20-4c　健康受试者单次口服 0.5mg 恩替卡韦片后血浆中恩替卡韦的平均血药浓度-时间曲线

脉血 4ml，置肝素抗凝管中，离心分取血浆，置-80℃冰箱中保存待测。采用经方法学验证合格的 LC-MS/MS 法测定血浆中恩替卡韦的血药浓度经时过程，计算主要药代动力学参数。

**血浆样本处理**　精密吸取血浆样本 0.40ml，置 1.5ml 聚塑离心管中，精密加入内标溶液 40μl［替诺福韦的甲醇-水（50∶50）溶液，100ng/ml］，加 7%$HClO_4$ 溶液 0.2ml 涡旋混匀沉淀蛋白，4℃

16 000×*g* 离心 10 分钟，分取上清液，20μl 进行 LC-MS/MS 分析。

**色谱条件**　PFP 柱(250mm×4.6mm，5μm)，2% 冰醋酸溶液-甲醇(A：B)线性梯度洗脱梯度：0min(90：10)→1.0min(90：10)→1.5min(5：95)→5.5min(5：95)→5.6min(90：10)→7.0min(90：10)，流速为 1.0ml/min，进样 3.5 分钟后柱后分流(7：3)切入质谱进行检测。

**质谱条件**　电喷雾正离子化检测。喷雾电压 5kV，雾化氮气压力 350kPa，辅助气压力 70kPa，离子传输毛细管温度 350℃，氩气 CID 压力为 0.2Pa。检测恩替卡韦和内标(替诺福韦)的离子反应(图 20-4a)分别为恩替卡韦$[M+H]^+$ *m/z* 278.1→152.1(20eV)，替诺福韦$[M+H]^+$ *m/z* 288.1→176.1(26eV)。

**方法验证**　照生物样本分析指南要求进行方法学验证。空白血浆内源性物质对测定无干扰。恩替卡韦血浆浓度在 0.02~20ng/ml 范围线性良好，绝对回收率约为 70%，基质效应稳定在约 50%，血浆样本处置稳定性符合要求，准确度和精密度符合生物样本分析要求。满足高通量监测血浆中恩替卡韦浓度的要求(图 20-4b)。

**临床应用**　测得健康受试者单剂量给药 0.5mg 恩替卡韦片后，血浆中恩替卡韦的药-时曲线图(图 20-4c)，并估算恩替卡韦的主要药动学参数：$C_{max}$(7.00±1.37) ng/ml，$T_{max}$(0.6±0.2) h，$t_{1/2}$(52.6±13.9) h，$AUC_{0\sim96}$(22.3±2.5) h·ng/ml，$AUC_{0\sim\infty}$(27.7±3.7) h·ng/ml。恩替卡韦血药浓度的消除呈现二相行为，达峰后消除较快[$t_{1/2(1\sim12h)}$(3.37±0.69) h]，终末消除缓慢[$t_{1/2(12\sim96h)}$为(52.6±13.9) h]。可为其临床用药提供参考。

## 本章小结

1. 核苷类抗病毒药物结构中主要包括两部分：①嘌呤或嘧啶碱基类似物；②核糖或其类似物。典型核苷类抗病毒药物有利巴韦林、阿德福韦酯、恩替卡韦、奈玛特韦等。

2. 抗病毒药物在 AIDS、病毒性肝炎等疾病治疗中发挥了重要作用。

3. 大多数核苷类抗病毒药物结构中均含有羧酸酯或磷酸酯价键，易发生水解。化学稳定性比较脆弱。

4. 大多数核苷类抗病毒药物结构中含有嘌呤或嘧啶及其类似物结构的共轭基团和特征官能团，具有特征的光谱特征和色谱保留行为。

5. 核苷类抗病毒药物合成工艺路线多样，易分降解、潜在杂质多，大多采用色谱分离方法进行有关物质检查、含量测定。

6. 不同核苷类抗病毒药物的体内药动学和临床应用不同，治疗药物监测对于保障临床用药的合理具有重要意义。

(余露山)

## 思考题

1. 核苷类抗病毒药物的典型结构特征是什么，结构与稳定性的内在相关性原因是什么？

2. 为什么大多数核苷类抗病毒药物有关物质检查均采用梯度洗脱的反向 HPLC 方法检查，并且流动相起始组成中有机洗脱强度调节剂的比例均较小？

## 参考文献

[1] 石荣显．阿昔洛韦合成路线图解．中国医药工业杂志，1997，6：46-47.

[2] 陈新，王颖．阿昔洛韦的改良合成法．中国药科大学学报，1992，1:43-44.
[3] HUIDOBRO A L，RUPÉREZ F J，BARBAS C.LC methods for acyclovir and related impurities determination. J Pharm Biomed Anal，2005，37(4):687-694.
[4] SHI J，HU Y，SMITH DE，et al. A sensitive liquid chromatography-tandem mass spectrometry method for the quantification of valacyclovir and its metabolite acyclovir in mouse and human plasma. J Chromatogr B Analyt Technol Biomed Life Sci，2018，1092:447-452.
[5] SINOKROT H，SMERAT T，NAJJAR A，et al. Advanced prodrug strategies in nucleoside and non-nucleoside antiviral agents：A review of the recent five years. Molecules，2017，22(10):1736.
[6] 丁莹，宋敏，史香龄，等．恩替卡韦分散片的健康人体相对生物利用度及生物等效性研究．中国新药杂志，2010，19(07):590-594.

第二十章
目标测试

# 第二十一章

# 吩噻嗪类抗精神病药物的分析

**学习目标**

1. **掌握** 吩噻嗪类药物的关键质量属性及其控制。
2. **熟悉** 吩噻嗪类药物的结构、性质与质量控制特点。
3. **了解** 吩噻嗪类药物的治疗药物监测。

2101

第二十一章
教学课件

吩噻嗪类（硫氮杂蒽类，phenothiazines）药物能够阻断多巴胺受体，在保持意识清醒的情况下控制幻觉及妄想等症状，主要用于治疗Ⅰ型精神分裂症。

20世纪50年代氯丙嗪的成功开发与临床应用，开启了药物治疗精神疾病的崭新时代。吩噻嗪类药物在很大程度上解决了治疗精神疾病的难题。

## 第一节　结构与性质

吩噻嗪类药物的结构与性质是其质量控制的基础。

### 一、典型药物与结构特点

吩噻嗪类药物具有硫氮杂蒽母核。

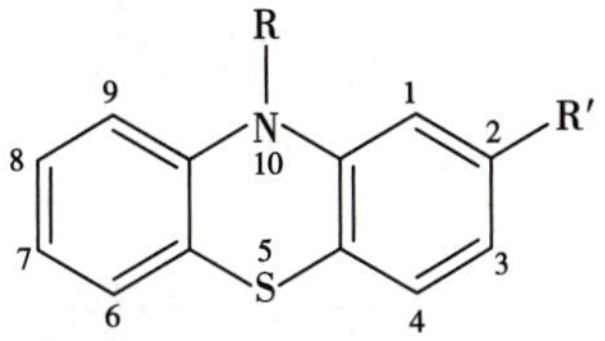


母核上的2位和10位被不同的基团取代，得到一系列吩噻嗪类抗精神病药物。2位的R′为电负性较大的基团，如—H、—Cl、—$CF_3$、—$SCH_3$；10位的R为碱性侧链，如二甲氨基、哌嗪或哌啶的衍生基团。临床上常用本类药物的盐酸盐。

典型吩噻嗪类药物包括盐酸氯丙嗪、奋乃静等（表21-1）。

表21-1　典型吩噻嗪类药物及其性状

| 药物 | 取代基/分子式/分子量 | | 性状 |
|---|---|---|---|
| | R | R′ | |
| 盐酸异丙嗪 promethazine hydrochloride | $CH_2CH(CH_3)N(CH_3)_2$ | H | 白色或类白色的粉末或颗粒；几乎无臭；在空气中日久变质，显蓝色。<br>在水中极易溶解，在乙醇或三氯甲烷中易溶，在丙酮或乙醚中几乎不溶。<br>吸收系数（$E_{1cm}^{1\%}$）883~937（通则0401，249nm，0.01mol/L盐酸溶液） |
| | $C_{17}H_{20}N_2S·HCl$　320.89 | | |

续表

| 药物 | 取代基/分子式/分子量 | | 性状 |
|---|---|---|---|
| | R | R′ | |
| 盐酸氯丙嗪<br>chlorpromazine hydrochloride | $CH_2CH_2CH_2N(CH_3)_2$ | Cl | 白色或乳白色结晶性粉末；有微臭，有引湿性；遇光渐变色；水溶液显酸性反应。<br>在水、乙醇或三氯甲烷中易溶，在乙醚或苯中不溶。<br>熔点（通则 0612）为 194~198℃ |
| | $C_{17}H_{19}ClN_2S \cdot HCl$ 355.33 | | |
| 奋乃静<br>perphenazine | 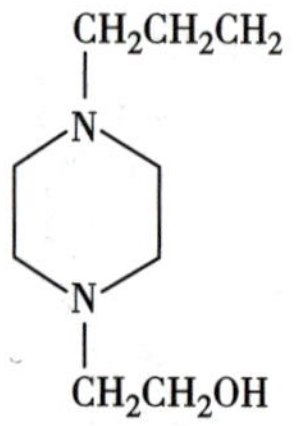 | Cl | 白色至淡黄色结晶性粉末；几乎无臭。<br>在三氯甲烷中极易溶解，在甲醇中易溶，在乙醇中溶解，在水中几乎不溶；在稀盐酸中溶解。<br>熔点（通则 0612）为 94~100℃ |
| | $C_{21}H_{26}ClN_3OS$ 403.97 | | |
| 盐酸氟奋乃静<br>fluphenazine hydrochloride | 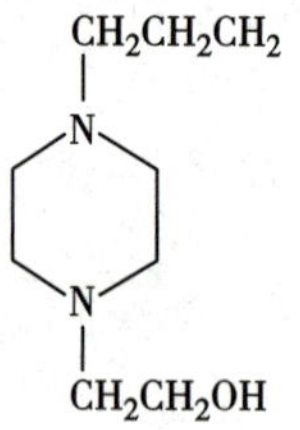 | $CF_3$ | 白色或类白色的结晶性粉末；无臭；遇光易变色。<br>在水中易溶，在乙醇中略溶，在丙酮中极微溶解，在乙醚中不溶。<br>吸收系数（$E_{1cm}^{1\%}$）为 553~593（通则 0401，255nm，9→1 000 盐酸溶液） |
| | $C_{22}H_{26}F_3N_3OS \cdot 2HCl$ 510.44 | | |
| 癸氟奋乃静<br>fluphenazine decanoate | 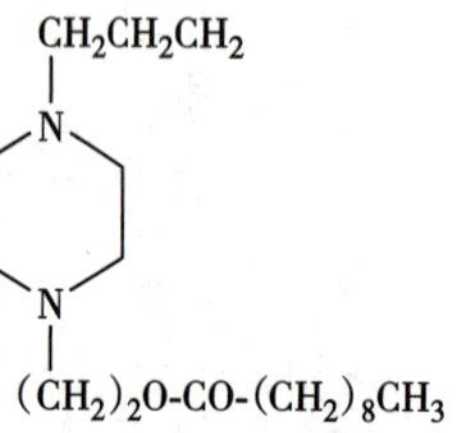 | $CF_3$ | 淡黄色至黄棕色黏稠液体；遇光，色渐变深。<br>在甲醇、乙醇、三氯甲烷、无水乙醚或植物油中极易溶解，在水中不溶 |
| | $C_{32}H_{44}F_3N_3O_2S$ 591.78 | | |
| 盐酸三氟拉嗪<br>trifluoperazine hydrochloride | 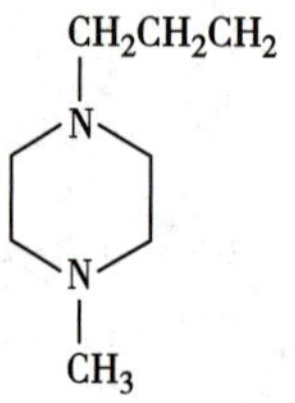 | $CF_3$ | 白色至微黄色的结晶性粉末；无臭或几乎无臭；微有引湿性；遇光渐变色。<br>在水中易溶，在乙醇中溶解，在三氯甲烷中微溶，在乙醚中不溶 |
| | $C_{21}H_{24}F_3N_3S \cdot 2HCl$ 480.42 | | |
| 盐酸硫利达嗪<br>thioridazine hydrochloride | 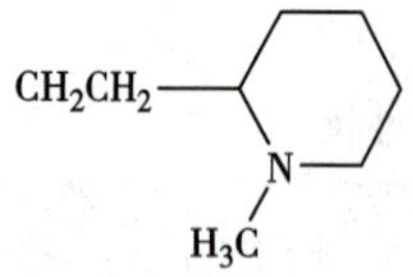 | $SCH_3$ | 白色或类白色的结晶性粉末；微臭。<br>在三氯甲烷中易溶，在乙醇或水中溶解，在乙醚中几乎不溶。<br>熔点（通则 0612）为 159~165℃，熔距不得超过 2℃ |
| | $C_{21}H_{26}N_2S_2 \cdot HCl$ 407.04 | | |

## 二、主要理化性质

吩噻嗪类药物的结构特点决定了其主要理化性质。

1. 易氧化性　硫氮杂蒽母核具有还原性，易被硫酸、硝酸、过氧化氢、三氯化铁试液等氧化剂氧化，氧化产物的颜色随取代基及氧化剂不同而不同。

**2. 弱碱性**　硫氮杂蒽母核的氮原子碱性极弱；10 位取代的脂烃氨基、哌嗪及哌啶的衍生物所含的氮原子碱性较强。

**3. 与金属离子配位呈色**　硫氮杂蒽母核的二价硫原子可与钯离子配位，生成有色化合物。若硫氮杂蒽母核被氧化成亚砜或砜，则不发生此反应。

**4. 紫外光吸收特性**　硫氮杂蒽母核为共轭体系，能够吸收紫外光，在 205nm、254nm 和 300nm 三个波长附近有最大吸收，通常在 254nm 波长附近的吸收最强。最大吸收峰的位置与强度受取代基影响（图 21-1）。例如，2 位有卤素取代时，吸收峰红移；2 位有—$SCH_3$ 取代时，吸收峰红移更显著。

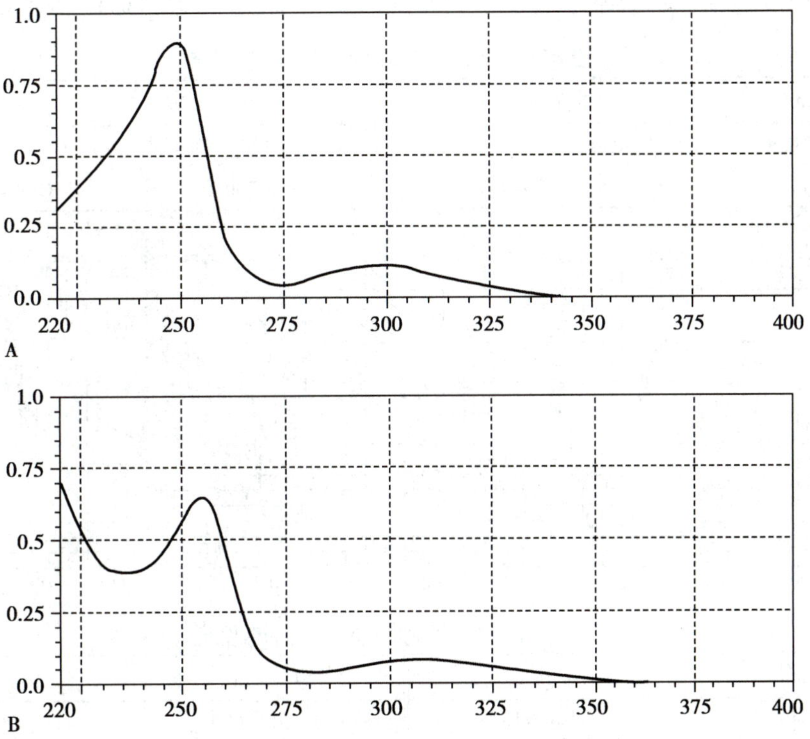


A. 盐酸异丙嗪（10μg/ml 水溶液）；B. 马来酸奋乃静（16.7μg/ml 水溶液）。

**图 21-1　盐酸异丙嗪和马来酸奋乃静的紫外光吸收图谱**

典型吩噻嗪类药物的紫外光吸收特性见表 21-2。

**表 21-2　典型吩噻嗪类药物的紫外光吸收特性**

| 药物 | 溶剂 | $\lambda_{max}$/nm | $E_{1cm}^{1\%}$ |
|---|---|---|---|
| 盐酸异丙嗪 | 盐酸（0.01mol/L） | 249 | 883~937 |
| 盐酸氯丙嗪 | 盐酸（9→1 000） | 254，306 | 915（254nm） |
| 奋乃静 | 甲醇 | 258，313 | |
| 盐酸氟奋乃静 | 盐酸（9→1 000） | 255 | 553~593 |
| 癸氟奋乃静 | 乙醇 | 260 | |
| 盐酸三氟拉嗪 | 盐酸（1→20） | 256 | 630 |
| 盐酸硫利达嗪 | 乙醇 | 264，315 | 913［盐酸（0.1mol/L），262nm］ |

**5. 红外光吸收特性**　吩噻嗪类药物的红外光吸收图谱指纹特征随其取代基不同而不同。例如，盐酸氯丙嗪与盐酸异丙嗪的红外光吸收图谱指纹特征存在明显差异（图 21-2）。

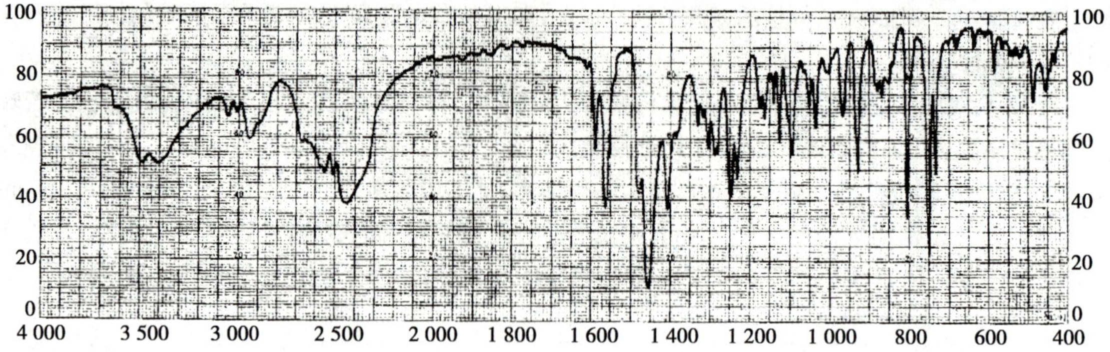

图 21-2A 盐酸氯丙嗪的红外光吸收图谱

| 峰位/$cm^{-1}$ | 归属 | 峰位/$cm^{-1}$ | 归属 |
|---|---|---|---|
| 1 600~1 450 | $\nu_{C=C}$(苯环) | 1 100 | $\nu_{N-C}$(脂氨基) |
| 1 250 | $\nu_{N-C}$(芳氨基) | 950~700 | $OOP_{C-H}$(苯环) |

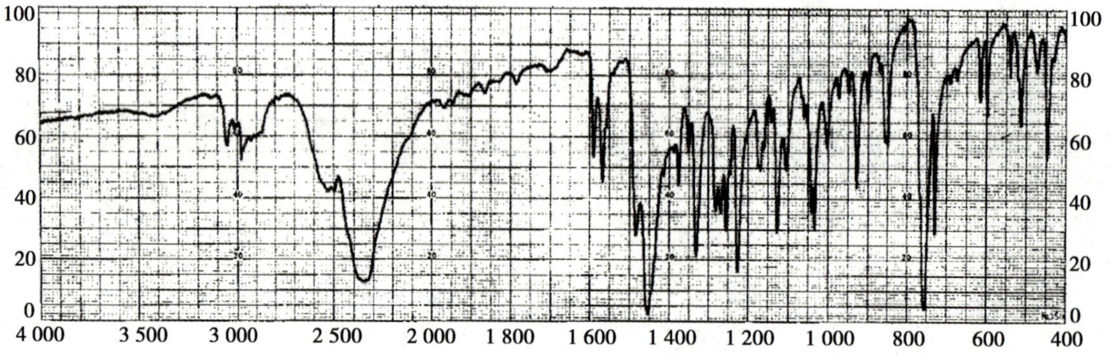

图 21-2B 盐酸异丙嗪的红外光吸收图谱

| 峰位/$cm^{-1}$ | 归属 | 峰位/$cm^{-1}$ | 归属 |
|---|---|---|---|
| 1 600~1 450 | $\nu_{C=C}$(苯环) | 1 130,1 030 | $\nu_{N-C}$(脂氨基) |
| 1 330,1 230 | $\nu_{N-C}$(芳氨基) | 950~700 | $OOP_{C-H}$(苯环) |

## 第二节 鉴别试验

吩噻嗪类药物可依据其结构与性质,采用化学反应法、吸收光谱法、色谱法等 2~5 个鉴别试验进行鉴别。

例如,ChP 盐酸氯丙嗪的鉴别试验包括对整个分子的 IR 鉴别、对母核的 UV 鉴别和氧化呈色反应、对成盐离子氯化物的鉴别反应。

### 一、化学反应法

依据吩噻嗪类药物的化学反应特性,可采用氧化呈色反应、与生物碱沉淀剂反应、与钯离子配位呈色反应进行本类药物的鉴别。

2 位有含卤素取代基的吩噻嗪类药物与吩噻嗪类药物的盐酸盐,应分别采用含卤素取代基的反应与氯化物的鉴别反应进行区分。

#### (一) 氧化呈色反应

吩噻嗪类药物硫氮杂蒽母核的氧化呈色反应被多国药典用于本类药物及其制剂的鉴别。常用的氧化剂包括硫酸、硝酸、过氧化氢。

随吩噻嗪类药物取代基和氧化剂的不同，反应所呈颜色不同（表 21-3，示例 21-1 和示例 21-2）。

表 21-3　典型吩噻嗪类药物的氧化呈色反应

| 药物 | 硫酸 | 硝酸 | 过氧化氢 |
|---|---|---|---|
| 盐酸异丙嗪 | 显樱桃红色；放置后，色渐变深 | 生成红色沉淀；加热，沉淀即溶解，溶液由红色变为橙黄色 | — |
| 盐酸氯丙嗪 | — | 显红色，渐变淡黄色 | — |
| 奋乃静 | — | — | 显深红色；放置后，红色渐褪去 |
| 盐酸氟奋乃静 | 显淡红色；温热后变成红褐色 | — | — |
| 癸氟奋乃静 | — | — | — |
| 盐酸三氟拉嗪 | 与重铬酸钾的硫酸溶液共热，产生类似油垢物 | 生成微带红色的白色沉淀；放置后，红色变深，加热后变为黄色 | — |
| 盐酸硫利达嗪 | 显蓝色 | — | — |

示例 21-1　ChP 盐酸氯丙嗪的鉴别(1)：取本品约 10mg，加水 1ml 溶解后，加硝酸 5 滴即显红色，渐变淡黄色。

示例 21-2　ChP 盐酸氯丙嗪片的鉴别：取本品，除去包衣，研细，称取细粉适量（约相当于盐酸氯丙嗪 50mg），加水 5ml，振摇使盐酸氯丙嗪溶解，滤过；滤液照盐酸氯丙嗪项下的鉴别(1)项试验，显相同的反应。

### （二）与生物碱沉淀剂反应

吩噻嗪类药物 10 位的含氮取代基具有碱性，可与生物碱沉淀剂发生沉淀反应（示例 21-3）。

示例 21-3　BP 盐酸异丙嗪片的鉴别：取片粉适量（含 0.2g 盐酸异丙嗪），加水 2ml 溶解，滤过。加碳酸钾倍半水合物至饱和，用乙醚 2×10ml 提取，蒸发合并的提取液至干。残渣用甲醇 2ml 溶解，倒入约 50°C的三硝基苯酚甲醇溶液（0.4g/10ml）中。冷却，刮擦试管内侧诱导结晶，静置 3~4 小时，过滤。晶体用甲醇洗涤，干燥，熔点约为 160°C。

**示例分析：**示例中，滤除辅料后，经碱化、乙醚提取、挥干乙醚，得异丙嗪。甲醇中，异丙嗪与三硝基苯酚成盐析出。

### （三）与钯离子配位呈色反应

硫氮杂蒽母核的硫原子与钯离子配位呈色，而硫氮杂蒽母核的氧化物亚砜和砜均不发生此反应，所以该鉴别反应的专属性强（示例 21-4）。

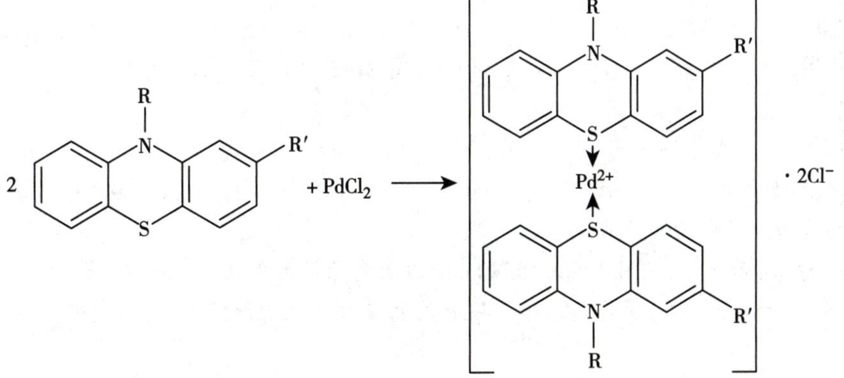

**示例 21-4** ChP 癸氟奋乃静的鉴别：取本品约 50mg，加甲醇 2ml 溶解后，加 0.1% 氯化钯溶液 3ml，即有沉淀生成，并显红色，再加过量的氯化钯溶液，颜色变深。

### （四）含卤素取代基的反应

吩噻嗪类药物的 2 位有含卤素取代基时，经有机破坏使共价结合的卤素分解生成氢卤酸根离子，再进行专属鉴别（示例 21-5）。

**示例 21-5** ChP 盐酸氟奋乃静注射液的鉴别：取本品适量（约相当于盐酸氟奋乃静 20mg），加碳酸钠及碳酸钾各约 100mg，混合均匀，先用小火小心加热，并蒸干，然后在 600℃灰化，加水 2ml 使溶解，加盐酸溶液（1∶2）酸化，滤过，滤液加茜素锆试液 0.5ml，溶液由红变黄。

**示例分析**：示例中，氟奋乃静经炽灼破坏生成 $F^-$，酸性条件下与茜素锆试液（取硝酸锆 5mg，加水 5ml 与盐酸 1ml；另取茜素磺酸钠 1mg，加水 5ml；将两溶液混合，即得。茜素磺酸钠与锆盐在酸性条件下形成红色配位化合物）反应，生成氟化锆配位离子 $[ZrF_6]^{2-}$（无色），释放出茜素磺酸钠（黄色），使溶液由红色变为黄色。

### （五）氯化物的鉴别反应

多国药典采用氯化物的鉴别反应鉴别吩噻嗪类药物盐酸盐及其制剂。

ChP 通则“0301 一般鉴别试验”中，氯化物有两个鉴别反应：与硝酸银的沉淀反应、与二氧化锰的氧化还原反应。

**1. 与硝酸银的沉淀反应** 氯离子与硝酸银在硝酸酸性条件下发生沉淀反应（示例 21-6）。

**示例 21-6** ChP 盐酸氯丙嗪的鉴别：本品的水溶液显氯化物鉴别（1）的反应（通则 0301）。

**2. 与二氧化锰的氧化还原反应** 氯离子与二氧化锰在硫酸和加热条件下发生氧化还原反应，生成的氯气使用水湿润的碘化钾淀粉试纸显蓝色。

可将该反应与硫氮杂蒽母核的氧化呈色反应结合进行，以提高吩噻嗪类药物盐酸盐的鉴别效率。此时，既要观察溶液中硫氮杂蒽母核与氧化剂的氧化呈色反应，又要观察氯离子被氧化生成的氯气使湿润的碘化钾淀粉试纸显蓝色。

## 二、吸收光谱法

吩噻嗪类药物具有硫氮杂蒽母核共轭结构及多种官能团，具有 IR 和 UV 特征吸收，可用于鉴别（示例 21-7 和示例 21-8）。

**示例 21-7** ChP 盐酸异丙嗪片的 IR 鉴别：取本品细粉适量（约相当于盐酸异丙嗪 100mg），加三氯甲烷 10ml，研磨溶解，滤过，滤液水浴蒸干，残渣经减压干燥，依法测定（通则 0402）。本品的红外光吸收图谱应与对照的图谱（光谱集 350 图，图 21-2B）一致。

**示例 21-8** ChP 盐酸氯丙嗪的 UV 鉴别：取本品，加盐酸溶液（9→1 000）制成每 1ml 中含 5μg 的溶液，照紫外-可见分光光度法（通则 0401）测定，在 254nm 与 306nm 的波长处有最大吸收，在 254nm 的波长处吸光度约为 0.46。

**示例分析**：示例中，采用 254nm 和 306nm 波长处的最大吸收、254nm 波长处的吸光度（5μg/ml，约为 0.46）进行鉴别，相较于仅采用单一波长处的最大吸收进行鉴别，具有更好的专属性。

## 三、色谱法

吩噻嗪类药物及其制剂的含量测定采用 HPLC 法时,或其有关物质检查采用色谱法时,可同时采用此法通过对照品对照进行鉴别(示例 21-9 和示例 21-10)。

示例 21-9　ChP 盐酸氟奋乃静的 HPLC 鉴别:在含量测定项下记录的色谱图中,供试品溶液主峰的保留时间应与对照品溶液主峰的保留时间一致。

示例 21-10　USP 盐酸氯丙嗪的 TLC 鉴别:在"其他烷基代吩噻嗪类化合物的检查(**示例 21-12**)"中,供试品溶液主斑点与对照品溶液斑点的 $R_f$ 值应一致。

# 第三节　有关物质与检查

本节主要讨论吩噻嗪类药物的有关物质检查(与安全性相关),也涉及有效性检查。

## 一、有关物质检查

吩噻嗪类药物的有关物质主要是"**其他烷基代吩噻嗪**"类物质。由于此类物质与吩噻嗪类药物的化学结构相似,两者的性质也相似。因此,吩噻嗪类药物的有关物质检查主要采用 HPLC 法和 TLC 法。其中,HPLC 法能够较好地控制单个杂质和杂质总量(示例 21-11),而简易的 TLC 法难以准确控制杂质总量(示例 21-12)。

示例 21-11　盐酸氯丙嗪有关物质的 HPLC 检查

1. 合成路线与有关物质　盐酸氯丙嗪的典型合成路线与潜在杂质见图 21-3。合成路线不同时,有关物质也有所不同。

BP 盐酸氯丙嗪"**其他烷基代吩噻嗪**"类物质的来源、化学名、代码与结构式(图 21-4)如下。

(1) **中间体**:2-氯-10*H*-吩噻嗪(**E**)。

(2) **副产物**:3-(2-氯-10*H*-吩噻嗪-10-基)-*N*-甲基-1-丙胺(**D,去甲基氯丙嗪**)、3-(10*H*-吩噻嗪-10-基)-*N*,*N*-二甲基-1-丙胺(**C,去氯氯丙嗪**)、*N*-[3-(2-氯-10*H*-吩噻嗪-10-基)丙基]-*N*,*N*′,*N*′-三甲基-1,3-丙二胺(**B**)、3-(4-氯-10*H*-吩噻嗪-10-基)-*N*,*N*-二甲基-1-丙胺(**F,4-氯丙嗪**)。

(3) 生产与贮存不当产生的**氧化杂质**:3-(2-氯-10*H*-吩噻嗪-10-基)-*N*,*N*-二甲基-1-丙胺 *S*-氧化物(**A,氯丙嗪亚砜**),以及 3-(2-氯-10*H*-吩噻嗪-10-基)-*N*,*N*-二甲基-1-丙胺 *N*-氧化物(**氯丙嗪 *N*-氧化物**)等。

2. BP 盐酸氯丙嗪有关物质的 HPLC 检查　照高效液相色谱法测定。**溶液临用避光配制**。

**供试品溶液**　取本品 40.0mg,加流动相溶解并稀释至 100.0ml。

**对照溶液(a)**　取氯丙嗪杂质 D 对照品 4mg,加流动相溶解并稀释至 10ml,取上述溶液 1ml,加供试品溶液 1ml,用流动相稀释至 100ml。

**对照溶液(b)**　取供试品溶液 1.0ml,用流动相稀释至 20.0ml;取上述溶液 1.0ml,用流动相稀释至 10.0ml。

**对照溶液(c)**　取氯丙嗪杂质 A 对照品 4.0mg,加流动相溶解并稀释至 100.0ml;取上述溶液 1.0ml,用流动相稀释至 100.0ml。

**对照溶液(d)**　取氯丙嗪杂质 C 对照品(盐酸丙嗪)4mg 和氯丙嗪杂质 E 对照品 4.0mg,加流动相溶解并稀释至 100.0ml;取上述溶液 1.0ml,用流动相稀释至 100.0ml。

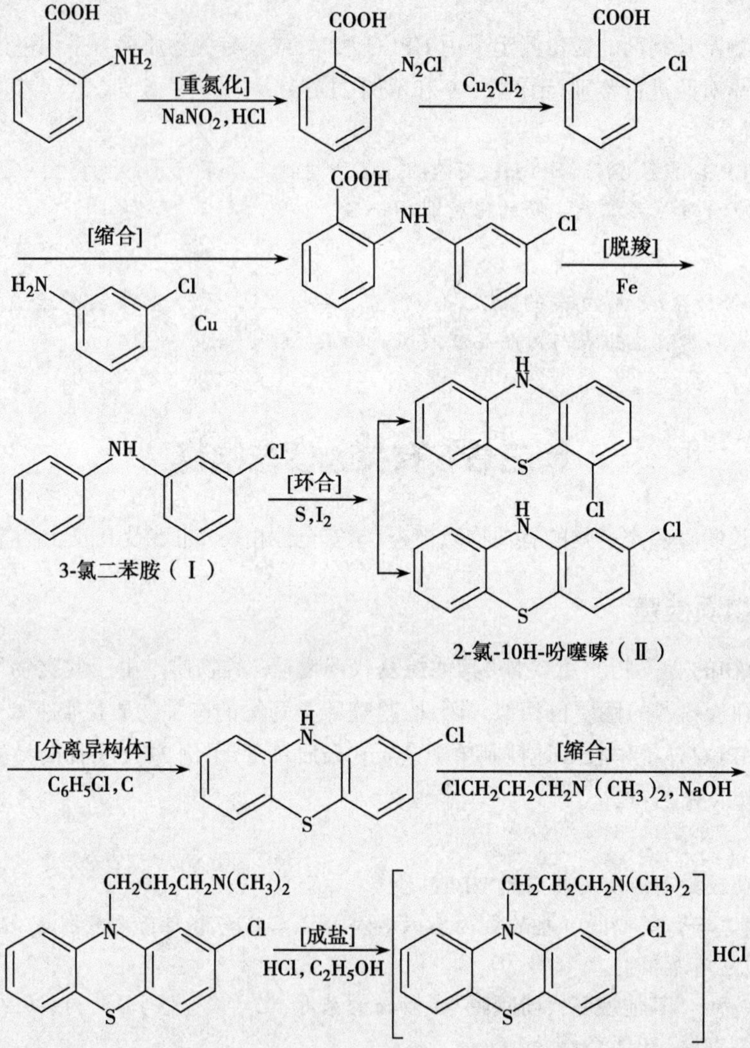


图 21-3　盐酸氯丙嗪的典型合成路线与潜在杂质

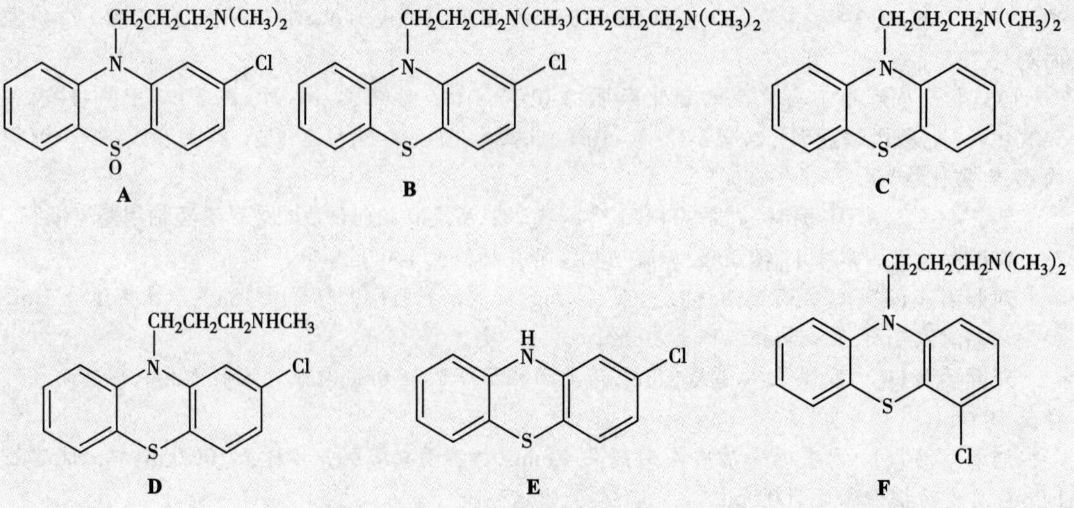


图 21-4　BP 盐酸氯丙嗪“其他烷基代吩噻嗪”类物质的代码与结构式

**色谱条件**　以碱性去活性辛烷基硅烷键合硅胶为填充剂(250mm×4.0mm,5μm),四甲基乙二胺调节 pH 为 5.3 的 0.5% 三氟乙酸溶液-乙腈-硫二甘醇混合溶液(50∶50∶0.2)为流动相等度洗脱至氯丙嗪峰保留时间的 4 倍,流速为 1.0ml/min,检测波长为 254nm,进样体积为 10μl。

**杂质识别**　用对照溶液(c)的色谱图,确定与杂质 A 相应的色谱峰;用对照溶液(d)的色谱图,确定与杂质 C 和 E 相应的色谱峰;用对照溶液(a)的色谱图,确定与杂质 D 相应的色谱峰。以氯丙嗪的色谱峰(保留时间约为 8 分钟)为参照,杂质 A、B、C、D 和 E 峰的相对保留值分别约为 0.4、0.5、0.7、0.9 和 3.4。

**系统适用性要求**　对照溶液(a)的色谱图中,杂质 D 峰与氯丙嗪峰的分离度不得低于 2.0。

**测定法**　精密量取供试品溶液与各对照溶液,分别注入液相色谱仪,记录色谱图。

**限度**　供试品溶液色谱图中如有杂质峰,按外标法以峰面积计算各杂质的含量。杂质 B、C、D 和非特定杂质的含量,以对照溶液(b)主峰面积为对照进行计算;杂质 A 和 E 的含量分别以对照溶液(c)和(d)主峰面积为对照进行计算;峰面积小于对照溶液(b)主峰面积 0.1 倍的峰忽略不计。各杂质均不得过其限度(表 21-4)。

表 21-4　BP 盐酸氯丙嗪有关物质的限度与计算

| 杂质 | 限度/% | 计算 |
| --- | --- | --- |
| A | 0.15 | 对照溶液(c)主峰面积的 1.5 倍 |
| B | 0.3 | 对照溶液(b)主峰面积的 0.6 倍 |
| C | 0.3 | 对照溶液(b)主峰面积的 0.6 倍 |
| D | 0.3 | 对照溶液(b)主峰面积的 0.6 倍 |
| E | 0.15 | 对照溶液(d)主峰面积的 1.5 倍 |
| 单个非特定杂质 | 0.10 | 对照溶液(b)主峰面积的 0.2 倍 |
| 杂质总量 | 1.0 | |
| 忽略限 | 0.05 | 对照溶液(b)主峰面积的 0.1 倍 |

**示例分析:**

(1) 特定杂质:明确了特定杂质 A、B、C、D、E,采用杂质 A、C、D、E 的对照品并结合各特定杂质峰与氯丙嗪峰的相对保留值进行杂质峰识别,采用杂质 A、E 的对照品以外标法计算杂质 A、E 的含量,增强了杂质检查的专属性和准确性。

(2) 杂质控制:采用杂质对照品法控制特定杂质 A(0.15%)和 E(0.15%);采用主成分自身对照法控制特定杂质 B(0.3%)、C(0.3%)、D(0.3%)、单个非特定杂质(0.10%)、忽略限(0.05%)。单个杂质的限量最高者为 0.3%,限量最低者为 0.10%(非特定杂质的控制最严);杂质总量为 1.0%。此外,盐酸异丙嗪(图 21-5 和图 21-6)等**吩噻嗪**类药物也广泛采用杂质对照品法控制其特定杂质。多国药典控制**盐酸氯丙嗪制剂**的单个杂质不得过 0.5%。但是,注射液中氯丙嗪易被氧化为 ***S*-氧化物(A,氯丙嗪亚砜)**,所以允许其有 1 个杂质不得过 5%。

(3) 色谱条件:采用碱性去活性辛烷基硅烷键合硅胶固定相控制弱碱性的氯丙嗪及其有关物质的拖尾因子,提高色谱峰的对称性。鉴于杂质 D 峰(相对保留值约 0.9)与氯丙嗪峰十分接近,在系统适用性要求中,规定其分离度≥2.0。

(4) 精密度:各试验溶液配制的表述中,称取和量取的精度均根据具体需要规定。其中,对照溶液(a)用于系统适用性试验,精度要求较低。对照溶液(b)和(c)均用于设置杂质限量,精度要求高。对照溶液(d)中,杂质 E 用于设置杂质限量,精度要求高;而杂质 C 用于杂质峰识别,精度要求较低。供试品溶液用于杂质定量检查,精度要求高。

图 21-6 中以异丙嗪峰($t_R$ 约 18min)为参照,杂质 D、C、B 和 A 峰的相对保留值分别约为 0.2、0.5、1.4 和 1.8。

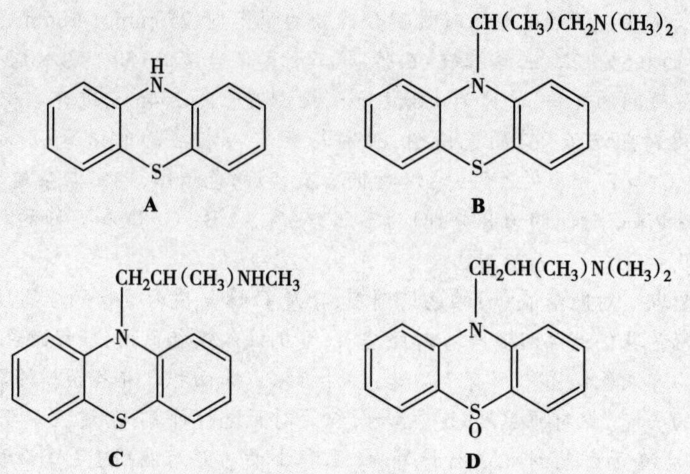


图 21-5　BP 盐酸异丙嗪“其他烷基代吩噻嗪”类物质的代码与结构式

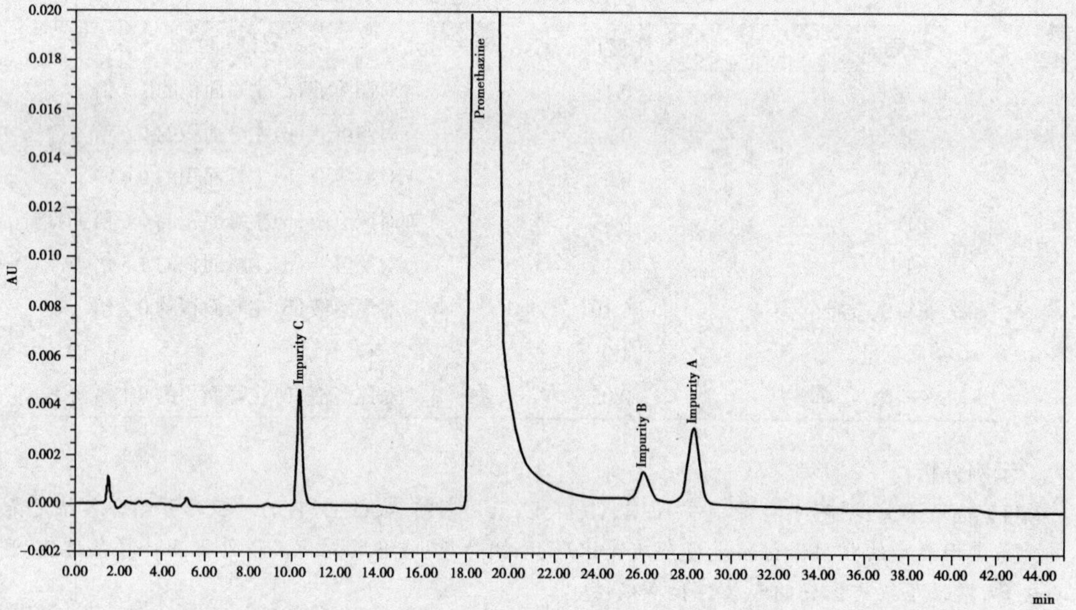


图 21-6　BP 盐酸异丙嗪有关物质 HPLC 检查的杂质峰识别

示例 21-12　USP 盐酸氯丙嗪片“**其他烷基代吩噻嗪**”的 TLC 检查　照薄层色谱法试验。

**供试品溶液**　取本品细粉适量（相当于盐酸氯丙嗪 50mg），置具塞离心管中，加甲醇 10ml，强力振摇使溶解，离心，即得。

**对照品储备液**　取盐酸氯丙嗪对照品适量，加甲醇溶解并定量稀释制成每 1ml 中含 5mg 的溶液。

**对照品溶液**　精密量取“对照品储备液”适量，加甲醇定量稀释制成每 1ml 中含盐酸氯丙嗪 25μg 的溶液。

**色谱条件**　采用硅胶 $GF_{254}$ 薄层板，以现制的浓氨水饱和乙酸乙酯-乙醚混合溶液（1∶1）为展开剂。

**测定法**　取供试品溶液、对照品储备液和对照品溶液各 10μl，分别点于同一薄层板上，展开约 10cm，取出薄层板，晾干约 20 分钟，置紫外光灯（254nm）下检视。

**结果判定**　供试品溶液所显斑点，除主斑点外，任何斑点的面积和强度均不大于对照品溶液的斑点(0.5%)。

**示例分析**:TLC 法设备简单、操作方便、单个杂质的限度控制简易。但是,TLC 法操作费时,展开剂消耗较多,难以完成杂质总量的准确控制。

### 二、有效性检查

吩噻嗪类药物大多活性强、剂量低、剂型多。吩噻嗪类药物制剂应按照 ChP 通则“0100 制剂通则”的要求,针对 API 的性质、剂型、规格等进行相应的检查。例如,ChP 盐酸氯丙嗪片(【规格】①12.5mg、②25mg、③50mg)应检查【重量差异】和【溶出度】,以保证其有效性。

## 第四节　含量测定

吩噻嗪类药物的含量测定在介绍基本方法要略的基础上,重点讨论特征方法。

### 一、基本方法要略

吩噻嗪类药物的含量测定,可依据药物的结构与性质、剂型与剂量、基质干扰、分析目的等,采用适宜的酸碱滴定法、紫外-可见分光光度法、高效液相色谱法或液-质联用法。

**酸碱滴定法**:基于吩噻嗪类药物的弱碱性,可采用酸碱滴定法测定原料药物含量;也可测定标示含量(即【规格】)较高的制剂含量。

**紫外-可见分光光度法**:基于吩噻嗪类药物的紫外吸收特征,可采用紫外分光光度法测定制剂含量;也可测定口服固体制剂溶出量。基于吩噻嗪类药物与钯离子配位呈色的特性,可采用比色法排除 API 氧化物的干扰,更准确地测定制剂含量。

**高效液相色谱法及其联用技术**:HPLC 法可选择性测定吩噻嗪类原料药物及其制剂的含量。LC-MS 法是测定复杂基质中微量药物的首选技术,可测定生物样品中吩噻嗪类药物的浓度。

### 二、特征方法

#### (一) 酸碱滴定法

吩噻嗪类药物含量测定所采用的酸碱滴定法包括非水溶液滴定法和乙醇-水溶液滴定法。

1. 非水溶液滴定法　吩噻嗪类药物 10 位的含氮取代基具有弱碱性,多国药典采用非水溶液滴定法测定其含量(示例 21-13 和示例 21-14)。

示例 21-13　ChP 盐酸氯丙嗪的含量测定:取本品约 0.2g,精密称定,加冰醋酸 10ml 与醋酐 30ml 溶解后,照电位滴定法(通则 0701),用高氯酸滴定液(0.1mol/L)滴定,并将滴定的结果用空白试验校正。每 1ml 高氯酸滴定液(0.1mol/L)相当于 35.53mg 的盐酸氯丙嗪($C_{17}H_{19}ClN_2S \cdot HCl$)。**限度要求**:按干燥品计算,含盐酸氯丙嗪($C_{17}H_{19}ClN_2S \cdot HCl$)不得少于 99.0%。

**示例分析**:示例中,氯丙嗪的碱性较弱,滴定突跃范围较小,故用冰醋酸与醋酐的混合溶液作为溶剂,显著增大滴定突跃范围(醋酐解离生成的醋酐合乙酰离子[$CH_3CO^+ \cdot (CH_3CO)_2O$]比醋酸解离生成的醋酸合质子[$H^+ \cdot CH_3COOH$]酸性更强),以电位法确定滴定终点[玻璃电极为指示电极、饱和甘汞电极(玻璃套管内装氯化钾的饱和无水甲醇溶液)为参比电极],以空白试验校正溶剂等对滴定结果的影响。此条件下,盐酸氯丙嗪中盐酸的影响可忽略。

示例 21-14　ChP 奋乃静注射液(1ml : 5mg)的含量测定:精密量取本品适量(约相当于奋乃静

125mg)，置分液漏斗中，加氢氧化钠试液 2ml 使成碱性，用三氯甲烷振摇提取 4 次，每次 20ml，以置有无水硫酸钠 5g 的干燥滤纸滤过，合并滤液，滤液置水浴上蒸干，加冰醋酸 10ml 溶解，加结晶紫指示液 1 滴，用高氯酸滴定液(0.1mol/L)滴定，并将滴定的结果用空白试验校正。每 1ml 高氯酸滴定液(0.1mol/L)相当于 20.20mg 的奋乃静($C_{21}H_{26}ClN_3OS$)。**限度要求**：含奋乃静($C_{21}H_{26}ClN_3OS$)应为标示量的 93.0%~107.0%。

**示例分析**：示例中，奋乃静注射液为灭菌水溶液，不能直接进行非水溶液滴定。经碱化、有机溶剂提取奋乃静，以排除水的干扰。为进一步排除水的干扰，每次的提取液经无水硫酸钠脱水、滤过，再合并滤液，蒸干。此样品预处理不但排除了溶剂水的干扰，而且还浓缩了待测成分，使标示含量(即【规格】)较低的注射液能够采用非水溶液滴定法测定含量。

**2. 乙醇-水溶液滴定法** 吩噻嗪类药物盐酸盐为弱碱强酸盐，在乙醇-水溶液中可采用氢氧化钠滴定液测定含量。吩噻嗪类药物盐酸盐在水中与氢氧化钠反应，生成的吩噻嗪类游离碱溶于乙醇(示例 21-15)。

值得注意的是，本法与非水溶液滴定法的测定原理有所不同。非水溶液滴定法采用高氯酸滴定液直接测定吩噻嗪类药物盐酸盐中具有药理活性的吩噻嗪类游离碱；而本法采用氢氧化钠滴定液测定吩噻嗪类药物盐酸盐中无药理活性的盐酸。

因此，本法一般在滴定前加入过量的盐酸溶液，以确保具有药理活性的吩噻嗪类药物完全以盐酸盐的形式存在，从而提高吩噻嗪类药物间接测定的准确度。剩余的盐酸用氢氧化钠滴定液计量。

**测定法**：在反应体系中加入过量的盐酸溶液，以电位法确定滴定终点，读取滴定曲线上两个等当点处氢氧化钠滴定液的体积，据此计算吩噻嗪类药物盐酸盐的含量。

第一个等当点：$H^+ + Cl^- + NaOH \longrightarrow H_2O + NaCl$

第二个等当点：$BH^+ + Cl^- + NaOH \longrightarrow B + H_2O + NaCl$

**示例 21-15** ChP 盐酸异丙嗪的含量测定：取本品约 0.25g，精密称定，加 0.01mol/L 盐酸溶液 5ml 与乙醇 50ml 使溶解。照电位滴定法(通则 0701)，用氢氧化钠滴定液(0.1mol/L)滴定，出现第一个突跃点时记下消耗的毫升数 $V_1$，继续滴定至出现第二个突跃点时记下消耗的毫升数 $V_2$，$V_2$ 与 $V_1$ 之差即为本品消耗滴定液的体积。每 1ml 氢氧化钠滴定液(0.1mol/L)相当于 32.09mg 的盐酸异丙嗪($C_{17}H_{20}N_2S \cdot HCl$)。**限度要求**：按干燥品计算，含盐酸异丙嗪($C_{17}H_{20}N_2S \cdot HCl$)不得少于 99.0%。

**示例分析**：示例中，加入过量的盐酸溶液(0.01mol/L 盐酸溶液 5ml)，确保异丙嗪完全以盐酸盐形式存在。剩余盐酸所消耗的氢氧化钠滴定液体积为 $V_1$，剩余盐酸和盐酸异丙嗪共同消耗的氢氧化钠滴定液体积为 $V_2$，即盐酸异丙嗪所消耗的氢氧化钠滴定液体积为 $(V_2 - V_1)$。

多国药典采用此法测定盐酸异丙嗪、盐酸氯丙嗪、盐酸三氟拉嗪的含量。

### (二) 紫外-可见分光光度法

吩噻嗪类药物制剂含量测定所采用的紫外-可见分光光度法包括直接紫外分光光度法、提取后双波长紫外分光光度法、钯离子比色法。

**1. 直接紫外分光光度法** 吩噻嗪类药物制剂的杂质及辅料无干扰或干扰易排除时，可采用直接紫外分光光度法测定含量。如 ChP 盐酸氯丙嗪片的供试品溶液，在 254nm 的波长处测定吸光度，按 $C_{17}H_{19}ClN_2S \cdot HCl$ 的吸收系数($E_{1cm}^{1\%}$)为 915 计算含量。

**2. 提取后双波长紫外分光光度法** 吩噻嗪类药物制剂采用直接紫外分光光度法测定含量时，API 氧化物在 API 的测定波长处产生干扰吸收，采用提取后双波长紫外分光光度法可排除此干扰(示例 21-16)。

**示例 21-16**　USP 盐酸氯丙嗪片的含量测定　照紫外-可见分光光度法测定。**避光操作**。

**对照品溶液**　取盐酸氯丙嗪对照品适量，精密称定，用 0.1mol/L 盐酸溶液溶解并定量稀释制成每 1ml 中含 8μg 的溶液。

**供试品储备液**(标示 0.2mg/ml)　取本品不少于 20 片，精密称定，研细，精密称取适量(约相当于盐酸氯丙嗪 100mg)，置 500ml 量瓶中，加水 200ml 和盐酸 5ml，密塞，振摇约 10 分钟，用水稀释至刻度，摇匀，滤过，弃去初滤液 50ml，取续滤液。

**供试品溶液**(标示 8μg/ml)　精密量取供试品储备液 10.0ml，置 250ml 分液漏斗中，加水 20ml，用浓氨水碱化，用乙醚提取 4 次，每次 25ml，合并乙醚提取液，用 0.1mol/L 盐酸溶液提取 4 次，每次 25ml，合并盐酸提取液，置 250ml 量瓶中，通气除去残留乙醚，加 0.1mol/L 盐酸溶液稀释至刻度，摇匀。

**测定法**　对照品溶液和供试品溶液在 254nm 和 277nm 的波长处分别测定吸光度(1cm 比色皿，以 0.1mol/L 盐酸溶液为空白)。按公式计算供试品中盐酸氯丙嗪($C_{17}H_{19}ClN_2S \cdot HCl$)的百分标示含量($C$%)。

$$C\% = [(A_{U1}-A_{U2})/(A_{S1}-A_{S2})] \times (C_S/C_U) \times 100$$

式中，$A_{U1}$ 为供试品溶液 254nm 的吸光度；$A_{U2}$ 为供试品溶液 277nm 的吸光度；$A_{S1}$ 为对照品溶液 254nm 的吸光度；$A_{S2}$ 为对照品溶液 277nm 的吸光度；$C_S$ 为对照品溶液的浓度(μg/ml)；$C_U$ 为供试品溶液的标示浓度(μg/ml)。

**限度要求**　本品含盐酸氯丙嗪($C_{17}H_{19}ClN_2S \cdot HCl$)应为标示量的 95.0%~105.0%。

**示例分析**：供试品储备液中，片剂所含的盐酸氯丙嗪溶于盐酸与水的混合溶剂中，滤除辅料以排除干扰。制备供试品溶液时，浓氨水使盐酸氯丙嗪转化为氯丙嗪游离碱，乙醚提取氯丙嗪，以进一步排除干扰。用 0.1mol/L 盐酸溶液将乙醚中的氯丙嗪游离碱转化为盐酸氯丙嗪并使其进入水相。在 0.1mol/L 盐酸溶液中，氯丙嗪的氧化物(**氯丙嗪亚砜**)在 254nm 和 277nm 波长处具有等吸收(参见图 21-7)，采用对照品双波长吸光度差法可排除氧化杂质的干扰，准确测量供试品溶液中氯丙嗪的吸光度。

USP 还采用此法测定盐酸氯丙嗪的注射液、口服溶液剂、糖浆剂和盐酸三氟拉嗪的注射液、

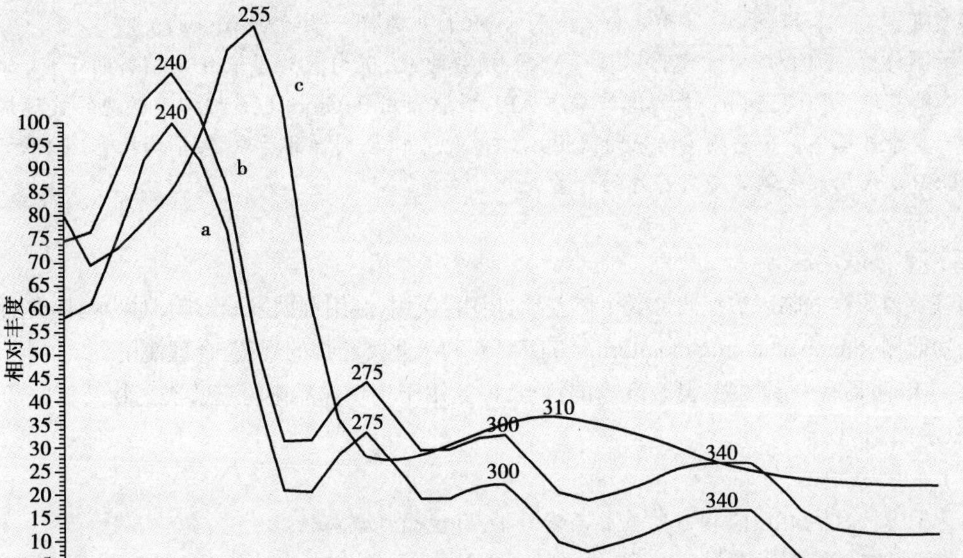


a. 氯丙嗪一氧化物；b. 氯丙嗪二氧化物；c. 氯丙嗪。

图 21-7　氯丙嗪及其 *S*-氧化物的吸收光谱[0.1% 甲酸甲醇-水(50∶50)，DAD]

口服溶液剂的含量。此双波长测定法，比其他药典的 254nm 附近的单波长测定法，具有更高的专属性。

3. 钯离子比色法　钯离子比色法的专属性强，用于吩噻嗪类药物制剂的含量测定时，可排除硫氮杂蒽母核氧化物亚砜和砜的干扰（示例 21-17）。

示例 21-17　USP 盐酸异丙嗪栓的**含量测定**　照紫外-可见分光光度法测定。

**氯化钯溶液**　取氯化钯 500mg，置烧杯中，加盐酸 5ml，蒸气浴加热使完全溶解；缓缓加热水 200ml（必要时，继续加热并加盐酸使保持完全溶解），转移至 500ml 量瓶中，用水稀释至刻度，摇匀。量取上述溶液 50ml，加 2mol/L 醋酸钠溶液 250ml，用盐酸调节 pH 至 4.0，转移至 500ml 量瓶中，用水稀释至刻度，摇匀。

**对照品溶液**　取盐酸异丙嗪对照品适量，精密称定，加 0.05mol/L 盐酸溶液溶解并定量稀释制成每 1ml 中约含盐酸异丙嗪 0.1mg 的溶液。**避光保存**。

**供试品溶液**　取供试品 10 粒，精密称定，计算平均粒重。小心融化，避免过热，混匀。精密称取适量（约相当于盐酸异丙嗪 50mg），置烧杯中，加已烷 30ml，温热溶解，转移至棕色分液漏斗中，用少量已烷和 0.05mol/L 盐酸溶液交替冲洗烧杯数次，合并洗液至分液漏斗中。用 0.05mol/L 盐酸溶液 20ml 轻轻振摇（避免乳化），提取 5 次，提取液用玻璃棉（0.05mol/L 盐酸溶液预洗）缓慢滤过，合并滤液于 500ml 的棕色量瓶中，用 0.05mol/L 盐酸溶液洗涤玻璃棉，洗液并入量瓶中，用 0.05mol/L 盐酸溶液稀释至刻度，摇匀。

**测定法**　精密量取对照品溶液、供试品溶液及 0.05mol/L 盐酸溶液各 2.0ml，分别置试管中，各加氯化钯溶液 3.0ml，摇匀。以 0.05mol/L 盐酸溶液-氯化钯溶液（即试剂空白）为参比，在约 450nm 的最大吸收波长处，用 1cm 比色皿分别测定对照品溶液和供试品溶液的吸光度。按公式计算所称取栓剂样品中盐酸异丙嗪（$C_{17}H_{20}N_2S \cdot HCl$）的量（mg）。

$$500C(A_U/A_S)$$

式中，$C$（mg/ml）为对照品溶液的浓度，$A_U$ 和 $A_S$ 分别为供试品溶液和对照品溶液的吸光度，500 为制备供试品溶液的量瓶体积。

**限度要求**　本品含盐酸异丙嗪（$C_{17}H_{20}N_2S \cdot HCl$）应为标示量的 95.0%~110.0%。

**示例分析**：示例中，为方便称取适量栓剂，使栓融化、混匀。为排除栓剂辅料的干扰，加已烷温热溶解基质，用 0.05mol/L 盐酸溶液提取 API，提取液用 0.05mol/L 盐酸溶液预洗的玻璃棉滤过以进一步除去基质。含量测定结果为[（$500C(A_U/A_S)$）]/[（栓剂样品称取量/平均粒重）× 标示量]。

USP 还采用此法测定奋乃静片的含量。

## （三）液-质联用法

吩噻嗪类药物的临床治疗效果受个体差异、拒用、误用、滥用等因素的影响，对吩噻嗪类药物进行治疗药物监测（therapeutic drug monitoring，TDM）有利于此类药物的规范、合理使用。

LC-MS 法具有专属性强、灵敏度高的特点，广泛用于生物样品中吩噻嗪类药物及相关药物的同时监测（示例 21-18）。

示例 21-18　LC-MS/MS 同时监测氯丙嗪等 16 种抗精神病药物。

**监测药物**　16 种抗精神病药物（表 21-5）分别是：氨磺必利、阿立哌唑、氯丙嗪、氯氮平、氰美马嗪、氟奋乃静、氟哌啶醇、左米丙嗪、甲哌酮、奥氮平、帕利哌酮、异丙嗪、喹硫平、利培酮、舒必利和齐拉西酮。

**色谱条件**　HSST3 柱（100mm × 2.1mm，1.8μm），0.1% 甲酸水溶液-乙腈（A：B）流动相线性梯度洗脱[0min（75：25）→1min（75：25）→6min（40：60）→6.1min（75：25）→ 7min（75：25）]，流速 0.5ml/min，进样量 10μl。

**质谱条件**　电喷雾正离子化 MRM 检测。离子源温度 150℃，喷雾电压 3.0kV，雾化氮气温度 450℃，流速 15L/min，氩气 CID 流量 0.21ml/min。优化确定 MRM 监测各药物和内标的参数（表 21-5）。

表 21-5　16 种抗精神病药物 LC-MS/MS 监测的 MS 参数

| 监测对象 | $t_R$/min | 锥空电压/V | 监测离子（$m/z$） | CE/eV | 定性离子（$m/z$） | CE/eV |
|---|---|---|---|---|---|---|
| 氨磺必利（amisulpride） | 0.71 | 60 | 370.1→242 | 30 | 370.1→195.9 | 41 |
| 阿立哌唑（aripiprazole） | 3.53 | 40 | 448→285.2 | 20 | 448→176.1 | 20 |
| 氯丙嗪（chlorpromazine） | 3.90 | 20 | 319.2→86.2 | 15 | 319.2→58.2 | 30 |
| 氯丙米嗪-$d_3$（clomipramine-$d_3$，**IS**） | 3.86 | 30 | 318.1→ 88.8 | 20 | — | |
| 氯氮平（clozapine） | 1.79 | 40 | 327.3→270.3 | 25 | 327.3→192.1 | 35 |
| 氰美马嗪（cyamemazine） | 3.41 | 30 | 341.1→100.2 | 18 | 341.1→ 58.1 | 30 |
| 氟奋乃静（fluphenazine） | 3.99 | 55 | 438→ 70 | 40 | 438→ 143.1 | 40 |
| 氟哌啶醇（haloperidol） | 2.99 | 40 | 376.3→165.2 | 26 | 376.3→122.9 | 30 |
| 左米丙嗪（levomepromazine） | 3.63 | 41 | 329.1→100.2 | 25 | 329.1→ 58.1 | 59 |
| 甲哌酮（melperone） | 1.69 | 50 | 264→165.2 | 20 | 264→123.1 | 20 |
| 奥氮平（olanzapine） | 0.45 | 20 | 313.1→256.3 | 25 | 313.1→84.4 | 20 |
| 奥氮平-$d_8$（olanzapine-$d_8$，**IS**） | 0.45 | 50 | 321.1→261 | 20 | — | |
| 帕利哌酮（paliperidone） | 1.28 | 55 | 427.2→270.2 | 16 | 427.2→110 | 30 |
| 异丙嗪（promethazine） | 3.06 | 36 | 285.2→86.2 | 27 | 285.2→198.1 | 35 |
| 喹硫平（quetiapine） | 2.28 | 46 | 384.3→253.2 | 20 | 384.3→221.2 | 30 |
| 利培酮（risperidone） | 1.37 | 46 | 411.2→191.2 | 26 | 411.2→110.2 | 52 |
| 舒必利（sulpiride） | 0.49 | 50 | 242.2→112.2 | 37 | 242.2→214.1 | 45 |
| 齐拉西酮（ziprasidone） | 2.43 | 40 | 413→194 | 22 | 413→159.2 | 30 |
| 唑吡旦-$d_6$（zolpidem-$d_6$，**IS**） | 1.38 | 56 | 314.5→235.3 | 38 | — | |

**样本处理**　精密量取血样 0.5ml，定量添加内标溶液（100ng/ml）50μl，加水 2ml，涡旋混匀，1 670 × $g$ 离心 5 分钟，取上清液，经甲醇 2ml 和水 2ml 活化的 HLB 柱固相萃取，5% 甲醇-水 2ml 清洗，抽真空 10 分钟至干，加甲醇 2ml 洗脱待测物并收集洗脱液。洗脱液在氮气流下 40℃蒸发至干，残留物加 0.1% 甲酸水溶液-乙腈（75∶25）的溶液 0.15ml 复溶，取 10μl 进行 LC-MS/MS 测定（图 21-8）。

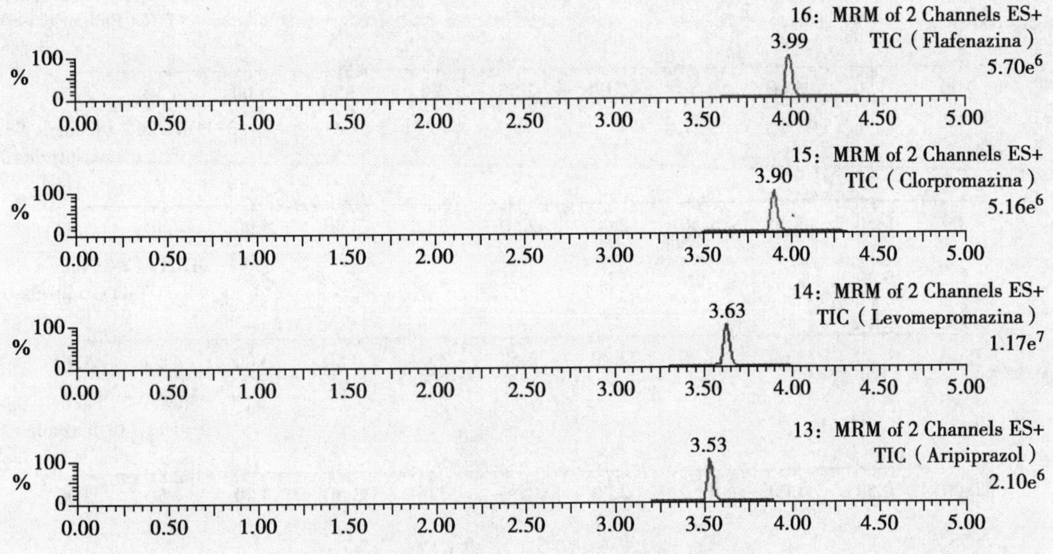


图 21-8　血样中 16 种抗精神病药物（浓度均为 50ng/ml 的对照品）的 LC-MS/MS 典型图

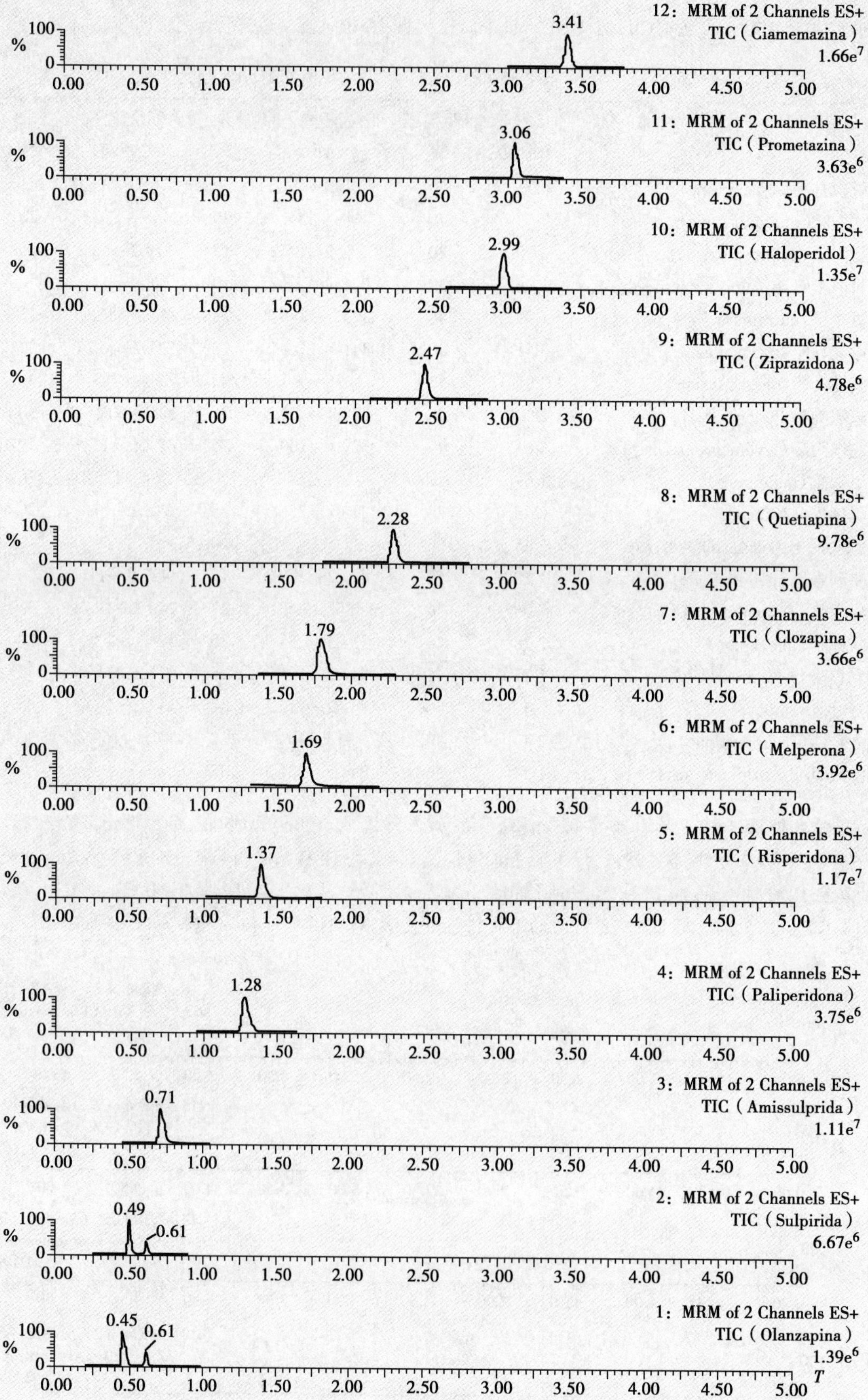
12：MRM of 2 Channels ES+
TIC（Ciamemazina）
1.66e7
3.41
11：MRM of 2 Channels ES+
TIC（Prometazina）
3.63e6
3.06
10：MRM of 2 Channels ES+
TIC（Haloperidol）
1.35e7
2.99
9：MRM of 2 Channels ES+
TIC（Ziprazidona）
4.78e6
2.47
8：MRM of 2 Channels ES+
TIC（Quetiapina）
9.78e6
2.28
7：MRM of 2 Channels ES+
TIC（Clozapina）
3.66e6
1.79
6：MRM of 2 Channels ES+
TIC（Melperona）
3.92e6
1.69
5：MRM of 2 Channels ES+
TIC（Risperidona）
1.17e7
1.37
4：MRM of 2 Channels ES+
TIC（Paliperidona）
3.75e6
1.28
3：MRM of 2 Channels ES+
TIC（Amissulprida）
1.11e7
0.71
2：MRM of 2 Channels ES+
TIC（Sulpirida）
6.67e6
0.49
0.61
1：MRM of 2 Channels ES+
TIC（Olanzapina）
1.39e6
0.45
0.61
100
%
0
0.00 0.50 1.00 1.50 2.00 2.50 3.00 3.50 4.00 4.50 5.00
T

图 21-8(续)

**方法验证与使用**　16 种药物的线性范围均为 5~500ng/ml，符合生物样品定量分析方法验证的要求，适用于 TDM 和法医分析。

## 本章小结

1. 吩噻嗪类抗精神病药物具有硫氮杂蒽母核，临床上常用本类药物的盐酸盐。吩噻嗪类药物具有易氧化性、弱碱性、与金属离子配位呈色的特性、紫外光吸收特性和红外光吸收特性。

2. 基于吩噻嗪类药物的结构与性质，可建立吩噻嗪类药物的性状观测、鉴别、检查、含量测定和 TDM 方法。

3. 吩噻嗪类药物的有关物质与其合成路线相关，主要有关物质是"其他烷基代吩噻嗪"类物质。

（范　琦）

## 思考题

1. 根据文献，简述吩噻嗪类药物的发现过程及其主要临床适应证。
2. 简述吩噻嗪类药物的主要结构特征及其关键质量属性。
3. 简述钯离子比色法测定吩噻嗪类药物制剂含量的优势。

## 参考文献

[1] 杭太俊．药物分析．8 版．北京：人民卫生出版社，2016.

[2] LÓPEZ-MUÑOZ F，ALAMO C，CUENCA E，et al. History of the discovery and clinical introduction of chlorpromazine. Ann Clin Psychiatry，2005，17(3)：113-135.

[3] CHAGONDA L F，MILLERSHIP J S. The determination of chlorpromazine，related impurities and degradation products in pharmaceutical dosage forms. J Pharm Biomed Anal，1989，7(3)：271-278.

[4] TANAKA E，NAKAMURA T，TERADA M，et al. Simple and simultaneous determination for 12 phenothiazines in human serum by reversed-phase high-performance liquid chromatography. J Chromatogr B，2007，854：116-120.

[5] PROENÇA P，MONTEIRO C，MUSTRA C，et al. Identification and quantification of antipsychotics in blood samples by LC-MS-MS：case reports and data from three years of routine analysis. J Anal Toxicol，2020，44(8)：915-922.

第二十一章
目标测试

# 第二十二章

# 莨菪烷类抗胆碱药物的分析

第二十二章
教学课件

**学习目标**

1. **掌握** 莨菪烷类抗胆碱药物的结构、性质与质量分析控制特点。
2. **熟悉** 莨菪烷类药物含量的特色酸性染料比色测定法。
3. **了解** 莨菪烷类药物的关键工艺条件和关键质量属性。

莨菪烷抗胆碱药物主要是从茄科(*Solanaceae*)植物如颠茄(*Atropa belladonna*)、莨菪(*Hyoscyamus niger*)和白曼陀罗(*Datura stramonium*)等中提取制备的具有 M 受体拮抗作用的抗胆碱药物。

由于它们生产制备工艺的特殊性、临床作用的高活性、内在稳定性的脆弱性,相关药品的质量风险需要严格控制。

## 第一节　典型药物的结构与理化性质

### 一、典型结构

莨菪烷类抗胆碱药物,都是由莨菪烷结构的氨基醇(莨菪醇,tropine)与莨菪酸(tropic acid)缩合成酯的莨菪烷型生物碱。如硫酸阿托品、氢溴酸山莨菪碱、氢溴酸东莨菪碱等(表 22-1)。

表 22-1　典型莨菪烷类药物的结构与物理性质

| 药物名称 | 结构式/分子式/分子量 | 物理性质 |
|---|---|---|
| 硫酸阿托品 atropine sulfate | 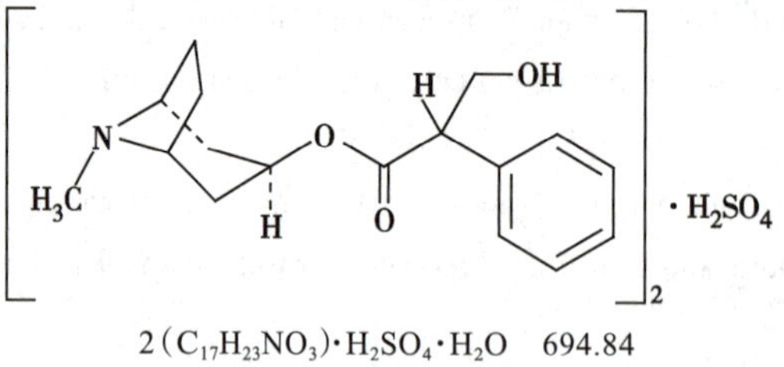 $2(C_{17}H_{23}NO_3)\cdot H_2SO_4\cdot H_2O$　694.84 | 无色结晶或白色结晶性粉末。在水中极易溶解,在乙醇中易溶。熔点 >189 ℃ (dec,干燥品),114~118 ℃ (游离碱);$[\alpha]_D$ ($c$=10%,水)为 −0.25°~+0.25° |
| 氢溴酸后马托品 homatropine hydrobromide | 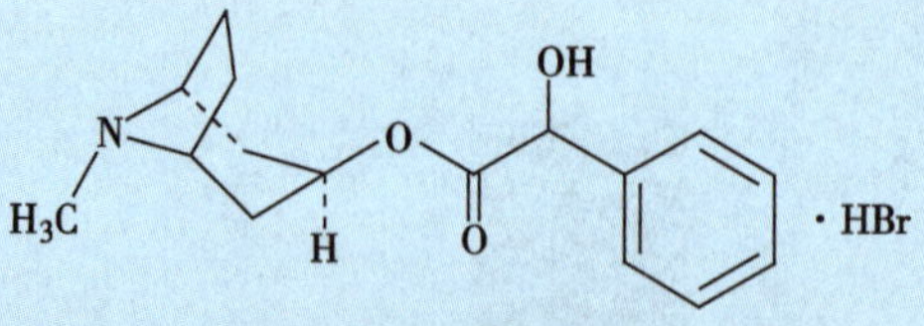 $C_{16}H_{21}NO_3\cdot HBr$　356.26 | 白色结晶性粉末或无色结晶。在水中易溶,在乙醇中微溶。熔点为 214~217℃ (dec) |
| 硫酸莨菪碱 hyoscyamine sulfate | 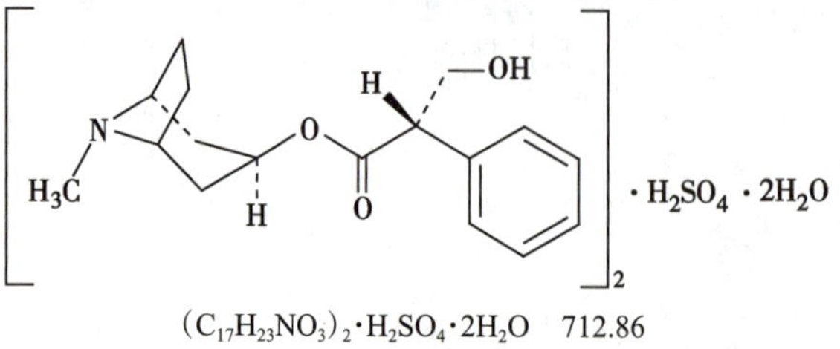 $(C_{17}H_{23}NO_3)_2\cdot H_2SO_4\cdot 2H_2O$　712.86 | 白色结晶性粉末或无色针状结晶。在水中极易溶,在乙醇中微溶,在乙醚中几乎不溶。熔点为 203℃ (dec);$[\alpha]_D$ [$c$=5%(无水)、水]为 −29°~−24° |

续表

| 药物名称 | 结构式/分子式/分子量 | 物理性质 |
| --- | --- | --- |
| 氢溴酸山莨菪碱<br>anisodamine<br>hydrobromide | 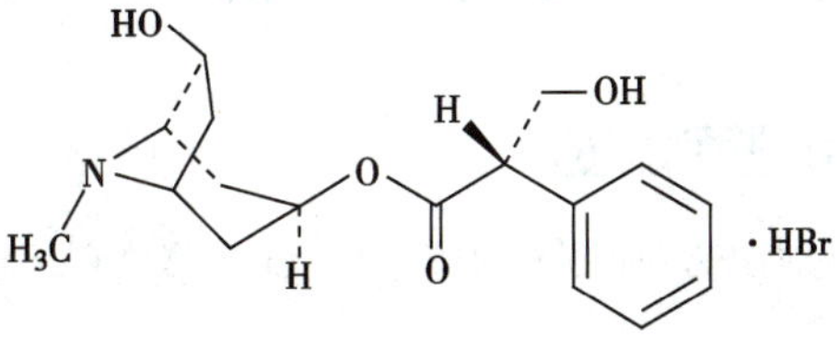<br>$C_{17}H_{23}NO_4 \cdot HBr$　386.29 | 白色结晶或结晶性粉末。在水中极易溶解，在乙醇中易溶，在丙酮中微溶。<br>熔点为176~181℃（dec）；$[\alpha]_D$（$c$=10%，水）为−11.5°~−9.0° |
| 氢溴酸东莨菪碱<br>scopolamine<br>hydrobromide<br>（BP：hyoscine<br>hydrobromide） | 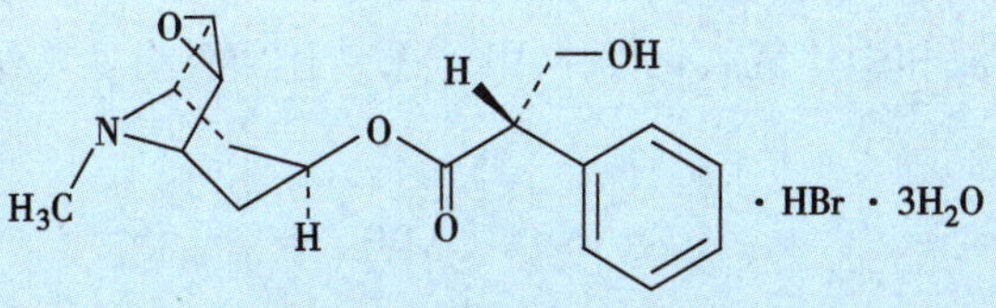<br>$C_{17}H_{21}NO_4 \cdot HBr \cdot 3H_2O$　438.32 | 无色结晶或白色结晶性粉末；微有风化性。在水中易溶，在乙醇中略溶，在三氯甲烷中极微溶解，在乙醚中不溶。<br>熔点为195~199℃（dec）；$[\alpha]_D$（$c$=5%、水）为−24°~−27° |
| 甲溴东莨菪碱<br>methscopolamine<br>bromide | 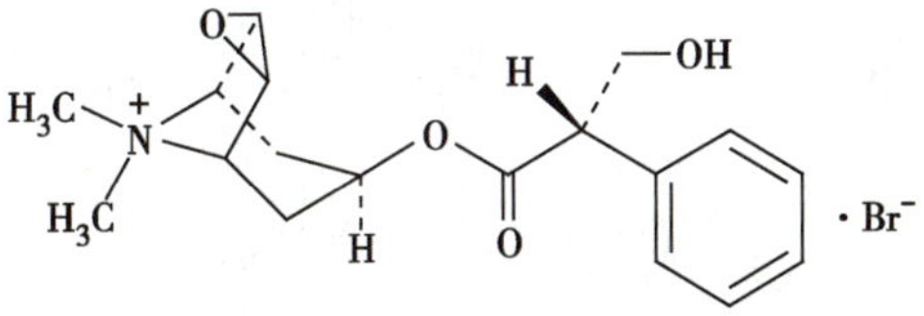<br>$C_{18}H_{24}NO_4 \cdot Br$　398.29 | 白色结晶性粉末；无臭。易溶于水，不溶于乙醇，在三氯甲烷、乙醚中不溶。<br>$[\alpha]_D$（$c$=5%，水）为−25°~−21° |
| 丁溴东莨菪碱<br>scopolamine<br>butylbromide | 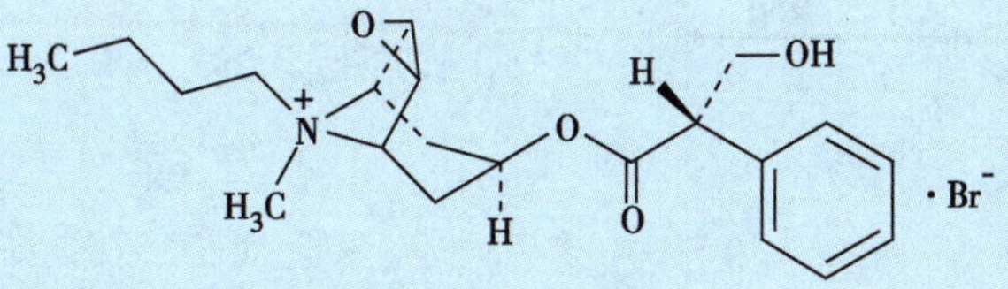<br>$C_{21}H_{30}BrNO_4$　440.38 | 白色或类白色结晶性粉末；无臭或几乎无臭。在水或三氯甲烷中易溶，在乙醇略溶。<br>$[\alpha]_D$（$c$=10%，水）为−20°~−18° |

## 二、主要理化性质

1. 碱性　莨菪烷类抗胆碱药物分子中的氨基醇结构上有脂肪氨基氮原子，因此具有较强的生物碱性，易与酸成盐。例如，阿托品的 $pK_{b_1}$ 为4.35，可与硫酸成盐。

2. 旋光性　莨菪烷生物碱（氢溴酸东莨菪碱等）分子结构中，均含有不对称碳原子。由植物提取分离制备的莨菪烷生物碱药物，均以单一光学异构体形成存在。呈现特征的旋光性。

阿托品结构中也有不对称碳原子。由化学合成制得的阿托品与其他莨菪烷生物碱药物不同，为外消旋体，无旋光性。

3. 吸收光谱特性　莨菪烷类抗胆碱药物分子结构中具有多种极性官能团和苯环共轭骨架基团。从而，均表现出专属的紫外和红外吸收光谱特征。

4. 水解性　莨菪烷类抗胆碱药物分子结构中，氨基醇与莨菪酸缩合成的酯结构，易水解。例如，阿托品可水解生成莨菪醇（Ⅰ）和莨菪酸（Ⅱ）。

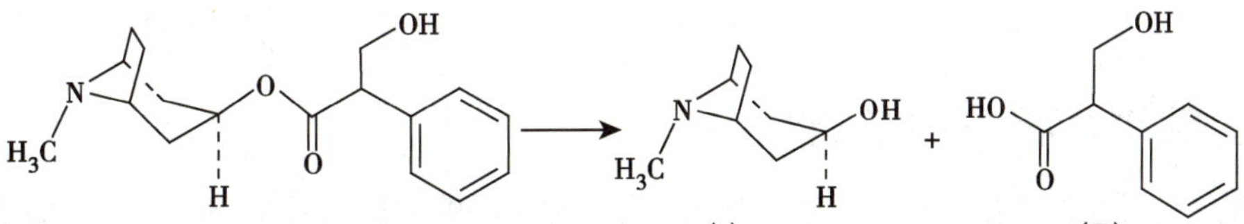

（Ⅰ）　　（Ⅱ）

# 第二节　鉴别试验

## 一、托烷生物碱类的 Vitali 鉴别反应

Vitali 鉴别反应系 ChP“**一般鉴别试验**(通则 0301)”规定特征鉴别反应的一种:“**托烷生物碱类**”的鉴别(示例 22-1)。

原理是:莨菪烷类生物碱结构中的酯键易水解,生成的莨菪酸,经发烟硝酸加热处理转变为三硝基衍生物,再与氢氧化钾的醇溶液和固体氢氧化钾作用脱羧,转化成具有共轭结构的阴离子而显深紫色。

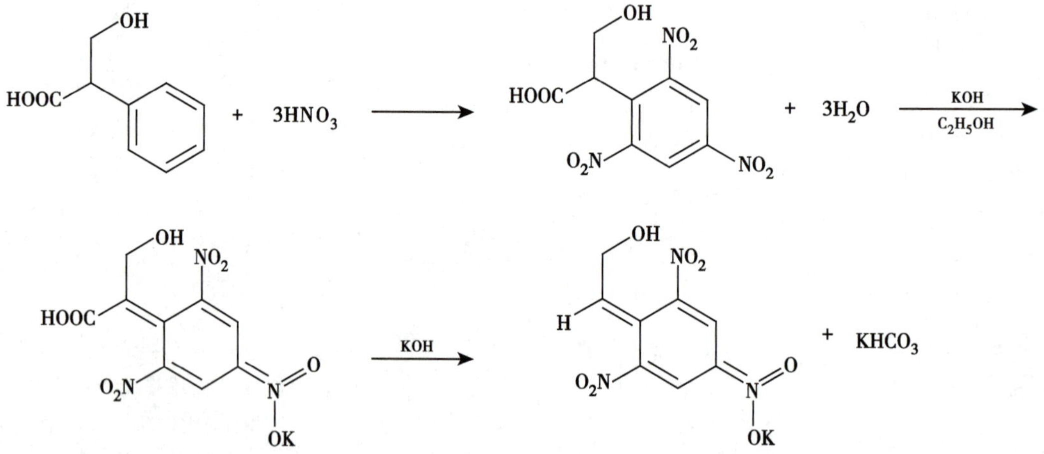


示例 22-1　ChP 氢溴酸山莨菪碱的鉴别:显“**托烷生物碱类**”的鉴别反应(取本品约 10mg,加发烟硝酸 5 滴,置水浴上蒸干,得黄色残渣,放冷,加乙醇 2~3 滴湿润,加固体氢氧化钾一小粒,即显深紫色)。

**示例分析:**示例中采用氢氧化钾的醇溶液和固体氢氧化钾作用脱羧,不能引入水分。JP 标准中规定:加 DMF 1ml 和 5~6 滴 10% 四乙基氢氧化铵试液,显色相同。

## 二、与硫酸-重铬酸钾的反应

莨菪烷类抗胆碱药物水解后生成的莨菪酸,可与硫酸-重铬酸钾在加热的条件下发生氧化反应,生成苯甲醛,而逸出类似苦杏仁的臭味。

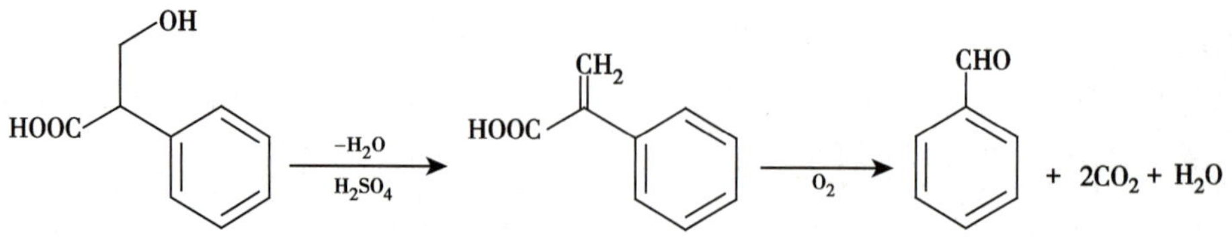


## 三、与生物碱显色剂或沉淀剂的反应

生物碱在酸性水溶液中可与重金属盐类或大分子酸类等沉淀试剂反应,生成难溶性的盐、复盐或配合物沉淀(表 22-2)。不同的沉淀试剂与生物碱反应的灵敏度不同。生物碱沉淀剂可用于莨菪烷类抗胆碱药物的鉴别(示例 22-2)。

表 22-2　常用的生物碱沉淀剂及反应

| 生物碱沉淀试剂 | 反应条件及结果 |
|---|---|
| 碘化铋钾试液(Dragendorff 试剂) | 橙红或棕红色沉淀 |
| 碘化钾碘试液(Wagner 试剂) | 棕色或棕褐色沉淀 |
| 碘化汞钾试液(Mayen 试剂) | 在酸性或碱性溶剂中生成白色或淡黄色沉淀 |
| 三硝基苯酚试液(Hager 试剂或苦味酸试液) | 结晶性沉淀并有特定熔点 |
| 硅钨酸试液(Bertrend 试剂) | 白色、淡黄色或黄棕色沉淀 |
| 磷钨酸试液(Scheibler 试剂) | 在酸性或中性溶液中生成淡黄色沉淀 |

示例 22-2　ChP 氢溴酸东莨菪碱的鉴别：取本品约 10mg，加水 1ml 溶解后，置分液漏斗中，加氨试液使成碱性后，加三氯甲烷 5ml，摇匀，分取三氯甲烷液，置水浴上蒸干，残渣中加氯化汞的乙醇溶液(取氯化汞 2g，加 60% 乙醇使成 100ml)1.5ml，即生成白色沉淀(与阿托品及后马托品的区别)。

**示例分析：二氯化汞**为剧毒试剂，暴露或污染会造成严重的生物与环境毒害，应该避免使用。ChP2020 阿托品及后马托品的鉴别试验中，均不收载该鉴别方法。

## 四、吸收光谱鉴别法

莨菪烷类抗胆碱药物的结构中具有苯环结构，显苯环的特征 UV 吸收行为。可以通过比较 $\lambda_{max}$、$\lambda_{min}$ 或吸收光谱的一致性进行鉴别(示例 22-3，图 22-1)。若有多个峰(谷)，则可以通过不同波长处的吸光度或吸收系数的比值进行鉴别。而红外光吸收图谱具有指纹专属性，国内外药典广泛采用 IR 法鉴别莨菪烷类药物(图 22-2)。

示例 22-3　ChP 丁溴东莨菪碱的 UV 鉴别：取本品，加 0.01mol/L 盐酸溶液并稀释制成每 1ml 中含 1mg 的溶液，照紫外-可见分光光度法(通则 0401)测定，在 252nm、257nm 与 264nm 的波长处有最大吸收(图 22-1)。

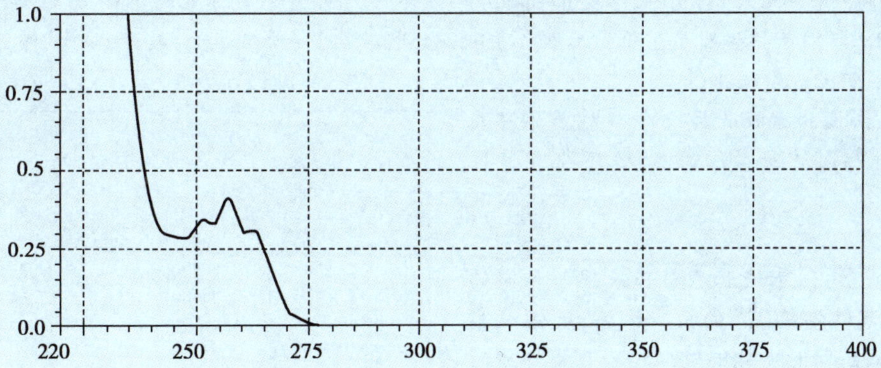


图 22-1　丁溴东莨菪碱的 JP UV 对照图谱(1mg/ml 水溶液)

## 五、色谱法

色谱法广泛用于具有生物碱药物的鉴别，TLC 和 HPLC 法最常用。

若用硅胶吸附剂 TLC 鉴别时，需在流动相或固定相中添加适宜的碱性试剂，使生物碱游离，或与硅胶表面弱酸性硅醇基预先达到中和，抑制峰拖尾。

单体生物碱药物使用其化学对照品为对照鉴别。植物总生物碱提取物药物，宜采用化学对照品

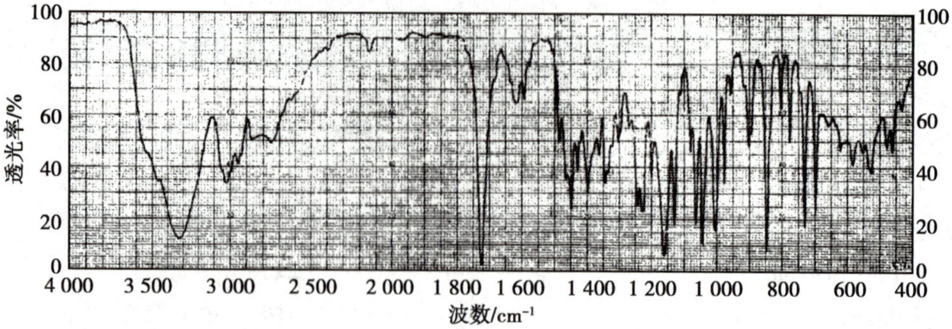


| 峰位/cm$^{-1}$ | 归属 | 峰位/cm$^{-1}$ | 归属 |
|---|---|---|---|
| 3 332 | $\nu_{O-H}$ | 1 600/1 450 | Ar $\nu_{C=C}$ |
| 2 850~2 600 | $\nu_{N-H}$(铵盐) | 1 200~1 000 | $\nu_{C-O-C}$ |
| 1 731 | $\nu_{C=O}$ | 950~700 | OOP(Ar—C—H) |

图 22-2 氢溴酸东莨菪碱的红外光吸收标准图谱

并结合对照药材同时对照。

以供试品溶液与对照品溶液主峰的保留值或相对保留值的一致性，作为定性鉴别依据(示例 22-4)。

示例 22-4 ChP 氢溴酸山莨菪碱注射液的 TLC 鉴别：取本品 1ml，置水浴上蒸干。取残渣照氢溴酸山莨菪碱项下的其他生物碱检查法试验，供试品溶液所显主斑点的位置和颜色应与对照品溶液的主斑点一致。

“**氢溴酸山莨菪碱**”项下“**其他生物碱**”检查法：照薄层色谱法(通则 0502)试验。

**供试品溶液** 取本品，加甲醇溶解并稀释制成每 1ml 中含 10mg 的溶液。

**对照品溶液** 取氢溴酸山莨菪碱对照品，加甲醇溶解并稀释制成每 1ml 中含 10mg 的溶液。

**色谱条件** 采用氧化铝(中性，活度Ⅱ~Ⅲ级)薄层板，以三氯甲烷-无水乙醇(95∶5)为展开剂。

**测定法** 取供试品溶液与对照品溶液各 10μl，分别点于同一薄层板上，展开，晾干，喷以稀碘化铋钾试液-碘化钾碘试液(1∶1)。

**限度** 供试品溶液除显一个与对照品溶液主斑点位置相同的灰黑色斑点外，不得显其他斑点。

**示例分析：**

(1) 专属性：注射液和原料药采用了相同的有关物质“**其他生物碱**”的检查方法，既保障了鉴别的专属性，同时也能够辅助控制有关物质的含量。

(2) 色谱条件：使用的薄层板[氧化铝(中性，活度Ⅱ~Ⅲ级)]和展开剂[三氯甲烷-无水乙醇(95∶5)]，并不符合通常的生物碱药物 TLC 鉴别条件的规定。故，区分鉴别的能力有限。改进为：硅胶 G 薄层板，乙酸乙酯-甲醇-浓氨溶液(17∶2∶1)为展开剂，专属性可得到显著提升(图 22-3)。

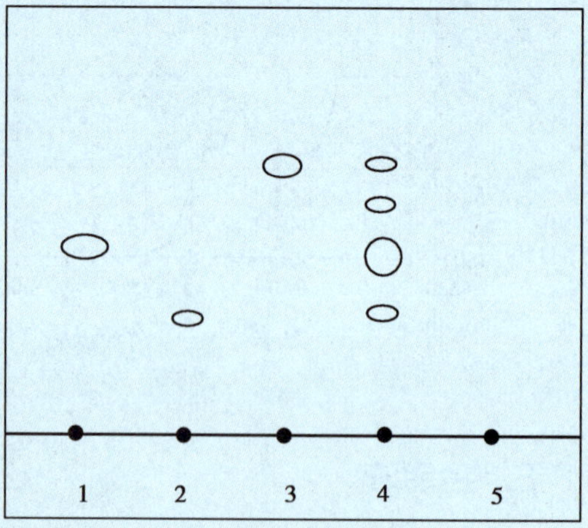


1. 硫酸阿托品；2. 氢溴酸山莨菪碱；3. 氢溴酸东莨菪碱；4. 供试品；5. 空白。

图 22-3 氢溴酸东莨菪碱的 TLC 鉴别

## 六、硫酸盐和溴化物的反应

为了改善莨菪烷类生物碱药物的水溶性和稳定性，它们大都制成硫酸盐或氢溴酸盐。所以，它们的水溶液则分别显硫酸盐或溴化物的鉴别反应。

示例 22-5　ChP 氢溴酸东莨菪碱的鉴别：本品的水溶液显**溴化物**的鉴别反应（通则 0301）

（1）取供试品溶液，滴加硝酸银试液，即生成淡黄色凝乳状沉淀；分离，沉淀能在氨试液中微溶，但在硝酸中几乎不溶。

（2）取供试品溶液，滴加氯试液，溴即游离，加三氯甲烷振摇，三氯甲烷层显黄色或红棕色。

# 第三节　有关物质与检查

## 一、有关物质的检查

由植物提取分离制备的莨菪烷生物碱药物，大都含有共存的其他生物碱有关物质（示例 22-6）。而化学合成制备的硫酸阿托品，则常常含有中间体、副产物和分降解杂质（示例 22-7）。

示例 22-6　氢溴酸东莨菪碱的有关物质检查

（1）**氢溴酸东莨菪碱有关物质与来源**：氢溴酸东莨菪碱是从茄科植物颠茄、白曼陀罗、莨菪中提取得到的莨菪碱的氢溴酸盐。我国主要从茄科植物曼陀罗的干燥品（洋金花）中提取东莨菪碱，然后制成氢溴酸盐（图 22-4，表 22-3）。

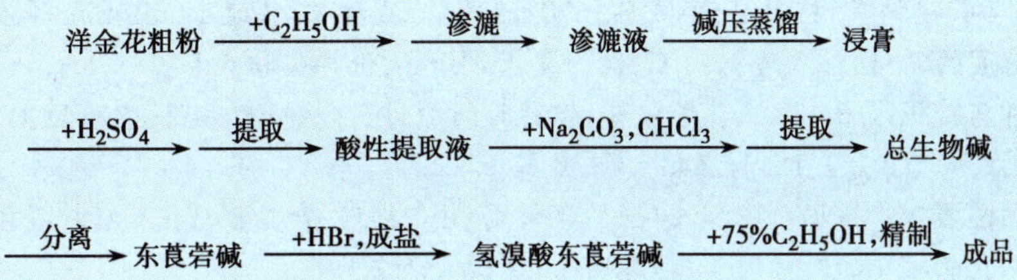


图 22-4　氢溴酸东莨菪碱的提取分离制备典型路线

表 22-3　氢溴酸东莨菪碱有关物质的结构和 BP 代码

| | |
|---|---|
| 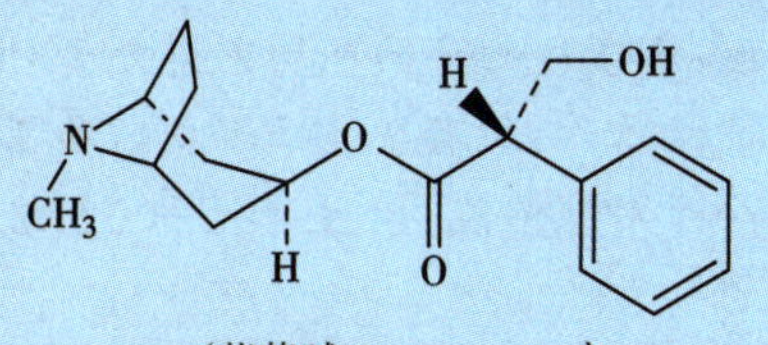<br>A（莨菪碱，hyoscyamine） | 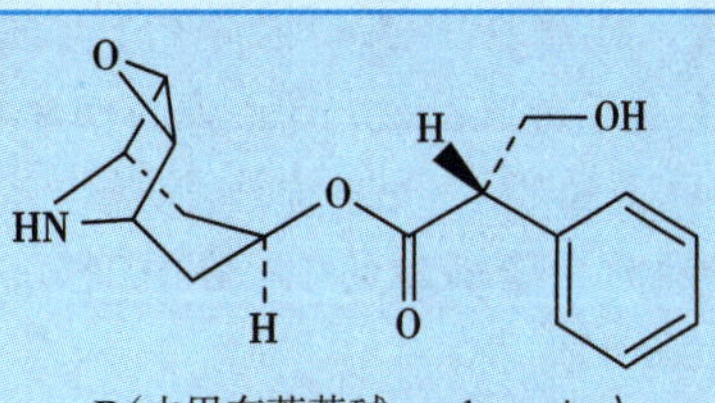<br>B（去甲东莨菪碱，norhyoscine） |
| 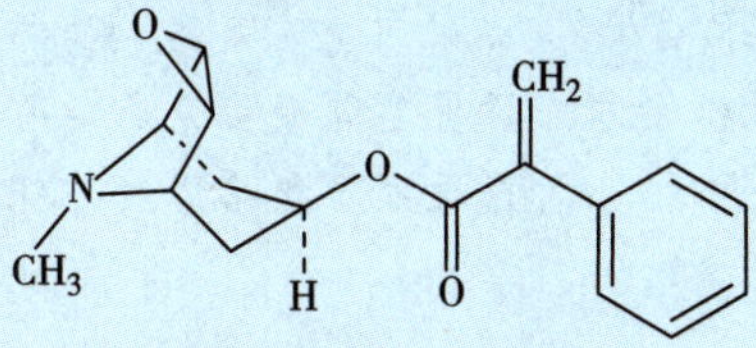<br>C（阿朴东莨菪碱，apohyoscine） | 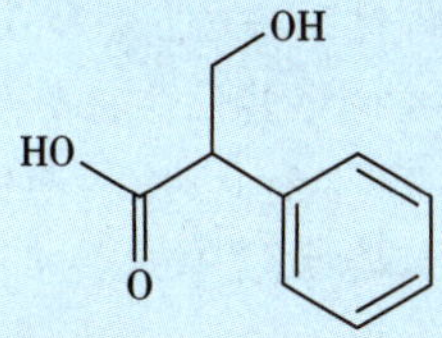<br>D（托品酸/莨菪酸，DL-tropic acid） |

根据其制备工艺，本品在生产和贮藏过程中，主要引入其他生物碱有关物质或成盐不平衡的杂质。

主要通过有关物质检查和主成分含量测定进行控制。也辅助以酸度、易氧化物、其他生物碱等，进行检查控制。

**酸度**　东莨菪碱的碱性很弱，对石蕊试纸几乎不显碱性反应。氢溴酸东莨菪碱为强酸弱碱盐，通过调节其 5% 水溶液的 pH 为 4.0~5.5，来控制本品的酸性杂质。

**易氧化物**　主要检查阿扑东莨菪碱（脱水东莨菪碱）及其他含有不饱和双键的有机物质。它们的紫外吸收最大波长红移，又可使高锰酸钾溶液褪色。

**其他生物碱**　本品水溶液加入氨试液不得发生浑浊。当有其他生物碱如阿朴阿托品（apoatropine，脱水阿托品）、颠茄碱（belladonine）等存在时，则产生浑浊。本品水溶液加入氢氧化钾试液，则有东莨菪碱析出，溶液显浑浊；因东莨菪碱在碱性条件下可水解，生成异东莨菪醇和莨菪酸，前者在水中溶解，后者生成钾盐在水溶液中也能溶解，故可使瞬即发生的浑浊消失。

（2）**BP 氢溴酸东莨菪碱有关物质的检查：**照高效液相色谱法（通则 0512）测定。

**供试品溶液**　取本品适量，精密称定，加流动相溶解并定量稀释制成每 1ml 中含 1.4mg 的溶液。

**对照溶液（a）**　精密量取供试品溶液适量，用流动相定量稀释制成每 1ml 中含供试品为 7μg 的溶液（0.5%）。

**对照溶液（b）**　精密量取对照品溶液（a）适量，用流动相定量稀释制成每 1ml 中含供试品为 1.4μg 的溶液（0.1%）。

**对照溶液（c）**　取氢溴酸东莨菪碱杂质 B 对照品 5.0mg，置 50ml 量瓶中，用流动相溶解，加供试品溶液 5.0ml 并用流动相稀释至刻度，精密量取 1.0ml，用流动相稀释至 10.0ml。

**色谱条件**　用辛烷基硅烷键合硅胶为填充剂（125mm × 4.0mm，3μm），以 0.25% 十二烷基硫酸钠溶液（用稀磷酸调节 pH 至 2.5）- 乙腈（670 ∶ 330）为流动相，流速 1.5ml/min，等度洗脱至东莨菪碱峰保留时间的 3 倍，柱温（25±1）℃，检测波长 210nm，进样体积 5μl。

**杂质识别与校正因子**　以东莨菪碱峰（保留时间约为 5 分钟）为参照，杂质 D、B、A 和 C 峰的相对保留分别约为 0.2、0.9、1.3 和 2.4。

**系统适用性要求**　根据对照溶液（c）的色谱图（图 22-5），杂质 B 与东莨菪碱峰间的分离度不得低于 1.5，东莨菪碱峰的对称因子（拖尾因子）不得大于 2.5。

**测定法**　精密量取供试品溶液与对照溶液（a）（b）和（c），分别注入液相色谱仪，记录色谱图至主成分峰保留时间的 3 倍。供试品溶液的色谱图中如有杂质峰，按外标法以峰面积计算各杂质的含量，杂质 D 和 C 峰的面积分别乘以校正因子 0.3 和 0.6 进行计算。

**限度**　杂质 B：峰面积不得大于对照溶液（a）主峰的面积（0.5%）；杂质 A、C、D：各杂质的峰面积均不得大于对照溶液（b）主峰的面积（0.1%）；其他杂质：各杂质的峰面积均不得大于对照溶液（b）主峰的面积（0.1%）；杂质总量：除与溶剂峰邻近的溴离子峰外，所有杂质峰面积的和不得大于对照溶液（a）主峰面积的 1.4 倍（0.7%）；忽略限：峰面积小于对照溶液（b）主峰面积 0.5 倍的峰忽略不计（0.05%）。

**示例分析：**①杂质定性与定量。采用相对保留进行杂质峰的定性识别。采用加校正因子的主成分自身稀释对照法（0.5% 和 0.1%）进行杂质含量的准确计算，结果可靠。既控制了特定杂质 A、B、C、D，又控制了其他非特定杂质和杂质总量。②系统要求。设置了与最难分离杂质 B 峰的分离度。采用 0.5% 和 0.1% 的高低两种主成分自身稀释对照液，并设置了忽略限度。保障了有关物质的检出专属性、灵敏度和准确度。

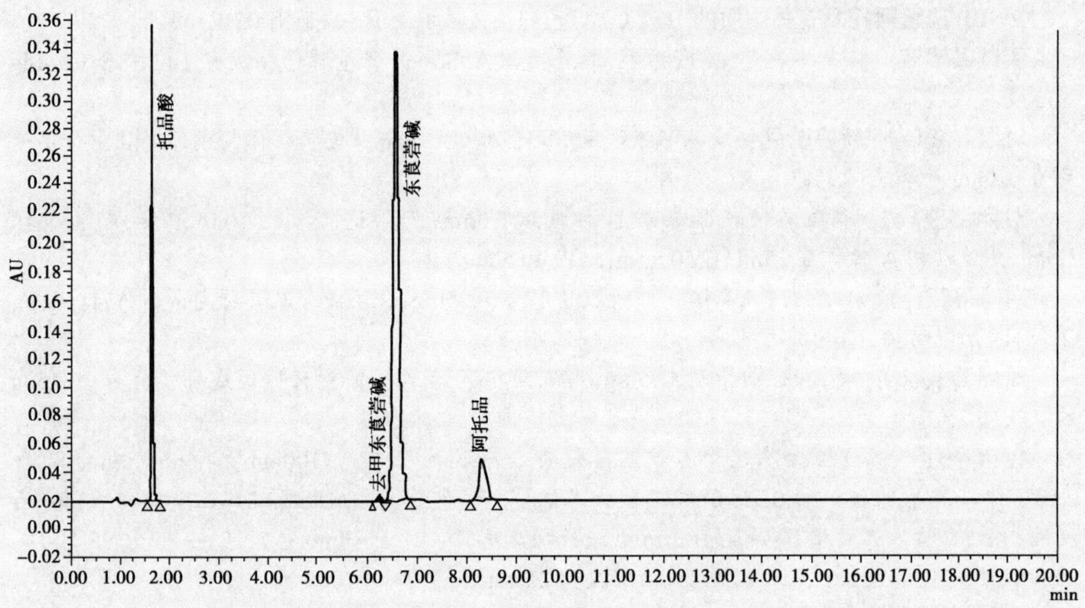


图 22-5　氢溴酸东莨菪碱 HPLC 有关物质检查系统适用性典型图

示例 22-7　硫酸阿托品的有关物质检查

(1) **硫酸阿托品有关物质信息**：硫酸阿托品经化学合成制得的外消旋体。除根据旋光度测定法，对具有特征旋光性的莨菪碱杂质进行控制外，国内外药典标准均采用 HPLC 法检查硫酸阿托品的有关物质，BP 规定了其特定杂质 A~H 的明确限度（表 22-4，图 22-6）。

表 22-4　硫酸阿托品有关物质的结构和 BP 代码

| | |
|---|---|
| 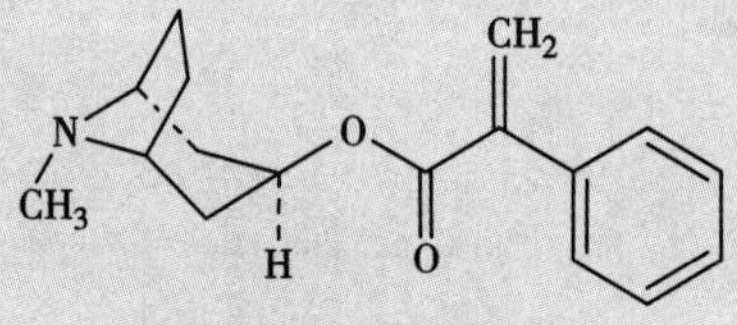<br>**A**（阿朴阿托品，apoatropine） | 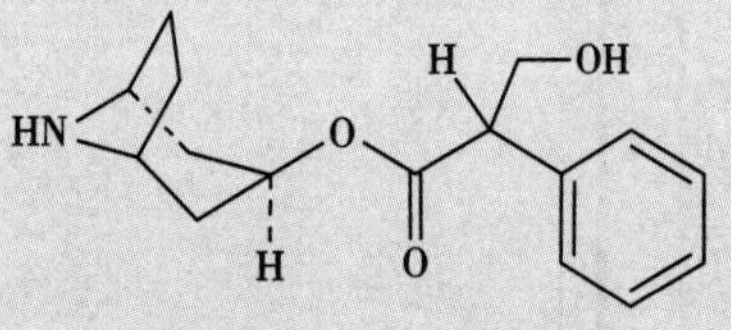<br>**B**（去甲阿托品，noratropine） |
| 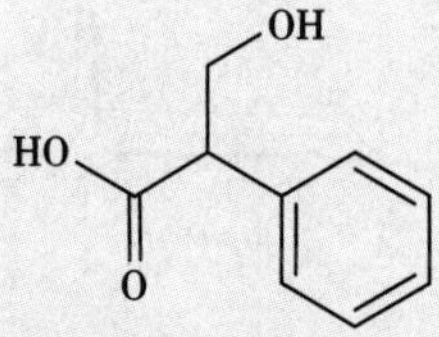<br>**C**（托品酸/莨菪酸，DL-tropic acid） | 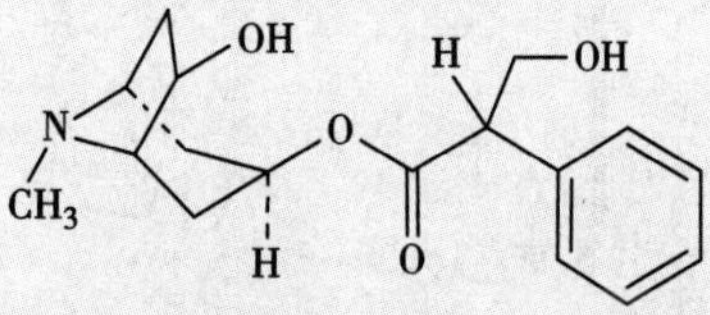<br>**D**（6-羟基-莨菪碱，6-hydroxyhyoscyamine） |
| 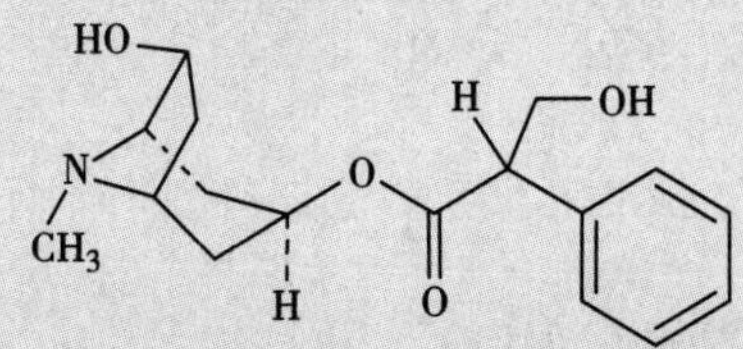<br>**E**（7-羟基-莨菪碱，7-hydroxyhyoscyamine） | 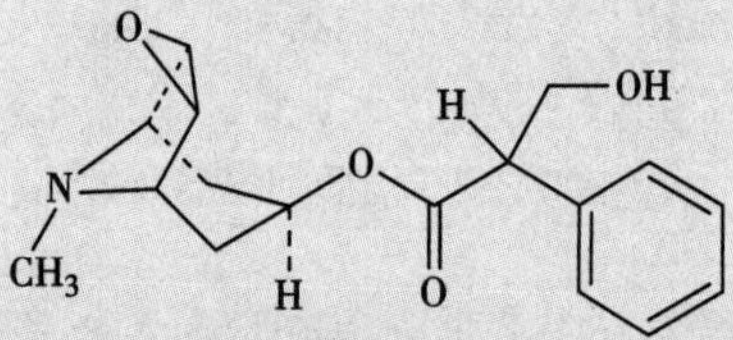<br>**F**（东莨菪碱，hyoscine） |
| 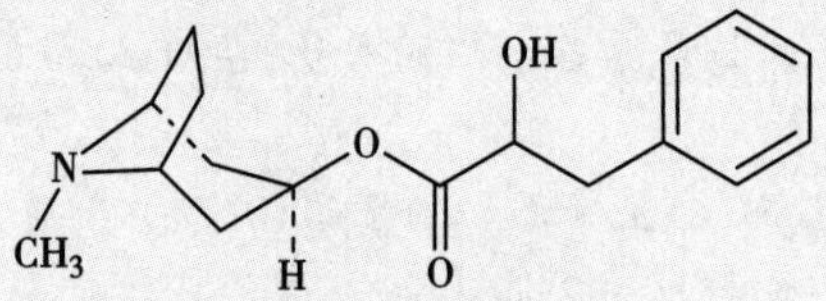<br>**G**（利若林，littorine） | **H**（未知化合物，unknown） |

(2) **BP 硫酸阿托品有关物质的 HPLC 检查**：照高效液相色谱法（通则 0512）测定。

**供试品溶液** 取本品适量，精密称定，加流动相 A 溶解并定量稀释制成每 1ml 中含 0.24mg 的溶液。

**对照溶液(a)** 精密量取供试品溶液适量，用流动相 A 溶解并定量稀释制成每 1ml 中含供试品为 0.24μg 的溶液（0.1%）。

**对照溶液(b)** 取硫酸阿托品杂质 B 对照品 5.0mg，加供试品溶液 20ml 溶解，精密量取 5.0ml，用流动相 A 稀释至 25ml（B 50μg/ml，API 4 850μg/ml）。

**对照溶液(c)** 取硫酸阿托品峰识别对照品 1 支（0.25mg，含主成分及其特定杂质 A、D、E、F、G 和 H），加流动相 A 1ml 溶解。

**对照溶液(d)** 取托品酸（杂质 C）5mg，用流动相 A 溶解并定量稀释制成每 1ml 中含 0.5μg 的溶液（0.2%）。

**色谱条件** 用极性端基尾十八烷基硅烷键合硅胶为填充剂（100mm×4.6mm，3μm），以含 0.58% 十二烷基硫酸钠的 0.7% 磷酸二氢钾溶液（用稀磷酸调节 pH 至 3.3）- 乙腈（606∶320）为流动相 A，乙腈为流动相 B，流速 1ml/min，线性梯度洗脱（A∶B）：0min（95∶5）→2min（95∶5）→20min（70∶30）→21min（95∶5）平衡，检测波长 210nm，进样体积 10μl。

**杂质识别与校正因子** 根据硫酸阿托品峰识别对照品标准图的对照溶液（c）的色谱图（图 22-6）识别特定杂质 A、D、E、F、G 和 H 的色谱峰；根据对照溶液（b）的色谱图识别特定杂质 B 的色谱峰；根据对照溶液（c）的色谱图识别特定杂质 C 的色谱峰；以阿托品峰（保留时间约为 11 分钟）为参照，杂质 C、E、D、F、B、H、G 和 A 峰的相对保留分别约为 0.2、0.67、0.73、0.8、0.89、0.93、1.1 和 1.7。

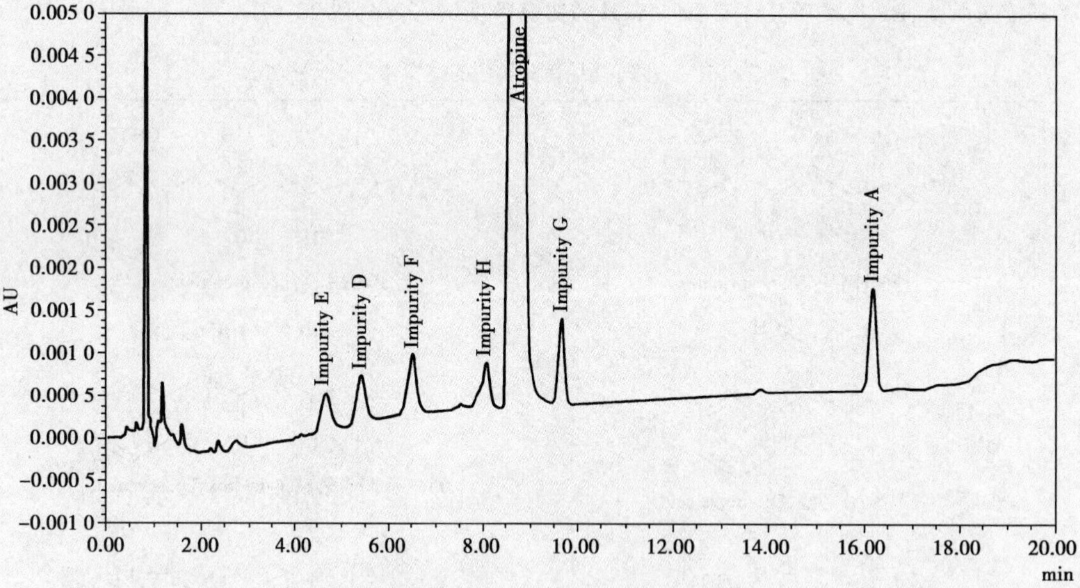


图 22-6 硫酸阿托品有关物质 HPLC 检查系统适用性对照溶液（c）的典型图

**系统适用性要求** 杂质 B 与阿托品峰间的分离度不得低于 2.5。

**测定法** 精密量取供试品溶液与对照溶液（a）（b）（c）和（d），分别注入液相色谱仪，记录色谱图。供试品溶液的色谱图中如有杂质峰，按外标法以峰面积计算各杂质的含量，杂质 A 和 C 峰的面积分别乘以校正因子 0.6 进行计算。

**限度** 杂质 E、H：各杂质的峰面积不得大于对照溶液（a）主峰面积的 3 倍（0.3%）；杂质 A、B、C、D、F、G：各杂质的峰面积均不得大于对照溶液（a）主峰面积的 2 倍（0.2%）；其他非特定杂质：各杂质的峰面积均不得大于对照溶液（a）主峰的面积（0.1%）；杂质总量：所有杂质峰面积的和不得大于对照溶液(a)主峰面积的5倍(0.5%);忽略限:峰面积小于对照溶液(a)主峰面积0.5倍的峰忽略不计(0.05%)。

**示例分析**:BP采用特定杂质峰识别的系统适用性对照溶液(c)进行杂质定位,有关物质检查的专属性高;细粒径固定相的离子对梯度HPLC法检查硫酸阿托品的有关物质,保障了杂质的全部良好保留与分离,检出可靠性和快捷性良好。

ChP采用离子对HPLC等度洗脱方法进行检查,比较经典。

### 二、有效性的检查

莨菪烷类抗胆碱药物大都活性强、剂量低、剂型多样。为保障临床使用的安全、有效和质量可靠,大都还有针对功能性和安全性的检查规定。如根据制剂特性相应的制剂通则要求的检查等。例如,氢溴酸东莨菪碱片(0.3mg/片)和硫酸阿托品片(0.3mg/片),都有"含量均匀度"检查;硫酸阿托品注射液(1ml∶0.5mg,1ml∶10mg等)有"细菌内毒素"检查。

## 第四节　含量测定

### 一、基本方法要略

莨菪烷类药物的含量测定可依据其不同药物的结构与性质、剂型与剂量,采用非水溶液滴定法、高效液相色谱法、酸性染料比色法进行测定。

莨菪烷属生物碱药物,它们的原料药,大都可以采用高氯酸非水溶液滴定法测定。但是由于容量法消耗药品量较大,为消除氢溴酸干扰甚至使用剧毒汞盐(醋酸汞试液),所以色谱方法和分光光度方法的使用越来越多。

莨菪烷类生物碱性药物HPLC分析时,常采用烷基磺酸盐等离子对试剂,以改善主成分与其他成分的色谱保留与分离。

酸性染料比色法是针对生物碱药物在一定的pH条件下可与某些酸性染料结合显色,显著增强检测灵敏度的分光光度含量测定法。特别适用于剂量规格较小的莨菪烷类药物制剂含量的测定。

### 二、酸性染料比色法

酸性染料比色法样品用量少、灵敏度高,具有一定的专属性和准确度。

#### (一)基本原理

在适当pH的水溶液中,碱性药物(B)可与氢离子结合成阳离子($BH^+$),而一些酸性染料(磺酸酞类指示剂等),如溴甲酚绿(bromocresol green)、溴麝香草酚蓝(bromothymol blue)、溴甲酚紫(bromocresol purple)、溴酚蓝(bromophenol blue)等,可解离成阴离子($In^-$);两种离子定量地结合,即生成具有吸收光谱明显红移的有色离子对($BH^+In^-$),该离子对可以定量地被有机溶剂萃取,测定有机相中有色离子对特征波长处的吸光度,即可以进行碱性药物的含量测定。

其反应示意式如下。

$$B + H^+ \rightleftharpoons BH^+$$

$$HIn \rightleftharpoons H^+ + In^-$$

$$BH^+ + In^- \rightleftharpoons (BH^+ \cdot In^-)_{水相} \rightleftharpoons (BH^+ \cdot In^-)_{有机相}$$

也可将呈色的有机相经碱化(如加入醇制氢氧化钠),使与有机碱结合的酸性染料释放出来,测定其吸光度,再计算出碱性药物的含量。

## (二) 影响因素

酸性染料比色法的影响因素较多。主要包括水相的pH、酸性染料的种类、有机溶剂的种类与性质、有机相中的水分及酸性染料中的有色杂质等。

**1. 水相最佳pH的选择**　酸性染料比色法测定时，水相的pH选择极为重要。只有选择合适的pH，使有机碱性药物均呈阳离子($BH^+$)，而同一pH条件下酸性染料电离足够的阴离子($In^-$)，碱性药物才能定量生成离子对，并完全溶于有机溶剂中，而过量的染料完全保留在水相中，才能保证定量测定。

从平衡式可知，如pH过低，抑制了酸性染料的解离，使$In^-$浓度太低，而影响离子对的形成；如pH过高，有机碱药物呈游离状态，使离子对的浓度也很低。因此，选择一个最佳pH，使有机碱药物和酸性染料分别全部以$BH^+$和$In^-$状态存在，是酸性染料比色法至关重要的试验条件。其选择方法一般根据有机药物和酸性染料的$pK_a$值以及两相中的分配系数而定。

**2. 酸性染料及其浓度**　可用的酸性染料较多。选用的酸性染料应该不仅能够与有机碱性药物定量地结合，而且生成的离子对要在有机相中有较大的溶解度，同时要求生成的离子对在其最大吸收波长处有较高的吸光度；染料在有机相中则要不溶或很少溶解(不被提取，空白吸收很小)。

常用的酸性染料有溴麝香草酚蓝、溴甲酚绿、甲基橙等，ChP中托烷类药物的含量测定所选用的酸性染料主要为溴甲酚绿。

一般认为酸性染料的浓度对测定结果影响不大，只要有足够量即可。增加酸性染料的浓度可以提高测定的灵敏度，但如果浓度太高，则易产生严重的乳化层，且不易去除，往往影响测定结果。

**3. 有机溶剂的选择**　应选择对有机碱性药物与酸性染料形成的离子对萃取效率高、能与离子对形成氢键、不与或极少与水混溶的有机溶剂作为萃取溶剂。常用的有机溶剂有三氯甲烷、二氯甲烷等，其中三氯甲烷最常用，其具有能与离子对形成氢键、萃取效率较高、选择性好、在水中的溶解度小、与其混溶的微量水分易于除去等特点，是较理想的溶剂；其次是二氯甲烷。二氯乙烯、苯、甲苯、四氯化碳等尽管也适宜，但由于毒性及环境污染所以不宜采用。

**4. 水分的影响**　水相中有过量的有色酸性染料，水分的混入又可能使有机相浑浊，从而影响比色测定的准确性，所以在萃取过程中应该严防水分混入有机相中。一般多采用加入脱水剂，或经干燥滤纸过滤的方法除去混入的水分。

**5. 酸性染料中的有色杂质**　酸性染料中的有色杂质混入萃取的有机相中会使测定结果受到干扰，为了获得准确的结果，可在加入供试品之前将缓冲液与酸性染料的混合液先用所选用的有机溶剂萃取，以便除去酸性染料中的有色杂质。

## (三) 应用示例

本法主要适用于紫外吸收弱、标示量低的有机碱性药物(生物碱)制剂的含量或含量均匀度的测定。

如ChP中硫酸阿托品片(**示例22-8**)、氢溴酸山莨菪碱片等，以及一些中药材和中成药中的生物碱成分(如环维黄杨星D)的测定。

**示例22-8**　ChP硫酸阿托品片(0.3mg/片)的【含量测定】照紫外-可见分光光度法(通则0401)测定。

**供试品溶液**　取本品20片，精密称定，研细，精密称取适量(约相当于硫酸阿托品2.5mg)，置50ml量瓶中，加水振摇使硫酸阿托品溶解并稀释至刻度，滤过，取续滤液。

**对照品溶液**　取硫酸阿托品对照品约25mg，精密称定，置25ml量瓶中，加水溶解并稀释至刻度，摇匀，精密量取5ml，置100ml量瓶中，用水稀释至刻度，摇匀。

**测定法**　精密量取供试品溶液与对照品溶液各2ml，分别置预先精密加入三氯甲烷10ml的分液漏斗中，各加溴甲酚绿溶液（取溴甲酚绿 50mg 与邻苯二甲酸氢钾 1.021g，加 0.2mol/L 氢氧化钠溶液 6.0ml 使溶解后，再用水稀释至 100ml，摇匀，必要时过滤）2.0ml，振摇提取 2 分钟后，静置使分层，分取澄清的三氯甲烷液，在 420nm 的波长处分别测定吸光度（图 22-7），计算，并将结果乘以 1.027。

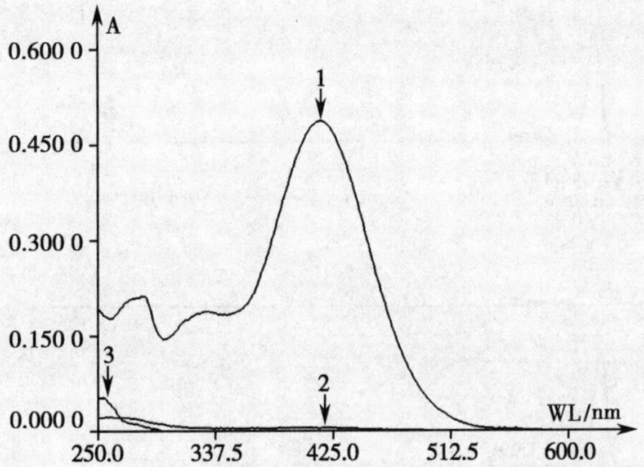


1. 离子对；2. 染料空白（对照品平行测定，空白吸收可被扣除）；
3. 阿托品（水溶液在 420nm 附近无吸收）。

图 22-7　溴甲酚绿-阿托品离子对的紫外-可见分光光谱图

**限度**　本品含硫酸阿托品［$(C_{17}H_{23}NO_3)_2 \cdot H_2SO_4 \cdot H_2O$］应为标示量的 90.0%~110.0%。

**示例分析**

（1）**含量计算**：本品含量用标示量的百分数表示如下。

$$\frac{A_X/A_S \times C_S \times 50 \times 1.027 \times \overline{W}}{m \times B} \times 100\%$$

式中，$A_X$ 和 $A_S$ 分别为供试品和对照品溶液的吸光度；$C_S$ 为对照品溶液的浓度（mg/ml）；$m$ 为称取片粉的质量（g）；$\overline{W}$为平均片重（g）；$B$ 为标示量（mg）；1.027 为硫酸阿托品（$C_{17}H_{23}NO_3)_2 \cdot H_2SO_4 \cdot H_2O$ 与硫酸阿托品对照品［无水硫酸阿托品（$C_{17}H_{23}NO_3)_2 \cdot H_2SO_4$］的分子量换算系数；50 为供试品溶液的体积（ml）。

（2）**注意事项**：三氯甲烷对阿托品与酸性染料溴甲酚绿形成的离子对萃取效率高，离子对的三氯甲烷溶液稳定性好。测定准确度良好。

分取三氯甲烷溶液应澄清，方可进行紫外-可见分光光度法测定。故常常将分取的三氯甲烷溶液经无水硫酸钠脱水处理。

## 三、体内莨菪烷类抗胆碱药物的检测

莨菪烷类抗胆碱药物具有瞳孔扩散、缓解痉挛、镇痛等作用。这些药物也使人产生较强的致幻效果，可能引起急性中毒，甚至被不法分子犯罪使用。

因此，在临床治疗、急救诊断或法医鉴定中，常需要对生物样本中莨菪碱类药物进行准确的检测分析（**示例 22-9**）。

示例 22-9　LC-MS/MS 技术用于受曼陀罗暴露毒害者毛发样本中阿托品和东莨菪碱的法医鉴定（图 22-8）

**背景**　受害者有持续多天的幻视和幻听症状，曼陀罗暴露 15 天后接受法医鉴定。此时，血

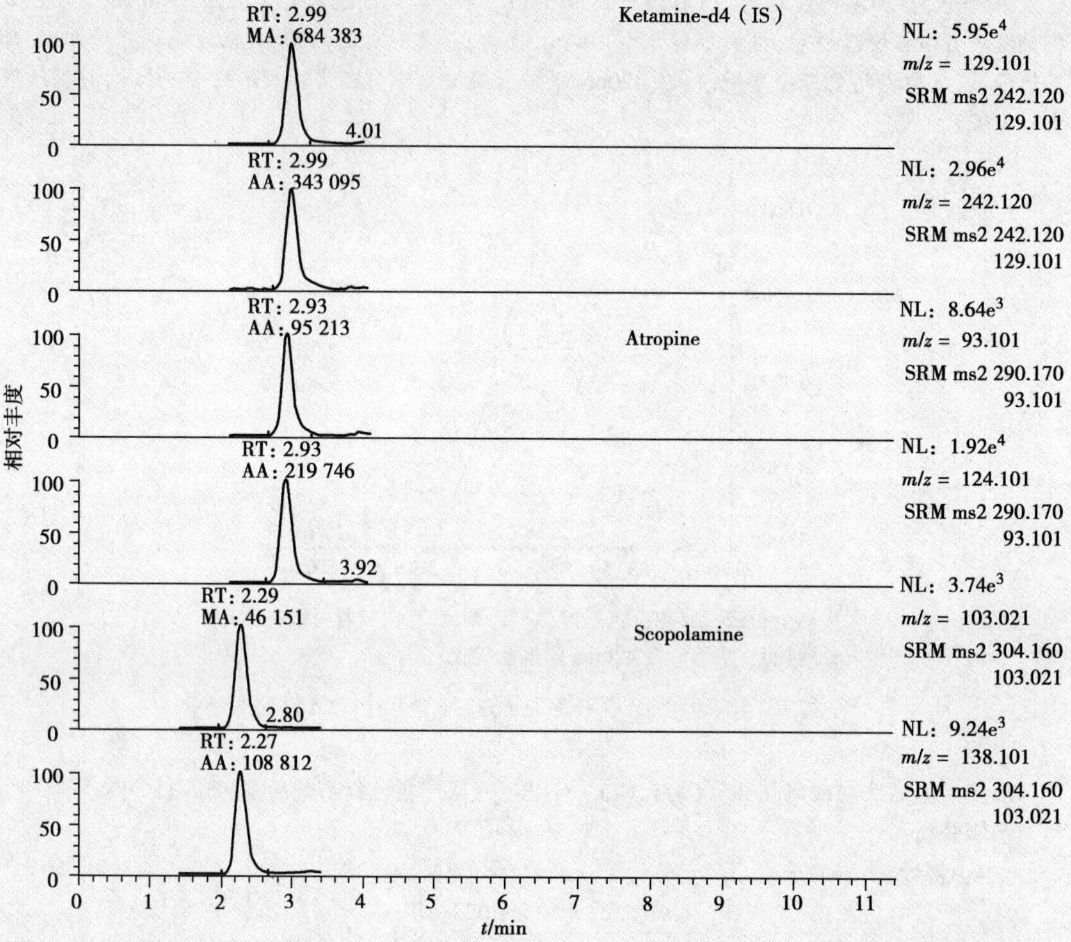


| 成分 | 母离子(m/z) | 子离子(m/z) | CID/eV |
|---|---|---|---|
| 阿托品(atropine) | 290.17 | 93.1 | 30 |
| | | 124.1 | 23 |
| 东莨菪碱(scopolamine) | 304.16 | 103.02 | 20 |
| | | 138.1 | 35 |
| 氯胺酮-$d_4$(ketamine-$d_4$) | 242.1 | 129.1 | 29 |
| | | 224.2 | 15 |

图 22-8　LC-MS/MS 鉴定毛发样本中阿托品和东莨菪碱的典型图

阿托品(atropine)和东莨菪碱(scopolamine)的含量均为 10pg/mg。

液和尿液中已经不存在足够浓度的致幻剂成分，故采集患者毛发并分段检测。

**样本处理**　采集患者毛发样本，二氯甲烷和热水轮流清洗 2 次，去除污染，分成 4 段进行鉴定分析。毛发样本研磨成细粉后，精密称取 20mg，加 pH 5.0 磷酸盐缓冲溶液 1ml，100ng 的氯胺酮-$d_4$ 溶液(内标)，振摇混匀 10 分钟。再添加 pH 9.7 碳酸钠溶液 2ml，乙酸乙酯-正己烷 4ml，进行液-液提取。离心分取有机层，离心浓缩挥干，残留物 80μl 流动相复溶后，取 10μl 进行 LC-MS/MS 检测(图 22-8)。

**LC-MS/MS 条件**　PFP 色谱柱(100mm×2.1mm，1.9μm)，2mmol/L 甲酸铵 0.1% 甲酸-乙腈流动相梯度洗脱：0min(80∶20)→10min(10∶90)→10.1min(80∶20)→12min(10∶90)，流速 300μl/min。ESI 正离子化，喷雾电压 3.5kV，雾化 $N_2$ 气压力 340kPa，氩气 CID 压力 0.2Pa，

MRM 检测阿托品、东莨菪碱和内标(氯胺酮-$d_4$)的离子反应分别是:$m/z$ 290.2@23→124.1,$m/z$ 304.2@20→138.1 和 $m/z$ 242.1@29→129.1。

**结果**

(1) 毛发中两成分含量的监测线性范围 1.0~1 000pg/mg,方法验证符合要求。

(2) 患者的 4 段毛发中均检测得到两种与曼陀罗暴露毒害相应的成分。

(3) 测得患者毛发样本中阿托品的含量为 8.4~15.0pg/mg,东莨菪碱的含量为 1.0~1.3pg/mg。

(4) 患者多段毛发样本连续检出与曼陀罗相应的成分,表明患者有长期使用曼陀罗事实。

**示例分析**:临床治疗、急救诊断或法医鉴定中,常常需要针对不同类型的样本进行灵敏和可靠的检测。

血液和尿液中的药物或毒物成分,经人体代谢后消除,体内持续检出的时间有限,但这些成分经代谢进入毛发和甲质中后,将持续留存。所以,采集患者毛发或甲质,并针对性地进行分段检测,已经成为用药或中毒时间鉴定的有效手段。

## 本章小结

1. 莨菪烷类生物碱药物,主要是从茄科植物颠茄、莨菪和曼陀罗中提取制备的具有 M 受体拮抗作用的抗胆碱药物。

2. 莨菪烷类抗胆碱药物都是由莨菪烷结构的氨基醇(莨菪醇,tropine)与莨菪酸(tropic acid)缩合成酯的莨菪烷类生物碱,如硫酸阿托品、氢溴酸山莨菪碱、氢溴酸东莨菪碱等。

3. 由植物提取分离制备的莨菪烷生物碱药物,大都含有共存的其他生物碱及其酯结构水解产生的莨菪酸等有关物质。

4. 莨菪烷类抗胆碱药物大都活性强、剂量低、剂型多样。酸性染料比色法是显著增强检测灵敏度的分光光度含量测定法,特别适用于剂量规格较小的莨菪烷类药物制剂含量的测定。

5. 在临床治疗、急救诊断或法医鉴定中,常需要对生物样本中莨菪碱类药物进行准确的检测分析。

(吴　虹)

## 思考题

1. 莨菪烷类药物的结构特征有哪些? 主要临床应用及其存在的风险有哪些?
2. 莨菪烷类生物碱药物含量的酸性染料比色测定法的原理、特点和影响因素分别是什么?

## 参考文献


[1] 杭太俊. 药物分析. 8 版. 北京:人民卫生出版社,2016.

[2] 于新颖,刘天扬,杨杨,等. 维 U 颠茄铝胶囊质量标准中 TLC 鉴别方法的改进. 黑龙江医药,2012,25(06):826-827.

[3] RICARD F,ABE E,DUVERNEUIL-MAYER C,et al. Measurement of atropine and scopolamine in hair by LC-MS/MS after Datura stramonium chronic exposure. Forensic Sci Int,2012,223(1-3):256-260.

[4] CARLIER J,GUITTON J,ROMEUF L,et al. Screening approach by ultra-high performance liquid chromatography-tandem mass spectrometry for the blood quantification of thirty-four toxic principles of plant origin. Application to forensic toxicology. J Chromatogr B Analyt Technol Biomed Life Sci,2015,975:65-76.

第二十二章
目标测试

# 第二十三章

# 中药分析概论

**学习目标**

1. **掌握**　中药的定义、分类和中药分析的主要内容。
2. **熟悉**　中药鉴别、检查、浸出物测定和含量测定常用方法。
3. **了解**　中药质量整体控制的目的和主要方法。

2301

第二十三章
教学课件

中药分析（Chinese Materia Medica Analysis）是以中医药理论为指导，应用现代分析的技术，研究中药材和饮片、提取物和中药制剂质量的科学，也是药物分析学的重要内容。

几千年的临床实践证明中药在防治疾病方面有确切的疗效。中药大部分来源于植物，小部分来源于动物和矿物。与化学药物的显著不同在于化学成分的多样性。临床广泛使用多药味复方中药，其多组分以“整体”的形式作用于机体。因此，中药质量控制和评价既是药物分析的难题，也是保障中药安全有效的必然需要。

ChP 收载了符合中药特点、能够从整体上有效反映中药安全性、有效性、质量均一稳定等特征的中药质量标准。扩大应用的质量控制手段有中药指纹和特征图谱、多组分含量测定与控制、PCR 和 DNA 分子鉴定。进一步完善的安全性检查项目有内源性有毒成分和外源性重金属有害元素、农药残留、易霉变中药材的真菌毒素等有害物质的限度控制。在中医药理论指导下，中药质量的合理评价和控制的体系将不断构建与完善。

中药的质量通常从鉴别、检查、含量测定和中药质量的整体控制等几方面实施。

## 第一节　中药分析的特点

### 一、中药的定义和分类

中药（Chinese materia medica）是在中医药理论指导下认识和使用，并能以中医药学理论体系的术语表述其性味、功效和使用规律，用于预防、诊断、治疗疾病及康复保健等方面的物质。包括中药材（Chinese medicinal material）、饮片（decoction pieces）、中药提取物（Chinese medicinal extract）和中药制剂（preparations of traditional Chinese medicine）。

中药材是指采收后未经加工或只经简单产地加工的中药原料，包括生物类药材（天然植物类、动物类）或矿物类药材两大类。道地药材（genuine regional drug）是经过中医临床长期应用优选出来的，在特定地域，通过特定生产过程所产的，较其他地区产的同种药材品质更佳、疗效更好，具有较高知名度的药材。道地药材在其药名前多冠以地名，以示其道地产区。比如，“四大怀药”（怀地黄、怀菊花、怀牛膝、怀山药）和“浙八味”（浙白术、杭白芍、浙贝母、杭菊花、延胡索、浙玄参、杭麦冬、温郁金）就是闻名遐迩的道地药材。

中药饮片是指中药材经过炮制后可直接用于中医临床或制剂生产使用的处方药品。

中药提取物是对中药材的深度加工，指从植物、动物中制得的挥发油、油脂、有效部位和有效成分，是中药制剂及其他制品的原料。以水或醇为溶剂提取制成的流浸膏、浸膏或干浸膏、含有一类或数类有效成分的有效部位和含量达到 90% 以上的单一有效成分均称为提取物。中药提取物仅有少部分直接用于临床，大部分用于中药制剂的原料。

中药制剂是在中医药理论指导下，以中药饮片或中药提取物等为原料，按一定的处方和一定质量标准制成适合临床用药需求的剂型，是中医临床用药的重要形式。

中药的传统剂型有丸、散、膏、丹、酒、汤、茶和锭等，现代剂型有口服液、片剂、软胶囊剂、颗粒剂、滴丸、气雾剂和注射剂等。

ChP 一部共收载中药品种 2 711 种，其中新增品种 117 种，修订品种 452 种。一部正文分为药材和饮片、植物油脂和提取物、成方制剂和单味制剂三个部分。各部分质量控制应严格执行国家药品标准。中药分析应根据每一类中药的特点进行。

## 二、中药的特色与分析特点

### （一）基于中医药理论

中药是一个复杂体系，是在中医药理论指导下，以中医药理论体系和术语表达其性能、功效和使用规律的药物。所以，中药的生产和使用由中医药理论指导。

整体观是中医理论体系中的重要概念。从中药的药性理论到组方的“君、臣、佐、使”无不体现着中医整体观和辨证论治的理论原则。

中医视人体为一个统一的整体，且与自然界密不可分。因此，在论治的过程中要分析病变的部位、原因、性质以及邪正关系，反映疾病发展过程中某一阶段的病理变化的本质。

例如，感冒是一种疾病，但是由于引发疾病的原因和机体的反应性有所不同，又表现为风寒感冒、风热感冒、暑湿感冒等不同的证型，需分别采用辛温解表、辛凉解表或清暑祛湿的药物施治。因此，中药及其制剂都是在中医理论的指导下作用于机体的。

中医临床多以复方治疗疾病。组方时遵循“君、臣、佐、使”的原则，而不是若干单味药的简单组合。君药是方中针对主病或主证起主要作用的、必不可少的药物；臣药在方中既要辅助君药治疗主病或主证，还要对兼病或兼证起重要作用；佐药和使药分别具有辅佐作用和调剂作用。同一中药在不同组方中的地位不同。如中药吴茱萸在著名的古方吴茱萸汤中为君药，而在左金丸中是起辅助作用的臣药。“君药”是复方中不可或缺的，而“臣”“佐”“使”三药则可酌情配置或删除。

中药药性理论也是中医的重要理论之一。寒、热、温、凉四性是药性理论的核心内容。近年来有学者尝试通过应用生物热动力学法将中药内在的药性品质表达为特征“指纹”——生物热活性谱线图（简称“热谱图”），测定不同中药与机体相互作用的能量转移和热变化，对中药进行定性和定量分析，揭示中药寒热药性差异的客观性及“寒者热之，热者寒之”的科学内涵。

因此，在中药分析中，也要遵循“用中医药理论指导”的原则，创立分析方法，选择分析目标。通常依据如下 3 个原则。

**1. 中药质量的整体轮廓控制** 单纯模仿化学药品的分析模式，选定一或两个有效成分、活性成分或指标成分进行鉴别和含量测定，或者只选择组方中的某一味药进行分析，不能反映中医用药所体现的整体观念。

色谱指纹图谱分析模式的使用，使中药的质量控制由针对个别或者少数几个活性成分(指标成分)的分析，发展为对整味中药色谱指纹图谱的综合分析——中药质量的整体轮廓控制，是中医整体观的化学表征。

而基因组学、转录组学、蛋白组学和代谢组学等系统生物学方法，更加体现了中医的整体观和辨证施治的思想。

**2. 运用组方的“君、臣、佐、使”理论** 首先，要进行组方分析，按功能主治分出君、臣、佐、使药味，对制剂中君药、贵重药材和毒剧药材中的主要成分进行分析。其次,由于中药的药理作用具有多面性,同一药味在不同处方中功用不同,同一药物因剂量不同有不同功效,所选择测定的项目和成分也不尽相同。

**3. 运用中药药性理论** 针对中药药性的化学表征发展科学的分析方法。

### (二)影响质量的环节和因素多

中药材的种类繁多、成分复杂、产地分散、替代品(代用品)多,加之生长环境、采收季节、加工炮制等因素,造成其所含化学成分及临床疗效的差异;而中药制剂又受到生产工艺、包装运输、储藏等因素的影响,质量控制的环节更为复杂。

例如,党参在我国有 39 种之多,ChP 收载党参为桔梗科植物党参[*Codonpsis pilosula*(Franch.)Nannf.]、素花党参[*Codonpsis pilosula* Nannf. Var. *modesta*(Nannf.)L.T.Shen]或川党参(*Codonpsis tangshen* Oliv)的干燥根。

中药制剂方面,根据NMPA国产药品数据查询,约有1 000家企业生产临床上常用的板蓝根颗粒,约有 600 家企业生产复方丹参片,约有 100 家企业生产银杏叶片。这些处方相同的制剂,原料、产地、设备和工艺的差异,均会带来活性成分含量的差异,进而导致临床药效的波动。然而目前的质量标准还不能全面反映和评价这些药品整体上的差异。

因此,对于中药质量不仅要从中药的品种基源、生长环境、采收时间、加工炮制、生产工艺、包装材料、储藏运输等各个方面进行严格把关,还要建立健全科学的中药质量分析体系来满足实际生产、市场流通及临床应用的需要。

### (三)中药成分有复杂多变的特点

**1. 单一植(动)物中含有多类不同结构的多种成分** 植(动)物由于发生二次代谢过程,通过不同的生物合成途径产生了多类不同结构的多种成分。

例如,中药大黄中包括蒽醌类衍生物、蒽酮类衍生物、二苯乙烯类、鞣质类等多种类型化合物;中药人参中含有几十种三萜皂苷类成分,它们都有相同或类似的母体,同时人参中又有黄酮类、多糖及挥发油等成分。

中药成分的复杂性,构成了中药功效的多样性,这是中药常具有多方面功效或多种药理作用的物质基础,也是中药与化学合成药品质量标准的根本区别。

因此,仅以其中某一成分或某类成分为指标进行分析不能完全反映该药物的质量优劣。基于整体性和模糊性的中药化学(成分)指纹图谱在很大程度上体现了中药化学成分的整体或轮廓信息,是一种综合的、可量化的分析手段,并且随着各种新技术的出现,其势必会有更加深入的发展。

**2. 不同来源的同种中药成分含量有差异** 生长环境、采收季节、生长年限及部位差异等因素造成了不同来源的同种中药成分的含量常常有差异。

(1)**不同植物来源的中药的相同成分含量差异显著:**ChP 收载的中药有些是多基源品种,如大黄、麻黄、党参、百部、细辛等均有 3 种植物来源,而不同植物种间化学成分的含量是有差异的。

如 ChP 收载麻黄的 3 种基源植物中,麻黄碱的含量在中麻黄(*Ephedra intermedia* Schrenk et C. A. Mey.)中最低,在木贼麻黄(*Ephedra equisetina* Bge.)中最高,在草麻黄(*Ephedra sinica* Stapf)中居中。

(2)**不同产地的中药的相同成分含量差异显著:**这是中药中普遍存在的问题。例如,不同产地的黄芩中的黄芩苷含量范围为 6%~14%,提取物中差别更为显著(18%~30%);草麻黄不同地区样品中的麻黄碱含量为 1.5%~15.4%,5 种生物碱的总量范围为 3.5%~26.6%。

(3)**不同采收期的中药的相同成分含量差异显著:**不同采收期植物代谢水平的变化造成化学成分的含量不同。如,丹参中丹参酮的含量在 11 月、12 月最高;而薄荷中薄荷脑在秋季叶变黄时含量最高。

(4)**不同生长年限和不同药用部位的中药的相同成分含量差异显著:**人参中的野山参生长年限很长,而栽培的园参生长年限短,这两类样品所含的人参皂苷的指纹谱(化学成分轮廓)有很大的不同。

另外人参皂苷在人参周皮、木质部和韧皮部中的含量有显著差异。

基于上述特点，在中药的生产和质量控制过程中，要充分重视各种影响因素，注意品种、产地、生长年限、部位的不同情况，保障产品质量的相对稳定和均一。质量分析检验方法的专属性、准确性、灵敏度、线性与范围等应符合中药生产工艺与质量控制的要求。

**3. 中药随加工过程成分有质和量的变化** 中药从药材采收、加工到成方制剂的生产整个过程(炮制、煎煮和制剂过程)，其成分常有量和质的变化。

方剂在水煎煮过程中，有些成分会结合形成单味药中不含的新成分；有些成分却在煎煮的过程中分解；一些成分的量会发生变化。

能溶于水的化学成分有季胺生物碱、水溶性的叔胺类生物碱、生物碱盐类、强心苷、皂苷、香豆素苷、氨基酸、蛋白质、多肽及酶、低分子有机酸及有机酸盐类、鞣质、单糖、低聚糖、水溶性色素、某些多糖、某些黄酮苷和蒽醌苷类等。

某些难溶或微溶于水的成分，随水温的升高而溶解度增大。例如，难溶于水的芦丁(1∶8 000)，在沸水中其溶解度可增大 40 倍(1∶200)。此外，还有一些药材中的黄酮苷和香豆素苷均极微溶于水，但随水温的升高溶解度增大。

当群药共煎时，某些溶出的成分会相互作用而产生各种化学反应。当含鞣质的中草药与含生物碱的药材共煎煮时，除少数特殊生物碱外，大多数生物碱皆能与鞣质反应生成大分子盐而发生沉淀；当含苷类的中草药与含生物碱的中草药共煎煮时，因许多苷类的苷元部分含有酚羟基、羟基或其糖部分含有羟基，故可与生物碱结合成某种难溶性盐类而发生沉淀。例如，栀子与黄连、黄柏配伍时，栀子含环烯醚萜苷类化合物可与黄连、黄柏中的生物碱反应发生沉淀。另外，在炮制、干燥等环节其化学成分亦可发生量和质的变化。

因此，在确定分析煎液和制剂的目标成分及分析方法的过程中，均要考虑成分变化的特性，特别是对有效成分和毒性成分的控制，以保证药品的质量稳定和用药安全。

### (四) 工艺和剂型不同质量要求不同

制剂工艺和剂型常常影响中药有效成分的含量。中药有丸、散、片、合、酒、酊、膏、露、栓等多种剂型，相应生产工艺和辅料各不相同，质量控制要求也常常不同。

例如，不同制剂工艺下的三黄泻心汤干浸膏，其大黄酸葡萄糖苷在常压浓缩、减压浓缩和逆浸透喷雾后的含量分别为 41.1%、51.6% 和 98.6%，小檗碱的含量分别为 34.5%、37.5% 和 94.5%。又如，蜡丸中使用蜂蜡，糊剂中使用糯米粉、黄米粉等，不同辅料的应用，增加了分析的复杂度和难度。

应针对不同的剂型制定相应合理的质量标准。如口服用灯盏花素中含野黄芩苷不得低于 90%，而注射用灯盏花素的野黄芩苷不得低于 98%。

### (五) 中药杂质来源的多途径性

中药会由多途径引入外源性的有害物质和杂质。例如，中药材中非药用部位及未除净的泥沙；中药材中所含的重金属及残留农药；包装、保管不当引起霉变、走油、泛糖、虫蛀等产生的杂质；洗涤原料所用水质二次污染等途径均可混入杂质；由生产过程中引入的杂质。

天然原材料制成的中药，应注意重金属、砷盐、残留农药、霉变毒素等杂质的检查与控制。

## 第二节 中药分析的主要内容

中药的分析检验，一般多采取估计取样，即将整批中药抽出一部分具有代表性的供试样品进行分析、观察，得出规律性“估计”的一种方法。对检测结果进行数据处理和分析，最后做出科学的评价。

由于中药成分复杂，而且样品中被测成分往往含量较低，在分析之前，中药样品大都需要经过提取、纯化、富集等预处理。中药提取方法主要有超声提取法、回流提取法、连续回流提取法、萃取法、水蒸气蒸馏法、超临界流体萃取法和高速逆流色谱法等。

目前中药分析大多采用色谱法，因其兼具分离和分析功能，样品经提取后可不经分离直接分析。当有些样品分析前仍需分离纯化和富集时，一般也多采用色谱法，如柱色谱法、固相萃取等方法。

中药分析与质量控制也包括鉴别、检查和含量测定等方面的项目和内容。

## 一、中药的鉴别方法

中药的鉴别主要是根据中药材、中药制剂的性状、组织学特征以及所含化学成分的理化性质，采用一定的分析方法来判断该中药材及其制剂的真伪。可以通过确认其中所含药味的存在或某些特征性成分的检出从而达到鉴别的目的。

中药鉴别药味的选取原则如下。①单味制剂，直接选取单一药味进行鉴别。中药复方制剂，应按照君、臣、佐、使依次选择药味。②当药味较多时，应首选君药、臣药、贵重药、毒性药进行鉴别研究。③凡有原粉入药者，应该做显微鉴别。有显微鉴别的，可同时进行其他方法的鉴别。④原则上处方中的每一药味均应进行鉴别研究，选择尽量多的药味制定在标准中，但最少也要超过处方的 1/3 药味。

中药的鉴别方法主要包括性状鉴别法、显微鉴别法、理化鉴别法和色谱鉴别法等。各鉴别项目之间相互补充，相互佐证。

### （一）性状鉴别法

中药的性状鉴别是利用其外观、形状及感官性质等特征及物理常数作为真伪鉴别的依据。如药材和饮片的形状、大小、色泽、表面特征、质地、折断面特征以及气味等，中药制剂的外观及内容物的形状、颜色、气味等，均可作为描述的内容。性状鉴别法比较直观，简便易行，是评价中药材与饮片最常用的方法，也是评价中药质量的一项重要指标。

中药常用药材以植物来源占大多数，也有少数来源于动物和矿物。各类药材和炮制品在外形上有一定的共同点，即有一般的形态规律。但各类药材由于来源不同及药材本身所含不同的化学成分等因素，在性状上又各具特异点。

掌握各类药材的一般形态规律和形态特异点，并参照国家药典、药品标准和中药鉴定学等有关资料所描述的性状，并遵循药材检定通则规定操作，就能正确鉴定药材的真伪（示例 23-1，示例 23-2 和图 23-1）。中药制剂的性状鉴别也可参照药材鉴别的方法进行。

**示例 23-1** ChP 对人参（为五加科植物人参 *Panax ginseng* C. A. Mey. 的干燥根和根茎）的性状鉴别

主根呈纺锤形圆柱形，长 3~15cm，直径 1~2cm。表面灰黄色，上部或全体有疏浅断续的粗横纹及明显的纵皱，下部有支根 2~3 条，并着生多数细长的须根，须根上常有不明显的细小疣状突出。根茎（芦头）长 1~4cm，直径 0.3~1.5cm，多拘挛而弯曲，具不定根（艼）和稀疏的凹窝状茎痕（芦碗）。质较硬，断面淡黄白色，显粉性，形成层环纹棕黄色，皮部有黄棕色的点状树脂道及多放射状裂隙。香气特异，味微苦、甘。

**示例分析：**中药常用药材大多来源于植物，特别是同科同属的植物器官形态相近，炮制后往往外表形态、颜色近似，容易混淆，还经常出现假冒掺伪现象，通过人的感官，通过看、尝、闻、摸等方法可对其进行性状鉴别。

性状鉴别的作用：比较直观，简单易行，是鉴定药材真伪的基本方法，是评价中药质量的一项重要指标。

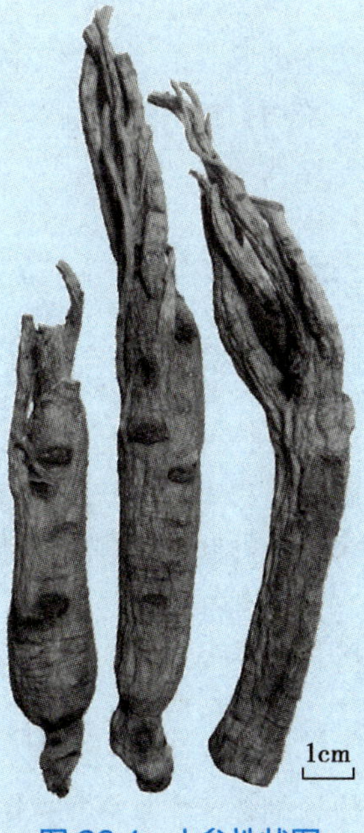


图 23-1 人参性状图

一些植物油脂(如蓖麻油、茶油、麻油等)、提取物(如八角茴香油、肉桂油、牡荆油等)和中药制剂，还可通过测定某些特定物理常数(如熔点、凝点、旋光度、折光率、相对密度等)来鉴别。物理常数在药品标准中收载在性状项下。

示例 23-2 ChP 对蓖麻油和八角茴香油采用物理常数进行性状鉴别

| 供试品 | 相对密度(25℃)<br>通则 0601 | 折光率<br>通则 0622 | 旋光度<br>通则 0621 | 凝点<br>通则 0613 |
|---|---|---|---|---|
| 蓖麻油 | 0.956~0.969 | 1.478~1.480 | | |
| 八角茴香油 | 0.975~0.988 | 1.553~1.560 | -2°~+1° | 不低于 15℃ |

**示例分析：**可用于鉴别植物油脂、提取物的物理常数有熔点、凝点、旋光度、折光率、相对密度等，物理常数在药品标准中收载在药物各品种正文性状项下。

### (二) 显微鉴别法

显微鉴别法系指用显微镜对药材(饮片)切片、粉末、解离组织或表面制片及含饮片粉末的制剂中饮片的组织、细胞或内含物等特征进行鉴别的一种方法。鉴别时选择具有代表性的供试品，根据各品种鉴别项的规定制片。制剂根据不同剂型适当处理后制片。

处方中的主要药味及化学成分不清楚或尚无化学鉴别方法的药味，应做显微鉴别，选择专属性与特征性较强的方法进行鉴别。处方中多味药物共同具有的显微特征不能作为定性的鉴别方法，否则无法区分。如左金丸由黄连、吴茱萸两味药组成，因为它们均含有石细胞，所以不能采用石细胞作为鉴别的显微特征。

显微特征应明显、易查见，否则可能做出假阴性的判定。多来源的药材应选择其共有的显微特征。如黄连有黄连、三角叶黄连、云连三种，其中前两种含有石细胞，云连不含，所以黄连的鉴别不能选石细胞，而应选其黄色纤维束作为显微鉴别的特征。

取样时应注意代表性，一般取 10 片(丸)研成细粉，混匀后取样。水丸可粉碎后直接取样，蜜丸、含浸膏的片剂和冲剂等含糖较多的制剂，可先加水搅拌洗涤，离心后取沉淀装片，蜡丸可加极性小的有机溶剂搅拌，倾去溶剂，反复处理尽蜡质后再装片检视。

显微鉴别除用光学显微镜(示例 23-3)外，也可用电子显微镜，特别是用扫描电镜进行观察，可获得更多的微观信息和形态特征，使显微鉴别方法发展到更高的水平。

采用扫描电镜鉴别时，药材无须制作切片和染色即可直接进行表面或断面的观察，获得更细微的三维结构特征。

示例 23-3 ChP 对六味地黄丸的显微鉴别规定：取本品，置显微镜下观察(图 23-2)：淀粉粒三角状卵形或矩圆形，直径 24~40μm，脐点短缝状或人字状(山药)。不规则分枝状团块无色，遇水合氯醛试液溶化；菌丝无色，直径 4~6μm(茯苓)。薄壁组织灰棕色至黑棕色，细胞多皱缩，内含棕色核状物(熟地黄)。草酸钙簇晶存在于无色薄壁细胞中，有时数个排列成行(牡丹皮)。果皮表皮细胞橙黄色，表面观类多角形，垂周壁连珠状增厚(酒萸肉)。薄壁细胞类圆形，有椭圆形纹孔，集成纹孔群；内皮层细胞垂周壁波状弯曲，较厚，木化，有稀疏细孔沟(泽泻)。

**示例分析：**示例显示了六味地黄丸所采用的各药味在显微定性鉴别时的主要显微特征。如薄壁组织灰棕色至黑棕色，细胞多皱缩，内含棕色核状物，为处方中熟地黄的特征。

中药制剂显微鉴别是利用显微镜来观察制剂中原药材的组织碎片、细胞或内含物等特征，从而鉴别制剂的处方组成。处方中每一味药多选用能相互区别且能表明该药味存在的一个最主要的显微特征作为鉴别指标。

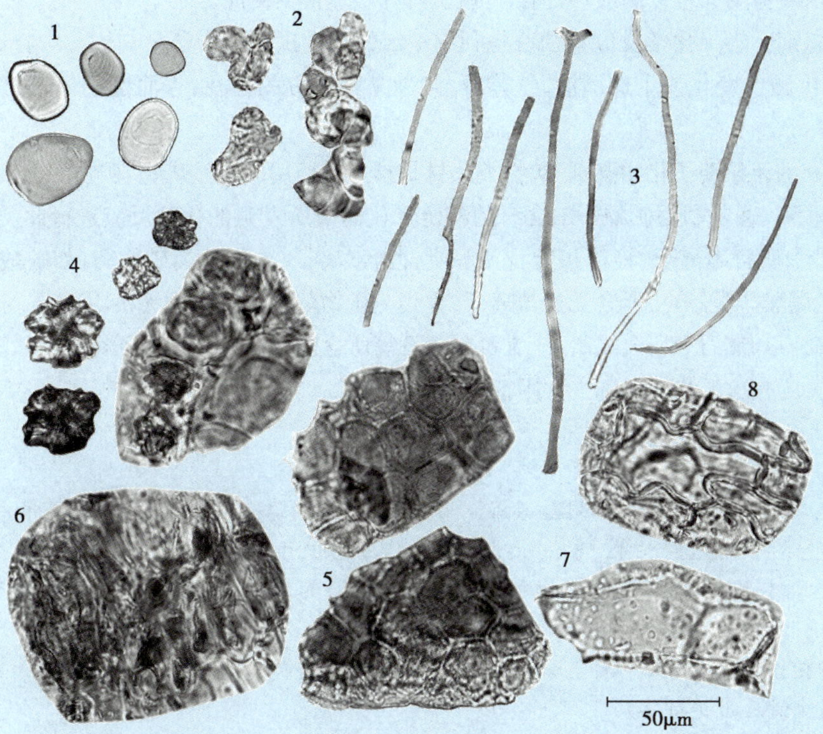


1. 山药淀粉粒；2. 茯苓团块儿；3. 茯苓菌丝；4. 牡丹皮草酸钙簇晶；5. 山茱萸果皮表皮细胞；6. 地黄薄壁组织；7. 泽泻表皮细胞；8. 泽泻内皮层细胞。

图 23-2　六味地黄丸的显微特征图（由北京大学李耀利和石玉杰共同拍摄）

### （三）理化鉴别法

理化鉴别法是根据中药中所含主要化学成分的理化性质，采用物理、化学或物理化学的方法进行鉴别，从而判断其真伪。中药提取物已经不具备原药材形态鉴别的特征，主要使用理化鉴别。显色反应和沉淀反应因易被植物药中众多的成分干扰，目前已被薄层色谱法代替，但是它们在矿物药及一些特殊鉴别反应中仍有使用。一些药材和制剂中应用了微量升华法。

**1. 微量升华法**　微量升华法适用于具有升华性成分的中药材（饮片）及其制剂的鉴别。

如，大黄升华物为黄色菱状针晶或羽毛状结晶的蒽醌类化合物（图 23-3）；牡丹皮升华后得到白色

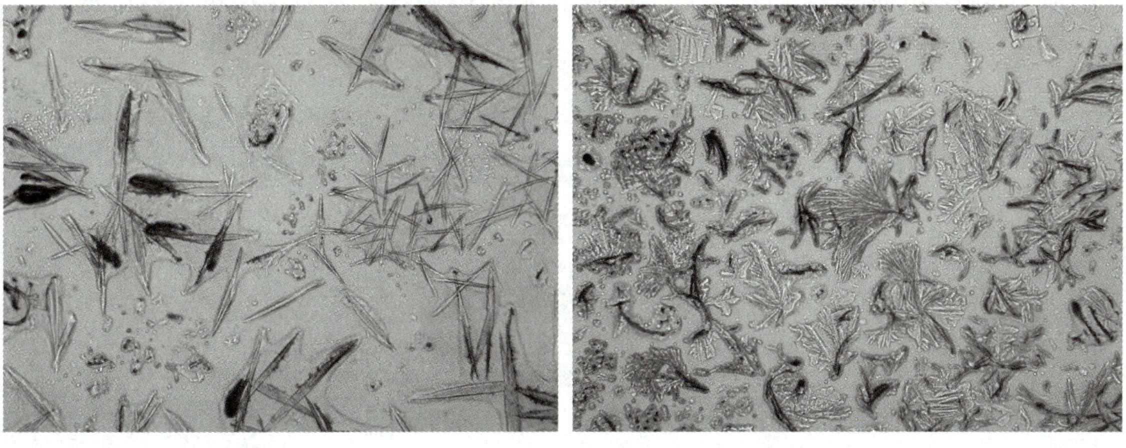

左：针状结晶；右：羽毛状结晶。

图 23-3　大黄微量升华物

丹皮酚的簇晶；薄荷为无色针晶簇（薄荷醇）；斑蝥为片状斑蝥素结晶。

2. 化学鉴别反应 化学反应鉴别法是利用一定的化学试剂与中药材与饮片中特定的化学成分发生反应，产生颜色变化或生成沉淀、气体等，判断某种成分的存在，进而鉴别中药材或饮片（示例23-4~示例23-6）。

（1）**矿物药的无机离子化学鉴别**：矿物类药材是指可供药用的天然矿物、矿物的加工品、动物或动物骨骼的化石等。通常利用矿物药中含有的特定无机离子所发生的化学反应进行此类药物的鉴别。如雄黄和朱砂中所含硫离子、轻粉和紫石英等所含卤素离子、含氧盐类矿物药（如碳酸盐类、硫酸盐类、硅酸盐类、硼酸盐类等）中所含无机盐离子，为相应矿物药鉴别中常用无机阴离子。朱砂和轻粉等所含汞离子、磁石和赭石等所含铁离子、雄黄和信石等所含砷离子、滑石等所含镁离子、石膏和龙骨等所含钙离子等，为相应矿物药鉴别中常用特定无机阳离子。

示例23-4 ChP 朱砂的鉴别反应

方法1：取本品（朱砂）粉末，用盐酸湿润后，在光洁的铜片上摩擦，铜片表面显银白色光泽，加热烘烤后（警示：在通风橱中操作！防止汞中毒），银白色即消失。

方法2：取本品（朱砂）粉末2g，加盐酸-硝酸（3∶1）的混合溶液2ml使溶解，蒸干，加水2ml使溶解，滤过，滤液显汞盐与硫酸盐的鉴别反应（通则0301）。

**示例分析**：朱砂（矿物）主要成分为硫化汞，因而，ChP 中朱砂的鉴别反应是针对汞盐的特定化学成分发生的反应进行鉴别。

（2）**生物碱的特征鉴别**：中药常常含有特征生物碱成分，可针对性进行鉴别。例如，含有莨菪碱的颠茄草和华山参，均利用托烷生物碱类的特征进行鉴别。

示例23-5 ChP 华山参的鉴别：取本品细粉4g，加85%乙醇15ml，振摇15分钟，滤过，滤液蒸干，加1%硫酸溶液2ml，搅拌，滤过，滤液加氨试液使呈碱性，再加三氯甲烷2ml，振摇提取，分取三氯甲烷液，蒸干，残渣加发烟硝酸5滴，蒸干，放冷，残渣加乙醇制氢氧化钾试液3~4滴与氢氧化钾一小块，即显紫堇色。

**示例分析**：托烷生物碱类的鉴别采用的是什么反应，该反应的发生需加入什么特殊试剂？

托烷生物碱类的鉴别采用 **Vitalis 反应**进行鉴别。托烷生物碱类的结构中均含有莨菪酸，莨菪酸经**发烟硝酸**加热生成三硝基衍生物，再加入**醇溶液和固体氢氧化钾**，则转变为紫色醌型化合物。

（3）**有机成分的鉴别反应**：某些中药材与饮片中含有特有的有机成分，可利用一定的化学试剂与其发生反应进行针对性的鉴别。

示例23-6 ChP 冰片（合成龙脑）的鉴别

方法1：取本品10mg，加乙醇数滴使溶解，加新制的1%香草醛硫酸溶液1~2滴，即显紫色。

方法2：取本品3g，加硝酸10ml，即产生棕红色的气体，待气体产生停止后，加水20ml，振摇，滤过，滤渣用水洗净后，有樟脑臭。

**示例分析**：冰片的主要成分是什么？冰片的鉴别反应的原理是什么？香草醛的显色反应所需要的酸是什么？

冰片主要成分为合成龙脑，氧化时生成樟脑。示例中鉴别方法1采用冰片与香草醛的显色反应，香草醛的显色反应所需要的酸是浓硫酸。方法2采用冰片被硝酸氧化生成樟脑的反应进行鉴别。

### （四）色谱鉴别法

色谱鉴别法具有分离度好、灵敏度高、专属性强、应用范围广等特点，特别适用于中药的鉴别。

薄层色谱法不需要特殊的仪器，操作简便，具有分离和鉴定的双重功能，有多种专属的检测方法及丰富的文献资料，可作为中药鉴别的首选方法，在中药制剂鉴别中最常用。

另外，纸色谱、气相色谱和高效液相色谱法在定性鉴别中亦有不少应用。一般情况下，若含量测定采用了高效液相色谱法，可同时用于鉴别。气相色谱法适用于药材与制剂中含挥发性成分的鉴别，如冰片、麝香等。

以下主要介绍薄层色谱法在中药鉴别中的应用（示例 23-7）。

（1）**供试品溶液的制备**：常用的制备方法有溶剂提取法、蒸馏法、升华法和柱色谱法等。商品化的氧化铝小柱、聚酰胺小柱、硅胶小柱及大孔吸附树脂小柱等具有良好的分离净化功能，可获得满意的薄层色谱效果。

（2）**色谱条件的选择**：用薄层色谱法进行中药的鉴别，其目的是鉴别而不是提取分离，不是将检品分离成某一单体成分，因而在条件的选择方面，应考虑如何在规定条件下将检品制成清晰、圆整、比移值稳定和可重复的色谱图，以便与对照品或对照药材进行比较。一般按要求规定一种活度的吸附剂，选用 1~2 种通用展开剂，将中药各类化学成分按其极性大小进行分离，获得一个可供鉴别的色谱图是完全可能的。实践证明，选用一定的吸附剂与展开剂均可达到此目的。

薄层色谱法应进行色谱条件的选择和方法学研究。色谱条件主要有固定相和展开系统的选择等。

1）固定相选择：薄层色谱鉴别中使用最多的固定相是硅胶 G、硅胶 $GF_{254}$ 等。一般情况下，生物碱类成分使用氧化铝板较多，鉴别黄酮类和酚类化合物可使用聚酰胺板，氨基酸可使用纤维素板。

2）展开系统选择：在吸附薄层色谱中，展开系统的选择原则应突出主斑点，有利于主斑点的分析比较。理想的分离是得到一组 $R_f$ 值在 0.2~0.8 之间清晰的斑点。在同一吸附剂上所用展开剂的极性越大，对同一化合物的洗脱能力就越强，即 $R_f$ 值越大。展开系统一般为两种或两种以上混合溶剂，有利于极性的调整。一般可选择通用展开剂，如无水乙醇-苯（1∶4）、苯-三氯甲烷（1∶3）和丙酮-甲醇（1∶1）三个系统。

3）系统适用性试验：按各品种项下要求对实验条件进行系统适用性试验，即用供试品和对照品对实验条件进行试验和调整，应达到规定的检测灵敏度、分离度和重复性要求。

（3）**对照物的选择**：薄层鉴别法通常采用对照法进行鉴别，方法有对照品对照法、对照药材对照法及阴性对照法。薄层色谱法对照物的选择原则是有对照品的须采用对照品作对照，无对照品的须采用对照药材，既无对照品也无对照药材的，也可直接使用药材对照。对照物可选择中药的有效成分、有效部位（如总黄酮、总生物碱和总皂苷等）或对照药材，并可用薄层标准图谱定性。标准品、对照品和对照药材均由中国药品生物制品检定所提供。

对中药复方制剂，应该使用“阴性对照法”：从制剂处方中减去要鉴别的药味药材，剩余各味药材按照制剂处方工艺和制法处理后所得的提取液为阴性对照液。鉴别时取供试品溶液、阴性对照液同法操作进行对照。

（4）**显色与检视方法**：供试品含有可见光下有颜色的成分可直接在日光下检视，也可用喷雾法或浸渍法以适宜的显色剂显色，或加热显色，在日光下检视。有荧光的物质或遇某些试剂可激发荧光的物质可在 365nm 紫外光灯下观察荧光色谱。对于可见光下无色，但在紫外光下有吸收的成分可用带有荧光剂的硅胶板（如硅胶 $GF_{254}$ 板），在 254nm 紫外光灯下观察荧光板面上的荧光淬灭物质形成的色谱。然后计算 $R_f$ 值，给出鉴别或测定结果。

（5）**测定方法**

1）鉴别：薄层色谱鉴别时，分别取适宜浓度的供试品、对照品或对照药材溶液，在同一薄层板上点样，展开与检视，供试品溶液所显主斑点的颜色（或荧光）和位置应与对照溶液的斑点一致。

2）限度检查：采用定量配制的对照品对照或对照品稀释对照。供试品溶液色谱中待检查的斑点应与相应的对照品溶液或系列对照品溶液的相应斑点比较，颜色（或荧光）不得更深；或照薄层色谱扫描法操作，峰面积值不得大于对照品的峰面积值。必要时应规定检查的斑点数和限量值。

（6）**应用示例：见示例 23-7。**

示例 23-7 ChP 复方丹参片和颗粒中三七的薄层色谱鉴别

**供试品溶液** 取本品 10 片，糖衣片除去糖衣，精密称定，研细，取约 1g，精密称定，置具塞锥形瓶中，精密加入甲醇 50ml，称定重量，超声处理（功率 250W，频率 33kHz）30 分钟，放冷，再称定质量，用甲醇补足减失的质量，摇匀，滤过。精密量取续滤液 45ml（复方丹参颗粒中三七的薄层鉴别方法中为取三七项下的供试品溶液 45ml，下同），蒸干，残渣加水 10ml 使溶解，滤过，滤液至 $C_{18}$ 小柱上(0.5g，分别用甲醇 5ml 和水 5ml 预处理)，分别用水 10ml、25% 甲醇 10ml 洗脱，弃去洗脱液，再用甲醇 10ml 洗脱，收集洗脱液，蒸干，残渣加甲醇 2ml 使溶解，作为供试品溶液。

**对照药材溶液** 取三七对照药材 1g，加 70% 甲醇 20ml，超声处理 30 分钟，滤过，滤液蒸干，残渣照“供试品溶液”制备方法，自“加水 10ml 使溶解”起同法操作，制成对照药材溶液。

**对照品溶液** 取三七皂苷 $R_1$ 对照品、人参皂苷 $Rb_1$ 对照品、人参皂苷 $Rg_1$ 对照品及人参皂苷 Re 对照品适量，加甲醇制成每 1ml 各含 1mg 的混合溶液，作为对照品溶液。

**测定法** 照薄层色谱法试验，吸取上述六种溶液各 2μl，分别点于同一高效预制硅胶 G 薄层板上，以二氯甲烷-无水乙醇-水（70：45：6.5）为展开剂，展开，取出，晾干，喷以 10% 硫酸乙醇溶液，在 105℃加热至斑点显色清晰，分别置日光和紫外光灯（365nm）下检视。供试品色谱中（图 23-4），在与对照药材色谱和对照品色谱相应的位置上，显相同颜色的斑点或荧光斑点。

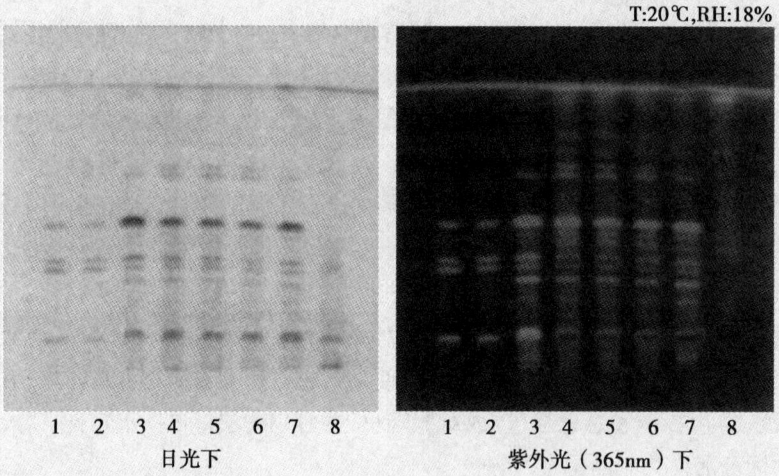


1~2. 混合对照品（自上而下依次为：人参皂苷 $Rg_1$，三七皂苷 $R_1$，人参皂苷 Re，人参皂苷 $Rb_1$）；3. 三七对照药材；4~5. 复方丹参片；6~7. 复方丹参颗粒；8. 阴性对照；展开缸预平衡 30 分钟，在相对湿度 18% 以下、室温 20°C的条件下，上行展开展距约 10cm。

图 23-4 复方丹参片和复方丹参颗粒中三七的薄层色谱鉴别图

**示例分析：**ChP2010 三七薄层鉴别的展开条件为三氯甲烷-甲醇-水（13：7：2），检视条件仅为日光。而自 ChP2015 起将检视条件改为日光和紫外光两种光源，与仅用日光相比，能避免哪些干扰？

经试验，薄层板在显色后如仅在日光下检视，则由于人参皂苷 Re 和三七皂苷 $R_1$ 两者 $R_f$ 值比较接近且斑点颜色相同，在观察结果时，容易将人参皂苷 Re 斑点与下方的斑点混淆；而在紫外光灯(365nm)下检视时,由于人参皂苷 Re 荧光斑点与其下方的荧光斑点颜色不同,因此能将两者区分辨识。

另外,在日光下检视时,阴性对照色谱中三七皂苷 $R_1$ 和人参皂苷 $Rb_1$ 斑点处显示有干扰;但紫外光灯(365nm)下检视后便能很好排除。

故自 ChP2015 起选定的色谱条件下,分离效果好,最终将检视条件定为日光和紫外光(365nm)两种光源。斑点显色清晰,阴性对照无干扰。专属性强,重现性好。

### (五) 指纹图谱与特征图谱鉴别法

中药色谱指纹图谱或特征图谱常用于中药材、植物油脂与提取物及成方制剂的鉴别。特别是当中药材及制剂缺乏用于鉴别的专属性成分或活性成分不清楚时,可通过表征其化学成分轮廓的指纹图谱,鉴定该中药材或制剂。可用对照成分外,还可用来源确定的对照药材做标准,达到鉴别的目的。

常用技术有 HPLC 和 TLC 指纹图谱或特征图谱技术。

ChP2020 大幅增加"植物油脂和提取物"的指纹图谱或特征图谱专属性鉴别,所有提取物均采用了指纹图谱鉴别方法;对于药味复杂、鉴别难度大的中成药品种,采用特征图谱鉴别;对于独家生产的品种,应采用指纹图谱鉴别方法。典型示例应用,见本章第三节(中药质量的整体控制)。

### (六) DNA 分子标记鉴别法

以 DNA 分子标记为核心的分子鉴定技术可以弥补形态学鉴定的缺陷,在多基源品种的鉴别及道地药材鉴别中发挥了很大作用。

DNA 分子标记鉴别是指通过比较药材间 DNA 分子遗传多样性差异来鉴别药材基源、确定学名的方法。本法准确性高、重复性好,适用于采用性状鉴别、显微鉴别、理化鉴别以及色谱鉴别等方法难以鉴定的样品的鉴别,如同属多基源物种、动物药等的鉴别。

应用于中药的 DNA 分子鉴定技术主要有三类:基于分子杂交的指纹分子鉴定技术;基于聚合酶链式反应(PCR)技术的指纹分子鉴定技术;基于 DNA 序列分析的序列鉴定技术。

ChP2020 一部采用 PCR 法作为乌梢蛇、蕲蛇炮制品、金钱白花蛇、川贝母、石斛等的质量评定方法。DNA 条形码分子鉴定法是利用基因组中一段公认的、相对较短的 DNA 序列来进行物种鉴定的一种分子生物学技术。中药材 DNA 条形码分子鉴定已被纳入 ChP2020 和 BP2022,用于中药质量控制的多个环节。

但由于 DNA 分子标记不受生物体发育阶段的影响,无法鉴别不同生长年限的药材,对同基源(基因型)的野生药材与栽培药材的鉴别也存在一定困难。

DNA 分子标记鉴别法的一般方法及典型示例应用见第三章第三节"五、生物学法"。

## 二、中药的检查

中药的检查对象是指药品在加工、生产和贮藏过程中可能含有并需要控制的物质或物理参数。内容包括安全性、有效性、均一性与纯度要求四个方面。

中药材与饮片的检查是指对中药材与饮片的纯净程度、可溶性物质、有害或有毒物质进行限量检查,主要包括药材中水分、膨胀度、杂质、灰分(总灰分、酸不溶性灰分)、重金属及有害元素、农药残留、有关毒性物质、真菌毒素、酸败度、二氧化硫残留量等检查项目。中药中一些限量检查法如重金属和砷盐的总量检查、残留溶剂、溶液颜色检查法等参见第四章"第四节　一般杂质的检查"。

### (一) 水分

中药及其制剂、提取物都要检查水分,因为水分含量过高,可引起结块、霉变或有效成分的分解。ChP 通则 0832 收载了 5 种水分测定法,其中第二法至第五法这 4 种方法,可用于中药的水分测定。

**1. 烘干法**　本法适用于不含或少含挥发性成分的药品。烘干法根据中药制剂的特点与干燥失重测定法略有不同。

**测定法**：取供试品 2~5g，如果供试品的直径或长度超过 3mm，在称取前应快速制成直径或长度不超过 3mm 的颗粒或碎片，平铺于干燥至恒重的扁形称量瓶中，厚度不超过 5mm，疏松供试品不超过 10mm，精密称定，开启瓶盖在 100~105℃干燥 5 小时，将瓶盖盖好，移置干燥器中，放冷 30 分钟，精密称定，再在上述温度干燥 1 小时，放冷，称重，至连续两次称重的差异不超过 5mg 为止。根据减失的质量，计算供试品中含水量（%）。

**2. 减压干燥法** 本法适用于含有挥发性成分的贵重药品。中药测定用的供试品，一般先破碎并需通过二号筛。

**测定法**：取供试品 2~4g，混合均匀，分取约 0.5~1g，置已在供试品同样条件下干燥并称重的称量瓶中，精密称定，打开瓶盖，放入上述减压干燥器中，抽气减压至 2.67kPa（20mmHg）以下，并持续抽气 0.5 小时，室温放置 24 小时。在减压干燥器出口连接无水氯化钙干燥管，打开活塞，待内外压一致，关闭活塞，打开干燥器，盖上瓶盖，取出称量瓶迅速精密称定质量，计算供试品中的含水量（%）。

**3. 甲苯法** 本法适用于含挥发性成分的药品。本法是利用水可与甲苯在 69.3℃共沸蒸出，收集馏出液，待分层后由刻度管测定出所含水的量。

甲苯法的装置如图 23-5 所示。图中 A 为 500ml 短颈圆底烧瓶；B 为水分测定管；C 为直形冷凝管，外管长 40cm。使用前，全部仪器应清洁，并置烘箱中烘干。

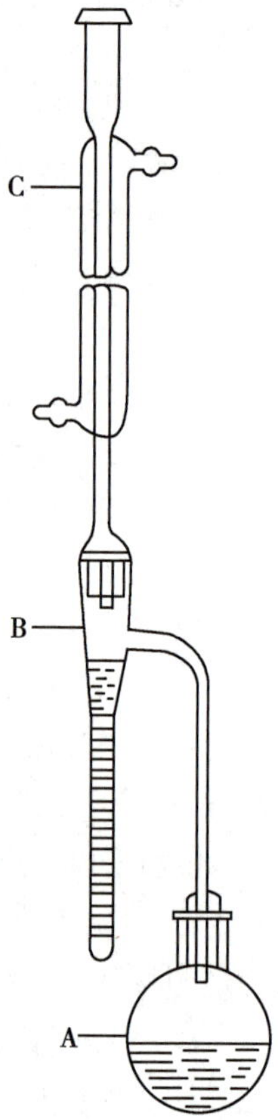

图 23-5 甲苯法测定水分的装置

测定用的甲苯需先加水少量充分振摇后放置，将水层分离弃去，经蒸馏后使用。

中药测定用的供试品，一般先破碎成直径不超过 3mm 的颗粒或碎片；直径和长度在 3mm 以下的可不破碎。

**测定法**：取供试品适量（约相当于含水量 1~4ml），精密称定，置 A 瓶中，加甲苯约 200ml，必要时加入干燥、洁净的无釉小瓷片数片或玻璃珠数粒，连接仪器，自冷凝管顶端加入甲苯至充满 B 管的狭细部分。将 A 瓶置电热套中或用其他适宜方法缓缓加热，待甲苯开始沸腾时，调节温度，使每秒钟馏出 2 滴。待水分完全馏出，即测定管刻度部分的水量不再增加时，将冷凝管内部先用甲苯冲洗，再用饱蘸甲苯的长刷或其他适宜的方法，将管壁上附着的甲苯推下，继续蒸馏 5 分钟，放冷至室温，拆卸装置，如有水黏附在 B 管的管壁上，可用蘸甲苯的铜丝推下，放置使水分与甲苯完全分离（可加亚甲蓝粉末少量，使水染成蓝色，以便分离观察）。检读水量，并计算供试品中的含水量（%）。

**4. 气相色谱法** **测定法**：取纯化水约 0.2g，精密称定，置 25ml 量瓶中，加无水乙醇至刻度，摇匀，即得**对照溶液**；取供试品适量（含水量约 0.2g），剪碎或研细，精密称定，置具塞锥形瓶中，精密加入无水乙醇 50ml，密塞，混匀，超声处理 20 分钟，放置 12 小时，再超声处理 20 分钟，密塞放置，待澄清后倾取上清液，即得**供试品溶液**；用直径为 0.18~0.25mm 的二乙烯苯-乙基乙烯苯型高分子多孔小球作为载体，或采用极性与之相适应的毛细管柱，柱温为 140~150℃，热导检测器检测，注入无水乙醇，照气相色谱法测定，应符合下列要求：

（1）理论板数按水峰计算应大于 1 000，理论板数按乙醇峰计算应大于 150。

（2）水和乙醇两峰的分离度应大于 2。

（3）用无水乙醇进样 5 次，水峰面积的相对标准偏差不得大于 3.0%。

对照溶液与供试品溶液的配制须用新开启的同一瓶无水乙醇。

用外标法计算样品中的含水量（%）。计算时应扣除无水乙醇中的含水量，方法如下：

对照溶液中实际加入的水的峰面积 = 对照溶液中总水峰面积 − K × 对照溶液中乙醇峰面积

供试品中水的峰面积 = 供试品溶液中总水峰面积 − K × 供试品溶液中乙醇峰面积

K= 无水乙醇中水峰面积/无水乙醇中乙醇峰面积

气相色谱法具有简便、快速、灵敏度高等特点。无论样品是否含挥发性成分，含水量从微量到常量，都不会影响测定。

### （二）膨胀度

膨胀度是药品膨胀性质的指标，系指每 1g 药品在水或其他规定的溶剂中，在一定的时间与温度条件下膨胀后所占有的体积（ml）。主要用于含黏液质、胶质和半纤维素类的天然药品的检查。ChP2020 哈蟆油检查项下规定其膨胀度不得低于 55，车前子检查项下规定膨胀度应不低于 4.0。

### （三）杂质

药材和饮片中混存的正常成分之外的物质称为杂质。包括下列各类物质：①来源与规定相同，但其性状或药用部位与规定不符；②来源与规定不同的物质；③无机杂质，如砂石、泥块、尘土等。

**杂质检查方法**（ChP 通则 2301，示例 23-8）：①取适量的供试品，摊开，用肉眼或借助放大镜（5~10 倍）观察，将杂质拣出；如其中有可以筛分的杂质，则通过适当的筛，将杂质分出。②将各类杂质分别称重，计算其在供试品中的含量（%）。

**注意事项**：①药材或饮片中混存的杂质如与正品相似，难以从外观鉴别时，可称取适量，进行显微、化学或物理鉴别试验，证明其为杂质后，计入杂质质量中。②个体大的药材或饮片，必要时可破开，检查有无虫蛀、霉烂或变质情况。③杂质检查所用的供试品量，除另有规定外，按药材和饮片取样法称取。

**示例 23-8**　中药的典型检查项目

| 品种 | ChP 检查项下规定 |
| --- | --- |
| 薄荷 | “叶不得少于 30%” |
| 酸枣仁 | “杂质（核壳等）不得超过 5%” |
| 地龙 | “杂质不得过 6%” |
| 蒲黄 | 取本品 10g，称定质量，置七号筛中，保持水平状态过筛，左右往返，边筛边轻叩 2 分钟。取不能通过七号筛的杂质，称定质量，计算，不得过 10.0% |

**示例分析**：中药中的杂质检查，检查的是药材和饮片中混存的正常成分之外的物质。包括来源与规定相同但其性状或药用部位与规定不符的物质，来源与规定不同的物质以及无机杂质等。

### （四）灰分

ChP 通则 2302 规定了中药中的灰分测定法。

**总灰分**系指药材或制剂经加热炽灼灰化后残留的**无机物**。总灰分除包含药物本身所含无机盐（称为生理灰分）外，还包括泥土、砂石等药材外表黏附的无机杂质。因此，测定总灰分的目的主要是控制药材中泥土、砂土的量，同时还可以反映药材生理灰分的量。各国药典均收载药材总灰分的检查方法，并不得超过一定的限量（示例 23-9）。

**1. 总灰分测定法**　测定用的供试品需粉碎，使能通过二号筛，混合均匀后，取供试品 2~3g（如需测定酸不溶性灰分，可取供试品 3~5g），置炽灼至恒重的坩埚中，称定质量（准确至 0.01g），缓缓炽热，注意避免燃烧，至完全炭化时，逐渐升高温度至 500~600℃，使完全灰化并至恒重。根据残渣质量，计算供试品中总灰分的含量（%）。如供试品不易灰化，可将坩埚放冷，加热水或 10% 硝酸铵溶液 2ml，使残渣湿润，然后置水浴上蒸干，残渣照前法炽灼，至坩埚内容物完全灰化。

有些中药材生理灰分差异较大，特别是组织中含草酸钙较多的药材，由于生长条件不同，总灰分含量的可达 8%~20%,所以药材的总灰分不能说明外来杂质的量,因此需要测定酸不溶性灰分。

**2. 酸不溶性灰分测定法** 取上项所得的灰分,在坩埚中小心加入稀盐酸约 10ml,用表面皿覆盖坩埚,置水浴上加热 10 分钟,表面皿用热水 5ml 冲洗,洗液并入坩埚中,用无灰滤纸滤过,坩埚内的残渣用水洗于滤纸上,并洗涤至洗液不显氯化物反应为止。滤渣连同滤纸移置同一坩埚中,干燥,炽灼至恒重。根据残渣质量,计算供试品中酸不溶性灰分的含量(%)。

测定过程中加盐酸后加热,碳酸盐等生理灰分即能溶解,但泥土、砂石等硅酸盐则不能溶解,成为酸不溶性灰分。因此,酸不溶性灰分能更准确地反映出外来杂质的量。

**示例 23-9** ChP **九味羌活丸**检查项下**灰分检查**(通则 2302)的规定:**总灰分**不得过 7.0%;**酸不溶性灰分**不得过 2.0%。

**示例分析:**中药的灰分检查中总灰分和酸不溶性灰分均含有的成分是什么?所有的中药制剂都要进行灰分检查吗?

ChP 正文项下收载的灰分检查包括了总灰分和酸不溶性灰分两项内容,总灰分和酸不溶性灰分均含有硅酸盐。中药材检查灰分项目的品种较多,而中药制剂以合格的中药材为原料,原则上可以不再检查。但对于某些以根、茎等中药材粉末为原料的制剂,为控制外来杂质,仍需要检查。

### (五) 重金属及有害元素

重金属铅、镉、砷、汞、铜等对人体均有严重的毒害。由于环境污染和使用农药等原因,药材容易引入重金属杂质,所以中药制剂中重金属的限量同样需要控制,特别是新研制的中药制剂和出口产品(示例 23-10)。根据我国现行标准要求,重金属及有害元素一致性限量指导值为:铅不得过 5mg/kg,镉不得过 1mg/kg,砷不得过 2mg/kg,汞不得过 0.2mg/kg,铜不得过 20mg/kg。

ChP 四部通则 2321 收载有"铅、镉、砷、汞、铜测定法",有原子吸收分光光度法和电感耦合等离子体质谱法两种方法。

此外,ChP 四部收载有重金属检查法,具体操作方法可参见本教材"药物的杂质检查"中的有关内容。由于中药制剂组成复杂,部分制剂含有药材原粉,因此,需进行有机破坏后方能检查。有机破坏的方法有干法和湿法两类,参见本教材第四章的相关内容。

**示例 23-10** ChP 中西洋参(Panacis quinquefolii radix)检查项下重金属及有害元素检查的规定:照铅、镉、砷、汞、铜测定法(通则 2321 原子吸收分光光度法或电感耦合等离子体质谱法)测定,铅不得过 5mg/kg,镉不得过 1mg/kg,砷不得过 2mg/kg,汞不得过 0.2mg/kg,铜不得过 20mg/kg。

**示例分析:**中药检查重金属及有害元素时,如何进行前处理,将待测元素转化为无机离子再行检查?

中药制剂组成复杂,样品制备时,对于有害元素的限量检查首先需要破坏消解中药有机基体使待测元素基本完全转化为无机离子状态,ChP 附录规定了三种样品消解方法:微波消解、湿法消解、干法消解。

### (六) 农药残留量

药用植物在栽培生产过程中为减少病虫害,常需要喷洒农药,土壤中残存的农药也可能引入到药材中。因此,药用植物、中药材及其制剂中农药残留量的测定,日益引起人们的高度重视。

常用农药主要有三大类:有机氯类(如六六六、滴滴涕、五氯硝基苯等)、有机磷类(如对硫磷、甲基对硫磷、乐果、氧化乐果、甲胺磷、敌敌畏等)、拟除虫菊酯类(氯氰菊酯、氰戊菊酯、溴氰菊酯等)。此外,还有氨基甲酸酯类(如西维因)、二硫代氨基甲酸酯(如福美铁)、无机农药(如磷化铝,砷酸钙等)和苯氧羧酸类除草剂等。

大多数农药的残留期较短，但有机氯类和少数的有机磷类的农药可能长期残留，所以需要加以控制。对接触农药不明的样品，一般可以测定总有机氯和总有机磷的限量。

如甘草、黄芪中有机氯农药残留量的检查，规定：五氯硝基苯（PCNB）不得过 0.1mg/kg（千万分之一）。人参中其他有机氯类农药残留量，规定：含五氯硝基苯不得过 0.lmg/kg；六氯苯不得过 0.1mg/kg；七氯（七氯、环氧七氯之和）不得过 0.05mg/kg；氯丹（顺式氯丹、反式氯丹、氧化氯丹之和）不得过 0.1mg/kg。

ChP 通则 2341（示例 23-11）规定了五种农药残留量测定法，分别适用于有机氯类、有机磷类、拟除虫菊酯类、农药多残留和禁用农药多残留的测定。除另有规定外，均采用气相色谱和质谱法测定有关农药残留量。第一法：有机氯类农药残留量测定法（GC 法），有 2 种方法，分别是 9 种有机氯类农药残留量测定法和 22 种有机氯类农药残留量测定法。第二法，有机磷类农药残留量测定法（GC 法）。第三法，拟除虫菊酯类农药残留量测定法（GC 法）。第四法，农药多残留量测定法，有 2 种方法，分别是 GC-MS 和 HPLC-MS 法。第五法，药材及饮片（植物类）中禁用农药多残留测定法，有 2 种方法，分别是GC-MS法和HPLC-MS法。ChP 对于植物类药材及饮片，制定了33种禁用农药残留限量规定。

**示例 23-11　9 种有机氯类农药残留量测定法（ChP 通则 2341 第一法）**

（1）**色谱条件与系统适用性试验**：以（14%-氰丙基-苯基）甲基聚硅氧烷或（5% 苯基）甲基聚硅氧烷为固定液的弹性石英毛细管柱（30m × 0.32mm，0.25μm），$^{63}$Ni-ECD 电子捕获检测器。进样口温度 230℃，检测器温度 300℃，不分流进样。程序升温：初始 100℃，10℃/min 升至 220℃，8℃/min 升至 250℃，保持 10 分钟。理论板数按 $\alpha$-BHC 峰计算应不低于 $1 \times 10^6$，两个相邻色谱峰的分离度应大于 1.5。

（2）**对照品贮备溶液的制备**：精密称取六六六（BHC）（$\alpha$-BHC，$\beta$-BHC，$\gamma$-BHC，$\delta$-BHC）、滴滴涕（DDT）（$p,p'$-DDE，$p,p'$-DDD，$o,p'$-DDT，$p,p'$-DDT）及五氯硝基苯（PCNB）农药对照品适量，用石油醚（60~90℃）分别制成每 1ml 约含 4~5μg 的溶液，即得。

（3）**混合对照品贮备溶液的制备**：精密量取上述各对照品贮备液 0.5ml，置 10ml 量瓶中，用石油醚（60~90℃）稀释至刻度，摇匀，即得。

（4）**混合对照品溶液的制备**：精密量取上述混合对照品贮备液，用石油醚（60~90℃）制成每 1L 分别含 0μg、1μg、5μg、10μg、50μg、100μg、250μg 的溶液，即得。

（5）**供试品溶液的制备**：①**药材或饮片**。取供试品，粉碎成粉末（过三号筛），取约 2g，精密称定，置 100ml 具塞锥形瓶中，加水 20ml 浸泡过夜，精密加丙酮 40ml，称定质量，超声处理 30 分钟，放冷，再称定质量，用丙酮补足减失的质量，再加氯化钠约 6g，精密加二氯甲烷 30ml，称定质量，超声 15 分钟，再称定质量，用二氯甲烷补足减失的质量，静置（使分层），将有机相迅速移入装有适量无水硫酸钠的 100ml 具塞锥形瓶中，放置 4 小时。精密量取 35ml，于 40℃水浴上减压浓缩至近干，加少量石油醚（60~90℃）如前反复操作至二氯甲烷及丙酮除净，用石油醚（60~90℃）溶解并转移至 10ml 具塞刻度离心管中，加石油醚(60~90℃）精密稀释至 5ml，小心加入硫酸 1ml，振摇 1 分钟，离心（3 000r/min)10 分钟，精密量取上清液 2ml，置具刻度的浓缩瓶中，连接旋转蒸发器，40℃下（或用氮气）将溶液浓缩至适量，精密稀释至 1ml 即得。②**制剂**。取供试品，研成细粉（蜜丸切碎，液体直接量取），精密称取适量（相当于药材 2g），以下按上述供试品溶液制备法制备，即得供试品溶液。

（6）**测定法**：分别精密吸取供试品溶液和与之相对应浓度的混合对照品溶液各 1μl，注入气相色谱仪，按外标法计算供试品中 9 种有机氯农药残留量（图 23-6）。

**示例分析**：中药农药残留检查最常用的方法是什么？该示例中所用的定量方法是什么？农药残留量分析中最常用的提取溶剂是什么？有机氯类农药包括哪些？

GC 法最常用于中药农药残留量的测定，该示例采用了 GC 外标一点法进行定量。丙酮是农药残留量分析中最常用的提取溶剂。有机氯类农药包括六六六（BHC）、滴滴涕（DDT）及五氯硝基苯（PCNB）农药。

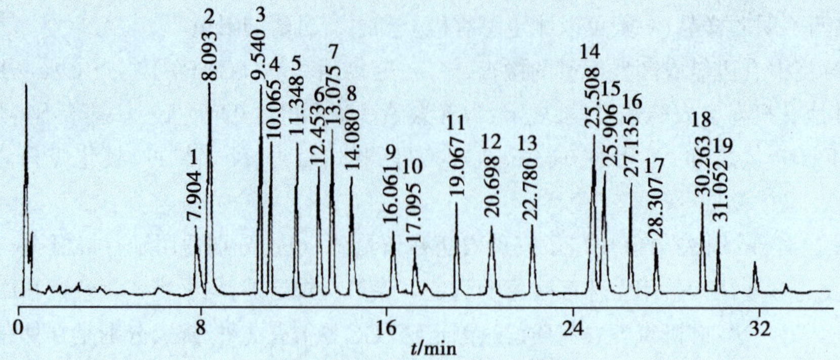


图 23-6 农药残留测定标准品色谱图

峰 1：四氯苯胺；峰 2：六氯苯；峰 3：甲体-六六六；峰 4：五氯硝基苯；峰 5：丙体-六六六；峰 6：七氯；峰 7：五氯苯胺；峰 8：艾氏剂；峰 9：百菌清；峰 10：乙体-六六六；峰 11：丁体-六六六；峰 12：环氧七氯；峰 13：邻，对-滴滴依；峰 14：对，对-滴滴依；峰 15：狄氏剂；峰 16：异狄氏剂；峰 17：邻，对-滴滴涕；峰 18：对，对-滴滴滴；峰 19：对，对-滴滴涕。

### （七）内源性有毒成分

为了提高用药的安全性，ChP 中规定了一些中药中与生俱来的、共存的或加工次生的毒性物质（**有关毒性物质**）的检查项目（表 23-1）。

1. 生物碱类和有机酸类 ChP 对含有生物碱类、有机酸类内源性毒性成分的中药的检查项目见表 23-1。

表 23-1 ChP 对含有生物碱类、有机酸类内源性毒性成分的中药的检查

| 生物碱类 | | | 有机酸类 | |
|---|---|---|---|---|
| 吡咯里西啶类生物碱 | 双酯型生物碱 | 莨菪碱 | 银杏酸 | 马兜铃酸 |
| 千里光 | 附子和制草乌 | 复方苦参肠炎康片（处方中含颠茄流浸膏） | 银杏叶提取物（EGb）及其制剂 | 细辛、九味羌活丸（含细辛） |
| 含阿多尼弗林碱（$C_{18}H_{23}NO_7$），肝毒性 | 新乌头碱（$C_{33}H_{45}NO_{11}$）、次乌头碱（$C_{33}H_{45}NO_{10}$）和乌头碱（$C_{34}H_{47}NO_{11}$），毒性很强 | 中枢神经系统先兴奋、后抑制。莨菪碱过量可引起麻疹、过敏性休克、喉水肿、胸腔积液、肠梗死、中枢神经系统毒性等不良反应 | 免疫毒性和胚胎毒性，会引起漆毒样皮炎 | 肾毒性，1 类致癌物，与肝癌、肾癌等的发生密切相关 |
| HPLC-MS 法检查，本品按干燥品计算，含阿多尼弗林碱不得过 0.004% | HPLC 法检查，以三种生物碱总量计，不得过 0.020%（附子）和 0.040%（制草乌） | HPLC 法检查，以硫酸阿托品为对照，不得过 0.05mg/片 | HPLC 法检查，白果新酸为对照品外标法计算总银杏酸含量；含**总银杏酸**不得过 5mg/kg | 分别用 HPLC 和 HPLC-MS 法限量检查，细辛中含马兜铃酸 I 不得过 0.001% |

2. 注射剂有关物质 近年来临床上有些患者使用双黄连注射液等中药注射剂后，出现皮疹、过敏性休克等过敏反应。因此，ChP 针对中药注射剂规定了“**注射剂有关物质检查法（通则 2400）**”，设置了蛋白质、鞣质、树脂、草酸盐和钾离子的检查项目，以保障安全性。**注射用双黄连**还另外规定了重

金属、砷盐、无菌、溶血与凝聚、热原等安全性相关检查项目；并规定了指纹特征图谱（图 23-7）控制药效物质基础的一致性，以保障其临床用药的有效性。

3. 中药制剂中掺杂成分　以**大黄**入药的三黄片、牛黄解毒片等均已成为清热解毒的常用中成药。由于**土大黄苷**属二苯乙烯苷类成分，为**大黄伪品**的特征性成分，其泻下作用微弱，如作为大黄药用，非但难以达到治疗目的，反会引起不良反应；因此，被视为大黄的伪品，必须与正品大黄严格区分。ChP 采用聚酰胺薄层色谱法，对于**土大黄苷**进行限量检查；通过紫外光灯（365nm）下检视，与对照品色谱相应位置上特征的亮蓝色荧光斑点比较，规定：**土大黄苷**不得过 1.0%。

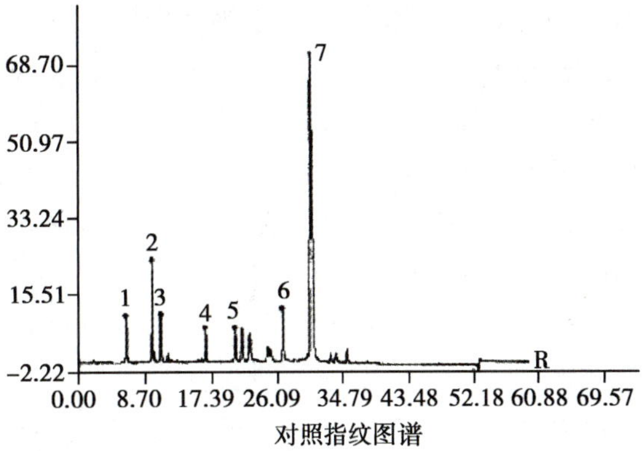


图 23-7　注射用双黄连的 HPLC 指纹特征图谱

峰 1：新绿原酸；峰 2：绿原酸；峰 3：隐绿原酸；峰 4：咖啡酸；峰 5：连翘酯苷；峰 6：木犀草苷；峰 7：黄芩苷。

4. 水溶性砷盐　速效牛黄丸、牛黄解毒丸和牛黄解毒片这三味药中均含有雄黄，雄黄系含砷化合物（二硫化二砷）。现代药理研究认为，雄黄中残留的三氧化二砷（即砒霜）毒性较强。主要是三氧化二砷易与组织细胞内酶系中巯基结合，抑制酶的活性，引起细胞代谢障碍，从而导致中枢神经、心血管、胃肠道、肝、肾等组织中毒。ChP 通则 2322 采用砷元素形态及价态测定法对雄黄中三价砷和五价砷的总量进行限量检查［以砷（As）计，不得过 7.0%］。

## （八）真菌毒素

真菌毒素（mycotoxin）是真菌产生的次级有毒代谢产物，易产生于中药材的种植、储存环节中。中药被曲霉属、镰刀菌属和青霉属等产毒真菌污染后所产生的毒素有黄曲霉毒素、赭曲霉毒素、呕吐毒素、玉米赤霉烯酮、展青霉素、伏马毒素等。

1. 黄曲霉毒素　黄曲霉毒素是黄曲霉菌、寄生曲霉菌产生的代谢物，剧毒，可致癌、致畸、致突变等。目前已分离鉴定出 10 余种黄曲霉毒素，如黄曲霉毒素 $B_1$、黄曲霉毒素 $B_2$、黄曲霉毒素 $G_1$ 和黄曲霉毒素 $G_2$ 等。其中，$B_1$ 毒性最大。黄曲霉菌广泛存在于土壤中，菌丝生长时产生毒素。此外，中药材在储藏、运输中容易发生霉变，污染黄曲霉毒素。

**黄曲霉毒素的检测方法**：ChP 收载三种检测方法，第一法、第二法分别用液相色谱法和液相色谱-串联质谱法测定药材、饮片及中药制剂中的黄曲霉毒素（以黄曲霉毒素 $B_1$、黄曲霉毒素 $B_2$、黄曲霉毒素 $G_1$ 和黄曲霉毒素 $G_2$ 总量计）。第三法为酶联免疫法（ELISA），系用酶联免疫吸附法测定药材、饮片及制剂中的黄曲霉毒素（以黄曲霉毒素 $B_1$，或黄曲霉毒素 $B_1$、黄曲霉毒素 $B_2$、黄曲霉毒素 $G_1$ 和黄曲霉毒素 $G_2$ 总量计）。下面重点介绍第一法。

**色谱条件与系统适用性试验**：以十八烷基硅烷键合硅胶为填充剂；以甲醇-乙腈-水（40∶18∶42）为流动相；采用柱后衍生法检测。①碘衍生法：衍生溶液为 0.05% 的碘溶液（取碘 0.5g，加入甲醇 100ml 使溶解，用水稀释至 1 000ml 制成），衍生化泵流速 0.3ml/min，衍生化温度 70℃；②光化学衍生法：光化学衍生器（254nm）；以荧光检测器检测，激发波长 $\lambda_{ex}$=360nm（或 365nm），发射波长 $\lambda_{em}$=450nm。两个相邻色谱峰的分离度应大于 1.5。

**混合对照品溶液的制备**：精密量取黄曲霉毒素混合对照品溶液（黄曲霉毒素 $B_1$、黄曲霉毒素 $B_2$、黄曲霉毒素 $G_1$ 和黄曲霉毒素 $G_2$ 标示浓度分别为 1.0μg/ml、0.3μg/ml、1.0μg/ml、0.3μg/ml）0.5ml，置 10ml 量瓶中，用甲醇稀释至刻度，作为贮备溶液。精密量取贮备溶液 1ml，置 25ml 量瓶中，用甲醇稀释至刻度，即得。

**供试品溶液的制备**：取供试品粉末约 15g（过二号筛），精密称定，置于均质瓶中，加入氯化钠 3g，精密加入70%甲醇溶液75ml,高速搅拌2分钟(搅拌速度大于11 000r/min),离心5分钟(离心速度4 000r/min),精密量取上清液15ml,置50ml量瓶中,用水稀释至刻度,摇匀,离心10分钟(离心速度4 000r/min),精密量取上清液20ml,通过免疫亲和柱,流速3ml/min,用水20ml洗脱(必要时可以先用淋洗缓冲液10ml洗脱,再用水10ml洗脱),弃去洗脱液,使空气进入柱子,将水挤出柱子,再用适量甲醇洗脱,收集洗脱液,置2ml量瓶中,加甲醇稀释至刻度,摇匀,用微孔滤膜(0.22μm)滤过,取续滤液,即得。

**测定法**:分别精密吸取上述混合对照品溶液5μl、10μl、15μl、20μl、25μl,注入液相色谱仪,测定峰面积,以峰面积为纵坐标、进样量为横坐标,绘制标准曲线。另精密吸取上述供试品溶液20~50μl,注入液相色谱仪,测定峰面积,从标准曲线上读出供试品中相当于黄曲霉毒素$B_1$、黄曲霉毒素$B_2$、黄曲霉毒素$G_1$和黄曲霉毒素$G_2$的量,计算,即得。

ChP在柏子仁、大枣、水蛭、地龙、肉豆蔻、全蝎、决明子、远志、陈皮、使君子、胖大海、莲子、桃仁、蜈蚣、槟榔、酸枣仁、薏苡仁、僵蚕、麦芽、延胡索、土鳖虫、九香虫、蜂房、马钱子等24个品种项下规定了黄曲霉毒素的限度检查要求,均规定:本品每1 000g含黄曲霉毒素$B_1$不得过5μg,含黄曲霉毒素$G_2$、黄曲霉毒素$G_1$、黄曲霉毒素$B_2$和黄曲霉毒素$B_1$的总量不得过10μg。

2. 多种真菌毒素测定法　药材、饮片及中药制剂中的玉米赤霉烯酮、赭曲霉毒素A、呕吐毒素、展青霉素等均可采用液相色谱法或液相色谱-串联质谱法测定。ChP采用液相色谱-串联质谱法同时测定药材、饮片及中药制剂中的黄曲霉毒素$B_1$、黄曲霉毒素$B_2$、黄曲霉毒素$G_1$、黄曲霉毒素$G_2$、赭曲霉毒素A、呕吐毒素、玉米赤霉烯酮、伏马毒素$B_1$、伏马毒素$B_2$及T-2毒素。方法如下。

**色谱条件与系统适用性试验**:以十八烷基硅烷键合硅胶为填充剂;以0.01%甲酸为流动相A相,以乙腈-甲醇(1∶1)为流动相B相,流速0.3ml/min;按下表进行梯度洗脱。

| 时间/min | 流动相A/% | 流动相B/% |
|---|---|---|
| 0 | 95 | 5 |
| 2 | 95 | 5 |
| 2.1 | 60 | 40 |
| 7 | 45 | 55 |
| 10 | 5 | 95 |
| 10.5 | 95 | 5 |
| 13 | 95 | 5 |

**对照品溶液的制备**:精密称取黄曲霉毒素$B_1$、黄曲霉毒素$B_2$、黄曲霉毒素$G_1$、黄曲霉毒素$G_2$、赭曲霉毒素A、玉米赤霉烯酮、伏马毒素$B_1$、伏马毒素$B_2$及T-2毒素对照品适量,加甲醇制成每1ml含5μg的溶液,分别作为单标贮备溶液;另精密称取呕吐毒素对照品适量,加甲醇制成每1ml含500μg的溶液,作为呕吐毒素贮备溶液。再用50%乙腈溶液稀释成表23-2所述浓度的系列混合对照品溶液(可根据样品实际情况,制备对照品溶液或基质混合对照品溶液)。

表23-2 系列混合对照品溶液浓度

| 单位/(ng/ml) | (1) | (2) | (3) | (4) | (5) |
|---|---|---|---|---|---|
| 黄曲霉毒素$B_1$ | 0.2 | 0.4 | 1 | 2 | 4 |
| 黄曲霉毒素$B_2$ | 0.1 | 0.2 | 0.5 | 1 | 2 |
| 黄曲霉毒素$G_1$ | 0.2 | 0.4 | 1 | 2 | 4 |
| 黄曲霉毒素$G_2$ | 0.1 | 0.2 | 0.5 | 1 | 2 |

续表

| 单位/(ng/ml) | (1) | (2) | (3) | (4) | (5) |
|---|---|---|---|---|---|
| 伏马毒素 $B_1$ | 2 | 4 | 10 | 20 | 40 |
| 伏马毒素 $B_2$ | 2 | 4 | 10 | 20 | 40 |
| T-2 毒素 | 2 | 4 | 10 | 20 | 40 |
| 赭曲霉毒素 A | 0.2 | 0.4 | 1 | 2 | 4 |
| 呕吐毒素 | 50 | 100 | 250 | 500 | 1 000 |
| 玉米赤霉烯酮 | 0.5 | 1 | 2.5 | 5 | 10 |

**基质混合对照品溶液的制备**：取空白基质样品 5g，同供试品溶液的制备方法处理至"40℃条件下用氮气吹至近干"，分别精密加入上述系列对照品溶液 1.0ml，涡旋混匀，用微孔滤膜（0.22μm）滤过，取续滤液，即得。

**供试品溶液的制备**：取供试品粉末约 5g（过二号筛），精密称定，精密加入 70% 甲醇溶液 50ml，超声处理 30 分钟，离心，精密量取上清液 10ml，用水稀释至 20ml，摇匀。精密量取 3ml，缓慢通过已经处理好的 HLB 柱[规格：3ml（60mg），依次用甲醇和水各 3ml 洗脱]，直至有适量空气通过，收集洗脱液；随后用 3ml 甲醇洗脱，收集洗脱液，合并两次洗脱液，于 40℃氮气缓慢吹至近干，加 50% 乙腈溶液定容至 1ml，用微孔滤膜（0.22μm）滤过，取续滤液，即得。

**测定法**：分别精密吸取上述系列混合对照品溶液各 5μl，注入高效液相色谱-质谱仪，测定峰面积，以峰面积为纵坐标、进样浓度为横坐标，绘制标准曲线。另精密吸取上述供试品溶液 5μl，注入高效液相色谱-质谱仪，测定峰面积，从标准曲线上读出供试品中相当于黄曲霉毒素 $B_1$、黄曲霉毒素 $B_2$、黄曲霉毒素 $G_1$、黄曲霉毒素 $G_2$、赭曲霉毒素 A、呕吐毒素、玉米赤霉烯酮、伏马毒素 $B_1$、伏马毒素 $B_2$ 及 T-2 毒素的浓度，计算，即得。

进行真菌毒素检测时，实验室应有相应的安全防护措施，并不得污染环境。各方法中如果采用第一法液相色谱法测定结果超出限度时，应采用收载的第二法液相色谱-串联质谱法进行确认。对于采用质谱法测定有明显基质效应的供试品，应采用系列基质对照品溶液进行准确定量。

#### （九）酸败度

酸败是指油脂或含油脂的种子类药材和饮片，在贮藏过程中发生复杂的化学变化，生成游离脂肪酸、过氧化物和低分子醛类、酮类等产物，出现特异臭味，影响药材和饮片的感观和质量。

**酸败度测定法**（ChP 通则 2303）通过测定酸值、羰基值和过氧化值，以检查药材和饮片中油脂的酸败度。

#### （十）二氧化硫残留量

一些药材及饮片，为了保障品质，在加工过程中会使用硫黄熏蒸处理，以达到漂白和杀菌防腐的目的。

例如，山药、牛膝、粉葛、天冬、天麻、天花粉、白及、白芍、白术、党参等鲜药材，因质地的特殊性，其在产地加工过程中干燥十分困难，易腐烂生虫，所以它们大都使用硫黄熏蒸处理。

药材经硫黄熏制会残留二氧化硫，过量的残留二氧化硫影响人体健康。因此，需控制经硫黄熏蒸处理药材或饮片中二氧化硫的残留量。ChP 规定山药、粉葛等 10 种传统习用硫黄熏蒸的中药材及其饮片，二氧化硫残留量（亚硫酸盐残留量，以 $SO_2$ 计）不得过 400mg/kg，其他中药材及其饮片的二氧化硫残留量不得过 150mg/kg，山药片（饮片）二氧化硫残留量为 10mg/kg。

ChP 通则 2331 中收载酸碱滴定法，气相色谱法和离子色谱法 3 种二氧化硫残留量测定法。

### 三、浸出物测定

浸出物是指用水或其他适宜的溶剂对药材或饮片中可溶性的物质进行测定。

以浸出物的含量作为药材的一种整体质量指标，一般用于活性成分或指标性成分不明确，或含量很低，或尚无准确定量方法药材的质量控制。

根据所用溶剂的不同，浸出物可分为水溶性浸出物、醇溶性浸出物、挥发性醚浸出物。按照是否加热，浸出物可分为热浸性浸出物、冷浸性浸出物。

浸出物测定法见 ChP 通则 2201。

### (一) 水溶性浸出物测定法

测定用的供试品须粉碎，使能通过二号筛，并混合均匀。

1. **冷浸法**　取供试品约 4g，精密称定，置 250~300ml 的锥形瓶中，精密加水 100ml，密塞，冷浸，前 6 小时内时时振摇，再静置 18 小时，用干燥滤器迅速滤过，精密量取续滤液 20ml，置已干燥至恒重的蒸发皿中，在水浴上蒸干后，于 105℃干燥 3 小时，移置干燥器中冷却 30 分钟，迅速精密称定质量。除另有规定外，以干燥物计算供试品中水溶性浸出物的含量(%)。

2. **热浸法**　取供试品 2~4g，精密称定，置 100~250ml 的锥形瓶中，精密加水 50~100ml，密塞，称定质量，静置 1 小时后，连接回流冷凝管，加热至沸腾，并保持微沸 1 小时。放冷后，取下锥形瓶，密塞，称定质量，用水补足减失的质量，摇匀，用干燥滤器滤过，精密量取滤液 25ml，置已干燥至恒重的蒸发皿中，在水浴上蒸干后，于 105℃干燥 3 小时，置干燥器中冷却 30 分钟，迅速精密称定质量。除另有规定外，以干燥品计算供试品中水溶性浸出物的含量(%)。

### (二) 醇溶性浸出物测定法

照水溶性浸出物测定法测定(热浸法须在水浴上加热)。除另有规定外，以各该品种项下规定浓度的乙醇代替水为溶剂。

### (三) 挥发性醚浸出物测定法

取供试品(过四号筛)2~5g，精密称定，置五氧化二磷干燥器中干燥 12 小时，置索氏提取器中，加乙醚适量，除另有规定外，加热回流 8 小时，取乙醚液，置干燥至恒重的蒸发皿中，放置，挥去乙醚，残渣置五氧化二磷干燥器中干燥 18 小时，精密称定，缓缓加热至 105℃，并于 105℃干燥至恒重。其减失的质量即为挥发性醚浸出物的质量。

## 四、含量测定

中药的含量测定是指用化学、物理学或生物学方法对中药中含有的有关成分(或组分)进行检测，是评价中药制剂质量的重要手段。中药常含有众多不同类别的化学成分，各成分之间以一定的比例共存。正是众多化学成分的相同作用，使中药能够发挥独特的防治疾病的疗效。

### (一) 指标成分选择的原则

1) 中药成方制剂：应首选君药及贵重药(人参、三七、熊胆等)建立含量测定方法；若上述药物的物质基础研究薄弱，或无法进行特征成分的含量测定，也可依次选臣药或其他药味的特征成分进行含量测定。中药和化学药品组成的复方制剂，不仅要求建立中药君药的测定项目，而且所含化学药品也必须建立含量测定项目。

2) 有毒药物：有毒药物如马钱子、川乌、草乌、蟾酥、斑蝥等，必须建立含量测定项目。若含量太低无法测定时，则应在检查项下规定限度检查项，或制定含量限度范围。

3) 特征成分：应选择中药中专属性强的有效成分或指标成分进行含量测定。有效成分类别清楚的，可测定某一类总成分的含量。如总黄酮、总生物碱、总皂苷、总有机酸和总挥发油等。

4) 中医要求：测定成分应尽量与中医理论、用药的功能主治相近。例如，山楂在制剂中若以消食健胃功能为主，应测定其有机酸含量；若以治疗心血管疾病为主，则应测定其黄酮类成分。又如，制何首乌具有补肝肾、益精血、乌须发之功能，以蒽醌类成分中的大黄素为定量指标就不合适，应选择二苯乙烯苷类成分为定量指标。另外，板蓝根一直缺少合适的含量测定指标，研究发现喹唑酮成分具有抗病毒活性，且溶于水与乙醇，含量稳定，有代表性，适合作为板蓝根的质量控制指标。

5) 功效物质：测定成分应与生产工艺和功效相关。例如，含何首乌的复方制剂，以水提工艺制成的制剂中，大黄素的含量很低，而以二苯乙烯苷类成分为含量测定指标较好。对于在炮制、加工、制备和贮藏过程中，易损失或破坏的成分，如制剂中的冰片等，应进行含量测定或限量检查，以控制药品质量稳定，疗效可靠。

6) 指标专属：测定成分应专属于单一药味，两味或两味以上药材均含有的成分则不宜选作定量指标。例如，处方中同时含有黄连和黄柏，则不应仅选小檗碱作为定量的成分。

7) 总量控制：若确实无法进行含量测定的，可测定药物的总固体量。如测定水溶性浸出物、醇溶性浸出物和挥发性醚浸出物等以间接控制其质量。溶剂的选择应有针对性，如挥发油和脂溶性成分可测定挥发性醚浸出物含量；皂苷类成分可用正丁醇为溶剂测定浸出物含量。

8) 直接指标：应首选样品中原含成分，避免选用水解成分作为测定指标。当单一成分不能反映该药的整体药效时，应采用多成分或多指标的检测方法。

### (二) 含量测定的主要方法

目前用于中药及其制剂含量测定的方法有色谱法、光谱法、高效毛细管电泳法(HPCE)、电化学方法、化学分析法和生物学方法等。其中，色谱法应用最多，尤其是 HPLC 和 GC 法。

1. 高效液相色谱法　高效液相色谱法(HPLC)因对含有众多成分的复杂体系具有强大的分离功能，且分析速度快，应用范围广，其重现性和准确度均优于薄层色谱扫描法，是中药及其制剂含量测定的首选方法。目前 ChP 收载的中药材及其制剂，大多采用 HPLC 法进行含量测定。

(1) **色谱条件的选择：**在中药及其制剂的分析中，多采用反相高效液相色谱法(RP-HPLC)，使用非极性的固定相、极性的流动相，其中以十八烷基硅烷键合硅胶(ODS)应用最多。甲醇-水或乙腈-水的混合溶剂作为流动相应用在反相色谱法中时，制剂中极性的附加剂或其他干扰组分先流出，不会停留在柱上污染色谱柱。

对于黄酮类、酚酸类成分可参考选择乙腈-水-酸系统的流动相；对皂苷类成分参考选择乙腈-水系统的流动相；对生物碱类成分可参考选择乙腈-水-三乙胺等系统的流动相。

对于混合体系复杂的多组分同时分析，可采用梯度洗脱与波长切换的分析方法。既能达到基线分离，又可提高检出的灵敏度。若分离弱酸性成分，如丹参素、黄芩苷和甘草酸等，可在流动相中加入适量醋酸等作为改性剂，以抑制其离解。对酸性较强的组分，也可使用离子对色谱法，常用的反离子试剂有氢氧化四丁基铵等。若为碱性较强的组分，如测定小檗碱、麻黄碱等，多采用反相离子对色谱法，在酸性流动相中加入烷基磺酸盐、有机酸盐，也可使用无机阴离子如磷酸盐作为反离子。

HPLC 法应用最普遍的检测器是紫外检测器(UVD)，目前主要是可变波长型检测器(VWD)和二极管阵列检测器(PDAD)。紫外检测器灵敏度高，线性范围宽，因此，适用于在紫外区具有吸收物质的测定。蒸发光散射检测器(ELSD)是通用型检测器，可以检测挥发性低于流动相的任何样品，适用于无生色团物质的检测，如碳水化合物(多糖)、类脂类(磷脂)、皂苷等，与紫外检测器互相补充。

(2) **供试品溶液的制备：**HPLC 分析前，一般需要对样品进行提取分离预处理。对于组成复杂的制剂，仍需采用萃取法或柱色谱等预处理方法对供试品进行纯化处理。中药制剂中多含有糖等附加剂，制备供试品时，宜使用高浓度的醇或其他有机溶剂提取测定组分。

(3) **测定方法的选择：**ChP 一部收载的中药品种，大多采用 HPLC 法测定，定量方法有外标法和内标法。

采用紫外检测器时，多采用外标一点法(示例 23-12)；采用蒸发光散射检测器时，应采用外标二点法。

因中药制剂测定组分的含量波动范围较大，所以外标法最好采用标准曲线法定量。中药及其制剂的含量测定，一般情况下不提倡使用内标法。因中药制剂组成复杂，若使用内标法，会增加分离的难度，其他成分很容易干扰内标峰。只有当制剂中组成相对简单，杂质不干扰内标峰时，才能使用内标法定量。

示例 23-12　ChP 采用 HPLC 法对十全大补丸的特征成分进行含量测定

**色谱条件与系统适应性试验**　以十八烷基硅烷键合硅胶为填充剂，以乙腈-水（17：83）为流动相，检测波长为 230nm。理论板数按芍药苷峰计应不低于 3 000。

**对照品溶液的制备**　取芍药苷对照品适量，精密称定，加稀乙醇制成每 1ml 含 40μg 的溶液，即得。

**供试品溶液的制备**　取本品水蜜丸适量，研细，取约 1g，精密称定；或取重量差异项的小或大蜜丸，剪碎，混匀，取约 1.2g，精密称定，置具塞锥形瓶中，精密加入稀乙醇 25ml，密塞，称定质量，超声处理（功率 250W，频率 30kHz）1 小时，放冷，再称定质量，用稀乙醇补足减失的质量，摇匀，离心，取上清，即得。

**测定法**　分别精密吸取对照品溶液和供试品溶液各 10μl，注入液相色谱仪，测定，即得（图 23-8）。

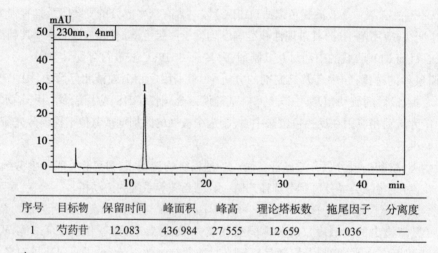

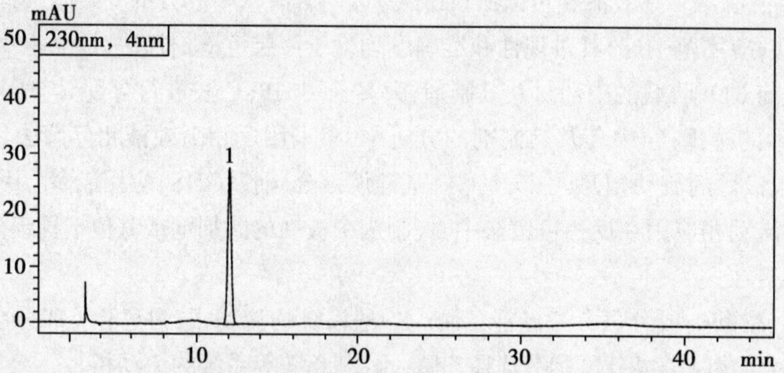


| 序号 | 目标物 | 保留时间 | 峰面积 | 峰高 | 理论塔板数 | 拖尾因子 | 分离度 |
|---|---|---|---|---|---|---|---|
| 1 | 芍药苷 | 12.083 | 436 984 | 27 555 | 12 659 | 1.036 | — |

A

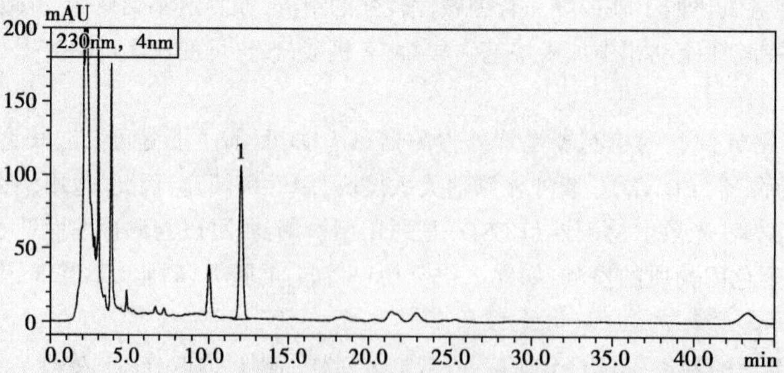


| 序号 | 目标物 | 保留时间 | 峰面积 | 峰高 | 理论塔板数 | 拖尾因子 | 分离度 |
|---|---|---|---|---|---|---|---|
| 1 | 芍药苷 | 12.064 | 1 666 001 | 104 452 | 12 610 | 1.037 | — |

B

A. 对照品溶液；B. 供试品溶液。

图 23-8　十全大补丸的特征成分芍药苷的 HPLC 检测色谱图

**限度要求**　本品含酒白芍以芍药苷($C_{23}H_{28}O_{11}$)计,水蜜丸(6g/次)每1g不得少于0.55mg,小蜜丸(9g/次)每1g不得少于0.40mg,大蜜丸每丸(9g)不得少于3.6mg。

**示例分析**:示例中十全大补丸的特征成分以芍药苷计,采用HPLC外标一点法进行计算。

2. 气相色谱法　气相色谱(GC)法主要用于测定药材和饮片、制剂中含挥发油及其他挥发性组分的含量。

例如,冰片中的龙脑(不得少于55%);八角茴香中的反式茴香脑(不得少于4.0%);广藿香中的百秋李醇(不得少于0.10%);丁香中的丁香酚(不得少于11.0%)等。还可用于中药提取物及中药制剂中含水量或含醇量的测定,例如,紫苏叶油、肉桂油、麝香风湿胶囊、牡荆油胶丸、活血止痛膏等的含量测定。

GC法分析中药常用的定量方法有内标法、外标法、归一化法等。

内标法是中药及其制剂含量测定最常用的方法。适用于样品的所有组分不能全部流出色谱柱,检测器不能对每个组分都产生信号或只需测定样品中某几个组分含量时的情况。内标法对进样量的一致性、进样速度等操作要求不高,因而适合于中药及其制剂中某些有效成分或微量杂质的含量测定。内标法可抵消仪器稳定性差、进样量不够准确等原因带来的误差。不足之处是样品的配制较麻烦,有些内标物不易找到。内标法又分为内标加校正因子法、内标对比法及内标工作曲线法。

外标法操作简便,计算方便,不需要校正因子,不论样品中其他组分是否出峰,均可对被测组分定量。但是,要求进样量准确且实验条件恒定。外标法又分为标准曲线法及外标一点法。

归一化法的优点是简便,定量结果与进样的重复性无关,操作条件略有变化对结果影响较小。但其缺点是要求所有组分均要产生色谱峰,不适于微量杂质的含量测定。

近年来,中药定量分析多采用毛细管气相色谱法、气质联用(GC-MS)等技术,因方法灵敏、分离效能高,在中药分析中应用广泛(示例23-13)。

示例23-13　ChP采用气相色谱法(通则0521)测定十六味冬青丸中丁香有效成分丁香酚的含量

**色谱条件与系统适用性试验**　以聚乙二醇20000(PEG-20M)为固定相,涂布浓度为10%;柱温为190℃。理论板数按丁香酚峰计算应不低于1 000。

**对照品溶液的制备**　取丁香酚对照品适量,精密称定,加正己烷制成每1ml含2mg的溶液,即得。

**供试品溶液的制备**　取重量差异项下的本品,剪碎,混匀,取约6.5g,精密称定,置1 000ml圆底烧瓶中,加水300ml与玻璃珠数粒,连接**挥发油测定器**,自测定器上端加水使充满刻度部分,再加正己烷2ml,再连续回流冷凝管,加热回流5小时,放冷,分取正己烷液,测定器用正己烷洗涤3次,每次2ml,合并正己烷液于10ml量瓶中,加正己烷至刻度,摇匀,即得。

**测定法**　分别精密吸取对照品溶液与供试品溶液各1μl,注入气相色谱仪,测定,即得。

**限度要求**　本品每丸含丁香以丁香酚($C_{10}H_{12}O_2$)计,不得少于12mg。

**示例分析**:该示例为何选用丁香来建立制剂的含量测定方法?GC法适用于测定哪些中药制剂的含量?

丁香为十六味冬青丸中含有的贵重药材,在中药成方制剂中应首选君药及贵重药建立含量测定方法,故示例23-13中选用丁香为含量测定(图23-9)。GC法适用于含挥发油成分及其他挥发性组分的制剂的含量测定。

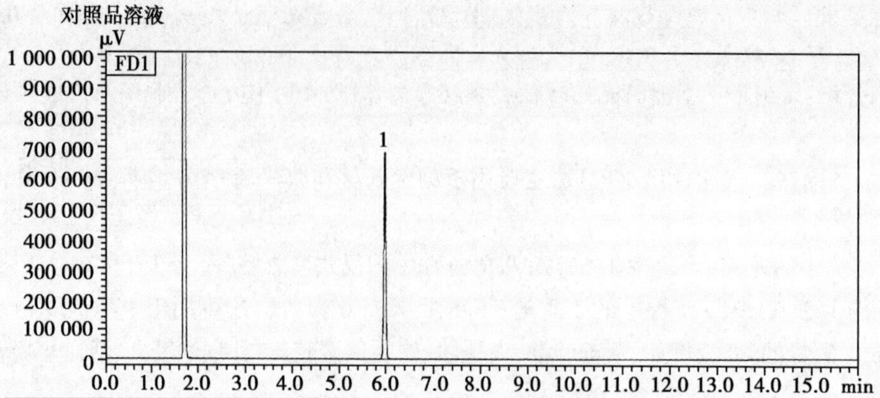

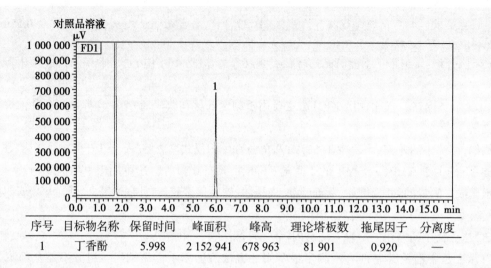

| 序号 | 目标物名称 | 保留时间 | 峰面积 | 峰高 | 理论塔板数 | 拖尾因子 | 分离度 |
|---|---|---|---|---|---|---|---|
| 1 | 丁香酚 | 5.998 | 2 152 941 | 678 963 | 81 901 | 0.920 | — |

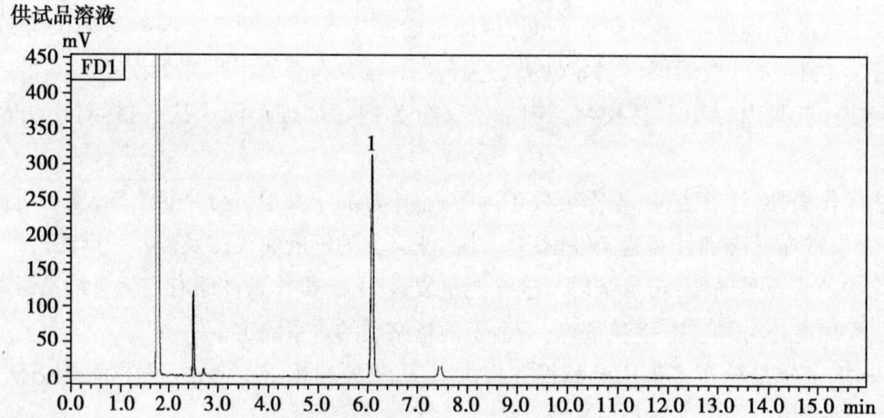


图 23-9 丁香中丁香酚含量测定 GC 色谱图

3. 薄层色谱扫描法 薄层色谱扫描法(Thin layer chromatography scanning，TLCS)系指用一定波长的光照射在薄层板上，对薄层色谱中吸收紫外光和可见光的斑点，或经激发后能发射出荧光的斑点进行扫描，将扫描得到的图谱及积分数据用于鉴别、检查或含量测定的一种方法。

薄层色谱扫描法具有分离效能较好、操作简便等特点，因而适用于中药制剂的分析(示例 23-14)。本法的准确度和精密度虽不及高效液相色谱法，但是，可以作为高效液相色谱法的补充，用于无紫外吸收或不能采用高效液相色谱法分析的组分。

示例 23-14 ChP 中，中药材，如牛黄中的**胆酸**；中药提取物或成方制剂，如益母草流浸膏中的**盐酸水苏碱**、大山楂丸和山楂化滞丸中的**熊果酸**(图 23-10)、九分散和马钱子散中**士的宁**等特征活性成分的含量，均分别采用 TLCS 法测定。

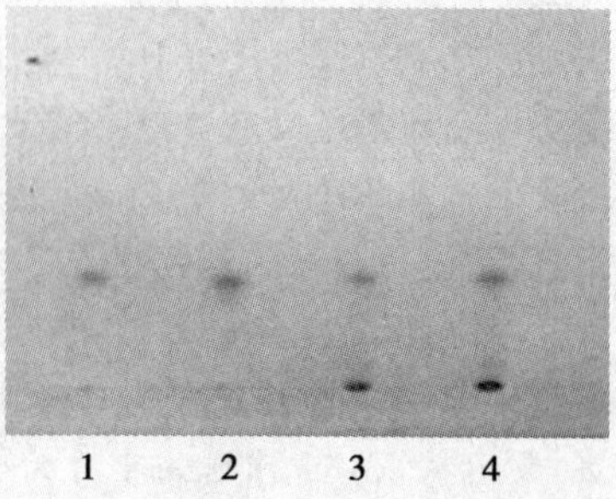


1. 对照品 4μl；2. 对照品 8μl；3. 供试品 5μl；4. 供试品 5μl。

图 23-10 TLCS 法大山楂丸中熊果酸薄层展开图

(1) **实验条件的选择**

1) 色谱条件：首先应选择好薄层色谱条件，在选定条件下组分应能完全分离，斑点对称、均匀、不拖尾，这是取得准确测定结果的先决条件。

2) 测定方式：根据光测定方式，TLCS可分为反射法和透射法。反射法是将光束照射到薄层斑点上，测量反射光的强度；透射法则是测量透射光的强度。

在薄层扫描法中大多采用反射法，反射法受薄层厚度影响较小，基线较稳，因而应用较多。透射法受薄层厚度影响较大，且玻璃对紫外光有吸收，所以实际应用较少。

测定时，可根据不同薄层扫描仪的结构特点，按照规定方式扫描测定。一般选择反射测定法，检测方式有吸收程度或荧光强度测定两种。在紫外-可见区有吸收的组分，采用吸收法测定。有荧光的组分选定激发光波长（$\lambda_{ex}$）和发射光波长（$\lambda_{em}$），用荧光法测定。荧光法具有专属性强、灵敏度高和线性范围宽等特点。

3) 扫描方法：扫描方法分为直线式扫描和锯齿状扫描两种。

定量分析时多采用锯齿状扫描。另外，根据光学系统的不同，扫描方法又可分为单波长扫描或双波长扫描，定量分析时一般采用双波长扫描法。双波长扫描法是采用两束不同波长的光，一束测量样品为测定波长（$\lambda_S$），另一束作为对照为参比波长（$\lambda_R$），两束不同波长的光通过斩光器交替照射到斑点上，以吸光度之差（$\Delta A$）进行定量。

双波长扫描法应选用待测斑点无吸收或最小吸收的波长为参比波长，供试品色谱中待测斑点的比移值（$R_f$值）和光谱扫描得到的吸收光谱图或测得的光谱最大吸收与最小吸收应与对照品相符，以保证测定结果的准确性。双波长法可以消除薄层不均匀的影响，使基线变得平稳。单波长扫描法通常用于斑点吸收光谱的测定。

4) 散射参数（SX）：散射参数（scattering parameter，SX），与薄层厚度、散射系数有关。由于薄层对光的散射，其吸光度A和浓度KX之间不服从比尔定律，而符合K-M方程，使其吸光度由于散射而减小，A-KX曲线偏向横轴，不成直线，其形状与SX有关。为方便测定，薄层扫描仪均装有线性化器，用以对工作曲线进行校正使其成为直线。因此，测定时需输入SX值。不少薄层板的SX已知，如Merck预制硅胶板SX为3、氧化铝板SX为7。若SX未知，可根据校正结果自行判断。

(2) **定量方法的选择**：薄层扫描定量测定应保证供试品斑点的量在线性范围内，必要时可适当调整供试品溶液的点样量，供试品与对照品同板点样、展开、扫描、测定和计算。

外标法是薄层色谱扫描法最常用的定量方法，方法简单，但点样必须准确。由于薄层板间的差异较大，为克服这一差异，应采取随行标准法，测定时将供试品和对照品溶液应交叉点于同一薄层板上。

若标准曲线经过原点，可用外标一点法定量，只需点一种浓度的对照品溶液，与供试品溶液同板展开测定。若标准曲线不通过原点，通常采用线性回归二点法计算，如线性范围很窄时，可采用多点法校正多项式回归计算。供试品和对照品溶液应交叉点于同一薄层板上，供试品点样不得少于2个，对照品每一浓度不得少于2个。

(3) **注意事项**：薄层色谱扫描法影响因素较多，测定应注意以下几点。①薄层的厚度应均匀，表面应均匀平整，最好使用预制板；②点样量必须准确，多用定量毛细管点样，且原点大小应一致；③喷洒显色剂应均匀，量应适中；④某些斑点颜色易挥发或对空气不稳定，可用洁净的玻板盖在薄层板上，并用胶布加以固定；⑤扫描时应沿展开方向扫描，不得横向扫描；⑥本法的线性范围一般较窄，应在其线性范围内测定。

(4) **应用示例**：马钱子散由制马钱子和地龙（焙黄）2味中药组成，ChP选取制马钱子中的有效成分士的宁作为指标成分，采用TLCS法进行含量测定（示例23-15）。

示例 23-15 ChP 马钱子散指标性有效成分士的宁的 TLCS 法含量测定

取装量差异项下的本品约 0.5g，精密称定，置具塞锥形瓶中，精密加入三氯甲烷 20ml，浓氨试液 1ml，轻轻摇匀，称定质量后，于室温放置 24 小时，再称定质量，用三氯甲烷补足减失的质量，充分振摇，滤过，滤液作为供试品溶液。另取士的宁对照品，加三氯甲烷制成每 1ml 含 1mg 的溶液，作为对照品溶液。照薄层色谱法（通则 0502）试验，分别吸取供试品溶液 8μl 和对照品溶液 4μl，交叉点于同一硅胶 $GF_{254}$ 薄层板上，以甲苯-丙酮-乙醇-浓氨试液（16∶12∶1∶4）的上层溶液为展开剂，展开，取出，晾干。照薄层色谱法（通则 0502 薄层色谱扫描法）进行扫描，波长：$\lambda_S$=257nm，$\lambda_R$=300nm，测量供试品与对照品吸光度积分值，计算，即得。

**限度要求：**本品每袋含马钱子以士的宁（$C_{21}H_{22}N_2O_2$）计应为 7.2~8.8mg。

**示例分析：**该示例中采用了什么定量方法，该法有什么优点？

该示例采用了外标法随行标准法进行定量，测定时将供试品与对照品溶液交叉点于同一薄层板上，可以克服薄层板间的差异。

### （三）中药的多指标成分的含量测定

中药中含有众多成分，仅以单一成分作为质量控制的指标不能全面地反映药材的质量，更不能保证药效。

目前，中药成方制剂分析大都选择多指标成分进行含量测定，力求更客观地表征其内在质量（示例 23-16）。

示例 23-16 复方丹参片，由丹参的乙醇提取物和水提物，加三七的细粉和冰片制成。ChP 采用 HPLC 法针对多指标成分分别进行含量测定控制［【规格】①薄膜衣小片，每片重 0.329g（相当于饮片 0.6g）；②薄膜衣大片，每片重 0.8g（相当于饮片 1.8g）；③糖衣片（相当于饮片 0.6g）］。方法如下。

1. 丹参酮 $Ⅱ_A$ 的 HPLC 测定法

**色谱条件与系统适用性试验** 以十八烷基硅烷键合硅胶为填充剂；以甲醇-水（73∶27）为流动相；检测波长为 270nm。理论板数按丹参酮 $Ⅱ_A$ 峰计算应不低于 2 000。

**对照品溶液的制备** 取丹参酮 $Ⅱ_A$ 对照品适量，精密称定，置棕色量瓶中，加甲醇制成每 1ml 含 40μg 的溶液，即得。

**供试品溶液的制备** 取本品 10 片，糖衣片除去糖衣，精密称定，研细，取约 1g，精密称定，置具塞棕色瓶中，精密加入甲醇 25ml，密塞，称定质量，超声处理（功率 250W，频率 33kHz）15 分钟，放冷，再称定质量，用甲醇补足减失的质量，摇匀，滤过，取续滤液，即得。

**测定法** 分别精密吸取对照品溶液与供试品溶液各 10μl，注入液相色谱仪，测定，即得。

**限度要求** 本品每片含丹参以丹参酮 $Ⅱ_A$（$C_{19}H_{18}O_3$）计，规格①、规格③不得少于 0.20mg；规格②不得少于 0.60mg。

2. 丹酚酸 B 的 HPLC 测定法

**色谱条件与系统适用性试验** 以十八烷基硅烷键合硅胶为填充剂；以乙腈-甲醇-甲酸-水（10∶30∶1∶59）为流动相；检测波长为 286nm。理论板数按丹酚酸 B 峰计算应不低于 4 000。

**对照品溶液的制备** 取丹酚酸 B 对照品适量，精密称定，加水制成每 1ml 含 60μg 的溶液，即得。

**供试品溶液的制备** 取本品 10 片，糖衣片除去糖衣，精密称定，研细，取 0.15g，精密称定，置 50ml 量瓶中，加水适量，超声处理（功率 300W，频率 50kHz）30 分钟，放冷，加水至刻度，摇匀，离心，取上清液，即得。

**测定法** 分别精密吸取对照品溶液与供试品溶液各 10μl，注入液相色谱仪，测定，即得。

**限度要求** 本品每片含丹参以丹酚酸 B（$C_{36}H_{30}O_{16}$）计，（规格①、规格③）不得少于 5.0mg；

（规格②）不得少于 15.0mg。

### 3. 三七的 HPLC 测定法

**色谱条件与系统适用性试验**　以十八烷基硅烷键合硅胶为填充剂；以乙腈为流动相 A，以水为流动相 B，进行线性梯度（A：B）洗脱 0min（19：81）→35min（19：81）→55min（29：71）→70min（29：71）→100min（40：60）；检测波长为 203nm。理论板数按人参皂苷 $Rg_1$ 峰计算应不低于 6 000，人参皂苷 $Rg_1$ 与人参皂苷 Re 的分离度应大于 1.8。

**对照品溶液的制备**　取三七皂苷 $R_1$ 对照品、人参皂苷 $Rg_1$ 对照品、人参皂苷 Re 对照品、人参皂苷 $Rb_1$ 对照品适量，精密称定，加 70% 乙醇制成每 1ml 含三七皂苷 $R_1$ 及人参皂苷 Re 各 0.05mg、人参皂苷 $Rg_1$ 及人参皂苷 $Rb_1$ 各 0.2mg 的混合溶液，即得。

**供试品溶液的制备**　取本品 10 片，除去包衣，精密称定，研细，取约 1g，精密称定，置具塞锥形瓶中，精密加入 70% 甲醇 50ml，密塞，称定质量，超声处理（功率 250W，频率 33kHz）30 分钟，放冷，再称定质量，用 70% 乙醇补足减失的质量，摇匀，滤过，取续滤液，即得。

**测定法**　分别精密吸取对照品溶液与供试品溶液各 20μl，注入液相色谱仪，测定，即得。

**限度要求**　本品每片含三七以三七皂苷 $R_1$（$C_{47}H_{80}O_{18}$）、人参皂苷 $Rg_1$（$C_{42}H_{72}O_{14}$）、人参皂苷 Re（$C_{48}H_{82}O_{18}$）和人参皂苷 $Rb_1$（$C_{54}H_{92}O_{23}$）的总量计，（规格①、规格③）不得少于 6.0mg，（规格②）不得少于 18.0mg。

**示例分析：**ChP 采用 HPLC 法对复方丹参片进行含量测定时选用了哪些指标成分，这样进行质量控制的优势是什么？

复方丹参片是由丹参的乙醇提取物和水提物，加三七的细粉和冰片制成。有效成分主要包括丹参酮、丹酚酸和三七皂苷等，故 ChP 选用了丹参酮 $Ⅱ_A$、丹酚酸 B、三七等多指标成分对其进行质量控制。复方丹参片是采用多种提取方式、多条工艺路线制备而得的复方制剂，成分复杂，仅建立某单一成分的含量测定方法在很大程度上带有较大的片面性，不能全面反映中药复方制剂的内在质量。因而选择多个质控指标并建立含测方法，构建多指标含量测定体系，才能保证产品质量。

## （四）中药多成分含量的一测多评法

中药单一成分的定量检测难以体现中药的整体质量。目前中药分析多采用多个指标成分同时测定的模式进行质量控制。但是，这种模式常需要使用多个对照品，由于中药单体对照品来源困难、成本高昂，所以多对照品同时定量方法通常难以实现。

中药中常含有同一类别的多种成分。如人参、三七中均含有多种人参皂苷；大黄中含有多种蒽醌类成分；麻黄中含有多种生物碱等。由于这些**同类的多成分**有相似的母核结构，因此，可以在选定的测定条件下，以易得的单一对照品为参比，测定并计算出其他各成分的相对响应系数（校正因子），并以单一对照品对照法，通过测得供试品中目标成分响应的校正，计算得出这些目标待测有效成分的含量。

这种质量控制方法称为**替代对照品法，又称为一测多评法**（quantitative analysis of multi-components by single-marker，QAMS）或**一标多测法**。

**替代对照品法**是一种多指标同步质量控制方法，适用于对照品难得、制备成本高或不稳定的情况下的同类多成分的同时测定（示例 23-17）。

**替代对照品法的**原理是在一定的线性范围内，成分的量（质量或浓度）与检测器响应成正比。用于多指标质控的各成分应为药物中的特征有效成分或指标性成分，并具有相对较高的含量（原则上应 ≥1mg/g）；用作参照物的对照品，同时应是含量相对较高、性质稳定、并相对易得。**替代对照品法**作为一种经济、准确的方法，已在 ChP、USP、EP 中应用。

样品收集要具有代表性，样本数应满足统计学的相关要求，以保障制定的多组分含量限度指标具有良好的质量控制意义。

多成分同时测定时，要按照药典的要求完成准确度、精密度、专属性、定量限、检测限、线性，范围、耐用性等各项内容的验证，结果应符合要求。

示例 23-17　生物碱是黄连的主要有效成分，除小檗碱之外，还含有巴马汀、黄连碱、表小檗碱、药根碱等成分，特别是表小檗碱是甄别黄连与其他掺假品的特征性成分。因此，ChP 选取表小檗碱、黄连碱、巴马汀、小檗碱 4 个成分作为指标评价黄连的质量，方法如下。

**色谱条件与系统适用性试验**　以十八烷基硅烷键合硅胶为填充剂；以乙腈-0.05mol/L 磷酸二氢钾溶液（50：50）（每 100ml 中加十二烷基硫酸钠 0.4g，再以磷酸调节 pH 至 4.0）为流动相；检测波长为 345nm。理论板数按盐酸小檗碱峰计算应不低于 5 000。

**对照品溶液的制备**　取盐酸小檗碱对照品适量，精密称定，加甲醇制成每 1ml 含 90.5μg 的溶液，即得。

**供试品溶液的制备**　取本品粉末（过二号筛）约 0.2g，精密称定，置具塞锥形瓶中，精密加入甲醇-盐酸（100：1）的混合溶液 50ml，密塞，称定质量，超声处理（功率 250W，频率 40kHz）30 分钟，放冷，再称定质量，用甲醇补足减失的质量，摇匀，滤过，精密量取续滤液 2ml，置 10ml 量瓶中，加甲醇至刻度，摇匀，滤过，取续滤液，即得。

**测定法**　分别精密吸取对照品溶液与供试品溶液各 10μl，注入液相色谱仪，测定（图 23-11），以盐酸小檗碱对照品的峰面积为对照，分别计算小檗碱、表小檗碱、黄连碱和巴马汀的含量，用待测成分色谱峰与盐酸小檗碱色谱峰的相对保留时间［表小檗碱（0.71）、黄连碱（0.78）、巴马汀（0.91）、小檗碱（1.00）］，确定峰位（应在规定值的±5% 范围之内），即得。

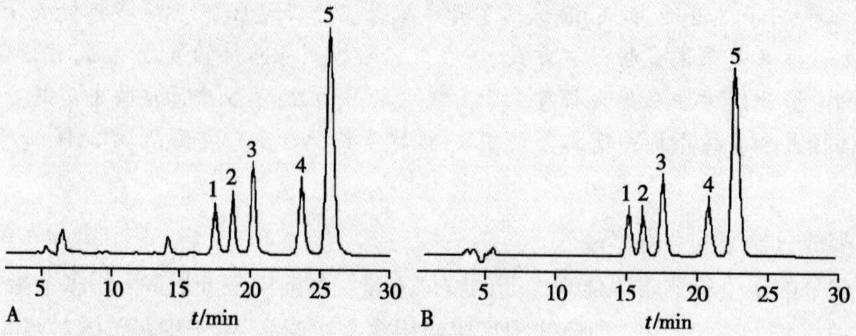


A. 黄连药材样品；B. 对照品；1. 药根碱（jatrorrhizine）；2. 表小檗碱（epiberberine）；3. 黄连碱（coptisine）；4. 巴马汀（palmatine）；5. 小檗碱（berberine）。

图 23-11　黄连药材中 5 种生物碱的色谱图

**限度要求（味连）**　本品按干燥品计算，以盐酸小檗碱（$C_{20}H_{18}ClNO_4$）计，含小檗碱（$C_{20}H_{17}NO_4$）不得少于 5.5%，表小檗碱（$C_{20}H_{17}NO_4$）不得少于 0.80%，黄连碱（$C_{19}H_{13}NO_4$）不得少于 1.6%，巴马汀（$C_{21}H_{21}NO_4$）不得少于 1.5%。

**示例分析：**该示例所采用的质量控制测定方法是什么？为何选用盐酸小檗碱作为单一对照？

该示例采用中药多成分的替代对照品法，对黄连进行质量控制。小檗碱为黄连中主要药效成分，且定量用对照品价廉易得，故采用盐酸小檗碱单一对照的 HPLC 法进行同时测定表小檗碱、黄连碱、巴马汀、小檗碱 4 个指标成分的含量。

再者，由于这些生物碱具有相同的共轭母核结构，取代基和分子量差异较小，在 UV 检测的最大吸收波长处的相对校正因子接近，所以，可以采用峰面积直接进行计算测定含量。

## 第三节　中药质量的整体控制

根据中医药整体观的思想，中药的药效是通过多种成分作用于机体的多个靶点而实现的。即使同时以几个成分作为质量控制的指标成分，仍不足以全面客观地评价中药的质量。

中药质量应该采用指纹图谱、特征图谱或生物效价活性的分析评价，进行整体控制。

### 一、中药指纹图谱

如何客观地评价中药的质量一直是药学工作者致力解决的难题。近年来，中药指纹谱已经成为表征中药的整体性、模糊性和特异性的良好方法。

利用指纹谱技术，可实现中药的定性分析和特定目标成分定量分析的有机结合，达到对中药质量进行全面控制的目标。

中药**指纹图谱**，特别是色谱指纹图谱，是目前最能满足表征中药成分整体特性的技术。

中药指纹图谱作为天然药物的质量控制方法，目前在国内外已被广泛接受。USP-NF、BP、IP 及 WHO 草药评价指南，均收载了指纹图谱。ChP 对一些品种采用了 HPLC 和 GC 色谱指纹图谱技术，以科学控制中药的质量。

#### (一) 中药指纹图谱的含义和研究意义

1. 中药指纹图谱的含义　**中药指纹图谱**(traditional Chinese medicine fingerprint)系指药材、饮片、提取物或中药成方制剂等经适当处理后，采取一定的分析技术和方法得到的能够标示其化学、生物学的或其他特性的图谱。

中药指纹图谱可通过多维分析测定手段对中药复杂多源物质体系进行检测，并尽可能全面地获得中药的化学成分群等整体(轮廓)特征信息，用于中药的质量评价、质量控制和新药研究。中药指纹图谱满足有效信息最大化原则，表征待测样品所含成分的整体性。采用整张图谱而不是用单个或者少数两三个峰来代表该药材，中药指纹图谱具有模糊性。整体性和模糊性是中药指纹图谱的两个基本属性。

2. 中药指纹图谱研究的意义　理想的指纹图谱不仅能用于定性鉴别，也可用于定量分析。因此，指纹图谱是对中药质量控制的补充和提高。指纹图谱也有利于控制中间体、成品的一致性，减少批间差异。

运用中药指纹图谱定性与指标成分定量相结合的质量标准控制模式，可以在中药材的种植、采收加工、生产、临床、贮存和流通等各个环节全面控制中药的质量，提供质量优良、均一和特异的中药用于临床。

3. 中药指纹图谱的类别及特点　中药指纹图谱一般按测定手段和应用对象分类。狭义的中药指纹图谱是指中药化学(成分)指纹图谱；广义的中药指纹图谱则可按测定手段和应用对象的不同进行分类。

(1) **按测定手段分类：**中药指纹图谱分为中药化学(成分)指纹图谱和中药生物指纹图谱。

1) **中药化学(成分)指纹图谱：**中药化学(成分)指纹图谱系指采用光谱、色谱和其他分析方法建立的，用以表征中药化学成分特征的指纹图谱。其中，光谱法最常用的是红外光谱(IR)，色谱法最常用的是高效液相色谱(HPLC)、薄层色谱(TLC 或 TLCS)、气相色谱(GC)和高效毛细管电泳(HPCE)。色谱与质谱(MS)、核磁共振谱(NMR)联用技术(GC-MS、HPLC-MS、HPLC-NMR)的指纹谱也有报道。动物和矿物药则常采用 X 射线衍射指纹谱用于鉴定和鉴别。

中药化学(成分)指纹图谱首选色谱方法和色谱联用技术。HPLC 方法是目前运用最广泛的方法，中药中大部分化学成分均可用 HPLC 法得出良好的指纹图谱。TLC 法简便易行，但提供信息量有限，很难反映几十种、上百种化学成分组成的复杂体系。GC 适用于挥发性化学成分。HPCE 多适用于生物大分子、肽和蛋白质的分离，但其重现性有待提高。联用技术是最有效的建立指纹图谱的方法，如 GC-MS、HPLC-MS、HPLC-MS-MS 等可提供各种信息，符合中药复杂体系的要求，但仪器价格昂贵，不易推广使用。

2）**中药生物指纹图谱**：中药生物指纹图谱包括中药材 DNA 指纹图谱、中药基因组学指纹图谱和中药蛋白组学指纹图谱等。中药材 DNA 指纹图谱主要是测定各种中药材的 DNA 图谱。由于每个物种基因的唯一性和遗传性，中药材 DNA 指纹图谱可用于对中药材的种属鉴定、植物分类研究和品质研究。

中药基因组学和中药蛋白组学指纹图谱系指中药或中药制剂作用于某特定细胞或动物后，引起基因和蛋白的复杂变化，这两种指纹图谱可称之为生物活性指纹图谱。

(2) **按应用对象分类**：中药指纹图谱分为中药材指纹图谱、中药原料药（包括饮片、配伍颗粒）指纹图谱、生产工艺过程中间产物（中间体或提取物）指纹图谱和中药制剂（中成药）指纹图谱。

### （二）中药指纹图谱研究的技术关键

**1. 研究对象的确定** 首先必须调研相关的文献、新药申报资料（质量部分和工艺部分）及其他研究结果，尽可能详尽地了解药材、中间体及成品中所含成分的种类及其理化性质，经综合分析后找出成品中的有效成分，作为成品及中间体指纹图谱的研究对象，即分析检测目标。

例如，黄芪含黄酮、皂苷及多糖三类有效组分，黄芪多糖注射剂是以黄芪中的多糖为原料。因此，对黄芪多糖注射剂进行指纹图谱研究时应以多糖作为研究对象；同时，研究其中间体的指纹图谱时也应以多糖作为研究对象；而研究原药材的指纹图谱时应把黄酮、皂苷及多糖都作为研究对象。

中药复方注射剂是由两味或两味以上药味组成，所含组分种类较多，化学成分复杂。研究复方注射剂指纹图谱时，应根据"君、臣、佐、使"的原则，以君药、臣药中有效成分作为主要研究对象，佐药、使药中的成分可采用其他指纹图谱方法进行辅助、补充研究。

**2. 样品的选择与收集** 样品的收集要强调真实性和代表性。

中药制剂用药材的选择应遵循以下原则：①药材应尽可能固定产地（如道地药材）、采收期和炮制加工方法等。②对以往生产中使用过的药材，应结合临床使用情况选择性收集样品，对工艺稳定、疗效恒定、临床使用中很少出现异常的药材批次应重点选择。

**3. 供试品的制备** 在指纹图谱研究过程中，供试品溶液的制备应根据所含化学成分的理化性质和检测方法的需要，选择适宜的方法进行制备。制备方法需确保尽可能多的化学成分在指纹图谱中反映出来。

**4. 参照物的制备** 制定指纹图谱必须设立参照物，应根据供试品中所含化学成分的性质，选择适宜的对照品作为参照物。如果没有适宜的对照品，可选择适宜的内标物作为参照物。参照物的制备应根据检测方法的需要，选择适宜的方法进行。

**5. 研究方法的选择和方法验证** 方法的选择主要包括测定方法、仪器与试剂、测定条件等。

指纹图谱建立时，应根据所含化学成分的理化性质，选择适宜的测定方法。建议优先考虑色谱方法。对于成分复杂的中药材及其制剂，特别是中药复方注射剂，必要时可以考虑采用多种检测方法，建立多张指纹图谱。

以色谱法制定指纹图谱，所采用的色谱柱、薄层板、试剂、测定条件等必须固定。采用 HPLC 和 GC 法制定指纹图谱，其指纹图谱的记录时间一般为 1 小时；采用薄层色谱扫描来制定指纹图谱，必须提供从原点至溶剂前沿的图谱。

当一个指纹图谱初步建立后，尚需进一步优化。首先应选择不同操作者、不同型号的仪器进行测试。成熟的指纹图谱，在形成法规之前，应当选择不同的检测机构进行复核，以保证所建立的指纹图谱稳定与可靠。

指纹图谱的色谱条件选择是整个研究检测方法过程中最重要、最关键的内容。以 HPLC 法为例，色谱柱、流动相、检测器、柱温和进样量等均是影响指纹谱建立的重要因素，其中色谱柱的选择和比较尤为重要。

选择流动相时，对于反相高效液相色谱法，乙腈-水系统比较适合梯度洗脱，而醇-水系统由于热力学和可压缩性因素，在梯度洗脱时易导致基线漂移。

对黄酮类、酚酸类成分可参考选择乙腈-水-酸系统，对皂苷类成分可选择乙腈-水系统，对生物碱类成分可选择乙腈-水-三乙胺等系统作流动相。

HPLC 法应用最多的是紫外检测器（可变波长型和二极管阵列），适用于在紫外区具有吸收的物质的测定。蒸发光散射检测器适用于无生色团物质的检测，如碳水化合物（多糖）、类脂类（磷脂）、皂苷等，与紫外检测器互相补充。联用技术中质谱检测器是最有效的检测手段，如 GC-MS、HPLC-MS 等可提供大量的结构信息，符合解决中药复杂性的要求。荧光检测器比紫外检测器灵敏度高，但只适用于具有荧光或其衍生物能产生荧光的物质的测定，在指纹图谱研究中应用较少。

中药色谱指纹图谱的测定方法应进行仪器精密度、方法重现性和样品稳定性等方法验证项目，以确保方法的可靠性、可重复性和耐用性。

### 6. 指纹特征的选择与技术参数

（1）**共有指纹峰的标定**：采用色谱法制定指纹图谱，必须根据参照物的保留时间，计算指纹峰的相对保留时间。根据 10 批次以上供试品的检测结果，标定共有指纹峰。色谱法采用相对保留时间标定指纹峰。

（2）**共有指纹峰面积的比值**：以对照品作为参照物的指纹图谱，以参照物峰面积作为 1，计算各共有指纹峰面积与参照物峰面积的比值。

以内标物作为参照物的指纹图谱，则以共有指纹峰中其中一个峰（要求峰面积相对较大、较稳定的共有峰）的峰面积作为 1，计算其他各共有指纹峰面积的比值。各共有指纹峰的面积比值必须相对固定。

中药材供试品的图谱中，各共有峰面积的比值与指纹图谱中各共有峰面积的比值比较，单峰面积占总峰面积大于或等于 20% 的共有峰，其差值不得大于±20%；单峰面积占总峰面积大于或等于 10%，而小于 20% 的共有峰，其差值不得大于±25%；单峰面积占总峰面积小于 10% 的共有峰，峰面积比值没有要求，但必须标定相对保留时间。未达基线分离的共有峰，应计算该组峰的总峰面积作为峰面积，同时标定该组各峰的相对保留时间。

注射剂及其有效部位或中间体供试品的图谱中，各共有峰面积的比值与指纹图谱中各共有峰面积的比值比较，**保留时间小于或等于 30 分钟的共有峰**：单峰面积占总峰面积大于或等于 20% 的共有峰，其差值不得大于±20%；单峰面积占总峰面积大于或等于 10%，而小于 20% 的共有峰，其差值不得大于±25%；单峰面积占总峰面积大于或等于 5%，而小于 10% 的共有峰，其差值不得大于±30%；单峰面积占总峰面积小于 5% 的共有峰，峰面积比值没有要求，但必须标定相对保留时间。**保留时间超过 30 分钟的共有峰**：单峰面积占总峰面积大于或等于 10% 的共有峰，按上述规定执行；单峰面积占总峰面积小于 10% 的共有峰，峰面积比值没有要求，但必须标定相对保留时间。未达基线分离的共有峰，应计算该组峰的总峰面积作为峰面积，同时标定该组各峰的相对保留时间。

（3）**非共有峰面积**：中药材供试品的图谱与指纹图谱比较，非共有峰总面积不得大于总峰面积的 10%。注射剂及其有效部位或中间体供试品的图谱与指纹图谱比较，非共有峰总面积不得大于总峰面积的 5%。

（4）**特征指纹图谱**：**特征指纹图谱**系指由一系列特征指纹峰所组成的固定峰群，可用于中药或提取物的鉴定和质量评价。

（5）**相似度评价**：相似度（similarity）是评价样品和对照品图谱一致性程度的参数。相似度的计算可借助软件完成，如国家药典委员会推荐的《中药色谱指纹图谱相似度评价系统》。

### （三）应用示例

中药指纹图谱对控制药材原料的真伪、质量、规范生产工艺及产品质量有重要作用。

ChP 在“植物油脂和提取物”的质量标准中已经广泛应用中药指纹图谱进行质量控制。如，丹参总酚酸、三七三醇皂苷和三七总皂苷等品种的药典标准均规定了指纹图谱鉴别方法。此外，中药指纹图谱在三七通胶囊（示例 23-18）、注射用双黄连（冻干）、复方丹参滴丸、夏桑菊颗粒等数十种中成药品种的质量标准中也有应用。

示例 23-18 ChP 对三七通舒胶囊采用 HPLC 指纹图谱对其进行质量控制。规定如下。

色谱条件与系统适用性试验：以十八烷基硅烷键合硅胶为填充剂（柱长为 25cm，内径为 4.6mm，粒径为 5μm）；以乙腈为流动相 A，以水为流动相 B，按下表中的规定进行梯度洗脱；检测波长为 210nm。三七皂苷 $R_1$ 与邻近色谱峰的分离度应不低于 1.5，人参皂苷 $Rg_1$ 与人参皂苷 Re 的分离度应不低于 1.3。

| 时间/min | 流动相 A/% | 流动相 B/% |
|---|---|---|
| 0 | 15 | 85 |
| 5 | 15 | 85 |
| 43 | 25 | 75 |
| 55 | 35 | 65 |
| 60 | 40 | 60 |
| 62 | 15 | 85 |

**参照物溶液的制备** 取人参皂苷 $Rg_1$ 对照品、人参皂苷 Re 对照品和三七皂苷 $R_1$ 对照品适量，精密称定，加乙腈-水(19.5：80.5)混合溶液制成每 1ml 含人参皂苷 $Rg_1$ 2.5mg、人参皂苷 Re 0.4mg 和三七皂苷 $R_1$ 0.8mg 的混合溶液，即得

**供试品溶液的制备** 取装量差异项下的本品内容物 0.25g，置 25ml 量瓶中，加入乙腈-水(19.5：80.5)混合溶液约 20ml，超声处理（功率 250W，频率 40kHz）10 分钟，放冷，加乙腈-水(19.5：80.5)混合溶液至刻度，摇匀，滤过，取续滤液，即得。

**测定法** 分别精密吸取参照物溶液与供试品溶液各 20μl，注入液相色谱仪，测定，记录色谱图，即得。

供试品指纹图谱中应分别呈现与参照物色谱峰保留时间相同的色谱峰。按中药色谱指纹图谱相似度评价系统，供试品指纹图谱与对照指纹图谱（图 23-12）经相似度计算，相似度不得低于 0.90。对照指纹图谱如图 23-12 所示。

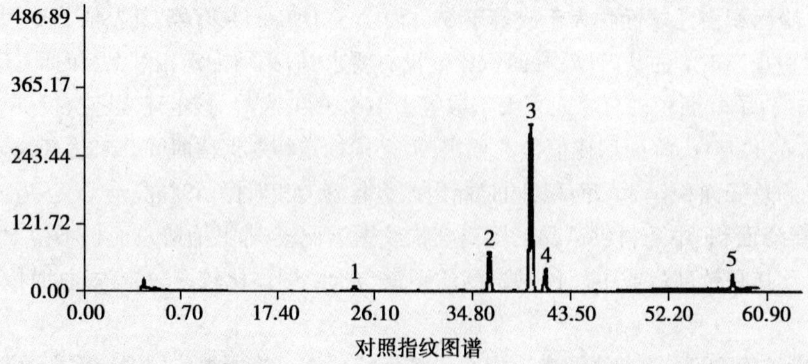


峰 2：三七皂苷 $R_1$；峰 3：人参皂苷 $Rg_1$；峰 4：人参皂苷 Re。

图 23-12 三七通舒胶囊对照指纹图谱

积分参数：以人参皂苷 $Rg_1$ 峰面积的千分之五设置为最小峰面积值。

**示例分析：**该示例是如何体现中药指纹图谱的整体性和模糊性的，中药制剂指纹图谱与原药材、半成品的指纹图谱有什么关系？

该示例中要求"供试品指纹图谱中应分别呈现与参照物色谱峰保留时间相同的色谱峰"，强调共有指纹峰的相对稳定的比例、出峰顺序，获取化学成分群等整体（轮廓）特征信息，体现指纹图谱的整体性，反映综合质量信息。规定"供试品指纹图谱与对照指纹图谱经相似度计算，相似度不得低于 0.90"，强调指纹图谱的相似性，而不是相同，着重辨认完整色谱的图貌，强调准确的辨认而不是精密的计算或测定，体现指纹图谱的模糊性。原料药材中的某些特征峰在提取物指纹图谱中不允许丢失，原药材、中间体、成方制剂的指纹图谱应有较大相关性。

## 二、中药特征图谱

中药特征图谱（characteristic spectrum of traditional Chinese medicine）主要是指中药化学特征图谱，系指中药材、饮片、提取物或制剂等，经适当处理后，采用一定的分析手段，得到的能够标识其各组分群体特征的共有峰的图谱。

由于色谱兼具分离和分析的能力，在色谱指纹图谱的基础上，选取各色谱峰的顺序、面积、比例、保留时间等重要的特征信息所建立的图谱，是目前特征图谱应用的主要手段。

用于中药质量的整体评价，中药指纹图谱是基于图谱的整体信息，强调对图谱共有峰归属的辨识和图谱相似性的评价；而特征图谱是选取图谱中某些重要的特征信息，根据所确定的主要成分特征峰表征待测样品所含成分的专属性，特征图谱是一种综合的、可量化的鉴别手段。

### （一）中药特征图谱的构建

**1. 样品采集、制备与方法选择** 因中药成分有复杂多变的特点，建立中药色谱特征图谱时，应收集具有广泛代表性的样品，数量各在 10 批次以上，并注意混匀样品，以保证建立的特征图谱的有效性。

制备供试品溶液时，应选择合适的溶剂及提取分离方法。分析时，根据所含化学成分的理化性质选择合适的测定方法、仪器和实验条件，同时，需要设定参照物以保证特征图谱的标准化和重复性。参照物的选择通常依据供试品中所含特征代表性化学成分而定，若无对照品，亦可选适宜的内标物。对于色谱峰多的样品，最好选定 2~3 个参照物。

建立中药制剂特征图谱的同时应建立药材的相应图谱，药材、中药制剂特征图谱应具相关性。建立药材特征图谱时应考虑药材采收期、产地、基源等，多来源药材应有对比研究数据。

**2. 结果处理及特征性认证** 对供试品中的色谱峰应尽可能进行峰的成分确认，从整体的角度综合考虑，经对 10 批次以上样品图谱的研究和比较，对特征图谱中具有特殊意义的峰予以编号，通常选面积大、分离度好、较稳定的一个主峰为参照峰，计算其他峰的相对峰面积、相对保留时间及其 RSD 值，要求相对保留时间在规定值的±5% 或±10% 之内，以确认其具有特征性。特征图谱还需对各共有峰进行归属，明确其化学物质组成。

### （二）应用及示例

对于贵细中药饮片和易混中药饮片，市场掺假、染色、增重等现象较严重的中药饮片，采用特征图谱专属鉴别方法，遏制假冒伪劣。

如果银杏叶提取物及银杏叶片的质量标准中均使用"特征图谱"进行质量控制，2015 年假冒伪劣的"银杏叶事件"就有可能不会发生。

因此，特征指纹图谱技术在中药的质量控制中，既有专属的针对性，又有十分重要的现实价值。

特征图谱的检查，通常均使用对照提取物进行随行测定，并参考药典提供的典型图谱，进行测定与比较控制。

ChP 一部收载数十个品种的特征图谱。例如,羌活(示例 23-19)、沉香、石斛和银黄(金银花-黄芩)等中药材;刺五加浸膏、颠茄流浸膏、人参茎叶总皂苷、茵栀黄软胶囊、银黄口服液、银黄片(示例 23-20)、五子衍宗丸、心脑健片和颠茄酊等成方制剂的质量标准中,均列有特征图谱检测项。其中有颠茄酊等十余个品种采用与特征图谱鉴别相同色谱条件测定多指标成分的含量。既鉴别了产品的真伪,又控制产品的整体质量,并能保证产品批间的稳定性与一致性。

示例 23-19 ChP 对羌活采用 HPLC 特征图谱检查进行质量控制,规定如下。

**色谱条件与系统适用性试验** 以十八烷基硅烷键合硅胶(非亲水性)为填充剂(柱长为 250mm,内径为 4.6mm,粒度为 5μm);以乙腈为流动相 A,以 0.1% 磷酸溶液为流动相 B,按下表中的规定进行线性梯度洗脱;柱温为 25℃;检测波长为 246nm。理论板数按羌活醇峰计算应不低于 18 000。

| 时间/min | 流动相 A/% | 流动相 B/% |
|---|---|---|
| 0 | 48 | 52 |
| 6 | 53 | 47 |
| 12 | 53 | 47 |
| 20 | 80 | 20 |
| 30 | 80 | 20 |

**对照提取物溶液的制备** 取羌活对照提取物 10mg,精密称定,置 5ml 量瓶中,加甲醇溶解并稀释至刻度,摇匀,即得。

**供试品溶液的制备** 取本品粉末(过三号筛)约 0.4g,精密称定,置具塞锥形瓶中,精密加入甲醇 50ml,称定质量,超声处理(功率 250W,频率 50kHz)30 分钟,放冷,再称定质量,用甲醇补足减失的质量,摇匀,滤过,取续滤液,即得。

**测定法** 分别精密吸取对照提取物溶液与供试品溶液各 10μl,注入液相色谱仪,测定,记录色谱图,即得。

**特征图谱要求** 供试品特征图谱中应呈现与对照提取物中的 4 个主要特征峰保留时间相对应的色谱峰(图 23-13)。

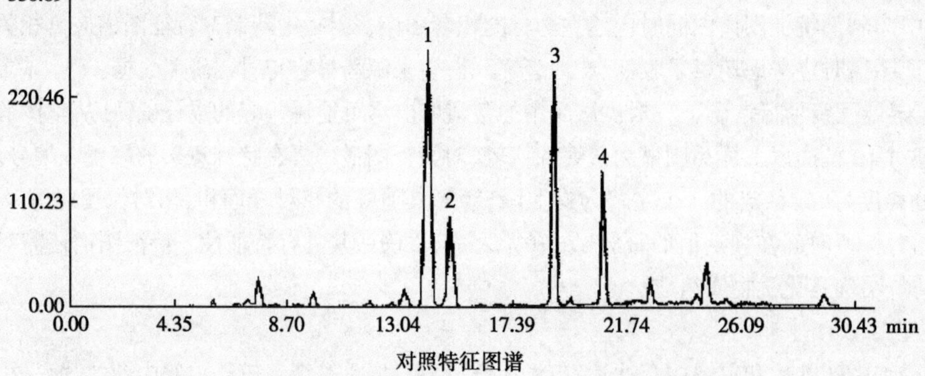


峰 1:羌活醇;峰 2:阿魏酸苯乙醇酯;峰 3:异欧前胡素;峰 4:镰叶芹二醇。

图 23-13 羌活对照提取物的 HPLC 特征图谱

**示例分析**:通过比较示例 23-19 与示例 23-18,分析中药特征图谱与指纹图谱的区别。

示例 23-18 中除了对供试品指纹图谱与对照指纹图谱中共有峰要求相同外,还规定了二者的相似度不得低于 0.90。采用整张图谱而不是用 1 个或者少数 2~3 个峰来代表该药材，反映中药指纹图谱满足有效信息最大化原则，表征待测样品所含成分的整体性，强调对图谱共有峰归属的辨识和图谱相似性的评价。

示例 23-19 中规定“供试品特征图谱中应呈现与对照提取物中的 4 个主要特征峰保留时间相对应的色谱峰”，可见特征图谱选取图谱中能够标识其各组分群体特征的共有峰的图谱，是根据所确定的主要成分特征峰表征待测样品所含成分的专属性。

示例 23-20　银黄片由金银花提取物 100g 和黄芩提取物 40g，加淀粉适量，混匀，压制成 1 000 片，包糖衣或薄膜衣，制得。ChP 对银黄片采用 HPLC 特征图谱检查进行质量控制，规定如下。

**色谱条件与系统适用性试验**　以十八烷基硅烷键合硅胶为填充剂；以乙腈为流动相 A，以 0.4% 磷酸溶液为流动相 B，按下表中的规定进行线性梯度洗脱；检测波长为 327nm。理论板数按绿原酸峰计算应不低于 2 000。

| 时间/min | 流动相 A/% | 流动相 B/% |
|---|---|---|
| 0 | 5 | 95 |
| 15 | 20 | 80 |
| 30 | 30 | 70 |
| 40 | 30 | 70 |

**参照物溶液的制备**　取绿原酸对照品适量，精密称定，加 50% 甲醇制成每 1ml 含 40μg 的溶液，即得。

**供试品溶液的制备**　取本品 10 片，除去包衣，精密称定，研细，取约 0.2g，精密称定，置 50ml 量瓶中，加 50% 甲醇适量，超声处理(功率 500W，频率 40kHz)30 分钟，放冷，加 50% 甲醇至刻度，摇匀，滤过，取续滤液，即得。

**测定法**　分别精密吸取参照物溶液 10μl、供试品溶液 20μl，注入液相色谱仪，记录色谱图，即得。

**特征图谱要求**　供试品特征图谱中(图 23-14)应呈现 7 个特征峰，与参照物峰相对应的峰为 S 峰，计算各特征峰与 S 峰的相对保留时间，其相对保留时间应在规定值的±5% 之内。规定值为：0.76(峰 1)、1.00(峰 2)、1.05(峰 3)、1.80(峰 4)、1.87(峰 5)、2.01(峰 6)、2.33(峰 7)。

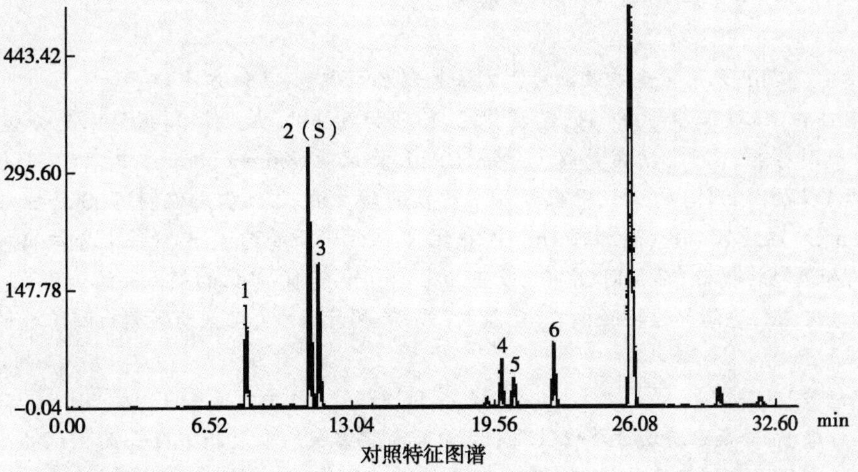


峰 1：新绿原酸；峰 2：绿原酸；峰 3：隐绿原酸；峰 4：3,4-*O*-二咖啡酰奎宁酸；峰 5：3,5-*O*-二咖啡酰奎宁酸；峰 6：4,5-*O*-二咖啡酰奎宁酸；峰 7：黄芩苷。

图 23-14　银黄片的 HPLC 特征图谱

**示例分析**：示例显示特征图谱在中药复方制剂质量控制中有重要应用。

本示例中银黄片由金银花提取物和黄芩提取物组成，从整体角度综合考虑，采用绿原酸等7种成分的特征峰，以绿原酸为参照峰S峰，计算7个特征峰与S峰的相对保留时间，要求其相对保留时间应在规定值的5%之内。该示例较全面检测银黄片中7种主要有效成分，从而构建特征图谱，能较为全面地反映该处方中所含化学成分的种类与数量，进而对药品质量进行整体描述和评价。此外，采用特征图谱方法控制中药质量，只对主要共有特征峰的相对保留时间做出规定，忽略了峰面积较小的峰，更符合中药组成复杂、成分多变的特点，是中药质量控制发展的主要方向。

## 三、中药生物活性测定

中药含有多种活性成分和具有多种药理作用，因此，仅控制少数成分不能完全控制其质量和反映临床疗效。

中药指纹图谱、特征图谱技术虽已获国内外公认，可较全面地反映所含化学成分的种类和数量。但中药成分复杂多变，影响因素多，且大部分中药的有效成分仍未得以阐明，选取合理指纹信息的难度大。

另外，中药化学指纹图谱所检测的有效成分往往量效关系不明显，不能反映其在临床应用上的安全有效性。为了使中药的质量标准能更好地保证每批药品的临床使用安全有效，有必要在现有含量测定的基础上增加生物活性测定，以综合评价其质量。

生物活性测定法是以药物的生物效应为基础，以生物统计为工具，运用特定的实验设计，测定药物有效性，从而达到控制药品质量的作用。其测定方法包括生物效价测定法和生物活性限值测定法。优先选用生物效价测定法，不能建立生物效价测定的品种可考虑采用生物活性限值测定法，待条件成熟后可进一步研究采用生物效价测定法。

目前生物效价检测的常用方法有酶活力、凝集素活力、抗病毒测试、抗菌活性、抗炎活性等。这些方法的灵敏度高、专属性较强，但通用性较差。

中药生物活性测定具有整体可控、药效相关等优势。可不同程度地关联临床上的安全性和有效性，尤其当中药中未知复杂成分无法检控或理化测定不能反映其临床生物活性时，更显其优越性（示例23-21）。

《中国药典》自2010年版起，开始收录“中药生物活性测定指导原则”，FDA、EMA等机构也已将生物效价分析方法用于复方植物药的质量控制。

**示例23-21** ChP采用了生物效价检测方法控制水蛭质量，具体方法如下。

取本品粉末（过三号筛）约1g，精密称定，精密加入0.9%氯化钠溶液5ml，充分搅拌，浸提30分钟，并时时振摇，离心，精密量取上清液100μl，置试管（8mm×38mm）中，加入含0.5%（牛）纤维蛋白原（以凝固物计）的三羟甲基氨基甲烷盐酸缓冲液[注1]（临用配制）200μl，摇匀，置水浴中（37℃±0.5℃）温浸5分钟，滴加每1ml中含40单位的凝血酶溶液[注2]（每1分钟滴加1次，每次5μl，边滴加边轻轻摇匀）至凝固（水蛭）或滴加每1ml中含10单位的凝血酶溶液[注2]（每4分钟滴加1次，每次2μl，边滴加边轻轻摇匀）至凝固（蚂蟥、柳叶蚂蟥），记录消耗凝血酶溶液的体积，按下式计算：

$$U=(C_1 \times V_1)/(C_2 \times V_2)$$

式中，$U$为每1g含凝血酶活性单位，U/g；$C_1$为凝血酶溶液的浓度，μ/ml；$C_2$为供试品溶液的浓度，g/ml；$V_1$为消耗凝血酶溶液的体积，μl；$V_2$为供试品溶液的加入量，μl。

中和一个单位的凝血酶的量，为一个抗凝血酶活性单位。

要求：本品每1g含抗凝血酶活性水蛭应不低于16.0U；蚂蟥、柳叶蚂蟥应不低于3.0U。

［注1］：三羟甲基氨基甲烷盐酸缓冲液的配制，取0.2mol/L三羟甲基氨基甲烷溶液25ml与

0.1mol/L 盐酸溶液约 40ml，加水至 100ml，调节 pH 至 7.4。

［注 2］：凝血酶溶液的配制，取凝血酶试剂适量，加生理盐水配制成每 1ml 含凝血酶 40 单位或 10 单位的溶液（临用配制）。

**示例分析**：ChP 中水蛭的质量控制采用的方法和方法的生物效应基础是什么？

本示例通过考察水蛭提取物的抗凝血生物活性，控制质量，采用的是生物效价检测法。该方法以水蛭的抗凝血生物效应为基础，量化水蛭的生物活性。

## 本章小结

1. 中药分析是以中医药理论为指导，应用现代分析的技术，研究中药材和饮片、提取物和中药制剂质量的科学，也是药物分析学的重要内容。

2. 中药材是指采收后未经加工或只经简单产地加工的中药原料，包括生物类药材（天然植物类、动物类）或矿物类药材两大类。道地药材（Genuine regional drugs）是经过中医临床长期应用优选出来的，在特定地域，通过特定生产过程所产的，较在其他地区所产的同种药材品质更佳、疗效更好，具有较高知名度的药材。

3. 中药提取物是对中药材的深度加工，指从植物、动物中制得的挥发油、油脂、有效部位和有效成分，是中药制剂及其他制品的原料。

4. 中药制剂是在中医药理论指导下，以中药饮片或中药提取物等为原料，按一定的处方和一定质量标准制成适合临床用药需求的剂型，是中医临床用药的重要形式。

5. 中药材的种类繁多、成分复杂、产地分散、替代品（代用品）多，加之生长环境、采收季节、加工炮制等因素，造成其所含化学成分及临床疗效的差异；而中药制剂又受到生产工艺、包装运输、储藏等因素的影响，质量控制的环节更为复杂。

6. 中药分析与质量控制也包括鉴别、检查和含量测定等方面的项目和内容。

7. 中药的鉴别主要是根据中药材、中药制剂的性状、组织学特征以及所含化学成分的理化性质，采用一定的分析方法来判断该中药材及其制剂的真伪。

8. 中药的检查对象是指药品在加工、生产和贮藏过程中可能含有并需要控制的物质或物理参数。内容包括安全性、有效性、均一性与纯度要求四个方面。

9. 中药的含量测定是指用化学、物理学或生物学方法对中药中含有的有关成分（或组分）进行检测，是评价中药制剂质量的重要手段。中药常常含有众多不同类别的化学成分，各成分之间以一定的比例共存。正是众多化学成分的相同作用，使中药常常能够发挥独特的防治疾病的疗效。

10. 中药质量应该采用指纹图谱、特征图谱或生物效价活性的分析评价，进行整体控制。

（石玉杰）

## 思考题

1. 中药材、中药提取物和中药成方制剂的质量特点和控制要求有何异同？

2. 如何在中医药理论指导下，对中药的质量进行合理的评价和控制？

## 参考文献

［1］杭太俊．药物分析．8 版．北京：人民卫生出版社，2016.

[2] 国家药典委员会. 中华人民共和国药典:2020 版. 北京:中国医药科技出版社,2020.
[3] 王丛丛. 高效液相色谱与薄层扫描法测定大山楂丸中熊果酸含量比较. 世界最新医学信息文摘,2015,15(18):35-36.
[4] 王智民,钱忠直,张启伟. 一测多评法建立的技术指南. 中国中药杂志,2011,36(6):657-658.
[5] 匡艳辉,朱晶晶,王智民,等. 一测多评法测定黄连中小檗碱、巴马汀、黄连碱、表小檗碱、药根碱含量. 中国药学杂志,2009,44(5):390-394.
[6] 胡瑞雪,梁元昊,徐文丽,等. 一测多评法在中药中的应用及研究进展. 药物分析杂志,2019,39(11):1968-1979.

第二十三章
目标测试

# 第二十四章

# 生物药物的分析概要

**学习目标**

1. **掌握** 生物药物的定义、分类和质量控制的特点与策略。
2. **熟悉** 生物药物质量分析的常用方法。
3. **了解** 生物药物的临床应用、质量整体控制的关键工艺过程和关键质量属性。

第二十四章
教学课件

**生物药物**(**biological medicinal products**)即**生物制品**,指以微生物、细胞、动物或人源组织和体液等为起始原材料,**用生物学技术制成**,用于预防、治疗和诊断人类疾病的**制品/制剂**。

生物制品是采用生物技术制备而成的具有活性的药品。生物制品的生产工艺复杂且易受多种因素影响;生产过程中使用的各种材料来源复杂,可能引入外源因子或毒性化学材料;制品组成成分复杂且一般不能进行终端灭菌,制品的质量控制仅靠成品检定难以保证其安全性和有效性。

因此,对生物制品生产用原材料和辅料进行严格的质量控制,是降低制品中外源因子或有毒杂质污染风险,保证生物制品安全有效的必要措施。

## 第一节　生物制品的分类

生物制品收载在 ChP 三部,如疫苗、血液制品、生物技术药物、微生态制剂、免疫调节剂、诊断制品等。根据其用途主要分为三类。

**预防类**生物制品:细菌类疫苗、病毒类疫苗和联合疫苗。如皮内注射用卡介苗、流感全病毒灭活疫苗、重组乙型肝炎疫苗(CHO 细胞)等。

**治疗类**生物制品:抗毒素及抗血清、血液制品、生物技术制品等。如,破伤风抗毒素、抗蝮蛇毒血清、人血白蛋白、乙型肝炎人免疫球蛋白、尼妥珠单抗注射液、甘精胰岛素等。

**诊断类**生物制品:体内诊断类和体外诊断类。如结核菌素纯蛋白衍生物、人类免疫缺陷病毒抗体诊断试剂盒、乙型肝炎病毒表面抗原诊断试剂盒等。

## 第二节　生物制品质量控制的策略与方法

生物制品,特别是用于计划免疫制品的质量优劣,直接关系到亿万大众的健康和生命安危。生物制品及其生产过程一般非常复杂,为保证生物制品的质量,其生产必须符合 GMP 的规定。

必须进行原材料、生产过程(其中包括培养和纯化工艺过程)和最终产品的**全过程质量控制**,及时认真分析关键指标的波动变化(符合质量标准的要求)的原因并评估其是否影响产品的质量,以确保产品的安全有效。生物制品的**原材料**(raw material,source material)指生物制品生产过程中使用的所有生物材料和化学材料,不包括辅料。**辅料**(excipient)指生物制品在配制过程中所使用的辅助材料,如佐剂、稳定剂、赋形剂等。生物制品**标准物质**(standard substance of biologics)指用于生物制品效价、活性、含量测定或特性鉴别、检查的生物标准品和生物参考品。

生物制品施行**批签发制度**。批签发是指国家药品监督管理局对获得上市许可的疫苗类制品、血液制品、用于血源筛查的体外诊断试剂以及国家药品监督管理局规定的其他生物制品，在每批产品上市销售前或者进口时，经指定的批签发机构进行审核、检验，对符合要求的发给批签发证明的活动。

未通过批签发的产品，不得上市销售或者进口。依法经国家药品监督管理局批准免予批签发的产品除外。

生物制品的全程质量控制，包括鉴别、杂质检查、安全性检查、含量及活性检测等项目。

## 一、生物制品的鉴别

生物制品的鉴别就是依据其化学结构、理化性质和生物学特点，利用化学法、物理法及生物学方法等对其组成、结构、纯度等进行检测，判断与确证产品的真伪。

生物制品一般比较复杂，鉴别试验除常见的化学法和物理法等外，还会根据其特点使用一些特殊的方法鉴别。

**1. 免疫学方法** 此类方法是以特异性抗原-抗体结合反应为基础的分析方法。

(1) **免疫双扩散法**：系在琼脂糖凝胶板上按一定距离打数个小孔，在相邻的两孔内分别加入抗原和抗体，若抗原、抗体互相对应，浓度、比例适当，则一定时间后，在抗原与抗体孔之间形成免疫复合物的沉淀线，以此对供试品的特异性进行检查。

如 ChP 收载的伤寒 Vi 多糖疫苗、狂犬病人免疫球蛋白和人血白蛋白（示例 24-1）等，均采用该方法进行鉴别。

**示例 24-1** ChP 人血白蛋白的免疫双扩散法鉴别：依法测定（通则 3403），仅与抗人血清或血浆产生沉淀线，与抗马、抗牛、抗猪、抗羊血清或血浆不产生沉淀线。

**供试品溶液的制备** 用 0.85%~0.90% 氯化钠溶液将供试品的蛋白质浓度稀释至适当浓度。

**试剂**

(1) **0.5% 氨基黑染色剂**：称取氨基黑 10B 0.5g，加甲醇 50ml、冰醋酸 10ml 与水 40ml 的混合液，溶解，即得。

(2) **脱色液**：量取乙醇 45ml、冰醋酸 5ml 与水 50ml 混合均匀，即得。

**检查法** 将完全溶胀的 1.5% 琼脂糖溶液倾倒于水平玻板上（每平方厘米加 0.19ml 琼脂糖），凝固后，依右图方阵型打孔，直径 3mm，孔距 3mm。根据需要确定方阵型图数量。中央孔加入抗血清，周边孔加入供试品溶液，并留 1 孔加入相应阳性对照血清。每孔加样 20μl，然后置水平湿盒中，37℃水平扩散 24 小时。用 0.85%~0.90% 氯化钠溶液充分浸泡琼脂糖凝胶板，以除去未结合蛋白质。将浸泡好的琼脂糖凝胶板放入 0.5% 氨基黑溶液中染色。用脱色液脱色至背景无色，沉淀线呈清晰蓝色为止。用适当方法保存或复制图谱。

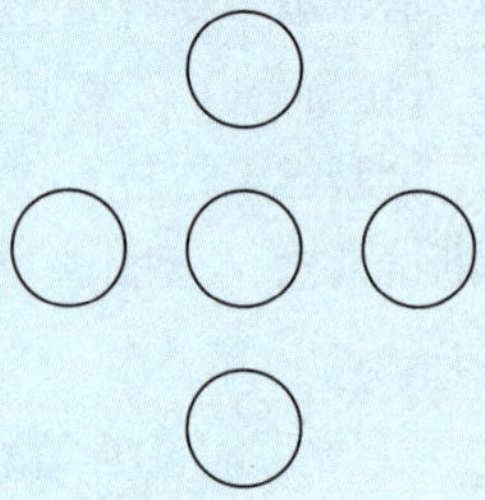

**结果判定** 各阳性对照出现相应的沉淀线则试验成立，供试品与人血清（血浆）抗体之间应出现相应沉淀线，表示两者具有同源性。

(2) **免疫电泳法**：系将供试品通过电泳分离成区带的各抗原，然后与相应的抗体进行双相免疫扩散，当两者比例合适时形成可见的沉淀弧。将沉淀弧与已知标准抗原、抗体生成的沉淀弧的位置和形状进行比较，即可分析供试品中的成分及其性质。ChP 收载的人血白蛋白和冻干人免疫球蛋白（示例 24-2）等均采用该方法进行鉴别。

示例 24-2 ChP 冻干人免疫球蛋白的免疫电泳法鉴别：依法测定（通则 3404），与正常人血清或血浆比较，主要沉淀线应为 IgG。

**试剂**

(1) 巴比妥缓冲液（pH 8.6）：称取巴比妥 4.14g 与巴比妥钠 23.18g，加适量水，加热使溶解，冷却至室温，再加叠氮钠 0.15g，加水使溶解成 1 500ml。

(2) 0.5% 氨基黑染色剂：称取氨基黑 10B 0.5g，加甲醇 50ml、冰醋酸 10ml 与水 40ml 的混合液，溶解。

(3) 1.5% 琼脂糖溶液：称取琼脂糖 1.5g，加水 50ml 与巴比妥缓冲液 50ml，加热使溶胀完全。

(4) 脱色液：量取乙醇 45ml、冰醋酸 5ml 与水 50ml，混合均匀。

(5) 溴酚蓝指示液：称取溴酚蓝 50mg，加水使溶解成 100ml。

**对照品** 正常人血清或其他适宜的对照品。

**供试品溶液的制备** 用 0.85%~0.90% 氯化钠溶液将供试品蛋白质浓度稀释成 0.5%。

**检查法** 将 1.5% 琼脂糖溶液倾倒于大小适宜的水平玻板上，厚度约 3mm，静置，待凝胶凝固成无气泡的均匀薄层后，于琼脂糖凝胶板负极 1/3 处的上下各打 1 孔，孔径 3mm，孔距 10~15mm。测定孔加供试品溶液 10μl 和溴酚蓝指示液 1 滴，对照孔加正常人血清或人血浆 10μl 和溴酚蓝指示液 1 滴。用 3 层滤纸搭桥和巴比妥缓冲液（电泳缓冲液）接触，100V 恒压电泳约 2 小时（指示剂迁移到前沿）。电泳结束后，在两孔之间距离约两端约 3~5mm 处挖宽 3mm 槽，向槽中加入血清抗体或人血浆抗体，槽满但不溢出。放湿盒中 37℃扩散 24 小时。扩散完毕后，用 0.85%~0.90% 氯化钠溶液充分浸泡琼脂糖凝胶板，以除去未结合蛋白质。将浸泡好的琼脂糖凝胶板放入 0.5% 氨基黑溶液染色，再用脱色液脱色至背景基本无色。用适当方法保存或复制图谱。与对照品比较，供试品的主要沉淀线应为待测蛋白质。

**注意事项**

(1) 电泳时应有冷却系统，否则琼脂糖凝胶会出现干裂。

(2) 用 0.85%~0.90% 氯化钠溶液浸泡应充分，否则背景不清晰。

(3) **免疫印迹法：**系以供试品与特异性抗体结合后，抗体再与酶标抗体特异性结合，通过酶学反应的显色，对供试品的抗原特异性进行检查。

如 ChP 收载的注射用人促红素和注射用人干扰素 $\alpha$1b 等，均采用该方法进行鉴别（示例 24-3）。

示例 24-3 ChP 注射用人促红素的（免疫印迹法）鉴别：按免疫印迹法（ChP 通则 3401）或免疫斑点法（ChP 通则 3402）测定，应为阳性。

**试剂**

(1) TG 缓冲液：称取三羟甲基氨基甲烷 15.12g 与甘氨酸 72g，加水溶解并稀释至 500ml。4℃保存。

(2) EBM 缓冲液：量取 TG 缓冲液 20ml、甲醇 40ml，加水稀释至 200ml。4℃保存。

(3) TTBS 缓冲液：称取三羟甲基氨基甲烷 6.05g 与氯化钠 4.5g，量取 0.55ml 聚山梨酯 80，加适量水溶解，用盐酸调节 pH 至 7.5，加水稀释至 500ml。4℃保存。

(4) 底物缓冲液：称取 3,3′-二氨基联苯胺盐酸盐 15mg，加甲醇 5ml 与 30% 过氧化氢 15μl，加 TTBS 缓冲液 25ml 使溶解，即得。临用现配。

**检查法** 照 SDS-聚丙烯酰胺凝胶电泳法（通则 0541 第五法），供试品与阳性对照品上样量应大于 100ng。取出凝胶，切去凝胶边缘，浸于 EBM 缓冲液中 30 分钟。另取与凝胶同样大小的厚滤纸 6 张、硝酸纤维素膜 1 张，用 EBM 缓冲液浸透。用半干胶转移仪进行转移：在电极板上依次放上湿滤纸 3 张、硝酸纤维素膜 1 张、电泳凝胶、湿滤纸 3 张，盖上电极板，按 0.8A/$cm^2$ 硝酸纤维素膜恒电流转移 45 分钟。

取出硝酸纤维素膜浸入封闭液(10%新生牛血清的TTBS缓冲液,或其他适宜封闭液)封闭60分钟。弃去液体,加入TTBS缓冲液10ml,摇动加入适量的供试品抗体(参考抗体使用说明书的稀释度稀释),室温过夜。硝酸纤维素膜用TTBS缓冲液淋洗1次,再用TTBS缓冲液浸洗3次,每次8分钟。弃去液体,再加入TTBS缓冲液10ml,摇动加入适量的生物素标记的第二抗体,室温放置40分钟。硝酸纤维索膜用TTBS缓冲液淋洗1次,再用TTBS缓冲液浸洗3次,每次8分钟。弃去液体,更换TTBS缓冲液10ml,摇动,加入适量的亲和素溶液和生物素标记的辣根过氧化物酶溶液,室温放置60分钟。硝酸纤维素膜用TTBS缓冲液淋洗1次,再用TTBS缓冲液浸洗4次,每次8分钟。弃去液体,加入适量底物缓冲液,置于室温避光条件下显色,显色程度适当时水洗终止反应。

**结果判定** 阳性结果应呈现明显色带。阴性结果不显色。

(4) **免疫斑点法:**所用原理同免疫印迹法,但具体操作有所不同。免疫印迹法需要先通过蛋白质电泳技术将需要区分的蛋白质转移至固相载体如硝酸纤维素膜等上,再借助酶免疫技术进行测定;而免疫斑点法是利用硝酸纤维素膜具有的静电吸附力,在中性条件下即可有效地吸附蛋白质等生物大分子,再借助酶免疫技术进行测定。

如ChP收载的注射用人干扰素α2a等,均采用该方法进行鉴别。

(5) **酶联免疫法:**ChP规定抗毒素和抗血清制品鉴别试验采用酶联免疫法。如冻干乙型脑炎灭活疫苗(Vero细胞)、冻干人用狂犬病疫苗(Vero细胞)和重组乙型肝炎疫苗(酿酒酵母)等均采用该方法鉴别。

**2. 等电聚焦电泳法** 等电聚焦(isoelectric focusing,IEF)电泳法是两性电解质在电泳场中形成一个pH梯度,由于蛋白质为两性化合物,其所带的电荷与介质的pH有关,带电的蛋白质在电泳中向极性相反的方向迁移,当达到其等电点(此处的pH使相应的蛋白质不再带电荷)时,电流达到最小,不再移动,从而达到检测蛋白质和多肽类供试品等电点的电泳方法(示例24-4)。

常用于蛋白质的定性鉴别、等电点测定、限度检查及定量测定。测定形式主要有平板等电聚焦(isoelectric focusing,IEF)及毛细管等电聚焦(capillary isoelectric focusing electrophoresis,CIEF)。

**示例24-4** ChP注射用人干扰素α2a的**等电点检定:**采用大肠埃希菌表达的制品主区带应为5.5~6.8,采用酵母菌表达的制品主区带应为5.7~6.7。供试品的等电点图谱应与对照品的一致(通则0541第六法)。

**3. 肽图检查法** 本法(ChP通则3405)是采用特定的化学试剂或酶,特异性将蛋白质裂解为肽段,经可靠方法分离和鉴定后,与经同法处理的对照品图谱进行对比并判定结果。ChP通则收载了胰蛋白酶裂解-反相高效液相色谱法(通则3405第一法)和溴化氰裂解法(SDS-聚丙烯酰胺凝胶电泳法)(通则3405第二法)。

本法适用于产品放行检验中的鉴别试验、评价生产工艺的批间一致性和生产用细胞基质表达的稳定性;也可用于蛋白变异体的定性分析、二硫键定位、糖基化位点分析、蛋白修饰位点确定等。本法是用于表征蛋白质结构的高特异性鉴别方法,涉及具体品种时应基于其独特的结构特性,建立相应的肽图检查法。

ChP通则规定了肽图检查法建立的常规步骤(供试品预处理、蛋白质特异性裂解、肽段分离和检测、结果分析和判定)、重要参数及验证的基本要求。具体品种的特异性肽图检查法应符合各论的相关要求。

该法是一种用于表征蛋白质结构的高特异性鉴别方法(图24-1)。

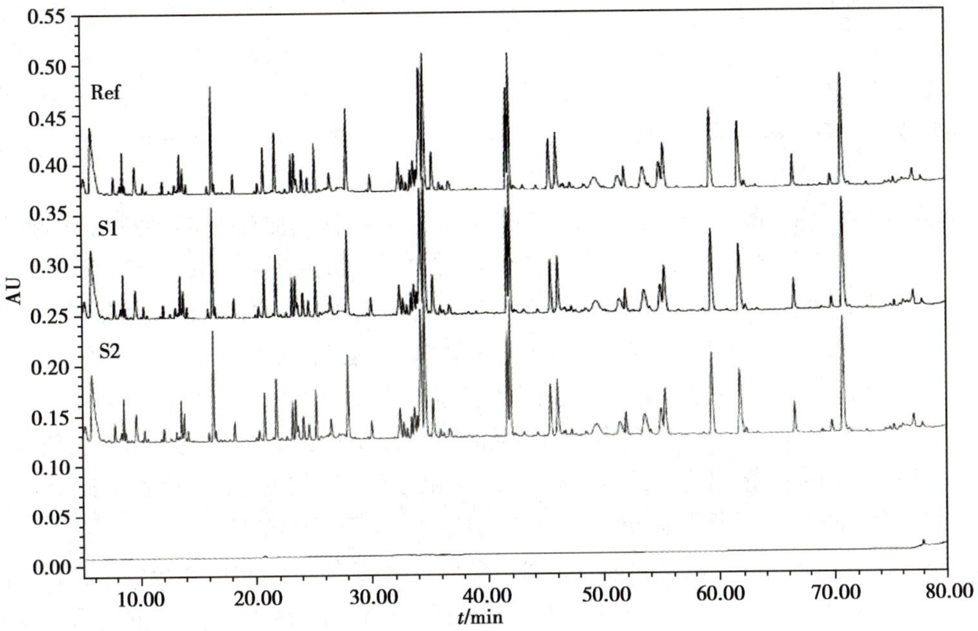


图 24-1　抗 CD19 单抗参比品（Ref）与样品（S1 和 S2）叠加肽图

## 二、安全性检查

生物制品制备工艺复杂，易引入杂质，其中一般杂质的检查方法与化学药物类似。

生物制品的一些特定杂质，易引发特定的生理作用，产生严重的不良反应，影响用药安全。因此，生物制品的安全性检查需要对其所含的特殊杂质进行检查。

生物制品的安全性检查贯穿其生产的全过程。如生物制品的菌毒种和主要原材料、半成品（包括原液）和成品等。

用于生产的菌、病毒种，投产前必须按 ChP 或有关规定要求，进行毒力、特异性和培养特性等试验，检查其生物学特性是否存在异常。

用于生产血液制品的血液，采血前必须对献血者进行严格的体检和血样化验，采集血后还应进行必要的复查，以防止将含有病原物质（如 HBV、HCV 和 HIV 等）的血液投入生产。

在生产过程中，主要检查对活菌、活毒或毒素的处理是否完善，半成品是否有杂菌或被有害物质污染，所加灭活剂、防腐剂是否过量等。若发现问题应及时处理，避免造成更多损失。

成品在分装或冻干后，必须进行出厂前的安全检查。逐批按 ChP 通则或有关规定要求，进行无菌试验、纯菌试验、毒性试验、热原试验和安全试验等检查，以确保制品的安全性。

**1. 过敏性物质的检查**　采用异体蛋白为原料制成的治疗制剂如治疗血清和血浆代用品等，需检查其中过敏原的去除是否达到允许限度。一般用豚鼠进行试验。

**2. 无菌检查、灭活和脱毒检查**　一些死菌苗、灭活疫苗以及类毒素等制品，这类制品的毒种多为致病性强的微生物，若未被杀死或解毒不完全，就会在使用时发生严重感染，故需进行以下三项检查试验：无菌试验、活毒检查和解毒试验。

**3. 残余毒力和毒性物质的检查**

1）残余毒力检查：所谓残余毒力是指生产这类制品的毒种本身是活的减毒（弱毒）株，允许有一定的轻微毒力存在，并能在接种动物机体后反映出来。此项测定目的是控制活疫苗的残余毒力在规定范围。

2）无毒性检查（一般安全试验）：一般制品在没有明确规定的动物安全试验项目时，或不明确某制品是否会有何种不安全因素时，常采较大剂量给小鼠或豚鼠作皮下或腹腔注射，观察动物有无不良反应。

3）毒性检查：死菌苗、组织培养疫苗或白蛋白等制品，经杀菌、灭活和提纯等制造工艺后，其本身所含的某种成分可能仍具有毒性，当注射一定量时，可引起机体的有害反应，严重的可使动物死亡，故对此类制品必须进行毒性检查。

4）防腐剂检查：除活菌苗、活疫苗及输注用血液制品外，其他凡加有一定量防腐剂的制品，除用化学方法作定量测定外，还应作动物实验。含有苯酚防腐剂者，采用小白鼠实验，观察注射后的战栗程度及局部反应，以便控制产品中防腐剂的含量。应尽可能避免在注射剂中的中间品和成品中添加防腐剂，尤其是含汞类的防腐剂，单剂量注射用冻干制剂和供静脉用的注射液中不得添加任何防腐剂；对于多剂量制品，根据使用时可能发生的污染与开盖后推荐的最长使用时间来确定是否使用有效的防腐剂。如需使用，应证明防腐剂不会影响制品的安全性与效力。其他成品中含防腐剂的量应为有效抑菌范围内采用最小量，且应在设定控制范围。成品中严禁使用抗生素作为防腐剂。

**4. 外源性污染的检查** 除无菌与纯菌试验外，还需进行以下项目的检查。

1）野毒检查：组织培养疫苗，有可能通过培养病毒的细胞（如鸡胚细胞、地鼠肾细胞和猴肾细胞等）带入有害的潜在病毒，这种外来病毒亦可在培养过程中繁殖，使制品污染，故应进行野毒检查。

2）热原试验：血液制品、抗毒素和多糖菌苗等制品，其原材料或在生产过程中，有可能被细菌或其他物质污染并带入制品，引起机体的致热反应，因此，这些制品必须按照 ChP 或有关标准的规定，以家兔试验法作为检查热原的基准方法，对产品进行热原检查。

3）乙型肝炎表面抗原（HbsAg）：血液制品除了对原材料（献血员血液、胎盘血液）要严格进行 HbsAg 检查外，对成品亦应进行该项检查。

**5. 宿主细胞（菌）蛋白质残留量的检查** 宿主细胞（菌）的残留蛋白质是与生物制品生产应用细胞、工程菌相关的特殊杂质。所有的重组药物很难做到绝对无宿主细胞（菌）的残留蛋白质的污染，需控制异源蛋白质的含量以防超量后引起机体免疫反应。特别是对于临床使用中需要反复多次注射（肌内注射）的药品，必须进行宿主细胞（菌）蛋白质残留量的测定，并符合现行 ChP 的规定。

宿主细胞（菌）蛋白质残留量的测定方法，ChP 中均采用酶联免疫吸附法，如大肠埃希菌菌体蛋白质残留、假单胞菌菌体蛋白质残留和酵母工程菌菌体蛋白质残留的检测。

**6. 外源性 DNA 残留量的检查** 生物制品的宿主细胞（菌）残留 DNA（外源性 DNA）是生物制品中特殊杂质之一，ChP 规定注射用人促红素每 10 000IU 人促红素应不高于 100pg。

ChP 收载的外源性 DNA 残留量测定法（通则 3407）有：第一法，DNA 探针杂交法；第二法，荧光染色法；第三法，定量 PCR 法。在进行外源性 DNA 残留量测定时，可根据供试品具体情况选择上述三种方法中的任何一种进行测定。

1）DNA 探针杂交法：供试品中的外源性 DNA 经变性为单链后吸附于固相膜上，在一定条件下可与相匹配的单链 DNA 复性而重新结合成为双链 DNA，称为杂交。将特异性单链 DNA 探针标记后，与吸附在固相膜上的供试品单链 DNA 杂交，并使用与标记物相应的显示系统显示杂交结果，与已知含量的阳性 DNA 对照比对后，可测定供试品中外源性 DNA 残留量。

2）荧光染色法：应用双链 DNA 荧光染料与双链 DNA 特异结合形成复合物，在波长 480nm 激发下产生超强荧光信号，可用荧光酶标仪在波长 520nm 处进行检测，在一定的 DNA 浓度范围内以及在该荧光染料过量的情况下，荧光强度与 DNA 浓度成正比，根据供试品的荧光强度，计算供试品中的 DNA 残留量。

3）定量 PCR 法：PCR 反应过程中可以通过荧光标记的特异性探针或荧光染料掺入而检测 PCR 产物量，通过连续监测反应体系中荧光数值的变化，可即时反映特异性扩增产物量的变化。在反应过程中所释放的荧光强度达到预设的阈值时，体系的 PCR 循环数（Ct 值）与该体系所含的起始 DNA 模板量的对数值成线性关系。采用已知浓度的 DNA 标准品，依据以上关系，构建标准曲线，对特定模板进行定量分析，测定供试品中的外源 DNA 残留量。

**7. 抗生素残留量的检查**　对于生物制品的生产工艺，原则上不主张使用抗生素，如果在生产过程中了使用了抗生素，则不仅要在纯化工艺中去除，而且要在原液检定中增加残余抗生素活性的检查。如 ChP 收载的大肠埃希菌表达系统生产的重组生物制品：注射用人干扰素 α2a、注射用人干扰素 α1b、注射用人干扰素 α2b、注射用人干扰素 γ 和注射用人白介素-2 等，在原液制造的种子液制备过程中使用了含适量抗生素的培养基，常用的抗生素是氨苄西林或四环素。ChP 三部通则 3408 抗生素残留量检查法（培养法）可以检测氨苄西林或四环素的活性。该法依据在琼脂培养基内抗生素对微生物的抑制作用，比较对照品与供试品对接种的试验菌产生的抑菌圈的大小，检查供试品中氨苄西林或四环素残留量。如，注射用人干扰素 α1b 不应有残余氨苄西林或其他抗生素活性。

该试验应在无菌条件下进行，使用的玻璃仪器和钢管等应无菌。

**8. 产品相关杂质的检查**　产品相关杂质是生物制品在生产制造、分离纯化和贮藏过程中产生的与产品结构类似的同系物、异构体、突变物、氧化物、聚合体和降解产物等。产品相关杂质在生物制品中可能被认为是活性成分，而且经验表明许多产品相关杂质是均匀的和非免疫原性的，但由于生物效应没有经过严格的安全性评价，应制定允许的限度加以控制，如破伤风抗毒素中痕量的白蛋白的检查。

## 三、含量及效价活性测定

生物制品种类多，组成复杂，除采用常规仪器分析和化学分析法等测定含量外，还可通过测定蛋白质和核酸含量来计算纯度和比活性，利用生物测定法测定供试品的生物活性。

**1. 蛋白质含量测定**　根据品种的具体情况，可以选择凯氏定氮法、福林酚法、双缩脲法、考马斯亮蓝法以及紫外-可见分光光度法等。

(1) 凯氏定氮法（钨酸沉淀法和三氯乙酸沉淀法）：本法是依据蛋白质为含氮有机化合物，当与硫酸和硫酸铜、硫酸钾一同加热消化时使蛋白质分解，分解的氨与硫酸结合生成硫酸铵。然后碱化蒸馏使氨游离，用硼酸液吸收后用硫酸滴定液滴定。根据硫酸的消耗量计算出含氮量，再将含氮量乘以换算系数，即为蛋白质含量。

本法灵敏度较低，操作烦琐。

(2) 福林酚法（Lowry 法）：本法是根据蛋白质分子中含有的肽键在碱性溶液中与铜离子螯合形成蛋白质-铜复合物，此复合物使酚试剂的磷钼酸还原，产生蓝色化合物，同时在碱性条件下酚试剂易被蛋白质中酪氨酸、色氨酸及半胱氨酸还原呈蓝色。在一定浓度范围内其颜色深浅与蛋白质浓度成正比，以蛋白质对照品溶液做标准曲线，采用比色法测定供试品中蛋白质的含量。

本法灵敏度高，但受很多还原性杂质干扰。

(3) 双缩脲法：本法是依据蛋白质分子中含有的两个以上肽键在碱性溶液中与铜离子形成紫红色络合物，在一定范围内其颜色深浅与蛋白质浓度成正比，以蛋白质对照品溶液作标准曲线，采用比色法测定供试品中蛋白质的含量。

本法灵敏度高，主要干扰物质有去污剂，十二烷基硫酸钠等。

如 ChP 规定乙型肝炎人免疫球蛋白原液和成品中蛋白质含量分别采用双缩脲法（通则 0731 第三法）和凯氏定氮法（通则 0731 第一法）进行测定。

**2. 核酸测定**　核酸的含量测定方法主要有定磷法，定糖法，紫外-可见分光光度法以及荧光法等。

(1) 定磷法：核糖核酸（RNA）含磷量约为 9.5%，脱氧核糖核酸（DNA）含磷量约为 9.2%。在酸性条件下，定磷试剂中的钼酸铵以钼酸形式与样品中的磷酸根反应生成磷钼酸铵，当还原剂存在时磷钼酸立即转变为蓝色的还原产物——钼蓝；钼蓝最大吸收在650~660nm波长处，根据吸光值制作标准曲线，从而确定核酸的浓度。采用定磷法可准确测出磷含量，进而折算出样品中核酸含量。

(2) 定糖法：核酸中的戊糖可在浓盐酸或者浓硫酸作用下脱水生成醛类化合物可与某些成色剂缩合成有色化合物，可用比色法或者分光光度法测定其溶液中的吸收值，在一定的浓度范围内，溶液的吸收值与核酸的含量成正比。

RNA与浓盐酸共热时发生降解，产生的核糖又可转变为糠醛，在$FeCl_3$或$CuCl_2$催化下，糠醛与3,5-二羟基甲苯（苔黑酚）反应形成绿色复合物，生成的绿色化合物在670nm处有最大的吸收值。

DNA浓度的测定：脱氧核糖核酸中的脱氧核糖在酸性环境中变成戊醛与二苯胺试剂一起加热产生蓝色化合物，生成的蓝色的化合物在595nm处有最大吸收值。

(3) 紫外分光光度法：组成核酸分子的碱基，由于含有芳香环结构，具有紫外吸收的特性，最大吸收波长是260nm。因此测定未知浓度RNA或DNA溶液在260nm的光吸收值即可计算出其中核酸的含量。

**3. 生物测定法** 生物测定法是用生物体（包括整体动物、离体组织、器官、细胞核微生物）评价药物生物活性的方法。

在一定条件下，通过比较待检品与相应标准品（或对照品）所产生的特定生物反应的剂量间的差异，来测定待检品的效价。

主要效力试验包括免疫力试验、活菌疫苗的效力测定、抗毒素和类毒素的单位测定、血清学试验和其他有关效力的检定和评价等。ChP收录了免疫印迹法、免疫斑点法、免疫双扩散法、免疫电泳法、肽图检查法、抗补体活性测定法等。

(1) 免疫力试验：将制品对动物进行自动（或被动）免疫后，用活菌、活毒或毒素攻击，从而判定制品的保护力强弱。主要有定量免疫定量攻击法、变量免疫定量攻击法、定量免疫变量攻击法、被动保护力测定等。

(2) 活菌数和活病毒滴度测定：活菌数（率）测定，一般先用比浊法测出制品含菌浓度，然后作10倍或2倍系列稀释，取一定量稀释菌液涂布接种于适宜的平皿培养基上，培养后计菌落数，并计算活菌率（%）。卡介苗、鼠疫苗活菌苗、布氏菌病活菌苗和炭疽活菌苗等多以制品中抗原菌的存活数（率）表示其效力。

活病毒滴度测定：活疫苗（如麻疹疫苗）多以病毒滴度表示其效力。常用组织培养法或鸡胚感染法测定。

(3) 血清学试验：主要用来测定抗体水平或抗原活性。预防性生物制品接种机体后，可产生相应抗体，并可保持较长时间。接种后抗体形成的水平，也是反映生物制品质量的一个重要方面。基于抗原和抗体的相互作用，常以血清学方法检查抗体或抗原活性，并多在体外进行试验，包括沉淀试验、凝集试验、间接血凝抑制试验、反向血凝试验、补体结合试验和中和试验等。

## 四、纯度检查

生物制品在经过精制后，要检查纯度是否达到规定要求，检查纯度通常采用电泳法和高效液相色谱法（示例24-5）。

**示例24-5** ChP注射用人促红素纯度的**高效液相色谱法**测定

依法测定（通则0512）。亲水硅胶体积排阻色谱柱，排阻极限300kD，孔径24nm，粒度10μm，直径7.5mm，长30cm；流动相为3.2mmol/L磷酸氢二钠-1.5mmol/L磷酸二氢钾-400.4mmol/L氯化钠，pH 7.3；上样量应为20~100μg，在波长280nm处检测，以人促红素色谱峰计算的理论板数应不低于1 500。按面积归一化法计算人促红素纯度，应不低于98.0%。

### 五、相对分子质量或分子大小测定

对提纯的蛋白质制品如白蛋白、丙种球蛋白或抗毒素等，在必要时需测定其单体、聚合体或裂解片段的相对分子质量及分子的大小；提纯的多糖疫苗需测定多糖体的分子大小及其相对含量。常用的方法有凝胶层析法、SDS-PAGE 法和超速离心分析法等。

## 第三节　生物制品质量控制实例

ChP 三部在通则中收载了《生物制品生产用原材料及辅料质量控制规程》，在总论中收载了重组生物药总论（包括《人用重组 DNA 蛋白制品总论》《人用重组单克隆抗体制品总论》）和《人用基因治疗制品总论》等，对于加强生物制品全过程质量控制，突出对重组大分子生物制品的特性及质控要求，具有指导意义。

ChP 三部收载的血液制品有人血白蛋白、人免疫球蛋白、乙型肝炎人免疫球蛋白、狂犬病人免疫球蛋白、破伤风人免疫球蛋白、乙型脑炎减毒活疫苗、甲型肝炎灭活疫苗等。单克隆抗体类生物治疗药物因其特异靶向性、明确的作用机制和疗效等优势，在自身免疫、肿瘤、感染性疾病等治疗领域应用广泛，成为近年来快速发展的生物制品。

现以 ChP 尼妥珠单抗注射液为例（示例 24-6），围绕其质量标准，介绍生物制品的质量检定项目和一些特殊的质量检定方法。

示例 24-6　ChP 尼妥珠单抗注射液**质量控制规程**

本品系由含有高效表达抗人表皮生长因子受体单克隆抗体基因的小鼠骨髓瘤（NS0）细胞，经细胞培养、分离和高度纯化后获得的重组人表皮生长因子受体单克隆抗体制成。不含抑菌剂和抗生素。

1　**基本要求**　生产和检定用设施、原材料及辅料、水、器具、动物等应符合 ChP“凡例”的有关要求。

2　**制造**

2.1　**工程细胞**

2.1.1　名称及来源：尼妥珠单抗的工程细胞系由编码尼妥珠单抗重链的 pSV2-gpt 质粒和编码轻链的 pSV-hyg 质粒转入 NS0 宿主细胞构建而成。

2.1.2　细胞库建立、传代及保存：由原始细胞库的细胞经无血清培养液驯化，细胞传代、扩增后冻存于液氮中，作为主细胞库；从主细胞库的细胞传代、扩增后冻存于液氮中，作为工作细胞库。各级细胞库细胞传代应不超过批准的代次。细胞冻存于液氮中，检定合格后方可用于生产。

2.1.3　主细胞库和工作细胞库的检定：应符合“生物制品生产检定用动物细胞基质制备及质量控制”规定。

2.1.3.1　支原体检查：依法检查（通则 3301），应符合规定。

2.1.3.2　抗体表达量测定：细胞库的抗体表达量应不低于 5μg/ml。

2.2　**原液**

2.2.1　细胞的复苏与扩增：从工作细胞库来源的细胞复苏后，进行传代、扩增，供转瓶或细胞培养罐接种用。

2.2.2　生产用细胞培养液：生产用细胞培养液应不含任何血清与抗生素。

2.2.3　细胞培养：采用经批准的工艺进行细胞培养，收集含目的产物的培养液，即“**收获液**”。细胞培养全过程应严格按照无菌操作。

2.2.4 分离纯化：**收获液**按经批准的工艺进行纯化和病毒灭活，制得高纯度的尼妥珠单抗，即为尼妥珠单抗**原液**。除菌过滤后保存于适宜温度，并规定其有效期。

2.2.5 原液检定：按 3.1 项进行。

**2.3 半成品**

2.3.1 配制与除菌：按批准的工艺将原液用缓冲液稀释，除菌过滤后即为**半成品**。

2.3.2 半成品检定：按 3.2 项进行。

**2.4 成品**

2.4.1 **分批**：应符合"生物制品分包装及贮运管理"规定。

2.4.2 **分装**：应符合"生物制品分包装及贮运管理"与通则 0102 有关规定。

2.4.3 **规格**：50mg(10ml)/瓶。

2.4.4 **包装**：应符合"生物制品分包装及贮运管理"与通则 0102 有关规定。

**3 检定**

**3.1 原液检定**

**3.1.1 鉴别试验**

3.1.1.1 等电点：依法测定(通则 0541 第六法)，应符合规定。

3.1.1.2 肽图：依法测定(通则 3405)。供试品经变性、还原和烷基化，按 1∶50(mg/mg)加入测序级胰蛋白酶(酶切缓冲液：50mmol/L 三羟甲基氨基甲烷，1mmol/L 氯化钙，1mol/L 尿素，pH 8.1)，37℃±0.5℃保温 16 小时，加入 0.1% 三氟乙酸终止酶切。上样前 16 000 × *g* 离心 15 分钟，取上清液作为供试品溶液。色谱柱以四烷基硅烷键合硅胶为填充剂(如 Vydac $C_4$ 柱，25cm × 4.6mm，粒度 5μm 或其他适宜的色谱柱)，柱温 35℃±0.5℃；以 0.1% 三氟乙酸为流动相 A 和 0.1% 三氟乙酸-90% 乙腈水溶液为流动相 B，按下表进行梯度洗脱；流速为 0.8ml/min；检测波长为 214nm。

| 时间/min | 流动相 A/% | 流动相 B/% |
|---|---|---|
| 0 | 100 | 0 |
| 3 | 100 | 0 |
| 30 | 73 | 27 |
| 76 | 50 | 50 |
| 78 | 0 | 100 |
| 85 | 0 | 100 |
| 88 | 100 | 0 |
| 120 | 100 | 0 |

取供试品溶液 20μl 注入液相色谱仪，记录色谱图；对照品同法操作。供试品的肽图应与尼妥珠单抗对照品的一致。

3.1.1.3 *N* 端氨基酸序列(至少每年测定 1 次)：用氨基酸序列分析仪或质谱法测定，*N* 端序列应如下。

轻链：Asp-Ile-Gln-Met-Thr-Gln-Ser-Pro-Ser-Ser-Leu-Ser-Ala-Ser-Val。

重链：(p)Gln-Val-Gln-Leu-Gln-Gln-Ser-Gly-Ala-Glu-Val-Lys-Lys-Pro-Gly。

3.1.2 **pH 值**：应为 6.5~7.5(通则 0631)。

**3.1.3 纯度和杂质**

3.1.3.1 高效液相色谱法

(1) 分子排阻色谱法：依法测定(通则 0512)。色谱柱以适合分离分子量为 10~500kD 蛋白质的色谱用凝胶为填充剂(如：TSK-3000SW 凝胶色谱柱或其他适宜的色谱柱)；流动相为 0.1mol/L

磷酸氢二钠-0.1mol/L 氯化钠-0.01% 叠氮钠缓冲液，pH 6.7；检测波长为 280nm。用流动相将供试品稀释至每 1ml 中约含 4mg，作为供试品溶液，取供试品溶液 25μl 注入液相色谱仪。按面积归一化法计算，免疫球蛋白单体含量应不低于 95.0%。

(2) 弱阳离子色谱法：依法测定（通则 0512）。色谱柱为弱阳离子交换柱（如 ProPac WCX-10，25cm × 4mm 或其他适宜的色谱柱）；以磷酸盐缓冲溶液（精密量取 200mmol/L 磷酸氢二钠 61.0ml，200mmol/L 磷酸二氢钠 39.0ml，加水至 2 000ml，充分混匀）为流动相 A、氯化钠-磷酸盐缓冲溶液（精密量取 200mmol/L 磷酸氢二钠 61.0ml，200mmol/L 磷酸二氢钠 39.0ml，1mol/L 氯化钠 1 000ml，加水 900ml，充分混匀）为流动相 B，照下表进行梯度洗脱；检测波长为 280nm。

| 时间/min | 流动相 A/% | 流动相 B/% |
|---|---|---|
| 0 | 100 | 0 |
| 5 | 100 | 0 |
| 6 | 98 | 2 |
| 50 | 92 | 8 |
| 51 | 25 | 75 |
| 60 | 25 | 75 |
| 60.1 | 100 | 0 |
| 90 | 100 | 0 |

用流动相 A 将供试品和对照品分别稀释至每 1ml 中约含 0.5mg，作为供试品溶液和对照品溶液。取供试品溶液和对照品溶液各 60μl，分别注入液相色谱仪，记录色谱图。供试品图谱应与对照品的一致。

3.1.3.2 毛细管凝胶电泳法（CE-SDS）

(1) CE-SDS 还原电泳：依法测定（通则 3127），免疫球蛋白重链和轻链含量应不低于 90.0%，非糖基化重链不得高于 5.0%。

(2) CE-SDS 非还原电泳：依法测定（通则 3127），免疫球蛋白单体不得低于 92.0%。

3.1.3.3 蛋白质 A 残留量：用酶联免疫吸附法（通则 3429）测定，蛋白质 A 残留量应不高于蛋白质总量的 0.001%。

3.1.3.4 外源性 DNA 残留量：每 1 支/瓶应不高于 100pg（通则 3407）。

3.1.3.5 宿主细胞蛋白质残留量：用酶联免疫吸附法（通则 3429）测定，应不高于蛋白质总量的 0.01%。

3.1.4 **相对结合活性**：依法测定（通则 3531），相对结合活性应为标准品的 80%~150%。

3.1.5 **蛋白质含量**：依法测定（通则 0401）。用磷酸盐缓冲液（称取磷酸二氢钠 0.45g，磷酸氢二钠 1.8g，氯化钠 8.6g，聚山梨酯 80 0.2g，加水适量使溶解成 1 000ml）将供试品稀释至每 1ml 中约含 0.5mg，作为供试品溶液，以磷酸盐缓冲液作为空白，测定供试品溶液在波长 280nm 处吸光度，以吸收系数（$E_{1cm}^{1\%}$）为 14.04 计算供试品溶液的蛋白质含量，再乘以稀释倍数即得。应不低于 4.8mg/ml。

3.1.6 **细菌内毒素检查**：依法检查（通则 1143），每 1mg 应小于 1EU。

3.2 **半成品检定**

3.2.1 **pH 值**：应为 6.5~7.5（通则 0631）。

3.2.2 **蛋白质含量**：照 3.1.5 项下的方法测定，应为 4.6~5.5mg/ml。

3.2.3 **无菌检查**：依法检查（通则 1101），应符合规定。

3.2.4 **细菌内毒素检查**：依法检查（通则 1143），每 1mg 应小于 1EU。

3.3 **成品检定**

3.3.1 **鉴别试验**

3.3.1.1 等电点:依法测定(通则0541第六法),供试品的等电点图谱应与对照品的一致。

3.3.1.2 相对结合活性:依法测定(通则3531),应符合规定。

3.3.2 **理化检定**

3.3.2.1 外观:应为无色澄明液体,可带轻微乳光。

3.3.2.2 溶液的澄清度:取本品,溶液应澄清。如显浑浊,与2号浊度标准液(通则0902)比较,不得更浓。

3.3.2.3 可见异物:依法检查(通则0904),应符合规定。

3.3.2.4 不溶性微粒:依法检查(通则0903),应符合规定。

3.3.2.5 装量:依法测定(通则0102),应不低于标示量。

3.3.2.6 pH值:应为6.5~7.5(通则0631)。

3.3.2.7 渗透压摩尔浓度:依法检查(通则0632),应为240~360mOsmol/kg。

3.3.3 **纯度和杂质**

3.3.3.1 高效液相色谱法:照3.1.3.1项进行。

3.3.3.2 毛细管凝胶电泳法(CE-SDS):照3.1.3.2项进行。

3.3.3.3 聚山梨酯80含量:依法检查(通则0512),应为0.1~0.3mg/ml。

3.3.4 **效价**

3.3.4.1 生物学活性鉴别:依法测定(通则3531),应符合规定。

3.3.4.2 相对结合活性:依法测定(通则3531),相对结合活性应为标准品的60%~140%。

3.3.5 **蛋白质含量**:照3.1.5项下方法进行,应为4.6~5.5mg/ml。

3.3.6 **无菌检查**:依法检查(通则1101),应符合规定。

3.3.7 **细菌内毒素检查**:依法检查(通则1143),每1mg应小于1EU。

3.3.8 **异常毒性检查**:依法检查(通则1141),应符合规定。

4 **保存、运输及有效期** 于2~8℃避光保存和运输。自生产之日起,按批准的有效期执行。

5 **使用说明** 应符合"生物制品分包装及贮运管理"规定和批准的内容。

## 本章小结

1. **生物药物**(**biological medicinal products**)即**生物制品**,指以微生物、细胞、动物或人源组织和体液等为起始原材料,**用生物学技术制成**,用于预防、治疗和诊断人类疾病的**制品/制剂**。

2. 生物制品的生产工艺复杂且易受多种因素影响;生产过程中使用的各种材料来源复杂,可能引入外源因子或毒性化学材料;制品组成成分复杂且一般不能进行终端灭菌,制品的质量控制仅靠成品检定难以保证其安全性和有效性。

3. 生物制品收载在ChP三部。如疫苗、血液制品、生物技术药物、微生态制剂、免疫调节剂、诊断制品等。根据其用途主要分为预防类、治疗类和诊断类三类。

4. 生物制品及其生产过程一般非常复杂,为保证生物制品的质量,其生产必须符合GMP的规定。必须进行原材料、生产过程(其中包括培养和纯化工艺过程)和最终产品的**全过程质量控制**,及时认真分析关键指标的波动变化(符合质量标准的要求)的原因并评估其是否影响产品的质量,以确保产品的安全有效。

5. 生物制品施行**批签发制度**。批签发是指国家药品监督管理局对获得上市许可的疫苗类制品、血液制品、用于血源筛查的体外诊断试剂以及国家药品监督管理局规定的其他生物制品,在每批产品上市销售前或者进口时,经指定的批签发机构进行审核、检验,对符合要求的发给批签发证明的活动。

6. 生物制品的安全性检查贯穿其生产的全过程。如生物制品的菌毒种和主要原材料、半成品(包括原液)和成品等。

7. 生物制品在生产过程中，主要检查对活菌、活毒或毒素的处理是否完善，半成品是否有杂菌或被有害物质污染，所加灭活剂、防腐剂是否过量等。若发现问题应及时处理，避免造成更多损失。

8. 成品在分装或冻干后，必须进行出厂前的安全检查。逐批按 ChP 通则或有关规定要求，进行无菌试验、纯菌试验、毒性试验、热原试验和安全试验等检查，以确保制品的安全性。

(钱广生)

## 思考题

1. 生物药物有哪些类别？它们的主要临床应用分别是什么？
2. 生物药物的质量控制有哪些特点？

## 参考文献

[1] 杭太俊 . 药物分析 . 8 版 . 北京：人民卫生出版社，2016.
[2] 国家药典委员会 . 中华人民共和国药典：2020 年版 . 北京：中国医药科技出版社，2020.
[3] 俞小娟，武刚，张峰，等 . 抗 CD19 单抗的质量控制研究 . 中国药事，2021，35(09)：1027-1035.

第二十四章
目标测试

## 第二十五章

# 药学研究的通用格式资料与要求

第二十五章
教学课件

**学习目标**

**1. 掌握** 通用技术文档(CTD)的格式内容、药品质量标准的建立流程。

**2. 熟悉** 设计空间的开发过程、过程分析技术(PAT)的工具。

**3. 了解** 仿制药质量和疗效一致性评价的内容及PAT的应用。

药物分析的主要任务是为药品的研发、生产以及临床应用提供技术保障和检验监督支撑,以确保药品安全、有效、质量可靠。

药物制造的风险管理,从“质量源于检测(quality by test,QbT)”到“质量源于生产(quality by production,QbP)”再到“质量源于设计(quality by design,QbD)”,制药行业的质量管理在理念和技术层面均得到了提升。三方面的密切协同,可以实现药品生产风险的切实有效控制,保障质量合格药品持续可靠的生产。

## 第一节 药物的开发研究与分析控制

### 一、QbD背景下的药物分析

**1. QbD概述** QbD最早用于汽车工业提高汽车的产品质量。2004年美国FDA在“21世纪的制药cGMP——一种基于风险的方法”中正式提出了QbD的理念,将其扩展至药品的研发、生产和商业应用。

2009年ICH在指导原则Q8(R2)(药物研发)中明确了QbD的定义,即以预先定义的产品目标作为研发的起点,基于科学和风险管理的方法,加强对产品和过程的理解以及过程控制,核心理念为药品的质量不是由检验决定,而是由设计和生产所赋予。目前,QbD理念已广泛用于药品的研发、生产、流通和临床应用等领域。ICH Q8、Q9(质量风险管理)、Q10(药品质量体系)和Q11[原料药的研发和生产(化学实体和生物技术/生物实体药物)]就具体体现了产品开发、技术转移和商品生产中的QbD理念。实践表明,QbD可以减少生产者的监管压力,降低生产成本,在保证质量的前提下减少监管干预,更好的保证产品质量。

**2. QbD实施** 实施QbD的常见流程包括以下几个方面(示例25-1)。

1)确定目标产品质量概况:目标产品质量概况(quality target product profile,QTPP)系指理论上可以达到的,并将药品的安全性和有效性考虑在内的关于药品质量特性的前瞻性概述,是产品研发的设计基础。确定QTPP应考虑的因素包括:①预期的临床用途、给药途径、剂型、给药系统;②剂量规格;③容器密闭系统;④适合于所研发药品剂型的治疗活性成分的释放或递送,以及影响药代动力学特性的属性(如溶出度、气动性能);⑤适合于拟定上市产品的药品质量标准(如无菌性、纯度、稳定性和药物释放)。

2)确定产品的关键质量属性:关键质量属性(critical quality attribute,CQA)系指产品的物理、化学、生物或微生物性质或特征,应在适当的限度、范围或分布之内,以确保预期的产品质量。固体口服制剂的 CQA 主要指那些影响产品纯度、规格、药物释放和稳定性的属性。其他给药系统的 CQA 还包括更多的产品特定属性，例如吸入剂的气动特性、注射剂的无菌性和透皮贴剂的黏附力。

3）风险评估：风险评估是质量风险管理中一个重要的、以科学为依据的过程，有助于确定关键物料属性（critical material attributes，CMA）、关键工艺参数（critical process parameters，CPP）以及它们与 CQA 之间的关系。通常，风险评估在药品研发的早期进行，而随着所获得的信息和知识的增加，该评估还需反复进行。

4）建立能满足预定义目标且工艺稳健的设计空间：设计空间（design space）是已被证明能保证产品质量的输入变量（如物料属性）和工艺参数的多维组合和交互作用的范围。在设计空间内的变动，在监管上不被视为变更。而一旦超出设计空间，则应视为变更，并应启动上市后的变更申请。

设计空间可以是一组物料属性和工艺参数的范围，也可以通过更为复杂的数学关系式来表达，有可能是与时间有关的函数（如冻干过程中的温度和压力变化），也可能是一个变量组合，如多元模型中的变量组合。无论设计空间是怎样建立的，其目标是只要在设计空间内操作，都能使产品达到预定的质量要求。

5）控制策略：控制策略（control strategy）系指根据当前对产品和工艺的了解，为确保工艺性能和产品质量而计划进行的一系列控制。制定控制策略的目的是确保能持续生产出符合质量要求的产品。

控制策略包括但不限于：①根据对工艺性能或产品质量的影响，对物料属性（如原料药、辅料、直接接触药品的包装材料）的控制；②产品质量标准；③对下游操作或成品质量有影响的单元操作（如干燥对降解的影响、粒径分布对溶解性的影响）的控制；④替代成品检验的过程控制或实时放行检验（如生产过程中对 CQA 的测定和控制）；⑤确认多变量预测模型的监控程序（如定期的全面产品检测）。

6）产品生命周期的管理和持续改进：生命周期（life cycle）系指一个产品从开始研发到上市，直至产品终止的所有阶段。在产品的整个生命周期中，制药厂商都有机会去评估创新方法以改进产品质量。可以对工艺性能进行监控，以确保能够得到设计空间所预期的产品质量属性。随着在常规生产中不断获得经验，这种监控可以包括分析生产工艺趋势。对于运用数学模型的设计空间，进行定期维护有助于确保该模型的性能。

**示例 25-1　药用辅料羧甲基纤维素钠的流动性设计空间开发**

药用辅料为药物制剂中的非活性物质，除了赋形、充当载体的作用外，还具有调节释放、影响药物稳定性、改善药物生物利用度等功能，是影响制剂质量、安全性和有效性的重要成分。羧甲基纤维素钠（CMC-Na）是使用范围最广、用量最大的纤维素醚类之一，常作为固体制剂的黏合剂和液体制剂的助悬、增稠及增黏剂，也可以作为成膜材料和水溶性基质，在缓控释制剂中常作为缓释骨架片和缓释药物膜剂材料。

药用辅料物理质量属性的变异程度必须符合建立的质量标准或限制在一定范围内，以满足制剂生产成型的要求，并减少辅料变异引起的固体生产过程质量波动。流动性是粉体的重要物理质量属性，根据《美国药典（2022）》〈1174〉中对流动性的描述，粉体休止角（angle of repose，AR）在 25°~40°时可满足制剂生产过程中的要求。

研究表明 CMC-Na 流动性与其松密度（bulk density，*Da*）、水分含量（%HR）及振实密度（tapped density，*Dc*）相关性较大，故分别以松密度和水分含量、松密度和振实密度为自变量，休止角为因变量，绘制 CMC-Na 流动性的响应曲线及等高线图。由 AR=40 的等高线可知，水分含量约为 5.092 2%~7.006 7%，松密度约为 0.560 2~0.579 9g/$cm^3$，振实密度约为 0.646 3~0.816 5g/$cm^3$，粉体的流动性可满足制剂生产的要求（见图 25-1）。

采用 QbD “以始为终”的理念，从满足粉体流动性的需求规范设计空间，反推辅料应具备的关键质量指标，可为药用辅料生产工艺控制和优化明确目标和方向，使固体制剂处方和工艺开发从过去的“凭经验”向“科学化、定量化”方向发展。

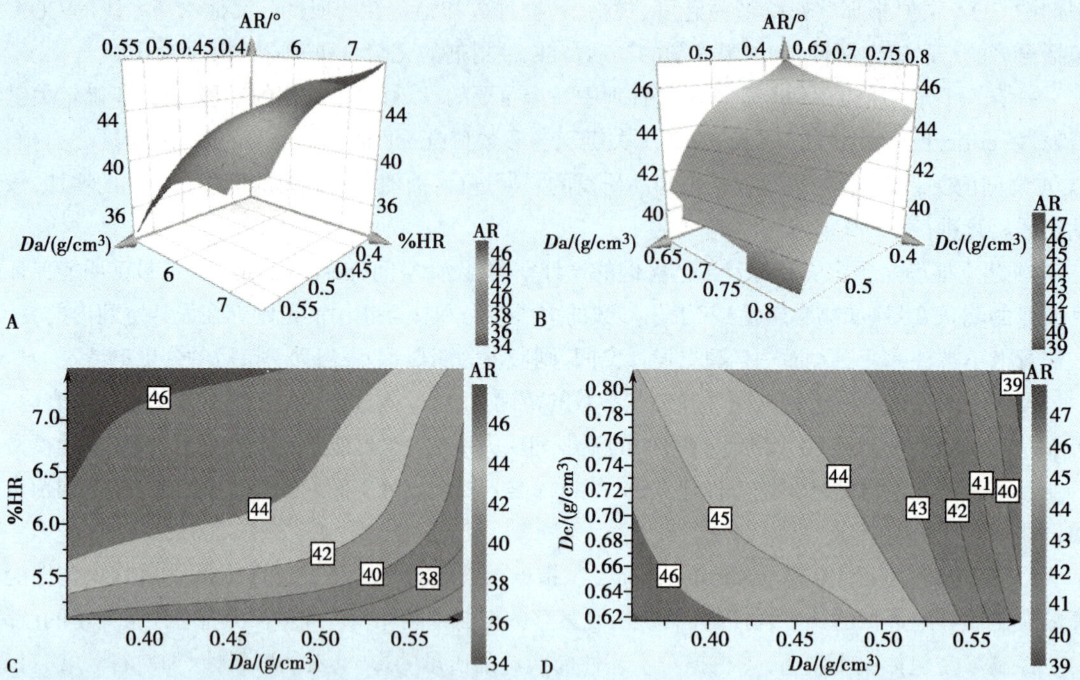


图 25-1　CMC-Na 的流动性、松密度和水分含量的响应面图(A)及等高线图(C);CMC-Na 的流动性、松密度和振实密度的响应面图(B)及等高线图(D)

## 二、过程分析技术

QbD 的实施在很大程度上依赖于过程分析技术(process analytical technology,PAT),即以确保最终产品质量为目的,通过对原料、中间体和工艺中的关键质量和性能属性进行实时测定(如在工艺过程中测定)的一个集设计、分析和生产控制为一体的系统。值得注意的是,PAT 中的“分析”是一个包括化学、物理、微生物学、数学和风险分析在内的多学科综合分析方式。PAT 的目标是加强对生产过程的理解和控制,这与“质量不是对产品检测出来的,而是设计出来或通过设计融入进去的”这一现行的药品质量管理理念是一致的,因此,在制药领域日益受到重视。2004 年美国 FDA 正式发表了关于 PAT 的工业指导原则“产业指南:创新的药物开发、生产和质量保证框架体系”,随后越来越多的国家和地区出台了相关的标准和指导原则,譬如 EP10.7 附录 5.25(过程分析技术)。

基于 PAT 的发展,药品制造也开始从批量制造(batch manufacturing)向连续制造(continuous manufacturing)迈进。QbD 与 PAT 相辅相成,PAT 是实现 QbD 优点的实质要素和关键驱动因素(图 25-2)。

在实验室研发阶段,QbD 基于对产品和生产工艺的全面理解,通过目标药品质量概况(QTPP)和风险评估,确定关键工艺参数(CPP)、关键质量属性(CQA)和关键物料属性(CMA),进行实验设计并建立设计空间,通过多变量分析识别 CQA 与 CPP、中间体质量属性(intermediate quality attribute,IQA)之间的关系。

在商业化或中试规模的生产过程中,PAT 实时监控投入物料、中间体和成品的属性与工艺参数,挖掘隐藏在数据背后的过程模式和规律,从 CMA、CPP 和 PAT 数据中预测 CQA 并立即做出控制决定,从而保证最终产品的质量,实现实时放行检测(real time release testing),降低对终点产品检测的依赖。

### (一) PAT 工具分类

有许多工具可以用于对科学的、基于风险管理的制药开发、生产和质量保证中的过程理解。在系

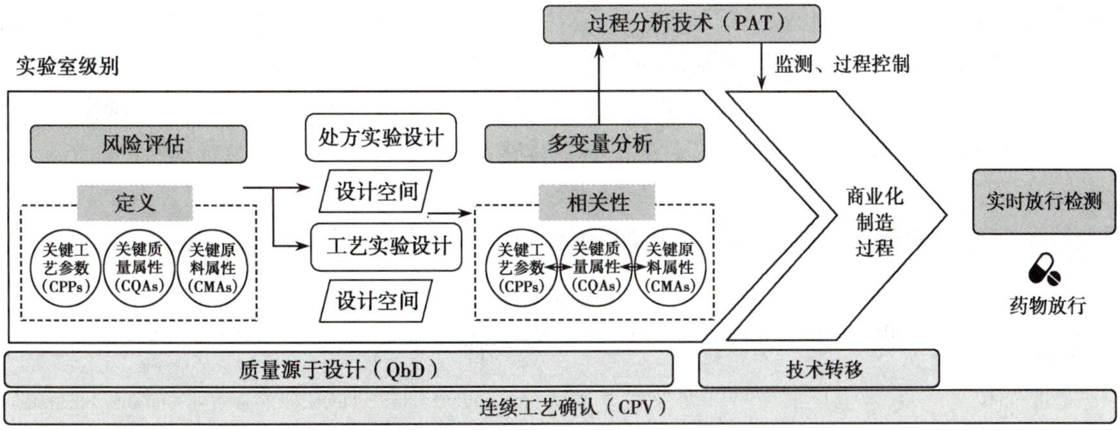


图 25-2　QbD 中的 PAT 应用框架

统中应用这些工具，有助于高效采集信息，从而促进过程理解、连续改进并开发风险降低策略。

在 PAT 框架体系中，这些工具包括：①用于设计、数据采集及分析的多变量统计工具；②过程分析工具；③过程控制工具；④连续改进和知识管理工具。

这些工具部分或全部的联合，既可用于单个单元操作的控制，又可用于整个生产过程及其质量保证。

1. 用于设计、数据采集和分析的多变量统计工具　从物理、化学以及生物学角度来看，药品及其生产过程是一个复杂的多因素系统。了解和掌握这些因素（如处方、工艺及质量属性）之间的相互关系，是产品和工艺设计的基础，也有助于生产中的创新以及批准后的变更。将多变量数学手段（如实验统计设计、响应曲面法、过程模拟和模式识别工具）与知识管理系统结合，可以充分发挥这些优势。通过模型预测的统计分析，可以评估数学函数或模型的适用性与可靠性。

2. 过程分析工具　基于生产力、质量及环境因素等方面的工业化驱动，过程分析已取得显著进步。过程分析工具已从对单变量（如 pH、温度和压力）的检测发展到了对生物学、化学和物理特性的检测。一些过程分析仪器可以实现真正的无损检测，从而提供待加工物料的生物学、物理及化学属性等方面的信息。譬如，化学反应的实时分析工具可以连续的采集数据，对反应组分（反应物、中间体、产物、副产物、催化剂等）、化学反应程度（反应速率、浓度、终点）、关键工艺参数（临界条件、安全控制等）、工艺过程效率和无错率（质量、重复性、产率）等进行监控。

这些检测可以分为 3 类（图 25-3）。①近线（at-line）检测：样品从生产线中取样，但检测设备通常在接近生产线的生产环境中。与离线（off-line）检测相比，检测结果具有更少的滞后时间。②线上（on-line）检测：将部分物料从生产线直接转移到检测设备中进行检测，根据检测的性质（譬如是否会损害产品），样品可以返回到生产线，否则将被弃去。③线内（in-line）检测：样品不离开生产线，可以是嵌入式或非嵌入式的测定。线内检测不得损害产品。

需要注意的是，过程分析工具在正式使用之前应该进行验证，保证其不仅能够准确地反映当前的工艺状态，而且不影响药品的质量，这是过程分析工具发

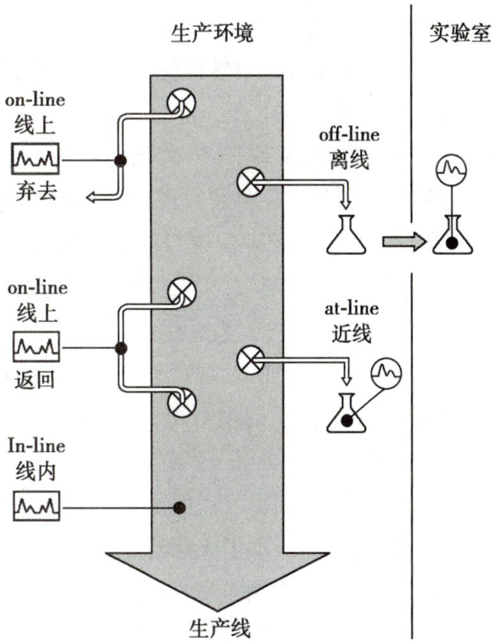


图 25-3　工艺过程分析的框架示意图

挥重要作用的先决条件。此外，过程分析工具采集的数据不一定是待测定属性的绝对值，若能测定原料在投料前（如批内、批间、不同供应商间）和加工过程中的相对差异，也可用于过程控制。

过程分析要求在较短时间内迅速获取分析结果，因此快速是第一要求，而准确度可以根据实际情况在允许限度内适当降低。目前，除了经典的各类传感器外，常用的现代过程分析仪器包括光学（光谱）及其成像技术、色谱技术、质谱技术、核磁技术等，可以提供物料的生物学、物理特性及化学特性等信息（表 25-1）。制药领域目前应用最广的是以近红外、拉曼光谱为代表的光谱技术。

表 25-1　PAT 中常用的分析仪器与传感器

| 分析目的 | PAT 技术 |
|---|---|
| **结晶度/晶型** | 衰减全反射傅里叶变换红外光谱（attenuated total reflection Fourier-transform infrared，ATR-FTIR）、拉曼（Raman）光谱、近红外（near infrared，NIR）光谱、太赫兹（terahertz，THz）光谱、粒子图像测量（particle vision and measurement，PVM）、聚焦光束反射测量（focused beam reflectance measurement，FBRM）、X 射线衍射（X-ray diffraction） |
| **粒径分布/形状** | 激光衍射（laser diffraction，LD）、图像分析（image analysis）、空间滤波速度测量（spatial filter velocimetry，SFV）、聚焦光束反射测量、相位多普勒测速（phase doppler anemometry，PDA）、动态光散射（dynamic light scattering，DLS）、声发射法（acoustic emission） |
| **物理性质** | 经典传感器：pH 传感器、温度传感器、压力传感器、黏度计、流速传感器<br>密度：X 射线透射（X-ray transmission）、超声<br>厚度：光学相干断层扫描（optical coherence tomography，OCT）、太赫兹脉冲成像（terahertz pulsed imaging，TPI）<br>粗糙度：光学相干断层扫描、变焦法（focus variation）、激光轮廓测量（laser profilometry） |
| **化学组成** | 光谱仪：近红外、红外、拉曼、太赫兹、荧光、紫外-可见光、X 射线荧光（X-ray fluorescence，XRF）、光诱导荧光（light-induced fluorescence）<br>色谱仪：高效液相色谱（HPLC）、气相色谱（GC）<br>质谱仪<br>核磁共振仪 |

3. 过程控制工具　为有效控制所有关键质量属性，必须加强产品设计和过程开发之间的联系。过程监测和控制策略是为了监测过程的状态，并控制其维持在所需的状态，应根据投料性质、过程分析工具测定关键质量属性的能力和可靠性、实现过程反应终点的能力等进行设计，以保证产出物料和终产品的质量一致性。

在 PAT 框架体系下，药物处方和生产工艺的设计与优化通常包括以下步骤：①鉴定和测定与产品质量相关的关键原料及过程特征；②设计过程测定系统，实现对所有关键属性的实时或近实时的监测（即线上、线内、或近线检测）；③设计过程控制，实现对所有关键质量属性的控制；④开发建立产品质量属性与关键物料、过程属性测量值之间的数学关系。

在 PAT 框架下，工艺过程的终点不是一个固定的时间，而是以物料的属性是否已经达到预期状态为判断标准。例如，总混过程中的工艺终点不是混合时间，而是物料的均匀度和颗粒度是否符合既定标准，这是因为不同物料间、相同物料不同批次间存在一定的差异，仅以单一确定的时间难以适应物料属性的变化。

4. 持续改进和知识管理工具　在整个产品生命周期内，基于数据采集和分析可以持续发现和积累知识，这些数据有助于支持药品注册批准后出现的变更，从而达到不断改进和创新的目的。

## （二）PAT 的应用

分析技术的不断进步和药物研究水平的不断提高，为药物分析学科的发展提供了广阔的空间。传统的工艺分析需要取样、样品运输和实验室分析三个步骤，对“人、机、料、法、环”等环节都有要求，存在取样是否有代表性、样品是否被污染、控制环节多、管理要求高、分析滞后等各种风险，不能及时反映生产工艺的状态，难以及时制订控制措施。随着 QbD 理念的不断深入，人们日益认识到以风险管理为基础的 PAT 技术是了解生产工艺、控制产品关键质量属性的最有效手段。与传统的分析方法相比，PAT 的优势显而易见：①通过线上、线内、近线检测和控制，缩短生产周期；②防止废品、破损及返工的发生；③实时放行；④增加自动化，提高操作安全性并减少人为误差；⑤改善能源和材料使用，提高产能；⑥促进连续生产，提高效率和管理灵活性。

作为制药行业的发展趋势，PAT 已经在化学药、生物药、中药的生产过程中有所应用。以化学药为例，PAT 在原料药生产过程中的应用大多集中在合成、精制和结晶环节。通过 NIR、NMR 等 PAT 工具实时跟踪反应过程，不仅能了解起始原料消失和产品生成的过程，还能够发现瞬间存在的中间体。对于需要结晶的原料药，衰减全反射傅里叶变换红外光谱、拉曼光谱、近红外光谱、太赫兹光谱、粒子图像测量、聚焦光束反射测量、X 射线衍射等技术可以为控制结晶过程提供实时信息。在化学药物制剂的生产过程中，PAT 应用最为广泛的关键环节包括混合、制粒、干燥、整粒、压片和包衣，通过实时监测多个关键质量属性（表 25-2），达到生产过程控制和工艺优化的目的。

表 25-2　固体制剂生产单元操作中的 PAT 应用

| 制剂生产单元 | 监测指标 | PAT |
|---|---|---|
| 混合 | 混合均匀度 | 近红外光谱、拉曼光谱、光诱导荧光法或热扩散法 |
| 制粒 | 含量均匀度、颗粒粒径、密度 | 近红外光谱、拉曼光谱、聚焦光束反射测量、空间滤波速度测量、声发射法 |
| 干燥 | 水分含量 | 近红外光谱、微波传感器 |
| 整粒 | 颗粒粒径分布、含量均匀度 | 激光衍射法、成像技术 |
| 压片 | 含量均匀度、崩解时间、硬度、孔隙率、重量差异 | 近红外光谱、拉曼光谱、超声波传感器、光诱导荧光 |
| 包衣 | 判断包衣终点（衣膜的厚度和均匀度）、喷枪与片床的距离 | 近红外光谱、拉曼光谱、太赫兹脉冲成像、成像技术 |

# 第二节　通用技术文档

## 一、通用技术文档实施的意义

ICH 在 2000 年正式建议注册申报采纳“通用技术文档”(common technical document，CTD)形式，并在综合性学科(multidisciplinary，M)指导原则中出台了 M4(人用药物注册申请通用技术文档，简称 ICH M4)，主要包括 M4(R4，人用药物注册申请通用技术文档的组织)、M4Q(R1，人用药物注册通用技术文档：药学部分)、M4S(R2，人用药物注册通用技术文档：安全性部分)和 M4E(R2，人用药物注册通用技术文档：有效性部分)。

ICH M4 对于人用药品上市注册申报的各种文件的提交格式做了统一规定，有固定的独立文件模块(granularity document/modules)和文件架构(organization of CTD)。申报资料采用通用格式能够显著减少药品注册申请编纂所需的时间和资源，有助于审评机构与申请人的交流，便于各个监管机构之间互换监管信息。

我国自 2010 年起对化学药品的注册申报实施 CTD，是推动与全球注册申报协调统一、提高监管效率、加快国外新药在中国上市，并最终使患者获益的重要举措。目前，化学药品和生物制品临床试验和上市注册申请中均施行了 ICH M4 的 CTD 或 eCTD 的技术资料要求。

## 二、通用技术文档的格式内容

ICH M4 把药品注册申报需要提交的所有 CTD 文件按内容分为五种类型，分别排在金字塔结构的五个模块中（图 25-4）。五个模块分放在三层，每层结构功能独立，而金字塔形也暗示了三个层次的提交文件自下而上在逻辑推理上的一致性，也就是说中层的总结来自底层报告资料，上层标签中的结论必须从中层的总结里找到引证，注册审评人员通过全套 CTD 文件就可以了解药品研发的全过程。

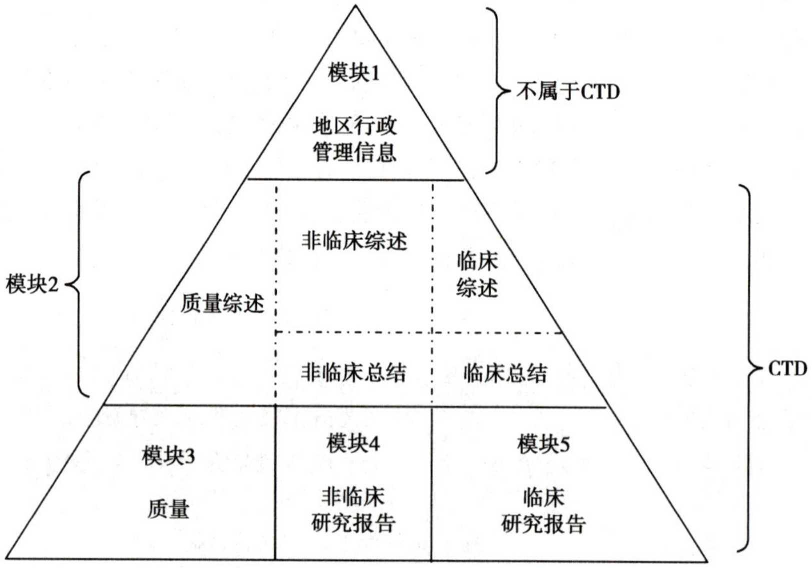


图 25-4 ICH CTD 通用技术文档的金字塔结构

CTD 资料的五个模块简述如下。

**模块 1：行政管理信息**

1.1 模块 1 所提交文件的目录

1.2 各地区的相关文件（如申报表、处方信息）

**模块 2：通用技术文件总结**

2.1 通用技术文档目录（模块 2~5）

2.2 CTD 前言

2.3 质量综述

2.4 非临床综述

2.5 临床综述

2.6 非临床文字总结和列表总结

药理学

药代动力学

毒理学

2.7 临床总结

生物药剂学研究及相关分析方法

临床药理学研究

临床有效性

临床安全性

参考文献

单项研究摘要

**模块 3:质量**
3.1　模块 3 的目录
3.2　主体数据
3.3　参考文献
**模块 4:非临床研究报告**
4.1　模块 4 的目录
4.2　研究报告
4.3　参考文献
**模块 5:临床研究报告**
5.1　模块 5 的目录
5.2　所有临床研究列表
5.3　临床研究报告
5.4　参考文献

**模块 1** 是各个监管机构要求的承载药品主要信息和行政管理信息的个性化文件,适用于不同的监管要求。因此,模块 1 不属于 CTD。模块 2~5 中的文件在 ICH 范围内要求统一,在不同成员国申请上市时可以通用。

**模块 2** 是对模块 3~5 的高度总结概括,综合整理了药品研发的关键信息,对产品在质量可控性、安全性和有效性方面做出有事实依据的专业评价,撰写人员需要充分理解技术报告内容并有相当的专业水平。

**模块 3** 包含了所有与产品质量有关的文件,也被称作化学(chemistry)、生产(manufacturing)与控制(control)文件,简称 CMC 文件(表 25-3)。该模块提供了药品的开发过程和质量控制的关键药学研究信息和数据,具有极强的逻辑性。这种格式化的要求固化并体现了过程控制与终点控制相结合、研究和验证相结合、全面系统的药品质量控制理念,有助于让审评人员系统地了解药品研发的科学性和可控性。譬如,对原料药的杂质研究而言,杂质分析与控制的相关内容分布在杂质情况分析总结(3.2.S.3.2)、质量标准(3.2.S.4.1)、分析方法(3.2.S.4.2)、分析方法的验证(3.2.S.4.3)、样品检测与数据积累(3.2.S.4.4)、杂质对比研究与杂质谱分析(3.2.S.4.5)等各模块中。但需要注意的是,杂质研究是一项系统工程,具有统一的整体性,因此,不要因为申报资料格式的模块化而人为割裂各项研究内容的相互联系,甚至遗漏相关研究内容。

表 25-3　原料药和制剂的 CTD 内容(ICH M4Q)

| 3.2.S 原料药(名称,生产商) | 3.2.P 制剂(名称,剂型) |
|---|---|
| 3.2.S.1　基本信息 | 3.2.P.1　剂型及产品组成 |
| 3.2.S.1.1　药品名称 | |
| 3.2.S.1.2　结构 | |
| 3.2.S.1.3　基本性质 | |
| 3.2.S.2　生产 | 3.2.P.2　产品开发 |
| 3.2.S.2.1　生产商 | 3.2.P.2.1　处方组成 |
| 3.2.S.2.2　生产工艺和工艺控制 | 3.2.P.2.1.1　原料药 |
| 3.2.S.2.3　物料控制 | 3.2.P.2.1.2　辅料 |
| 3.2.S.2.4　关键步骤和中间体的控制 | 3.2.P.2.2　制剂 |
| 3.2.S.2.5　工艺验证和/或评价 | 3.2.P.2.2.1　处方开发过程 |
| 3.2.S.2.6　生产工艺的开发 | 3.2.P.2.2.2　过量投料 |
| | 3.2.P.2.2.3　制剂相关特性 |

续表

| 3.2.S 原料药(名称,生产商) | 3.2.P 制剂(名称,剂型) |
|---|---|
| | 3.2.P.2.3　生产工艺的开发 |
| | 3.2.P.2.4　包装系统 |
| | 3.2.P.2.5　微生物属性 |
| | 3.2.P.2.6　相容性 |
| 3.2.S.3　特性鉴定 | 3.2.P.3　生产 |
| 3.2.S.3.1　结构和理化性质 | 3.2.P.3.1　生产商 |
| 3.2.S.3.2　杂质 | 3.2.P.3.2　批处方 |
| | 3.2.P.3.3　生产工艺和工艺控制 |
| | 3.2.P.3.4　关键步骤和中间体的控制 |
| | 3.2.P.3.5　工艺验证和/或评价 |
| 3.2.S.4　原料药的质量控制 | 3.2.P.4　辅料的控制 |
| 3.2.S.4.1　质量标准 | 3.2.P.4.1　质量标准 |
| 3.2.S.4.2　分析方法 | 3.2.P.4.2　分析方法 |
| 3.2.S.4.3　分析方法的验证 | 3.2.P.4.3　分析方法的验证 |
| 3.2.S.4.4　批分析 | 3.2.P.4.4　质量标准制定依据 |
| 3.2.S.4.5　质量标准制定依据 | 3.2.P.4.5　人源或动物源辅料 |
| | 3.2.P.4.6　新型辅料 |
| | 3.2.P.5　制剂的质量控制 |
| | 3.2.P.5.1　质量标准 |
| | 3.2.P.5.2　分析方法 |
| | 3.2.P.5.3　分析方法的验证 |
| | 3.2.P.5.4　批分析 |
| | 3.2.P.5.5　杂质分析 |
| | 3.2.P.5.6　质量标准制定依据 |
| 3.2.S.5　对照品 | 3.2.P.6　对照品 |
| 3.2.S.6　包装系统 | 3.2.P.7　包装系统 |
| 3.2.S.7　稳定性 | 3.2.P.8　稳定性 |
| 3.2.S.7.1　稳定性总结和结论 | 3.2.P.8.1　稳定性总结和结论 |
| 3.2.S.7.2　批准后稳定性研究方案和承诺 | 3.2.P.8.2　批准后稳定性研究方案和承诺 |
| 3.2.S.7.3　稳定性数据 | 3.2.P.8.3　稳定性数据 |

**模块 4** 为非临床研究报告,以人体以外的生物体(包括细胞或细菌等)为药物试验对象,主要提供原料药和制剂在药理学、药代动力学和毒理学方面的信息。

**模块 5** 为基于人体试验的临床研究报告,是人用药品上市申报的核心文件,主要提供制剂在临床试验方面的内容,包括生物药剂学、使用人体生物材料进行的药代动力学、人体药代动力学、人体药效动力学、有效性和安全性、上市后报告等内容。

选用 CTD 格式提交申报资料时,申报资料的格式、目录及项目编号不能改变。即使对应项目无相关信息或研究资料,项目编号和名称也应保留,可在项下注明“无相关研究内容”或“不适用”。

### (一) 原料药质量研究

原料药质量研究的相应资料属于 3.2.S 单元,共包括 7 个部分,核心是基于充分的研究数据和信息,构建药品的质量控制体系,而 QbD 理念应贯穿于工艺开发全过程。下文简述涉及药物质量研究与控制的相关内容。

- **3.2.S.1　基本信息**

3.2.S.1.1　药品名称:提供原料药的中英文通用名、化学名,化学文摘(CAS)号以及其他名称(包括国外药典收载的名称)。

3.2.S.1.2 结构:提供原料药的结构式、分子式和分子量,如有立体结构和多晶型现象应特别说明。

3.2.S.1.3 基本性质:参考药典和默克索引等资料,提供原料药的理化及其他相关性质。

- **3.2.S.2 生产**

3.2.S.2.3 物料控制:按照工艺流程图中的工序,列出生产中用到的所有物料(如起始物料、反应试剂、溶剂、催化剂等)的名称、质量标准、生产商及使用步骤。提供这些物料的质量控制信息,明确引用标准或提供内控标准(包括项目、检测方法和限度),并提供必要的方法学验证资料。

提供起始原料的选择依据,对终产品质量有明显影响的关键步骤均应纳入本品的生产工艺中。应根据从源头开始全程控制药品质量的要求,选择合适的起始原料。对于关键的起始原料,应根据相关技术指导原则、技术要求提供制备工艺资料。对于外购的起始原料,为避免对原料药的质量引入不可控因素,需要提供起始原料生产商出具的制备工艺,并根据相关技术指导原则、技术要求对杂质进行全面的分析和控制,明确可能影响后续反应的杂质或可能引入终产品的杂质(如无机杂质、有机杂质、有机溶剂等),在此基础上采用适当的(必要时经规范验证的)分析方法进行控制,根据各杂质对后续反应及终产品质量的影响制定合理的内控标准,说明内控标准(尤其是杂质限度、含量)的制定依据。提供数批外购起始原料的质检报告与相关图谱等。

3.2.S.2.4 关键步骤和中间体的控制:列出所有关键步骤(包括终产品的精制、纯化工艺步骤)及其工艺参数控制范围,提供详细的研究、确定过程及依据。

列出已分离的中间体的质量控制标准,包括项目、方法和限度,说明标准制定的依据,对重要中间体的关键质控方法,应提供必要的方法学验证资料。若涉及异构体的反应,应明确异构体控制的方法和标准。

- **3.2.S.3 特性鉴定**

3.2.S.3.1 结构和理化性质

(1) 结构确证:结合合成路线以及各种结构确证手段,对产品的结构进行解析。如可能有立体结构、结晶水/结晶溶剂或者多晶型问题,要详细说明。

提供结构确证用样品的精制方法、纯度及批号,如用到对照品,应说明对照品来源、纯度及批号。提供具体的研究数据和图谱并进行解析。

(2) 理化性质:提供详细的理化性质信息,包括性状(如外观、颜色、物理状态)、熔点或沸点、比旋度、溶解性、吸湿性、溶液 pH、分配系数、解离常数、将用于制剂生产的物理形态(如多晶型、溶剂化物或水合物)、粒度等。

3.2.S.3.2 杂质:结合起始原料可能引入的杂质、原料药的制备工艺(中间体、副产物)、降解产物等,对可能存在的杂质进行全面的分析和研究(表 25-4),包括有机杂质、无机杂质、残留溶剂和金属杂质等。分析杂质的来源(合成原料引入的;生产过程中的副产物;贮藏、使用过程中降解产生的;通过水、空气、设备等其他途径引入的)和类别(有机杂质、无机杂质、残留溶剂和金属杂质等),明确杂质的性质(一般毒性杂质、特殊毒性杂质),说明杂质的去向以及如何控制。

表 25-4 杂质谱分析

| 杂质名称 | 杂质结构 | 杂质类别 | 杂质来源 | 杂质控制限度 | 是否定入质量标准 |
|---|---|---|---|---|---|
| | | | | | |

对于降解产物,可结合加速稳定性和强制降解试验加以说明。对于最终质量标准中是否进行控制以及控制的限度,应提供依据。

结合起始原料和本品的制备工艺，提供对原料药可能存在的遗传毒性杂质所进行的分析、研究和控制的资料，并根据 ICH M7 指导原则的要求，制订合理的控制策略，必要时定入本品的质量标准中。

- **3.2.S.4 原料药的质量控制**

3.2.S.4.1 质量标准：以表格的形式提供质量标准（表 25-5），如放行标准和货架期标准的方法、限度不同，应分别进行说明。对于仿制药，如果国内外药典（如 ChP、BP、USP、EP 等）已收载，应一并进行比较。

表 25-5 原料药质量标准

| 检查项目 | 方法 | 放行标准限度 | 货架期标准限度 | ChP | USP 等 |
|---|---|---|---|---|---|
| 外观 | | | | | |
| 鉴别 | | | | | |
| 溶液的颜色与澄清度 | | | | | |
| 溶液的 pH | | | | | |
| 有关物质 | | | | | |
| 残留溶剂 | | | | | |
| 水分 | | | | | |
| 重金属 | | | | | |
| 硫酸盐 | | | | | |
| 炽灼残渣 | | | | | |
| 粒度分布 | | | | | |
| 晶型 | | | | | |
| …… | | | | | |
| 含量 | | | | | |

3.2.S.4.2 分析方法：提供质量标准中各项目的具体检测方法，并对其他药典收载的主要项目（如，有关物质、异构体、含量）的方法列表进行比较。

3.2.S.4.3 分析方法的验证：按照 ChP、ICH 以及国家药品监督管理局药品审评中心（Center for Drug Evaluation，CDE）颁布的《分析方法验证指导原则》《化学药物质量控制分析方法验证技术指导原则》《化学药物质量标准建立的规范化过程技术指导原则》《化学药物杂质研究技术指导原则》《化学药物残留溶剂研究技术指导原则》《药物遗传毒性研究技术指导原则》等相关指导原则，提供方法学验证资料，可按检查方法逐项提供，列表整理验证结果，并提供相关验证数据和图谱。

3.2.S.4.4 批分析：提供不少于三批连续生产的验证批或生产批样品的检验报告。

3.2.S.4.5 质量标准制定依据：说明各项目设定的考虑，总结分析各检查方法选择以及限度确定的依据（包括我国与 ICH 颁布的指导原则、各国现行版药典、参比制剂质量对比研究的结果等），证明质量标准制定的合理性。

- **3.2.S.5 对照品** 药品研制过程中如果使用了法定对照品，应说明来源并提供说明书和批号。

药品研制过程中如果使用了自制对照品，应提供详细的制备方法、结构研究、含量和纯度标定过程。

- **3.2.S.7 稳定性**

3.2.S.7.1 稳定性总结和结论：总结稳定性研究的样品情况、考察条件、考察指标和考察结果，对变化趋势进行分析，并提出贮存条件和有效期。

3.2.S.7.2　批准后稳定性研究方案和承诺：应承诺对上市后生产的前三批产品进行长期留样稳定性考察，并对每年生产的至少一批产品进行长期留样稳定性考察，如有异常情况应及时通知管理当局。

提供后续的稳定性研究方案。

3.2.S.7.3　稳定性数据：以表格形式提供稳定性研究的具体结果，并将稳定性研究中的相关图谱作为附件。

## （二）制剂质量研究

制剂质量研究的相应资料属于 3.2.P 单元，充分体现了药物制剂的质量控制体系，包括原料/辅料控制、生产过程控制、包装材料及贮存条件控制、成品控制等四部分（图 25-5）。下文简述涉及药物质量研究与控制的相关内容。

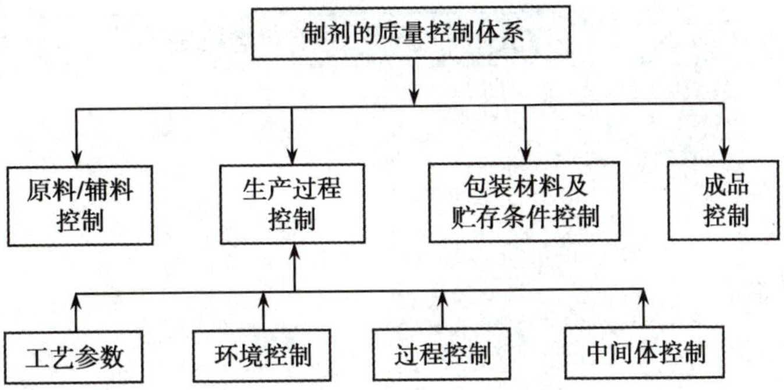


图 25-5　制剂的质量控制体系流程图

- **3.2.P.1　剂型及产品组成**　说明具体的剂型，并以表格的方式列出单位剂量产品的处方组成，列明各成分在处方中的作用、执行的标准。如有过量加入的情况需给予说明。对于处方中用到但最终需去除的溶剂也应列出。

如附带专用溶剂，列出专用溶剂的处方。

说明产品所使用的包装材料及容器。

- **3.2.P.2　产品开发**　提供相关的研究资料或文献资料，论证剂型、处方组成、生产工艺、包装材料选择和确定的合理性。

3.2.P.2.1　处方组成

3.2.P.2.1.1　原料药：参照 CDE《化学药物制剂研究技术指导原则》，提供资料说明原料药和辅料的相容性，分析与制剂生产及制剂性能相关的原料药的关键理化特性（如 BCS 分类、晶型、溶解性、粒度分布等）。

3.2.P.2.1.2　辅料：说明辅料种类和用量选择的依据，分析辅料用量是否在常规用量范围内，是否适合所用的给药途径，并结合辅料在处方中的作用分析辅料的哪些性质会影响制剂特性。

3.2.P.2.2　制剂 3.2.P.2.2.3 制剂相关特性：对与制剂性能相关的理化性质，如 pH、离子强度、溶出度、再分散性、复溶、粒径分布、聚合、多晶型、流变学等进行分析。提供自研产品与参比制剂在处方开发过程中进行的质量特性对比研究结果，譬如有关物质。若为口服固体制剂，需提供详细的自研产品与参比制剂在不同溶出条件下的溶出曲线比较研究结果，推荐采用 $f_2$ 相似因子的比较方式。

3.2.P.2.6　相容性：提供研究资料说明制剂与附带溶剂或给药装置的相容性。

- **3.2.P.3　生产**

3.2.P.3.4　关键步骤和中间体的控制：列出所有关键步骤及其工艺参数控制范围。提供研究结果支持关键步骤确定的合理性以及工艺参数控制范围的合理性。

列出中间体的质量控制标准，包括项目、方法和限度，并提供必要的方法学验证资料。

- **3.2.P.4 辅料的控制** 如所用辅料系在已上市辅料基础上根据制剂给药途径的需要精制而得，例如精制为注射给药途径用，需提供精制工艺选择依据、详细的精制工艺及其验证资料、精制前后的质量对比研究资料、精制产品的注射用内控标准及其起草依据。

如制剂生产商对辅料制定了内控标准，应分别提供制剂生产商的内控标准以及辅料生产商的质量标准。

提供辅料生产商的检验报告以及制剂生产商对所用辅料的检验报告。

- **3.2.P.5 制剂的质量控制**

3.2.P.5.1 质量标准：按表格方式提供质量标准（表 25-6），如具有放行标准和货架期标准，应分别进行说明。

表 25-6 制剂的质量标准

| 检查项目 | 方法 | 放行标准限度 | 货架期标准限度 |
|---|---|---|---|
| 性状 | | | |
| 鉴别 | | | |
| 有关物质 | | | |
| 溶出度 | | | |
| 含量均匀度/装量差异 | | | |
| 残留溶剂 | | | |
| 水分 | | | |
| 粒度分布 | | | |
| 无菌 | | | |
| 细菌内毒素 | | | |
| …… | | | |
| 含量 | | | |

3.2.P.5.2 分析方法：提供质量标准中各项检查方法及筛选、优化过程，并对其他药典收载的主要项目[如有关物质（表 25-7）、溶出度、含量等]的方法列表进行比较。

表 25-7 有关物质检查方法——HPLC 法的建立

| 指标 | 检测条件 | 确定依据 |
|---|---|---|
| 色谱柱 | | |
| 流动相 | | |
| 波长 | | |
| 检测时间 | | |
| 已知杂质的控制方法 | | |
| …… | | |

在研究过程中，如关键质控项目（如有关物质、溶出度、含量测定等）的分析方法有变更，应说明方法来源及建立过程，对变更后的方法进行验证，通过数据说明变更后的方法适用于本品的检测，并优于原检测方法。同时，以变更前后的分析方法分别对相同三批样品进行检测，比较检测结果的统计学差异，并进行相应分析讨论。

标准限度变更需提供充分依据，分析方法变更前后标准限度不具可比性时，即使限度数值不变，也需要提供限度确定的依据，包括文献依据和试验数据，以及近效期产品的检测结果。

3.2.P.5.3　分析方法的验证：按照相关指导原则提供方法学验证资料，以表格形式逐项整理验证结果，并提供相关验证数据和图谱（表 25-8）。

**表 25-8　有关物质检查方法学验证结果**

| 项目 | 可接受标准 | 验证结果 |
| --- | --- | --- |
| 专属性 | | 辅料干扰情况、已知杂质分离、难分离物质对分离试验、强制降解试验等 |
| 线性和范围 | | 针对已知杂质进行 |
| 定量限、检测限 | | 针对已知杂质进行 |
| 准确度 | | 针对已知杂质进行 |
| 已知杂质控制方法 | | 外标法、加校正因子的主成分自身对照法、不加校正因子的主成分自身对照法；校正因子、保留时间等 |
| 精密度 | | 重复性、中间精密度、重现性等 |
| 溶液稳定性 | | 针对已知杂质和未知杂质进行 |
| 耐用性 | | 色谱系统耐用性、前处理（提取）稳健性 |
| …… | | |

3.2.P.5.4　批分析：提供不少于三批连续生产的验证批或生产批样品的检验报告。

提供临床试验或生物等效性（bioequivalence，BE）试验样品的检验报告。

3.2.P.5.5　杂质分析：以列表的方式（表 25-9）列明产品中可能含有的杂质，分析杂质的产生来源。结合相关指导原则要求，对于已知杂质给出化学结构，并提供结构确证资料以及各杂质的控制限度。

**表 25-9　杂质情况分析**

| 杂质名称 | 杂质结构 | 杂质来源 | 杂质控制限度 | 杂质控制策略及/是否定入质量标准 |
| --- | --- | --- | --- | --- |
| | | | | |

在最终质量标准中是否进行控制以及控制的限度，应提供依据。

提供详细的降解途径与降解产物研究资料与图谱。应在对原料药的降解途径与降解产物有充分了解的基础上，进行系统的降解途径与降解产物研究，明确说明本品的降解途径与降解产物。

3.2.P.5.6　质量标准制定依据：说明各项目设定的目的，总结分析各检查方法选择以及限度确定的依据（包括我国与 ICH 颁布的指导原则、各国现行版药典、参比制剂质量对比研究的结果等），证明质量标准制定的合理性（表 25-10）。

**表 25-10　拟定质量标准与可参考的同品种质量标准的比较**

| 项目 | | 拟定标准 | ChP | USP | BP | …… |
| --- | --- | --- | --- | --- | --- | --- |
| 性状 | | | | | | |
| 鉴别 | | | | | | |
| 检查 | 项目 1 | | | | | |
| | 项目 2 | | | | | |
| | …… | | | | | |
| 含量测定 | | | | | | |

重点项目可列出详细比较情况。以有关物质检查为例，应给出检测方法、具体检测条件、系统适用性要求、已知杂质的定位、定量方法和控制限度等。说明各项目设定的考虑，总结分析各检查方法选择以及限度确定的依据。

对于因处方和工艺变更而产生新的、超出鉴定限度的杂质，应按照国内外相关指导原则的要求做进一步的研究（包括该杂质的结构确证研究、安全性研究等），并结合与原研药或参比制剂杂质谱对比研究的结果及现行版国内外药典收载的对该特定杂质的限度要求，在质量标准的有关物质项下作为特定杂质单独制定合理的限度。详细提供以上研究的资料与图谱等。

● **3.2.P.8　稳定性**　药品具有良好的稳定性方能保证其在流通和使用环节中的质量，进而保证临床用药的安全有效。

3.2.P.8.1　稳定性总结和结论：总结所进行的稳定性研究的样品情况、考察条件、考察指标和考察结果，并提出贮存条件和有效期（表 25-11）。

（1）试验样品：见表 25-11。

表 25-11　样品情况

| | |
|---|---|
| 批号 | |
| 规格 | |
| 原料药来源及批号 | |
| 生产日期 | |
| 生产地点 | |
| 批量 | |
| 内包装材料 | |

（2）研究内容：见表 25-12。

表 25-12　常规稳定性考察结果

| 项目 | | 放置条件 | 考察时间 | 考察项目 | 分析方法及其验证 |
|---|---|---|---|---|---|
| 影响因素试验 | 高温 | | | | |
| | 高湿 | | | | |
| | 光照 | | | | |
| | 其他 | | | | |
| | 结论 | | | | |
| 加速试验 | | | | | |
| 中间条件试验 | | | | | |
| 长期试验 | | | | | |
| 其他试验 | | | | | |
| 结论 | | | | | |

1）影响因素试验中，尚需将样品对光照、高湿、高温之外的酸、碱、氧化和金属离子等因素的敏感程度进行概述，可根据分析方法研究中获得的相关信息，从产品稳定性角度，在影响因素试验的“其他”项下简述。影响因素试验的“结论”项中需概述样品对光照、温度、湿度等哪些因素比较敏感，哪些因素较为稳定，作为评价贮藏条件合理性的依据之一。

2）稳定性研究内容包括影响因素试验、加速试验和长期试验，根据加速试验的结果，必要时应当增加中间条件试验。如长期试验采用温度 30℃±2℃、相对湿度 65%±5% 的条件，则可不再进行中间条件试验。

“其他试验”是指根据样品具体特点而进行的相关稳定性研究，如注射剂进行的容器密封性试验等。

3)“分析方法及其验证”项下需说明采用的方法是否为已验证并列入质量标准的方法。如所用方法和质量标准中所列方法不同，或质量标准中未包括该项目，应在上表中明确方法验证资料在申报资料中的位置，并在申报资料中说明原因，提供详细的分析方法及其验证资料，以证明该分析方法的可行性。

(3) 研究结论：总结所进行的稳定性研究的样品情况、考察条件、考察指标和考察结果，对变化趋势进行分析，提出贮存条件和有效期。仿制药还需与原研药或参比制剂及药典收载的同品种的要求进行比较，被评价品种的稳定性不得更差。

3.2.P.8.2　批准后稳定性研究方案和承诺：应承诺对上市后生产的前三批产品进行长期留样稳定性考察，并对每年生产的至少一批产品进行长期留样稳定性考察，如有异常情况应及时通知管理当局。

提供后续稳定性研究方案。

3.2.P.8.3　稳定性数据：详细提供稳定性考察的相关资料（包括样品的全检报告复印件、加速与长期留样时样品放置的具体地点及恒温柜编号、各时间点质量考察用样品的具体数量等），并以表格形式提供稳定性研究的具体结果，稳定性研究中的相关图谱可作为附件。

长期留样稳定性考察中若出现质量标准中未控制的超过鉴定限度的杂质，应做进一步研究（包括该杂质的结构确证研究、安全性研究等），并详细提供相关资料与图谱等，说明该杂质限度的确定依据（如与原研或参比制剂近效期产品的杂质谱对比研究资料、该杂质的安全性研究资料及现行版国内外药典收载的同品种对该特定杂质的限度要求等）。

## 第三节　药物质量标准的建立与修订

药物的质量研究与质量标准的制定是药物研发的主要内容之一。在药物的研发过程中需对其质量进行系统、深入的研究，制定出科学、合理、可行的质量标准（specification），并不断地修订和完善，以控制药物的质量，保证其在有效期内安全有效。需要注意的是，质量标准只是确保原料药与制剂质量和一致性的质量控制体系的一部分，该体系还包括制定质量标准所依据的开发期间获得的全部产品性质以及 GMP 的执行情况，如合适的设施、已验证的生产工艺、已验证的检测方法、原材料的检验、生产过程中的检验、稳定性试验等。

质量标准由一系列的检测项目、相应的分析方法和合理的可接受标准组成，其中可接受标准以限度值、范围或其他描述来表示。“符合标准”是指原料药或制剂按照给定的分析方法检测，结果符合可接受标准要求。虽然根据质量源于设计理念，药品质量不是检验出来的，而是设计出来的，但从目前以及未来很长一段时间来看，药品质量标准仍然是监管部门监控药品质量、保障人民群众用药安全的最直接有效的工具之一。如何建立既能辨别药品真伪、纯度，又能反映其内部品质的质量标准，一直是药物研发者和监督者持续研究和共同关注的难题。由于其对产品质量控制的重要性，各国药典及国际组织都十分重视质量标准的制定，其中 ICH 给出了受到广泛认可的指导原则 ICH Q6A/B。

作为重要的质量指标，质量标准由生产商提出和论证，由监管机构批准并作为批准产品的依据。在质量标准建立和修订时，需要遵循药物研发的自身规律，通过系统、规范的药物分析研究工作来实现。需要说明的是，质量标准是用来进一步确认原料药和制剂的质量，而不是体现产品的所有性质，故在质量标准中应重点设定能反映药物安全性、有效性的检测项目。总的来说，药物质量标准的建立主要包括以下过程：确定质量研究的内容、进行方法学研究、确定质量标准的项目及限度、质量标准的制定、质量标准的修订。以上过程密切相关，相互支持。

### 一、药物质量研究的内容

药物质量研究是质量标准制定的基础，质量研究的内容应尽可能全面，既要考虑一般性要求，又要具有针对性。确定质量研究的内容，应根据所研制产品（原料药或制剂）的特性、采用的制备工艺，同时结合稳定性研究结果，以使质量研究的内容能充分地反映产品特性及质量变化的情况。

**1. 研制药物的特性** 原料药一般考虑其结构特征、理化性质等；制剂应考虑不同剂型的特点、临床用法、复方制剂不同成分之间的相互作用，以及辅料对制剂安全性和有效性的影响（如眼用制剂中的防腐剂、注射剂中的抗氧剂或稳定剂等）。

**2. 制备工艺对药物质量的影响** 原料药通常考虑制备过程中所用的起始原料及试剂、制备中间体及副反应产物、降解产物以及有机溶剂等对最终产品质量的影响。制剂通常考虑所用辅料、不同工艺的影响，以及可能产生的降解产物等。同时还应考虑生产规模的不同对产品质量的影响。

**3. 药物的稳定性** 确定质量研究内容时还应参考药物稳定性的研究结果，考虑在贮藏过程中质量可能发生的变化以及直接接触药品的包装材料对产品质量的影响。

## 二、方法学研究

方法学研究包括方法的选择和方法的验证。

通常要根据选定的研究项目及试验目的选择试验方法。一般要有方法选择的依据，包括文献依据、理论依据及试验依据。常规项目通常可采用药典收载的方法。鉴别项应重点考察方法的专属性；检查项重点考察方法的专属性、灵敏度和准确性；有关物质检查和含量测定通常要采用两种或两种以上的方法进行对比研究，比较方法的优劣，择优选择。

选择的试验方法应经过方法的验证。

## 三、质量标准项目及限度的确定

**1. 质量标准项目确定的一般原则** 在全面、有针对性的质量研究基础上，充分考虑药物的安全性和有效性，以及生产、流通、使用等各个环节的影响，确定控制产品质量的项目和限度，制定出合理、可行、能反映产品特征和质量变化情况的质量标准，有效控制产品批间质量的一致性及验证生产工艺的稳定性。质量标准中既要设置通用性项目，又要设置针对产品自身特点的项目，能灵敏地反映产品质量的变化情况。质量标准中所用的分析方法应经过方法学验证，符合“准确、灵敏、简便、快速”的原则，有一定的适用性和重现性，同时还应考虑原料药和其制剂质量标准的关联性。

原料药质量标准中的项目主要包括药品名称（通用名、汉语拼音名、英文名）、化学结构式、分子式、分子量、化学名、含量限度、性状、理化性质、鉴别、检查（纯度检查及与产品质量相关的检查项等）、含量（效价）测定、类别、贮藏、制剂、有效期等项内容。其中检查项主要包括酸碱度（主要对盐类及可溶性原料药）、溶液的澄清度与颜色（主要对抗生素类或供注射用原料药）、一般杂质（氯化物、硫酸盐、重金属、炽灼残渣、砷盐等）、有关物质、残留溶剂、干燥失重或水分等。其他项目可根据具体产品的理化性质和质量控制的特点设置。例如：①多晶型药物，如果试验结果显示不同晶型产品的生物活性不同，则需要考虑在质量标准中对晶型进行控制。②手性药物，需要考虑对异构体杂质进行控制。消旋体药物，若已有单一异构体药物上市，应检查旋光度。③直接分装的无菌粉末，需考虑对原料药的无菌、细菌内毒素或热原、异常毒性、升压物质、降压物质等进行控制等。

制剂质量标准中的项目主要包括药品名称（通用名、汉语拼音名、英文名）、含量限度、性状、鉴别、检查（与制剂生产工艺有关的及与剂型相关的质量检查项等）、含量（效价）测定、类别、规格、贮藏、有效期等内容。其中口服固体制剂的检查项主要有溶出度等；注射剂的检查项主要有渗透压摩尔浓度、可见异物、不溶性微粒、无菌、细菌内毒素或热原等。其他项目可根据具体制剂的生产工艺及其质量控制的特点设置。

**2. 质量标准限度确定的一般原则** 质量标准限度的确定首先应基于对药品安全性和有效性的考虑，并考虑分析方法的误差。在保证产品安全有效的前提下，可以考虑生产工艺的实际情况，同时兼顾流通和使用过程的影响。研发者应注意工业化生产规模产品与进行安全性、有效性研究样品质量的一致性，也就是说，实际生产产品的质量不能低于进行安全性和有效性试验样品的质量。

质量标准中需要确定限度的项目主要包括主药的含量、与纯度有关的性状项（旋光度或比旋度、熔点等）、纯度检查项（影响产品安全性的项目：残留溶剂、一般杂质和有关物质等）以及有关产品品质的项目（酸碱度、溶液的澄清度与颜色、溶出度、释放度等）等。

现行版各国药典对一些常规检查项（如一般杂质）的限度已经进行了规定，研发者可以参考。对有关产品品质的项目，其限度应尽量体现工艺的稳定性，并考虑测定方法的误差。对有关物质和残留溶剂，则需要有限度确定的试验或文献依据，还应考虑给药途径、给药剂量和临床使用情况等，具体要求可参阅相关的技术指导原则。譬如，对新原料药及新药制剂中的特定杂质，ICH Q6A 中收载的决策树 1 和决策树 2 分别阐述了如何从原料药和制剂开发研究的数据群中推测杂质的合理限度（图 25-6）。对新药制剂而言，新原料药降解产生的有机杂质和该制剂在生产过程中产生的杂质均应在新药制剂中监测，应对单个特定降解产物（包括已鉴定的和未鉴定的）及总降解产物的可接受限度进行规定。新原料药合成中生成的杂质（工艺杂质）通常在原料药的检测中已控制，因此不包括在制剂总杂质限度中。但当工艺杂质同时也是降解产物时，应监测其含量并列入总降解产物的限度中。当通过适当的分析方法证明原料药在新药申报中提出的指定处方和贮藏条件下不降解，经监管机构批准可以减免对降解产物的测定。

对化学结构不清楚的或尚未完全弄清楚的杂质，因没有合适的理化方法，可采用现行版药典规定的一些方法对其进行控制，如异常毒性、细菌内毒素或热原、升压物质、降压物质检查等，限度应按照药典的规定及临床用药情况确定。

## 四、质量标准的制定

根据已确定的质量标准的项目和限度，参照 ChP 的规范用语及格式，制定合理、可行的质量标准，注意用词准确、语言简练、逻辑严谨，避免产生误解或歧义。

药品质量标准一般应包括药品名称（通用名、汉语拼音名、英文名）、化学结构式、分子式、分子量、化学名（对原料药）、含量限度、性状、理化性质（原料药）、鉴别、检查（原料药的纯度检查项目，与剂型相关的质量检查项目等）、含量（效价）测定、类别、规格（制剂）、贮藏、制剂（原料药）、有效期等内容。

质量标准的制定应有相应的起草说明，也就是对质量标准的注释，研发者应详述质量标准中各项目设置及限度确定的依据（注意列出有关的研究数据、实测数据和文献数据），以及部分研究项目不定入质量标准的理由等。该部分内容也是研发者对质量控制研究和质量标准制定工作的总结，如采用检测方法的原理、方法学验证、实际测定结果及综合评价等。质量标准的起草说明也是今后执行和修订质量标准的重要参考资料。

## 五、质量标准的修订

质量标准的完善过程通常要伴随着产品研发和生产的始终。随着药物研发的进程（临床前研究、临床研究、生产上市）、分析技术的发展、产品质量数据的积累以及生产工艺的放大和成熟，药品质量标准也应进行相应的修订。一方面使质量标准能更客观、全面及灵敏的反映产品质量的变化情况，并随着生产工艺的成熟和稳定以及产品质量的提高，不断提高质量标准；另一方面通过实践验证方法的可行性和稳定性，并随着新技术的发展，不断的改进或优化方法，使检测方法更成熟、更稳定，操作更简便，结果更准确、可靠。

产品上市后，若发生影响其质量控制的变更，研发者应进行相应的质量研究和质量标准的修订工作。例如原料药的制备工艺发生改变、制剂处方中的辅料或生产工艺发生改变、改换制剂用原料药的生产单位、改变药品规格等。

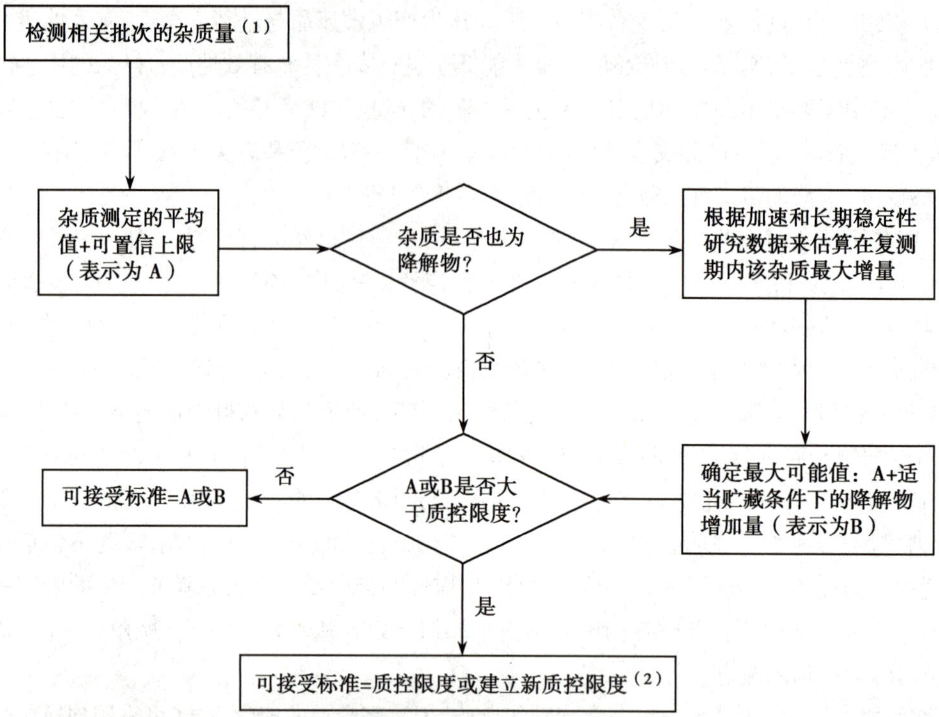


（1）相关批次系指在开发、中试和放大阶段的批次。
（2）参考ICH Q3A（新原料药中的杂质）。

a 决策树1

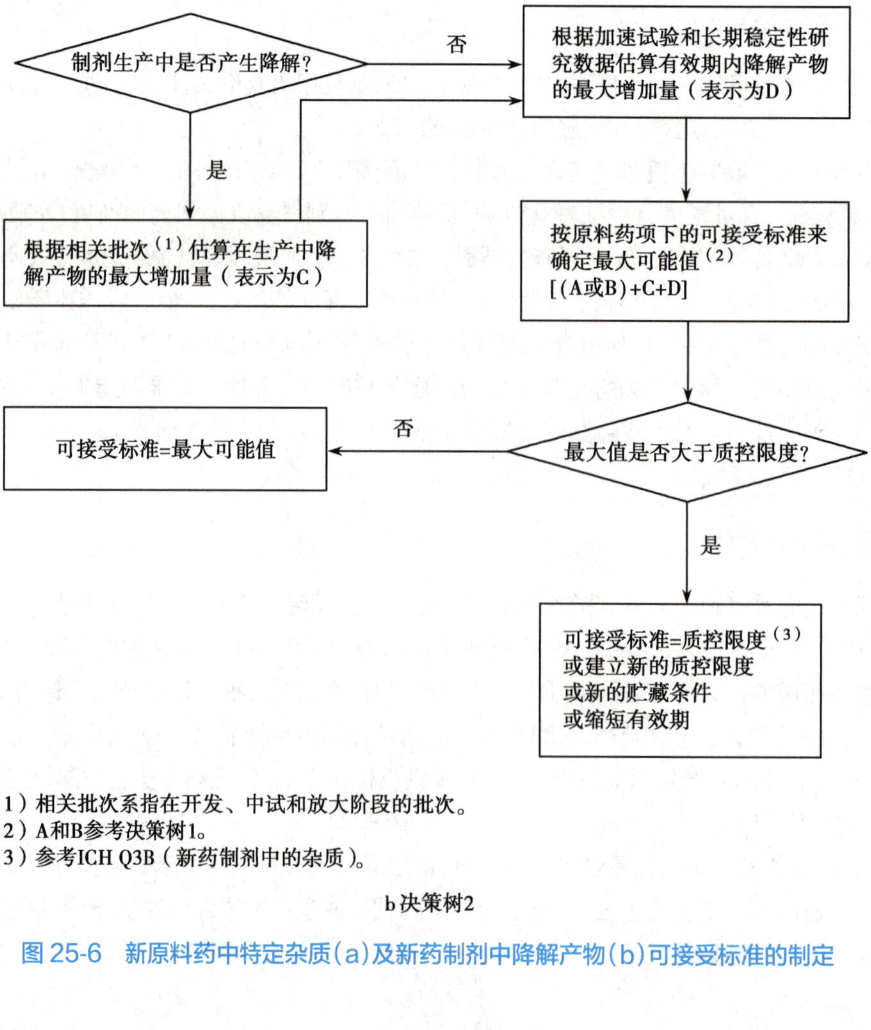


（1）相关批次系指在开发、中试和放大阶段的批次。
（2）A和B参考决策树1。
（3）参考ICH Q3B（新药制剂中的杂质）。

b 决策树2

图 25-6 新原料药中特定杂质(a)及新药制剂中降解产物(b)可接受标准的制定

由于动物与人的种属差异及有限的临床试验病例数，使一些不良反应在临床试验阶段没有充分暴露出来，故在产品上市后仍要继续监测不良反应的发生情况，并对新增不良反应的原因进行综合分析。如与产品的质量有关（如杂质含量），则应进行相关的研究（如改进处方工艺及贮存条件等），提高杂质限度要求，修订质量标准。

## 第四节　仿制药质量和疗效一致性评价

### 一、意义及现状

仿制药（generic drug）是指具有与原研药品相同的活性成分、剂型、规格、适应证、给药途径和用法用量的原料药及其制剂，应与原研药品的质量和疗效一致，可替代原研药品发挥相同的临床疗效。为了提高我国仿制药准入门槛与质量，增强国际竞争力，开展仿制药质量和疗效一致性评价势在必行。

我国在 2012 年发布的“十二五”规划中首次提出对已上市的化学仿制药进行质量和疗效一致性评价。在 2016 年发布《关于开展仿制药质量和疗效一致性评价的意见》，就开展一致性评价工作中评价对象和时限、参比制剂遴选原则、评价方法等做出了纲领性规定，一致性评价工作真正进入了具体实施阶段。随着《化学药品仿制药口服固体制剂质量和疗效一致性评价申报资料要求（试行）》等一系列技术文件和指导原则的发布，口服固体制剂一致性评价工作蓬勃开展，通过的品种允许其使用“通过一致性评价”标识（图 25-7）。随后，注射剂的一致性评价也正式启动。

图 25-7　“通过一致性评价”标识

### 二、一致性评价内容

一致性评价的核心内容为仿制药品的质量和疗效与原研药品的一致性。对口服固体制剂而言，一致性评价研究通常包括两个部分，一部分是以体外药学研究为主的质量一致性研究，另一部分是以生物等效性（bioequivalence，BE）研究或其他临床研究为基础的疗效一致性研究。对于可以免除生物等效性研究的品种，体外药学研究则是评价一致性的最主要手段。

#### （一）药学研究

在进行仿制药质量研究和标准制定时，应提供充分的试验资料与文献资料，包括但不限于 ICH 等国内外指导原则、各国现行版药典的要求与多批次参比制剂质量对比研究的结果等，重点关注药物在多介质中的溶出曲线、杂质谱研究以及反映剂型特点的其他关键项目，证明仿制制剂的质量与参比制剂质量是一致的，仿制制剂的货架期标准合理可行，且不低于现行的技术指导原则与各国药典的要求。

1. 质量标准比较　应提供充分的试验资料与文献资料，证明仿制制剂的质量与已上市原研产品或参比制剂的质量是一致的，仿制制剂的货架期标准合理可行。列出日本橙皮书及 FDA 溶出数据库溶出方法比较表，包括日本橙皮书溶出曲线图。

2. 关键质量属性研究（影响一致性评价的关键参数）　通过开展药品质量研究，找出被评价品种与参比制剂相比影响质量和疗效一致性评价的关键参数，例如性状、晶型（原料）、水分、溶出度/释放度、含量、有关物质等。

3. 参比制剂与被评价制剂的检验结果　提供被评价制剂和参比制剂进行质量对比研究的资料及结果（表 25-13），以充分证明仿制制剂质量与参比制剂质量的一致性。

表 25-13　仿制制剂与参比制剂整体质量对比研究结果

| 项目 | | 参比制剂 | | 仿制制剂 | | |
|---|---|---|---|---|---|---|
| | | 批号 1 | 批号 2 | 批号 1 | 批号 2 | 批号 3 |
| 性状 | 外观 | | | | | |
| | …… | | | | | |
| 检查 | 溶出度 | | | | | |
| | 有关物质 | | | | | |
| | 含量均匀度 | | | | | |
| | …… | | | | | |
| 含量 | | | | | | |

详细提供仿制制剂与参比制剂杂质比较研究的结果(表 25-14),以降解产物的量比较制剂稳定性的差异。明确是否有超出鉴定限度的新杂质,并按照国内外相关指导原则的要求对这些杂质进行必要的定性研究,新杂质含量应不高于参比制剂质量标准或者各国药典标准中其他单个未知杂质限度,否则应给予充分的合理解释。

表 25-14　仿制制剂与参比制剂杂质对比研究结果

| 杂质含量 | 参比制剂 | | 仿制制剂 | | |
|---|---|---|---|---|---|
| | 批号 1 | 批号 2 | 批号 1 | 批号 2 | 批号 3 |
| 杂质 A | | | | | |
| 杂质 B | | | | | |
| 杂质 C | | | | | |
| …… | | | | | |
| 其他单个杂质 | | | | | |
| 总杂质 | | | | | |

作为 ICH 成员国,现阶段开发的仿制药还应结合文献和参比制剂的情况,结合工艺和降解途径分析,判断是否可能产生潜在的遗传毒性杂质,必要时进行针对性的研究,并按照 ICH M7 等相关技术指导原则进行控制。同时应根据 ICH Q3D 的规定,通过科学和基于风险的评估来确定制剂中元素杂质的控制策略,包括原辅料、直接接触药品的内包材、生产设备等可能引入的元素杂质。

4. 溶出曲线相似性比较　口服固体制剂参照 CDE 发布的《普通口服固体制剂溶出度试验技术指导原则》和《普通口服固体制剂溶出曲线测定与比较指导原则》,建立能客观反映制剂特点、具有适当的灵敏度和区分力的溶出试验方法。

(1) **建立体外溶出试验方法(含方法学验证)**:参考有关文献,了解药物的溶解度、渗透性、p*K*a 常数等理化性质,考察溶出装置、介质、搅拌速率和取样间隔期等试验条件,确定适宜的试验方法。溶出度仪还需满足相关的技术要求,参照《药物溶出仪机械验证指导原则》进行机械验证及性能验证试验,并提供验证数据。

溶出试验一般推荐使用桨法或篮法,桨法转速通常选择 50~75r/min,篮法转速通常选择 50~100r/min。在溶出试验方法建立的过程中,转速的选择推荐由低到高。若转速超出上述范围或采用其他方法均应提供充分说明。

溶出介质的研究应根据药物的性质,充分考虑药物在体内的环境,选择多种溶出介质进行,必要时可考虑加入适量表面活性剂、酶等添加物,但需充分评价其必要性和可行性。应考察药物在不同

pH 溶出介质中的溶解度，推荐绘制药物的 pH-溶解度曲线。在确定药物主成分稳定性满足测定方法要求的前提下，推荐选择不少于 3 种 pH 的溶出介质进行溶出曲线考察。对于溶解度受 pH 影响大的药物，可能需要在更多种 pH 的溶出介质中进行考察。当采用 pH 7.5 以上溶出介质进行试验时，应提供充分的依据。水可作为溶出介质，但使用时应考察其 pH 和表面张力等因素对药物及辅料的影响。

体外溶出曲线测定方法（含多个溶出介质）建立后，进行必要的方法学验证，如准确度、精密度、专属性、线性、范围和耐用性等。其中，耐用性实验（表 25-15）应考察溶出曲线测定方法在不同溶出仪器上的差异，列表表示同一批样品在不同溶出仪上的溶出数据，并比较溶出曲线的差异。

表 25-15　耐用性结果

<table>
<tr><th>溶出仪器</th><th>时间点</th><th>溶出结果/%</th><th>仪器之间结果差异</th></tr>
<tr><td rowspan="3">仪器 1（品牌、型号、校验情况等）</td><td>时间点 1（分）</td><td></td><td rowspan="9">时间点 1：<br>时间点 2：<br>……<br>比较结论：</td></tr>
<tr><td>时间点 2（分）</td><td></td></tr>
<tr><td>……</td><td></td></tr>
<tr><td rowspan="3">仪器 2（品牌、型号、校验情况等）</td><td>时间点 1（分）</td><td></td></tr>
<tr><td>时间点 2（分）</td><td></td></tr>
<tr><td>……</td><td></td></tr>
<tr><td rowspan="3">……</td><td>时间点 1（分）</td><td></td></tr>
<tr><td>时间点 2（分）</td><td></td></tr>
<tr><td>……</td><td></td></tr>
</table>

（2）**溶出曲线相似性比较结果**：按照《普通口服固体制剂溶出曲线测定与比较指导原则》，比较仿制制剂与参比制剂的溶出曲线相似性结果。通常采用非模型依赖法中的相似因子（$f_2$）法，将受试样品的平均溶出量与参比样品的平均溶出量进行比较，平均溶出量应为 12 片（粒）的均值。

$f_2$ 计算公式如下。

$$f_2=50\cdot\lg\{[1+(1/n)\sum_{t=1}^{n}(R_t-T_t)^2]^{-0.5}\cdot 100\}$$

式中，$R_t$ 为 $t$ 时间参比样品平均溶出量；$T_t$ 为 $t$ 时间受试样品平均溶出量；$n$ 为取样时间点的个数。

相似因子（$f_2$）法最适合采用 3~4 个或更多取样点，且应满足下列条件：①应在完全相同的条件下对受试样品和参比样品的溶出曲线进行测定；②两条溶出曲线的取样点应相同，时间点的选取应尽可能以溶出量等分为原则，并兼顾整数时间点，且溶出量超过 85% 的时间点不超过 1 个；③第 1 个时间点溶出结果的相对标准偏差不得过 20%，自第 2 个时间点至最后时间点溶出结果的相对标准偏差不得过 10%。

一般情况下，当两条溶出曲线相似因子（$f_2$）数值不小于 50 时，可认为溶出曲线相似。此外，当受试样品和参比样品在 15 分钟的平均溶出量均不低于 85% 时，可认为溶出曲线相似。

### （二）生物等效性研究

生物等效性是指在相似的试验条件下单次或多次给予相同剂量的试验药物后，受试制剂中药物的吸收速度和吸收程度与参比制剂的差异在可接受范围内。生物等效性研究方法按照评价效力，优先顺序为药代动力学研究、药效动力学研究、临床研究和体外研究。

以药动学参数为终点评价指标时，生物等效性研究又可表述为：通过测定可获得的生物基质（如血液、血浆、血清）中的药物浓度，取得药代动力学参数作为终点指标，借此反映药物释放并被吸收进入循环系统的速度和程度。通常采用药代动力学终点指标 $C_{max}$ 和 AUC 进行评价。如果血液、血浆、血清等生物基质中的目标物质难以测定，也可通过测定尿液中的药物浓度进行生物等效性研究。

生物等效的接受标准为：一般情况下，$AUC_{0\sim t}$、$AUC_{0\sim\infty}$、$C_{max}$（稳态研究提供 $AUC_{0\sim\tau}$、$C_{max,ss}$）几何均值比值的 90% 置信区间数值应不低于 80.00%，且不超过 125.00%。对于窄治疗窗药物，应根据药物的特性适当缩小 90% 置信区间范围。

## 本章小结

1. 制药行业的质量观正向“质量源于设计（QbD）”迈进，其核心理念在于药品的质量不是检验出来的，而是设计和生产时所赋予的。QbD 的实施很大程度上依赖于过程分析技术（PAT），包括用于设计、数据采集及分析的多变量统计工具、过程分析工具、过程控制工具、连续改进和知识管理工具。这些工具既可用于单个单元操作的控制，又可用于整个生产过程及其质量保证。

2. 通用技术文档（CTD）格式已用于人用药品的上市注册申报，包括行政管理信息、通用技术文件总结、质量、非临床试验报告、临床研究报告等五个模块。其中模块 3 包含了所有与产品质量有关的文件，固化并体现了过程控制与终点控制相结合、研究和验证相结合、全面系统的药品质量控制理念。

3. 药物质量标准在建立和修订时应遵循药物研发的自身规律，通过系统、规范的药物分析研究工作来实现，包括以下过程：确定质量研究的内容、进行方法学研究、确定质量标准的项目及限度、制定及修订质量标准。

4. 提升医药行业整体发展质量，开展仿制药质量和疗效一致性评价工作势在必行，其核心内容为仿制药品的质量和疗效与原研药品的一致性。

（杭太俊　吴春勇）

## 思考题

1. QbD 的核心内容是什么？在药品生产中的应用有何意义？
2. CTD 文件的主要模块有哪些？它在药品研发及注册申报中有什么作用？

## 参考文献

[1] 张孝娜，孙会敏，王珏，等．羧甲基纤维素钠质量一致性评价及性能参数智能可视化研究．药学学报，2020.55(8)：1923-1931.

[2] KIM E J，KIM J H，KIM M S，et al. Process Analytical Technology Tools for Monitoring Pharmaceutical Unit Operations：A Control Strategy for Continuous Process Verification. Pharmaceutics，2021.13(6)：919.

第二十五章
目标测试

# 第二十六章

# 药物分析新技术概述

**学习目标**

1. **掌握** 药物分析主要新技术的原理。
2. **熟悉** 药物分析主要新技术的应用。
3. **了解** 药物分析新技术的发展。

第二十六章
教学课件

随着我国医药事业的不断进步和快速发展，药物分析新技术在药物的研发、生产、使用和监管中均得到了持续的发展和应用，为保障药品质量发挥了重要作用。重要的药物分析新技术有多维色谱-光谱联用技术、金属元素形态分析技术和质谱成像技术等。药物分析新方法新技术为现代药学的发展提供了适时而有效的辅佐和动力。

## 第一节 质谱联用技术与应用

质谱法既是专属的定性鉴定技术又是灵敏准确的定量检测技术，而色谱法对复杂混合物具有高效的分离能力。将色谱法和质谱法联用的技术称为色谱-质谱联用法，两者优势互补，已经在包括生物医药的众多领域得到了广泛应用。

### 一、质谱联用类型

1. 气-质联用法 气-质联用法（gas chromatography-mass spectrometry，GC-MS）是以气相色谱为分离手段，以质谱为检测手段的，最早实现联用的技术。结合经典的电子轰击离子化及质谱标准谱库、灵敏的化学离子化和多种质量分析器组合，GC-MS 仍然是药物研究中有重要应用的联用技术。

适用于热稳定、可挥发化合物的分析。

2. 液-质联用法 液-质联用法（liquid chromatography-mass spectrometry，LC-MS）是以液相色谱为分离手段，以质谱为检测手段的分离分析方法。LC-MS 联用需要特殊的接口，使待测化合物从色谱流出物中分离、形成适合于质谱分析的气态分子或离子，目前广泛采用的接口技术是大气压离子化接口，兼具离子化功能，包括电喷雾离子化和大气压化学离子化。

适用于热不稳定、难挥发的各类化合物的分析。

3. 超临界流体色谱-质谱联用法 超临界流体色谱-质谱联用法（supercritical fluid chromatogram-mass spectrometry，SFC-MS）采用超临界流体色谱进行分离，其分离原理主要利用超临界流体兼具液体的溶解能力和气体的低黏度高扩散能力而进行，最常用的超临界流体是 $CO_2$；采用大气压化学离子化或电喷雾离子化接口，色谱流出物通过一个位于柱子和离子源之间的加热限流器转变为气态，进入质谱仪分析。

适用于热不稳定、难挥发、液相色谱难以分离的极性化合物的分析。

4. 毛细管电泳-质谱联用 毛细管电泳是一种以毛细管柱作为分离通道，高压直流电作为驱动力，根据样品在系统中的迁移差异使各组分分离的分析技术，几乎所有的毛细管电泳操作模式均可与质谱联用。电喷雾离子化是毛细管电泳与质谱联用最常用的接口技术。与常用的 LC-MS 技术相比，毛细管电泳-质谱联用（capillary electrophoresis-mass spectrometry，CE-MS）技术需要的样品量更少、分离效率更高、分析速度更快，在强极性和带电荷的物质分析中具有明显优势。

在蛋白质等生物大分子的分析中有重要应用，已经成为 LC-MS 的重要补充。

5. 高效液相色谱-电感耦合等离子体质谱联用法　高效液相色谱-电感耦合等离子体质谱联用法（HPLC-ICP-MS）以高效液相色谱（HPLC）作为分离工具分离元素的不同形态，以电感耦合等离子体质谱（ICP-MS）作为检测器，在线检测元素不同元素。

可用于各种金属元素和砷、硒、锑、溴、碘等非金属元素的形态分析。

## 二、GC-MS 在药物分析中的应用

GC-MS 既可用于挥发性药物的分析，又适用于药物中的有机溶剂残留、农药多残留、基因毒性杂质等的分析（示例 26-1）。

**示例 26-1**　厄贝沙坦制剂中 *N*-亚硝胺类基因毒性杂质的 GC-MS/MS 测定

*N*-亚硝胺类化合物是一类具有高致突变性和强致癌性的基因毒性杂质，痕量水平即可造成 DNA 和染色体损伤。

该类化合物曾经在沙坦药物中被检出并引起重视，又陆续在盐酸二甲双胍和雷尼替丁等制剂中被检出。所以，针对 *N*-亚硝胺类基因毒性杂质进行针对性的检测和控制十分重要。采用专属灵敏的 GC-MS/MS 方法可对微量的挥发性 *N*-亚硝胺类基因毒性杂质进行准确检查。

文献报道了以同位素化合物 *N*-亚硝基二甲胺-$d_6$（**9**）和 *N*-亚硝基二丙胺-$d_{14}$（**10**）为内标，针对厄贝沙坦制剂中潜在的 9 种常见 *N*-亚硝基胺类基因毒性杂质[*N*-亚硝基二甲胺（**1**）、*N*-亚硝基甲基乙基胺（**2**）、*N*-亚硝基二乙胺（**3**）、*N*-亚硝基二丙胺（**4**）、*N*-亚硝基二丁胺（**5**）、*N*-亚硝基哌啶（**6**）、*N*-亚硝基吗啉（**7**）、*N*-亚硝基二苯胺（**8**）、*N*-亚硝基二苄胺（**11**）]进行 GC-MS/MS 检测的方法。主要条件如下。

1. 供试品溶液　取厄贝沙坦片 10 片，精密称定，研细。精密称取细粉适量（厄贝沙坦约 200mg），精密加入内标的甲醇溶液 2ml（含 **9** 为 40ng/ml 和 **10** 为 60ng/ml 的甲醇溶液），超声 5 分钟后，16 000 × *g* 离心 5 分钟，取上清液作为供试品溶液。厄贝沙坦其他制剂的供试品溶液，同法操作（厄贝沙坦约 200mg）。

2. 对照品溶液　精密称取 **1**、**2**、**3**、**4**、**5**、**6**、**7**、**8**、**11** 对照品适量，加甲醇溶解并定量稀释制成每 1ml 中浓度均为 5ng、10ng、20ng、50ng、100ng、150ng、200ng，均含 **9** 为 40ng 和 **10** 为 60ng 的系列浓度对照品溶液，低温避光保存。

3. GC-MS/MS 条件　VF-WAX MS 毛细管柱（30m × 0.25mm × 0.5μm），高纯氦载气，恒压 127.55kPa，柱温：程序升温（50℃保持 1 分钟，以 15℃/min 升至 130℃，保持 2 分钟，再以 20℃/min 升至 250℃，保持 10 分钟），进样口温度 230℃，传输线温度 280℃，进样量 1μl。

EI 离子源 70eV，离子源温度 230℃，MRM 监测（表 26-1），溶剂延迟 4 分钟。

表 26-1　*N*-亚硝胺类杂质 GC-MS/MS 监测的离子反应参数

| 化合物 | 保留时间/min | 定量离子对（碰撞能量/eV） | 定性离子对（碰撞能量/eV） |
|---|---|---|---|
| 1 | 6.5 | *m/z*74→*m/z*44（10） | *m/z*74→*m/z*42（30） |
| 9 | 6.5 | *m/z*80→*m/z*50（5） | *m/z*80→*m/z*46（20） |
| 2 | 7.0 | *m/z*88→*m/z*71（5） | *m/z*88→*m/z*42（20） |
| 3 | 7.2 | *m/z*102→*m/z*85（5） | *m/z*102→*m/z*29（5） |
| 10 | 9.1 | *m/z*144→*m/z*126（0） | *m/z*144→*m/z*50（10） |
| 4 | 9.2 | *m/z*70→*m/z*43（5） | *m/z*130→*m/z*113（0） |

续表

| 化合物 | 保留时间/min | 定量离子对(碰撞能量/eV) | 定性离子对(碰撞能量/eV) |
|---|---|---|---|
| 5 | 11.2 | $m/z116 \rightarrow m/z99$(5) | $m/z116 \rightarrow m/z74$(15) |
| 6 | 11.6 | $m/z114 \rightarrow m/z84$(10) | $m/z114 \rightarrow m/z41$(15) |
| 7 | 12.3 | $m/z116 \rightarrow m/z86$(0) | $m/z116 \rightarrow m/z56$(10) |
| 8 | 17.8 | $m/z168 \rightarrow m/z167$(5) | $m/z168 \rightarrow m/z166$(30) |
| 11 | 23.4 | $m/z91 \rightarrow m/z65$(15) | $m/z91 \rightarrow m/z39$(30) |

4. 结果　GC-MS/MS 法测定供试品中 9 种 *N*-亚硝胺化合物的方法学验证表明，在考查的浓度范围内，各检测成分的线性响应良好，检测限除 **4** 为 21ng/ml 其余均在<3ng/ml 水平。灵敏度、准确度和精密度，均满足微量基因毒性杂质的检测要求。

厄贝沙坦制剂检查结果（图 26-1）表明，在多种制剂中分别检出了 *N*-亚硝胺类基因毒性杂质

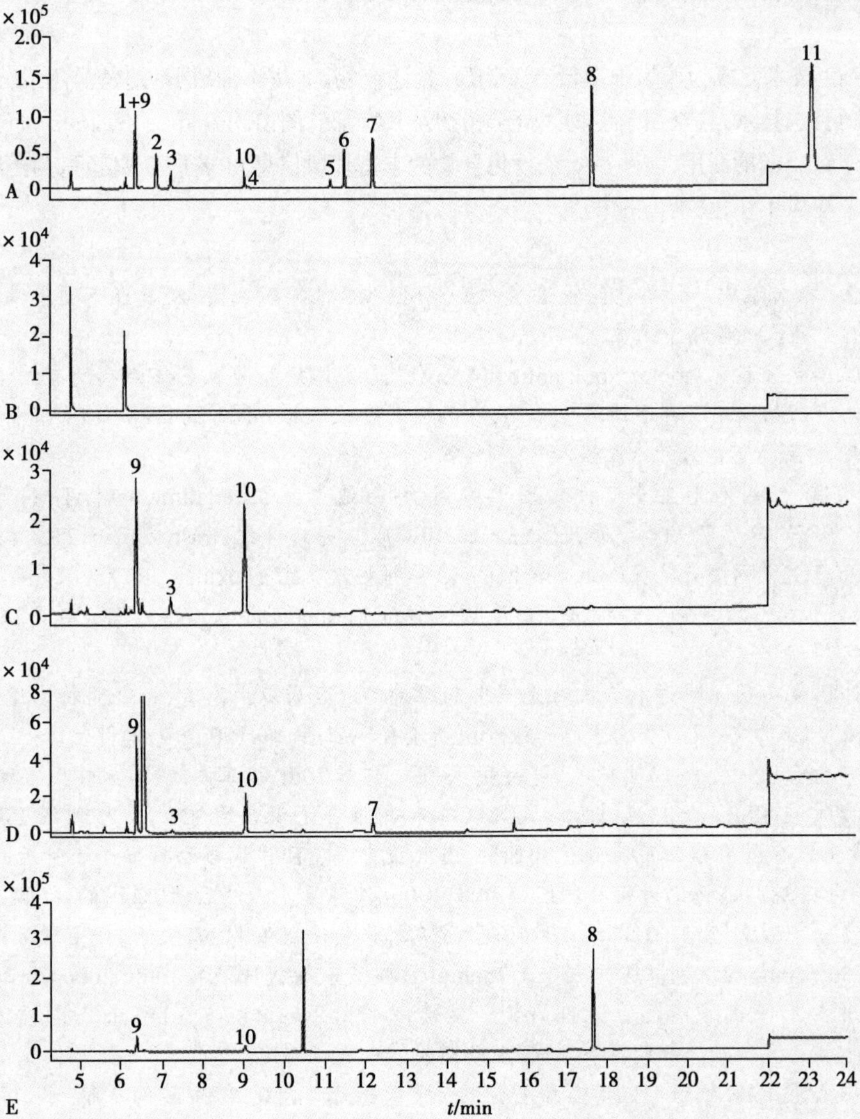


A. 100ng/ml 对照品溶液；B. 空白溶剂；C. 厄贝沙坦胶囊供试品溶液；D. 厄贝沙坦片供试品溶液；E. 厄贝沙坦氢氯噻嗪片供试品溶液；**1~11**. 包括内标的各 *N*-亚硝胺化合物。

图 26-1　GC-MS/MS 检查 9 种 *N*-亚硝胺化合物的典型图谱

**3**（*N*-亚硝基二乙胺）、**7**（*N*-亚硝基吗啉）和 **8**（*N*-亚硝基二苯胺），其他 *N*-亚硝胺类化合物未检出。**3** 的检出范围为 0.11~0.54μg/g，**7** 的检出水平约为 0.17μg/g，**8** 的检出范围为 0.11~1.95μg/g。

**示例分析**

1. 所建立的厄贝沙坦制剂中系列 *N*-亚硝胺杂质的 GC-MS/MS 检测法专属准确，适用于沙坦药品制剂中 *N*-亚硝胺类基因毒性杂质的市场监管，保障药品质量安全。

2. 针对多种厄贝沙坦制剂 *N*-亚硝胺杂质的检查结果表明，在正常的口服剂量条件下，这些潜在 *N*-亚硝胺杂质的每日暴露量均显著小于每天 1.5μg 的 PDE 限度。服用无安全性风险。

3. 这些 *N*-亚硝胺基因毒性杂质的药品也可以参考此法进行检查与评估。

## 三、LC-MS 在药物分析中的应用

20 世纪 90 年代，随着大气压离子化（ESI 和 APCI 等）接口技术的开发成功，集 HPLC 的高效分离能力和 MS 的丰富结构定性解析、专属灵敏定量能力于一体的液-质联用技术在生物医药领域得到了广泛应用。

HPLC-MS 技术已成为药物中微量有关物质、代谢产物、非法添加成分、违禁滥用成分、农药残留等分析鉴定的首选技术，甚至用于生物大分子药物及其特征肽图谱的分析（示例 26-2），特别是二维液相与高分辨多级质谱的联用，能够在线获得化合物的丰富片段信息和分子组成信息，为药物中有关物质的结构鉴定提供了快速、准确的方法。

**示例 26-2** 人血浆中 7 种单抗药物浓度的 LC-MS/MS 法同时测定，及其在克罗恩病患者阿达木单抗治疗血药浓度监测中的应用

治疗性单克隆抗体（monoclonal antibody，mAb）是实体瘤和慢性炎症疾病的有效治疗策略。开展该类治疗药物监测有利于精准化给药，从而提高疗效。与 mAbs 的传统 ELISA 测定法相比，LC-MS/MS 方法具有良好的专属性和重现性。

文献报道，针对人血浆中 7 种常用单抗药物：阿达木单抗（adalimumab，ADM）、英夫利昔（infliximab，IFX）、司库奇尤单抗（secukinumab，SEC）、曲妥珠单抗（trastuzumab，TRZ）、托珠单抗（tocilizumab，TOC）、西妥昔单抗（cetuximab，CET）和利妥昔单抗（rituximab，RTX），以蛋白 G 捕获纯化，再经胰蛋白酶降解成它们的特征蛋白型肽（selected proteotypic peptide），可以实现 LC-MS/MS 的同时测定。

该方法已成功用于阿达木单抗对克罗恩病维持治疗 8 周以上患者，血浆药物浓度的监测和临界有效浓度（血浆 C-反应蛋白水平 <5μg/ml 和粪便钙卫蛋白 <150μg/g）的评估。

1. 样本制备——蛋白 G 纯化和胰蛋白酶降解　样本 20μl（校正曲线、质控或临床血浆样本），添加 PBS 缓冲液 80μl 和 50μg/ml SIL-ADM（内标）溶液 3μl，混合均匀后，转移到经 PBS 缓冲液 200μl 预清洗含有蛋白 G 琼脂糖纯化树脂的 96 孔板中。室温平稳摇动孵育 1 小时后，真空抽干上清液，蛋白 G 琼脂糖纯化树脂用 PBS 缓冲液 100μl 洗涤 2 次。然后，被吸附的 ADM 单抗用含 0.5% 甲酸的水-乙腈（50∶50）溶液 100μl 洗脱 2 次，收集洗脱液用 $N_2$ 吹干，残留物添加 2mol/L 尿素溶液 5μl、20mmol/L Tris 缓冲液 1μl、25nmol/L 碳酸氢铵缓冲液 45μl 和 200μg/ml 胰蛋白酶 5μl 复溶，并在 37°C 过夜孵化酶解 14 小时。然后，加 1% 甲酸溶液 5.5μl 终止降解，并加 30% 的过氧化氢 15.6μl 氧化经降解的样本，转移至进样衬管中进行测定。

2. LC-MS/MS 检测　采用二维 LC 进行样本分离。含 0.1% 甲酸的乙腈-水溶液（2∶98）为流动相 A 和流动相 B，含 0.1% 甲酸的乙腈-水溶液（80∶20）为流动相 C。吸取经处理后的样本 10μl 进样，用 $C_{18}$ 预柱（PepMap100，5μm，100Å）经流动相 A 冲洗纯化后，采用流动相 B 和 C 反冲模式在 XB $C_{18}$ 色谱柱（50mm × 2.1mm，2.6μm）上进行梯度洗脱分离（B∶C）：0min（92∶8）→4min（92∶8）→6.3min（40∶60）→6.4min（10∶90）→6.9min（10∶90）→7min（92∶8）→8.6min（92∶8），

柱温 60℃，流速 0.4ml/min。

ESI 正离子化 MRM 检测。喷雾电压 5 500V，离子源温度 500℃，加热气压力 310kPa，喷雾气压力 415kPa，气帘压力 210kPa，碰撞气压力中档。MRM 监测与各抗体药物相应的特征蛋白型肽（表 26-2）。

表 26-2 人血浆中 7 种单抗血药浓度经特征蛋白型肽 LC-MS/MS 同时测定的参数

| 名称 | 分子量 | 蛋白型肽 | Q1 *m/z* | Q3 *m/z* | DP/V | EP/V | CE/eV | CXP/V |
|---|---|---|---|---|---|---|---|---|
| 阿达木单抗 | 144 190.3 | APYFCGQGTK | 533.3 | 738.4 | 100 | 10 | 28.3 | 15 |
| | | | 535.3 | 499.8 | 100 | 10 | 25.2 | 15 |
| 英夫利昔单抗 | 144 190.3 | YASEM［2Ox］SGIPSR | 658.8 | 866.4 | 55 | 12 | 33 | 19 |
| | | | 658.8 | 1 082.5 | 55 | 10 | 33 | 19 |
| 托珠单抗 | 148 000.0 | LLIYYTSR | 514.8 | 526.3 | 100 | 10 | 25 | 11 |
| | | | 514.8 | 689.3 | 100 | 10 | 25 | 11 |
| 司库奇尤单抗 | 147 940.0 | HC.YYGSVK | 408.2 | 652.4 | 80 | 10 | 23.6 | 15 |
| | | | 408.2 | 489.3 | 80 | 10 | 23.6 | 15 |
| 曲妥珠单抗 | 145 531.5 | IYPTNGYTR | 542.8 | 404.7 | 90 | 10 | 22 | 15 |
| | | | 485.2 | 721.4 | 90 | 10 | 22 | 15 |
| 西妥昔单抗 | 145 781.6 | YASESISGIPSR | 633.8 | 816.5 | 80 | 10 | 30 | 15 |
| | | | 633.8 | 616.3 | 80 | 10 | 20 | 15 |
| 利妥昔单抗 | 143 859.7 | FSGSGSGTSYSLTISR | 803.9 | 676.4 | 105 | 10 | 45 | 17 |
| | | | 803.9 | 476.3 | 105 | 10 | 40 | 11 |
| SIL 阿达木单抗 | — | ［$^{13}C_6$-$^{15}N_2$］APYTFGQGTK | 539.3 | 746.4 | 100 | 10 | 28.3 | 15 |

3. 结果 采用 SIL-ADM 为内标，各监测特征蛋白型肽的峰形良好专属性强（图 26-2）。线性范围，除利妥昔单抗为 5~100μg/ml，其余各单抗均为 1~100μg/ml。准确度、精密度、线性、定量限、选择性、基质效应和稳定性，均经方法学验证，满足生物样本分析要求。

测得克罗恩病患者经阿达木单抗维持治疗 8 周以上后，血浆中 ADM 血药谷浓度 $C_{min}$ 值为 1.0~34.4μg/ml［中位数为 9.5μg/ml（1/10~9/10 的浓度范围为 3.94~17.0μg/ml），个体间差异为 45.3%］。

经 56 位克罗恩病患者的 65 份阿达木单抗治疗血浆样本的监测，结合临床有效性统计分析，确定了与病情缓解（血浆 C-反应蛋白水平 <5μg/ml 和粪便钙卫蛋白 <150μg/g）相应的最低治疗浓度（$C_{min}$）为 8.0μg/ml。

**示例分析：**单抗生物大分子药物，不能够直接进行 LC-MS/MS 定量检测。

样本经 G-蛋白纯化、胰蛋白酶降解，制得各抗体药物的小分子量特征蛋白型肽（selected proteotypic peptides）后，即可进行单克隆抗体药物血药浓度的 LC-MS/MS 专属灵敏的间接准确定量监测。

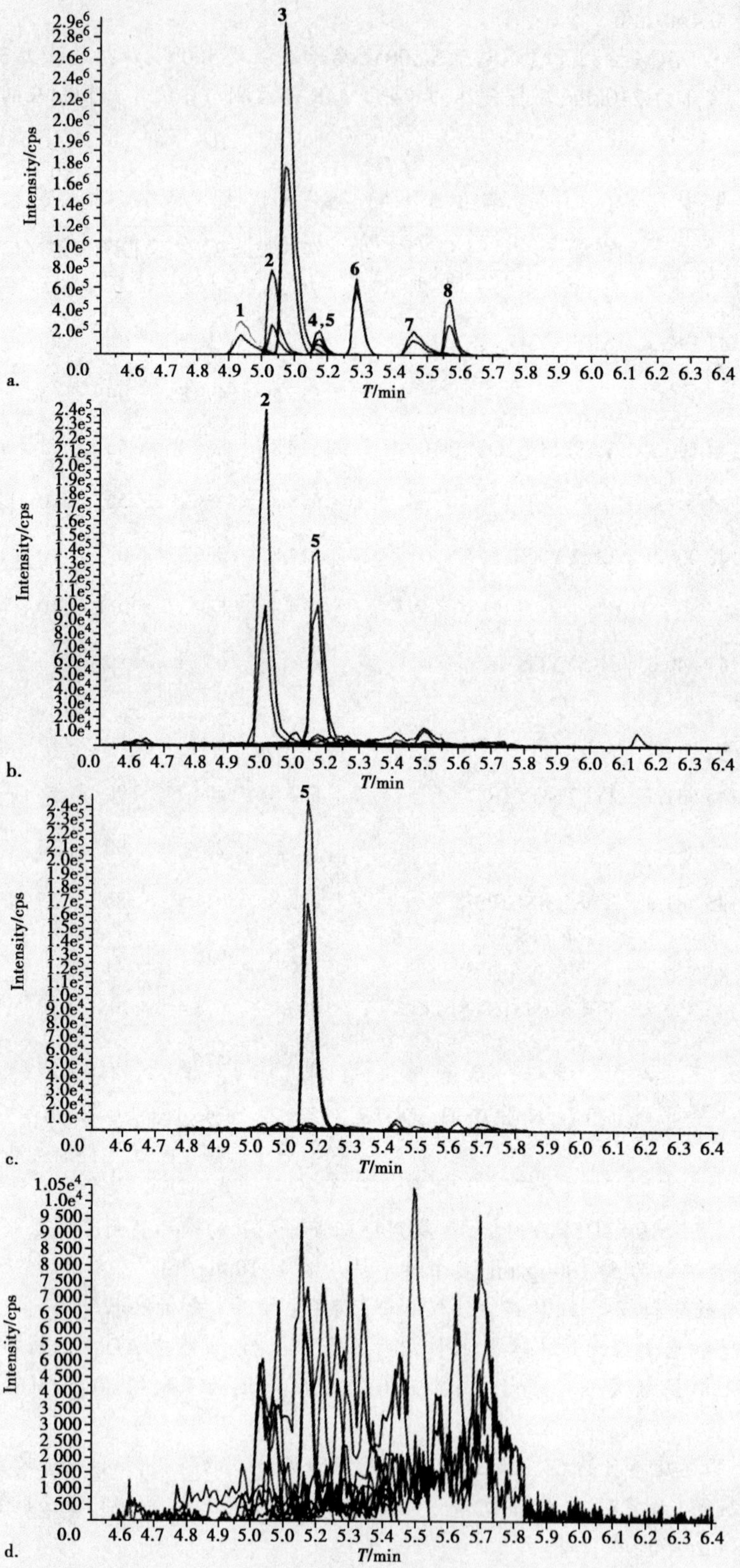


a. IFX（**1**）、SEC（**2**）、TRZ（**3**）、ADM（**4**）、SIL-ADM（**5**）、CET（**6**）、RTX（**7**）和 TOC（**8**）各 50μg/ml 特征蛋白型肽的标准图；b. SEC（**2**）治疗患者样本图［内标 SIL-ADM（**5**），SEC 浓度 37.7μg/ml］；c. 添加内标 SIL-ADM 的空白样本图（样本空白）；d. 未添加内标的空白样本图（双空白）。

图 26-2 人血浆中 7 种单抗血药浓度经特征蛋白型肽 LC-MS/MS 同时测定的图谱

## 第二节　LC-NMR联用技术

液相色谱和高分辨核磁共振测定均在溶液条件下进行，两者的联用没有技术障碍。所以，液相色谱-核磁共振联用技术（LC-NMR）在两种技术相对成熟的20世纪70年代起，即有研究探索。随着LC与NMR联用技术所需的硬件和软件方面的快速发展，到20世纪90年代后期LC-NMR联用技术，才进入了实用阶段。在药物微量杂质、代谢产物、天然产物等的鉴定中，可以发挥一定的作用。

然而，实现LC-NMR联用有两大先天技术瓶颈：①NMR的低检测灵敏度与LC分离相对低容量的兼容问题；②非氘代LC洗脱溶剂对NMR检测的严重干扰问题。

随着基于LC的制备分离技术不断发展和成熟，离线LC制备纯化结合NMR测定的应用更为合理和高效。所以，LC-NMR联用技术仅在一些特殊情况下被运用（示例26-3）。

LC-NMR联用可使用普通液相色谱柱，但是流动相大都以重水为基础溶剂。有4种操作模式：连续流、停流、峰存贮和LC-SPE-NMR模式（图26-3）。

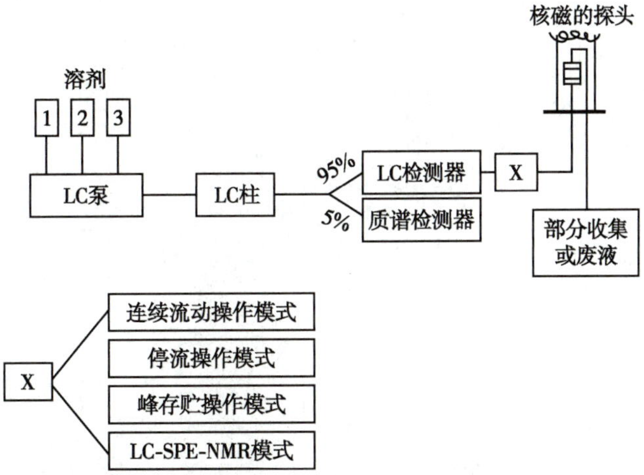


图26-3　LC-NMR联用技术的4种操作模式

**示例26-3**　LC-NMR在维替匹坦（vestipitant）杂质鉴定中的应用

维替匹坦（图26-4）用于治疗中枢神经系统障碍和减轻化疗引起的恶心和呕吐症状。文献报道，采用LC-NMR技术对维替匹坦中主要杂质的结构进行了连续流和停流的LC/$^1$H-NMR测定。LC-NMR结合LC-MS测定了主要杂质的结构信息，成功实现了杂质结构的确证。

**1. LC-NMR条件**　使用$C_{18}$（150mm×4.6mm，5μm）色谱柱进行LC分离，0.1% TFA-$D_2O$为流动相A，0.1% TFA-ACN为流动相B，梯度洗脱（A：B）：0min（80：20）→36min（0：100）→36.1min（80：20）→46min（80：20），流速1ml/min，检测波长254nm。

使用PFG-IFC三共振（$^1$H，$^{13}$C，$^{15}$N）探针进行NMR测定。LC-NMR在自动连续流动模式和停流模式下进行。采集数据时，扫描宽度为16kHz，时域点为32K，采集时间为1.82秒。使用可变的扫描次数（16-512）以达到足够的信噪比。所有光谱均在23℃的工作温度下采集。

**2. LC-MS条件**　电喷雾正离子串联质谱测量，自动采集母离子和子离子模式。液-质联用进行各杂质的准确质谱测定。

**3. 高分辨核磁共振光谱条件**　$^1$H-NMR、$^{13}$C-NMR、gCOSY、$^1$H-$^{13}$C gHSQC、$^1$H-$^{13}$C gHMBC和$^1$H-$^{15}$N gHNMQC谱，均使用600MHz NMR PFG 5mm三共振冷探头进行测量（Varian INOVA）；$^{19}$F-NMR谱用400MHz NMR PFG 5mm ATB探头测量；检测温度25℃。

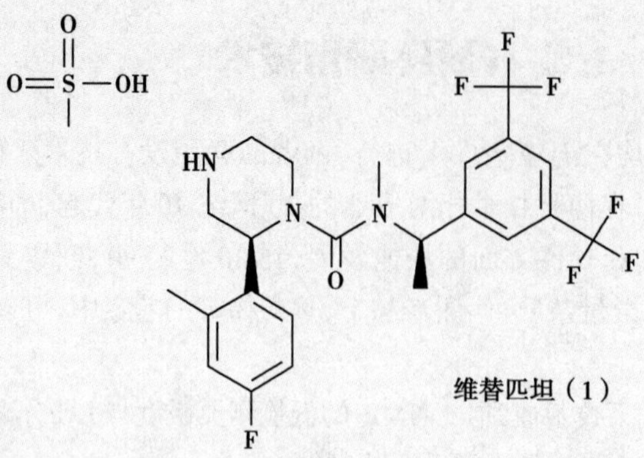

维替匹坦（1）

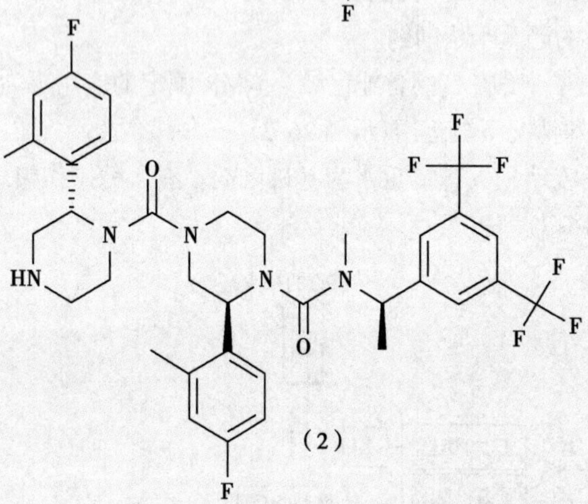

（2）

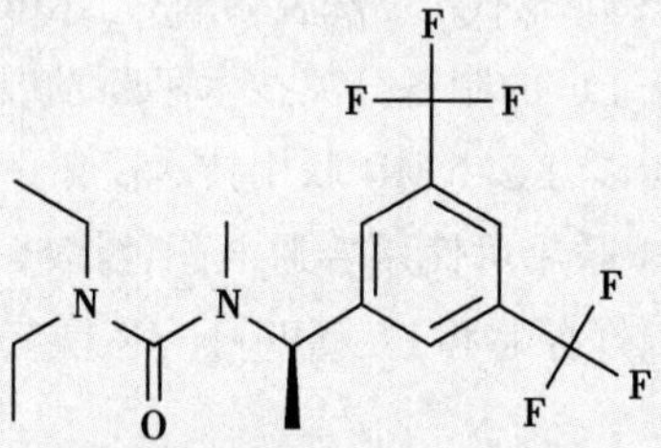

（3）

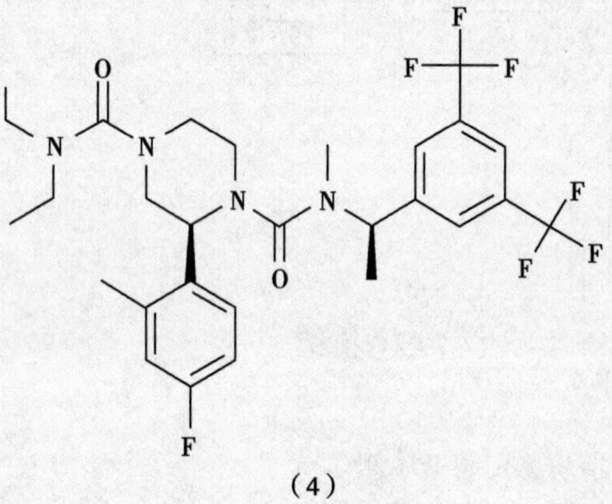

（4）

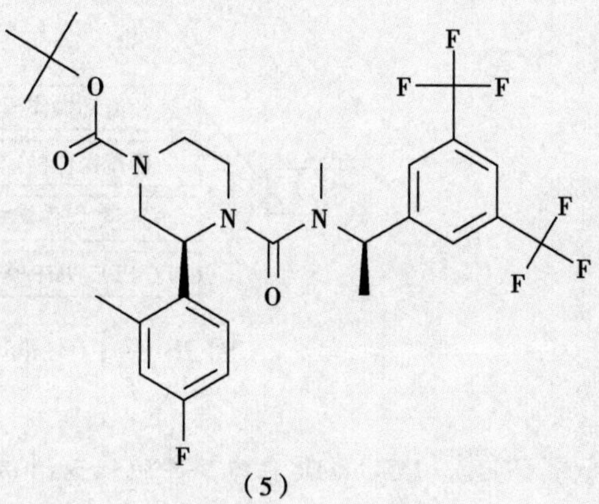

（5）

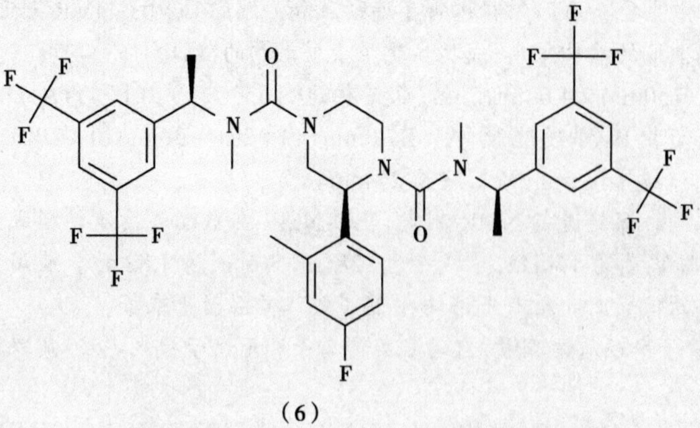

（6）

图 26-4　维替匹坦(1)及其反应液中主要杂质(2-6)的结构

**示例分析**：采用杂质含量较高的维替匹坦反应母液样品进行了连续流动模式和停流模式的LC/$^1$H-NMR分析。为使停流模式获得更可靠的结果，样本进行了2次收集：从HPLC色谱柱中洗脱的每个化合物，通过紫外吸收检测，然后捕获到LC-NMR样品池中，再进行$^1$H-NMR测定。

LC/MS也使用类似的色谱条件（非氘水），对每个峰下观察到的质子化产物进行准确的分子量测定，可以得到这些化合物可能的分子式，而串联质谱则给出了它们的碎片离子裂解途径，用于支持NMR所提出的结构。

图26-5是与HPLC杂质**2~6**峰相应的LC/$^1$H-NMR谱图，同时测定它们的其他NMR谱，可完成解析鉴定（表26-3）。

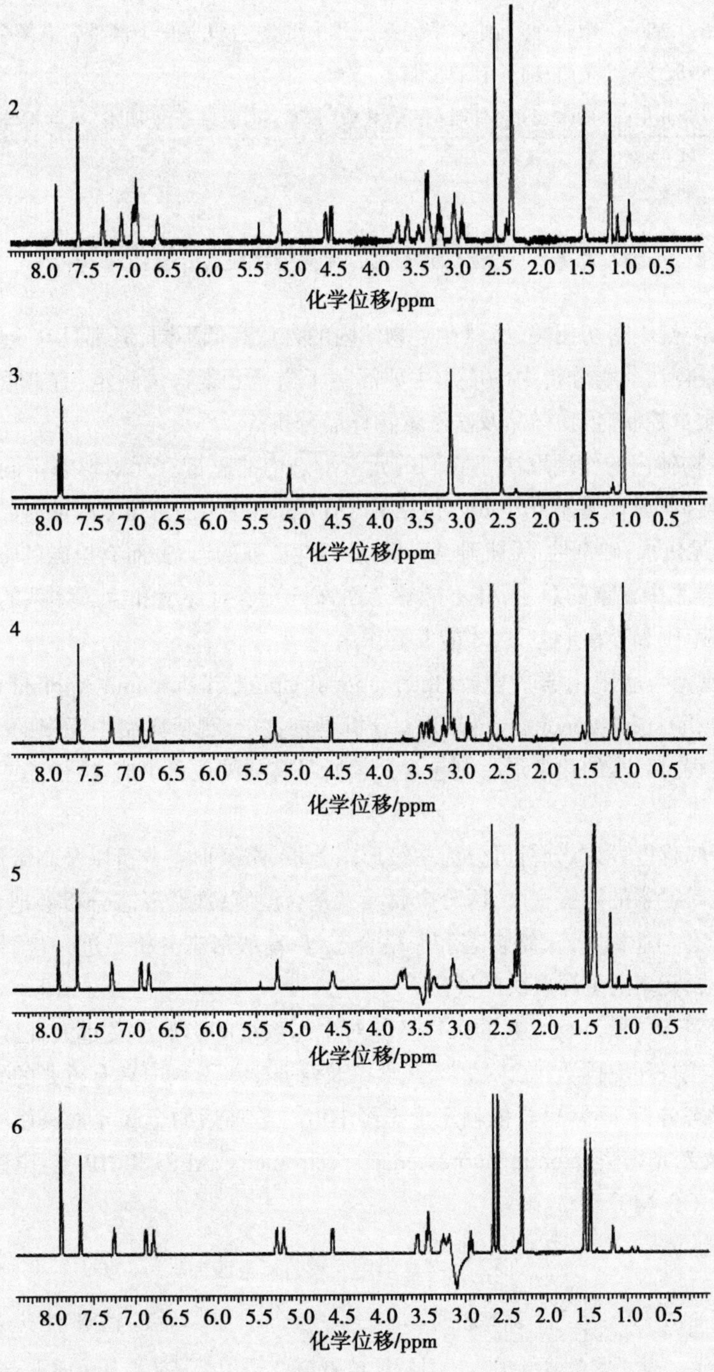


图26-5 维替匹坦反应母液中各杂质的LC停流收集$^1$H-NMR谱

*扫描次数分别为：512（**2**），16（**3**），256（**4**和**5**），128（**6**）。

表 26-3 维替匹坦反应母液中杂质的 LC-NMR 联用鉴定结果技术

| 技术 | LC-MS ($m/z$) | LC-NMR(图 26-5) |
|---|---|---|
| 维替匹坦 **1** | — | δ7.87,7.57(C-24,C-22/26);δ7.17、6.88、6.75(C-14,C-11,C-13);δ5.28(C-19);δ4.53(C-6);δ3.50-2.95(C-2,C-3,C-5);δ2.68(C-16);δ2.33(C-17);δ1.45(C-20) |
| 杂质 **2** | 712.29 | 杂质(2)含有两个芳基哌嗪基团 |
| 杂质 **3** | 371.15 | 杂质(3)含有双(三氟甲基)苯基-*N*-甲基乙胺基团和两个乙基基团 |
| 杂质 **4** | 591.25 | 杂质(4)与维替匹坦共振几乎重叠,在此基础上额外含有两个乙基基团 |
| 杂质 **5** | 591.23 | 杂质(5)含有叔丁基 |
| 杂质 **6** | 788.00 | 杂质(6)含有双(三氟甲基)苯基-*N*-甲基乙胺基团,且共振与维替匹坦一致 |

## 第三节 金属元素及其形态分析技术

金属元素与人类健康密切相关,虽然在生物体内的含量高低不同,但都具有重要的生物效应。元素分析技术(表 26-4)在药物分析中的应用主要涵盖了微量元素含量测定、有害重金属元素分析、元素形态分析、药品质量控制、生物样品及法医毒物样品分析等。

金属元素在生物体内的作用取决于它们的元素形态而非总量。元素形态不同(表 26-5),其环境及生物有效性或毒性常常显著不同。如六价铬 Cr(Ⅵ)的毒性比三价铬 Cr(Ⅲ)大 100 倍;汞毒性:烷基汞>芳香基汞>无机汞;砷毒性:无机砷 As(Ⅲ)是毒性最强的形态,而有机砷的毒性远小于无机砷。因此,仅知道样品中元素的总量,并不能够全面评价元素对环境和生态体系的影响,特定的元素只有在特定的浓度范围和存在形态下,才能发挥作用。

2000 年国际纯粹与应用化学联合会(International Union of Pure and Applied Chemistry,IUPAC)正式定义了形态分析(speciation analysis):形态分析是指鉴定、测量样品中元素的一种或多种独立的化学形态的分析过程。元素的化学形态则包含元素所具有的同位素组成,电子态或氧化态,配位或者分子的结构。

根据形态分析的程度,形态分析可分为初级形态分析、次级形态分析以及高级形态分析。**初级形态分析**主要研究金属元素的溶解程度,区分金属元素是否溶解;**次级形态分析**会把金属元素划分到具体范围,例如,离子态与非离子态、络合态和非络合态等;**高级形态分析**是进一步研究物质的组成、电荷、价态等,掌握金属元素的更深层次的性质。

元素形态分析对于了解环境元素的毒性及其对生态系统的影响意义重大,已成为越来越活跃的研究领域,在生命科学、环境科学、临床医学、药学以及营养学等学科中具有重要的研究价值。

金属元素的形态分析,通常也是依赖于形态经 HPLC 分离后的金属元素灵敏检测联用技术。主要有 HPLC-原子荧光光谱法(atomic fluorescence spectrometry,AFS)和 HPLC-电感耦合等离子体光谱法(ICP-OES 或 ICP-MS)。

表 26-4 常用元素分析方法

| 方法名称 | 基本原理 | 适用范围与特点 |
|---|---|---|
| 火焰原子吸收分光光度法(AAS) | 基于测量蒸气中原子对特征电磁辐射的吸收强度进行定量分析,遵循分光光度法的吸收定律 | 适用于多数金属元素和部分非金属元素,可测定的元素多达 70 多种;选择性好,准确度高,操作简便快速;无法同时进行多元素分析 |

续表

| 方法名称 | 基本原理 | 适用范围与特点 |
|---|---|---|
| 石墨炉原子吸收分光光度法(FAAS) | 以火焰作为激发光源,将待测元素原子化并激发其发射特征光谱,通过测量特征谱线的强度而进行元素分析 | 主要用于碱金属及碱土金属元素的测定;温度较低,能激发的金属元素少 |
| 电感耦合等离子体发射光谱法(ICP-OES) | 以等离子体为激发光源的原子发射光谱分析方法。根据各元素特征谱线的存在与否及其谱线强度,进行定性定量分析 | 适用于痕量到常量的元素分析,尤其是矿物类中药、营养补充剂等的元素定性定量测定;可进行多元素的同时测定 |
| 电感耦合等离子体质谱法(ICP-MS) | 以等离子体为离子源的一种质谱型元素分析方法 | 适用于各类药品从痕量到微量的元素分析,尤其是痕量重金属元素的测定;灵敏度高,可进行多元素同时测定 |
| 高效液相色谱-电感耦合等离子体质谱法(HPLC-ICP-MS) | 以高效液相色谱作为分离工具分离元素的不同形态,以电感耦合等离子体质谱作为检测器,在线检测元素不同形态 | 元素分析范围宽;可实现多种元素的同时分析,灵敏度高,分析速度快;可以精确分析同位素比值 |
| X 射线荧光光谱法(X-ray fluorescence) | 根据待测元素被激发而辐射出的荧光 X 射线的波长及其强度进行定性定量分析 | 适用于中药、原料药、制剂、辅料、药包材中的元素分析;具有准确度高、精密度好、分析范围广、操作简单、样品无损等优势 |

表 26-5　常见元素的形态(价态)及其毒性

| 元素 | 形态 | 毒性 |
|---|---|---|
| **砷** | 亚砷酸盐[As(Ⅲ)],砷酸盐[As(Ⅴ)],甲基砷酸(MMA),二甲基砷酸(DMA),砷甜菜碱(Arsenobetaine,AsB)和砷胆碱(Arsenocholine,AsC) | 三价无机砷[As(Ⅲ)]>五价无机砷[As(Ⅴ)]>甲基砷酸(MMA)>二甲基砷酸(DMA)>砷胆碱(AsC)>砷甜菜碱(AsB)(以砷化合物半数致死量计) |
| **汞** | 0、氯化汞(二价汞)、甲基汞、乙基汞 | 有机汞的毒性比无机汞大,甲基汞是毒性最强的汞化合物 |
| **铅** | 0、+2、三甲基铅、三乙基铅 | 铅的有机态毒性远远强于无机态,有机铅进入人体后在人体软组织停留时间较长,通过各器官的吸收,可触发癌变 |
| **铬** | 0、+2、+3、+6 | 不同价态毒性差异较大,其中三价铬 Cr(Ⅲ)毒性较小,六价铬 Cr(Ⅵ)毒性较大 |
| **硒** | 常见 6 种:硒酸[Se(Ⅵ)]、亚硒酸[Se(Ⅳ)]、硒代甲硫氨酸(SeMet)、硒代胱氨酸($SeCys_2$)、硒代乙硫氨酸(SeEt)、甲基硒代半胱氨酸(SeMeCys) | 有机硒易被吸收,生物学活性高,对人体有益;而无机硒对人体有害,其中硒酸盐及亚硒酸盐毒性较大,会导致生物体病变 |

ICP-MS 适用于各类药品中痕量金属元素的同时高灵敏测定,并可与液相色谱分离技术联用,HPLC-ICP-MS 进行元素形态及其价态分析(图 26-6,示例 26-4,ChP2020 通则 2322)。

ICP-MS 法以等离子体为离子源的质谱元素分析法。样品由载气(氩气)引入雾化系统进行雾化后,样品气溶胶被引入等离子体离子源,在 6 000~10 000K 的高温下,发生去溶剂、蒸发、解离、原子化、电离等过程,转化成带正电荷的正离子。经离子采集接口系统进入质量分析器,质量分析器根据质荷比进行分离,根据元素质谱峰强度测定样品中相应元素的含量。

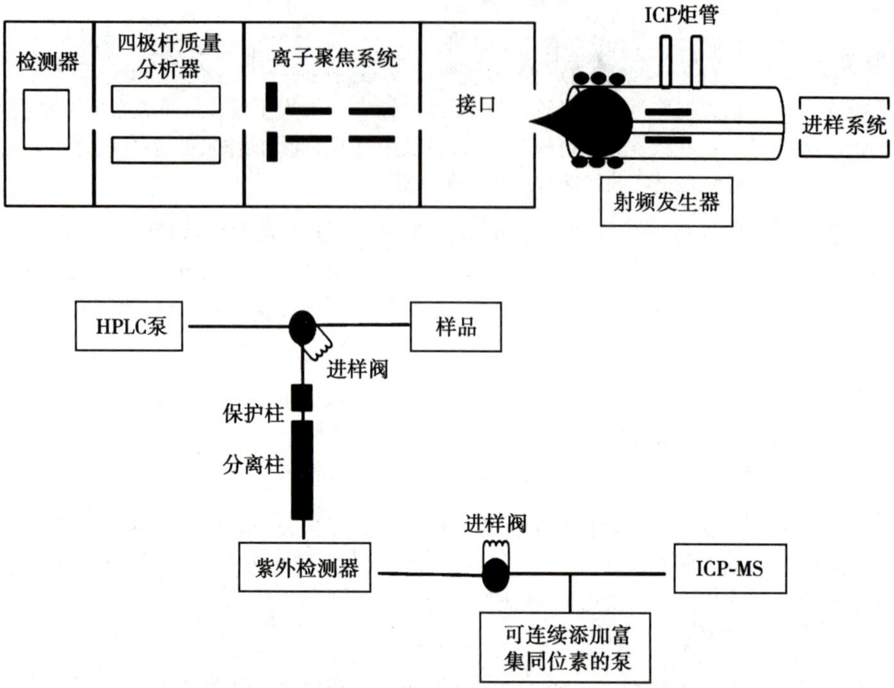


图 26-6 ICP-MS 及其 LC 进样系统示意图

ICP-MS 正常运行的关键部件是接口系统及其采样锥和截取锥，它们确保了将高温等离子体中的元素离子有效地传输到室温恒温运行的质量分析器系统。

示例 26-4 人血清中的硒形态的 HPLC-ICP-MS 分析

硒是谷胱甘肽过氧化酶（GSH-Px）的必要成分，也是动物体内许多蛋白质的组成成分，所以硒是人体必需的微量元素。硒能清除体内有害自由基，保护身体各器官。

硒摄入不足会导致克山病、大骨节病、癌症、心血管疾病、免疫系统疾病等多种疾病，摄入过量则可导致硒中毒，对人体健康造成危害。体内各种硒化物不同迁移转化规律和生物活性不仅取决于硒总量，且与硒的化学形态和浓度水平直接相关。研究表明，不同形态的含硒化合物对人体的健康状况具有重要的指示作用，因而分析生物样品中硒形态对有效评估硒的营养作用具有重要意义。

文献报道，采用 HPLC-ICP-MS 形态分析技术，测定了人血清中 5 种硒形态[硒酸盐 Se(Ⅵ)、亚硒酸盐 Se(Ⅳ)、硒代胱氨酸 $SeCys_2$、甲基硒代半胱氨酸 MeSeCys、硒代蛋氨酸 SeMet]，可为硒与人体健康探索提供支持。

1. 样品的制备 人血清或超滤去除大分子蛋白的人血清样品。

**直接稀释法**：取 0.5ml 血清样品于 15ml 离心管中，加入 1ml 超纯水稀释，混匀，9 000 × *g* 离心 10 分钟，经 0.22μm 系滤膜滤过；同时做空白对照。

**超声酶解法**：取 0.5ml 血清样品于 15ml 离心管中，加入 1ml 超纯水，加入 10mg 蛋白酶 XⅣ 涡旋混匀后于 37℃超声孵育 2 小时，以 9 000 × *g* 离心 10 分钟，经 0.22μm 系滤膜滤过；同时做空白对照。

2. HPLC-ICP-MS 条件 Zorbax SB-Aq $C_{18}$ 柱（250mm × 4.6mm，5μm）色谱柱，含 5mmol/L 己烷磺酸钠的 10mmol/L 柠檬酸溶液（pH4.0）- 甲醇（99 ∶ 1）为流动相等度洗脱，流速为 0.8ml/min，进样量 20μl。

质谱高频入射功率 1 550W，高纯氩载气，流量 0.65L/min，辅助气流量 0.45L/min，蠕动泵转速 0.3r/s。

**3. 结果**　硒的5种形态，质量浓度在0.5~100.0ng/ml范围线性响应良好，检出限均在0.03~0.2ng/ml范围。未超滤血清回收率，除Se(Ⅳ)和$SeCys_2$分别约为38%和60%，其他均大于90%；超滤血清回收率，除$SeCys_2$约为70%，其他均大于90%；RSD均<5%。方法的准确度和精密度符合生物样本检测要求。

测得30例正常人血清样本中，主要硒形态为$SeCys_2$(16.2~29.3ng/ml)，其次为SeMet(6.2~16.3ng/ml)，另有少量的Se(Ⅵ)、Se(Ⅳ)、MeSeCys及未知硒化合物(图26-7)。

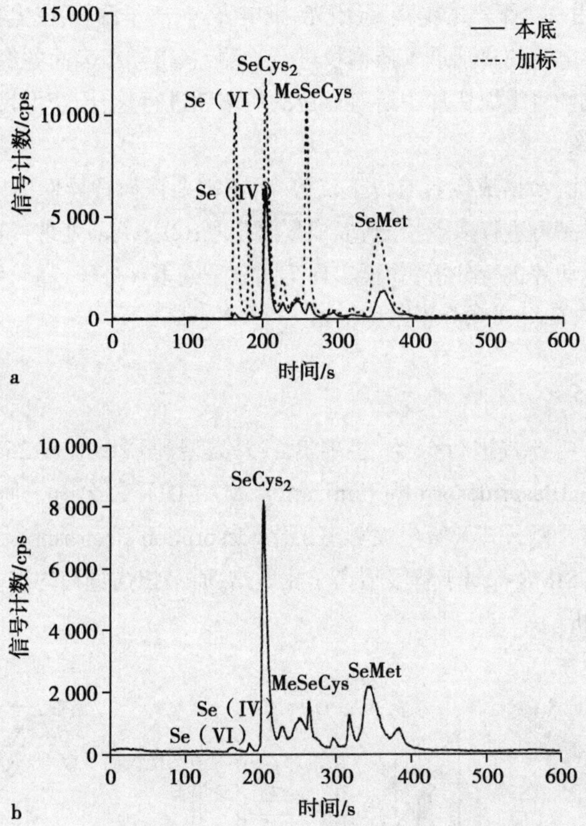


a. 标准添加对照图(各10ng/ml)；b. 典型血清样本图。

图26-7　人体血清样本中5种硒形态的HPLC-ICP-MS检测图

**示例分析**

(1) 人血清中硒主要以硒代胱氨酸为主，其次为硒代蛋氨酸，还有少量的无机硒和未知硒化合物。

(2) 血清中含有的大分子蛋白质可能会与Se(Ⅳ)结合，导致Se(Ⅳ)加标回收率偏低。去除大分子蛋白后的人血清样品中Se(Ⅳ)的加标回收率达90%。正常人血清样品中加标回收率较低(35.1%~39.3%)，可能是血清样品中含有的大分子蛋白质与Se(Ⅳ)结合所致。

(3) ICP-MS的接口系统需要仔细使用维护。固定在水冷金属基座上的截取锥和采样锥(耐高温耐腐蚀的镍合金材质)保障了极高温度的ICP火炬与MS系统的匹配。它们是否形态完好与洁净对MS信号灵敏度和背景影响巨大。避免分析浓度较高的无机酸性溶液样品，如10%硫酸溶液会使锥的使用寿命缩短为数天。清洗时，使用1%~5%的稀硝酸超声清洗约2分钟，浸泡不得超过10分钟，去离子水冲洗，用丙酮或空气干燥。

# 第四节 质谱成像技术

质谱成像(mass spectrometry imaging,MSI)是一种结合质谱分析和影像可视化的分子成像技术,自1997年首次应用于组织样品中多种蛋白质和多肽的分子成像研究以来,至今已广泛用于组织切片中各类生物分子,如蛋白质、多肽、脂质或药物代谢物等的分析研究,并且与其他分子成像技术相结合,用于组织病理特征、疾病诊断及生物标志物发现等。

MSI基本原理是利用一个聚焦的电离源(激光、带电雾滴、离子源等)在生物组织切片上逐点轰击,使其表面分子离子化,带电荷的离子进入质谱仪进行检测,获得样本表面各像素点离子的质荷比和离子强度,借助质谱成像软件将组织切片中所有点位的质谱图进行整合,获得目标化合物在组织表面的二维和三维空间分布图像。

与传统成像技术相比,质谱成像具有以下优势:①不需要任何特异性标记,如荧光或放射性同位素标记,针对生物组织样品可进行多点检测、多维数据获取;②样品前处理过程简单,无须提取组织中的目标物,可直接对样本切片进行分析;③可实现不同分子或多种分子、高灵敏度的同时检测,并能够直接提供目标化合物的空间分布和分子结构信息。

## 一、质谱成像分类

MSI技术通常按电离方式进行分类,主要有三大类型(图26-8,表26-6):真空基质辅助激光解吸电离(matrix assisted laser desorption ionization,MALDI)、二次离子质谱(secondary ion mass spectrometry,SIMS)和常压敞开式解吸电喷雾离子化(desorption electrospray ionization,DESI)质谱成像技术。MALDI-MS和SIMS都属于解吸型离子化质谱,质谱扫描过程均需要在高真空条件下进行,无法进行实时原位的分析。

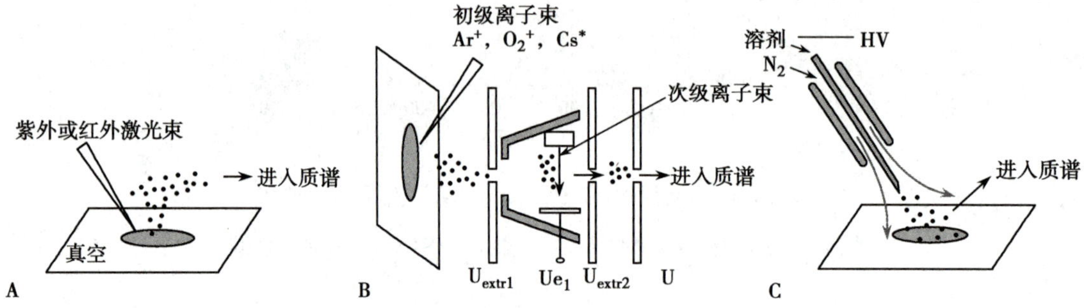


A. MALDI;B. SIMS;C. DESI。

图26-8 MSI的典型离子化机制

表26-6 质谱成像技术与特点

| 成像方法 | 检测对象 | 样品处理 | 空间分辨率 |
|---|---|---|---|
| MALDI | 各类生物组织样本,无分子量大小限制 | 需要借助基质离子化 | 一般为10~100μm |
| SIMS | 分子量不超过1 000D的疏水性化合物 | 可直接对样品进行分析 | 一般为1μm~100nm |
| DESI | 分子量不超过2 000D的化合物 | 可直接对样品进行分析 | 一般为40~200μm |

MALDI质谱成像是将待分析组织切片用适宜的基质覆盖后,用脉冲激光照射,基质分子经辐射吸收能量传递给分析物分子使其离子化,继而在质量分析器中得到检测并成像。特别适用于生物大分子的成像。常用的基质化合物有3,5-二乙氧基-4-羟基肉桂酸(又称芥子酸,

3,5-diethoxy-4-hydro-xy cinnamic acid,SA)、α-氰基-4-羟基肉桂酸(α-cyano-4-hydroxy cinnamic acid,CHCA)和2,5-二羟基苯甲酸(2,5-dihydroxybenzoic acid,DHB)。其中,溶于50%~60%乙腈SA溶液适用于高分子量的蛋白(大于5 000D),具有比较高的灵敏度和质量分辨率;而对多肽分析则采用CHCA或DHB的50%乙腈溶液;DHB的60%~70%乙醇溶液适用于脂质化合物分子的分析研究。MALDI-MSI成像的空间分辨率取决于照射激光斑点直径和样品中分子的位移程度,一般其空间分辨率为50~100μm。此外,样品在高真空有限尺度条件下测定,这限制了它在整体动物等大体积样品的成像应用。

SIMS质谱成像是在高真空环境中,利用高能初级离子束(primary ion,$Ar^+$、$Au_3^+$、$C_{60}^+$等)轰击样品表面,使样品表面物质被解吸并离子化,产生的次级离子(secondary ion)进入质量分析器得到检测和成像。组织样本SIMS成像常用团簇铋离子($Bi_3^+$)束直接进行测定。与MALDI不同,不必使用基质进行辅助。SIMS不仅适用于元素分析,还适用于分子量在1 000D以下的有机小分子分析。SIMS是分辨最好的质谱成像手段,空间分辨率能够达到亚微米甚至纳米级,已成为组织化学成像、单细胞及亚细胞结构化学成像分析的主流技术。SIMS成像的弱点是高分子量生物分子的二次离子产率较低,碎片化严重,大大降低了检测灵敏度和成像分辨率。因此,对于生物大分子的成像分析,SIMS还无法取代MALDI。

DESI是ESI与解吸附作用的综合体,是常压、常温、敞开式、原位的软电离技术。DESI成像的分辨率受其喷雾空间分辨率的限制,一般约为200μm。与SIMS和MALDI-MS相比,分辨率较低。DESI成像在法医鉴定、组织成像、代谢物分析及三维组织成像中,有探索应用。

## 二、质谱成像应用

质谱成像(MSI)技术具有无须标记、无须复杂样品前处理、高通量等优点,可获得组织切片中物质的空间分布信息,在肿瘤组织病理特征、疾病标志物的发现、药物及其代谢产物组织分布、药用植物代谢等研究领域应用日益广泛(示例26-5)。

**示例26-5**　MALDI-MSI研究阿尔茨海默病患者脑中淀粉样蛋白Aβ的空间分布

淀粉样蛋白(Aβ)在脑内沉积是阿尔茨海默病(Alzheimer's disease,AD)的早期特征及持续表现。Aβ由约40个氨基酸组成,由淀粉样前体蛋白(amyloid precursor protein,APP)通过β-分泌酶和γ-分泌酶产生。本文利用MALDI-MSI研究了AD患者尸检脑中Aβ的空间分布。

**1. 样品的制备**　AD患者脑组织冰冻切片成10μm厚组织切片,真空干燥,依次用70%乙醇浸泡30秒、纯乙醇浸泡30秒、卡诺伊溶液浸泡3分钟、纯乙醇浸泡30秒、0.1%三氟乙酸浸泡1分钟和纯乙醇浸泡30秒处理,以脱盐和脱脂,再经甲酸蒸气处理后,喷涂芥子酸基质。

**2. MSI测定**　质量扫描范围为$m/z$2 000~20 000,空间分辨率分别为20μm和100μm。

采用专门的成像聚焦与控制系统、标准蛋白质量校准、MALDI正线性模式获取成像质谱数据,专门的可视化和统计分析软件进行处理数据。

**3. 结果**　结合甲酸预处理脑组织,采用MALDI-MSI技术表征Aβ在AD患者脑组织中沉积和分布情况(图26-9)。

结果发现:①Aβ1-42和Aβ1-43选择性地沉积在老年斑中,而全长Aβ肽如Aβ1-36、Aβ1-37、Aβ1-38、Aβ1-39、Aβ1-40和Aβ1-41沉积在软脑膜血管中。②MSI观察到*N*端截断的Aβ40、Aβ42,及*N*端第3位焦谷氨酸化的Aβ(N3pE)有明显的沉积。③证明了Aβ1-42和Aβ1-41之间*C*端的一个单一氨基酸的改变导致了它们的分布发生了变化。

用MALDI-IMS以时空特异性的方式显示AD和脑淀粉样血管病(CAA)脑中截短和/或修饰的Aβ的*C*-末端和*N*-末端片段的明显沉积。

MALDI-MSI可以结合临床、遗传学和病理学观察作为研究AD和CAA病理的方法。

**示例分析:**用MALDI-MSI详细研究了AD、CAA和年龄匹配的对照组大脑中Aβ及其亚型的分布。

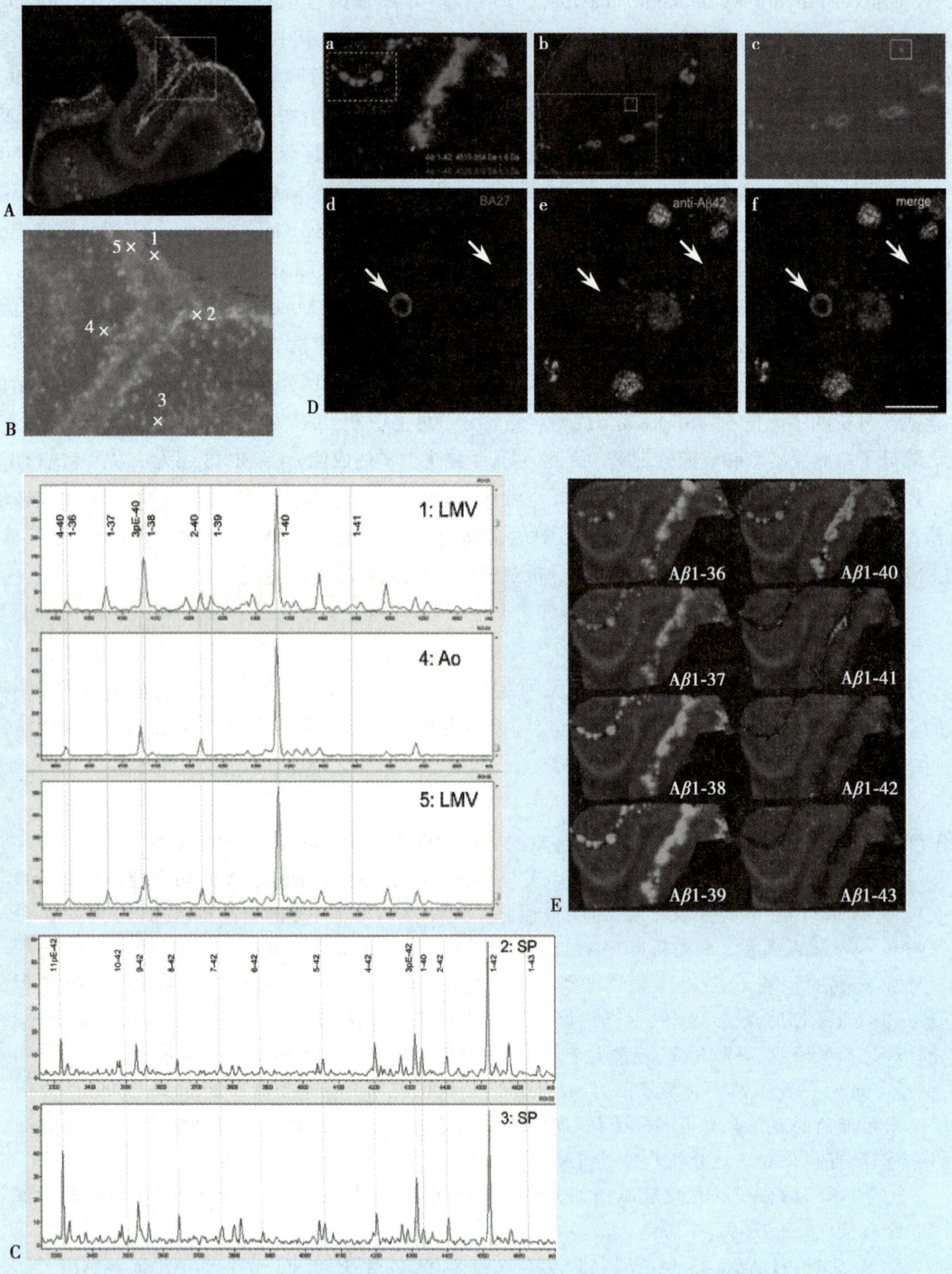


**图 26-9　AD 患者冻存脑组织不同区域的 MALDI-MSI 成像图**

A. $A\beta_{1\text{-}40}$ 沉积于软脑膜血管和小动脉(红色),$A\beta_{1\text{-}42}$ 沉积于脑实质(绿色),用 *m/z*4 939.9 检测组织结构并测得未知生物大分子(蓝色);B. MALDI-IMS 的光密度图[图 a 中虚线正方区域放大图,红色 $A\beta_{1\text{-}40}$ 沉积在软脑膜血管(1 和 5)和小动脉(4),绿色 $A\beta_{1\text{-}42}$ 老年斑(2 和 3)沉积于脑实质];C. 图 b 软脑膜血管(LMV)、小动脉(Ao)和老年斑(SP)的 MALDI 质谱图($A\beta_{1\text{-}40}$ 和 *N* 端截短的 $A\beta_{x\text{-}40}$ 位于 Ao,而 $A\beta_{1\text{-}36}$ 至 $A\beta_{1\text{-}41}$ 位于 LMV。$A\beta_{1\text{-}42}$、$A\beta_{1\text{-}43}$ 和 *N* 端截短的 $A\beta_{x\text{-}42}$ 优先位于 SP);D. 伴有严重脑淀粉样血管病(CAA)的 AD 患者 C 端截短 $A\beta$ 多肽的 MALDI-IMS 图和免疫组化图(a-100μm、b-20μm、c-b 局部放大、d-$A\beta_{40}$ 抗体处置局部、e-$A\beta_{42}$ 多克隆抗体处置局部、f-叠加图);E. 伴有严重脑淀粉样血管病(CAA)的 AD 患的不同 C 端截短 $A\beta$ 多肽的 MALDI-IMS 图($A\beta_{1\text{-}36}$~$A\beta_{1\text{-}41}$ 优先沉积在软脑膜血管,而 $A\beta_{1\text{-}42}$ 和 $A\beta_{1\text{-}43}$ 则以老年斑形式沉积于脑实质)。

MALDI-MSI 的优势是在没有特定探针的情况下揭示不同 A$\beta$ 物种在人类尸检大脑的相同切片中的分布。

此外，高分辨率(20μm)脑成像清楚地显示 A$\beta$1-36 至 A$\beta$1-41 沉积在软脑膜血管壁，而 A$\beta$1-42 和 A$\beta$1-43 聚集在脑实质中。

## 第五节　合相色谱技术

超高效合相色谱(Ultra-Performance convergence chromatography，UPC$^2$)是商品化的新型超临界流体色谱技术，以超临界流体(如二氧化碳)为流动相，以吸附剂或键合到载体上的高聚物为固定相的一种高效色谱技术。UPC$^2$ 的分离机制与其他吸附、分配色谱相同，即基于化合物在流动相和固定相上的吸附或分配系数不同而使混合物分离。

UPC$^2$ 源于 SFC 技术，基于液态 $CO_2$ 的色谱技术，不仅能在超临界状态下完成分离，还能在亚临界状态下实现分离。$CO_2$ 可与极性至非极性的宽范围有机溶剂混溶，从而使基于液态 $CO_2$ 的流动相具有更强的分离能力。

UPC$^2$ 作为正相 HPLC 的取代技术，具有较好的分离性能，并能减少高毒性有机溶剂的使用，同时降低样品的分析成本。作为反相 HPLC 以及 GC 的互补技术，能提供与 RPLC、GC 不同的分离选择性，从而发现更多未知的化合物，获得满意的分离结果。

超临界流体是一类具有液相类似的密度和溶解性能，同时拥有气相类似的低黏度和高扩散等性质的物质。常用的超临界流体有二氧化碳($CO_2$)、氨、乙烷、乙烯和三氯甲烷等。$CO_2$ 的临界温度和压力分别为 31℃和 74MPa，临界条件较易达到，同时 $CO_2$ 的化学惰性、无毒无害和易于制备，是 UPC$^2$ 最常用的流体。

UPC$^2$ 的结构(图 26-10)与液相色谱相似，由管理器、泵系统、样品管理系统、分离系统、检测系统及数据处理系统等部分构成(图 26-10)。管理器是仪器核心部件，主要起到控制 $CO_2$ 流体的作用，提供稳定的压力环境，大大降低基线波动，保证分析方法的重现性良好，并提高检测器灵敏度。检测系

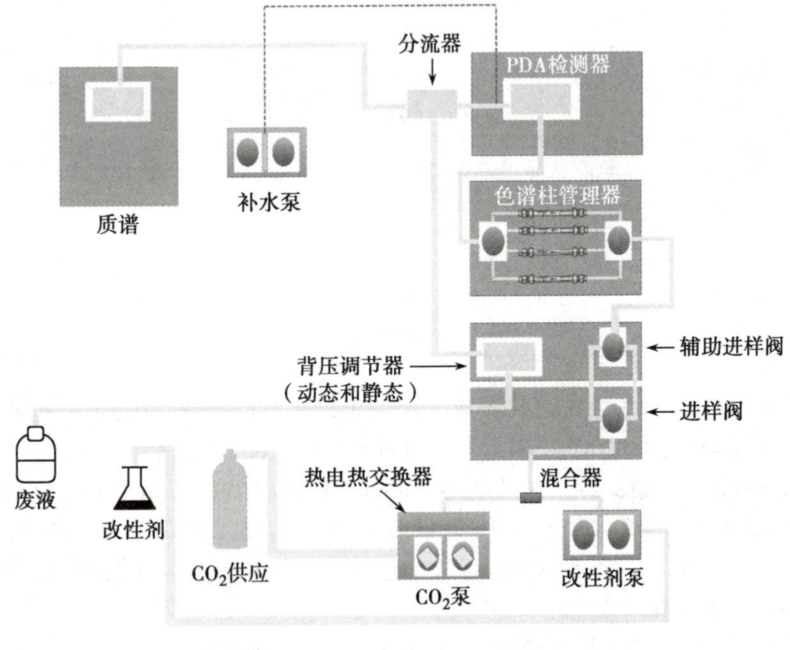


图 26-10　UPC$^2$ 仪器流示意程图

统有二极管阵列、蒸发光散射以及质谱等。

UPC$^2$系统中的色谱柱、改性剂、系统背压、色谱柱温度等参数的改变，均会影响目标物的分离。色谱柱的选择在参数优化中起着关键作用，结合亚2μm颗粒填料使用，显著地提升了分离的适应性。

改性剂的加入能够改变超临界流体的溶剂化能力，进而改变目标物的分离效果。常用的改性剂有甲醇、乙醇、异丙醇和乙腈。例如，由于$CO_2$极性较小，在分析大极性化合物时，需要在流动相添加甲醇等改性剂。

系统背压和色谱柱温度的改变，影响流体密度，从而改变溶剂化能力，导致目标物出峰时间改变。

值得注意的是，在传统液相中，随着温度的升高，目标物出峰时间往往缩短，而在UPC$^2$系统中，温度的升高会导致超临界流体黏度的降低，溶剂化能力变小，目标物出峰时间则延长。

基于超临界流体的UPC$^2$，可以避免GC的高温，用于分析热不稳定和高沸点化合物；也可像HPLC一样分析非挥发性和高分子化合物，且具有比HPLC更快的分析速度，不需要使用大量的有机溶剂。具有绿色环保、高速度和高灵敏度等优势，在药物分析领域的应用日益增多（示例26-6）。

**示例26-6　中/长链结构甘油三酯组成的UPC$^2$-Q/TOF-MS分析**

中/长链结构甘油三酯是分子中同时含有中链脂肪酸和长链脂肪酸的一类甘油三酯（triacylglycerols，TAGs），其结构均一，水解匀速，可稳定提供细胞代谢所需的能量和必需脂肪酸，但组成TAGs的脂肪酸种类众多且在甘油骨架上的酯化位置各异，加之大量异构体的存在，使得TAGs分析异常困难。

文献报道了中/长链结构甘油三酯中TAGs组成的快速UPC$^2$-Q/TOF-MS分析法。成功分离得到了中/长链结构甘油三酯中52种不同TAGs组分，并利用Q/TOF-MS采集到的精确分子离子和碎片离子信息分别实现了准确结构确证。

1. 样品溶液　称取中/长链结构甘油三酯样品10mg，用正己烷-异丙醇（7∶3）溶剂溶解并定量稀释制成每1ml约含10μg的样品溶液。

2. UPC$^2$-Q/TOF-MS条件　UPCC HSS $C_{18}$ SB（150mm×3.0mm，1.8μm）色谱柱，$CO_2$流动相A，甲醇-乙腈（7∶3）流动相B，照下表梯度洗脱，柱温28℃，流速1.2ml/min，系统背压117.2MPa。

| t/min | A/% | B/% |
|---|---|---|
| 0 | 99.5 | 0.5 |
| 0.2 | 99.5 | 0.5 |
| 10 | 97 | 3 |
| 15 | 90 | 10 |
| 20 | 80 | 20 |
| 22 | 80 | 20 |
| 22.2 | 99.5 | 0.5 |
| 25 | 99.5 | 0.5 |

ESI正离子化，喷雾电压2.5kV，离子源温度120℃，采样锥电压30V，脱溶剂温度500℃，锥孔气流50L/h，脱溶剂气流850L/h，母离子扫描*m/z*220~1 200，子离子扫描*m/z*100~1 200，0.1%甲酸2mmol/L甲酸铵甲醇MS检测补偿溶剂0.2ml/min，亮氨酸脑啡肽溶液（200pg/μl）MS实时校正。

3. 结果　UPC$^2$-Q/TOF-MS测得中/长链结构甘油三酯，ESI正离子化形成两种分子离子$[M+NH_4]^+$和$[M+Na]^+$。由于$[M+Na]^+$不易裂解得碎片离子，主要是利用$[M+NH_4]^+$离子进行子离子谱测定和结构确证。

相对强度色谱（图26-11）中，检测到52种不同的TAGs组分。

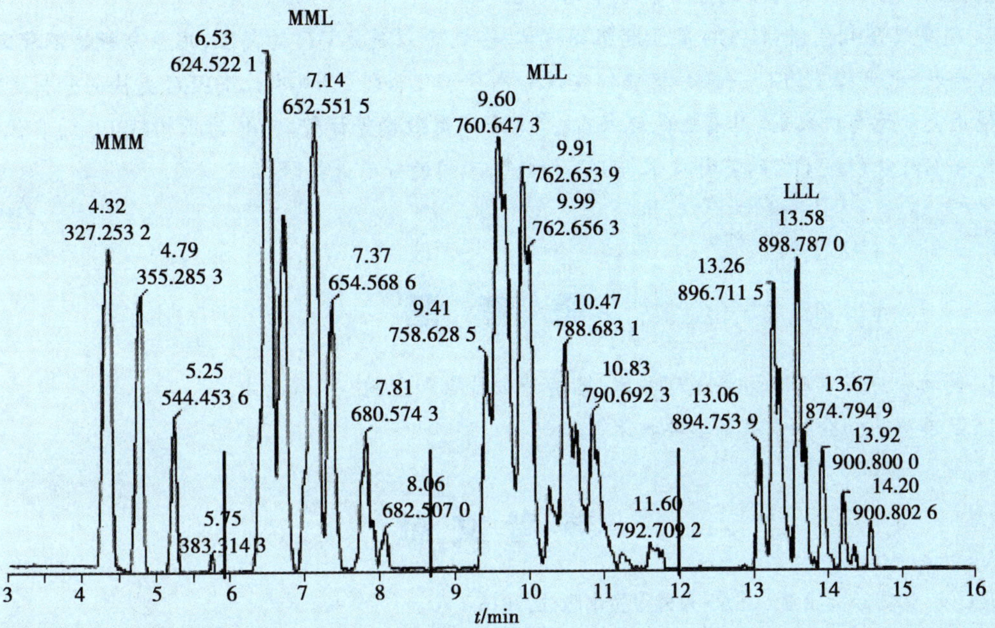


MMM. 三中链脂肪酸甘油酯；MML. 二中链一长链脂肪酸甘油酯；MLL. 一中链二长链脂肪酸甘油酯；LLL. 三长链脂肪酸甘油酯。

图 26-11　UPC$^2$-Q/TOF-MS 测定中/长链结构甘油三酯的基峰强度色谱图

**示例分析**：UPC$^2$-Q/TOF-MS 测得中/长链结构甘油三酯（TAGs）的组分，主要为**中长链**甘油三酯（MML 和 MLL），**中链**甘油三酯（MMM）和**长链**甘油三酯（LLL）的含量相对较少。

样品中的中链脂肪酸（M）主要为辛酸和癸酸，长链脂肪酸（L）则主要为棕榈酸、硬脂酸、油酸、亚油酸和亚麻酸。

UPC$^2$-Q/TOF-MS 色谱图中，不同类甘油三酯（MMM、MML、MLL、LLL）的保留具有特征差异，可实现中/长链结构甘油三酯中不同 TAGs 组分的快速准确测定、指纹图谱法真伪鉴别和质量分析。

# 本章小结

1. 药物分析新技术在药物的研发、生产、使用和监管中均得到了持续的发展和应用，为保障药品质量发挥了重要作用。

2. 重要的药物分析新技术有多维色谱-光谱联用技术、金属元素形态分析技术、质谱成像技术等。

3. 质谱法既是专属的定性鉴定技术又是灵敏准确的定量检测技术，而色谱法对复杂混合物具有高效的分离能力。将色谱法和质谱法联用的技术称为色谱-质谱联用法，两者优势互补，已经在包括生物医药的众多领域得到了广泛应用。

4. LC-NMR 联用有先天技术瓶颈，又由于基于 LC 的制备分离技术不断发展和成熟，离线 LC 制备纯化结合 NMR 测定的应用更为合理和高效。因此，LC-NMR 联用技术仅在一些特殊情况下被运用。

5. ICP-MS 适用于各类药品中痕量金属元素的同时高灵敏测定，并可与液相色谱分离技术联用，HPLC-ICP-MS 进行元素形态及其价态分析。

6. 质谱成像与传统成像技术相比，具有以下优势：①不需要任何特异性标记，如荧光或放射性同位素标记，针对生物组织样品可进行多点检测、多维数据获取；②样品前处理过程简单，无须提取组织中的目标物，可直接对样本切片进行分析；③可实现不同分子或多种分子、高灵敏度的同时检测，并能够直接提供目标化合物的空间分布和分子结构信息。

7. 超高效合相色谱（$UPC^2$）基于超临界流体技术，可以避免GC的高温，用于分析热不稳定和高沸点化合物；也可像HPLC一样分析非挥发性和高分子化合物，且具有比HPLC更快的分析速度，不需要使用大量的有机溶剂。具有绿色环保、高速度和高灵敏度等优势。可作为正相HPLC的取代技术，作为反相HPLC以及GC的互补技术，$UPC^2$能提供不同的分离选择性。

（洪战英）

## 思 考 题

1. 药物分析有哪些新方法或新技术，各有什么特点和应用？
2. 试展望药物分析未来的主要技术。

## 参 考 文 献


[1] 杭太俊. 药物分析. 8版. 北京：人民卫生出版社，2016.

[2] 葛雨琦，叶晓霞，乐健，等. 厄贝沙坦制剂中*N*-亚硝胺类基因毒性杂质的GC-MS/MS测定. 中国医药工业杂志，2020，51(6)：759-764.

[3] AN B，ZHANG M，QU J. Toward sensitive and accurate analysis of antibody protein drugs by liquid chromatography coupled with mass spectrometry. Drug Metab Dispos，2014，42：1858-1866.

[4] WILLEMAN T，JOURDIL J F，GAUTIER-VEYRET E，et al. A multiplex liquid chromatography tandem mass spectrometry method for the quantification of seven therapeutic monoclonal antibodies：application for adalimumab therapeutic drug monitoring in patients with Crohn's disease. Anal Chim Acta，2019，1067：63-70.

[5] PROVERA S，GUERCIO G，TURCO L，et al. Application of LC-NMR to the identification of bulk drug impurities in NK1 antagonist GW597599 (vestipitant).Magn Reson Chem，2010，48(7)：523-530.

[6] TEMPLETON D M，ARIESE F，CORNELIS R，et al. Guidelines for terms related to chemical speciation and fraction of elements. Definitions，structureal aspects，and methodological approaches (IUPAC Recommendations 2000). Pure and Applied Chemistry，2000，2(8)：1453-1470.

[7] 徐文峰，金鹏飞，徐硕，等. 电感耦合等离子质谱在药物分析中的应用. 药物分析杂志，2017，37(12)：2123-2132.

[8] WU X，YAN R，GUAN R，et al. Arsenic-Related Health Risk Assessment of Realgar-Containing NiuHuangJieDu Tablets in Healthy Volunteers *po* Administration. Front Pharmacol，2022，12：761801.

[9] 姚晓慧，陈绍占，刘丽萍，等. 高效液相色谱-电感耦合等离子体质谱法分析人血清中的硒形态. 质谱学报，2022，43(3)：381-388.

[10] KAKUDA N，MIYASAKA T，IWASAKI N，et al. Distinct deposition of amyloid-$\beta$ species in brains with Alzheimer's disease pathology visualized with MALDI imaging mass spectrometry. Acta Neuropathol Commun，2017，5(1)：73.

[11] 朱文星，杨锐，徐永威，等. 超高效合相色谱串联四级杆飞行时间质谱定性分析中/长链结构甘油三酯组成. 中国药学杂志，2016，51(15)：1324-1329.


第二十六章
目标测试